정형도수물리치료사를 위한

임상추론

2nd Edition

CLINICAL REASONING IN MUSCULOSKELETAL PRACTICE

김선엽, 김영민, 류영욱, 신두철, 신원섭, 오재섭, 이상빈, 이완희, 이용우 공역

MARK A JONES BSc(Psych)
PT GradDipManipTher MAppSc
Senior Lecturer, Program Director, Master of Advanced Clinical Physiotherapy, School of Health Sciences, University of South Australia, Adelaide, Australia

DARREN A RIVETT BAppSc(Phty)
GradDipManipTher MAppSc(ManipPhty) PhD
Professor, School of Health Sciences, University of Newcastle, Callaghan, New South Wales, Australia

메디컬사이언스
MEDICAL SCIENCE

정형도수물리치료사를 위한
임상추론 2nd Edition

2021년 5월 1일 인쇄
2021년 5월 7일 발행

저 자	Mark A. Jones, Darren A. Rivett
역 자	김선엽, 김영민, 류영욱, 신두철, 신원섭, 오재섭, 이상빈, 이완희, 이용우 공역
발 행 인	하재용
기 획	권승하
마 케 팅	이규환
편 집 교 정	박혜림
발 행 처	메디컬사이언스
	등록 제 2016-000295 호
	주소 (03992)서울특별시 마포구 동교로 23길 21 윤호빌딩402호
	전화 (02) 6091-7584 팩스 (070) 7664-5776

* 파본은 교환해 드립니다.
* 인지는 역자와의 합의하에 생략합니다.

ISBN 979-11-90217-32-3 93510
정가 50,000원

역자 소개

대표 역자

김선엽　대전대학교 물리치료학과

역자진

김영민　한국교통대학교 물리치료학과

류영욱　대구가톨릭대학교 물리치료학과

신두철　경남대학교 물리치료학과

신원섭　대전대학교 물리치료학과

오재섭　인제대학교 물리치료학과

이상빈　남서울대학교 물리치료학과

이완희　삼육대학교 물리치료학과

이용우　삼육대학교 물리치료학과

역자 서문

1992년 한국 물리치료계에 최초로 근골격계 물리치료의 연구와 정보 교류를 목적으로 대한정형도수물리치료학회(Korean Academy of Orthopedic Manipulative Physical Therapy, KAOMPT)가 설립되었습니다. 이 학회는 근골격계 문제의 정형의학적 평가와 치료기법에 대해 연구하는 한국 최초의 공식 학술단체로 그 의미가 크다고 생각합니다. KAOMPT 학회는 현재 세계물리치료사연맹(World Physiotherapy) 산하 근골격계 물리치료 분야의 대표 단체인 세계정형도수물리치료연맹(International Federation of Orthopedic Manipulative Physical Therapist, IFOMPT)의 준회원국으로 가입하는 데 지난 20년간 중요한 역할을 해 왔습니다. 4년마다 개최하는 IFOMPT 국제 학술대회는 근골격계 물리치료(정형도수물리치료와 동의어) 분야의 최신 이론과 기술에 대한 연 구발표와 저명한 물리치료사들의 강의와 세미나를 통해 세계의 물리치료사들에게 중요한 임상적·과학적 근거들을 제공하는 역할을 하고 있습니다. 이러한 학술적 기회를 통해 한국의 물리치료사도 중요한 정보를 알게 되었고, 국제적으로 알려져 있는 호주의 물리치료사인 Mark Jones를 알게 되었습니다.

KAOMPT 학회에서는 이 분을 한국에 여러 번 초청하여 국제 세미나를 개최한 바 있고, 이를 통해 우리는 근거-중심 물리치료(evidence-based physical therapy)의 중요성을 알 수 있었으며, 또한 환자의 문제를 파악하게 위해 어떠한 평가를 하고, 그 결과를 바탕으로 최적의 물리치료 방법을 찾아 가는 개념과 흐름을 이해할 수 있는 임상적 추론(clinical reasoning)에 대해 처음 배울 수 있었습니다. 저는 이러한 인연으로 알게 된 Mark Jones와 그의 부인(호주의 물리치료사)을 국제 학술대회에 참석할 때마다 자주 만날 수 있었고, 그들은 항상 밝은 모습으로 인연을 맺었던 한국의 여러 물리치료사의 안부를 묻는 등 친절함과 배려심을 보여 주었습니다.

본 역자는 2004년 Mark Jones와 Darren Rivett가 쓴 "Clinical Reasoning for Manual Therapists"를 접하고 많은 감명을 받았고, 이 책이 한국의 근골격계 물리치료를 전공하고 도수치료와 운동치료 기법을 중심으로 사용하는 정형도수물리치료사들에게 큰 도움이 될 것으로 생각하여 2007년에 동료 물리치료사들과 함께 "정형도수치료 임상추론"이라는 제목으로 번역서를 출간하였습니다. 이 책은 인체의 각 부위별로 발생하는 주요 문제를 제시하고 그 주제에 대해 세계적인 임상 및 연구 전문가들이 참여하여 각 주제의 사례연구를 제시하였습니다. 그 후 이 책의 저자들과 질문/응답을 통해 각 사례의 문제를 파악하고 적절한 치료방법을 결정하는 등의 추론과정을 통해 과학적으로 접근하는 임상가이드를 제공하였습니다.

이 책은 대학교 학부의 졸업반 학생들이나 대학원에서 정형도수물리치료를 전공하는 물리치료사들에게 매우 큰 도움이 되었습니다. 그 후 오랜 시간 축적된 많은 연구 결과와 새로운 중재기법을 보완하여 2019년 2판인 "Clinical Reasoning in Musculoskeletal Practice"이 드디어 출간되었습니다. 이 책은 1판에 비해 더 다양한 사례가 추가되었고, 지난 10여 년간 제시된 임상적/과학적 근거들을 기반한 평가와 치료방법들이 추가 제시되었습니다. 운이 좋게 본인은 다시 이 책의 번역과정에 참여하게 되었고, 전반적인 진행을 맡게 되는 행운을 얻어 즐거운 마음으로 책의 번역 작업을 했습니다.

이 책을 통해 근골격계 통증과 기능장애를 치료하는 근골격계 또는 정형도수 물리치료를 전공하는 물리치료사와 학부의 고학년 그리고 대학원생은 임상에서 실무적으로 어떠한 방향으로 문제를 진단하고 그 결과를 토대로 최적의 치료방법을 어떻게 선정하며, 추적 관찰하면서 환자를 관리해 나가야 하는지에 대한 지침을 제공받을 수 있을 것입니다. 개인적으로 임상의 물리치료사들이 과학적인 평가와 치료방법에 대한 최신 정보를 수집하고 현장 실무에 바로 적용하는 것은 적지 않은 시간과 노력이 필요하다고 생각합니다. 이 책에 제시된 최고 수준의 임상적 실무에 대한 사례연구들은 환자에게 최선의 물리치료 서비스를 제공하는 데 큰 도움이 되는 자료가 될 것입니다.

이 책이 출간되기까지 어려운 과정을 잘 이겨내며 끝까지 지원해 주신 메디컬사이언스 대표 하재용 님과 편집자 박혜림 님께 감사의 말씀을 드립니다. 또한 함께 번역과정에 참여해 주신 모든 교수님께도 마음 깊은 감사를 전합니다. 이 책을 통해 우리나라의 근골격계 물리치료 분야가 미래를 향해 작은 한발을 더 내딛을 수 있는 발전의 초석이 되기를 기원합니다.

감사합니다.

2021년 5월

대표 역자

대전대학교 물리치료학과 교수 김선엽

추천 서문

“정형도수물리치료사를 위한 임상추론(Clinical Reasoning in Musculoskeletal Practice)”은 2004년 Mark Jones와 Darren Rivett가 출판한 책의 두 번째 판이다. 초판의 제목은 “정형도수치료 임상추론(Clinical Reasoning for Manual Therapists)”이었다.

지금도 여전히 중요하고 기본적인 접근방식인 도수치료에 더하여 근골격계 물리치료사들이 사용하고 있는 접근방법의 확장을 인지하게 하는 이러한 제목의 발전을 보게 되어 매우 환영한다. 이 책은 매일 임상 현장에서 근골격계 문제를 다루는 모든 임상 실무자에게 매우 중요한 내용을 다루고 있다. 또한 임상 교육자와 교육과정에 근골격계 과학과 임상 실무를 중점에 두고 있는 교육기관 그리고 임상 현장, 물론 학부 또는 대학원 수준의 학생들을 위해서도 큰 도움이 될 것이다.

지난 15년 동안 임상추론과 의사결정 이론이 어떻게 발전되어 왔는지를 보는 것은 흥미롭고, 이 책은 이러한 이론적 발전과 또 이러한 이론들의 임상적 관련성과 적용법을 다루고 있다. Mark Jones와 Darren Rivett는 근골격계 물리치료 분야에 저명한 52명의 저자들을 성공적으로 섭외하였다. 중요한 것은 저자들이 전 세계의 12개국에 활동하고 있으므로 임상추론에 대한 국제적 관점을 제시하고 있다는 것이다.

이 책은 크게 세 섹션으로 구성되어 있다. 섹션 1에는 근골격계 실무에서 임상추론을 구성하는 중요한 이론들에 초점을 맞춘 5개의 단원이 포함되어 있다. 이 섹션은 다음 섹션인 ‘임상추론: 근골격계 실무자의 사례 연구’로 넘어가기 전에 기본적으로 읽어야 한다. 섹션 2는 25개의 단원으로 구성되어 있고, 각 단원은 서로 다른 근골격계 문제에 초점을 맞추고 있어 매우 의미 있는 복합적 특징을 보여준다. 각 사례 연구에는 환자의 상태에 대한 병력, 검사 결과, 치료방법 그리고 그 결과가 포함되어 있다. 또한 Mark Jones와 Darren Rivett는 각 단원의 대표 저자와 협력하여 사례 연구 전반에 걸친 임상적 추론을 탐구했으며, 마지막으로 그들은 섹션 1에서 제시한 5개 이론적 단원들과 연결되는 임상적 추론의 논평을 제공하였다.

마지막으로, 제31장(섹션 3)은 임상적 추론 발전을 촉진하기 위한 전략을 제공한 매우 유용한 단원이며, 임상 반영 양식(clinical reflection form)과 임상추론 반영 워크시트가 포함되어 있기 때문에 실무적으로 매우 유용할 수 있다.

이 책은 근골격계 실무에 관심이 있는 모든 사람이 반드시 읽어야 할 책이며, 근골격계 분야에 이렇게 가치 있는 기여를 해주신 Mark와 Darren에게 감사드리고 싶다. 또한 우리 모두에게 중요한 통찰력과 영감을 주신 이 책의 모든 편집자에게 감사한다.

Professor Emerita Ann P Moore CBE PhD FCSP FMACP Dip TP Cert Ed.
School of Health Sciences, University of Brighton, Brighton, UK

저자 서문

우리는 2004년 사례연구를 통해 전문적인 임상추론을 제시하는 데 초점을 맞춘 "정형도수치료 임상추론(Clinical Reasoning for Manual Therapists)"의 첫 번째 판을 출판했다. 임상추론은 공식적인 근골격계 교육 프로그램과 비공식적인 전문가를 위한 자극제로서 모두 이러한 원천이 확실히 필요했다. 이 책은 국제적으로 널리 채택되었고, 시험을 위한 시간을 잘 견뎌 왔다. 그때부터 근골격계 임상가가 통증 과학에 대한 이해의 증가를 알고 사용할 것으로 예상되는 연구 증거가 지속적으로 확실히 크게 증가하였다. 경험적 연구와 통증에 대한 이해의 이러한 성장과 관련하여 심리사회적 평가와 통증 교육 그리고 인지-행동 관리에 대한 강조도 함께 증가하였다. 물론 임상추론 이론도 그와 함께 지금도 적용되고 발전되고 있다.

연구-와 근거-기반 실무에 대한 정치적 압력은 그 어느 때보다 더 커져가고 있으며, 의료 분야에서 비용-절감 조치를 정당화하기 위한 시도가 점차 더 강해지고 있다. 그러나 현재 사용 가능한 체계적 고찰 연구들이 많음에도 불구하고 어떤 방법이 가장 좋은지 판단할 수 있는 수준 높은 연구들은 충분하지 않다고 결론을 내리는 경우가 더 많다. 이와 유사하게, 상대적으로 최근 증가하는 근골격계 실무에 대한 임상예측규칙(clinical prediction rules)(의사결정을 지원하도록 설계된 통계적으로 증명한 임상적 도구들)의 증가는 경험이 적은 임상가와 임상추론에 대해 잘 모르는 사람들 사이에서 특히 많은 관심을 불러 일으켰다.

그러나 임상예측규칙이 임상추론에 대한 '게으른 사람(lazy man)'의 대체물로 채택되고 있고, 임상가에 의해 조기에 채택되고 있으며, 일반적으로 긍정적인 영향을 미치는 것으로 완전히 검증되거나 과학적으로 입증되지는 않았음에도 불구하고 자금지원기관에 의해 요구되고 있다는 우려가 커지고 있다.

이와 반대로, 통증과학과 만성 통증 또는 기능장애 연구는 근골격계 실무자가 심리사회적 평가와 관리를 하는 기술을 향상시키는 것의 중요성을 설득력 있게 강조한다. 이러한 분야의 공식적인 강좌 교육이 전-전문적 수준과 후-전문적 수준에서 증가되고는 있지만, 아직까지 덜 발달되어 있으며 교육과정의 임상 실무 구성요소들과 잘 통합되지 않는 경우가 많다.

근골격계 교육 및 임상 실무의 핵심 과제는 '직접 하는(hands-on)' 신체적 평가와 치료에 필수적인 지식과 방법적 기술을 감소시키지 않으면서 이 중요한 영역을 강화시키는 것이다. 실제로, 물리치료에서 '직접 하는' 방법적 기술은 동일한 치료법과 통합되어야 하는 것보다 교육(예: 통증 관리)을 기존의 물리치료 대체방법으로 장려하는 사람들로부터 위협을 받을 수 있다(Jull과 Moore, 2012; Edwards와 Jones, 2013). 틀림 없는 사실은, 큰 효율성과 양질에 환자 치료 결과에 대한 외적 압력 때문에 숙련된 임상추론이 그 어느 때보다 중요하다는 것이다.

이 책에서 임상추론을 뒷받침하는 이론은 다음과 같은 완전히 새로운 단원에 포함될 수 있도록 이전 버전에서는 좀 더 크게 확장하였다:

제1장 임상적 추론: 근골격계 실무에서 빠르고 느린 사고
제2장 통증 환자 치료를 위한 통증의 이해
제3장 근골격계 실무에서 스트레스, 대응, 사회적 요인이 통증과 장애에 미치는 영향

제4장 근골격계 실무에서 심리학적 요소 평가, 추론 및 관리

제5장 임상예측규칙: 임상추론에서의 이점과 한계

제31장 임상추론 발달을 촉진하기 위한 전략

이들 6개의 이론 단원을 제외하고 이 책의 대부분은 실제 환자를 대상으로 한 25개의 새로운 사례연구 단원으로 구성되어 있으며, 초기 방문부터 퇴원까지의 내용이 제공된다. 각 사례연구 단원에서 Mark와/또는 Darren은 임상 저자들과 협력하여 사례의 전반에 걸쳐 임상추론을 탐구한 다음 임상 저자들의 추론 내용과 이론 단원들을 연결하는 임상추론 해설(Clinical Reasoning Commentary)을 제공하였다.

가장 중요한 목표는 실제 임상적 문제의 맥락에서 임상추론 이론과 토대가 되는 과학에 '생명을 불어넣는(bring to life)' 것이다. 함께 작업한 임상 저자들은 척추와 말초 근골격계 문제의 사례, 다양한 임상적 접근법 그리고 전 세계의 저자들을 대표하여 사례연구 분야에서 세계적으로 저명한 전문성을 바탕으로 초대되었다.

제1장에 제시된 '가설 범주(hypothesis categories)' 구조가 임상 저자가 제시하는 대부분의 질문에 기반으로 사용되었지만, 사례 특성을 작성하거나 임상추론 질문에 대한 답할 때는 이 단원이나 다른 이론 단원을 제공하지 않았다. 즉, 처음 5개 단원에 제시된 이론들을 따르도록 유도되거나 요구하지 않았다.

참여한 임상 저자 그룹으로부터 획득한 다양한 검사 정보와 사용된 치료 형태들은 차이가 있다. 그러나 이러한 가변성에도 불구하고 연구와 경험-기반 근거 두 가지를 통해 정보를 얻은 철저한 검사, 임상추론의 범위 그리고 개별 맞춤형 관리와 관련하여 사례들 간에 상당한 유사성이 있었다.

사례를 보고하고 추론 질문에 답하는 데 사용된 언어도 사례에 따라 다소 다르고, 이론 단원에서 권장하는 임상추론과도 일치하지만 사례 전반에 걸쳐 제시된 추론은 전체론적(holistic), 생물심리사회적, 협력적 그리고 환자 중심적이다. 환자의 이해와 자기효능감을 촉진하는 관리방법과 함께 신체적 그리고 심리사회적 표현 모두에 대한 주의는 언제나 중요하다.

지금쯤이면 왜 우리가 이 책의 제목을 왜 정형도수 임상추론에서 정형도수물리치료사를 위한 임상추론으로 책 제목을 수정했는지 알 수 있을 것이다. 근골격계 분야에서 임상 실무의 영역은 2004년 이후부터 분명하게 크게 바뀌었으며, 제목의 변경은 근골격계 실무자의 핵심 기술인 도수치료법을 여전히 수용하면서 이를 반영하려는 시도이다.

마지막으로, 우리는 이론적 단원과 임상추론 사례 모두에 참여해 준 많은 저자에게 진심으로 감사를 표하고 싶다. 이 두 번째 판의 제작기간은 예상보다 다소 길어졌지만, 그들은 이 책의 새 판에 대한 큰 인내와 지속적인 열정을 일관되게 보여주었다.

Mark A. Jones
Adelaide, Australia, 2019
Darren A. Rivett
Newcastle, Australia, 2019

References

Edwards, I., Jones, M., 2013. Movement in our thinking and our practice. Manual Ther 18 (2), 93 – 95.

Jull, G., Moore, A., 2012. Hands on, hands off? The swings in musculoskeletal physiotherapy practice. Man Ther 17 (3), 199 – 200.

근골격계 실무에서 임상적 추론을 알리는 핵심이론

SECTION 1

임상적 추론 실행: 근골격계 임상전문가 사례 연구

SECTION 2

임상추론의 학습과 촉진 SECTION 3

부록

SECTION 1

근골격계 실무에서 임상적 추론을 알리는 핵심이론

Key Theory Informing Clinical Reasoning in Musculoskeletal Practice

임상적 추론: 근골격계 실무에서 빠르고 느린 사고

1

Clinical Reasoning: Fast and Slow Thinking in Musculoskeletal Practice

Mark A. Jones / 오재섭

개요 Introduction

이 장에서는 근골격계 실무에서 임상추론이 다차원적으로 제시되며, 빠르고 직관적인 첫 판단 그리고 더 신중하고 분석적인 심의를 다룬다. 임상적 추론은 가설지향적·변증적·협동적·반영적이다. 숙련된 임상적 추론은 임상가의 학습과 기존 관점의 변화에 기여한다.

임상적 추론의 범위는 세 가지 주요 틀을 바탕으로 제시된다. (1) 임상 생물심리사회 이론, (2) 임상적 추론 전략, (3) 가설범주. 여기서는 임상적 추론에 포함되는 인지과정(연역법, 귀납법, 가추법)이 설명되며, 숙련된 임상적 추론과 전문지식에 영향을 미치는 비판적 사고, 메타인지, 지식조직, 데이터 수집 및 절차적 기술 그리고 환자–치료사 간의 치료동맹을 포함한 핵심요소를 논의한다. 수평적 사고는 새로운 아이디어 생성에 중요하다.

왜 우리는 임상적 추론을 공부하고 연습해야 하는가? 노벨상 수상자인 Daniel Kahneman은 신속한 판단과 분석적 사고가 결여되어 발생하는 수많은 인간 판단의 편향을 강조하였다. 그는 사고 유형을 크게 두 가지로 설명한다. 바로 자동적이며 힘들이지 않고 얻는 첫 판단과 직감(암묵적인 패턴 인식과 같이)이 특징인 빠른 사고(시스템 1) 그리고 더 많은 주의, 시간, 노력이 필요한 분석적인 심의가 특징인 느린 사고(시스템 2)이다(Kahneman, 2011). 이러한 가상[1] 시스템은 모두 함께 작동하며, 시스템 1은 자동적으로 실행되고 시스템 2는 일반적으로 수고를 줄이려는 방식으로 작동한다. 시스템 1의 빠른 판단은 느린 시스템 2 분석으로부터 최소한의 검증을 받지만, 만약 시스템 2 분석이 시스템 1의 빠른 판단을 지지한다면, 초기 판단과 직관이 행동으로 이어지는 신념으로 바뀐다. 더 간단히 말하면, 더 이상의 검증 없이 자신의 빠른 판단이 이전의 신념을 대표하는 것으로 받아들여진다(이는 임상가뿐만 아니라 환자에게도 해당함). 그러나 결과의 대표성(예 환자의 이야기, 신체적 평가 또는 결과 재평가)이 확실하지 않거나 모순되거나 또는 예상하지 못한 것과 같이 시스템 1이 명확하지 않을 때, 시스템 2의 보다 세심한 처리가 필요하다.

대부분의 오류는(예 잘못된, 부정확한 판단) 불충분한 정보 그리고 심의 부족에 기반한 빠른 첫 판단과 결정에 기인한다. 예를 들어, 다음과 같은 퍼즐(Kahneman, 2011, p.44)과 첫 판단/직감(공식적으로 해결하려는 노력을 하지 않고)을 생각해 보자.

방망이와 공은 1달러 10센트이다.
방망이는 공보다 1달러 더 비싸다.
공은 얼마인가?

신속하고, 직관적이며 잘못된 대답은 10센트이다[2](하버드 대학, 매사추세츠 공과대학 그리고 프린스턴 대학 학생의 50%가 이 문제를 틀렸다; 그 밖의 대학은 학생의 80%) (Kahneman, 2011). 비록 휴리스틱 또는 사고의 첩경은 여러 상황에서 잘 작동하지만, 이 예의 경우처럼 더 숙고적인 사고로 점검되지 않으면 오류가 발생할 것이다.

인지된 모든 환자의 신호(구두적, 시각적, 운동감각적)가 일정 수준의 시스템 1 그리고/또는 시스템 2 처리를 거친다는 것을 고려할 때, 근골격계 임상적 추론에서 유사한 오류 가능성을 인식하기는 쉽다. 예를 들면,

[1] Kahneman은 시스템 1과 2가 단순히 뇌의 한 부분이나 다른 부분에 기인한다고 볼 수 있는 상호작용하는 측면을 가진 개체의 규약이 있는 시스템이 아닌 의미에서 가상이라는 것을 강조한다. 그는 이러한 구별의 가치가 시스템 1과 2에서 능동적 주체성과 함께 이야기로 제시된 구성개념을 더 잘 이해하기 위한 우리 마음의 성향과 관련이 있다고 설명한다.

[2] 만약 공이 10센트이고 방망이가 1달러 더 나간다면, 그것들은 모두 1달러 10센트가 아니라 1달러 20센트가 될 것이다. 공은 5센트이다.

견쇄관절(ACJ) 통증은 어깨의 수평 굴곡으로 유발된다.
능동적-움직임 검사에서 수평굴곡은 ACJ 영역 통증을 유발한다.
환자의 통증은 ACJ의 유해수용성 통증 때문이다.

환자는 점심을 먹기 위해서 앉은 뒤 중부-흉추 통증을 보고한다.
환자는 점심을 먹을 때 최대한 구부리고 앉은 자세로 앉아 있는다고 한다.
중부-흉추 통증은 점심시간에 구부리고 앉은 자세와 관련된 유해수용성 통증 때문이다.

부적절한 통증에 대한 신념과 인지는 유해수용성 통증 민감성에 영향을 준다.
환자는 부적절한 통증 신념과 인지를 가지고 있다.
환자는 유해수용성 통증 민감성이 있다.

이러한 예는 추론의 오류를 보여준다. 다른 구조물로부터의 통증이 ACJ 영역의(예 견봉하조직) 통증을 일으킬 수 있다. 구부리고 앉은 자세 이외의 다른 선행요인이 중부-흉추 통증을 유발할 수도 있고(예 기름진 음식 섭취에 의한 2차 담낭 통증), 부적절한 통증 신념과 인지 또한 유해수용성 우세 통증과 함께 존재할 수 있다. 비록 시스템 2가 추가적인 정보를 얻지 않고 이러한 시스템 1의 결론을 무비판적으로 지지하지 않는다고 생각할 수 있지만, Kahneman과 다른 사람들이 보고한 의료전문가와 비전문가의 판단에서 입증된 수많은 편향을 고려하는 것은 약간 실망스러운 일이다(예 Croskerry, 2003; Hogarth, 2005; Kahneman 등, 1982; Lehrer, 2009; Schwartz와 Elstein, 2008). 임상적 실무에서 쉽게 인식할 수 있는 몇 가지 예는 다음과 같다.

- 사전정보의 '점화' 작용(예 진단의뢰서에서 제공된 진단, 영상결과, 최근 논문 또는 강좌의 영향)
- '확증 편향', 또는 기존 가설을 입증하는 데이터를 처리하고 모으는 경향
- 엄청난 성공적인 결과에 대한 '기억 편향'
- 결과에 대한 진단의 확률이 진단에 대한 결과의 확률과 혼동되는 것과 같은 '대표성의 과대평가'
- 차후에 지지되지 않는 정보에도 불구하고 초기 판단 및 가설이 수정되지 않는 '보수적 경향 또는 고착성'

빠른 사고판단의 일관성이 커질수록 추가적인 시스템 2의 분석 없이 결론을 도출할 가능성이 높다. 불행히도, 인간은 제한된 정보를 바탕으로 일관성을 찾아내고 받아들이는 경향이 있다. 그래서 Kahneman (2011, p.86)은 이러한 특성을 '당신이 보는 모든 것이 존재한다'와 같은 많은 편견과 관련된 것으로 특징지었다. 즉, 수중에 있는 정보를 모두 이용할 수 있다는 가정 또는 수용이다. 당신은 가지고 있는 정보에서 이야기(설명)를 만든다. 만약 그것이 좋고, 일관된 이야기라면 당신은 그것을 믿는다. 역설적으로, 일관된 이야기는 이해하기 위한 정보가 적을 때 구성하기가 더 쉽다.

빠른 사고가 많은 실수의 원인이지만 아이러니하게도 우리가 옳은 일을 하는 대부분의 원인이기도 하다. 환자의 증상을 전반적으로 통합 및 분석하고 수많은 첫 판단을 고려할 때, 빠른 사고판단은 환자와 그들의 문제(예 환자의 이야기에 대한 설명이 필요할 때 신속한 인식; 환자의 불편함 그리고 감정; 관찰된 자세, 움직임, 통제 장애; 신체적인 차이에 대한 추가적인 신체검사가 필요할 때 등)에 대한 우리의 이해에 빠른 사고의 편재성이 있다는 것을 명백히 알려준다. 적절한 훈련과 경험을 통해 우리는 빠른 사고를 효과적으로 사용하여 잠재적인 중요 단서를 인식하고, 문맥화된 의미를 해석하며, 해석을 개선하기 위해 설명과 더 많은 검사가 필요한 시점을 인식하고 적절한 조치와 해결책을 식별하는 방법을 배운다. 핵심은 초기 판단과 빠른 사고의 사용을 부정하는 것이 아니라 질적인 연습을 통해서 기술을 구축하고 함정과 편향의 흔한 실수를 인식하는 것이다. 문제 해결에 있어서 가장 중요한 연구자 중 한 명인, 체스 마스터를 가진 독창적인 문제 해결 연구로 가장 잘 알려져 있는 Herbert Simon(노벨수상자)도 직관을 '인식의 그 이상도 그 이하도 아니다'라고 하였다(Simon, 1992, p.155). 즉, 전문가의 정확한 직관은 장기간의 실무 효과에 의해 가장 잘 설명된다.

우리가 분석적인 사고를 통해서 판단을 분명히 하고 결정을 내릴지라도, 이 시스템에 오류가 없다는 것은 아니다. 느린 분석적 사고는 종종 빠른 사고를 통해서 발생한 아이디어를 단순히 보증하거나 합리화한다(Kahneman, 2011). 연구결과에 따르면 전문가가 주로 패턴 인식을 하고(예 Boshuizen와 Schmidt, 2008; Jensen 등, 2007; Kaufman 등 2008; Schwartz와 Elstein, 2008) 지나친 분석을 하는 것은 판단 오류를 초래한다고 하였다(Lehrer, 2009; Schwartz와 Elstein, 2008). 그러나 완벽하지는 않지만 느린 분석적 사고는 근거를 제공하고 오류를 줄이며, 특히 불확실성과 복잡성 영역에서 이해되고 개발해야 할 필요가 있는 빠른 첫 판단과 패턴 인식을 검사해 준다.

Kahneman은 인간이 보다 정확한 판단과 더 나은 결정을 내리기 위해서는 도움이 필요하다고 결론내렸다. 우리는 빠르고 느린 사고

의 정확성을 향상시키기 위해서 다른 전문적 역량과 함께 임상적 추론을 연구하고 연습해야 할 필요가 있다.

핵심 포인트 Key Point

근골격계 임상적 추론을 포함한 모든 사고는 빠른 시스템 1의 첫 판단, 귀납법 또는 패턴 인식 그리고 느린 시스템 2의 심의, 가설 검증 및 연역법의 조합으로 이루어진다. 비록 오류가 빠른 사고와 느린 사고 모두에서 발생하지만 인간 판단의 편향은 오류를 최소화하기 위해서 특히 불확실성과 복잡성의 영역에서 느린 분석적 사고를 사용해야 한다. 임상적 추론능력을 향상시키고 핵심 근골격계 관련 이론을 임상실무에 적용하기 위해서는 임상적 추론과 임상적 추론을 수행하는 실무에 대한 이해가 필요하다.

임상적 추론의 범위 The Scope of Clinical Reasoning

임상적 추론은 환자, 환자의 상황 그리고 환자의 임상적 문제를 이해하여 근거 기반 치료를 유도하기 위해서 의료전문가가 환자와 협력하여 수행하는 조사 및 분석의 반영 과정이라고 정의할 수 있다(Brooker, 2013, Mark Jones에 의해 제공됨). 비록 더 광범위한 정의가 가능하지만(Christensen와 Nordstrom, 2013; Higgs와 Jones, 2008 참조) 임상적 추론은 우리가 이 책에서 장려하고자 하는 것의 폭넓은 본질을 담고 있다.

근골격계 임상가들은 다양한 임상실무 환경(예 외래환자 클리닉, 개인 진료, 입원환자 또는 외래환자 재활 및 통증관리(pain unit)팀, 스포츠 환경, 가정관리 그리고 산업 현장)에서 수많은 문제를 보고한다. 따라서 이들이 직면하는 임상적 증상은 개별적이고 명확한 문제에서부터 복잡하고 다중요인에 의한 문제 그리고 단순히 '입증된' 관리 프로토콜을 적용하는 기술적 합리성에 반하는 개인에 이르기까지 다양하다. Schön(1987, p.3)은 이러한 전문적인 실무의 연속체가 '기술적 합리성의 높고 단단한 기반'과 '복잡하고 혼란스러운 문제들이 기술적 해법을 허용하지 않는', '늪 저지대' 사이에 존재하는 것으로 특징짓는다. 이 연속체의 양쪽 끝에서 숙련되기 위해서, 임상가들은 다른 것들과 구분되고 잘 정의된 성격의 문제를 해결하기 위한 발전된 전문적 기술뿐만 아니라 훌륭한 명제적(학술적, 연구기반), 비명제적(전문적 기능) 지식을 갖추어야 한다. 그러나 복잡한 환자 문제의 '늪 저지대'를 성공적으로 이해하고 관리하기 위해서는 자신의 실무철학, 잠재적인 편향과 진단, 절차적 그리고 교수 기법에 대한 개인적인 인식과 결합된 생물심리사회적 지식과 전문적인 노하우에 대한 풍부한 지식이 필요하다. 현대의 근골격계 임상가들은 평가, 관리, 소통(교수, 협상, 상담 포함), 문서화 그리고 전문적·법적·윤리적 태도를 포함하는 광범위하고 높은 수준의 지식과 기술 역량을 보유해야 한다. 이러한 역량 전반에 걸친 효과적인 수행을 위해서는 무엇이 건강과 장애를 구성하는가에 대한 폭넓은 관점과 진단 및 비진단 임상적 추론 모두에서 폭넓은 기술이 필요하다.

생물심리사회적 체제에 대한 임상적 추론 Clinical Reasoning in a Biopsychosocial Framework

생물심리사회적 체계는 원래 Engel(1977)이 주창했다. 세계보건기구(WHO) 국제기능장애건강분류(ICF) 모델(WHO, 2001) [그림. 1-1]에서 묘사한 바와 같이 생물심리사회적 관점은 장애가 건강상태(생리학적 질병, 사회적 질병, 병리, 장애), 외부환경의 영향(예 신체적, 사회적, 경제적, 정치적 등) 그리고 내부의 개인적 영향(예 나이, 성별, 교육, 신념, 문화, 대처유형, 자기효능감)의 누적 효과에 따른 결과임을 인식하고 있다. 이는 생리학적 질병과 사회적 질병이 주로 병원체, 유전적 또는 발달이상 또는 손상에 기인한다는 이전의 의학과 근골격계 실무를 지배했던 환원론적 생의학적 모델과 대조적이다. 또한 사회적으로 구성된 장애를 이해함으로써, 근골격계 실무를 포함한 건강관련 종사자들은 모든 잠재적인 생물심리사회적 영향을 이해하고, 이러한 이해를 기존의 평가, 추론 및 관리에 통합할 필요성을 더욱 분명히 하였다(예 Borrell-Carrió 등, 2004; Edwards와 Jones, 2007a, 2007b; Epstein와 Borrell-Carrió, 2005; Imrie, 2004; Jones 등, 2002; Jones와 Edwards, 2008).

환자의 통증과 장애의 발달, 특히 유지에 대한 심리사회적 요인 그리고 환자의 심리사회적 상태에 대한 임상가 평가의 기여는 제3장

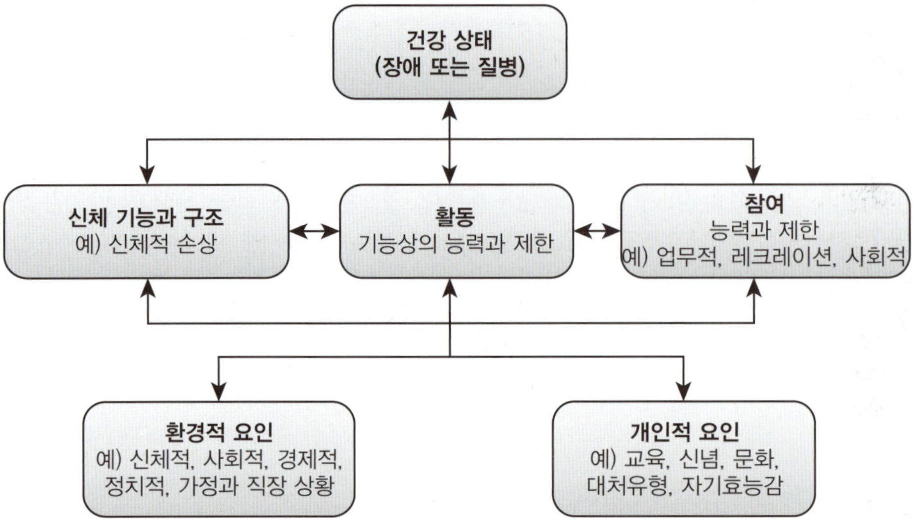

그림 1-1 세계보건기구(WHO), 국제기능장애건강분류(ICF) 체계를 인용함*(Reproduced with permission [WHO, 2001, p.18].)*

과 제4장에서 다룬다. 이 장의 목적을 위해서 [그림 1-1]에 나타낸 생물심리사회적 체계는 환자의 문제와 환자 자체를(예 문제의 배후에 있는 인간) 완전히 이해하는 데 필요한 지식, 기술, 임상적 추론의 범위를 강조한다. 다이어그램 중간에 있는 상자들은 환자의 임상적 증상을 묘사하며, 신체기능과 구조물의 신체적 손상, 기능활동에 대한 제한과 능력 그리고 환자의 장애를 집합적으로 구성하고 있는 생활상황(예 일, 가족, 스포츠, 레저)에 참여하기 위한 환자능력의 제한 및 가능성을 통합한다. 임상적 증상 그리고 생물의학, 환경과 개인의 영향 사이의 양방향 화살표는 서로 상호영향을 줄 수 있는 상호관계를 반영한다(Borrell-Carrió 등, 2004; Duncan, 2000; Pincus, 2004). 예를 들어, 전통적으로 기능적 제한, 신체적 장애 그리고 통증이 특정 손상/병리 또는 증후군의 최종 결과로 개념화되었을 때, 상호 화살표는 이들이 또한 환경적·개인적 영향과 관련되거나 유지될 수 있음을 강조한다. 따라서 환자의 임상적 증상에 대한 전체적인 이해는 환자의 신체적 건강, 환경 그리고 개인적 요인에 대한 주의와 분석이 필요하다. 근골격계 임상가들은 환자 건강상태에 대한 신체적 그리고 많은 환경적인 차원을 평가하고 관리하기 위한 교육을 받지만, 급성 및 만성적 통증 모두에 영향을 주는 심리적·사회적 요소를 평가·분석·관리하는 공식적인 교육과 경험적인 평가는 아직 명확하게 구조화되지 못한 경우가 많다(예 Barlow, 2012; Bishop과 Foster, 2005; Foster와 Delitto, 2011; Main과 George, 2011; Overmeer 등, 2005; Sanders 등, 2013; Singla 등, 2014). 특히 심리사회학의 사회적인 차원은 일반적으로 통증 경험에 기여하는 요소로서 관심을 덜 받는다(Blyth 등, 2007). 그러나 점점 더 많은 문헌이 근골격계 임상가들의 심리사회적 평가 및 관리(예 French와 Sim, 2004; Hasenbring 등, 2012; Johnson와 Moores, 2006; Jones와 Edwards, 2008; Keefe 등, 2006; Main 등, 2008; Muncey, 2002; Schultz 등, 2002; 제3장, 제4장 참조)와 더불어 WHO ICF와 관련된 문헌을 통해 임상적 문제, 임상적 추론 및 관리의 범주화를 밝히고 있다(예 Allet 등, 2008; Childs 등, 2008; Cibulka 등, 2009; Edwards와 Jones, 2007a; Escorpizo 등, 2010; Jette, 2006; McPoil 등, 2008; Steiner 등, 2002).

생물심리사회적 체제 안에서 실천하려면 환자의 통증과 장애 경험의 유지에 영향을 미치거나 기여할 수 있는 생리학적 문제와 환경적·개인적 요소 모두를 이해할 수 있도록 서로 다른 일련의 지식과 임상 기술이 필요하다. 이와 같이, 변화를 일으키기 위해서 생물학적 문제를 이해하고 관리하는 것과 변화를 일으키기 위해서 사람을 이해하고 상호작용하는 것을 구별할 수 있다. 임상가의 생물심리사회 실무에 적용을 지원하기 위해서, 필요한 임상적 추론(임상적 추론전략)의 초점과 필요한 결정의 범주(가설범주)를 유도하기 위한 두 가지 체계 진화를 촉진하고 있다(Edwards 등, 2004a; Jones, 1987, 2014; Jones 등, 2008).

핵심 포인트 Key Point

장애를 생물학적 건강 상태(생리학적 질병, 사회적 질병, 병리, 장애), 환경적 영향(예 신체적, 사회적) 그리고 개인적 영향(예 신념, 문화, 사회적-경제적, 교육)의 누적 효과로 개념화하는 것은 생물심리사회 체계에서 실천하는 데 필요한 지식, 기술 그리고 임상적 추론의 범위를 강조해 준다. 근골격계 임상가는 전통적으로 환자의 장애에 영향을 미치는 신체적 그리고 환경적 요소의 평가와 관리에 대한 교육을 받지만, 정신적 그리고 사회적 요소를 평가, 분석 및 관리하는 공식적인 교육과 경험은 발달되지 않거나 아직 명확하게 구조화되지 못한 경우가 많다. 심리사회적 평가와 관리는 이 책의 사례 연구에서 다양한 수준의 특징을 보인다. 심리사회적 요소들이 어떻게 선별되는지, 환자 개인의 임상적 증상에 대한 기여도를 결정하기 위해서 사용되는 추론 그리고 이러한 요소들을 관리하는 방법에 주목한다면 임상가들이 생물심리사회 실무의 중요한 요소를 더 발전시키는 데 도움이 될 것이다.

임상적 추론의 초점: 임상적 추론전략 Focus of Our Clinical Reasoning: Clinical Reasoning Strategies

학생들이 근골격계 실무에서 임상적 추론을 처음 고려할 때, 그들은 일반적으로 오직 진단에만 초점을 맞추는데, 진단 자체는 문제, 손상 또는 병리의 유형을 분류하는 것으로 제한되기도 한다. 생물심리사회적 관점[그림 1-1]에 존재하는 모든 잠재적 영향뿐만 아니라 확인된 영향에 상응하는 관리에 필요한 추론을 고려할 때, 진단에 대한 명확한 추론은 임상실무에서 발생하는 추론의 일부만을 나타낸다. 다양한 보건전문가(예 물리치료사, 의사, 간호사, 작업치료사)의 연구 및 이론적 주장들을 살펴보면 진단적 추론, 서술적 추론, 절차적 추론, 상호작용적 추론, 협력적 추론, 예측적 추론, 윤리적 추론 그리고 교수법 임상적 추론의 명백한 초점을 확인할 수 있다(Higgs와 Jones, 2008). Edwards 등(Edwards, 2000; Edwards 등, 2004a)은 물리치료의 세 가지 다른 분야(근골격계, 신경계, 재가보호/가정보건 서비스)에서 전문 문리치료사의 임상적 추론을 조사한 결과, 물리치료사들은 검사와 관리가 달랐음에도 불구하고 일련의 '임상적 추론전략'을 채택했다. 다음과 같은 임상적 추론전략은 각각 다양한 임상활동범위와 관련되어 있다:

진단적 추론 통증 유형, 조직 병리 및 잠재적 기여요소의 광범위한 범위를 고려하여 기능적인 제한점 및 관련된 신체적 그리고 움직임 장애와 관련된 근골격계 실무 진단의 형성을 뒷받침하는 추론

서술적 추론 환자의 고통, 사회적 질병 그리고/또는 생리적 질병 경험을 이해하는 것(개인적 의미 포함)과 관련된 추론. 이것은 그들의 문제를 이해하는 것과 삶에 미치는 영향을 포함한다; 관리에 대한 기대; 관련된 인식과 감정; 대처능력; 그리고 이러한 개인적 관점이 임상적 증상에 미치는 영향, 특히 그들이 회복을 촉진하거나 방해하는지 여부

절차에 대한 추론 치료절차의 선택, 시행 및 진행을 뒷받침하는 추론. 임상지침은 일반적으로 진단분류에만 초점을 맞추면서 광범위한 방향을 제공하지만, 현역으로 활동하고 있는 임상가들은 환자 개인의 보고와 목표에 이러한 지침을 어떻게 가장 잘 적용할 수 있는가를 추론할 필요가 있다. 그 다음 치료는 주로 손상과 기능-/장애-와 관련된 결과를 수반하는 신중한 결과 재평가에 의해 진행된다.

상호작용적 추론 임상가와 환자 간의 라포를 의도적으로 수립하고 지속적인 관리를 유도하는 추론(추론에 영향을 주는 요인에 대해서 더 자세히 논의)

협력적 추론 검사결과의 해석, 목표와 우선순위 설정 그리고 치료의 실행 및 진행에 있어서 치료적 동맹으로서의 환자와 임상가(그리고 다른 사람들) 사이에 공유된 의사결정(상세한 내용은 Edwards 등, 2004b, Trede와 Higgs, 2008 참조)

교수법에 대한 추론 변화에 대한 동기부여, 이해와 신념의(예 의학적 그리고 근골격계 진단과 통증에 관한) 개념적 변화 촉진, 건설적 대처전략 그리고 향상된 신체 수행, 활동 및 참여 능력(예 재활운동, 컨디셔닝, 스포츠 기술, 활동 속도 조절 및 점진적 노출)의 촉진을 포함한 변화를 촉진하기 위해서 개별적이며 상황인지적 전략의 계획, 실행 및 평가와 관련된 추론

예측적 추론 특정 중재의 효과와 전체적인 예후에 대한 판단에 활용되는 추론. 근골격계 치료법이 도움이 되는지 여부와 예상 시간대에 대한 예후 판단이 정확하지 않더라도, 수정 가능 여부뿐만 아니라 촉진자와 장벽(예 환자 보고에 대한 긍정과 부정) 모두를 인식하는 생물학적·환경적·개별적 요인의 철저한 추론이 이러한 추론전략을 도와줄 것이다.

윤리적 추론 환자의 건강, 치료 수행 및 원하는 목표에 대한 의사결정능력을 침해하는 윤리적 딜레마의 인식과 해결을 뒷받침하는 추론(상세한 내용은 Edwards 등, 2005, Edwards와 Delany, 2019 참조).

이러한 진단적 그리고 비진단적 추론의 초점은 우리가 알고, 비판하고, 개선하려고 노력하는 광범위한 임상적 추론을 강조함으로써 고려된다. 추론의 복잡성은 전문 물리치료사들이 그들의 추론을 유동적이고 겉보기에 힘들이지 않는 방식으로 대조적인 생물학적 그리고 심리사회적인 요인 사이에서 변증적으로 움직이는 것으로 보여졌다는 것에서 더 명백하다(Edwards, 2000; Edwards 등, 2004a). 예를 들어, 진단검사는 진단, 병리 그리고/또는 통증에 대한 환자의 부적절한 신념과 인식에 기초한 움직임에 대한 두려움을 반영하는 반응을 유도할 수 있다. 진단검사의 민감도, 특이성, 우도비는 해당 조건을 가질 가능성을 알려준다. 동시에, 전문 임상가는 환자의 두려움에 대한 보다 질적인 표현을 지각하여 진단 분석을 억제하며, 생물학적 추론을 심리사회적인 것으로 변증적으로 바꾼다.

신체적/진단적 결과의 발견과 함께 환자의 심리사회적 상황에 반드시 주의를 기울여야 한다. 환자가 극복해야 할 신체적 손상과 장애의 정도를 밝히는 종합적인 신체검사 없이 환자의 통증과 장애 경험을 충분히 이해할 수 없다. 마찬가지로, 심리사회적 평가는 단지 진단적 추론을 알려줄 뿐만 아니라, 급성과 만성 증상에 대한 관리에서 다루어야 할 도움이 되지 않는 관점을 파악할 수 있게 한다. 임상적 추론은 환자와 현역으로 활동하고 있는 임상가들이 필요한 추론의 다른 초점을 인식하는 데 도움이 되는 틀을 제공하지만, 이러한 서로 다른 추론전략 내에서 요구되는 임상 결정의 다른 범주를 인식하는 데에도 도움이 된다.

핵심 포인트 Key Point

진단적 추론은 근골격계 실무에서 임상적 추론의 한 가지 초점만을 나타낸다. 전문 임상가들은 진단적 추론, 서술적 추론, 절차에 대한 추론, 상호작용적 추론, 협력적 추론, 교수적 추론, 예측적 추론 그리고 윤리적 추론을 포함한 서로 다른 추론 초점을 통합하는 다양한 '임상적 추론전략'을 채택하는 것으로 나타났다. 전문가들은 환자 정보에 따라 생물학적 그리고 생물심리사회적 틀의 심리사회적 요소 사이에 임상적 추론을 변증적으로 움직일 수 있다. 임상적 추론의 모든 영역에서 인식, 비판 그리고 실천은 임상적 실무에서 전문성을 개발하는 데 중요하다.

필요한 임상적 결정의 범주: 가설범주 Categories of Clinical Decisions Required: Hypothesis Categories

임상가들은 자신이 환자에게 하는 모든 질문과 자신이 수행하는 모든 신체적 평가의 목적을 알아야 한다. 즉, 자신이 무엇을 알아내기를 원하며, 그 정보가 어떤 결정을 알려줄 것인가? 모든 임상가가 고려해야 할 결정의 확정적인 목록을 규정하는 것은 불필요하며 심지어 부적절하다. 왜냐하면 이것은 우리의 직업 발전을 위한 독립적이고 창의적인 사고를 억제할 수 있기 때문이다. 그러나 고려될 수 있거나/고려되어야 하는 결정의 최소 범주는 임상적 추론에 대한 학습과 반영에 도움이 된다. 왜냐하면 그것은 그들의 질문과 신체적 평가의 목적을 이해하기 위한 초기 지침을 제공하고, 진단을 넘어 광범위한 추론을 장려하며, 반드시 이루어져야 하는 결정과 관련하여 임상적 지식이 체계화될 수 있는 틀을 만들기 때문이다(예 진단, 심리사회 영향의 이해, 치료적 중재의 결정, 관계/치료적 동맹의 확립, 협력, 교수, 예후 및 윤리적 딜레마 관리). [표 1-1]은 Jones (1987)가 처음 제안한 '가설범주'의 목록으로, 전문적 논의를 거쳐 현재의 형식으로 계속 발전하고 있다. 이러한 다른 범주에 걸친 추론을 포함한 근골격계 임상가들의 임상적 추론에 초점을 맞춘 연구의 증거를 이용할 수 있다(예 Barlow, 2012; Doody와 McAteer, 2002; Edwards 등, 2004a; Jensen, 2007; Rivett와 Higgs, 1997; Smart와 Doody, 2006). 숙련된 임상가들과 임상 교육자들의 성찰적 담론이 결합하여, 특정 가설범주의 관련성과 사용을 폭넓게 지지한다. 그럼에도 불구하고, 이러한 특정 가설범주는 모든 임상가가 무비판적으로 사용하도록 권장되는 것은 아니며, 어떤 결정 범주가 채택되든 지속적으로 검토하여 최신 의료와 근골격계 실무에 반영하도록 해야 한다.

활동 및 참여 능력 그리고 제한 Activity와 Participation Capability와 Restriction

환자의 활동 능력과 제한은 [그림 1-1]에 제시된 건강 및 장애의 ICF 틀과 직접적으로 관련되며, 더 선별된 환자의 기능적 능력과 제

표 1-1

가설범주	
· 활동 및 참여 능력 및 제한	· 신체 기능 또는 구조물에 대한 손상
· 경험과 사회적 영향에 대한 환자의 관점 (심리사회적 상황)	· 문제의 발전 및 유지에 기여하는 요인
· 통증 유형	· 신체 검사 및 치료 시 주의사항 및 금기증
· 증상의 원인	· 관리/치료 선택 및 진행
· 병리	· 예후

한(예 걷기, 들기, 앉기 등)을 가리킨다. 완전한 그림을 얻기 위해서는 환자가 제한된 활동과 함께 할 수 있는 활동을 임상가들이 확인하는 것이 중요하다.

환자의 참여 능력과 제한이란 환자가 일상생활 상황(예 일, 레크리에이션/스포츠, 가족 등)에 참여할 수 있는 능력과 제한을 말한다. 즉, 수정된 참여(예 수정된 업무)를 포함한 참여능력을 결정하는 것이 중요하다. 왜냐하면 이것은 예후나 관리와 같은 다른 결정에 영향을 미치기 때문이다. 면담이나 설문지를 통해서 환자의 활동 및 참여 제한과 능력을 확인하는 것은 임상가의 판단이나 추론이 아니라는 점에서, '가설'을 공식화하는 것은 실제로 적합하지 않다는 점에 유의해야 한다. 오히려 그것들은 환자의 장애와 삶의 질의 범위를 이해하기 위해서 필수적인 정보이다. 그것들은 환자의 통증/장애 경험의 중요한 측면에 주의를 기울이도록 하기 위해서 가설범주체계에 포함된다. 나중에 통증 유형에 대한 판단을 할 때, 검사를 통해 확인한 활동 및 참여 제한 그리고 신체적 손상/병리에 대한 비례성을 고려해야 할 필요가 있을 것이다. 활동 및 참여 제한이 확인된 신체 손상 및 병리에 비례하지 않을 경우, 이것은 유해가소성 통증유형(IASP Taxonomy 2017; Nijs 등, 2015; Smart 등, 2012c; Woolf, 2011)을 반영할 수 있으며, 환자의 심리사회적 상황이 환자의 장애에 부정정인 영향을 미칠 가능성이 있다.

경험과 사회적 영향에 대한 환자의 관점(심리사회적 상황)

Patient Perspectives on Their Experiences와 Social Influences (Psychosocial Status)

환자의 경험과 사회적 영향에 대한 시각은 임상가들이 평가하고 이해할 필요가 있는 환자의 심리사회적 상황과 관련된다. 근골격계 임상가들의 심리사회적 평가는 제3장과 제4장에서 더 자세히 논의된다. 그러나 간단히 말해서, 심리사회적 평가에는 다음과 같은 것들이 포함된다.

- 통증/장애 경험에 대한 환자의 시각은 무엇인가?
  - 환자의 문제에 대한 이해/신념, 진단, 통증(예 심각성, 가변성, 통제가능성) 그리고 이러한 신념의 근거는 무엇인가(예 왜 그렇게 생각하는가)?
  - 관리에 대한 환자의 기대와 신념 그리고 관리에 대한 그들의 역할은 무엇인가? 구체적인 목표는 무엇인가?
  - 그들이 어떻게 감정적으로(분노, 우울증상, 불안정한 느낌) 그리고 행동적으로 대처하고 있는가? 그들은 특정한 대처전략을 가지고 있는가(예 약물, 휴식, 알코올, 운동, 회피)? 만약 그렇다면 그것들은 효과적인가?
  - 환자의 사회적 상황은 무엇이고(예 교육/건강 지식력, 문화, 생활, 직장, 친구 등) 지지에 대한 그들의 인식은 무엇인가?
    - 환자는 자신의 파트너, 직장동료, 고용주에 의해 어떻게 인식된다고 생각하고 있으며, 이것이 그들의 자기개념, 자기효능감 그리고 통증/장애 경험에 어떤 영향을 미치는가?
  - 환자에게 변화가 중요한가? 변화에 긍정적인 기여를 하는 자기효능감은 무엇인가? 그들은 현재 어떤 일을 할 수 있다고 생각하는가? 그들이 관리 후에 복귀할 수 있을 것으로 믿는 업무는 무엇인가?

앞에서 제시한 임상적 추론전략체계에서, 심리사회적 상황에 대한 가설은 환자의 통증, 질병 그리고/또는 장애 경험을 이해하는 데 초점을 맞춘 서술적 추론 내에서 적합하다. 그들의 문제에 대한 이해를 평가할 때(예 진단, 통증), 단순히 그들의 피상적인 이해(예 의사가 그들에게 말한 것 또는 그들이 읽은 것)가 아니라 그 이해에 어떤 의미를 붙이는 것(예 회복될 가능성, 추가 손상에 대한 두려움 등)을 말한다.

통증 유형 Pain Type

통증의 유형, 급성과 만성 통증 사이의 차이, 연관통 및 관련된 신경생리학을 포함한 통증에 대해 이해하는 것은 근골격계 임상가들에게 필수적이다. 이러한 지식이 임상적 실무에 유용하게 사용되려면, 예를 들어 다른 통증 유형의 임상 패턴 그리고 평가와 관리, 관리 전략 그리고 예후에 대한 예방책의 의미와 같은 임상적 추론과 연계되어야 한다. 제2장에서는 임상적 추론과 연계된 현대 통증 과학 이해의 개요를 설명한다. 이 장의 목적상 통증 유형은 다른 추론 결정, 특히 관리에 있어 매우 중요하기 때문에 가설범주로 논의된다.

근골격계 임상가들이 평가하고 인식할 필요가 있는 통증의 세 가지 주요 유형은 유해수용성 통증(염증 유무와 상관없이), 신경병증성 통증 그리고 유해가소성 통증[3](예 Gifford 등, 2006; IASP Taxonomy 2017; Nijs 등, 2014b; Woolf, 2011, 2014)이다. 유해수용성 통증은 보호성이고 비신경성 조직에 대한 실제 손상이나 위협적인 손상과 관련된 통증을 말하며, 말초 유해수용기의 활성화를 포함한다(IASP Taxonomy 2017). 유해수용기성 염증성 통증은 조직 손상과 함께 발생하며, 전신 염증의 경우 면역세포가 활성화되어 치유될 때까지 통각과민성을 일으켜 치료가 용이하다(Woolf, 2010). 신경병증성 통증은 체성감각시스템에 영향을 주는 병변 또는 질병의 직접적인 결과로 발생하는 통증을 말하며, 병변의 해부학적 위치에 따라서 말초 또는 중추 신경병증성 통증으로 더 분류할 수 있다(IASP Taxonomy 2017; Jensen 등, 2011; Treede 등, 2008). 유해가소성 통증은 조직 손상이나 신경병증과 같은 명백한 말초적 원인이 없는 경우 중추신경계의 변경된 유해수용 처리와 관련된 기능장애성 통증이다. 유해가소성 통증은 비특이성 만성요통, 복합부위통증증후군, 만성피로증후군, 섬유증후군, 수술 후 통증, 내장통증, 과민성증후군을 포함한 근골격계 임상가들이 일반적으로 치료하는 광범위한 상황에서 입증되었다(Ashina 등, 2005; Clauw 2015; Coombes 등, 2012; Fernandez-Carnero 등, 2009; Lluch Girbés 등, 2013; Meeus 등, 2012; Nijs 등, 2012a; Perrotta 등, 2010; Price 등, 2002; Roussel 등, 2013; Woolf, 2011). 과민은 제2장에서 논의하며, 다양한 중추신경계 기능장애와 연관된 기계적 압력, 화학적 물질, 빛, 소리, 냉, 열, 스트레스 그리고 전기를 포함한 다양한 자극에 대한 반응의 증가로 나타난다.

통증의 주관적 및 신체적인 임상적 특징이 모두 보고되고 있지만(Bielefeldt와 Gebhart, 2006; Mayer 등, 2012; Nijs 등, 2010; Nijs 등 2015; Schaible, 2006; Smart 등, 2012a, 2012b, 2012c; Treede 등, 2008; Woolf, 2011), 유해가소성 통증의 진단적 기준과 생체지표는 여전히 확정되지 않았다(Kosek 등, 2016; Vardeh, Mannion과 Woolf, 2016; Woolf, 2011, 2014). 이처럼 서로 다른 통증 유형의 임상적 특징들이 공존하는 경우 이를 차별화하기 어렵다. 특히 환자 증상의 전체적인 임상적 상황(주관적, 영상검사, 신체검사)이 계속해서 드러나는 초기방문의 경우 더욱 그렇다. 예를 들어, 면담과 설문지를 통한 부정적인 심리사회적 요소에 대한 초기 선별검사를 포함한 전체적인 통증 경험은 첫 번째 방문에서 완전히 드러나지 않는 경우가 많다. 임상가-환자 간의 라포가 발달하고 시간이 지남에 따라서 설문지 응답을 탐색하고 명확하게 할 수 있게 되어야 완전한 임상적인 소견을 이용할 수 있을 것이다. 신체적 그리고 심리사회적 스트레스 모두 신경면역체계 조절장애에 영향을 미칠 수 있고, 따라서 통증 과민감에도 영향을 미칠 수 있다. 통증 메커니즘(예 과민이 있는 통증 및 없는 통증)의 명백한 중복에 대한 설명은 정해진 기간 동안 표적치료 중재의 재평가 결과를 통해 도움을 받을 수 있다. 즉, 인지 및 감정 조정(예 사고, 신념, 공포, 불안)을 포함한 내부 및 외부 입력에 대한 반응으로 유해가소성 통증이 발생하며, 병리, 염증 또는 과부하된 조직에 의한 통증에 의해 유발될 수 있지만 유지되지는 않는다. 만약 유지되는 경우, 증가된 민감성(또는 부하 허용도 감소)이 체성 및 내장 통증을 공존하게 할 수 있다. 통증 유형이 관리에 영향을 미치는 동안, 통증 유형을 뒷받침하는 메커니즘과 기여요인들은 시간이 지남에 따라 달라지고 변화할 수 있다. 이와 같이 지배적인 통증 유형에 대한 가설은 더 많은 정보가 밝혀질 때 바뀔 수도 있다. 신체적 손상과 잠재적으로 관련성이 있는 단기 치료 및 재평가는 증후성 신체손상 또는 기타 공존하는 인지, 감정 및 생활 스트레스 요인에 의해 얼마나 명백한 과민성이 유발되는지를 규명하는 데 도움이 될 수 있다. 근골격계 조직에 직접적인 중재는 중추 조절에 영향을 미치지만(예 Cagnie 등, 2013; Nijs 등, 2011a, 2012a; Schmid 등, 2008; Smith 등, 2013, 2014; Vincenzino 등, 2007b; Zusman, 2008), 지속적인 유해가소성 통증을 해결하기에는 충분하지 않을 수 있다. 그러나 신체적 손상 및 관련 장애가 심리사회적 스트

---

[3] 이 책 대부분의 집필 내내 세 번째 통증 유형을 "부적응성 중추신경계 민감성"이라고 불렀다. 이는 전문용어 IASP 변경과 일관되게 최종 집필 단계에서 "유해가소성"으로 변경되었다. 그러나 이 새로운 용어에는 논란의 여지가 있으며 추후에 다시 변경 될 수 있다.

레스와 부정적 인지를 뒷받침하는 경우, 만약 부정정인 심리와 장애를 해결하지 않는다면 숙련된 신체적 및 환경적 관리가 개선될 것으로 예상된다. 신체적 및 인지적/정서적 요인 모두가 통증과 장애에 영향을 미칠 때, 관리는 논리적으로 이 두 가지 문제를 모두 해결할 것이다.

이와는 대조적으로 지배적인 유해가소성 통증과 심리사회적인 요소에 의해 유지되는 지속적인 통증 기억들에 대한 성공적인 관리는 통증 신경과학 교육, 능동적 대처전략의 촉진, 단계적 활동과 운동을 통해서 약물요법과 인지-행동전략의 조합이 필요하며(Louw 등, 2011; Moseley, 2004; Moseley와 Butler, 2017; Nijs 등, 2011a, 2011b, 2012b, 2014a; Turk와 Flor, 2006; Zusman, 2008), 전통적인 조직 기반 접근법으로는 도움을 받기 어려울 것이다. 잠재적인 통증수용기성 조직 병리학 또는 관절, 근육 및 연부조직 평가를 기반으로 원인에 대한 가설을 세울 때 유해가소성 통증의 임상적 특징에 대한 인식의 중요성은 명백하다. 유해가소성 통증은 조직병리학(Gifford, 1998; Nijs 등, 2010)을 연상하게 하는 국소적인 거짓-양성 증상을 유발할 수 있으며, 하나의 가설범주(예 통증)가 또 다른 범주(예 증상의 원인)에 미치는 영향과 필요한 임상적 추론의 복잡성을 설명할 수 있다.

증상의 원인 Source of Symptoms

근골격계 문제가 있는 환자의 대다수는 통증이 증상으로 나타나지만, 감각과민, 감각저하, 감각이상, 혈관 관련 증상, 강직, 약화, 관절 감각(예 불안정, 관절음, 잠김) 그리고 절박성 요실금 등 다른 증상도 나타난다. 임상 진료의 다른 분야(예 신경학, 심폐)에 해당하는 환자들은 해당 시스템 장애의 특징에 추가적인 증상을 나타낸다. 결과적으로 일반 건강검진에서 논의된 바와 같이, 환자의 주요 불만사항을 벗어난 관련 증상을 자발적으로 제공하지 않도록 하고 관련 합병증을 놓치지 않기 위해서는 다른 증상에 대해 철저한 검사가 중요하다.

환자가 통증을 호소하고, 통증에 대한 '통증 유형'이 가정될 때, 그 다음은 통증의 잠재적인 원인에 대해서 더 추론하는 것이 적절하다. 오직 임상적 검사만으로는 통증 원인에 대한 타당성이 제한되지만, 통증 분포에 대한 생물학적 및 임상적 지식, 유발 및 완화 패턴 그리고 발병의 공통적인 메커니즘을 통해 임상가들은 가능성 있는 통각의 원인에 대해 가설을 세울 수 있다. 이러한 측면에서 진단의 정확성은 일부 유형의 문제(예 근육 및 인대 손상)가 다른 문제(예 요통)보다 훨씬 더 높다. 그러나 특정한 조직을 확인할 수 없는 경우에도 신체부위(예 척추 대 어깨 또는 고관절)에 대한 광범위한 가설은 주관적 그리고 신체검사를 통한 차별적인 질문 및 검사에 여전히 도움이 된다.

증상 부위에 근거하여 환자의 증상에 대한 통증의 가능한 원인에 관한 가설을 세우는 예로서, 어깨 통증의 공통적인 부위와 고려해야 할 원인인 어깨의 잠재적인 유해수용성 통증, 신경병증성 및 내장통증을 묘사한 [표 1-2]의 신체차트를 고려해야 한다.

제시된 칼럼 내에 포함된 잠재적인 구조를 고려하면 행동증상(악화 및 완화 요인), 과거력, 일반 건강검진, 신체 검사-치료-재평가를 통한 추가 조사로 '테스트'될 수 있는 가설을 철저하게 생성하는 데 도움이 된다. 앞서 언급했듯이, 환자의 통증이 특정한 조직 때문일 것이라는 가설은 가정된 우세 통증 유형을 고려하여 이루어져야 한다. 임상적 검사가 환자의 유해수용성 우세 증상이 실제적인 통증 원인이라고 확인할 수 없지만, 증상과 증상부위, 과거력, 신체검사 그리고 치료/재평가에서 나온 단서는 공통적인 임상적 패턴의 지식과 함께 결합되어서 임상가가 결함의 가능성이 있는 구조들과 그 병리를 가정할 수 있게 해줄 것이다.

병리학 Pathology

병리학은 질병이나 외상으로 인한 신체의 구조적 및 기능적 변화로 정의된다(Goodman과 Fuller, 2009). 근골격계 임상가가 임상적으로 병리학을 확증하는 것이 가능하지 않지만, 통증의 원인을 확인하는 것과 마찬가지로 다른 가설범주, 특히 신체검사, 치료, 관리 및 예후에 대한 주의사항을 고려하여 병리학에 대한 가설을 세우는 것은 여전히 중요하다. 일부 의심되는 병리학은 추가조사 및 가능성 있는 의학적 또는 수술적 관리(예 골절, 탈구, 구획 증후군, 마미증후군, 내장 연관 증상)가 필요한 반면, 다른 이들은 신체검사 및 치료(예 신경병증성 통증, 혈청인자 음성 척추관절병증)에 더 많은 주의가 필요하다. 다른 병리학의 관리에 대한 연구는 광범위한 관리전략을 알려주고, 알려져 있거나 의심되는 병리학에 대한 이해 또한 예후(예 외상 후 손목의 염좌 vs 류머티스 관절염과 관련된 통증이 심한 손목)를 더 잘 추정할 수 있게 한다.

병리학은 구조와 조직의 특징적인 형태학적 변화에 관해서 그리고 이러한 변화들을 뒷받침하는 발병학 및 병태생리학의 과정을 고려해야 한다. 임상적 증상만으로는 안전하고 효과적인 검사와 치료를 안내하기에 부족할 수 있다. 예를 들어, 의심되는 급성 근육 또는

표 1-2

증상 위치의 예와 해당 증상 영역에 대해 고려해야 하는 잠재적 유해수용성, 신경병증성 그리고 내장성 원인을 나타내는 신체차트

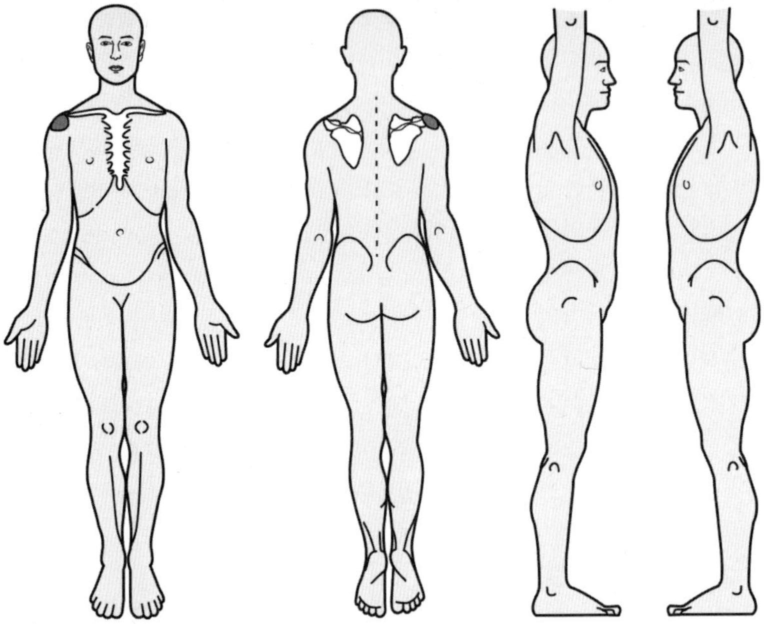

잠재적인 국소적 유해수용성 원인	잠재적인 신경병증성 원인	잠재적인 유해수용성 원인의 체성 연관	잠재적인 유해수용성 원인의 내장성 연관
· 관절와상완골 관절 주위(회전근 간격 구조물, 관절낭, 인대) · 관절와상완골 관절 내(관절와순, 이두근 부착부위, 관절면) · 견봉하 공간(회전근개, 이두근 점액낭, 오구견봉인대, 견봉) · 견쇄 관절	· 액와신경 · 견갑상신경 · C3–C7 신경근	· 모든 C5/C6 움직임 분절 구조(근육, 척추사이 관절) · C5–C6가 지배하는 모든 체성 구조물	· 어깨와 공통으로 지배되는 내장성 구조물(예 횡격신경 C3–C5는 횡격막, 심막, 담낭, 췌장을 지배한다) · 횡격막을 자극할 수 있는 내장성 구조물(심장, 비장[왼쪽], 신장, 췌장, 담낭[오른쪽], 간[오른쪽])

인대 손상에 대한 가설과 관련 염증 치료과정의 지식은 병리생리학에 기초하여 관리의 단계를 안내한다. 그러나 병리가 통증의 원인이 될 수 있고 검사에서 발견된 신체 손상뿐만 아니라 활동과 참여의 제한과 연관될 수 있지만, 병리는 또한 증상이 없을 수 도 있으며 유사한 병리가 환자마다 상당히 다르게 나타날 수 있다. 그리고 환자는 찾아낼 수 있는 병리 없이 조직 통증을 나타낼 수도 있다. 병리학이 증상을 보이는 경우에도, 활동과 참여 제한, 신체손상 또는 증상 개선과는 관련이 없을 수 있다. 이와 같이, 병리학은 좋은 결과척도가 아니며, 병리학에 지나치게 집중하는 것은 추론의 오류를 초래할 수 있다. 임상가에게 필요한 숙련된 임상적 추론은 규정된 병리학 중심의 치료로 단순하게 관리하는 것을 피해야 한다. 다양한 장애와 병리 관리에 대한 실무 가이드라인 및 조사 및 이론 연구(예 건병증–Cook와 Purdam 2009; 추간판–Adams 등, 2010; 조직수복을 위한 운동–Khan과 Scott, 2009; 외측 상과염–Coombes 등, 2009; Goodman과 Fuller, 2009 참조)는 각 환자의 증상에 따라 권장사항과 원칙을 적용하는 한 우수한 자료를 제공한다(제5장 참조). 병리와 관련된 가설은 추가조사가 필요한 가능성이 있는 심각한 비근골격계 질환을 식별하는 데 특히 중요하다(주의사항과 금기증에서 추가로 논의됨). 증상의 원인(예 통증), 병리, 손상 사이에 추론의 균형은 중요하다. 알려진 증상의 원인과 병리는 진지하게 고려해야 하고, 알려지지 않은 원인과 병리는 조심스럽게 가설을 세워야 한다. 부정적인 심리사회적 영향과 신체적 손상은 환자의 통증과 장

애의 발생 및 유지를 위해 모두 고려되어야 한다. 도수치료와 운동의 생리학적 효과가 조직 치유(예 Khan과 Scott, 2009) 그리고 통증 신경조절(Nijs 등, 2012b, 2014a; Schmid 등, 2008; Vicenzino 등, 2007b; Voogt 등, 2015; Zusman, 2008)에 긍정적인 효과를 줄 수 있지만, 병리학은 일반적으로 자체적인 모니터링에 대한 효과가 없거나 비효율적인 결과측정이다. 따라서 치료중재는 병리 및 통증 유형 범주에 대해 충분한 고려와 함께 부정적인 심리사회적 영향, 기능 및 관련 신체손상을 가장 잘 지시한다.

신체 기능 또는 구조의 손상 Impairments in Body Function or Structure

환자의 건강상태와 관련된 손상은 신체구조 또는 생리학적 또는 심리학적 기능의 소실 또는 비정상이다(WHO, 2001). 근골격계 실무에서 심리적 손상은 일반적으로 증상에 대한 높은 수준의 기능적 부적응 심리반응(예 '심리적 위험신호')으로 나타나며 경험과 사회적 영향에 대한 환자 관점의 가설범주 내에서 명시적으로 표식이 된다. 생리학적인 손상은 어느 신체계통(예 근골격계, 신경계, 심리학, 심혈관, 호흡, 혈액학, 위장, 비뇨생식기, 부인과학, 면역학, 내분비학)에도 존재할 수 있고, 이는 근골격계 증상 및 손상과 밀접한 관련이 있을 수 있다. 그리고 이 손상은 '근골격계'로 가장될 수도 있고 운동과 피트니스 처방과 같은 근골격계 관리에 복합적인 영향을 미칠 수도 있다. 근골격계 임상가는 그들의 실무영역 밖에서 진단할 수 있는 자격을 갖추지 않았지만, 이 장에서 논의된 바와 같이 증상과 전반적인 건강상태를 철저히 검진하는 것은 환자의 '근골격계' 임상적 증상과 가능성 있는 소견 및 추가 조사와의 관련성을 고려하기 위해서 다른 신체계통 내에서 이전의 진단과 잠재적으로 진단되지 않은 비근골격계 문제를 식별하는 것은 중요하다(Goodman, Heick & Lazaro, 2017).

주관적인 검사에서 가정되고 신체검사에서 확인된 일반적인 근골격계 관련 신체손상으로는 자세, 능동적 및 수동적 움직임, 연부조직, 신경역동학 그리고 운동기능(예 인지적 및 고유수용성 감각인식, 조절, 균형 및 협응, 근력 등)이 있다. 병리와 마찬가지로 신체적 손상은 증상을 나타낼 것이며, 환자의 증상 또는 무증상의 유해수용성 원인과 직접 관련될 수 있지만, 증상을 나타내는 원인이 되는 기타 다른 구조물들의 스트레스/부하의 변화에 여전히 기인한다(예 신경혈관 구조를 손상시키는 팽팽한 사각근 근육). 증상이 없는 신체적 손상은 반드시 구조와 원인이 되는 과정에 대해 분석하여야 한다(예 고관절 저가동성, 고관절 굴곡근 긴장/긴장도 그리고/또는 앞쪽 신경자극으로 인해 제한된 수동적 고관절 신전; 또는 하지 약화 그리고 영양변화에 따른 이차적인 혈관성 파행 및 말초혈관 질병). 손상이 다른 구조물에 증상을 일으키는지 판단하는 것은 때때로 증상 유발에 대한 운동학적 교정의 효과를 평가하여 수행될 수 있지만(예 움직이는 동안 견갑골 교정/보조와 함께 가동술, 움직이는 동안 요골반 자세 교정), 여전히 지속적인 관리와 재평가를 통해 비판적으로 평가되어야 한다.

우세한 유해수용기성 임상적 증상에 대한 증상이 있는 신체적 손상은 관련된 구조, 병리학 그리고 과정에 대해서도 분석해야 한다. 통증(예 시각적 상사척도), 가동성(예 움직임의 능동적 그리고 수동적 범위 및 증상과의 관계) 그리고 동적인 조절(예 활성화 및 운동학 패턴)과 관련된 증상이 있는 손상의 질적이고 양적인 설명은 재평가의 민감도뿐만 아니라 치료의 선택과 발전에 도움이 된다.

기여요인 Contributing Factors

잠재 기여요인에 대한 가설은 환자 문제의 발생 및 유지와 관련된 소인적 또는 관련요인을 나타낸다. 환경적, 심리사회적, 행동학적, 신체적/생체역학적 및 유전적 요소를 포함한 내재적 그리고 외재적 요인 모두를 고려하여야 한다.

과도한 긴장이 또 다른 구조에 증상을 일으킬 수 있는 잠재적인 신체 기여요인은 다양하다. 예를 들어 걷는 동안 고관절 신전의 뻣뻣함은 요추근육의 염좌를 일으킬 수 있고, 어깨를 올리는 동안 견갑골 상방회전근의 약화는 견봉하근육의 염좌를 일으킬 수 있다. 일반적으로 증상이 나타나지 않고 신체적 손상이 존재하듯이, 신체적 손상은 증상을 나타내는 조직 없이 근육 염좌의 증가를 초래할 수도 있다. 비록 이러한 손상은 나중에 근골격계 증상의 위험인자를 나타내지만(심장질환의 식이 위험요인과 유사함), 환자의 현재 통증 증상에 대한 관련성을 확립하기 위해서는 손상을 고치고 중재효과의 재평가를 바꾸기 위한 체계적인 중재가 필요하다. 이는 그 손상을 즉시 해결하는 과정(예 견갑골의 수동보조 또는 테이핑) 또는 그 이점을 평가하기 위한 간단한 시험적 치료로 상대적으로 빠르게 확립될 수 있다.

동일한 병리에도 불구하고, 어떤 환자에게는 매우 다른 관리가 필요한 신체적·환경적·심리사회적 기여요인이 있을 수 있다. 예를 들어, 세 명의 환자가 견봉하 통증을 유발하는 유사한 견봉하 활액낭염 병리를 가지고 있지만 선행적 기여요인이 다르다면 전혀 다른 관리가 필요하다. 환자 1을 예로 들면, 이 환자는 후방와관절낭이 팽팽하고 이는 머리 위로 팔을 올리는 활동을 하는 동안 활액낭 자극의 원인이 되는 상완골 골두의 전방 및 상방전위를 증가시킬 수 있다. 환자 2는 상완골의 내회전 수평굴곡이 양호한 범위가 나타내는 바와 같이, 후방 관절낭 가동성이 양호하지만, 이 환자는 견갑골의 상방회전시키는 데 필요한 견갑골 짝힘의 조절/근력이 약하다. 이는 부적절한 회전, 팔을 위로 올리는 활동 동안 좁아진 견봉하 출구 그리고 활액낭 자극을 초래한다. 환자 3 또한 견갑골은 문제가 없지만 운동 조절/근력 문제가 있다. 대신 팔을 올리는 동안 상완골 골두의 하강을 유지하기 위한 회전근개의 짝힘이 부적절해서 상방전위가 증가하고, 이는 다시 활액낭 자극을 초래한다. 서로 다른 임상적 문제에 대한 공통적인 기여요인에 대한 지식은 그 관련성을 수립하기 위해 숙련된 추론과 반드시 결합시켜야 한다. 비록 환자 통증에 대해서 가정된 원인에 방향을 둔 치료가 종종 증상을 완화시키는 데 효과적이지만 기여요인은 재발을 최소화하기 위해서 해결되어야 한다.

신체검사와 치료에 대한 주의사항 및 금기증

Precautions and Contraindications to Physical Examination and Treatment

환자의 안전이 가장 중요하며, 임상가들이 고려해야 하는 가설범주에는 다음을 포함한 결정범위가 있다.

- 신체검사를 전혀 시행하지 않아도 되는지 여부(예 추가 진료 상담/검사를 위한 즉각적인 의뢰), 그럴 경우 환자 증상의 악화요인을 최소화할 수 있는 안전한 검사 범위
- 특정 안전검사를 나타내는지 여부(예 경부 동맥기능장애 검사, 신경학적 검사, 혈압/심박동수, 불안정성 검사 등)
- 치료 실시 여부(vs 추가 상담/검사를 위한 의뢰)
- 계획된 신체활동 중재의 적절한 양/강도

다음을 포함한 많은 요인이 안전하게 수행할 수 있는 신체검사와 치료의 범위 결정에 영향을 미칠 것이다.

- 더 심각한 병리(예 경부 동맥기능장애, 대동맥류, 척수, 마미증후군, 암, 골절, 급성 구획증후군 등)와 연관된 것으로 알려진 증상의 유무
- 우세 통증 유형(신경병증성 및 유해가소성 통증 유형은 증상이 심해지지 않도록 더욱 주위가 필요하며, 환자의 증상과 병리에 대한 잠재적인 과집중에 주의해야 한다)
- 환자의 관점(불안하고 무섭고 화가 난 환자, 특히 과거 부정적인 의료/물리치료 경험이 있는 환자는 더욱 주의해야 한다)
- 증상의 심각성과 민감성(Hengeveld와 Banks, 2014)
- 알려진 병리의 성질(예 류머티스 관절염이나 골다공증은 약화된 조직으로 인해 주의 필요)
- 증상의 진행(예 악화된 문제는 더 주의해야 한다)
- 근골격계 문제로 보이거나 공존할 수 있는 다른 의학적 상태도 있으며, 근골격계 중재가 환자의 다른 건강 문제를 해치지 않도록 고려하여 모니터링해야 한다(예 심장과 호흡기 질환).

일반 건강검진 General Health Screening

다른 건강문제에 대한 일반 건강검진은 주의사항과 금기증에 대한 가설을 위해서 필수적이다. 이를 위해서는 신체계통과 의학적 상태의 일반적 특징, 특히 신경 근골격계 문제와 겹치는 지식이 필요하다. 이러한 형태의 검진은 의학적 진단을 내리기 위함이 아니다. 근골격계 임상가들에 의한 의학적/일반 건강검진은 추가검진과 의학적 상담이 필요한 건강상태인 환자를 식별하기 위한 것이다. 이는 이전에 의료전문가에 의해 평가받지 않은 환자를 처음 접하는 의사에게는 특히 중요하지만, 임상가들이 의뢰를 받아 연습하는 것도 중요하다. 왜냐하면 환자가 마지막으로 의사를 본 이후에 비근골격계 질환을 놓치거나 질환이 심각해졌을 수 있기 때문이다. 임상가들은 추가적인 의학적 검사를 요구하는 근골격계 증상처럼 보이는 전신적이거나 더 심각한 병리/질병 그리고 비근골격계 질환을 나타내는 증상 및 징후인 '위험신호'에 익숙해져야 한다. 위험신호 검사는 추론 과정에 위험신호 검사의 통합을 강조하는 요통 환자에게는 진단 효용성이 떨어진다(예 Cook 등, 2017; Downie 등, 2013). 비록 일부 환자의 증상은 즉각적인 치료가 필요하지만(예 경부 동맥절개술 또는 마미증후군의 임상적 특징), 단일 위험신호(또는 위험 신호의 군집)는 반드시 진료의뢰가 필요한 것은 아니다(Goodman, Heick와 Lazaro, 2017). 진단 효용성이 떨어지는 위험신호에 근거한 추가 조사를 통해 발생하는 불가피한 비용은 정당화될 수 없다(Cook

등, 2017). 대신 위험신호는 무엇이 의학적 응급상황인지 인식되어야 하고, 치료가 진행됨에 따라서 위험신호가 모니터링되는 곳에서 "관찰대기"가 권고될 때 환자의 전체적인 증상의 맥락에서 해석되어야 한다(Cook 등, 2017). 물리치료와 다른 관리가 기대한 개선효과를 내지 못하고, 조사되지 않은 위험신호가 지속되거나 악화된다면 의학적 상담의 이유가 된다. 문헌에는 다양한 위험신호 목록이 있으며, Boissonnault (2011), Sebastian (2015) 그리고 Goodman, Heick와 Lazaro (2017)의 문헌들은 근골격계 임상가들을 위한 유용한 자료들이다.

관리 및 치료 Management and Treatment

이 문맥에서 관리에는 환자의 전반적인 관리를 말하며, 다른 전문가와의 상담 및 의뢰, 건강 증진 중재(예 피트니스 평가 및 관리) 그리고 필요에 따른 환자 변호(예 보험업자 또는 고용주와의 관계)가 포함된다. 치료는 진료 동안 수행되는 특정한 치료적 중재(교육적 및 신체적)와 무엇을 먼저 해결할 것인지 결정하기 위해 필요한 근본적인 추론, 전략/절차, 교육의 내용과 전달, 재평가를 위한 결과 측정, 최적의 변화(이해, 손상, 활동 및 참여)를 위한 '숙제' 또는 자가관리를 말한다.

숙련된 추론에서 가장 중요한 것은 처방전이 없다는 것이다! 특히 일반적인 건강관리와 근골격계 실무는 정확한 과학이 아니다. 임상시험, 임상지침, 임상적 예측규칙 그리고 기초과학을 기반으로 추정된 이론은 모두 다양한 문제의 관리에 유용한 지침을 제공하지만 처방으로 간주해서는 안 된다(Greenhalgh 등, 2014). 대신 임상가들은 보고된 연구의 모집단과 환자가 어떻게 일치하는지 판단한 후 개별 환자의 독특한 생활방식, 목표, 활동 및 참여 제한, 관점 및 사회적 상황, 통증 유형, 잠재적 병리 그리고 신체적 손상을 위해서 맞춤 관리를 해야 한다. 대부분 임상문제에 대해 지원된 연구 관리 효율성이 아직 부족하기 때문에, 숙련된 추론은 잘못된 관리 및 과도한 서비스 위험을 최소화하는 최고의 도구이다.

생물심리사회 모델은 관리가 체계적인 전체론적 의학(예 필요에 따른 신체적·환경적·심리사회적 해결)이 될 필요성을 강조한다. 그리고 다양한 신체적 손상 사이(예 연부조직 경계면 손상에 의한 이차적인 신경역동학적 손상) 그리고 신체적 손상과 심리사회적 요소 사이(예 환자의 두려움감소 및 움직임 손상의 동시 개선을 유도하는 이해력을 향상시키기 위한 교육)의 상호관계를 확인하기 위한 철저한 재평가를 강조하다. 기여요소의 관리는 재발 위험을 최소화하기 위해 필수적이며, 환자의 이해와 능동적인 참여는 자기효능감, 자기관리 그리고 장기적 성공을 촉진하는 데 중요하다.

예후 Prognosis

예후에 대한 임상적 판단은 근골격계 문제의 자연 경과, 환자 특유의 증상을 해결하기 위한 치료적 중재의 효과, 그리고 치료가 얼마나 오래 걸릴 것인지에 대한 추정에 대해 치료사가 알고 있는 가설을 말한다. 환자의 문제가 해결될 수 있는지, 개선될 수 있는지 또는 환자가 그것을 가지고 살 수 있도록 도울 수 있는지 여부는 문제를 뒷받침하는 요소들이 수정 가능한지 여부에 따라 부분적으로 결정된다. 요통환자의 예후 연구는 예측 연구의 방법론적인 단점과 환자의 통증 및 장애의 다요인적인 특성으로 인해 결과 변동성의 50% 미만을 설명한다(Hayden 등, 2010). 또한, 유전학, 병리학, 생리학 및 심리사회적 영향 등 상대적인 영향요인에 대한 이해가 부족하다. 따라서 근골격계 임상가들은 예후에 영향을 미칠 수 있는 광범위한 요인들에 대해 알고 있어야야 하고, 수정될 수 있는 요인들을 인식할 필요가 있다. 일반적으로 환자의 예후는 환자의 문제의 성격과 범위, 문제의 자연적 경과, 치료적 중재의 효과 그리고 회복과 향상된 삶의 질을 촉진하기 위해 필요한 변화(예 생활습관, 심리사회적 및 신체적 기여 요인)에 대한 능력과 의지에 의해 결정된다. 단서는 다음 사항을 포함하여 주관적 및 신체적 검사 그리고 진행 중인 관리 전반에 걸쳐 제공될 것이다.

- 환자의 관점 및 기대(변화를 위한 준비, 동기부여 및 자신감 포함)
- 외부의 유인책(예 업무 복귀) 및 저지책(예 소송, 고용주 지원 부족)
- 활동/참여 제한 범위
- 문제의 본질(예 류마티스 관절염 같은 전신성 장애 vs 발목 염좌와 같은 국소적 인대 손상)
- '병리' 및 신체적 손상의 범위
- 사회적, 직업적 및 경제적 지위
- 지배적 통증 유형 존재

- 명백한 손상이 발생했을 때의 조직 치유 단계
- 장애의 민감성
- 과거력 기간 및 장애의 진행
- 환자의 일반적 건강, 나이 및 기존 질환
- 예후 결정 또한 정확한 과학은 아니지만, 이 목록으로부터 긍정 및 부정적인 면을 반영하여 환자의 예후를 고려하는 것이 도움이 된다.

가설범주체계 사용법 How to Use the Hypothesis Categories Framework

임상적 실무에서 요구되는 결정에 따라 필요한 정보가 결정될 것이다(예 중요한 것으로 간주되는 안전 정보는 안전 지향 질문 및 신체적 검사가 필요하다). 그러나 가설범주체계는 정보가 획득되는 순서나 그 정보를 얻기 위해서 이용되는 정확한 조사와 신체검사를 지시하기 위한 것이 아니다. 오히려 환자의 이야기를 이해하기 위한 철저한 질의 및 청취와 동시에, 신체기능을 철저히 검사한 다음 가설범주체계 내의 임상적 추론은 정보가 펼쳐질 때 의사결정의 다른 범주를 고려해야 한다. 검사는 즉각적인 해석과 지속적인 통합으로 이루어져야 하지만, 선별된 검사를 통해 확인되는 문제의 진단, 증상 또는 지속기간에 의해 생성된 제한된 가설 목록으로 한정된 편협한 공식화는 누락의 오류를 유발한다(제31장 참조). 어떤 특정 시점에서 임상가가 고려해야 하는 가설범주를 규정하는 것은 불가능하거나 바람직하지 않다(예 모든 새로운 정보를 얻은 후에 모든 가설범주를 고려하는 것은 현실적이지 않거나 인지적으로 효율적이지 않다). 그러나 마찬가지로 임상가는 단순히 생각 없이 정보를 획득해서는 안 된다. 사실, 임상가는 주관적 검사가 끝날 무렵에 얼마나 신체검사가 안전하게 수행될 수 있는지 그리고 첫 진료 시 우선되어야 할 가장 중요한 신체검사 절차가 무엇인지 판단하기 위해서 대부분의 가설범주에서 일반적으로 의견(가설)을 가지게 될 것이다.

각 가설범주에 대한 단서는 검사와 진행 중인 관리 내내 도움이 되며, 결정은 결국 증거를 지지하거나 부정하는 강도에 달려 있다. 생성된 초기 가설은(모든 범주에서) 얻어진 추가 정보에 대해 '검증'되며, 이는 또한 이전에 고려되지 않은 새로운 가설을 이끌어낼 수도 있다. 가설 생성 및 검증은 정해진 질문과 신체평가를 통해 수행되지만 특정한 가설을 염두에 두고 수행된 질문이나 신체적 평가와 같이 유도된 가설일 수도 있다(예 서혜부 통증 환자의 허리 대비 고관절 자세와 움직임에 대한 특정 질문 또는 불안정성에 대한 주관적 특성을 가지고 있는 환자에 대한 임상적 검증). 따라서 임상적 추론은 '가설 검증적'(가설 생성, 검증, 재구성)인 역동적 순환과정이며 이는 환자와 환자 문제에 대한 진화된 이해를 유도한다. 신체평가는 체크리스트와 같이 주관적 검사에서 공식화된 가설에 국한되지 않지만, 기존 가설은 여전히 논리적으로 신체검사를 알려주고 첫 진료에서 어떤 검사가 가장 중요한지를 우선시한다. 즉, 모든 관련 시스템(예 관절, 신경, 근육, 연부조직, 피트니스 등)을 선별하기 위해서는 구조화된 신체검사가 중요하지만, 모든 환자에게 신체검사가 필요한 것은 아니며, 모든 평가에는 명확한 근거(추론 없이 엄격한 루틴을 따르는 것과 반대)가 필요하다. 신체검사 동안 유도된 통증과 움직임에 대한 두려움과 같은 환자의 관점을 포함한 신체검사 결과는 기존 가설에 종합되고, 관리와 치료에 대한 초기 결정을 내리는 데 충분한 이해의 발전을 이끈다. 이것은 주관적인 질문(예 환자 반응의 자질 및 추가로 조사된 이야기 측면)이나 신체적 평가의 변화로 이어지는 검사와 지속적인 관리를 통해 신속하게 대응하기 위한 능력이다. 다양한 범주의 임상적 판단이나 가설에 대한 명확한 고려와 각 범주를 알리는 정보의 범위는 이 장의 시작 부분에 설명된 '당신이 보는 것이 세상의 전부다'와 관련된 편견(Kahneman, 2011)을 최

핵심 포인트 Key Point

생물심리학 체계에서 임상적 추론의 서로 다른 초점에 걸쳐 필요한 임상적 판단의 범위를 이해하면 획득된 환자정보(예 질문에 대한 답변, 신체검사 결과, 의학적 검사 및 치료 재평가)의 종합적인 분석에 도움이 된다. 제안된 '가설범주'에는 활동 능력/제한, 참여 능력/제한, 경험과 사회적 영향에 대한 환자의 관점, 통증 유형, 통증 원인 및 관련 병리, 신체적 손상 및 관련 신체 구조물/조직이 포함되고, 이는 문제의 발전 및 유지, 신체검사와 치료에 대한 주의사항 및 금기증, 관리/치료의 선택과 진행 그리고 예후에 영향을 미친다. 각 범주의 판단에 대한 단서는 검사와 지속적인 치료 재평가 전반에 걸쳐 제공된다. 생성된 가설은 지속적인 이해의 발전과 함께 새로운 가설을 지지하고, 지지하지 않거나 새로운 가설을 고려하면서 얻은 추가 정보에 반하여 '검증'된다.

소화하는 데 도움이 될 수 있다.

다른 가설범주 내의 추론: 연역추론, 귀납추론/패턴 인식 및 최선의 설명으로의 추론

Inferences Within the Different Hypothesis Categories: Deduction, Induction/Pattern Recognition and Inference to the Best Explanation (Abduction)

의사결정을 위해서 성립된 기준이 존재하고 이러한 기준이 환자 평가 내에서 충족될 때, 판단 또는 생성된 추론은 전제 또는 기준에 근거한 연역(deduction)법으로 간주될 수 있다. 논리적으로 보면, 정확한 연역추론은 원래 기준 자체가 옳은지 아닌지 관계없이 단지 기준이 충족되었는지 아닌지에 따라 단순하게 판단된다. 우리가 대부분 임상적 결정에 기초하는 기준이 명확하게 입증되지 않았고, 그 정확성에 대해 지속적으로 비판하여야 한다는 것을 고려하면, 이러한 연역추론을 고정된 결론보다는 가설로 유지하는 것이 가장 바람직하며, 이로써 수정에 대한 개방성을 장려한다.

제한된 정보로부터의 일반화하는 판단이 내려질 때(예 일반적으로 예상되는 모든 기준을 확인하지 않고), 이 추론은 임상적 패턴이 제한된 주요 특징을 기반으로 신속하게 인식되는 것 같은 귀납추론을 나타낸다. 귀납적 패턴 인식은 진단병리학 또는 증후군 분류에 국한되지 않는다. 왜냐하면 이러한 일반화는 심리사회적 상황, 통증 유형, 주의사항/금기증 및 예후와 관련하여 흔하기 때문이다. 실제로 의료교육연구(예 Boshuizen와 Schmidt, 2008)에서는 경험 있는 임상가의 패턴 유지 및 그에 따른 인식이 가능성 요인 또는 소인 요인, 병태생물학적 및 심리사회적 과정 및 그 결과 발생하는 결과나 장애를 통합하며 보다 포괄적이라는 것을 증명했다.

- **가능한 조건**: 개인적, 사회적, 의학적, 유전적, 환경적 요인과 같은 질병이나 문제가 발생하는 조건이나 제약
- **결함**: 주어진 질병이나 장애와 관련된 병태생물학적 및 심리사회적 과정
- **결함의 결과**: 환자의 삶에 미치는 기능적 영향 뿐만 아니라 특정한 문제의 징후와 증상

이러한 패턴은 일반적으로 존재할 수 있지만(예 건병증, 척추협착증 등) 새로운 환자의 진단을 용이하게 하는 과거 환자의 구체적인 사례로도 상기될 것이다('예시 논문'; Boshuizen와 Schmidt, 2008). 귀납적 패턴 인식은 임상적 증상과 연계된 생물심리사회적 지식의 구성에 의존한다. 귀납적 추론이나 패턴 인식은 도출하기 위한 많은 패턴의 레퍼토리를 가지고 있는 경험 많은 임상가에게는 흔하지만(Edwards 등, 2004a; Edwards와 Jones, 2007b; Kaufman 등, 2008; Marcum, 2012; Norman, 2005; Schwartz와 Elstein, 2008), 모든 '빠른 사고'와 마찬가지로 오류가 발생하기 쉽게 때문에 이상적으로는 특히 좀 더 복잡한 증상과 경험이 적은 임상가들에게 더 신중하고, 분석적인 연역적 가설 검증에 의해 지지되어야 한다.

그러나 우리가 자주 관여하게 되는 이전에 성립되거나 받아들여진 지식으로부터 연역할 수 없는 예상치 못하거나 낯선 정보에 직면했을 때, 일반적으로 인과관계 메커니즘에 대한 이론을 어떻게 설명할 수 있는가? 연역추론 및 추후 도입된 귀납추론에 대한 기준이 개발되기 전에는 어떤 일이 발생하는가? 최선의 설명으로의 추론(가추법이라고도 함)은 명확한 연역추론을 할 수 없을 때 사용하는 창조적 설명이다(Lipton, 2004). 이는 임상적으로, 이질적이고 불분명한 정보나 상황이 초기에 나타날 수 있음을 설명하려고 할 때 필요하

핵심 포인트 Key Point

의학적 및 근골격계 특정 지식체계 내의 임상적 추론에서 가설 판단을 생성, 검증 및 수용하는 것은 확립된 판단기준에 충족되었는지에 대한 연역적 추론 그리고 제한된 정보에 근거하여 임상적 패턴을 인지했는지에 대한 귀납적 추론의 조합하는 것이다. 임상적 패턴이 존재하며 병리학/증후군, 통증 유형, 주의사항/금기증 그리고 예후를 학습할 수 있다. 경험이 많은 임상가는 환자들 사이에서 전형적으로 나타나는 일반적인 패턴과 '예시적' 패턴 모두를 포함하는 이끌어낼 수 있는 많은 패턴의 레퍼토리를 가지고 있거나 또는 그들이 보고 배운 개별 환자에 대한 주요 특징이나 이야기를 상기한다. 연역적 및 귀납적 추론에 대해 확립된 기준이 적용되지 않는 예상치 못한 낯선 정보에 직면했을 때, 임상가들은 연역적 추론을 통한 '최선의 설명'에 대해 이론화한다. 일반적으로 인과관계 메커니즘에 대한 최선의 설명으로의 추론은 새로운 아이디어를 발견하는 데 중요하다. 그러나 단순히 자기확신적 신념에 따른 인간의 편견을 피하기 위해서 주관적인 개인적 설명론을 다음 비판에 맡기는 것은 중요하다-다른 환자들에게 비판적인 적용을 통한 자기 스스로의 비판 그리고 토론, 논쟁 및 연구를 통한 전문가로서의 비판.

다. 이것은 범죄를 설명할 수 있는 최선의 설명을 해야 하는 형사와 마찬가지로 증거를 가장 잘 설명하는 본질적으로 입증되지 않은 설명적 가설이다. 비록 최선의 설명에 대한 추론은 경쟁적 설명의 느린 분석적 반영을 통해서 나타날 수 있지만, 예상치 못한 통찰력으로 다가올 수도 있다(Råholm, 2010). 추가적인 비판 없이 사용되는 실제적이고 자주 사용되는 추론의 형식(연구뿐만 아니라 임상)은 오류로 가득 차 있으며, 자기확신적 신념의 결과만 초래할 가능성이 있다(Kahneman의 '연상의 정합성' 시스템 1 편견과 유사). 편견은 다음 비판을 통해 최소화될 수 있다 – 다른 환자들에게 개인 이론의 비판적인 적용을 통한 자기 스스로의 비판, 그리고 전문가로서 토론과 논쟁 그리고 연구를 통해 최소화할 수 있다. 그러나 최선의 설명에 의한 추론을 통해 이전에 관련되지 않은 정보(설명)에서 패턴을 보는 창조적인 통찰력은 생소한 현상을 이해하고 새로운 아이디어를 창출하기 위한 필연적이며 필수적인 첫 번째 단계이다.

재빨리 대응하기: 다른 가설범주에 걸친 정보 해석
Thinking on Your Feet: Interpreting Information Across Different Hypothesis Categories

환자 정보는 여러 가설범주를 동시에 알려줄 것이다. 임상가가 병리학적–/손상적– 중심 질문을 하지만 환자의 관점을 조명하는 환자의 답을 받는 것처럼(예 심리사회적 현상), 환자의 활동 능력과 제한을 이해하는 데 직접적인 질문은 종종 다른 가설범주에 대한 단서를 함께 제공할 것이다. 예를 들어, 72세의 환자가 그의 허리와 양쪽 다리 통증을 악화시키는 것에 관한 질문에 대한 반응을 생각해보자.

걷기는 더 이상 시도조차 하기 두렵다. 5~10분 정도의 짧은 산책도 허리와 다리를 더 악화시키고 그런 다음 앉아서 쉬어야 한다. 앉는 것은 좋지만 하루 종일 앉아 있을 수 없어! 나는 더 이상 집안일을 돕지도 못하고 손주들을 보러 갈 수도 없다. 나는 상태가 더 악화될지도 모른다는 것이 정말 걱정된다.

이 한 가지 대답은 다음과 같은 여러가지 가설범주에 대한 정보를 제공한다.

- **활동 제한**: 걷기
- **활동 능력**: 앉기
- **참여 제한**: 집안일 돕기 및 손주 보기
- **환자 관점**: 걷기를 시도하는 것을 두려워하고, 상태가 심각해질 수도 있음을 걱정함
- **통증 유형**: 유해수용성 통증 그리고/또는 신경병증성 통증에 대한 행동적 증상의 단서
- **유해수용성 원인 및 관련 병리**: 허리 그리고 관련된 다리 증상; 관련된 요추 관절 및 신경근; 척추협착 임상 패턴과 일치(나이와 행동적 증상)
- **기여요인**: 나이
- **주의사항**: 나이, 쉽게 악화, 양측 다리 통증, 환자의 두려움/걱정
- **예후**: (−'s) 나이, 장애, 증상의 정도, 신경인성, 관점; (+'s) 완화요소

관리지침을 위해 환자와 그들의 문제를 이해하는 데 필요한 판단의 범주에 대한 명확한 체계를 갖추고 있으면 임상가들은 그들의 질문 또는 신체검사의 의도를 넘어서 단서를 포착하고 한 영역의 판단을 다른 영역과 연관시킬 수 있다. 결국 임상가는 전체적인 검사와 지속적인 관리를 통해서 다양한 가설범주에 대한 단서를 얻게 되는데, 이는 해석되어야 하며, 중요성에 무게를 두고 다른 추가 자료 및 틀린 정보로 분석되어야 한다. 가설범주는 또한 환자의 평가–치료–재평가 과정을 통해서 학문적 지식을 임상적 추론과 연계하는 생물심리사회적 중심의 조직체계를 제공하여 임상적 패턴의 학습을 용이하게 한다.

임상적 추론에 영향을 미치는 요인 Factors Influencing Clinical Reasoning

임상적 추론에 사용되는 인지과정의 이해(최선의 설명 이론화에 대한 가추적 추론; 빠른 시스템 1 첫 판단, 귀납적 추론 또는 패턴 인지; 그리고 느린 시스템 2 심의, 가설 검증 및 연역적 추론)는 추론을 향상시키기 위한 비판적이고 집중적인 실무에 도움이 된다. 비록 이러한 인지과정에 대한 임상적 추론을 줄이려는 유혹이 있지만, 이것은 게슈탈트(gestalt)의 일부이거나 임상적 추론의 전체적인 부분인

핵심 포인트 Key Point

제안된 가설범주체계와 같이 관리지침을 위해 환자와 그들의 문제를 이해하는 데 필요한 다양한 가설 판단범주의 인식은 임상가들이 그들의 질문 또는 신체평가의 의도를 벗어난 환자 정보에 주의를 기울일 수 있게 한다. 임상가는 자체적으로 구조화된 환자 검사를 따르지만, 주관적 그리고 신체검사 모두를 통해 얻은 정보를 해석하고 종합하는 것이 중요하다. 일반적으로 대부분의 환자정보는 하나 이상의 가설범주와 관련될 것이며 최종적으로 이루어진 결정은 전체적인 검사에 걸쳐(그리고 이후에 치료 중재의 재평가) 종합된 추가 자료 및 틀린 정보를 통합한 누적 정보와 연관되어야 한다.

다른 차원을 인식하지 못한다. 단순히 인지과정을 이해하는 것은 숙련된 추론을 보장하지는 않을 것이다. 비판적 사고, 고차원의 메타인지, 지식 조직화, 데이터 수집 및 절차적 기술 그리고 환자–치료사 치료적 동맹과 관련된 속성 등의 많은 요인이 임상적 추론의 숙련도에 영향을 미친다. –치료적 동맹은 의사소통 효과, 감정적 지능 및 기술을 '상호적인', '협조적인', '윤리적인' 추론으로 통합한다.

비판적 사고 Critical Thinking

일반적인 사고기술은 그 자체로 임상실무의 전문지식에 대해 충분하지 않지만(Boshuizen과 Schmidt, 2008; Elstein 등, 1978), 숙련된 임상적 추론은 비판적 사고의 기본 요소들을 통합한다. 비판적 사고는 일반적으로 정보, 상황, 문제, 관점 및 사고 과정을 분석하고 평가하는 것이다(Paul와 Elder, 2007). 이 사고는 다양한 형태의 추론을 뒷받침한다. 비판적 사고는 의심 없이 정보를 수용하는 것보다, 정보의 정확성, 완전성 그리고 관련성을 평가하여 해결책의 이해와 식별을 용이하게 하는 일종의 건강한 회의주의를 조장한다. 비판적 사고에 내재된 것은 우리와 다른 사람들이 생각하고 행동하는 가정에 대한 반영과 인식이다(Brookfield, 2008). 가정은 삶을 통해 그리고 종종 암묵적인 공식적 교육을 통해서 얻은 당연시되는 믿음이다. 그러므로 일반적으로 고려되거나 의의를 제기받지 않는다. 무비판적으로 받아들여진 가정은 종종 전문적인 철학이나 실천에 대한 접근법 또는 자신의 견해를 형성한 개인적인 경험으로부터 나온다. 정밀한 조사 없이 세운 그러한 가정은 부정확하고 편향된 '지식'을 기초로 추론할 위험에 처하게 하고, 오해, 부정확한 판단에 취약하게 만들며, 궁극적으로 건강관리 효과를 떨어뜨린다. 임상적 추론에 대해 정당하지 않은 가정은 다음과 같은 다양한 안전장치를 통해 최소화할 수 있다.

- 환자 의미의 검증
- 정보가 누락되지 않도록 선별검사
- 경쟁가설에 대한 검증
- 선호하는 가설과 설명에 맞지 않는 증상의 '음성결과들' 또는 특징에 주목
- 자신의 추론을 다른 사람들의 논리와 개방적으로 드러내놓기 및 비교

철저함을 최적화하고 임상적 가정을 피하는 선별 주제의 예시는 다음과 같다.

- 자발적 자원이 아닌 추가 증상에 대한 선별검사(예 다른 신체부위, 혈관, 신경장애, 심리작용 등)
- 자원하지 않은 추가 활동 및 참여 제한 그리고 능력에 대한 선별검사
- 심리사회적 요인과 임상적 증상과의 관련성에 대한 선별검사
- 일반적인 건강상 합병증 그리고 위험 신호에 대한 선별검사

메타인지 Metacognition

메타인지는 마치 스스로 자신의 실무를 관찰하고 비평하는 것처럼 자신에 대한 감시(예 사고, 지식, 수행)를 포함한 자기인식의 한 형태이다. 인지, 메타인지 그리고 지식 획득 사이에는 필수적인 연관성이 있어 임상적 실무 경험을 통한 학습을 용이하게 한다(Higgs 등, 2008a; Marcum, 2012; Schön, 1987). 이러한 자기인식은 고려된 공식적인 가설과 선택된 치료방법에 국한되지 않는다. 수행에 대한 메타인지적 인식 또한 중요하다. 예를 들어, 이것은 질문 또는 설명에 대한 특정 어법이 명확하지 않았던 경험이 있는 임상가의 즉

각적인 인식을 뒷받침한다. 마찬가지로 신체적 절차의 효과에 대한 메타인지적 의식은 예를 들어 환자의 표정이 근육의 긴장도가 증가하거나 그 절차가 원하는 효과를 거두지 못하고 있음을 나타낼 때 절차를 조절할 필요가 있거나 아마도 포기해야 할 필요가 있음을 즉시 인식할 수 있게 한다. 마지막으로 메타인지는 지식에 대한 한계를 인식하는 데 중요하다. 자신의 지식의 한계에 대한 인식이 부족한 학생이나 임상가는 학습량이 적을 것이다. 전문가는 자신의 실무영역에서 많은 것을 알 뿐만 아니라 자신이 모르는 부분도 알고 있다. 즉, 전문가는 일반적으로 자신의 지식의 한계를 빠르게 인식하고(예 익숙하지 않은 환자의 약물, 의료 상황, 감각과 운동 말초신경의 분포) 동료와 상의하거나 적절한 근거 자료를 바탕으로 행동한다.

지식 조직화 Knowledge Organization

잘 구성된 지식은 영역 역량에서 필수적이다(Glaser와 Bassok, 1989; Ruiz-Primo 등, 2001). 인지심리학 및 인공지능(예 Greeno와 Simon, 1986), 분류(예 Hayes와 Adams, 2000), 전문지식(예 Boshuizen와 Schmidt, 2008; Jensen 등, 2007), 교육(예 Pearsall 등, 1997)에 관한 조사연구는 성공적인 수행을 위해서 잘 발달된 지식의 중요성을 집합적으로 증명하였다. 잘 구성된 지식은 단순히 개인이 얼마나 많이 알고 있는가가 아니라 핵심 개념 간의 차이점과 연관성을 포함한 지식이 어떻게 조직되는가 하는 것이다. 임상가의 폭넓은 세계관, 실무 철학 그리고 의료 및 전문적 특정 지식을 포함한 모든 형태의 지식이 중요하다. 지식은 우리가 진실이라고 믿거나 지키는 것으로부터 나온다(Higgs 등, 2008b). 임상가는 연구 및 학문을 통해서 공식적으로 생성된 명제적 지식('사실을 아는 것')과 주로 실무 경험을 통해서 생성된 비명제적 지식('방법을 아는 것')을 조합하여 활용한다. 비명제적 지식은 전문적인 기능 지식과 인격적 지식으로 더 세분할 수 있다. 기능 지식은 임상적 경험을 통해 발전되고 문맥화된 학문적인 명제적 지식(예 해부학, 생체역학, 신경생리학, 학습이론, 심리학, 사회학 등)에 기초한 절차적, 의사소통 및 교수적 지식 및 기술과 같은 전문적인 지식으로 구성된다. 인격적 지식은 개인의 신념, 가치 및 태도를 형성하는 데 기여하는 개인적인 삶의 경험(사회와 문화 포함)을 통해 습득된 지식을 포함한다. 예를 들어, 모집단의 하위집단(예 인종, 산재보상, 약물남용)과 관련하여 지역사회와 그들 자신의 태도(예 인격적 지식)에 대해 경각심을 가지고 있는 임상가들은 자신의 가정, 편견 또는 시기상조의 또는 정확하지 않은 판단을 이끄는 편견을 더 잘 방지할 수 있다. 환자의 문제를 이해하고 성공적으로 관리하려면 세 가지 유형의 지식을 모두 풍부하게 구성해야 한다. 명제적 지식은 실무에 기초를 둔 이론과 연구 입증을 제공하는 반면, 비명제적 전문적 기능 지식은 임상에서 그 이론과 연구 증거를 사용할 수 있는 수단을 제공한다.

데이터 수집 및 절차 기술 Data-Collection와 Procedural Skills

임상적 추론이 환자로부터 얻은 정보와 환자에 대한 정보를 기반으로 하기 때문에 임상적 판단의 정확성과 효율성은 그러한 판단의 기반이 되는 정보의 질(예 환자 인터뷰, 신체 검사, 결과 재평가)에 의해 영향을 받는다. 환자 인터뷰 내에서 의미에 대한 설명은 정확성, 완성도 그리고 얻은 정보의 관련성을 향상시키는 데 필수적이다.

환자가 의미를 정확히 파악하기 위해 설명이 필요한 일반적인 진술을 하는 상황이 많다. 예를 들어 증상의 지속성('지속성'은 증상이 매일 나타나는 것을 말하지만 매 순간은 아닌 경우), 증상의 영역(예 '어깨'에 대한 환자의 인식이 실제로 극상와로 명확해지는 경우), 그리고 악화요인(예 '보행'은 시간, 속도, 거리, 표면, 보행단계 등 보행의 어떤 측면이 문제인지 명확히 설명해야 하는 경우)과 같은 것이 있다. 다른 증상, 악화 또는 완화 요인 그리고 일반적인 건강상태와 같은 질문의 선별은 완전성을 위한 명확화를 의미한다. 관련성을 수립하기 위한 의미의 명확화는 증상의 과거력과 행동을 통해 확립된 증상들과 소인 및 악화 요인 사이의 관계를 수립하기 위해 필요하다. 이것은 환자의 관점과 사회적 요인(심리사회적 상황)에 관한 판단에 특히 중요하다. 환자 증상의 과거력 및 행위에 대한 신념, 인지, 감정, 인지된 및 실제적 지원, 행위 사이의 관련성을 명확히 하는 것은 한 환자의 통증과 장애 경험 대 다른 사람에게 악영향을 미치지 않는 통증과 장애 경험에 기여하는 도움이 되지 않는 신념과 스트레스 요인을 인식하는 데 도움이 된다. 의미와 관련성을 명확히 하는 것의 중요성은 문제에 대한 환자의 이해에 관한 질문에서도 분명히 나타난다. 그 질문은 종종 환자의 의사나 다른 사람들이 환자에게 말한 것에 대한 피상적인 설명만 이끌어낼 뿐 원인, 관리 및 미래와 관련하여 환자에게 어떤 의미인지는 분명하지 않다. 환자의 관점은 신체적 건강(예 혈압, 움직임범위, 근력)을 판단할 수 있는 것과 같은 방법으로 정상 대 비정상(또는 부적응)으로 판단할 수 없기 때문에, 관점을 더 명확히 하고 탐구해야 한다. 예를 들어, 대처전략으로 자진해서 기도하는 지속적인 통증을 느끼는 환자는 다른 사람들에게 수동적으로 의존하고 적극적인 역할을 수행하려는 동기가 부족하다고 잘못 판단될 수 있다. 만약 그 진술이 분명히 밝혀지고 더 깊이 탐구된다면, 몇몇 환자에게 기도는 자신을 도울 수 있는 모든 일을 하기 위한 지지와 확신에 대한 동기부여의 원천이 될 것이고, 이는 지속적인 설명의 필요성을 더욱 강조한다.

임상적 추론 판단을 위한 신체평가 데이터(절차적 기술의 영향을 받은)의 품질도 마찬가지로 중요하다. 주관적인 신체검사(예 자세, 능동적 및 수동적 움직임, 운동역학, 뻣뻣함, 느슨함/불안정성에 대한 판단, 운동 수행 및 연부조직 등)에 대한 오류는 가능한 한 모든 곳에서 신뢰할 수 있는 객관적 측정방법의 중요성과 가장 타당성 있는 진단적 절차를 뒷받침한다. 객관적 측정을 할 수 없는 경우, 결과는 다른 결과(예 생리학적 움직임 결과와 일치하는 수동적 부수적인 운동 결과)와 관련하여 일관성을 다시 확인하고 추론 판단을 유도하기 위해 보다 객관적인 결과와 신중하게 통합되어야 한다.

환자-임상가 치료적 동맹 Patient-Clinician Therapeutic Alliance

환자−임상가 치료적 동맹에는 라포, 감정(Marcum, 2013; Pinto 등, 2012), 환자−임상가 협력(Barr와 Threlkeld, 2000; Edwards 등, 2004b, Pinto 등, 2012; Trede와 Higgs, 2008) 그리고 윤리적 심의(Edwards와 Delany, 2019)가 포함된다.

라포 Rapport

환자와의 라포와 관련하여 검사 및 치료를 제공하는 방식, 임상가의 관심 정도, 공감 및 전달되는 신뢰 정도는 환자의 자발적인 정보, 변화에 대한 동기, 자기관리에 참여하려는 의지와 그 결과에 전반적으로 영향을 미친다(Ferreira 등, 2013; Hall 등, 2010; Klaber Moffett과 Richardson, 1997). 교육과 개인적인 경험에 따라 특정 질문과 질문의 순서가 달라지더라도 목적은 같아야 한다. 즉, 효과적이고 협력적인 관리를 알리기 위해서 환자의 문제점과 그들 개인의 통증/장애 경험을 이해하는 것이다. 비록 환자 면담과 검사는 주로 환자와 그들의 문제를 이해하기 위한 정보를 얻기 위한 것이지만, 임상가의 질문에 대한 성격과 방식(예 톤, 비언어적 행동, 허용된 시간), 환자의 질문과 답에 대한 지침 및 반응은 환자가 인식하는 임상가의 관심, 환자가 가지고 있는 임상가에 대한 신뢰 그리고 일반적으로 치료적 관계의 성공에 영향을 미칠 것이다(Ferreira 등, 2013; Hall 등, 2010; Klaber Moffett와 Richardson, 1997). 즉, 우리의 질문과 반응(언어적, 비언어적)은 우리의 생각을 전달하는 것이며, 환자에 의해 해석된다. 많은 환자가 자신의 말을 듣거나 믿지 않는다고 느낀 건강전문가들에 대해 부정적인 경험을 보고한다(예 Johnson, 1993; Matthias 등, 2014; Payton 등, 1998). 좋은 라포를 형성하지 못했다면, 환자가 필요한 정보를 제공하거나 관리에 협조할 가능성이 낮아지며, 임상적 추론을 잠재적으로 손상시키고 최종 결과에 부정적인 영향을 미칠 수 있다.

감정 Emotions

지각적 판단은 감정에 의해 영향을 받는다(Kahneman, 2011; Langridge, Roberts와 Pope, 2016; Lehrer, 2009; Marcum, 2013). 우리는 단지 감정이 자신의 추론에 영향을 미치는지 되돌아 보기 위해 환자와의 불쾌한 만남에서 도출된 부정적인 감정을 상기할 필요가 있다. 아마도 당신은 환자가 나아지는 데 전혀 관심을 보이지 않는다고 느꼈을 것이다. 감정을 정확하게 인지하고, 평가하고 표현하는 능력 그리고 감정에 치우친 생각과 판단을 인식하는 능력은 임상적 추론에 영향을 주는 '정서지능'으로 특징지어진다(Marcum, 2013). 환자−임상가 상호작용에서 의사소통을 최적화하기 위한 메타인지적 인식과 전략은 임상적 추론에서 감정의 부작용을 최소화하는 데 중요하다(Langridge, Roberts와 Pope, 2016). 예를 들어, 앞서 정의한 목적의식이 있는 라포 성립 및 관리와 관련된 추론으로 정의된 대화식 추론은 어려운 환자와 효과적으로 상호작용하기 위한 성공적인 의사소통가의 능력을 뒷받침한다. 모든 상황에서 단일 커뮤니케이션 전략이 효과가 있지는 않지만, 공통점(예 스포츠, 영화, 아이들 등)을 찾아내는 것은 라포를 촉진시킬 것이다. 더 나은 라포는 일반적으로 더 나은 정보 제공과 더 나은 협업으로 이어진다. 또한, '불안정하고 위협받는 자아가 이해의 무력화로 나타난다'와 같이 제공되는 교육과 조언에 대한 환자의 이해를 향상시킬 수 있다(Osborn, 2014, p.753).

인식과 공감 Perception and Empathy

임상적 추론은 주로 추론적 판단에 선행하는 인간의 인식(암묵적 및 의식적)에 근거한다. 이와 같이, 인식은 환자의 답변과 신체적 증상에서 인지된 단서를 인식하고 대응하는 것과 같이 임상적 추론을 시작하는 것으로 간주될 수 있다. 이러한 인식은 선행지식과 편향에 주의를 기울이는 실무 철학에 의해 영향을 받는다. 앞서 설명한 질문을 선별하거나 자세와 움직임을 서로 다른 관점에서 보는 전략들은 당신이 찾고 있는 것만을 지각(듣고, 보고, 느끼고)하는 오류를 최소화할 수 있다. 공감은 문제(예 통증 경험)의 배후에 있는 사람들을 이해하는 데 중요하고, 치료적 동맹을 발전시키는 데 필수적인 독특한 형태의 인식(감정과 연관될 수 있는)이다. 임상적 맥락에서 공감은 환자가 무엇을 경험하는지 이해하는 임상가의 인지능력과 환자의 상황에 상상으로 투영할 수 있는 임상가의 정서적인 능력을 말한다(Braude, 2012). 환자에게 공감하고 이를 전달하는 것은 아마도 삶을 통해 획득된 개인적인 기술로 여겨지지만, 실제로 적용했을 때 환자는 자신에게 발언권이 주어지고, 듣고, 믿어지고 있다고 느낄 가능성이 높으며, 이 모든 것은 치료적 동맹을 강화한다.

환자-임상가 협업 Patient-Clinician Collaboration

추론전략으로서 '협동적 추론'의 중요성은 의사결정을 공유할 수 있는 기회가 주어진 환자가 자신의 관리에 더 큰 책임을 지고, 그들의 건강관리에 더 만족하며 더 나은 결과를 얻을 가능성이 높다는 근거에 의해 강조된다(Arnetz 등, 2004; Edwards 등, 2004b, Trede와 Higgs, 2008). 환자 중심 건강관리는 수동적인 환자 순응도보다는 변화에 대한 동기, 평가, 목표 설정 및 관리에서 협력이 필요한 의사결정에 능동적인 환자참여를 촉진한다. 변화, 학습(예 변경된 이해 및 향상된 건강행위)에 기여하는 환자 자기효능감 및 관리에서 책임 분담은 협동적 추론 접근에서 추구하는 주요 결과들이다. 환자의 건강관리에 환자를 참여시키고, 의견 차이가 존재하는 경우를 포함하며, 변화를 일으키도록 동기부여하는 구체적인 전략은 Edwards 등(2004b), Trede와 Higgs(2008), 그리고 Miller와 Rollnick (2012)에 의해 설명된다.

윤리적 추론 Ethical Reasoning

표면적으로 사고와 의사결정의 전략 또는 초점으로서의 '윤리적 추론'은 대부분 각 나라의 전문협회가 제정한 공식적인 실행규범(예 윤리)을 떠올리게 한다. 전통적인 실행규범을 뒷받침하는 네 가지 원칙(예 자율존중, 악행금지, 선행, 정의; Beauchamp와 Childress, 2013)도 중요하지만, 최신 윤리문헌은 실제적인 실무에서 흑백원칙을 적용하는 과제를 강조하고 윤리에 대한 폭넓은 관점을 주장한다. 윤리와 윤리적 추론은 역사적으로 전문교육에서 두드러지지 않았기 때문에, 많은 임상가가 윤리적 문제를 인식하는 도덕적 감수성이 부족하거나 또는 실제적으로 윤리적 추론을 비판적으로 적용하는 데 있어 윤리적 이론지식이 부족한 것은 놀라운 일이 아니다. Edwards와 Delany(2019)는 임상교육자가 단순히 개인 성향에 근거한 학생들의 진단적 임상적 추론(환자의 증상과 관련된 타당한 이론과 이론을 뒷받침하는 연구가 없는)을 수용해서는 안 된다는 점을 강조한다. 마찬가지로 예를 들어, 필요에 따라 환자가 건강과 관련하여 의사결정한 문화적 영향을 이해하는 데 있어서 윤리적 추론은 환자의 세부사항에 적용되는 윤리적 이론을 기반으로 할 필요가 있다. 독자들은 윤리 이론의 개요와 그 이론을 실무에 적용하기 위한 권고를 위해 Edwards의 연구(일반적으로 임상실무에서의 윤리적 추론에 관한 Edwards와 Delany, 2019; 만성통증과 관련된 윤리적 추론에 관한 Edwards 등, 2014)를 참조한다.

숙련된 임상적 추론은 임상가의 학습에 기여한다
Skilled Clinical Reasoning Contributes to Clinicians' Learning

비판적 성찰은 비판적 사고, 임상적 추론 및 교육 문헌 전반에 걸쳐 필요에 따라 우리의 연구 및 경험을 기반한 지식과 행동(예 Brookfield, 1987; Clouder, 2000; Cranton, 2006; Higgs와 Jones, 2008; Mezirow, 2000; Mezirow, 2012; Rodgers, 2002; Schön, 1983, 1987; Taylor와 Cranton, 2012)을 인식, 비평, 토론 및 수정하기 위해서 추진된다. 구성주의 학습이론은 학습을 경험적이고 개인적인 것으로 폭넓게 인식하며, 궁극적으로 개인적인 변화를 가져오는 반영, 실험 그리고 평가의 과정이 포함된다. 이러한 학습 철학 내에서 지식은 경험의 변화를 통해 개인에 의해 구성된다(예 Cranton, 2006; Mezirow, 2000; Taylor와 Cranton, 2012). 임상추론이 지식, 관리 기술에 대한 임상적 판단과 숙련도의 메타인지적 인식(예 생물의학, 심리사회학, 전문적, 임상적 신념 및 연구 근거)에 의해 뒷받침되고 정기적인 비판적 반영의 대상이 될 때, 임상추론과 임상적 추론을 통한 학습이 모두 촉진된다. 임상추론의 촉진을 위한 학습이론과 전략은 제31장에서 자세히 논한다. 비록 시스템 2의 비판적 성찰은 학습으로 이어질 우리의 빠르고 직관적인 첫 판단 시스템 1 사고에 대한 안전장치를 제공하지만, 새로운 아이디어, 관점 및 전문적인 방향을 창조하는 유일한 방법은 아니다.

핵심 포인트 Key Point

- 비판적 사고와 관련된 속성, 높은 수준의 메타인지, 지식 조직, 데이터 수집 및 절차 기술, 그리고 환자 – 임상가의 치료적 동맹을 포함한 임상적 추론의 숙련도에 영향을 미치는 수많은 요인 – '상호적인', '협동적인', '윤리적인' 추론에 대한 의사소통 효과, 감정적 지능 및 기술의 통합
- '건강한 회의론'의 비판적 사고 특성은 정보의 정확성, 완전성을 면밀히 조사하도록 하며 자신과 타인의 관점에 대한 관련성과 가정을 비판적으로 검토하도록 보장한다. 임상실무에서 정당화되지 않은 가정은 환자 의미에 대한 정기적인 검증, 정보가 누락되지 않도록 하기 위한 선별검사, 경쟁가설에 대한 검증, 가설을 판단할 때 '음성결과'에 주의를 기울이는 것, 공개적으로 당신의 추론을 드러내놓고 다른 사람과 비교하는 것을 통해 최소화할 수 있다.
- 메타인지 또는 자신의 생각, 지식 그리고 수행에 대한 자기인식은 임상실무에서 학습을 용이하게 한다.
- 임상추론은 건강에 대한 명제적인 생물학적 및 심리사회적 지식, 근골격계 실무에 대한 개인적 노하우 또는 기능 지식, 그리고 자신의 신념, 가치 및 태도에 대한 자기이해를 포함한 광범위한 지식에 의해 영향을 받는다.
- 임상적 추론은 기반이 되는 정보(데이터)만큼 유용하며, 환자 의미의 명확화, 질문 검증, 가능한 경우 객관적 측정, 주관적 평가의 신중한 사용과 같은 가정을 피하기 위한 전략을 규칙적으로 사용해야 한다.
- 임상가의 관심, 공감 및 자신감은 치료적 동맹 그리고 치료에 대한 환자 참여에 중요한 역할을 하는 제공된 정보와 변화에 대한 동기부여를 포함하는 라포를 발전시키는 데 기여한다. 자신의 감정을 정확하게 지각, 평가 및 표현하는 동시에 당신의 임상적 판단을 불공평하게 편향하지 않도록 당신의 감정을 보호하는 '감정적 지능'은 라포를 최적화하기 위한 '상호적 추론' 기술과 결합하여 간접적으로 더 나은 임상추론에 기여할 것이다.
- 평가, 목표 설정 및 관리에 대한 환자-임상가의 협력은 자기관리(그리고 결과적으로 자기효능감), 환자 만족도 그리고 더 나은 결과에 대해 환자의 책임감을 촉진한다.
- 임상가들은 윤리이론에 대한 더 많은 이해, 윤리문제에 대한 더 큰 인식, 그리고 실무에서 윤리적 추론을 비판적으로 적용할 수 있는 더 큰 능력을 포함하도록 공식적인 실무강령(예 자율성, 비악의성, 선의, 정의)을 뒷받침하는 전체적인 윤리원칙에 대한 지식을 확대할 필요가 있다.

창조적, 수평적 사고 Creative, Lateral Thinking

과학 혁명의 구조(The Structure of Scientific Revolutions)라는 책에서 Thomas Kuhn(1970)은 세심하게 통제된 과학연구로 인해 과학의 많은 중대한 획기적인 발전이 일어나지 않았다고 지적한다. 오히려 그 발전들은 종종 사고나 개인의 고독한 통찰력에서 나왔다. 만약 연구 근거에 의해 입증되거나 '알려진 것'의 영역 내에서만 논리적 사고와 실천을 장려한다면, 새로운 아이디어의 생성에 중요한 사고의 가변성과 창조성을 제한하는 것이다. 논리적 사고가 정당한 연역적 추론을 하도록 권장하는 경우, 수평적 사고는 개혁과 낡은 패턴에서 벗어나서 다른 방식으로 사물을 보는 것이다(DeBono, 2014). 논리적 사고를 하는 사람은 분명히 관련있는 것에만 관심을 기울이는 반면, 수평적 사고를 하는 사람은 때때로 외견상 무관한 정보가 문제를 다른 관점에서 보는 데 도움이 된다는 것을 인식한다. 임상추론에서 논리적 사고와 수평적 사고 모두의 촉진을 위한 전략은 제31장에서 검토된다.

요약 Summary

근골격계 임상가들은 임상실무에서 빠르고 느리게 사고할 수 있어야 한다. 보다 복잡한 문제의 증상에 대한 직설적/공통적인 전체 범위에 걸친 추론은 생물심리사회적 지식, 전문적 노하우, 그리고 숙련된 진단 및 비숙련된 진단적 임상적 추론이 풍부하게 혼합되어야 한다. 이러한 추론전략에서 요구되는 다양한 추론의 초점(예 진단적, 서술적, 상호작용적, 협력적, 예측적, 윤리적 및 교수법 추론)과 주요 임상결정 범주를 이해하는 것(예 가설범주)은 생물심리사회적 체제에서 임상적 추론을 도와준다. 수많은 요소가 임상가들이 사용하는 인지과정(예 최선의 설명 이론화에 영향을 주는 귀추 추론; 빠른 시스템 1의 첫 판단, 귀납적 추론 또는 패턴 인식; 느린 시스템 2의 심의, 가설 및 연역 추론 검증), '비판적 사고', 고차원의 메타인지, 지식 및 지식 조직화, 데이터 수집 및 절차적 기술, 그리고 환

자-치료사의 치료적 동맹을 포함한 실무에서 임상가들이 얼마나 잘 추론하는지에 영향을 미친다. 임상적 추론기술이 향상됨에 따라 임상적 실무로부터 학습이 향상된다. 편향을 최소화하기 위한 연역 및 귀납적 추론, 비판적 사고 그리고 새로운 설명을 고려하기 위한 귀추 추론의 기술을 갖춘 논리적 사상가들은 수평적 사고를 통해 새로운 패턴과 아이디어를 발견할 수 있도록 다른 관점에서 문제를 볼 수 있어야 하고, 보아야 한다.

여기서 제시된 임상적 추론 이론은 다른 이론 장에서 논의된 임상적 추론과 이 책의 25개의 사례를 통해서 통합된 추론 질문 및 논평에 대한 토대를 제공한다. 임상적 추론의 향상은 임상적 추론의 실천이 필요하며, 그 학습을 최적화하기 위해서는 사례를 단순히 수동적으로 읽어서는 안 된다. 더 정확히 말하면, 학습자는 사례 해답을 읽기 전에 제기된 추론 질문에 대답한 다음 그들의 추론과 사례를 통해 제시된 추론과 비교하고 비평해야 한다.

참고문헌 References

Adams, M.A., Stefanakis, M., Dolan, P., 2010. Healing of a painful intervertebral disc should not be confused with reversing disc degeneration: implications for physical therapies of discogenic back pain. Clin. Biomech. (Bristol, Avon) 25, 961–971.

Allet, L., Burge, E., Monnin, D., 2008. ICF: clinical relevance for physiotherapy? a critical review. Adv. Physiother. 10, 127–137.

Arnetz, J.E., Almin, I., Bergström, K., et al., 2004. Active patient involvement in the establishment of physical therapy goals: effects on treatment outcome and quality of care. Adv. Physiother. 6, 50–69.

Ashina, S., Bendtsen, L., Ashina, M., 2005. Pathophysiology of tension-type headache. Curr. Pain Headache Rep. 9, 415–422.

Barlow, S.E., 2012. The barriers to implementation of evidence-based chronic pain management in rural and regional physiotherapy outpatients. Realising the potential. HETI Report. Rural research capacity building program. NSW Ministry of Health. Available from: www.aci.health.nsw.gov.au.

Barr, J., Threlkeld, A.J., 2000. Patient/practitioner collaboration in clinical decision making. Physiother. Res. Int. 5, 254–260.

Beauchamp, T., Childress, J., 2013. Principles of Biomedical Ethics, seventh ed. Oxford University Press, Oxford.

Bielefeldt, K., Gebhart, G.F., 2006. Visceral pain: basic mechanisms. In: McMahon, S.B., Koltzenburg, M. (Eds.), Wall and Melzack's Textbook of Pain, fifth ed. Elsevier, China, pp. 721–736.

Bishop, A., Foster, N.E., 2005. Do physical therapists in the United Kingdom recognize psychosocial factors in patients with acute low back pain? Spine 11, 1316–1322.

Blyth, F.M., Macfarlane, G.J., Nicholas, M.K., 2007. The contribution of psychosocial factors to the development of chronic pain: the key to better outcomes for patients? Pain 129, 8–11.

Boissonnault, W.G., 2011. Primary care for the physical therapist. In: Examination and Triage, second ed. Elsevier, St. Louis.

Borrell-Carrió, F., Suchman, A.L., Epstein, R.M., 2004. The biopsychosocial model 25 years later: principles, practice, and scientific inquiry. Ann. Fam. Med. 2, 576–582.

Boshuizen, H.P.A., Schmidt, H.G., 2008. The development of clinical reasoning expertise. In: Higgs, J., Jones, M.A., Loftus, S., Christensen, N. (Eds.), Clinical Reasoning in the Health Professions, third ed. Butterworth Heinemann Elsevier, Amsterdam, pp. 113–121.

Braude, H.D., 2012. Conciliating cognition and consciousness: the perceptual foundations of clinical reasoning. J. Eval. Clin. Pract. 18, 945–950.

Brooker, C., 2013. Mosby's Dictionary of Medicine, Nursing and Health Professions, ninth ed. Elsevier, Edinburgh.

Brookfield, S., 2008. Clinical reasoning and generic thinking skills. In: Higgs, J., Jones, M.A., Loftus, S., Christensen, N. (Eds.), Clinical Reasoning in the Health Professions, third ed. Butterworth Heinemann Elsevier, Amsterdam, pp. 65–75.

Brookfield, S.D., 1987. Developing critical thinkers. In: Challenging Adults to Explore Alternative Ways of Thinking and Acting. Jossey-Bass, San Francisco.

Cagnie, B., Dewitte, V., Barbe, T., et al., 2013. Physiologic effects of dry needling. Curr. Pain Headache Rep. 17, 348–355.

Childs, J.D., Cleland, J.A., Elliott, J.M., et al., 2008. Neck pain: clinical practice guidelines linked to the International Classification of Functioning, Disability, and Health from the Orthopaedic Section of the American Physical Therapy Association. J. Orthop. Sports Phys. Ther. 38, A1–A34.

Christensen, N., Nordstrom, T., 2013. Facilitating the teaching and learning of clinical reasoning. In: Jensen, G.M., Mostrom, E. (Eds.), Handbook of Teaching and Learning for Physical Therapists, third ed. Elsevier Butterworth Heinemann, St. Louis, pp. 183–199.

Cibulka, M.T., White, D.M., Woehrle, J., et al., 2009. Hip pain and mobility deficits–hip osteoarthritis: clinical practice guidelines linked to the International Classification of Functioning, Disability, and Health from the Orthopaedic Section of the American Physical Therapy Association. J. Orthop. Sports Phys. Ther. 39, A1–A25.

Clauw, D.J., 2015. Diagnosing and treating chronic musculoskeletal pain based on the underlying mechanism(s). Best Pract. Res. Clin. Rheumatol. 29 (1), 6–9.

Clouder, L., 2000. Reflective practice in physiotherapy education: a critical conversation. Stud. High. Educ. 25, 211–223.

Cook, C., George, S., Reiman, M., 2017. Red flag screening for low back pain: nothing to see here, move along: a narrative review. Br. J. Sports Med. http://dx.doi.org/10.1136/bjsports-2017-098352.

Cook, J.L., Purdam, C.R., 2009. Is tendon pathology a continuum? A pathology model to explain the clinical presentation of load-induced tendinopathy. Br. J. Sports Med. 43, 409–416.

Coombes, B.K., Bisset, L., Vicenzino, B., 2009. A new integrative model of lateral epicondylalgia. Br. J. Sports Med. 43, 252–258.

Coombes, B.K., Bisset, L., Vicenzino, B., 2012. Thermal hyperalgesia distinguishes those with severe pain and disability in unilateral lateral epicondylalgia. Clin. J. Pain 28, 595–601.

Cranton, P., 2006. Understanding and Promoting Transformative Learning: A Guide for Educators of Adults, second ed. Jossey-Bass, San Francisco.

Croskerry, P., 2003. The importance of cognitive errors in diagnosis and strategies to minimize them. Acad. Med. 78 (8), 775–780.

De Bono, E., 2014. Lateral Thinking, An Introduction. Vermilion, New York.

Doody, C., McAteer, M., 2002. Clinical reasoning of expert and novice physiotherapists in an outpatient orthopaedic setting. Physiotherapy 88, 258–268.
Downie, A., Williams, C.M., Henschke, N., et al., 2013. Red flags to screen for malignancy and fracture in patients with low back pain: systematic review. Br. Med. J. 347, 7095, 1–9.
Duncan, G., 2000. Mind-body dualism and the biopsychosocial model of pain: what did Descartes really say? J. Med. Philos. 25, 485–513.
Edwards, I., Braunack-Mayer, A., Jones, M., 2005. Ethical reasoning as a clinical-reasoning strategy in physiotherapy. Physiotherapy 91, 226–236.
Edwards, I., Delany, C., 2019. Ethical reasoning. In: Higgs, J., Jensen, G., Loftus, S., Christensen, N. (Eds.), Clinical Reasoning in the Health Professions, fourth ed. Elsevier, Edinburgh, pp. 169–179.
Edwards, I., Jones, M., 2007a. Clinical reasoning and expertise. In: Jensen, G.M., Gwyer, J., Hack, L.M., Shepard, K.F. (Eds.), Expertise in Physical Therapy Practice, second ed. Elsevier, Boston, pp. 192–213.
Edwards, I., Jones, M., 2007b. The role of clinical reasoning in understanding and applying the International Classification of Functioning, Disability and Health (ICF). Kinesitherapie 71, e1–e9.
Edwards, I., Jones, M., Carr, J., et al., 2004a. Clinical reasoning strategies in physical therapy. Phys. Ther. 84, 312–335.
Edwards, I., Jones, M., Higgs, J., et al., 2004b. What is collaborative reasoning? Adv. Physiother. 6, 70–83.
Edwards, I., Jones, M., Thacker, M., Swisher, L.L., 2014. The moral experience of the patient with chronic pain: bridging the gap between first and third person ethics. Pain Med. 15, 364–378.
Edwards, I.C., 2000. Clinical Reasoning in Three Different Fields of Physiotherapy - A Qualitative Case Study Approach. PhD Thesis, University of South Australia, Adelaide, SA, Australia. Available at: http://www.library.unisa.edu.au/adt-root/public/adt-SUSA-20030603-090552/index.html.
Elstein, A.S., Shulman, L., Sprafka, S., 1978. Medical Problem Solving: An Analysis of Clinical Reasoning. Harvard University Press, Cambridge.
Engel, G.L., 1977. The need for a new medical model: a challenge for biomedicine. Science 196, 129–136.
Epstein, R.M., Borrell-Carrio, F., 2005. The biopsychosocial model: exploring six impossible things. Fam. Syst. Health 23, 426–431.
Escorpizo, R., Stucki, G., Cieza, A., et al., 2010. Creating an interface between the International Classification of Functioning, Disability and Health and physical therapist practice. Phys. Ther. 90, 1053–1067.
Fernandez-Carnero, J., Fernandez-de-Las-Penas, C., de la Llave-Rincon, A.I., et al., 2009. Widespread mechanical pain hypersensitivity as sign of central sensitization in unilateral epicondylalgia: a blinded, controlled study. Clin. J. Pain 25, 555–561.
Ferreira, P.H., Maher, C.G., Refshauge, K.M., et al., 2013. The therapeutic alliance between clinicians and patients predicts outcomes in chronic low back pain. Phys. Ther. 93, 470–478.
Foster, N.E., Delitto, A., 2011. Embedding psychosocial perspectives within clinical management of low back pain: integration of psychosocially informed management principles into physical therapist practice–challenges and opportunities. Phys. Ther. 91, 790–803.
French, S., Sim, J., 2004. Physiotherapy: A Psychosocial Approach. Elsevier, Edinburgh.
Gifford, L., 1998. Central mechanisms. In: Gifford, L. (Ed.), Topical Issues in Pain: Whiplash – Science and Management. Fear-avoidance Beliefs and Behaviour, CNS Press, Falmouth, pp. 67–80.
Gifford, L., Thacker, M., Jones, M.A., 2006. Physiotherapy and pain. In: McMahon, S.B., Koltzenburg, M. (Eds.), Wall and Melzack's Textbook of Pain, fifth ed. Elsevier, pp. 603–617.
Glaser, R., Bassok, M., 1989. Learning theory and the study of instruction. Annu. Rev. Psychol. 40, 631–666.
Goodman, C.C., Fuller, K.S., 2009. Pathology, Implications for the Physical Therapist, third ed. Saunders/Elsevier, St. Louis.
Goodman, C.C., Heick, J., Lazaro, R.T., 2017. Differential Diagnosis for Physical Therapists, Screening for Referral, sixth ed. Elsevier, St. Louis.
Greenhalgh, T., Howick, J., Maskrey, N., 2014. 2014 Evidence based medicine: a movement in crisis? BMJ 348, g3725. doi:10.1136/bmj.g3725. (Published 13 June 2014).
Greeno, J.G., Simon, H.A., 1986. Problem solving and reasoning. In: Atkinson, R.C., Hersteing, R., Lindsey, G.L., Luce, R.D. (Eds.), Steven's Handbook of Experimental Psychology, vol. 2, second ed. Learning and Cognition. Lawrence Erlbaum Associates, Hillsdale, NJ, pp. 572–589.
Hall, A.M., Ferreira, P.H., Maher, C.G., et al., 2010. The influence of the therapist-patient relationship on treatment outcome in physical rehabilitation: a systematic review. Phys. Ther. 90, 1099–1110.
Hasenbring, M.I., Rusu, A.C., Turk, D.C., 2012. From acute to chronic back pain. In: Risk Factors, Mechanisms and Clinical Implications. Oxford University Press, Oxford.
Hayden, J.A., Dunn, K.M., van der Windt, D.A., Shaw, W.S., 2010. What is the prognosis of back pain? Best Pract. Res. Clin. Rheumatol. 24, 167–179.
Hayes, B., Adams, R., 2000. Parallels between clinical reasoning and categorization. In: Higgs, J., Jones, M. (Eds.), Clinical Reasoning in the Health Professions. Butterworth-Heinemann, Oxford, pp. 45–53.
Hengeveld, E., Banks, K., 2014. Maitland's vertebral manipulation. In: Management of Neuromusculoskeletal Disorders – Volume One, eighth ed. Churchill Livingstone Elsevier, Edinburgh.
Higgs, J., Jones, M.A., 2008. Clinical decision making and multiple problem spaces. In: Higgs, J., Jones, M.A., Loftus, S., Christensen, N. (Eds.), Clinical Reasoning in the Health Professions, third ed. Butterworth Heinemann Elsevier, Amsterdam, pp. 3–18.
Higgs, J., Fish, D., Rothwell, R., 2008a. Knowledge generation and clinical reasoning in practice. In: Higgs, J., Jones, M.A., Loftus, S., Christensen, N. (Eds.), Clinical Reasoning in the Health Professions, third ed. Butterworth Heinemann Elsevier, Amsterdam, pp. 163–172.
Higgs, J., Jones, M.A., Titchen, A., 2008b. Knowledge, reasoning and evidence for practice. In: Higgs, J., Jones, M.A., Loftus, S., Christensen, N. (Eds.), Clinical Reasoning in the Health Professions, third ed. Butterworth Heinemann Elsevier, Amsterdam, pp. 151–161.
Hogarth, R.M., 2005. Deciding analytically or trusting your intuition? The advantages and disadvantages of analytic and intuitive thought. In: Betsch, T., Haberstroh, S. (Eds.), The Routines of Decision Making. Lawrence Erlbaum Associates, Mahwah, NJ, pp. 67–82.
IASP Taxonomy, 2017. IASP Publications, Washington, D.C., viewed December 2017, http://www.iasp-pain.org/Taxonomy.
Imrie, R., 2004. Demystifying disability: a review of the International Classification of Functioning, Disability and Health. Sociol. Health Illn. 26, 287–305.
Jensen, G.M., 2007. Expert practice in orthopaedics: competence, collaboration, and compassion. In: Jensen, G.M., Gwyer, J., Hack, L.M., Shepard, K.F. (Eds.), Expertise in Physical Therapy Practice, second ed. Saunders Elsevier, St. Louis, pp. 125–144.
Jensen, G.M., Gwyer, J., Hack, L.M., Shepard, K.F., 2007. Expertise in Physical Therapy Practice, second ed. Saunders Elsevier, St. Louis.
Jensen, T.S., Baron, R., Haanpaa, M., et al., 2011. A new definition of neuropathic pain. Pain 152, 2204–2205.
Jette, A.M., 2006. Toward a common language for function, disability, and health. Phys. Ther. 86, 726–734.
Johnson, R., 1993. Attitudes just don't hang in the air…' disabled people's perceptions of physiotherapists. Physiotherapy 79, 619–626.
Johnson, R., Moores, L., 2006. Pain management: integrating physiotherapy and clinical psychology in practice. In: Gifford, L. (Ed.), Topical Issues in Pain 5. CNS Press, Falmouth, pp. 311–319.

Jones, M.A., 1987. The clinical reasoning process in manipulative therapy. In: Dalziel, B.A., Snowsill, J.C. (Eds.), Proceedings of the Fifth Biennial Conference of the Manipulative Therapists Association of Australia. Melbourne, VIC, Australia, pp. 62–69.

Jones, M.A., 2014. Clinical reasoning: from the Maitland Concept and beyond. In: Hengeveld, E., Banks, K. (Eds.), Maitland's Vertebral Manipulation, Management of Neuromusculoskeletal Disorders – Volume One, eighth ed. Churchill Livingstone/Elsevier, Edinburgh, pp. 14–82.

Jones, M.A., Edwards, I., 2008. Clinical reasoning to facilitate cognitive-experiential change. In: Higgs, J., Jones, M.A., Loftus, S., Christensen, N. (Eds.), Clinical Reasoning in the Health Professions, third ed. Butterworth Heinemann Elsevier, Amsterdam, pp. 319–328.

Jones, M.A., Edwards, I., Gifford, L., 2002. Conceptual models for implementing biopsychosocial theory in clinical practice. Man. Ther. 7, 2–9.

Jones, M.A., Jensen, G., Edwards, I., 2008. Clinical reasoning in physiotherapy. In: Higgs, J., Jones, M.A., Loftus, S., Christensen, N. (Eds.), Clinical Reasoning in the Health Professions, third ed. Butterworth Heinemann Elsevier, Amsterdam, pp. 245–256.

Kahneman, D., 2011. Thinking, Fast and Slow. Allen Lane, London.

Kahneman, D., Slovic, P., Tversky, A., 1982. Judgment Under Uncertainty: Heuristics and Biases. Cambridge University Press, New York.

Kaufman, D.R., Yoskowitz, N.A., Patel, V.L., 2008. Clinical reasoning and biomedical knowledge: implications for teaching. In: Higgs, J., Jones, M.A., Loftus, S., Christensen, N. (Eds.), Clinical Reasoning in the Health Professions, third ed. Butterworth Heinemann Elsevier, Amsterdam, pp. 137–149.

Keefe, F., Scipio, C., Perri, L., 2006. Psychosocial approaches to managing pain: current status and future directions. In: Gifford, L. (Ed.), Topical Issues in Pain 5. CNS Press, Falmouth, pp. 241–256.

Khan, K.M., Scott, A., 2009. Mechanotherapy: how physical therapists' prescription of exercise promotes tissue repair. Br. J. Sports Med. 43, 247–251.

Klaber Moffett, J.A., Richardson, P.H., 1997. The influence of the physiotherapist-patient relationship on pain and disability. Physiother. Theory Pract. 13, 89–96.

Kosek, E., Cohen, M., Baron, R., Gebhart, G.F., Mico, J.A., Rice, A.S.C., et al., 2016. Do we need a third mechanistic descriptor for chronic pain states? Pain 157 (7), 1382–1386.

Kuhn, T.S., 1970. The Structure of Scientific Revolutions, second ed. University of Chicago Press, Chicago.

Langridge, N., Roberts, L., Pope, C., 2016. The role of clinician emotion in clinical reasoning: Balancing the analytical process. Man. Ther. 21, 277–281.

Lehrer, J., 2009. How We Decide. Houghton Mifflin Harcourt, Boston.

Lipton, P., 2004. Inference to the Best Explanation, second ed. Routledge, London.

Lluch Girbés, E., Nijs, J., Torres-Cueco, R., Lopez Cubas, C., 2013. Pain treatment for patients with osteoarthritis and central sensitization. Phys. Ther. 93, 842–851.

Louw, A., Diener, I., Butler, D.S., Puentedura, E.J., 2011. The effect of neuroscience education on pain, disability, anxiety, and stress in chronic musculoskeletal pain. Arch. Phys. Med. Rehabil. 92, 2041–2056.

Main, C.J., George, S.Z., 2011. Psychologically informed practice for management of low back pain: future directions in practice and research. Phys. Ther. 91, 820–824.

Main, C.J., Sullivan, M.J.L., Watson, P.J., 2008. Pain Management. Practical Applications of the Biopsychosocial Perspective in Clinical and Occupational Settings. Churchill Livingstone Elsevier, Edinburgh.

Marcum, J.A., 2012. An integrated model of clinical reasoning: dual-processing theory of cognition and metacognition. J. Eval. Clin. Pract. 18, 954–961.

Marcum, J.A., 2013. The role of emotions in clinical reasoning and decision making. J. Med. Philos. 38, 501–519.

Matthias, M.S., Krebs, E.E., Bergman, A.A., et al., 2014. Communicating about opioids for chronic pain: a qualitative study of patient attribution. Eur. J. Pain 18, 835–843.

Mayer, T.G., Neblett, R., Cohen, H., et al., 2012. The development and psychometric validation of the central sensitization inventory. Pain Pract. 12, 276–285.

McPoil, T., Martin, R., Cornwall, M., et al., 2008. Heel pain–plantar fasciitis: clinical practice guidelines linked to the International Classification of Function, Disability, and Health from the Orthopedic Section of the American Physical Therapy Association. J. Orthop. Sports Phys. Ther. 38, A1–A18.

Meeus, M., Vervisch, S., De Clerck, L.S., et al., 2012. Central sensitization in patients with rheumatoid arthritis: a systematic literature review. Semin. Arthritis Rheum. 41, 556–567.

Mezirow, J., 2000. Learning to think like an adult: core concepts of transformation theory. In: Mezirow, J. (Ed.), Learning as Transformation: Critical Perspectives on a Theory in Progress. Jossey-Bass, San Francisco, pp. 3–33.

Mezirow, J., 2012. Learning to think like an adult. Core concepts of transformation theory. In: Taylor, E.W., Cranton, P., Associates (Eds.), The Handbook of Transformative Learning. Theory, Research and Practice. Jossey-Bass, San Francisco, pp. 73–95.

Muncey, H., 2002. Explaining pain to patients. In: Gifford, L. (Ed.), Topical Issues in Pain 4. CNS Press, Falmouth, pp. 157–166.

Miller, W.R., Rollnick, S., 2012. Motivational Interviewing: Helping People Change, third ed. The Guilford Press, New York.

Moseley, G.L., 2004. Evidence for a direct relationship between cognitive and physical change during an education intervention in people with chronic low back pain. Eur. J. Pain 8, 39–45.

Moseley, G.L., Butler, D.S., 2017. Explain Pain Supercharged. The clinician's handbook. Noigroup Publications, Adelaide, South Australia.

Nijs, J., Kosek, E., Van Oosterwijck, J., Meeus, M., 2012b. Dysfunctional endogenous analgesia during exercise in patients with chronic pain: to exercise or not to exercise? Pain Physician 15, ES205–ES213.

Nijs, J., Lluch Girbés, E., Lundberg, M., et al., 2015. Exercise therapy for chronic musculoskeletal pain: innovation by altering pain memories. Man. Ther. 20 (10), 216–220.

Nijs, J., Meeus, M., Cagnie, B., 2014a. A modern neuroscience approach to chronic spinal pain: combining pain neuroscience education with cognition-targeted motor control training. Phys. Ther. 94, 730–738.

Nijs, J., Meeus, M., Van Oosterwijck, J., et al., 2011a. Treatment of central sensitization in patients with 'unexplained' chronic pain: what options do we have? Expert Opin. Pharmacother. 12, 1087–1098.

Nijs, J., Meeus, M., Van Oosterwijck, J., et al., 2012a. In the mind or in the brain? scientific evidence for central sensitization in chronic fatigue syndrome. Eur. J. Clin. Invest. 42, 203–212.

Nijs, J., Van Houdenhove, B., Oostendorp, R.A., 2010. Recognition of central sensitization in patients with musculoskeletal pain: application of pain neurophysiology in manual therapy practice. Man. Ther. 15, 135–141.

Nijs, J., van Wilgen, C.P., Lluch Girbés, E., et al., 2014b. Applying modern pain neuroscience in clinical practice: criteria for the classification of central sensitization pain. Pain Physician 17, 447–457.

Nijs, J., van Wilgen, P.C., Van Oosterwijck, J., et al., 2011b. How to explain central sensitization to patients with 'unexplained' chronic musculoskeletal pain: practice guidelines. Man. Ther. 16, 413–418.

Norman, G., 2005. Research in clinical reasoning: past history and current trends. Med. Educ. 39, 418–427.

Osborn, M., 2014. More than just being nice: the importance of rapport to understanding. Eur. J. Pain 18, 753–754.

Overmeer, T., Linton, S.J., Holmquist, L., et al., 2005. Do evidence-based guidelines have an impact in primary care? a cross-sectional study of Swedish physicians and physiotherapists. Spine 30, 146–151.

Paul, R., Elder, L., 2007. A Guide for Educators to Critical Thinking Competency Standards. Foundation for Critical Thinking, Dillon Beach, CA.

Payton, O.D., Nelson, C.E., Hobbs, M.S.C., 1998. Physical therapy patients' perceptions of their relationships with health care professionals. Physiother. Theory Pract. 14, 211–221.

Pearsall, N.R., Skipper, J.E.J., Mintzes, J.J., 1997. Knowledge restructuring in the life sciences: a longitudinal study of conceptual change in biology. Sci. Educ. 81, 193–215.

Perrotta, A., Serrao, M., Sandrini, G., et al., 2010. Sensitisation of spinal cord pain processing in medication overuse headache involves supraspinal pain control. Cephalalgia 30, 272–284.

Pincus, T., 2004. The psychology of pain. In: French, S., Sim, K. (Eds.), Physiotherapy: A Psychosocial Approach. Elsevier, Edinburgh, pp. 95–115.

Pinto, R., Ferreira, M., Oliveira, V., et al., 2012. Patient-centred communication is associated with positive therapeutic alliance: a systematic review. J. Physiother. 58, 77–87.

Price, D.D., Staud, R., Robinson, M.E., et al., 2002. Enhanced temporal summation of second pain and its central modulation in fibromyalgia patients. Pain 99, 49–59.

Råholm, M.B., 2010. Abductive reasoning and the formation of scientific knowledge within nursing research. Nurs. Philos. 11, 260–270.

Rivett, D.A., Higgs, J., 1997. Hypothesis generation in the clinical reasoning behavior of manual therapists. J. Phys. Ther. Educ. 11, 40–45.

Rodgers, C., 2002. Defining reflection: another look at John Dewey and reflective thinking. Teach. Coll. Rec. 104, 842–866.

Roussel, N.A., Nijs, J., Meeus, M., et al., 2013. Central sensitization and altered central pain processing in chronic low back pain: fact or myth? Clin. J. Pain 29, 625–638.

Ruiz-Primo, M.A., Shavelson, R.J., Schultz, S.E., 2001. On the validity of cognitive interpretations of scores from alternative concept-mapping techniques. Educational Assessment 7, 99–141.

Sanders, T., Foster, N.E., Bishop, A., Ong, B.N., 2013. Biopsychosocial care and the physiotherapy encounter: physiotherapists' accounts of back pain consultations. BMC Musculoskelet. Disord. 14, 65. http://www.biomedcentral.com/1471-2474/14/65.

Sebastian, D., 2015. Differential Screening of Regional Pain in Musculoskeletal Practice. Jaypee Brothers Medical Publishers, New Delhi.

Schaible, H.G., 2006. Basic mechanisms of deep somatic pain. In: McMahon, S.B., Koltzenburg, M. (Eds.), Wall and Melzack's Textbook of Pain, fifth ed. Elsevier, pp. 621–633.

Schmid, A., Brunner, F., Wright, A., Bachmann, L.M., 2008. Paradigm shift in manual therapy? evidence for a central nervous system component in response to passive cervical joint mobilisation. Man. Ther. 13, 387–396.

Schön, D.A., 1983. The Reflective Practitioner. Basic Books, New York.

Schön, D.A., 1987. Educating the Reflective Practitioner: Toward a New Design for Teaching and Learning in the Professions. Jossey-Bass, San Francisco.

Schultz, I.Z., Crook, J.M., Berkowitz, J., et al., 2002. Biopsychosocial multivariate predictive model of occupational low back disability. Spine 27, 2720–2725.

Schwartz, A., Elstein, A.S., 2008. Clinical reasoning in medicine. In: Higgs, J., Jones, M.A., Loftus, S., Christensen, N. (Eds.), Clinical Reasoning in the Health Professions, third ed. Butterworth Heinemann Elsevier, Amsterdam, pp. 223–234.

Simon, H., 1992. What is an "explanation" of behavior? Psychol. Sci. 3, 150–161.

Singla, M., Jones, M., Edwards, I., Kumar, S., 2014. Physiotherapists' assessment of patients' psychosocial status: Are we standing on thin ice? A qualitative descriptive study. Man. Ther. http://dx.doi.org/10.1016/j.math.2014.10.004.

Smart, K., Doody, C., 2006. Mechanisms-based clinical reasoning of pain by experienced musculoskeletal physiotherapists. Physiotherapy 92, 171–178.

Smart, K.M., Blake, C., Staines, A., et al., 2012a. Mechanisms-based classifications of musculoskeletal pain: part 3 of 3: symptoms and signs of nociceptive pain in patients with low back (+/- leg) pain. Man. Ther. 17, 352–357.

Smart, K.M., Blake, C., Staines, A., et al., 2012b. Mechanisms-based classifications of musculoskeletal pain: part 2 of 3: symptoms and signs of peripheral neuropathic pain in patients with low back (+/- leg) pain. Man. Ther. 17, 345–351.

Smart, K.M., Blake, C., Staines, A., et al., 2012c. Mechanisms-based classifications of musculoskeletal pain: part 1 of 3: symptoms and signs of central sensitisation in patients with low back (+/- leg) pain. Man. Ther. 17, 336–344.

Smith, A.D., Jull, G., Schneider, G., et al., 2013. A comparison of physical and psychological features of responders and non-responders to cervical facet blocks in chronic whiplash. BMC Musculoskelet. Disord. 14, 313.

Smith, A.D., Jull, G., Schneider, G., et al., 2014. Cervical radiofrequency neurotomy reduces central hyperexcitability and improves neck movement in individuals with chronic whiplash. Pain Med. 15, 128–141.

Steiner, W.A., Ryser, L., Huber, E., et al., 2002. Use of the ICF model as a clinical problem-solving tool in physical therapy and rehabilitation medicine. Phys. Ther. 82, 1098–1107.

Taylor, E.W., Cranton, P., 2012. The Handbook of Transformative Learning. Theory, Research, and Practice. Jossey-Bass, San Francisco.

Trede, F., Higgs, J., 2008. Collaborative decision making. In: Higgs, J., Jones, M.A., Loftus, S., Christensen, N. (Eds.), Clinical Reasoning in the Health Professions, third ed. Butterworth Heinemann Elsevier, Amsterdam, pp. 31–41.

Treede, R.D., Jensen, T.S., Campbell, J.N., et al., 2008. Neuropathic pain: redefinition and a grading system for clinical and research purposes. Neurology 70, 1630–1635.

Turk, D.C., Flor, H., 2006. The cognitive-behavioural approach to pain management. In: McMahon, S.B., Koltzenburg, M. (Eds.), Wall and Melzack's Textbook of Pain, fifth ed. Elsevier, pp. 339–348.

Vardeh, D., Mannion, R.J., Woolf, C.J., 2016. Toward a mechanism-based approach to pain diagnosis. J. Pain 17 (9), T50–T69.

Vicenzino, B., Cleland, J.A., Bisset, L., 2007a. Joint manipulation in the management of lateral epicondylalgia: a clinical commentary. J. Man. Manip. Ther. 15, 50–56.

Vicenzino, B., Paungmali, A., Teys, P., 2007b. Mulligan's mobilization-with-movement, positional faults and pain relief: current concepts from a critical review of literature. Man. Ther. 12, 98–108.

Voogt, L., de Vries, J., Meeus, M., Struyf, F., Meuffels, D., Nijs, J., 2015. Analgesic effects of manual therapy in patients with musculoskeletal pain: a systematic review. Man. Ther. 20 (2), 250–256.
Woolf, C.J., 2010. What is this thing called pain? J. Clin. Invest. 120, 3742–3744.
Woolf, C.J., 2011. Central sensitization: implication for diagnosis and treatment of pain. Pain 152, s2–s15.
Woolf, C.J., 2014. What to call the amplification of nociceptive signals in the central nervous system that contribute to widespread pain? Pain 155 (10), 1911–1912.
World Health Organization, 2001. International Classification of Functioning, Disability and Health. World Health Organization, Geneva.
Zusman, M., 2008. Associative memory for movement-evoked chronic back pain and its extinction with musculoskeletal physiotherapy. Phys. Ther. Rev. 13, 57–68.

통증 환자 치료를 위한 통증의 이해

2

Understanding Pain in Order to Treat Patients in Pain

Mark J. Catley • G. Lorimer Moseley • Mark A. Jones / 김선엽

사람들이 근골격계 전문가(musculoskeletal practitioners)에게 관리를 받기 위해 찾아가는 이유가 통증만은 아니지만 환자들이 호소하는 가장 흔한 증상 중 하나라는 것은 확실하다. 통증과 관련된 근골격계 질환은 전신적인 장애를 초래하는 주요 원인이며, 많은 지식의 발전과 건강관리 비용의 기하급수적인 증가에도 불구하고 이 문제는 더욱 더 악화되고 있다(Vos 등, 2012). 지역사회의 통증 유병률을 감안할 때, 통증을 의학이나 연합된 보건대학원 프로그램에서 집중을 하는 경우는 드물다(Briggs 등, 2011, 2013; Jones와 Hush, 2011).

통증과 그것에 기여하는 요인에 관한 이해는 통증 환자를 효과적으로 치료하고 관리하는 데 중요한 첫 걸음이다. 통증 이론과 생물학에 대한 지식은 임상가가 단순한 것에서 복잡한 것에 이르기까지 환자들이 표현하는 통증의 양상의 전체적인 스펙트럼을 더 잘 이해하고 설명할 수 있게 한다(Moseley, 2003). 진단과 관리 그리고 예후와 관련된 가설에 대한 정보를 제공함으로써 환자의 통증을 유발할 수 있는 잠재적 요인을 추론하는 능력을 제공할 수 있다(Jones 등, 2002). 중요한 것은 통증에 대한 이해가 통증에 영향을 주는 모든 가설을 적절하게 관리하거나 다루도록 보장한다는 것이다.

이 단원에서 우리는 이론적인 관점에서 통증의 복합성(complexity)을 검토하고 그에 관련된 생물학적·병리생물적 과정에 대해 간략하게 설명한다. 중요한 가설 범주로 통증의 유형을 소개하고 통증 환자에서 관찰되는 임상적 징후와 증상을 보완할 수 있는 메커니즘과 연결하려고 시도하였다. 결론적으로, 우리는 통증의 기여요인들에 대해 어떻게 추론하는 것이 환자의 결과를 잠재적으로 개선할 수 있는 방법인가를 고려하였다.

통증에 대한 이해 Understanding Pain

우리들은 거의 대부분 통증에 대한 경험을 가지고 있으며 이러한 경험은 통증에 대한 이해에 영향을 미친다. 일반적으로 작은 찰과상은 깊은 찰과상을 당한 사람보다 덜 아프고, 그 손상이 치유됨에 따라 통증이 줄어들면 우리는 느끼는 통증의 정도가 손상의 정도와 직접적으로 관련이 있음을 알게 된다. 따라서 통증은 대개 신체의 손상을 나타내는 징후로 해석된다. 만약 통증이 지속된다면 직감적으로 통증을 일으킨 손상이나 질병 과정이 잘 해결되지 않았다고 설명된다.

불행하게도 많은 임상가가 훈련을 통해 통증에 대한 직관적인 이해를 강요당하고 있다. 통증을 조직 손상의 지표로 묘사하는 병리해부학적(pathoanatomical) 통증 모델이 여전히 큰 영향력을 미치고 있다. 대부분의 학부 교과서에는 특별한 3개의 뉴런 '통증 경로(pain pathway)'의 활성화로 인한 피할 수 없는 결과로 통증을 묘사하고 있고, 통증은 상처가 치유된 후에만 해결되는 병리학 증상으로 간주되고 있다(Martini, 2006, Snell, 2010). 이러한 설명은 사실이 아니며 세밀한 관찰이 아닌 낡은 통증이론의 생각을 반영하여 너무 단순화시킬 것이 아니라는 점은 거의 드러나지 않고 있다(Gatchel 등, 2007; Moayedi와 Davis, 2013).

통증에 대한 오해는 환자와 임상가 모두에게 도움이 되지 않는다. 통증을 조직 상태의 지표로 아는 환자는 일상생활의 활동이나 치료에 참여하는 것을 꺼릴 수 있다(George 등, 2006; Pincus 등, 2002). 급성 통증의 경우, 이러한 환자들은 수동적인 치료방법에만 의존하려고 하고, 즉각적인 결과와 재발의 최소화와 관련이 있는 전조(predisposing)요인과 기여요인에 대해 치료의 필요성을 찾지 않으려 한다. 지속적인 통증이 있을 때, 이 환자들은 통증이 발생하는 신체 부위를 보호하기 위해 스스로 움직이거나 어떤 자세를 취해 쉬거나

방법을 바꾸는 것과 같은 부적절한 통증-탈출 대처전략(pain-escape coping strategies)을 선택할 수 있다(Darlow 등, 2015; Waddell, 1998) (스트레스와 대처 이론에 대한 더 자세한 설명은 제3장 참조). 환자들은 일시적인 완화만을 제공해 주는 수동적 치료방법만을 찾을 수 있으며, 아마도 그들의 통증에 대한 설명이나 완화시키는 하나의 치료법을 적용한 후에 다른 방법을 시도할 수도 있다(Watson, 2013). 통증을 병리의 증상으로 보는 임상가는 통증 환자를 순수한 생의학적(biomedical)인 관점에서 관리하는 접근을 할 것이다-이는 조직에만 초점을 맞추는 것이다. 환자는 자신의 증상의 의미와 원인에 대해 잘못 이해하거나 의도하지 않게 통증에 대한 부정적인 태도가 강조될 수도 있다(Bishop 등, 2008; Coudeyre 등, 2006; Darlow 등, 2013). 지속적인 통증이 있는 경우, 일부 임상가는 기여요인에 대해 다루지 않고 단지 일시적인 통증에 대한 수동적 치료에만 의존할 수도 있다. 모든 통증의 생체심리학적(biopsychosocial) 특성을 이해하지 못할 경우, 일부 임상가는 생물의학적 모델을 기반으로 한 치료에 반응하지 않는 지속적 통증을 가졌거나, 통증을 완화시키기보다 환자를 더 괴롭히는 심인성 통증(psychogenic pain)이나 꾀병을 가진 환자로 인식되는 결과를 낳을 수 있다(Synnott 등, 2015).

왜 통증에 대한 조직-기반(tissue-based)의 이해가 거부되어야 하는가에 대한 설득력 있는 주장이 있다. 심각한 손상을 입었지만 통증을 느끼지 못했던 사례는 매우 많다. 예를 들어, 전투 중에 끔찍한 부상을 당했지만 통증을 못 느꼈던 군인, 통증이 없는 절단을 입었던 상어 공격의 생존자 그리고 경기 중에 통증이 없는 부상을 입었던 운동선수들이 있었다(Butler와 Moseley , 2013; Melzack과 Wall, 1996).

우리가 찰과상이나 타박상과 같이 일상에서 경험하는 것들을 우리 몸에서 발견할 수는 있지만 어떻게 발생했는지를 모두 기억할 수는 없을 것이다. 그러한 손상의 예가 그것이 생성하는 감각정보가 통증과 독립적으로 발생할 수 있음을 보여 준다. 반대로, 사지의 환상지통(phantom limb pain)에 대한 설명은 병리학적 그리고 감각적 정보가 명확히 없음에도 통증이 느껴질 수 있다는 것이 강조되어야 한다(Melzack, 1999; Ramachandran과 Blakeslee, 1999).

통증과 병리학 간에 관련성 또한 불분명하다. 방사선상에 중등도에서 중증 수준의 슬관절 골관절염이 있는 환자 2명 중 1명은 슬관절에 아무런 증상이 없으며, 반면 중증 슬관절부 통증이 있는 10명 중 1명은 방사선상 관절염의 근거가 없다(Bedson과 Croft, 2008). 척추부 통증도 유사한 징후로 나타나는데, 무증상자들에서 퇴행성 변화의 소견이 많이 발견되는데, 이는 노화 과정에 정상적인 부분으로 여겨진다(Brinjikji 등, 2015). 신경병증에 대해서도 마찬가지이다. 당뇨병 환자에 대한 대규모 연구에서 심각한 신경병증이 있는 환자 중 60%만이 통증을 호소하였다(Abbott 등, 2011). 실제로 현재까지 어떠한 통증-관련 질환에 대해서도 병리학과 통증 간에 직접적인 상관성을 입증한 연구는 없는 것으로 밝혀졌다(Clauw, 2015). 즉, 통증의 유무 또는 통증의 강도는 병리적 상태의 유무에 따라 정확하게 예측될 수 없다.

심각한 손상이나 보호를 필요로 하는 순간적인 느낌과 관련이 있는 모든 통증이 그 의미와 상황에 달려 있다. 유해한 자극의 방법이나 자극을 받는 대상자의 기분을 조작하는 실험에서 통증의 강도는 직접적인 영향을 받았다(Arntz 등, 1994; Butler와 Moseley, 2013; Moseley와 Arntz, 2007). 임상적으로 통증의 심각성은 인지되는 원인에 따라 다양하게 나타난다. 전투에서 부상당한 군인들은 비슷한 손상을 받는 민간인보다 통증이 적고, 진통제를 더 적게 사용했다고 한다(Melzack과 Wall, 1996). 그리고 암이 재발하여 유방절제술을 받은 환자의 통증 수준은 그렇지 않은 환자보다 통증 수준이 더 높았다는 보고가 있다(Smith 등, 1998). 첫 번째 사례에서는 통증의 의미가 생존과 잠재적으로 삶을 변화시키는 사건이었고, 두 번째 사례에서는 사망률에 대한 기대가 통증의 정도에 어느 정도 영향을 미치는가를 보여주는 것으로 보인다. 발전하고 있는 임상 연구에서는 통증 강도와 지속 기간이 모두 감정요인과 파국화, 공포 그리고 회복에 대한 좋지 않은 기대 등과 관련이 있다고 제시하고 있다(Chapman와 Vierck, 2017; Edwards 등, 2016).

통증은 조직병리 상태에 대한 정확한 표식이라기보다 감각적·감정적 측면에서 모두 벗어날 수 없는 불쾌한 감정이다(Mersley와 Bogduk, 1994). 통증은 생물학적·심리학적·사회적 영역의 요인들에 의해 영향을 받으며(Gatchel 등, 2007), 통증이 느껴지는 신체 부위는 보호(필요하든 필요하지 않든)받기를 원한다. 여기서는 우리의 뇌가 어떻게 이론적으로 보호의 필요성을 결정하고 통증의 경험을 어떻게 구성하는지를 알아볼 것이다. 또한 기초과학과 임상과학에서 통증을 어떻게 설명하는지 기본적으로 다루는 몇 가지 핵심기전에 대해 간략하게 설명할 것이다.

핵심 포인트 Key Point

통증은 조직 손상의 발생이나 그 정도를 나타내는 정확한 지표가 아니다. 이렇게 인식하는 환자들은 일상생활의 참여나 치료 과정에 참여하는 것을 꺼릴 수 있다. 또한 이런 인식을 하는 임상가들은 순수하게 생물의학적 관점에서 통증 환자들의 관리에 접근법을 이용할 것이다.

통증 생물학-기초 입문 The Biology of Pain - A Brief Primer

통증은 느낌이다 Pain Is a Feeling

통증은 느낌이다–통증은 의식 수준에서 발생된다. 그것은 불쾌한 느낌이며, 어떠한 한 부위에서 나타난다. 이러한 특성은 통증을 느끼는 것의 여부와 관계없이 '감각(senses)'과 구분되며, 일반적으로 자동 신체반응(automatic bodily responses)이라고 알려져 있는 감정(emotions)과도 분리된다. 통증은 배고픔이나 갈증, 호흡 곤란에 의한 것과는 다른 감정으로 보호성 느낌(protective feeling)으로 간주되는 것이 가장 좋고, 몸의 전체–기관들의 작용에 대한 불쾌감을 유발할 수 있다. 우리가 '통증–관련 기전'에 대해 생각해 볼 때 느낌이 의식에 나타나게 되는 기전을 반드시 고려해야 하고–이는 틀림 없는 '생명과학의 어려운 문제'이다; 따라서 우리는 조직에서 발생된 잠재적으로 위험한 사건들을 반드시 찾아 봐야 한다. 우리는 그 사이에서 일어나는 모든 것을 고려해야 한다.

방대한 연구에도 불구하고 인간은 아직 의식이 어떻게 나타나는지 발견하지 못했다. 비유적 설명이 있고 프레임 워크(frameworks)와 가이드 원리(guiding principles)가 있지만 감정과 같은 것을 만드는 하드웨어(뇌의 신경 및 면역 세포) 개념은 '마법(magic)' 범주 수준에 머물러 있으며, 얼마 동안은 이 수준에 머물러 있을 것 같다. 그러나 우리는 감정이 어떻게 나타나는지 알지는 못하지만 언제, 왜, 어느 정도까지 나타날 수 있는지에 대한 견고한 틀은 가지고 있다.

신경태그 Neurotags

뇌가 다양한 출력을 생산하는 방법에 대한 현대의 이론은 일정 수준의 협동과 경쟁 상태에 있는 신경면역 네트워크(neuroimmune network) 또는 표현(representation)의 방대한 집성으로서 뇌의 모델을 어느 정도 밝혀냈다. 현대의 통증을 정의하는 표현을 종종 '신경태그'이라고 부른다(Butler와 Moseley, 2013). 신경태그는 통증에 가장 가깝게 '근접(proximal)'한 통증 관련 기전으로 생각할 수 있다. 신경태그에 대한 전체적인 설명은 이 단원의 범위에서 벗어나므로 원하는 독자는 다른 문헌을 참고한다(Moseley와 Butler, 2017 참조). 그러나 신경태그의 작용을 지배하는 주요 원칙을 이해한다면 학습자는 다양한 범위를 통합할 수 있을 것이고, 제3장과 제4장 그리고 이 책을 통해 다루는 사례연구 단원에서는 사람들이 왜 상처를 입는지 이유를 분석할 때 고려해야 할 요소들을 설명하고 있다.

신경태그는 생성된 출력에 따라 분류될 수도 있다. 예를 들어, 주어진 이동 명령을 발생시키는 신경태그는 그 이동 명령에 대한 신경태그로 분류될 수 있다. 요통으로 인해 발생된 신경태그는 '요통 신경태그(back pain neurotag)'라고 명명될 수 있다. 요통이 특정한 시점에 발생한 가능성은 요통 신경태그에 의해 영향을 받는다고 생각할 수 있다. 신경태그에 미치는 영향을 통제하는 요소로는 시냅스(신경–신경 그리고 신경–면역) 연결의 효율성, 관련된 세포의 수(질량; mass) 그리고 이들 간 연결의 정밀도가 있다.

요통을 더 오래 기간 경험한 사람일수록 그 연결이 보다 효율적이 이루어지고(신경가소성; neuroplasticity) 그 영향력도 더 커진다는 것을 쉽게 알 수 있다. 임상적으로 이러한 증상은 이질통증(통증을 유발하지 않는 자극으로 인해 발생된 통증)과 통각과민(정상적으로 통증을 유발하는 자극으로 인한 통증의 증가)으로 나타난다.

통증에 대한 실제적인 생물심리사회적 특성도 신경태그 모델을 통해 확인할 수 있다. 각 신경태그는 잠재적으로 무한한 수의 다른 신경태그로부터 영향을 받는다. 예를 들어, 허리 뒤쪽에서 발생된 유해한 사건은 '요부의 통각수용기(back nociception)' 신경태그의 활성화로 이어질 수 있고, 이것은 '요통' 신경태그에 매우 큰 영향을 미친다. 만약 환자가 자신의 허리가 '고장났다', '닳았다' 또는 '퇴화되었다'라고 믿는다면, 이러한 각각의 믿음은 신경태그에 의해 고정될 것이다. 이러한 각각의 신경태그는 요통 신경태그에 영향을 미칠 것이다. 이로 인한 영향의 크기는 시냅스의 효능성, 신경태그의 크기 그리고 정밀도에 의해 결정될 것이다

신경계가 경쟁하고 영향을 미치기 위해 협력하는 이러한 아이디어는 이전 모델로는 쉽게 설명할 수 없는 많은 관찰 결과에 대해 합리

적인 설명을 제공한다. 예를 들어, 매우 차가운 자극에도 붉은색의 시각적 자극(Moseley와 Arntz, 2007)이 동반될 때 사람들이 뜨겁게 느끼고 더 고통스러워하는 흥미로운 지각 실험, 더 맛이 좋은 와인이 더 비싸다고 생각하고(뇌 보상회로의 활성화), 물 위에 떠 있는 나무의 시각적 환상 등은 모두 신경태그에 대한 다른 신경태그의 경쟁적 영향이라 할 수 있다. 공포가 통증을 넘어서는 경향이 있다는 것도 생각해야 한다; 공포 신경태그와 요통 신경태그는 서로 우선순위를 두고 경쟁하며; 몸 전체에서 위험에 처하게 되어 보호조치를 취해야 한다고 어떤 단서가 나타날 때 공포 신경태그 세포를 활성화시킬 확률을 증가시킨다; 특정 신체부위를 보호해야 한다는 암시적 신호는 통증 신경태그를 활성화시킬 확률을 높일 것이다. 이것은 생태학적·진화적 의미를 갖는데, 예를 들면 자신의 생명을 보호하거나 자신의 팔을 보호할 수 있는 조건이 주어지면, 앞서 말한 것처럼 하는 것이 가장 유익할 것이다. 환자의 독특한 생체심리사회적 특성에 해당하는 다양한 신경태그 간의 상호작용과 신경태그 각각의 성질은 생물학적·심리학적·사회적 요인들에 대한 포괄적이고 확실한 평가의 필요성을 강조하게 된다(심리학적·사회적 요인들에 대한 논의가 더 필요하면 제3장과 제4장 참조) .

위험의 감지는 중요하다 Danger Detection Is Important

통증 관련 기전을 생각해 볼 때, 어떻게 위험이 감지되어 뇌로 전달되는지를 잘 이해하는 것은 중요하다. 위험을 감지하고 전송하며 이를 표현하는 능력을 통각(nociception)이라고 한다. 현재 우리가 유해감각과 관련된 뇌 활동에 대해 알고 있는 통각수용성 신경태그(nociceptive neurotag)는 크고 높은 시냅스 효능(high synaptic efficacy)을 가지기 때문에 통증이 통증 신경태그에 큰 영향을 미칠 거라는 것이다.

유해감각에 대해서는 잘 연구되어 있다. 인체의 조직에는 자유신경종말(free nerve endings)이 아주 많이 존재하며, 잘 지배되고 있다. 이 자유신경종말은 대개 직경이 작고 얇은 수초(Aδ)나 수초가 없는(C) 섬유이지만 일부는 직경이 큰 수초(Aβ)도 있다. 자유신경종말은 매우 다양한 특성이 있다. 예를 들어, 어떤 것은 역치가 낮고 어떤 것은 높으며, 일부는 빠르게 적응(adapt quickly)하고, 일부는 느리게 적응한다. 또한 일부는 감지하는 부위가 작고 일부는 큰 부위를 감지한다. 정상적인 생리학적 상태에서, 높은 역치값이 매우 높은 자유신경종말은 통각수용기(nociceptors)(또는 '위험 감지기(danger detectors))처럼 작용하며, 그것들은 단지 조직환경의 강하고 빠른 변화에만 반응한다.

자유신경말단은 척수에서 종결되며, 거기에서 신경원과 신경원간(interneurons) 세포 그리고 면역세포의 복잡한 매트릭스로 들어간다. 척수의 회백질에 대한 현대 신경생리학적 모델은 뇌의 회백질과 가장 밀접한 관련이 있다. 우리는 신경태그의 아이디어를 여기에 잘 적용할 수 있고, 척수를 뇌와 유사한 신경면역 네트워크(neuroimmune networks)과 같은 긴 관 또는 신경태그로 개념화하며, 이것은 메시지를 상위 센터로 방해 없이 신속하게 전달하는 백질의 '고속도로'로 둘러싸여 있다(Moseley와 Butler, 2017). 척수 신경태그의 출력은 다른 척수 신경태그에 영향을 주거나 몸(이것은 척수의 전각에서 나오는 운동성 신경원)이나 척수 상부(이것들은 척수 유해감수기이며 척수 후각에서 시상으로 올라가는 '고속도로'와 합류한다)에 종결되는 투사 신경원(projection neurons)을 활성화시키는 것이다. 척수 안에서의 이러한 복잡한 행렬은 척수 수준에서 방대한 양의 계산을 할 수 있는 메커니즘을 제공한다. 실제로 현대의 통증 이론에서 유해자극의 입력에 대한 중계소와 같은 작용을 하는 후각(dorsal horn)의 역할은 거부하는 대신 뇌로 전달되는 위험신호의 공간적, 시간적 특징을 결정하는 처리장소로 후각이 작용한다는 생각을 지지한다.

위험감지기는 조직의 화학적·열적 또는 기계적 변화 또는 세포막을 가로지르는 전압의 변화에 반응하는 다양한 이온 채널을 가지고 있다(Ringkamp 등, 2013)(Moseley와 Butler [2017] 참조). 주어진 위험감지기의 반응 특성은 감지기의 막에 있는 이온채널과 연합하여 반응하며, 일부는 조직환경에 작고 무해한 변화에 반응한다(가볍고 민감한 접촉에 반응하는 통각수용기의 하위-등급 중 하나인-'C-섬유로 구성된다'[Abraira와 Ginty, 2013; McGlone 등, 2014]); 일부는 역치가 높아 염증이 없을 때는 잘 침묵하고 있다.

말초성 민감화, 일차성 이질통과 통각과민
Peripheral Sensitization, Primary Allodynia and Hyperalgesia

위험감지기의 주목할 만한 특징 중 하나는 염증에 대한 반응이다. 손상은 염증을 유발한다-조직 회복의 첫 번째 단계이다. 위험감지기에 있는 센서의 범위는 신경원 내부에서 발생하는 일련의 사건들에 의해 유발되고 이들은 화학적, 열, 기계적 그리고 전압-작동 센서에 보다 더 민감하다. 이러한 반응의 효과는 위험감지기를 민감하게 하고 일반적으로 고요한 상태에서는 역치값이 높은 위험감지기를

'온라인 상태'로 만드는 것이다. 위험감지기의 자극-반응 특성에서 이러한 적응을 말초성 민감화(peripheral sensitization)라고 한다.

말초성 민감화가 척수 유해감수기에 미치는 영향은 신경태그의 질량-기반 원리(mass-based principle)를 따르며, 척추 신경태그가 활성화되면 척수 통각수용기보다 더 많은 영향을 받는다. 이와 같이, 염증에 의해 조직 수준에서 일어나는 자극-반응은 척수에서도 같게 나타난다. 모든 것이 같은 상태라면(실제로는 절대 그렇지 않다), 임상적 결과는 통증역치의 감소(이질통)와 가해진 유해성 자극에 대한 반응의 증가(통각과민)로 나타날 것이다. 말초성 민감화는 조직의 염증 단계 후에 이어진다. 따라서 유해감수기의 민감성은 면역 활동과 밀접하게 연관되어 있다. 이에 대한 완전한 검토는 이 단원의 범위를 훨씬 벗어나지만, 정상적인 조건하에서 염증은 손상 일주일 이내에 시작되고 이러한 과정이 대개 민감성의 해결을 촉진한다고 제시하는 것으로 여기에서는 충분하다.

척수 민감화, 이차적 이질통, 통과과민 Spinal Sensitization, Secondary Allodynia and Hyperalgesia

척추 신경태그의 활성화는 척수 후각 내에서 학습을 유발한다. 신경태그의 시냅스 효능 원리(synaptic efficacy principle)에 의하면, 이 학습 또는 향상된 시냅스 효능은 척추 신경태그의 영향을 증가시키므로 자극-반응 적응(stimulus-response adaptations)을 더욱 향상시킨다. 이러한 학습이 일어나는 기전에는 시냅스후 막(post-synaptic membranes)을 가로지르는 기초 전압의 일시적인 변화와 시냅스후 수용기의 생성 증가 그리고 시냅스의 면역-매개 '세트 포인트(set point)'의 변화가 포함된다. 이러한 과정은 한때는 중추성 민감화(말초성 민감화와 구분되는)로 알려졌지만 '척수성 민감화(spinal sensitization)'로 분류하는 것이 적합하다. 이것은 자극-반응 프로파일(stimulus-response profiles)의 변화와 척수 통각수용기(spinal nociceptors)에 수용영역의 증가를 일으키며, 기계적 입력 자극에 대한 통증역치의 감소('이차성 이질통')와 가해진 유해 자극에 대한 반응의 증가('이차성 통각과민')와 같은 임상적 양상을 보인다. 이러한 영향은 촉각 입력 자극과 관련된 척수 신경태그(spinal neurotags)가 척수 통각수용성 신경태그(spinal nociceptive neurotags)에 접근할 수 있어 매우 심각할 수 있다. 임상적으로 이것은 가벼운 접촉에 의한 통증이나, 신경질환이나 손상(신경병증성 통증)의 징후로 나타날 수 있다.

통각의 하행성 조절 Descending Modulation of Nociception

통각수용기 시스템은 양방향 시스템이다. 척추 신경태그는 다양한 범위의 하행성 조절입력(descending modulatory inputs) 시스템에 속한다. 중뇌핵(midbrain nuclei)(가장 유명한 것은 수도관 주위 회백질(periaqueductal gray) 또는 PAG)으로부터 나온 신경원은 척수의 회백질에서 정지된다. 이러한 하행성 투사(descending projections)는 '하행성 촉진(descending facilitation)' 또는 '하행성 억제(descending inhibition)'로 분류되는 촉진성 영향(facilitatory influences) 또는 억제성 영향(inhibitory influences)으로 나타날 수 있다. 중뇌핵은 뇌의 다른 여러 영역의 투사를 받아들이고, 뇌 주도의 다양한 척수 통각수용기가 변조를 일으키는 강력한 하드웨어를 제공한다. 이러한 능력은 척수에서의 활동과 학습에 영향을 줄 수 있는 생물학적·심리학적·사회적 영역에 걸쳐 어떤 단서에 대한 능력이 명확하기 때문에 통증에 대한 실제적인 생물심리사회적 특성과 모든 통증이 있는 사건과 관련하여 급성 또는 만성으로 나타난다.

통각수용기 시스템의 기능이 활동성, 염증 그리고 조절성 영향(modulatory influences)에 의해 영향을 받는 반면, 통각수용성 시스템의 완전성(integrity)은 말초신경과 후근 신경절(뒤뿌리신경절, dorsal root ganglia), 신경근 또는 중추신경계 구성요소 등의 하드웨어 손상이나 질병에 의해 영향을 받을 수 있다.

메시지를 전송할 수 있는 넓은 직경의 신경원의 능력이 저해되면 부정적 징후(negative signs)라고 부르는 감수성(sensibility)이나 근력(strength)이 저하된다. 아마도 반직관적으로 볼 때 자유신경종말이나 척수 통각수용기의 붕괴는 메시지를 전송하는 데 긍정적 징후(positive signs)가 아닌 더 민감한 결과를 낳을 수 있다(Nee와 Butler, 2006). 세포벽에 문제가 생기는 말초성 기전(peripheral mechanisms)은 비정상적 자극 생성 부위(abnormal impulse generating sites, AIGS)에서 나타나는데, 보통 기계적인 민감성으로 인해 기계적 자극 자체가 최대 2분 이상 지속되는 방전을 유발한다. 매우 천천히 적응하는 자유신경종말이더라도, 이 시간적 틀은 매우 비정상이다. 이러한 혼란은 유사한 시간적 특성의 통증을 초래할 수 있다. AIGS는 또한 자연발화를 초래할 수 있으며, 이것은 올라가는 시냅스의 효능을 향상시켜 앞에서 설명한 척수성 민감화 효과와 같아질 것이다. 자유신경종말이나 중추성 통각수용기 신경태그의 손상은 당뇨병성 신경병증 또는 다발성경화증(multiple sclerosis)과 같은 질병, 예를 들어 총상 관련 상처나 절단과 같은 심한 외상; 그리고 구획증후군(compartment syndrome)과 같이 과도하고 지속적 또는 반복적 기계적 부하; 신경근 자극이나 종양과 같은 화학적 자극이나 혈액순환 손상으로 인해서도 발생할 수 있다.

중추성 민감화-3차 이질통증과 통각과민 Central Sensitization - Tertiary Allodynia and Hyperalgesia

척수 신경태그에 의해 학습(시냅스 효능 원리)과 협동(질량 원리)에 더 영향을 받게 되는 기전들은 뇌피질 신경태그(cortical neurotags)에도 적용된다. 그러나 유해감각을 나타내는 뇌피질 신경태그에 이러한 변화가 발생될 때, 예상되는 영향은 더 넓게 퍼질 수 있다. 게다가 보호성 출력(통증뿐만 아니라 보호성 운동계, 내분비계, 하행성 조절, 자율신경계 및 면역반응 포함)을 일으키는 신경태그에 이러한 변화가 나타나면 보호와 관련된 모든 신호의 영향이 더 증가한다. 통증의 생물심리사회적 특성을 고려할 때, 이러한 보호성 신경태그의 민감성은 생물학적·심리학적·사회적(여기에서 이러한 상태를 중요시한다) 영역에서부터 오는 모든 신호의 조합에 대한 통증역치를 감소시키고, 주어진 이러한 신호들의 조합에 대해 통증을 증가시키기도 한다. 이러한 변화의 양상은 3차 이질통(통증 역치의 감소) 및 3차 통각과민(정상적인 통증 상태에서 느끼는 증가된 통증)으로 개념화할 수 있다.

통증이 지속되면 척수와 피질의 기능에 또 다른 변화가 생긴다. 이러한 변화는 임상적 그리고 행동적 관점에서 그리고 뇌-영상과 신경생리학 관점에서 더 잘 연구되었다. 여러 그룹들이 이 두 분야를 통합하기 위해 노력하고 있다.

지속적인 통증을 가진 사람들의 특이한 표현들, 즉 예를 들어 존재하지 않으나 부었다는 느낌, 실제로는 없는데 통증이 있다고 느끼는 신체부위 등은 기능적으로 이러한 것들의 변화라고 설명할 수 있다. 더 많은 문헌을 통해 이해할 수 있는 한 가지 모델은 피질체 매트릭스(cortical body matrix)이며, 독자가 그 주제와 관련된 더 많은 정보를 얻기 위한다면 다른 곳을 참고하도록 한다(Moseley 등, 2012).

핵심 포인트 Key Point

통증은 느낌이며, 신체에서 불쾌하고 국소적으로 나타나며 보호가 필요할 때 보호하기 위해 발생한다. 통증은 다양한 보호반응(운동, 내분비, 하행성 조절, 자율신경 및 면역 반응) 중 하나이며, 신체조직이 위험에 처해 있다고 결론내렸을 때 '최선의 예상(best guess)'을 계산하기 시작한다. 함께 일어나는 이러한 반응들은 일반적으로 손상을 피하거나 손상으로부터 회복을 위한 최적의 조건을 찾는다. 또한, 신경계가 좀 더 민감해짐으로써 위험을 감지하는 능력에 적응하게 되며, 이러한 민감성은 통증의 발생 가능성을 증가시키는 역할을 한다. 그러나 때로는 보호가 더 이상 필요하지 않을 때에도 통증이 계속된다. 생물학적·심리학적 그리고 관련 요인들도 각각 통증의 지속성과 신경계의 민감성에 영향을 미칠 수 있고 다른 보호성 시스템에 조절장애를 유발할 수 있다.

통증의 분류 Classifying Pain

통증은 일반적으로 느껴지는 부위, 표현하는 방법(예 쑤시거나 타는 듯하다) 그리고 지속되는 기간 등에 따라 분류된다. 급성은 최근 발생된 통증을 의미하는 반면, 만성은 정상적인 치유시간(Bonica, 1953)이 지나서도 지속되는 통증을 말하며, 실제로는 1개월 미만이나 6개월 이상인 경우도 있으며, 손상의 범위나 손상받은 신체조직의 특성에 따라 달라진다(Treede 등, 2015).

통증은 또한 그것이 발생할 수 있는 원인으로도 분류되며, 이것으로 통증 유형의 개념을 뒷받침한다(Butler, 2000; Gifford, 1998; Jones 등, 2002). 통증 유형의 구분은 통증에 영향을 미쳤다고 가정된 기전에 의해 분류하려는 시도이다. 여기에 영향을 미치는 것들은 임상적 소견과 관련된 조사 결과로부터 추론된다. 모든 통증에는 필연적으로 여러 가지 기전이 존재하지만 임상가는 어느 것이 통증에 가장 주된 통증을 유발하는 요인이고 가능성이 가장 높은가에 대한 가설을 세우게 될 것이다. 추론과정은 통증과 관련된 기전과 징후/증상에 대한 포괄적인 이해와 발생되는 통증으로 유추할 수 있는 징후에 의해 알 수 있다.

여기에서 다루어 볼 통증의 유형은 통각수용성, 염증성, 신경병증성, 혼합성, 유해가소성(nociplastic) 그리고 증강된 통증 등과 같이 문헌에서 가장 광범위하게 논의되고 있는 유형들이다. 그러나 이 목록은 정해진 것이 아니며 자율신경계, 신경내분비선 그리고 신경면역계를 비롯한 다른 요인들도 영향을 미칠 수 있다는 것이 일부 연구발표를 통해 인정되고 있다(Smart 등, 2011). 그럼에도 불구하고 이 단원에서 논의된 범주들은 원칙적으로 이에 대한 다른 요소들과 통합하여 주된 임상적 특성으로 설명되고 있다. 여기에서 우리는 각 유형과 관련된 증상과 징후들을 검토하고, 가능성이 있다고 추론되는 생물학적 기전들에 대해 언급하였다.

통각수용성 통증 Nociceptive Pain

통각수용성 통증(nociceptive pain)은 비신경성 조직에 실제적 또는 위협적인 손상과 관련된 통증을 말하며 말초 통각수용기(peripheral nociceptors)의 활성화를 일으킨다(IASP 분류학, 2015). 모든 통증에 대한 경험이 인지적·맥락적(contextual)·감정적(mood) 요인을 포함하고 있기 때문에 문헌에서 널리 받아들여지는 통각수용성 통증은 그 발생원인(유해감각과 통증이 같음)을 의미하지는 않음을 유의해야 한다. 오히려 이것은 조직-기반 통각수용성 기전이 이러한 경험에 대한 주된 요인임을 시사한다. 통각수용성 통증은 보호를 촉진하기 때문에 분명히 이점이 있다. 과도한 스트레인이나 화학적 환경에 노출되었을 경우, 예를 들어 확실한 손상 없이도 젖산의 국소적 증가에 의해 자세-관련 통각수용성 통증이 발생할 수 있다. 손상에 의한 경우, 통각수용성 통증(Loeser와 Treede, 2008)의 하위 유형인 염증성(예 염증-관련) 통증은 최적화된 회복을 위한 행동을 취하면 손상된 조직이 치유됨으로써 해결된다(Costigan 등, 2009). 골관절염이나 류머티스성 관절염과 같은 일부 문제에서는 통각수용성 통증이 지속될 수 있지만, 일부의 경우 척수와 피질의 민감성과도 관련이 있다(다음 단원의 유해가소성 통증에 대한 논의 참조). 주목할 만한 것은 방사선 소견에서 염증성 통증의 근거를 찾을 수 없다는 것이다.

통각수용성 통증은 자유신경종말에 중요한 영향을 미친다는 것을 시사하기 때문에 임상적 양상과 일치하는 염증의 명확한 징후나 방사선상 소견은 적절한 경우 이전에 보고된 손상기전과 일치하는 병리학적 근거들과 연관이 있을 수 있다(Costigan 등, 2009; Woolf, 2010). 이러한 통증 유형에서 통증 심각성(pain severity)은 손상의 정도와 비례할 수는 있고(그러나 같지는 않다)(Nijs 등, 2014; Smart 등, 2010), 심리학적 또는 문맥적 요인들은 관련은 있으나, 어떤 큰 수준으로 통증이 증가되어 나타나지는 않는다. 통각수용성 통증은 어느 정도는 체성 조직으로의 전이와 관련이 있을 수 있지만, 일반적으로는 손상 부위에 국소적으로 나타난다. 염증의 발생은 말초와 척수의 민감화로 진행되는 것을 의미한다. 따라서 손상 부위 주변에 국소적으로 발생하는 이질통과 통각과민은 예상되는 병리상태와 '비례'해서 나타난다. 말초성 민감화에 대한 가설을 유지하면서, 통각수용성 통증 제시가 확실한 기계적 패턴의 악화와 완화 요인 그리고 인식 가능한 발병기전(예 명백한 외상이나 과도한 사용 또는 과도한 긴장)을 갖는 것이 의미가 있다(Smart 등, 2010). 손상된 조직을 평가하기 위한 움직임과 촉진 검사 시 확실히 통증을 유발해야 하고 환자의 증상을 재현시켜야 한다. 급성 손상과 관련된 통각수용성 통증인 경우 정상적인 조직치유 기간 내에 잘 해결되어야 한다(Costigan 등, 2009).

신경병증성 통증 Neuropathic Pain

신경병증성 통증은 체성감각 신경계(somatosensory nervous system)의 병변이나 질병과 관련된 통증을 지칭한다(Treede 등, 2008). 이것은 그 병변이 말초신경계 또는 중추신경계에 영향을 미치는지와 위치에 따라 더 세세히 분류될 수 있지만(Merskey와 Bogduk, 1994), 여기서 우리는 말초신경병증성 요인에 대한 논의만으로 제한할 것이다. 신경병증성 통증을 분류하기 위해서는 신경병증이나 질병의 명확한 근거가 필요하며(Jensen 등, 2011), 특정한 등급화(grading system) 시스템이 제시되어야 한다(Finnerup 등, 2016). 이미 제시된 근거들은 통증 상태를 예방하지만 신경병증성 요인, 예를 들어 작은-섬유의 신경병증성 요인과 같은 감지되지 않는 신경병증성 요인은 이 범주에 포함되지 않는다(Jensen 등, 2011). 또한 확인할 만한 신경병증성 유발요인이 없는 경우 척수나 중추성 민감화의 징후로 특징지어지는 상태도 배제한다. 신경병증이 반드시 통증을 유발하는 것은 아니며, 통증과 관련된 이러한 급성 신경손상 중 대다수가 잘 해결된다는 점을 여기서 강조할 가치가 있다. 통각수용성 통증과 마찬가지로, 신경병증성 통증도 신경병증성 기전을 주된 원인으로 예측하지만, 유일한 요인은 아니다.

매우 복잡한 신경생리학적 기법이 이미 제시되어 있지만 환자와의 철저한 면담과 신체검사가 여전히 가장 적절한 것으로 여겨진다(Haanpäa 등, 2011). 손상에 대한 환자의 기전과 과거의 병력 또는 수술 이력으로 손상받거나 신경조직, 기계적인 손상 또는 질병에 대해 예측할 수 있다.

신경병성 통증은 일반적으로 영향을 받을 것으로 생각되는 신경의 분포에 따라 국소적으로(척수의 진행과정에 의해 비피부절에도 변이되어 나타날 수 있지만(Schmid 등, 2013)), 그리고 다음과 같은 신경기능장애, 즉 저림(pins and needles), 무감각(numbness) 그리고 약화 등과 같은 다른 징후와 동반될 수 있다. AIGS 형성을 보이는 신경병증성 통증은 전기적 충격(예 Smart 등, 2010)과 같은 통증이나, 타는 듯한(burning), 총에 맞는 듯한, 날카롭고 쑤시는 듯한 통증으로 묘사될 수 있다(Smart 등, 2010). 그것은 움직임에 의해서 기계적으로 촉발되거나 남아 있던 후감각(aftersensation) 자극에 의해 자연스럽게 유발될 수 있다. 따라서 신경병증성 통증은 쉽게 자극될 수 있다. 신경조직에 신체적 부하를 가해 주는 신경역동적 검사(예 하지직거상 검사)나 손상받은 것으로 예상되는 부위(예 Tinnel 검사)의 신경을 직접 촉진하여 직접 통증을 유발하면 환자의 증상이 재현될 수 있다(Nee와 Butler, 2006).

만약 신경병증성 통증으로 가정한다면 신체검사의 일부로 신경학적 평가를 반드시 포함시켜야 한다. 촉감과 바늘 찌르기(pinprick), 진동, 냉감각과 온감각 평가는 신경병증과 관련된 양성과 음성 징후의 근거를 제공한다(Haanpäa 등, 2011).

임상가들이 환자의 잠재적 신경병증성 기여요인을 선별하는 데 도움이 되는 여러 가지의 설문지-기반 선별도구(questionnaire-based screening tools)를 개발하였다. 임상적 평가보다 신뢰도가 떨어지는 것으로 생각되지만, 임상의가 아닌 사람들이 통각수용성 통증과 신경병증성 통증 간에 더 주된 것을 구분하는 데 도움이 될 수 있다. 또한 보고를 목적으로 한 지속적 통증 유형 평가 결과를 제공하며, 환자가 멀리 떨어진 곳에 살면서 치료를 받는 경우 전화 또는 인터넷을 통해 촉진될 수 있다(Haanpäa 등, 2011). PainDETECT(Freynhagen 등, 2006)와 Douleur neuropathique(DN4) (Bouhassira 등, 2005) 등의 일부 권장도구는 자가보고 항목으로만 구성된 반면, 신경병증의 증상과 징후에 대한 Leeds 평가(Leeds assessment of neuropathic symptoms and signs, LANSS)(Bennett, 2001)와 같은 것에는 자가보고 항목과 신체평가 항목이 모두 포함되어 있다.

혼합성 통증 Mixed Pain

혼합성 통증(mixed pain)은 신경병증성 통증과 통각수용성 기여요인 모두에 대한 근거들이 포함된다는 자료가 있다. 모든 자료에는 여러 가지 기여요인이 포함되지만 혼합성 통증 범주에 해당하는 사례들에는 직접 또는 간접적으로 관련된 명확한 통각수용성과 신경병증성 기여요인이 포함되고, 관리상에 두 가지 모두를 같이 고려할 필요가 있다.

유해가소성 통증 Nociplastic Pain

명확한 조직이나 신경 병리가 없는 상태에서 지속되는 통증의 유형을 정의하는 방법은 근거가 아닌 추론에 기반한 범주이기 때문에 논쟁의 여지가 있다(Hansson, 2014; Woolf, 2014). 부적응성 통증병증(maladaptive algopathic), 유해병증(nocipathic), 중추 민감성 통증(central sensitization pain)(Kosek 등, 2016; Nijs 등, 2014) 등이 포함된 여러 가지로 설명하는 용어들이 제시되었다. 그들이 중추성 통각수용성 경로(central nociceptive pathways) 내에서의 기능적 변화에 대한 내용을 공통적으로 공유하지만, 이전에 언급했듯이 이러한 변화는 통각수용성 통증, 신경병증성 통증과도 관련이 있다. 여기에서 우리는 이러한 통증의 범주를 유해가소성(nociplastic)이라고 칭하며, 이 용어는 통각수용성 가소성(nociceptive plasticity)을 연구하는 IASP(국제통증연구학회, International Association for the Study of Pain) 분류 전담팀이 승인한 용어이다(Kosek 등, 2016). 유해가소성 통증은 그것을 경험하는 사람들에게 보호성 이점을 제공하지 않는 확실한 장애이다.

유해가소성 통증은 어떤 중요한 조직의 기여요인 간에 큰 불균형을 보이며 예상되는 조직치유 시간을 초과하여 지속되고, 자연적으로 재발할 수도 있다. 그것은 확실한 신경병증성이나 조직-기반 유발요인(tissue-based drivers)이 없는 상태에서 지속되는 광범위한 이질통증과 통각과민증을 특징으로 한다. 따라서 하행성 조절경로의 변화와 다른 보호시스템 조절장애로 인해 민감성이 유지된다고 추론된다. 그러나 신뢰할 수 있는 생체표식(biomarkers)이 없다면 임상적 범주에서는 제외된다(Vardeh 등, 2016). 유해가소성 통증은 종종 심리적 통증(Smart 등, 2010), 부적응성 믿음(maladaptive beliefs); 낮은 자기효능감; 불균형적인 신체적 손상; 가족과 직장 그리고 사회생활 문제 그리고 수면장애 등과 관련이 있다(Edwards 등, 2016). 이러한 요인들은 통증의 결과물이자 기여요인이다. 예를 들어, 도움이 되지 않는 신념(beliefs)이나 개념화된 신경태그는 통증의 지속성에 영향을 미치거나 영향을 미칠 수 있는 반면 하행성 경로를 통한 척수 신경태그는 민감성(sensitivity)을 촉진한다. 심리적 스트레스 요인이나 정서적 요인은 보호시스템을 활성화시키고, 간접적으로 말초성 그리고 척수의 민감성에 영향을 미칠 수 있다. 섬유근통(fibromyalgia), 비특이성 만성 요통, 복합부위통증증후군(complex regional pain syndrome) (유형 1) 또는 과민성 대장증후군(irritable bowel syndrome)과 같은 증상이 이 통증 유형의 예이다(Clauw, 2015; Woolf, 2011).

유해가소성 통증은 심각성이 불균형적으로 나타나고 본질적으로 퍼져서 발생되며 신체적 또는 기능적 검사의 반응이 다양하게 나타날 수 있다. 환자는 자신의 통증이 발생하는 부위를 국소적으로 제한하기 어렵고 통증이 옮겨 다닌다고 보고할 수도 있다. 통증이 여러 신체부위에서 발생한다고 보고할 수 있으며, 반대쪽 사지에서 발생할 수도 있다. 이질통증(allodynia)은 넓게 퍼져 나타날 수 있으며, 이론적인 해부학적 분포를 따르지 않을 수 있다(Smart 등, 2010). 환자는 또한 붓는 느낌이나 무시하는 듯한(neglect-like) 증상과 같은 지각장애를 보고할 수도 있다(Bray와 Moseley, 2011; Moseley 등, 2006, Stanton 등, 2012).

중추 민감성 평가(Central Sensitization Inventory, CSI)는 임상가들이 중추성 민감화를 의미하는 증상을 선별하는 데 도움을 주기 위해 개발되었다(Mayer 등, 2012). 통증과 건강-관련 증상들을 평가하는 25개 항목으로 구성되어 있으며, 0점에서 100점 사이의 총점을 제공한다. 40점 이상의 점수는 중추성 민감화-관련 증후군이 있거나 없는 환자를 정확하게 구별할 수 있는 것으로 알려져 있다(Neblett 등, 2013). CSI를 통합한 알고리즘 접근법은 유해가소성 통증을 가진 환자를 구체적으로 식별하는 방법을 설명한다(Nijs 등, 2014). 이 접근법은 신경병증성 요인의 배제를 우선순위로 삼고 있고, 유해가소성 통증과 통각수용성 통증을 구분할 수 있다. 두 가지 기준이 중요하게 고려되는데;,손상이나 병리에 따른 불균형적인 통증과 퍼져서 분포하는 통증이다. 전자는 필수적이라고 간주되는 반면 후자는 의문점을 결정하거나 CSI(Nijs 등, 2014)를 통해 추가 질문을 할 것을 권한다(이 알고리즘이 통증 유형의 구별을 위한 추론 시 적용된 25장 사례 참조). 통증-관련 지각장애(pain-related perceptual disturbance)가 있는지를 알아보는 특정 도구가 개발되어 일부 통증 집단에서 그 타당성이 검증되었다. 복합국소동통증후군(Galer와 Jensen, 1999) 환자를 위한 프리맨틀 요부 인지 설문지(Fremantle Back Awareness Questionnaire)(Wand 등, 2016)와 신경행동 설문지(Neurobehavioral Questionnaire)가 그 예이다.

유해가소성 통증의 하위 유형 중 하나인 증강성 통증(augmented pain)은 통증과 통증-관련성 양상(pain-related behaviours)이 말초성 유발요인과는 확실히 다른 통각수용성 또는 신경병증성 양상을 나타낸다. 유해가소성 통증과 마찬가지로 증강성 통증은 심리적 고통과 좋지 않은 회복에 대한 예상과 관련이 있다. 성공적인 회복에 대한 가능성은 오래 지속된 통증을 줄어들게 하는 것으로 잘 알려져 있다(Costa 등, 2009; Itz 등, 2013; Waddell, 1998). 이러한 이유로, 우리는 만성화에 대한 심각한 위험성이 있는 급성기 환자를 식별할 필요성을 강조하기 위해 증강성 통증으로부터 유해가소성 통증을 구분하기로 결정하였다. 따라서 증강성 통증은 소위 '노랑 위험신호(yellow flags)'라고 부르는 심리학적, 사회적 그리고 환경적 위험요소와 관련된 조직 또는 신경 병리를 의미하는 임상 증상과 징후를 나타낸다(증강성 통증을 나타내는 것으로 가정된 환자에 임상사례는 제14장 참조).

노랑 위험신호는 요통 환자의 위험요소를 확인하는 데 도움을 주기 위한 지침으로 개발되었으며(Kendall 등, 1997) 이후 다른 만성 통증 질환들에도 적용되었다. 이것들은 신념[beliefs)(평가(appraisals)와 판단(judgements)이 포함됨], 행동(behaviours) 그리고 정서적(emotional) 반응(Nicholas 등, 2011)이라는 제목으로 광범위하게 분류된다. 신념에는 환자의 통증에 대한 이해(Moseley와 Butler, 2015), 파국화(catastrophizing)(Sullivan 등, 2001), 통제(perceived control)(Jensen 등, 2002, Nicholas 등, 2011) 그리고 회복에 대한 기대(expectations of recovery)(Iles 등, 2008)가 포함되지만 이것에만 국한되지는 않는다. 행동에는 회피활동(avoidance activities)(Leeuw 등, 2007)과 통증 발생 시 휴식, 약물 복용 탐닉 그리고 신체활동의 중지와 같은 수동적 대처전략(coping strategies)들이 포함된다(Watson, 2013). 평가와 치료 시에는 환자가 느끼는 위험에 대한 평가와 기대에 대한 관리가 포함된 자신의 상태에 대한 환자의 이해에 주의를 기울여야 한다. 전문적인 진단용어의 사용을 피하거나 명확하게 하는 것과 환자로 하여금 혼란스럽거나 복잡한 진단 그리고 추가 검사가 필요한 결과를 이해시키는 것은 필수적이다. 이전에 언급했듯이 통증이 있는 환자는 매우 다양한 감정을 표현하며 대부분이 부정적이다. 여기에는 우울증(depression)과 불안(anxiety)뿐만 아니라 좌절(frustration)과 분노(anger)가 포함된다(Gatchel 등, 2007). 환자로 하여금 이러한 감정을 자유롭게 표현할 수 있고, 관리계획에서 이것들을 모두 고려하여야 한다. 그것들이 도움이 되지 않고 회복에 장애가 될 수 있지만 노랑 위험신호가 일찍 발견된다면 다전문분야(multidisciplinary) 팀에 잘 훈련된 구성원에 의해 변화시킬 수 있는 근골격계 증상인 정상적인 심리학적 반응으로 간주되어야 한다(Nicholas 등, 2011). 이러한 위험신호 시스템에서 도입한 다른 색상으로는 노랑, 파랑, 검정이 있다. 주황(orange)은 정신병리학적(psychopathology) 기준에 해당하고 정신건강 전문가의 진료(예 임상적 우울증, 인격 장애)가 필요한 비정상적인 정신의학적(psychiatric) 상태를 뜻하는 정신의학적 위험요인으로 분류한다(Main, 2013, Nicholas 등, 2011). 파랑과 검정은 환자의 직장에 대한 인식(예 인지하는 시간에 대한 압박, 낮은 직무만족도, 고용주의 지원, 스트레스가 많은 작업장 환경)과 특성(예 임금 수준, 근로 조건)과 관련된 것으로 반드시 고려해야 한다(Main와 Spanswick, 2000).

주목할 만한 다른 위험요인에는 높은 수준의 통증, 노인과 여성에게 위험성이 높은 곳, 연령과 성별이 있다. 또한 사회적 고립, 관계(지원이 지나치게 많거나 전혀 지원받지 못하는 경우), 현재 거주하고 있는 국가와 다른 언어의 사용, 낮은 교육 수준 그리고 긴 통증 지속기간과 상담 이전에 오랜 기간 감소된 활동 등이 있다(Costa 등, 2009, Flor Ro, 1987, Henschke 등, 2008, Nicholas 등, 2011, Romano 등, 1995, van Hecke 등, 2013)(제3장에 사회적 관계와 건강 단원의 논의 부분 참조).

임상가들이 증강 통증이나 유해가소성 통증 양상과 관련된 노랑 위험신호를 확인하는 데 도움을 주기 위해 몇 가지 판별검사도구를 고안하였고 이것들은 다른 단원에서 더 자세하게 논의한다(이 책의 제4장 설문지에 이용한 심리학적 요인 판별검사 부분 설명 참조). 주목할 만한 예로는 오레브로 근골격계 통증설문지(Orebro Musculoskeletal Pain Questionnaire)(Linton과 Halldén, 1998), 통증 파국화 척도(Pain Catastrophizing Scale)(Sullivan 등, 1995), 통증 자기효능감 설문지(Pain Self-Efficacy Questionnaire)(Nicholas, 2007), 통증의 신경생리학 설문지(Neurophysiology of Pain Questionnaire)(Moseley, 2003) 그리고 우울, 불안 및 스트레스 척도(Depression, Anxiety and Stress Scale) (Lovibond와 Lovibond, 1995), 이것들은 각각 합리적인 정신측정학적 특성을 나타내고 있다(Catley 등, 2013; Di Pietro 등, 2014; Parkitny 등, 2012, Walton 등, 2013, Westman 등, 2008).

만약 통증이 유해가소성이나 증상성 유형으로 추론되는 경우, 가정된 각 기여요인을 표적으로 하는 다면적 때로는 다전문분야적 관리방법이 제시된다. 증강 통증인 경우 통증 강도의 감소가 치료의 우선순위가 된다. 그러나 유해가소성 통증의 경우, 대개 강조 부분이 기능 쪽으로 이동된다.

핵심 포인트 Key Point

통증의 유형(pain type)은 통증에 영향을 준다고 기전의 가설에 따라 통증을 범주화하는 것이다. 이러한 분류에는 유해수용성(nociceptive), 염증성, 신경병증성(neuropathic), 혼합성, 유해가소성(nociplastic) 그리고 증강성(augmented) 통증이 포함된다. 모든 통증 특성에는 다양한 기전이 존재하기 때문에 이러한 설명요인의 원인을 유추하지 않고 지배적으로 영향을 주는 주요 기전을 기술하거나 규정한다. 기여 기전(contributing mechanisms)은 임상적 소견과 관련된 조사를 통해 추론된다.

통증 유형 범주화의 의의 Implications of Pain Type Categorization

통증 유형에 대한 고려는 생물심리사회적(biopsychosocial) 접근을 통한 환자 관리 시 더 강조된다. 이것은 포괄적인 환자 면담과 신체검사를 통해 알 수 있다. 환자의 증상에 대한 양상, 자신의 활동과 참여(participation) 능력 그리고 제한(restrictions), 환자의 통증에 대한 관점과 기능장애의 경험(환자의 관점과 관련하여 판별할 정보의 범주에 대해서는 제4장 참조) 그리고 자신의 사회적 환경(즉, "서술식 추론(narrative reasoning)")에 대한 이해는 통증 유형이 신체검사과 중재전략의 지속적인 재평가를 통해 추후 '검사'/추론을 위한 가설을 세울 수 있는 전체론적 개요(holistic overview)를 제공한다.

가능성 있는 통증의 유발요인을 추론하면 진단과 예후 및 관리가 가능해진다. 이 단원에서 진단의 추론은 병리학이나 질병에 대한 전통적인 의학적 분류에 국한되지 않음에 유의해야 한다. 그 대신 제1장에서 다룬 것처럼, 근골격계 진단 연습에서 통증의 유형이나 조직 병리학 그리고 광범위한 잠재적 기여요인을 고려하여 환자의 기능적 제한과 관련된 신체적 그리고 움직임 장애에 대한 임상가의 분석을 요약하였다. 환자의 문제점(들)의 발달과 유지에 기여하는 요인들은 심리학적·사회적·환경적·신체적·유전적일 수 있다. 예를 들어, 급성 요통과 같은 일부 문제에서 통증에 대한 조직의 영향은 불분명할 수도 있지만 가능성이 있는 근원에 대한 추론은 관리과정에 임상적 결정에 정보가 될 수 있고, 환자에게 이에 대한 조언을 제공할 수 있다. 증강성 통증이나 유해가소성 통증의 조기발견은 치료적 전략이 회복을 위한 가능성 있는 잠재적인 심리사회적 장애에 적절히 적응할 수 있게 할 수 있다. 또한 심각한 노랑 위험신호에 해당하는 환자들은 회복하는 데 더 오랜 시간이 걸린다는 것을 예상하게 된다.

그러나 통증 유형에 대한 생각은 좋지 않은 병리 상태를 암시하는 위험신호(red flag) 증상들에 대해 확실히 조사하여 신경계의 민감화로 인한 것은 아니라는 것을 분명히 해야 한다(Koes 등, 2010). 약 50개 정도의 위험신호가 보고되었고 개별적으로 고려해 보면 많은 것이 높은 거짓양성(false-positive) 비율을 보일 것이다(Henschke 등, 2009, Williams 등, 2013). 만약 좀 과하게 비판적으로 본다면 위험신호는 불필요한 관리비용을 더 증가시키고 환자의 회복을 방해할 수도 있다. 예를 들어 진단용 영상촬영의 남용을 초래하는 등의 부정적인 영향에 대한 인식이 증가하고 있다(Brinjikji 등, 2015; Darlow 등, 2017). 그럼에도 불구하고, 나타난 몇 가지 요인은 즉각적인 조치가 취해져야 함을 알 수 있으며(예 마미증후군(cauda equina syndrome)의 특징), 혼합된 위험신호(예 외상, 연령과 성별) 또는 신호로 판단하는 데 실패한 요소(예 발열)들은 추가적인 조사가 필요함을 의미한다(Henschke 등, 2009).

통증 유형이 중요하게 고려해야 할 사항이지만, 주의해야 할 범주 분류에 제한점이 몇 가지 있다. 첫째는, 통증 유형은 추론과정에 정보를 알려주는 것이지 진단을 하는 것이 아니다. 통증에 대한 모든 가설과 그에 대한 관리는 환자에게 나타나는 특성들을 가장 큰 맥락으로 고려해야 한다(Rabey 등, 2015).(다른 가설 범주에 대한 내용은 통증 유형에 대한 논의를 다룬 제1장 참조). 둘째, 통증을 뒷받침하는 기전들은 매우 복잡하고 검사 결과를 통해 추론되는 개별적인 기전이므로 특정한 어떤 병리학적 과정에서 반드시 필요한 것은 아니다(Woolf와 Mannion, 1999). 이와 유사한 방식으로 통증의 기여요인, 특히 심리학적 그리고 전후 관련된 요인은 순간마다 지속적으로 변하고, 시간이 지남에 따라 다른 영향을 미칠 수 있어 추론과정은 하나의 연속적인 것이라 할 수 있다. 셋째, 통증 유형의 분류는 임상가의 경험과 전문성 그리고 지식에 따라 달라진다. 통증과학은 새로운 지식의 국면을 따라 계속 발전하고 있기 때문에 임상가는 문헌에 나오는 최신 정보를 업데이트하고 임상기술을 지속적으로 발전시켜야 한다. 넷째, 통증 유형 분류는 모든 통증 상태에 대한 정량적 감각검사와 같은 신경생리학적 기법들의 '표준기준(gold-standard)'에 대해 종합적인 타당성을 검증해야 한다(Rabey 등, 2015). 오히려 그것들은 기초과학적 근거를 통해 일반화된(extrapolation) 것을 기반으로 한 전문가들의 의견을 통해 추론된다(Smart 등, 2010). 마지막으로 환자의 상태를 개선하기 위해 통증 유형별로 환자를 분류하는 것을 뒷받침하는 임상적 근거들은 현재 부족하다(Hensley와 Courtney, 2014).

결론 Conclusions

통증은 하나의 느낌이다. 그것은 여러 가지 요인에 영향을 받으며 항상 몸을 보호하기 위한 것이다. 통증을 조직 손상의 정확한 표식이라기보다 보호성 느낌으로 이해하면 임상가로 하여금 복잡한 양상에 직면할 때 임상가의 확신을 높이고 임상가와 환자 간에 치료적 공감 수준을 향상시키며 실질적인 생물심리사회적 환자–중심 접근의 관리를 용이하게 한다. 통증을 뒷받침하는 기전들은 복잡하고 완전히 이해할 수는 없지만 정보가 있는 임상가들이 증상과 징후들의 추론을 통해 통증에 영향을 주는 주요 요인에 대한 가설을 세울 수 있게 한다. 가설의 분류에 따른 통증 유형은 통증의 양상에 주된 요인으로 영향을 주는 특성에 따라 유해수용성(nociceptive), 신경병증성(neuropathic) 그리고 유해가소성(nociplastic)으로 크게 분류할 수 있다. 환자의 특성을 검증하고 범주화하는 것이 환자의 치료 결과를 향상시키는지 여부는 좀 더 추가적인 연구가 필요하지만, 추론체계의 앞뒤 상황을 고려할 때 통증 유형에 관한 가설은 진단, 관리 그리고 예후를 결정하는 정보를 준다. 현재 대부분의 임상지침서에서 권장하는 것처럼 다면적(multifaceted) 때로는 다전문분야적(multidisciplinary) 관리를 해야 한다.

참고문헌 References

Abbott, C.A., Malik, R.A., van Ross, E.R.E., Kulkarni, J., Boulton, A.J.M., 2011. Prevalence and characteristics of painful diabetic neuropathy in a large community-based diabetic population in the U.K. Diabetes Care 34 (10), 2220–2224.

Abraira, V.E., Ginty, D.D., 2013. The sensory neurons of touch. Neuron 79 (4), 618–639.

Arntz, A., Dreesson, L., De Jong, P., 1994. The influence of anxiety on pain: attentional and attributional mediators. Pain 56, 307–314.

Bedson, J., Croft, P.R., 2008. The discordance between clinical and radiographic knee osteoarthritis: A systematic search and summary of the literature. BMC Musculoskelet. Disord. 9 (1), 116.

Bennett, M., 2001. The LANSS pain scale: the Leeds Assessment of Neuropathic Symptoms and Signs. Pain 92, 147–157.

Bishop, A., Foster, N.E., Thomas, E., Hay, E.M., 2008. How does the self-reported clinical management of patients with low back pain relate to the attitudes and beliefs of health care practitioners? A survey of UK general practitioners and physiotherapists. Pain 135 (1), 187–195.

Bonica, J.J., 1953. The Management of Pain. Lea & Febiger, Philadelphia.

Bouhassira, D., Attal, N., Alchaar, H., Boureau, F., Brochet, B., Bruxelle, J., et al., 2005. Comparison of pain syndromes associated with nervous or somatic lesions and development of a new neuropathic pain diagnostic questionnaire (DN4). Pain 114 (1), 29–36.

Bray, H., Moseley, G.L., 2011. Disrupted working body schema of the trunk in people with back pain. Br. J. Sports Med. 45 (3), 168.

Briggs, E.V., Carrl, E.C.J., Whittakerl, M.S., 2011. Survey of undergraduate pain curricula for healthcare professionals in the United Kingdom. Eur. J. Pain 15 (8), 789–795.

Briggs, A.M., Slater, H., Smith, A.J., Parkin-Smith, G.F., Watkins, K., Chua, J., 2013. Low back pain-related beliefs and likely practice behaviours among final-year cross-discipline health students. Eur. J. Pain 17 (5), 766–775.

Brinjikji, W., Luetmer, P.H., Comstock, B., Bresnahan, B.W., Chen, L.E., Deyo, R.A., et al., 2015. Systematic literature review of imaging features of spinal degeneration in asymptomatic populations. AJNR Am. J. Neuroradiol. 36 (4), 811–816.

Butler, D.S., 2000. The Sensitive Nervous System. Noigroup Publications, Unley, South Australia.

Butler, D.S., Moseley, G.L., 2013. Explain Pain, second ed. Noigroup Publications, Adelaide, South Australia.

Catley, M.J., O'Connell, N.E., Moseley, G.L., 2013. How good is the Neurophysiology of Pain Questionnaire? A Rasch analysis of psychometric properties. J. Pain 14 (8), 818–827.

Chapman, C.R., Vierck, C.J., 2017. The transition of acute postoperative pain to chronic pain: an integrative overview of research on mechanisms. J. Pain 18 (4), 359.e1–359.e38.

Clauw, D.J., 2015. Diagnosing and treating chronic musculoskeletal pain based on the underlying mechanism(s). Best Pract Res Clin Rheumatol 29 (1), 6–19.

Costa, L.D.C.M., Maher, C.G., McAuley, J.H., Hancock, M.J., Herbert, R.D., Refshauge, K.M., et al., 2009. Prognosis for patients with chronic low back pain: inception cohort study. BMJ 339 (b3829).

Costigan, M., Scholz, J., Woolf, C.J., 2009. Neuropathic pain: a maladaptive response of the nervous system to damage. Annu. Rev. Neurosci. 32, 1–32.

Coudeyre, E., Rannou, F., Tubach, F., Baron, G., Coriat, F., Brin, S., et al., 2006. General practitioners' fear-avoidance beliefs influence their management of patients with low back pain. Pain 124 (3), 330–337.

Darlow, B., Dean, S., Perry, M., Mathieson, F., Baxter, G.D., Dowell, A., 2015. Easy to harm, hard to heal: patient views about the back. Spine 40 (11), 842–850.

Darlow, B., Dowell, A., Baxter, G.D., Mathieson, F., Perry, M., Dean, S., 2013. The enduring impact of what clinicians say to people with low back pain. Ann Fam Med 11 (6), 527–534.

Darlow, B., Forster, B.B., O'Sullivan, K., O'Sullivan, P., 2017. It is time to stop causing harm with inappropriate imaging for low back pain. Br. J. Sports Med. 51, 414–415.

Di Pietro, F., Catley, M.J., McAuley, J.H., Parkitny, L., Maher, C.G., Costa, L.D.C.M., et al., 2014. Rasch analysis supports the use of the pain self-efficacy questionnaire. Phys. Ther. 94 (1), 91–100.

Edwards, R.R., Dworkin, R.H., Sullivan, M.D., Turk, D.C., Wasan, A.D., 2016. The role of psychosocial processes in the development and maintenance of chronic pain. J. Pain 17 (9 Suppl.), T70–T92.

Finnerup, N., Haroutounian, S., Kamerman, P., Baron, R., Bennett, D., Bouhassira, D., et al., 2016. Neuropathic pain: an updated grading system for research and clinical practice. Pain 157 (8), 1599–1606.

Flor, H., Kerns, R.D., Turk, D.C., 1987. The role of spouse reinforcement, perceived pain, and activity levels of chronic pain patients. J. Psychosom. Res. 31 (2), 251–259.

Freynhagen, R., Baron, R., Gockel, U., Tölle, R., 2006. painDETECT: a new screening questionnaire to identify neuropathic components in patients with back pain. Curr Med Res Opin 22 (10), 1911–1920.

Galer, B.S., Jensen, M.P., 1999. Neglect-like symptoms in complex regional pain syndrome: results of a selfadministered survey. J. Pain Symptom Manage. 18 (3), 213–217.

Gatchel, R.J., Peng, Y.B., Peters, M.L., Fuchs, P.N., Turk, D.C., 2007. The biopsychosocial approach to chronic pain: scientific advances and future directions. Psychol. Bull. 133 (4), 581.

George, S.Z., Fritz, J.M., McNeil, D.W., 2006. Fear-avoidance beliefs as measured by the fear-avoidance beliefs questionnaire: change in fear-avoidance beliefs questionnaire is predictive of change in self-report of disability and pain intensity for patients with acute low back pain. Clin. J. Pain 22 (2), 197–203.

Gifford, L., 1998. Pain, the tissues and the nervous system: a conceptual model. Physiotherapy 84 (1), 27–36.

Haanpää, M., Attal, N., Backonja, M., Baron, R., Bennett, M., Bouhassira, D., et al., 2011. NeuPSIG guidelines on neuropathic pain assessment. Pain 152 (1), 14–27.

Hansson, P., 2014. Translational aspects of central sensitization induced by primary afferent activity: what it is and what it is not. Pain 155 (10), 1932–1934.

Henschke, N., Maher, C.G., Refshauge, K.M., Herbert, R.D., Cumming, R.G., Bleasel, J., et al., 2008. Prognosis in patients with recent onset low back pain in Australian primary care: inception cohort study. BMJ 337 (a171).

Henschke, N., Maher, C.G., Refshauge, K.M., Herbert, R.D., Cumming, R.G., Bleasel, J., et al., 2009. Prevalence of and screening for serious spinal pathology in patients presenting to primary care settings with acute low back pain. Arthritis Rheum. 60 (10), 3072–3080.

Hensley, C.P., Courtney, C.A., 2014. Management of a patient with chronic low back pain and multiple health conditions using a pain mechanisms-based classification approach. J Orthop Sports Phys Ther 44 (6), 403–C402.

IASP Taxonomy 2015, IASP Publications, Washington, D.C., viewed December 2015, <http://www.iasp-pain.org/Taxonomy>.
Iles, R.A., Davidson, M., Taylor, N.F., 2008. Psychosocial predictors of failure to return to work in non-chronic non-specific low back pain: a systematic review. Occup. Environ. Med. 65 (8), 507–517.
Itz, C.J., Geurts, J.W., Kleef, M., Nelemans, P., 2013. Clinical course of non-specific low back pain: a systematic review of prospective cohort studies set in primary care. Eur. J. Pain 17 (1), 5–15.
Jensen, T.S., Baron, R., Haanpää, M., Kalso, E., Loeser, J.D., Rice, A.S.C., et al., 2011. A new definition of neuropathic pain. Pain 152 (10), 2204–2205.
Jensen, M.P., Ehde, D.M., Hoffman, A.J., Patterson, D.R., Czerniecki, J.M., Robinson, L.R., 2002. Cognitions, coping and social environment predict adjustment to phantom limb pain. Pain 95 (1), 133–142.
Jones, M., Edwards, I., Gifford, L., 2002. Conceptual models for implementing biopsychosocial theory in clinical practice. Man. Ther. 7 (1), 2–9.
Jones, L.E., Hush, J.M., 2011. Pain education for physiotherapists: is it time for curriculum reform? Journal of Physiotherapy 57, 207–208.
Kendall, N.A., Linton, S.J., Main, C.J. 1997. Guide to assessing psychosocial yellow flags in acute low back pain: Risk factors for long-term disability and work loss, Accident Rehabilitation and Compensation Insurance Corporation of New Zealand and the National Health Committee, Wellington, New Zealand.
Koes, B.W., van Tulder, M., Lin, C.W.C., Macedo, L.G., McAuley, J., Maher, C., 2010. An updated overview of clinical guidelines for the management of non-specific low back pain in primary care. Eur. Spine J. 19 (12), 2075–2094.
Kosek, E., Cohen, M., Baron, R., Gebhart, G.F., Mico, J.A., Rice, A.S.C., et al., 2016. Do we need a third mechanistic descriptor for chronic pain states? Pain 157 (7), 1382–1386.
Leeuw, M., Linton, S.J., Goossens, M.E.J.B., Vlaeyen, J.W., Boersma, K., Crombez, G., 2007. The fear-avoidance model of musculoskeletal pain: current state of scientific evidence. J. Behav. Med. 30, 77–94.
Linton, S.J., Halldén, K., 1998. Can we screen for problematic back pain? A screening questionnaire for predicting outcome in acute and subacute back pain. Clin. J. Pain 14 (3), 209–215.
Loeser, J.D., Treede, R.D., 2008. The Kyoto protocol of IASP Basic Pain Terminology. Pain 137 (3), 473–477.
Lovibond, S.H., Lovibond, P.F. 1995. Manual for the depression anxiety stress scales, Psychology Foundation, Sydney.
Main, C.J., 2013. The importance of psychosocial influences on chronic pain. Pain Management 3 (6), 455–466.
Main, C.J., Spanswick, C.C., 2000. Pain management: an interdisciplinary approach. Anaesth. Intensive Care 29 (4), 441.
Martini, F., 2006. Fundamentals of Anatomy & Physiology, seventh ed. Pearson Education Limited, San Francisco.
Mayer, T.G., Neblett, R., Cohen, H., Howard, K.J., Choi, Y.H., Williams, M.J., et al., 2012. The development and psychometric validation of the central sensitization inventory. Pain Pract. 12 (4), 276–285.
McGlone, F., Wessberg, J., Olausson, H., 2014. Discriminative and affective touch: sensing and feeling. Neuron 82 (4), 737–755.
Melzack, R., 1999. From the gate to the neuromatrix. Pain 82, S121–S126.
Melzack, R., Wall, P.D., 1996. The Challenge of Pain, second ed. Penguin Books, London, England.
Merskey, H., Bogduk, N., 1994. Classification of Chronic Pain, IASP Task Force on Taxonomy, second ed. IASP Press, Seattle.
Moayedi, M., Davis, K.D., 2013. Theories of pain: from specificity to gate control. J. Neurophysiol. 109, 5–12.
Moseley, G.L., 2003. Unraveling the barriers to reconceptualization of the problem in chronic pain: the actual and perceived ability of patients and health professionals to understand the neurophysiology. J. Pain 4 (4), 184–189.
Moseley, G.L., Arntz, A., 2007. The context of a noxious stimulus affects the pain it evokes. Pain 152, S2–S15.
Moseley, G.L., Butler, D.S., 2015. Fifteen years of explaining pain: the past, present and future. J. Pain 16 (9), 807–813.
Moseley, G.L., Butler, D.S., 2017. Explain Pain Supercharged. Noigroup Publications, Adelaide, South Australia.
Moseley, G.L., Gallace, A., Spence, C., 2012. Bodily illusions in health and disease: physiological and clinical perspectives and the concept of a cortical 'body matrix. Neurosci. Biobehav. Rev. 36 (1), 34–46.
Moseley, G.L., McCormick, K., Hudson, M., Zalucki, N., 2006. Disrupted cortical proprioceptive representation evokes symptoms of peculiarity, foreignness and swelling, but not pain. Rheumatology 45 (2), 196–200.
Neblett, R., Cohen, H., Choi, Y., Hartzell, M.M., Williams, M., Mayer, T.G., et al., 2013. The Central Sensitization Inventory (CSI): establishing clinically significant values for identifying central sensitivity syndromes in an outpatient chronic pain sample. J. Pain 14 (5), 438–445.
Nee, R.J., Butler, D.S., 2006. Management of peripheral neuropathic pain: integrating neurobiology, neurodynamics, and clinical evidence. Physical Therapy in Sport 7 (1), 36–49.
Nicholas, M.K., 2007. The pain self-efficacy questionnaire: taking pain into account. Eur. J. Pain 11 (2), 153–163.
Nicholas, M.K., Linton, S.J., Watson, P.J., Main, C.J., 2011. Early identification and management of psychological risk factors ("yellow flags") in patients with low back pain: a reappraisal. Phys. Ther. 91 (5), 737–753.
Nijs, J., Torres-Cueco, R., Van Wilgen, C.P., Girbes, E.L., Struyf, F., Roussel, N., et al., 2014. Applying modern pain neuroscience in clinical practice: criteria for the classification of central sensitization pain. Pain Physician 17 (5), 447–457.
Parkitny, L., McAuley, J.H., Walton, D., Costa, L.O.P., Refshauge, K.M., Wand, B.M., et al., 2012. Rasch analysis supports the use of the depression, anxiety, and stress scales to measure mood in groups but not in individuals with chronic low back pain. J. Clin. Epidemiol. 65 (2), 189–198.
Pincus, T., Burton, A.K., Vogel, S., Field, A.P., 2002. A systematic review of psychological factors as predictors of chronicity/disability in prospective cohorts of low back pain. Spine 27 (5), E109–E120.
Rabey, M., Beales, D., Slater, H., O'Sullivan, P., 2015. Multidimensional pain profiles in four cases of chronic non-specific axial low back pain: An examination of the limitations of contemporary classification systems. Man. Ther. 20 (1), 138–147.
Ramachandran, V.S., Blakeslee, S. 1999. Phantoms in the brain: Human nature and the architecture of the mind. Fourth Estate, London.
Ringkamp, M., Raja, S.N., Campbell, J.N., Meyer, R.A., 2013. Peripheral mechanisms of cutaneous nociception. In: McMahon, S.B., et al. (Eds.), Wall and Melzack's Textbook of Pain, sixth ed. Elsevier, Philadelphia.
Romano, J.M., Turner, J.A., Jensen, M.P., Friedman, L.S., Bulcroft, R.A., Hops, H., et al., 1995. Chronic pain patient-spouse behavioral interactions predict patient disability. Pain 63 (3), 353–360.
Schmid, A.B., Nee, R.J., Coppieters, M.W., 2013. Reappraising entrapment neuropathies: mechanisms, diagnosis and management. Man. Ther. 18 (6), 449–457.
Smart, K.M., Blake, C., Staines, A., Doody, C., 2010. Clinical indicators of 'nociceptive', 'peripheral neuropathic' and 'central' mechanisms of musculoskeletal pain. A Delphi survey of expert clinicians. Man. Ther. 15 (1), 80–87.
Smart, K.M., Blake, C., Staines, A., Doody, C., 2011. The discriminative validity of "nociceptive," "peripheral neuropathic," and "central sensitization" as mechanisms-based classifications of musculoskeletal pain. Clin. J. Pain 27 (8), 655–663.
Smith, W.B., Gracely, R.H., Safer, M.A., 1998. The meaning of pain: cancer patients' rating and recall of pain intensity and affect. Pain 78 (2), 123–129.
Snell, R.S., 2010. Clinical Neuroanatomy, seventh ed. Lippincott Williams & Wilkins, Philadelphia.

Stanton, T.R., Lin, C.W.C., Smeets, R.J.E.M., Taylor, D., Law, R., Moseley, G.L., 2012. Spatially defined disruption of motor imagery performance in people with osteoarthritis. Rheumatology 51 (8), 1455–1464.
Sullivan, M.J.L., Bishop, S.R., Pivik, J., 1995. The pain catastrophizing scale: Development and validation. Psychol. Assess. 7 (4), 524–532.
Sullivan, M.J.L., Thorn, B., Haythornthwaite, J.A., Keefe, F., Martin, M., Bradley, L.A., et al., 2001. Theoretical perspectives on the relation between catastrophizing and pain. Clin. J. Pain 17, 52–64.
Synnott, A., O'Keeffe, M., Bunzli, S., Dankaerts, W., O'Sullivan, P., O'Sullivan, K., 2015. Physiotherapists may stigmatise or feel unprepared to treat people with low back pain and psychosocial factors that influence recovery: a systematic review. J Physiother 61 (2), 68–76.
Treede, R.D., Jensen, T.S., Campbell, J.N., Cruccu, G., Dostrovsky, J.O., Griffin, J.W., et al., 2008. Neuropathic pain redefinition and a grading system for clinical and research purposes. Neurology 70 (18), 1630–1635.
Treede, R.D., Rief, W., Barke, A., Aziz, Q., Bennett, M.I., Benoliel, R., et al., 2015. A classification of chronic pain for ICD-11. Pain 156 (6), 1003–1007.
van Hecke, O., Torrance, N., Smith, B.H., 2013. Chronic pain epidemiology and its clinical relevance. Br. J. Anaesth. 111 (1), 13–18.
Vardeh, D., Mannion, R.J., Woolf, C.J., 2016. Toward a mechanism-based approach to pain diagnosis. J. Pain 17 (9), T50–T69.
Vos, T., Flaxman, A.D., Naghavi, M., Lozano, R., Michaud, C., Ezzati, M., et al., 2012. Years lived with disability (YLDs) for 1160 sequelae of 289 diseases and injuries 1990–2010: a systematic analysis for the Global Burden of Disease Study 2010. The Lancet 380 (9859), 2163–2196.
Waddell, G., 1998. The Back Pain Revolution. Churchill Livingstone, Edinburgh.
Walton, D.M., Wideman, T.H., Sullivan, M.J.L., 2013. A Rasch analysis of the Pain Catastrophizing Scale supports its use as an interval-level measure. Clin. J. Pain 29 (6), 499–506.
Wand, B.M., Catley, M.J., Rabey, M.I., O'Sullivan, P.B., O'Connell, N.E., Smith, A.J., 2016. Disrupted Self-Perception in People With Chronic Low Back Pain. Further Evaluation of the Fremantle Back Awareness Questionnaire. J. Pain 17 (9), 1001–1012.
Watson, P., 2013. Psychosocial predictors of outcome from low back pain. In: Gifford, L. (Ed.), Topical Issues in Pain 2: Biopsychosocial assessment and management; Relationships and pain. CNS Press, Kestrel, UK, pp. 85–111.
Westman, A., Linton, S.J., Öhrvik, J., Wahlén, P., Leppert, J., 2008. Do psychosocial factors predict disability and health at a 3-year follow-up for patients with non-acute musculoskeletal pain? A validation of the Örebro Musculoskeletal Pain Screening Questionnaire. Eur. J. Pain 12 (5), 641–649.
Williams, C.M., Henschke, N., Maher, C.G., van Tulder, M.W., Koes, B.W., Macaskill, P., et al., 2013. Red flags to screen for vertebral fracture in patients presenting with low-back pain. Cochrane Database Syst. Rev. (1), CD008643.
Woolf, C.J., 2010. What is this thing called pain? J. Clin. Invest. 120 (11), 3742.
Woolf, C.J., 2011. Central sensitization: implications for the diagnosis and treatment of pain. Pain 152, S2–S15.
Woolf, C.J., 2014. What to call the amplification of nociceptive signals in the central nervous system that contribute to widespread pain? Pain 155 (10), 1911–1912.
Woolf, C.J., Mannion, R.J., 1999. Neuropathic pain: aetiology, symptoms, mechanisms, and management. The Lancet 353 (9168), 1959–1964.

근골격계 실무에서 스트레스, 대응, 사회적 요인이 통증과 장애에 미치는 영향

3

Influence of Stress, Coping and Social Factors on Pain and Disability in Musculoskeletal Practice

Amy S. Hammerich • Susan A. Scherer • Mark A. Jones / 김영민

건강상태가 각각 다른 개인들과 마찬가지로, 급성 또는 만성적이며 재발하는 근골격계 조건을 가진 개인들도 기본적인 신체적, 사회적, 직업적 그리고 오락 활동을 유지하려고 노력하는 동안 그들의 행동과 생활방식을 조정할 필요가 있을 수 있다. 근골격계 상태를 관리하기 위하여 개인은 문제의 본질을 이해하고, 통증을 다루기 위한 자기관리전략을 만들거나 배우고, 기능적 문제를 극복하기 위하여 시도하거나 관리하며, 이용 가능한 지원과 자원을 현명하게 식별하고 활용하도록 하여야 한다. 제4장에서는 긍정적 치료 결과(예 자기효능)에 영향을 미치고 결과를 방해할 수 있는 두려움을 줄이기 위하여 개인에게 필요한 몇 가지 심리적 요인을 검토한다(Painter 등, 2008; Allegrante와 Marks, 2003; Taal 등, 1993; andersen, 2002; Black과 White, 2005; Blank과 Bellizzi, 2008).

이 장에서는 근골격계 질환이 있는 개인의 두 가지 주요 스트레스 요인과 관련된 행동요소를 탐구한다: 통증과 장애. 이 장의 이론적 틀은 스트레스와 대처 모델(Lazarus와 Folkman, 1984b)에 의해 유도되며, 근골격계 질환을 가진 환자의 장애 경험에 영향을 미치는 개인 수준 및 사회 수준 요인에 초점을 맞춘다.

이론적 틀 Theoretical Framework

이론적 틀은 스트레스 요인을 경험하고 근골격계 장애에 적응하기 위하여 대처해야 하는 환자들이 사용하는 믿음과 행동을 파악하는 데 도움을 줄 수 있다. 이전의 근골격계 문헌에서 통증과 장애 두 가지 주요 스트레스 요인이 종종 확인되었다. 근골격계 질환에 대한 경험이 다르면 환자에 의한 통증과 장애의 스트레스 요인에 대한 다른 평가를 할 수 있다. 유사한 근골격계 장애를 가진 사람들에게 유사한 치료접근법을 사용하더라도 통증과 장애의 경험과 관련하여 다른 결과를 나타내기도 한다. 우리는 실제로 유사한 근골격계 조건을 가지고 있을 수 있고, 오스웨스트리 기능장애지수(Oswestry Disability Index)나 하지기능척도와 같은 측정 결과에서 유사한 검사 결과를 가진 환자에서조차도 많은 예를 가지고 있지만, 어떤 사람은 그 조건에 잘 대처할 것이고 다른 사람은 많은 생활 활동과 참여에서 상당히 제한될 것이다. 예측요인은 우리가 긍정적인 결과(치료와 무관하게)를 관찰할 수 있는지 예측하는 지표를 제공하는 반면, 치료 효과 조정자는 환자가 특정 치료에 유익하게 반응할지의 지표를 제공한다. 심리사회적 요인을 이해하고 행동에 대처하는 것은 치료에 대한 환자의 반응과 개선된 결과에 대한 잠재력에 통찰력을 추가할 수 있다. 통증과 장애의 전체적인 경험을 이해하기 위하여, 우리는 근골격계 임상가의 평가, 추론 그리고 관리에 중요한 두 가지 틀을 검토한다: 스트레스-체질 모델(stress-diathesis model)(Shanahan와 Macmillan, 2008; Elder, 1994)과 건강과 불구(Shanahan와 Macmillan, 2008; Rowland, 1989)의 국제분류(ICF)인 기능, 장애 및 건강 모델(World Health Organization, WHO, 2001). 두 모델 모두 결과에 또한 영향을 미치는 환자가 이용할 수 있는 자원을 수정하고 기여 요인을 식별하는 것을 포함한다.

스트레스와 대처 모델(Lazarus와 Folkman, 1984b)은 근골격계 질환이 있는 환자가 급성 또는 만성 조건의 스트레스 경험에 직면하면서 어떤 대처행동이 행복을 보존하는지 식별하는 데 사용된다. 제1장에서 소개한 ICF 틀에 의해 기술된 건강의 새로운 관점을 통합하려면 개인 주변의 더 큰 개인적·환경적 영향을 고려하여야 한다. 마지막으로 이장에서는 스트레스와 대처 모델(Lazarus와 Folkman, 1984a, 1984b)에서 건강을 위한 사회적 자원으로서의 사회적 지원과 사회적 인지이론(Bandura, 1977b; Bandura, 1977a)의 관점에서 스스로 평가된 건강과 자기효능감을 탐구한다. 개인 수준과 사회 수준의 개념을 모두 이해하는 것은 근골격계 질환이 있는 환자에게

영향을 미치고 근골격계 질환이 있는 사람들을 돌볼 때 치료와 관련 결과에 영향을 미치는 건강 행동의 이해를 넓히는 데 도움이 될 것이다.

근골격계 질환의 행태적 요소 Behavioural Factors in Musculoskeletal Disorders

근골격계 장애를 가진 사람들은 종종 신체 건강의 감소를 보고한다(Weinstein 등, 2008; Fritz 등, 1998; Whitman 등, 2003). 신체적 건강의 감소는 실제적이든 인식적이든 여러 가지 면에서 개인에게 영향을 미칠 수 있다. 전반적으로 체력이 저하된 사람은 일상생활활동, 신체적·사회적·오락적 활동에 대한 참여를 줄이거나 없애는 것으로 알려져 있다. 활동 부족은 비만과 일반적인 신체적 악화와 같은 다른 스트레스 요인으로 이어져 심혈관 및 기타 심각한 건강 문제를 일으킬 수 있는 것으로 나타났다(Pinsky 등, 1990). 활동 제한은 또한 낮은 자신감, 공포-회피 행동, 우울증, 그리고 근골격계 장애를 가진 사람이 일상생활, 신체활동, 레크레이션 활동, 사회활동 및 지역사회 기능에 참여하는 것을 더욱 제한하는 다른 심리적 문제를 초래할 수 있다(Shakil 등, 1999; Kirkaldy-Willis와 Bernard, 1999; Hirsch와 Liebert, 1998). 제4장에서는 부적응적 인식(예 통증과 '질병'의 표현이나 믿음, 재난), 고통, 두려움 기반 신념 및 관련 회피 행동과 같은 심리적 요인이 어떻게 통증과 장애의 스트레스 요인에 부정적 영향을 미치고, 근골격계 장애의 성공적인 치료를 저해하는지 설명한다(Waddell 등, 1993; Flynn 등, 2002; Buer와 Linton, 2002). 좌절에서부터 불안과 우울증에 이르는 심리적 고통과 공포-회피 행동은 기능적인 일상업무에 대한 참여 감소와 관련이 있으며, 장애의 위험이 더 높다는 것을 보여준다. 우울증의 진단은 근골격계 임상가의 실무범위를 벗어나지만 일부 연구에서는 우울증 증상과 높은 공포-회피 점수가 근골격계 관리의 일부 영역에서 개선될 수 있으며, 통증과 장애 환자의 결과에 긍정적 변화를 가져올 수 있음을 보여주었다(Fritz와 George, 2002; Brox 등, 2003; Whitman 등, 2006). 또한 연구에 따르면 치료에 대한 향상된 또는 다양한 팀 접근법을 사용하면 요통과 같은 근골격계 질환에 대한 환자의 결과가 개선된다는 것이 입증되었다(Sunderland 등, 1992; Whitman 등, 2006). 많은 근골격계 장애에서 더 큰 치료 전 통증과 장애 및 치료 후 결과에 기여하는 일부 신체적·인지적·심리적 요인이 확인되었지만, 근골격계 장애를 가진 개인에게 영향을 미치는 모든 행동 요인을 식별하는 것은 여전히 불완전하다.

다른 건강상태와 마찬가지로 근골격계 장애를 가진 사람들의 일상생활에는 예상하지 못한 어려움이 수반되기 쉽다. 그러므로 근골격계 장애를 가진 환자는 급성 혹은 만성적인 고통의 스트레스로 삶을 개척하는 법을 배워야 하고, 기능 감소에 대처하며, 신체적·사회적 능력의 한계를 경험하고, 활동 감소를 통해 관리하며, 그들의 상태가 재발하거나 악화될 것에 대한 두려움에 직면해야 한다. 관절염과 다른 건강상태에 대한 이전의 연구는 지속적인 정신사회적 요구가 의학적 치료의 효과와 일반적인 건강 상태 및 삶의 질을 감소시키는 동시에 의료비용을 증가시킬 수 있다는 것을 밝혔다(Sullivan 등, 2005; Brooks, 2002; Steiner 등, 2002). 비록 근골격계 문헌의 많은 부분에서 확인되지 않았지만, 지정되지 않은 개인적·사회적 요구는 치료와 후속 권고사항의 참여 감소, 자가관리 감소, 그리고 전반적인 건강관리 감소에 기여할 수 있다(Marinelli와 Orto, 1999). 따라서 우리는 임상가가 스트레스 요인에 대한 환자의 경험을 잘 이해하고, 대처행동을 이해하고 개선된 결과에 기여할 수 있는 환자의 자원을 식별할 것을 권고한다.

스트레스와 대처(방어) 모델 Stress and Coping Model

통증과 장애는 이전의 근골격계 문헌에서 주된 스트레스 요인으로 확인되었다. 근골격계 질환에 대한 경험이 다르면 통증과 장애의 스트레스 요인에 대한 평가도 달라진다. 더구나 근골격계 장애를 가진 사람은 동일한 치료접근법을 사용하더라도 통증과 장애의 경험과 관련된 다른 결과를 얻을 수 있다. 이러한 주요 스트레스 요인을 더 잘 이해하기 위하여, 이 장은 스트레스 대처 모델(Lazarus와 Folkman, 1984b)의 기본 이론 개념을 사용하여 스트레스와 대처를 정의할 뿐 아니라 근골격계 장애에서 이 개념들의 관계를 식별한다. 스트레스와 대처 모델(Lazarus와 Folkman, 1984b) 내에서 스트레스는 개인과 개인의 환경 간의 관계를 포함한다. 개인과 개인의 환경 사이의 이러한 관계 또는 거래는 스트레스가 생리적·행동적 또는 주관적 반응의 내부 자극 또는 특정 패턴 이상임을 나타낸다[그림 3-1]. 개인-환경 거래 내의 두 가지 핵심 중재자는 인지평가와 대처 노력이다. 인지평가와 대처 노력은 개인 및 상황적 요인과 같은 중재자에 의해 영향을 받아 여러 가지 수준에서 건강에 영향을 미치는 개인적 적응의 결과가 된다. 스트레스와 대처 구성에 대한 이해는 개별 환자의 스트레스 요인과 대처 행동에 대한 근골격계 임상가의 평가의 근거가 되며, 그 후 이러한 요인들이 임상관리 내에서 어떻게 다룰 수 있는지를 알려 준다.

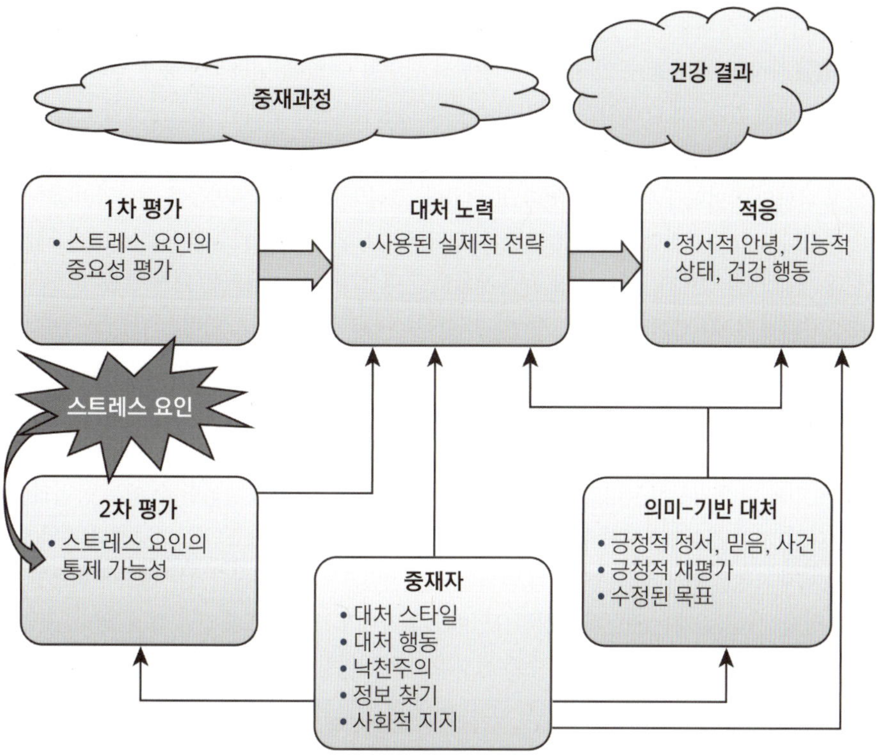

그림 3-1 스트레스 및 대처 모델과 스트레스가 많은 건강 상태
(Adapted with permission from Glanz et al. [2008].)

인지적 평가 Cognitive Appraisal

개인에 의한 인지적 평가나 평가(evaluation)는 스트레스가 자신의 행복을 위협하는지 또는 자신의 역량을 넘어서는지를 판단하는 데 가장 중요하다. 스트레스 요인을 평가할 때, 이론적으로는 사람들이 스트레스 요인을 관리하기 위한 노력을 함에 있어서 변동하는 행동적 노력인 대처를 하게 된다고 주장한다.

인지평가는 스트레스 요인을 다루는 데 필요한 요소이다. 그것은 개인별로 유사한 사건에 반응하는 다른 방법들을 설명한다. 많은 근골격계 질환에서와 같이 통증 유발과 장애를 일으키는 건강상태는 거의 모든 사람에게 스트레스를 줄 수 있지만, 사람들은 같은 사건과 상태에 대한 반응과 해석이 다양하다(Lazarus와 Folkman, 1984b). 인지평가의 이러한 변동성은 스트레스를 받는 건강상태 동안 개인의 취약성 수준을 변화시킬 수 있다. 어떤 사람이 이용 가능한 대처자원을 줄였다고 평가하면 취약성이 증가하기 때문에 취약성은 평가와 밀접한 관련이 있다. 취약성은 개인이 노출된 단일 스트레스 요인 또는 다중 스트레스 요인의 부작용을 견딜 수 없음을 반영한다. 그것은 개인이 심리적인 문제와 절망의 감정의 성향을 가지도록 한다고 여겨지는 사고 패턴과 연관될 수 있다. 또한 개인적 반응과 개인적 평가의 다양성은 왜 일부 개인이 유사한 건강상태를 경험하지만 신체적·사회적·감정적 결과의 질, 강도 및 지속시간이 다른지 설명하는 데 도움이 된다.

개인적 및 상황적 요소 Personal and Situational Factors

인지평가 과정에 영향을 미치는 인자의 두 가지 유형: 개인요인과 상황요인(Lazarus와 Folkman, 1984a, 1984b). 개인요인은 개인에게 개인적인 통제감을 주는 특정한 결정과 믿음을 가지도록 동기를 부여하는 개인적 가치로 구성된다. 따라서 개인의 수준에서 몰두와 믿음은 개인의 평가과정의 일부분이다. 몰두(commitments)는 사람에게 중요한 것을 표현하는 것이고 취약성과 관련될 수 있다. 예를 들면, 참여 제한이 환자의 스트레스를 과도하게 가중시키지 않는 어떤 환자에게는 불편이 될 수 있으나, 감소되거나 손실된 참여(예 작업, 스포츠)에 가치와 자기정체성까지 부여하는 다른 환자의 경우 증가된 취약성과 관련된 상당한 개인적 손실을 나타낼 수 있다. 개인의 몰두가 깊어질수록 위협의 잠재력은 커지지만, 또한 개선적인 활동과 희망을 향한 추진력도 커진다. 믿음 또한 스트레스를 받는 사건이나 건강 상태를 어떻게 평가하는지 결정하는 데 중요하다. 상황에 대한 개인적 통제의 믿음은 개인이 상황에 대한 내부적 자기반응(예 감정)을 통제할 수 있다고 믿는 방법과 관련될 수 있다. 일반적인 통제 믿음은 건강-관련 결과가 통제될 수 있다고 믿는 범위와 관련이 있다. 예를 들어, 두 환자가 무릎의 전방십자인대 파열과 같은 동일한 근골격계 손상을 경험할 수 있다. 한 환자는 이전에 급성 손상과 재활을 경험한 적이 있으며 이 상황을 감정적으로 관리할 수 있다고 확신하고 있다. 다른 환자는 힘든 이혼을 겪고 있고 그녀의 어머니가 사망한 지 얼마 안 되었다. 그녀의 내면의 자기반응은 정상과 비교하였을 때 과장되고 상당히 감정적이기 때문에 그녀는 이 추가적인 사건을 감당할 수 있다고 믿지 않는다. 이러한 믿음은 스트레스를 받는 건강상태에 대한 각 환자의 평가에 큰 영향을 미칠 것이며 궁극적으로 무릎재활을 관리하기 위해 사용하는 대처 반응과 전략에 영향을 미칠 것이다. 부정적인 건강 믿음과 감소된 통제감을 가지고 있는 두 번째 환자를 다룰 때, 임상가는 이러한 믿음을 다루고 긍정적인 대처행동을 증가시키기 위해 그녀의 통제감 향상에 도움을 주도록 노력하여야 한다.

평가과정의 또다른 영향은 상황요인으로서, 이것은 스트레스 요인의 외부적인 관리 가능성과 개선조치를 판단할 때 중요한 역할을 한다(Lazarus와 Folkman, 1984a, 1984b). 상황요인에는 예측 가능성과 불확실성, 일시적 및 일생의 과정 요인 및 모호성이 포함될 수 있다. 상황적 요인의 변경 가능성은 다양할 것이며, 따라서 스트레스 요인을 관리할 수 있는 방법과 정도에 영향을 미칠 수 있는 잠재성도 다양하다. 다양한 건강조건에서 좋지 않은 결과를 강하게 예측하는 요소인 사회경제적 지위(SES)와 같은 요인은 수정 가능성이 낮지만(경제적 지원을 위한 자원은 여전히 탐색할 수 있지만), 불리한 직장관계는 변화에 적응할 수 있는 상황요인이 될 수 있다. 예를 들어, 부정적인 직장관계는 일반적인 상황요인이고 환자에게 스트레스 요인이 될 수 있다. 근골격계 임상가는 관리전략으로서 작업장 관계를 개선할 수 있는 대체작업 및 수행 변경과 같은 작업장 요소 해결에 기여할 수 있다. 또한 근골격계 장애를 가진 환자들은 다양한 삶의 단계에 있으며, 치유, 회복, 그리고 미래의 일 또는 휴양의 기회에 대한 그들의 잠재력과 관련된 노화-관련 우려를 가지고 있다. 이러한 연령-관련 우려는 환자가 경험하는 구성요소가 될 수 있는 상황요인의 또다른 예로서, 임상가는 이런한 요소도 다루어야 한다.

최대 불확실성은 흔히 근골격계 손상이나 만성 근골격계 질환과 같은 건강상태를 경험하는 개인에게 극도의 스트레스가 된다. 불확실성은 특히 전통적인 생물의학적 틀 안에서 설명할 수 없는 지속되는 통증 상태나 환자들이 다른 건강전문가들로부터 상반되는 설명과 조언을 접할 때 흔히 나타난다. 불확실성은 예상과 실제 대처과정에 고정시키는 효과를 가질 수 있으며 개인의 정신적 혼란을 일으킬 수 있다. 스트레스 요인에 기여하거나 대처행동을 개선할 수 있는 많은 개인적·상황적 요인들을 환자들이 인식하도록 돕는 것은 근골격계 질환과 함께 나타나는 불확실성을 줄이는 데 도움이 될 수 있다. 전반적으로, 임상가와 환자가 근골격계 질환의 통증 및 장애와 관련된 스트레스 수준에 궁극적으로 영향을 미치는 요인을 이해하고 인식하기 위해서는 상황요인과 개인요인을 모두 평가하는 것이 중요하다.

서로 다른 평가 Different Appraisals

유사한 상황에서도 다양한 개인적 및 상황적 요인에 의해 개인 간의 차이가 나타나지만 스트레스 및 대처 모델은 스트레스 요인을 평가하는 모든 개인은 1차 평가, 2차 평가 및/또는 재평가를 포함하는 인지평가 과정을 거친다(Lazarus와 Folkman, 1984a). 1차 평가는 스트레스 요인 또는 외상 사건의 규모와 중요성에 대한 평가를 포함한다. 1차 평가 동안, 개인은 스트레스를 받는 건강상태에 직면해야 하는 실제 위해성, 손실, 위협 또는 도전을 평가한다. 개인이 처음으로 근골격계 질환이나 근골격계 질환의 재발을 경험할 때 일차적인 평가가 이루어진다. 근골격계 질환이 있는 개인은 진료와 치료를 모색할 때 종종 일차적인 평가과정에 있다.

2차 평가는 스트레스 요인 또는 외상 사건이 통제될 수 있는 정도와 이용 가능한 대처자원에 대한 개인의 평가를 말한다(Lazarus와 Folkman, 1984a, 1984b). 2차 평가는 상황에 따라 될지도 모르는 것과 될 수 있는 것에 대한 판단이다(Lazarus와 Folkman, 1984b. 2차 평가에는 대처조건(예 휴식, 약물, 치료)이 다른 내부 및/또는 외부의 요구와 제약의 맥락에서 결과뿐만 아니라 해야 할 일을 달성하는지 여부에 대한 평가가 포함된다. 결과를 관리할 수 있다고 믿거나 결과를 관리하기 위한 대처자원을 가지고 있다면 건강상태의 관리 가능성 평가는 스트레스를 줄일 수 있다. 그러나 통제와 자원에 대한 인식이 감소된 경우 관리 가능성 평가는 위협을 고조시키고 대처에 대한 부정적인 감정과 믿음을 초래할 수 있다. 예를 들어, 요통이 있는 개인은 자신의 만성 요통이 재발되고 활동이 제한되었을 때 2차 평가를 사용할 것이다. 이는 다시 그들이 필요한 접근과 자원을 가지고 있다면 어떤 사람은 극복과정의 부분으로서 통증과 장애를 조절하기 위한 치료를 모색하는 동기를 부여한다. 반면 다른 사람의 경우 요통의 재발은 자신의 상태와 요통의 근본적인 원인에 대한 부정적인 감정과 믿음을 고조시키고 그 상태를 관리하는 능력을 감소시킬 수 있다.

재평가란 평가과정의 최종 특징이며 이전 평가의 변경 또는 개정 버전이 수반된다. 환경 변화나 건강상태와 같은 이유로 재평가는 여러 번 이루어질 수 있다(Lazarus와 Folkman, 1984a, 1984b). 재평가는 또한 개인이 인지 대처과정을 거치고 이용 가능한 대처자원에 대한 평가를 변경하였을 때 발생할 수 있다. 평가의 완전한 과정은 동적이기 때문에 많은 근골격계 질환 같은 만성 질환이나 지속적인 통증 상태를 가진 환자는 치료 전, 중, 후와 각 연속적인 사건마다 통증과 장애의 스트레스 요인과 각각의 대처자원을 평가하고 재평가할 가능성이 높다. 궁극적으로, 이전의 도움이 되지 않은 평가에 대한 재평가는 통증가소성 우세 통증 형태와 비협조적인 인지 및 대처 행동과 관련된 지속적인 근골격계 통증과 장애를 가진 환자에 대한 교육적·행동적·활동적/운동적 관리를 목적으로 한다.

대처 Coping

대처는 인지평가의 개념과 사람–환경 관계와 밀접하게 관련되어 있다. 대처는 스트레스 대면을 경험하는 사람에서 외부 및 내부 요구를 해결하기 위한 인지적 행동적 노력이다. 대처는 스트레스 이면에 있는 사람–환경 문제를 바꾸는 데 초점을 맞추거나 상황에 대한 평가를 바꾸는 방향으로 이루어질 수 있다. 또한 대처는 상황의 부정적인 감정상태를 줄이려고 노력하는 데 초점을 맞출 수 있다. 대처행동을 감소시킨 환자의 조기 확인은 대처행동을 개선하는 데 필요한 특정 요소와 자원을 목표로 하는 데 도움이 될 수 있다. 예를 들어 근골격계 장애를 가진 환자에서, 부정적인 평가를 받고 대처자원이 감소된 개인의 조기 식별은 임상가에게 환자의 믿음, 동기 및 치료에 대한 참여를 개선하기 위해 인지–행동적 관리를 증가시키도록 알리는 데 도움이 될 수 있다. 궁극적으로 건강 결과와의 관계에서 대처행동을 이해하는 것은 근골격계 질환이 있는 개인에게 의료자원을 식별하고 우선순위를 정하기 위한 큰 그림에서 중요할 수 있다.

핵심 포인트 Key Point

대부분의 근골격계 건강상태는 개인이 그들의 활동과 기대에 단기적이든 장기적이든 변화를 줄 것을 요구한다. 환자들은 그 상황을 평가하고(appraisal이라고 불림) 이 상태가 그들의 삶에 미칠 영향의 크기를 해석할 것이다. 환자들은 상황을 얼마나 관리하기 쉽게 인지하는지에 따라 상황에 다르게 반응할 것이다. 대처 능력이 더 강한 환자는 자신의 건강상태를 관리할 수 있다는 것에 대해 더 긍정적으로 느끼는 경향이 있다. 어떤 환자가 자신의 상태에 대해 부정적으로 느끼는지를 식별할 수 있는 임상가는 추가적인 지원을 제공하거나 환자를 적절한 간병인에게 의뢰하여 자신의 상태를 관리하기 위한 행동과 대처기술의 개선을 도울 수 있다.

스트레스 요인 관리: 통증의 스트레스 요인에 대한 대처
Managing Stressors: Coping With the Stressor of Pain

개인은 통증의 경험을 스트레스를 받는 것으로 묘사하고, 통증은 개인을 위한 스트레스의 원천으로 확인된다(Jensen와 Karoly, 1991). 스트레스 요인으로서 통증의 역할을 인식함에 있어서, 개인의 통증 경험에 기여하는 요소에 대한 이해를 바탕으로 탐구하고 확대할 필요가 있다. 통증의 전통적인 생의학적 모델은 통증이 보통 신체적 손상이나 부상으로부터, 유해한 감각수용기의 자극에서 비롯되는 일차적인 감각적 경험으로 이해되던 시대인 수백 년 전으로 거슬러 올라간다(Descartes, 1985). 이 통증이론은 주로 자극이 감각 역치를 초과하였을 때, 기계적·열적 또는 화학적 통증을 감지하는 데 특화된 감각수용기가 반응함으로써 유발되는 통증으로 정의된다. 이러한 단순한 관점은 통증은 특정한 신체적 병리로부터 오는 것으로 보고, 통증의 생의학적 모델이라고 부른다. 그것은 손상과 질병의 추가적인 심리적·사회적·행동적 기전을 포함하여 개인이 어떻게 통증을 경험하는지는 고려하지 않는다. 제2장에서 통증에 대한 우리의 현재 이해와 그 통증이 개인에게 미치는 영향에 대하여 더 깊이 연구하였다. 이 장에서는 건강상태 동안 개인의 통증 경험에 궁극적으로 영향을 미치는 개별 수준을 넘어 통증과 그 영향에 대한 광범위한 이해를 탐구할 것이다. 통증 경험을 높이거나 변화시킬 수 있는 많은 잠재적인 방법이 있다. 예를 들어 요통의 근골격계 상태에서는, 요통이 있는 환자가 종종 관련된 순수한 병리학적 과정보다 그들의 통증 경험이 더 크다는 것을 보여주는, 방사선 강도나 요추 병리와 관련이 없거나 일부만 관련이 있는 통증을 경험한다(Boden, 1996; Pahl 등, 2006). 통증의 생의학적 모델의 범위가 좁기 때문에 환원주의적이고 배제주의적이라는 비판을 받는 경우가 많으며, 보다 광범위한 개념을 탐구할 필요가 있다(Turk와 Flor, 1999).

통증의 생체심리사회적 모델 Biopsychosocial Models of Pain

통증에 대한 보다 넓은 관점을 포괄하기 위하여 Turk와 Flor(1999)는 전통적인 생의학적 모델에서 발견되는 많은 부족 부분을 다루는 통증에 대한 생체심리사회적 접근법을 설명하였다. 통증의 경험은 전형적으로 통증수용기성 또는 신경성 통증으로부터의 영향이 있지만, 그것이 질병 행동으로부터 비롯된다는 개념을 기반으로 한다. 질병 행동(illness behavior)은 주어진 증상이 개인에 따라 다르게 인식되고 평가되고 행동될 수 있는 방법을 설명하기 위하여 사용되는 용어이다(Mechanic, 1962). 질병 행동은 생물학적·심리적·사회적 요인의 역할이 건강상태와 상태가 진화함에 따라 변화할 수 있도록 하는 역동적인 과정이라고 생각된다(Engel, 1980).

1980년대에 Waddell(1987)은 질병 행동의 구조를 요통에 적용하였다[그림 3-2]. 그들의 견해는 만성 요통이 있는 사람들은 단지 통증수용기성 통증이 아닌 질병 행동을 경험하였다는 것이다. 이러한 관점은 만성 요통이 생리적 손상에서 비롯되지만 개인이 인지하고 보고하는 통증의 경험을 초래하는 더 넓은 인식적·정서적·사회적 요인을 가진 광범위한 생체심리사회적 모델을 대표하였다(Waddell, 1987). 이 작업 이후, 질병 행동의 구조는 많은 건강 조건에서 중요한 구성물로 인식되어 왔으나 요통을 제외한 대부분의 근골격계 상태에 대한 평가와 관리 전략에는 계속 존재하지 않았다.

통증의 스트레스-체질 모델 Stress-Diathesis Model of Pain

Asmundson과 Wright(2004)는 통증 행동과 만성 통증을 가진 환자의 장애에 기여하는 추가 요인과 통증 행동을 설명함으로써 생체심리사회적 틀을 확장하였다. 스트레스-체질 모델(stress-diathesis model) [그림 3-3]에서는 통증 상태의 충격(스트레스)을 그 사람과 그의 사회활동에 미치는 영향의 관점에서 설명하며, 그 모델은 개인이 추가적인 동반이환에 취약한(특이체질)지를 고려한다. 스트레스-체질 모델의 핵심 부분은 통증평가의 문제이다. 통증평가란 개인이 통증으로 간주하는 의미를 말한다(Sharp와 Harvey, 2001). 스트레스 및 대처 모델(Lazarus와 Folkman, 1984c)에서 이미 논의한 바와 같이, 통증의 관리 가능성과 대처자원을 평가하는 위협적·

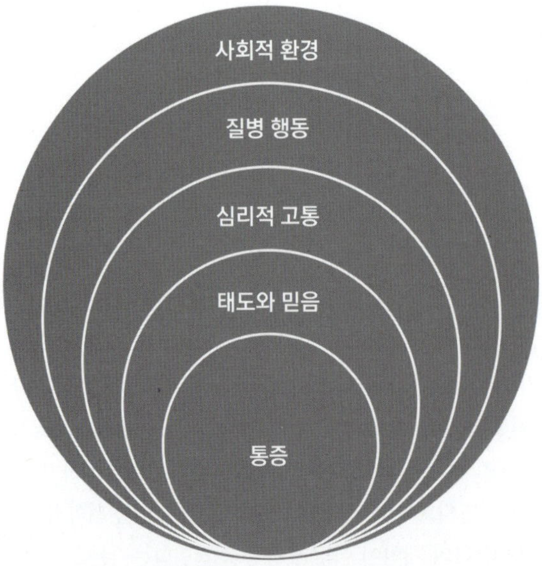

그림 3-2 통증의 생체심리사회적 모델. 만성 요통 및 장애에서 공포-회피 반응의 역할을 나타내는 Glasgow 모델의 단면적 표현
(Adapted with permission from Waddell et al. [1987, 1993].)

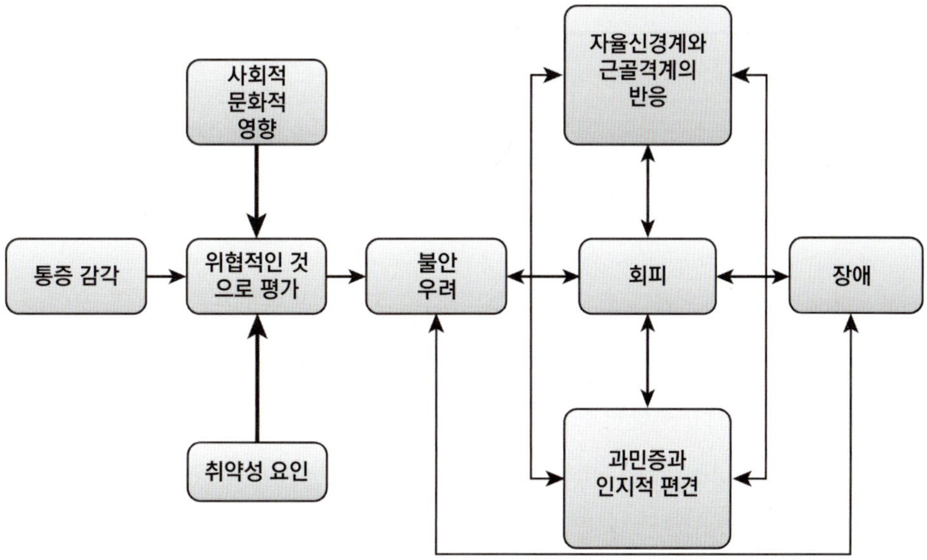

그림 3-3 통증과 장애의 스트레스-체질 모델. 만성 통증의 스트레스-체질 모델
(Adapted with permission from Asmundson and Wright [2004].)

양성적 또는 무관한 측면에서의 통증의 1차 평가와 2차 평가를 구별할 수 있다.

좌골신경통이 있는 중년 남성 환자의 예를 들어 보자. 그는 자신의 통증에 대하여 앉았을 때 8/10, 걷거나 서 있을 때 4/10로 평가한다. 그는 몇 년 전 수술에 이어 물리치료와 주사 등 여러 가지 중재를 시도하였고, 좋은 결과를 얻었다. 이것이 그에게 괴로운 일이기는 하지만, 그는 손자들과 시간을 보내고 일을 하는 등, 자신의 통증을 관리하고 그에게 중요한 활동을 계속할 수 있는 방법을 찾아냈다. 그의 작업환경은 그가 주변에 움직일 필요가 있을 때 그의 스케줄과 활동을 조절할 수 있도록 유연하다. 그는 손자들과의 활동은 줄었으나 가족과의 시간을 즐긴다. 어느 모로 보나 이 신사는 공포와 회피 행동이 낮고 Waddell이 설명한 생체심리사회적 모델 측면에서도 훌륭한 서술력을 가지고 있다.

스트레스-체질 체계에서 이 신사는 자신의 통증을 심각한 고통으로 평가하지 않으며 자신의 통증 수준을 수용하는 사회문화적 맥락을 가지고 있어 낮은 수준의 장애를 유발한다. 그러나 스트레스-체질 체계는 더 복잡한 상황을 설명하는 데 도움을 줄 수 있다. 같은 강도의 요통을 가진 역시 중년 남자인 또 다른 환자를 보자. 이 환자 역시 물리치료, 주사, 수술 등 많은 중재를 시도하였다. 이 환자는 휴식 시간이 거의 없이 대부분의 시간을 컴퓨터나 전화로 보내야 하는 사무실에서 일한다. 그의 가정/활동적인 삶은 산에서 하이킹을 하고 자전거를 타기 원하는 그의 아들과 그의 부인이 유방암 수술에서부터 회복되는 것에 초점을 두고 있다. 그는 자신의 통증이 부인과의 관계, 아들과의 활동, 일에 집중하는 그의 능력을 방해하는 것으로 인지한다. 그는 자신이 되고 싶은 사람이 될 수 없다는 것에 제한과 좌절감을 느낀다. 이것들은 사회적·문화적 맥락이 환자의 통증 인식에 어떻게 영향을 미치고 장애에 기여하는지를 보여주는 예 들이다. 게다가 이 환자는 15년 전 첫 번째 등 수술 후, 군 제대 후, 그리고 아버지가 심장마비를 일으킨 후 등 이전에 무력감을 경험한 적이 있었다. 이러한 경험들은 그가 자신의 요통이 매우 무력하게 하고 그의 지속적인 통증 상태를 유지하도록 기여하는 것으로 인식하기 쉽게 만든다. 이 취약성은 모델의 '체질' 부분이다.

스트레스-체질 모델에서는 높은 취약성, 심리적 고통, 낮은 자기효능감 그리고/또는 복잡한 사회적·문화적 상황을 가진 환자들에서 통증이 증가하고 장애의 수준이 높을 것으로 예상할 수 있다. 장애(그리고 통증)를 최소화하기 위하여, 결과에 영향을 미치는 것으로서 사회적·문화적 경험과 취약성의 영향을 이해하고 인식하는 것이 중요하다.

핵심 포인트 Key Point

통증은 급성과 만성 근골격계 질환이 있는 환자의 주요 스트레스 요인 중 하나이다. 우울증과 같은 다른 심리적 스트레스 요인이 있거나, 사회적 문화적 상황이 복잡한 환자들에게 통증 상태는 상당한 수준의 장애를 초래할 수 있다. 환자의 결과와 삶의 질을 향상시키기 위하여, 임상가는 상황에 대한 해석과 평가와 함께 심리적·사회적·문화적 요소를 포함한 환자의 이야기를 이해할 필요가 있다.

스트레스 요인 관리: 장애의 스트레스 요인에 대한 대처
Managing Stressors: Coping With the Stressor of Disability

스트레스–체질 모델에서 보듯이, 통증은 장애에 영향을 미치는 더 복잡한 요인 집합 중 한 가지일 뿐이다. 따라서 장애의 스트레스 요인과 비교하여 통증의 스트레스 요인을 다룰 때 대처행동은 궁극적으로 다를 수 있다. 장애를 이해하는 것은 건강과 건강관리 문헌에서 진화하는 과정에 있다. 환자의 장애 수준을 줄이거나 제한하고 기능을 향상시키는 것이 근골격계 임상가의 역할인데, 이것은 기능에 기여하는 요소와 장애에 대한 오늘날 우리가 가지고 있는 복잡한 이해를 필요로 한다.

장애와 기능 Disability and Functioning

몇 년 동안, 장애에 대한 더 넓은 개념을 설명하기 위하여 여러 가지 틀이 개발되어 왔다. 사회학자 Saad Nagi가 1960년대에 제안한 장애에 대한 가장 초기의 틀 중 하나는 의료전문가들이 여전히 사용하고 있는 질병경로를 보여주는 '장애 모델'이다. 장애 모델은 장애에 대한 선형적인 방식으로 기여하는 4개의 서로 관련되어 있지만 분리된 구조로 구성된 경로를 설명한다(Nagi, 1965). 그 모델은 병리학에서 시작하여 결국 손상, 기능 제한 그리고 장애를 초래하는 근본적인 질병 조건으로 구성된다. 현재 실무의 많은 부분은 손상을 치료하면 기능이 향상되고 장애가 제한될 것이라는 근본적인 암시와 이러한 구조들 사이의 연관성을 계속하여 기술하고 있다.

ICF 틀 ICF Framework

여러 면에서, 장애 모델은 생체심리사회적 모델에서 볼 수 있는 요인을 다루지 않는 치료에 대한 단순한 접근법을 설명한다. 제1장에서는 세계보건기구(WHO)와 미국 국립장애예방위원회가 개발한 ICF 모델을 소개하였는데, 장애의 개념에 대한 이전의 연구 기여를 보편적 분류체계로 결합하여 보건과 기능을 기능과 상황 요인의 두 가지 영역(domains)으로 정의하고 측정하였다. 영역은 기능 및/또는 장애를 촉진하거나 방해하기 위해 개인과 상호작용하는 다른 요인들로 특징짓는다(Bichkenbach 등, 1999). 다른 요인들에 대한 변화는 종종 건강 저하를 초래하며 따라서 개인의 장애를 설명하는 데 사용될 수 있다.

기능 Functioning

원래의 불능화 모델과 유사하게, ICF는 병리, 손상 및 기능을 포함하는 구성요소를 가지고 있다. 신체 기능과 구조에서의 문제는 대개 건강전문가들에 의해 손상(impairments)으로 불리며 구조나 기능의 이탈 또는 상실로 정의된다. 활동과 참여의 다른 두 가지 요소는 기능이라는 더 큰 개념을 포함한다. 활동과 참여는 각각 정의는 조금씩 다르지만 비슷한 개념이다. 활동은 개인에 의한 수행 또는 작업 수행으로 정의된다. 참여는 생활활동에 참여하는 것을 나타낸다. 개인의 활동 참여능력에 문제가 생기면 참여 제한이 생기고 실제 활동이 제한된다. 예를 들어, 요통이나 무릎 통증을 가진 개인은 보행, 계단 오르기, 또는 물건 들기와 같은 활동이 제한될 수 있다. 무릎 통증이 있는 사람이 보행이나 계단 오르기 같은 활동을 수행할 수 없을 때, 그것은 종종 수정되거나 보조된 방식으로 이 활동들을 처리하기 위한 사회적 지지뿐만 아니라 이 활동들을 실행하기 위한 기능적 능력과 심리적 자신감을 요구하는 많은 사회적·오락적·일상적 집안일에 환자가 참여하지 못하게 한다.

상황요인 Contextual Factors

ICF에서 상황요인은 장애에 영향을 미치는 개인적 또는 환경적 요인으로 분류된다. 상황요인은 스트레스와 대처 과정에서 인지평가 과정에 영향을 미치는 두 가지 형태의 요인과 유사하다: 개인적 요인과 상황적 요인(Lazarus와 Folkman, 1984b). 환경적 요인은 상황적 요인과 유사하게 개인의 기능에 영향을 미치는 개인의 삶의 맥락을 형성하는 외부적 또는 외적 세계의 모든 측면을 말한다. 환경적 요인은 모두 개인의 기능을 방해하거나 제한하는 장벽 또는 개인의 기능을 도울 수 있는 촉진자가 될 수 있다. 사회적·신체적 환경과 개인의 상호작용의 기능으로서 장애에 대한 이해는 수 년에 걸쳐 성장해 왔다. 그 결과, 환경은 자연환경, 구축된 환경, 문화, 경제체계, 정치체계, 사회체계를 통하여 장애에 영향을 미치는 것으로 여겨져 왔다. 이전의 문헌은 장애가 있는 사람이 생활과 사회에 대한 완전한 참여를가 제한되어 환경에서의 접근이 감소되었다는 점을 강조하였다. 궁극적으로, 신체적·사회적 관점에서 환경이 개인을 뒷받침해 주지 않을수록, 그 결과로 생기는 장애는 더 커진다.

또 다른 형태의 상황적 요인인 개인적 요인은 개인의 기능 및 장애에 대한 내부적 영향인 모든 것을 포함할 수 있다. 개인적 요인으로는 연령, 성별 및 사회적 지위(Stucki와 Ewert, 2005)와 같은 개인적 표시와 대처방식, 생활양식, 습관, 사회적 배경, 과거 경험, 자기효능감, 자기 주장 및 적어도 초기에는 건강상태와 직접적인 관련이 없는 다른 심리사회적 자산이 포함된다. 이것은 개인의 요소가 개인에게 통제감을 주는 특정한 결정과 믿음을 가지도록 동기를 부여하는 개인적 가치로 구성된 스트레스와 대처 모델의 개념과 겹친다(Lazarus와 Folkman, 1984a, 1984b). 이러한 성격 특성은 장애에 부차적으로 발생할 수 있는 한계에 어떻게 대응하느냐에 영향을 미칠 수 있다. 일부 개인은 건강상태와 그에 상응하는 장애와 관계없이 자기 주장이 어렵거나 부정적인 시각을 가질 수 있다. 다른 사람들은 장애와 상관없이 지속되는 긍정적인 낙관주의나 자기결정 의식을 가질 수도 있다. 개인의 견해나 자아 감각은 자신의 더 큰 사회적 맥락에 의해 직접적인 영향을 받을 수 있다. 전반적으로 개인적 요인은 개인의 장애 수준에 영향을 미치는 사람 내의 속성이며, 다시 말하면 경험하는 통증이나 장애에 의해 긍정적이거나 부정적으로 영향을 받을 수 있다. ICF 틀에서 개인요인을 인식하는 것은 개인이 단순히 자신의 신체적 기능의 합 이상이라는 것을 보여준다. ICF 틀과 그 구성요소는 [그림 3-4]에 표시되어 있다.

요통에서의 기능 및 장애의 적용 Application of Functioning and Disability in LBP

기능의 ICF 모델은 현재 임상가, 연구자 및 공중보건공동체가 이해하고 있는 장애의 복잡성과 다요소 특성을 설명한다. 근골격계 영역인 요통은 우리 사회에서 근골격계 관련 장애의 중요한 원인으로 인식되기 때문에 이들 그룹 모두에게 많은 주목받아 왔다.

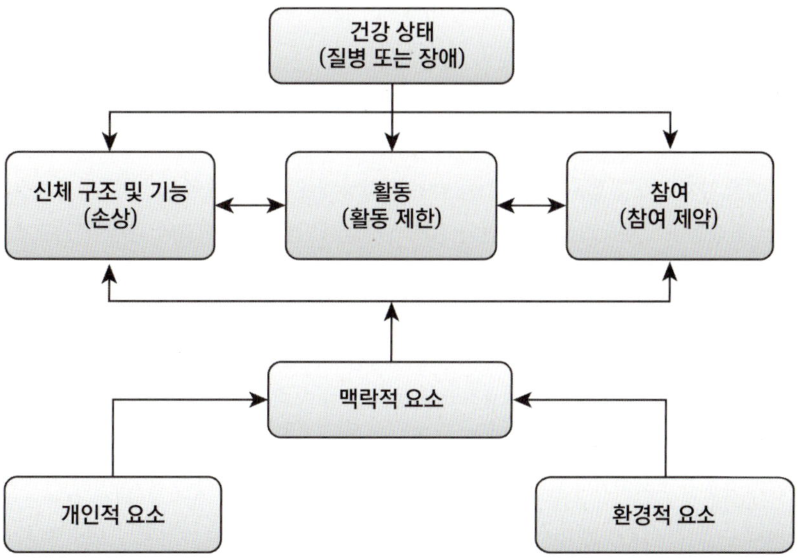

그림 3-4 기능, 장애 및 건강 체계의 국제 분류. 상호작용하고 기능 중단에 기여하며 비활성화가 증가하는 여러 요인의 표현
(Adapted with permission from the WHO ICF framework [WHO, 2001].)

1980년, Waddell은 개인의 요통 경험에는 많은 비조직적·행동적 요소가 있다는 것을 보여 줌으로써 요통의 임상적 관점에 혁명을 일으켰다(Waddell 등, 1980, 1989). 요통에 대한 지속적인 연구와 함께 장애의 개념을 연구하는 작업은 요통 환자에서 기능하는 전형적인 근골격계 문제의 스펙트럼을 더 복잡하게 이해하는 결과를 낳았다. 요통의 복잡성을 이해하는 데 도움을 주기 위하여 다양한 연구에서 ICF 틀을 사용해 왔다(Krismer와 Van Tulder, 2007; Sigl 등, 2006; Cieza 등, 2004). 요통의 개발 및 관리에서 심리적·환경적 위험요인이 확인되어 왔다(Gatchel 등, 1995; Waddell, 1987, 1991; Waddell 등, 1989, 1993). 이러한 연구들은 신체 증상을 넘어서는 요통의 복잡성을 보여주며 요통과 같은 근골격계 질환에서 다요소 불능화 모델을 지원한다. 스트레스 및 대처 모델을 ICF 틀과 스트레스-체질 모델과 결합하여 사용함으로써, 근골격계 장애를 가진 환자의 통증과 장애의 경험을 설명하는 각각의 대처 과정과 자원을 더 잘 식별할 수 있다. 궁극적으로 이러한 이론적 기여는 근골격계 질환에 기여하는 정신사회적 요인에 대한 임상가의 이해를 향상시키고 장애의 결과를 줄이기 위한 자원의 할당을 개선한다는 더 큰 목표를 뒷받침하는 역할을 한다.

스트레스 및 대처의 자원 이론 Resource Theories of Stress and Coping

개인적·환경적 요인이 근골격계 질환의 장애에 어떻게 기여하는지를 더 잘 이해하기 위해, 이론적 구조는 스트레스와 대처의 여러 자원 이론에서 확인되어 왔다. 당뇨병이나 암과 같은 일부 건강조건에서는 사회적·개인적 구조가 스트레스를 받는 사람-환경적 거래를 다루는 대처자원으로서 제공되도록 제안되어 왔다. 근골격계 질환 환자에 의한 대처에 있어 어떠한 개인적이고 사회적인 구조가 중요한지 더 많이 밝혀낼 필요가 있다. 이 장에서는 자기평가된 건강, 자기효능감 및 사회적 지원의 구성을 포함하여 구체적인 구조를 탐구한다. 각 구조는 건강과 건강행동에 영향을 미치는 개인 수준 대처행동과 사회의 대인관계의 역할을 모두 반영한다.

심리사회구조로서의 자가평가 건강 Self-Rated Health as a Psychosocial Construct

자가평가 건강은 환자의 건강상태에 대한 자신의 관점을 확인하는 데 흔히 사용되는 측정이다. 자가평가 건강은 나쁜 대처행동뿐 아니라 건강 결과의 향상에 기여할 수 있다고 생각된다. 건강의 자가평가는 건강 문헌에서 자주 사용되며 질병률과 사망률의 예측 변수로 보여 왔다(Ware와 Sherbourne, 1992). 자가평가 건강은 또한 많은 건강 관련 결과에서 개선과 감소에 민감하다는 것이 입증되었다(Garrity 등, 1978; Rodin와 McAvay, 1992). 커뮤니티의 건강 결과에 대한 Gold 등(1995)의 5년 연구 결과, 기능 능력과 자가평가 건강은 모두 건강 결과의 독립적인 예측변수라고 결론지었다.

자가평가 건강 측정은 건강의 신체적·정신적 영역과 관련된 주관적 행복을 평가한다. 이 측정들은 신뢰성, 유효성 및 반응성의 증거를 보여주는 임상실험과 보건서비스 연구에 광범위하게 사용된다(Stewart 등, 1988). 이 연구들은 근골격계 클리닉에서 환자로부터 초기에 습득해야 하는 정보의 하나로 건강상태 측정을 주장한다. 비록 대부분의 의학치료는 여전히 통증과 질병과 관련된 사람의 실제 신체상태에 초점을 맞추고 있지만, 인식된 건강은 주로 사람의 행복과 기능에 기여할 수 있다.

건강평가 Appraisal of Health

신체적·정신적 건강 모두에서 자가평가 건강은 스트레스를 받는 건강상태에 직면하였을 때 더 큰 평가과정의 일부가 될 가능성이 있다. 부정적인 건강 경험 동안 건강상태에 대한 인식은 개인의 실제 신체상태만큼 건강 결과와 관련이 있다고 여겨진다. 개인이 자신의 전반적인 건강에 대한 더 나은 인식을 가지고 있을 때, 이러한 건강 믿음은 질병 경험 동안 긍정적인 대처행동을 강화할 가능성이 더 크다. 예를 들어, 노인들의 건강에 대한 전반적인 인식은 나이와 관련된 건강문제를 다룰 때 능동적 대처전략을 사용한다고 예측할 수 있는 것으로 나타났다(Menec 등, 1999). 건강인식이 긍정적이지 않은 사람들은 또한 질병 중 자기파괴 행동으로 유도될 수 있는 병적 행동을 할 수 있다(Mechanic, 1962). 이에 대한 한 가지 이유는 자가평가 건강은 건강하거나 건강하지 못한 사람의 지속적인 자아관념의 반영으로 여겨지기 때문이다(Bailis 등, 2003). 개인의 자기-건강 개념에 영향을 미치고 기여할 수 있는 많은 요소가 개인 수준 너머에 있다. 그러므로 건강의 자가개념은 긍정적이거나 부정적인 질병 행동을 할 때 중재자 역할을 할 수 있다.

신체 측정과 결과의 차이는 또한 응답자의 이전 자가평가 건강과 관련이 있는 것으로 나타났다(Bailis 등, 2003). 종적 연구는 초기 자가평가 건강 예측이 낮은 사람들이 시간에 따라 기능 능력이 약하고 의료 활용률이 증가함을 보여주었다(Rodin와 McAvay, 1992; Ferraro 등, 1997). 부정적 자가평가 건강은 일반 인구에서 장기간의 장애와 건강 감소를 예측하는 것으로 밝혀졌다(Ferraro 등,

1997). 자가평가 건강의 변화는 신체건강, 정신건강, 인식된 사회적 지원 및 성과 관련 행동의 장기적인 변화와 일치하는 것으로 나타났다(Bailis 등, 2003). 더구나, 자가평가 건강은 응답자가 향후 특정 건강 관련 행동을 개선하고자 하는지에 따라 차이가 있는 것으로 나타났다(Bailis 등, 2003). 이러한 소견은 자가평가 건강은 자신의 건강상태에 대한 현재의 평가로서, 자기개념과 유사하며, 비교적 중요한 건강 관련 목표를 달성하기 위한 노력의 반영임을 시사한다.

자가평가 건강의 적용 Application of Self-Rated Health

인지된 신체적·정신적 건강의 측정은 여러 표준화된 도구에 의해 보건 문헌에서 일상적으로 수행되어 왔다(Brooks 등, 1990; Gold 등, 1996; Hicks와 Manal, 2009; Ware와 Sherbourne, 1992). 건강 문헌에서 사용되는 일반적인 도구는 의료 결과 조사 단축형 36설문지(Medical Outcome Survey Short Form 36 Questionnaire) 또는 SF-36이다. 다른 도구로는 일반 심리적 안녕평가(General Psychological Well Being Inventory; Dupuy, 1984), 건강인식질문지(Health Perceptions Questionnaire)(Davies와 Ware, 1981), EuroQol (Group, 1990), 그리고 신체적 및 역할 기능을 평가하는 다양한 다른 측정법(Reynolds 등, 1974)이 있다. 일반적인 건강조사는 신체적·정신적 건강의 다양한 측면을 다루는 광범위한 질문으로 전반적인 자가평가 건강을 측정하도록 설계되어 있다. 일반적인 측정의 유용성은 동일한 조건을 가진 환자들 간뿐만 아니라 다른 조건을 가진 환자 간의 비교를 허용하는 능력에 있다고 흔히 생각된다. 어떤 경우에는 일반 건강측정이 인구 또는 질병특이적 표준에서 벗어난 점수로 표시될 진단그룹으로부터 예상치 못한 문제를 식별할 수 있다. 이러한 자가평가 지표는 환자의 신체적 감각(예 신체적 통증), 환자가 그의 이전과 비교하거나 또는 그의 동료와 비교했을 때 일상생활에서 수행할 수 있는 것에 대한 비교, 기능과 사회적 역할에 대한 사회적 인식 등을 고려할 가능성이 있다. 전반적으로, 근골격계 장애를 가진 개인이 자신의 일반적인 신체적·정신적 건강을 어떻게 인지하는지를 이해하는 것은 통증과 장애의 결과에 대한 개인적·환경적 수준에서 더 큰 역할을 할 수 있다.

예를 들어 SF-36을 자세히 살펴보면, 신체적·정신적 건강 요약 척도를 심리측정학상으로 산출하는 일반적인 건강 조사이다. 수많은 이전 연구들에서 SF-36은 질병의 상대적 부담 비교와 다른 치료들의 광범위한 범위에 의해 인식된 건강편익의 차별화에 있어 건강 결과를 평가하는 데 일반과 특정 모집단에서 사용되어 왔다. SF-36의 내용 유효성은 널리 사용되는 다른 일반 건강조사와 비교되어 왔다(McHorney 등, 1993; Ware 등, 1995). SF-36은 영국 의학저널(British Medical Journal)에 발표된 연구에서 가장 널리 평가된 일반적인 환자 평가 건강 결과 척도로 판단되었다(McHorney 등, 1993; Ware 등, 1995). SF-36은 200개 이상의 질병과 조건에서 일반적인 인구 표준과 질병특이적 기준을 비교하고 질병 부담을 추정하는 데 유용한 것으로 입증되었다. 50개 이상의 SF-36 간행물이 있는 가장 자주 연구되는 질병과 질환은 다음과 같다: 관절염, 암, 심혈관질환, 만성폐쇄성 폐질환, 우울증, 당뇨병, 위장병, 편두통, HIV/AIDS, 고혈압, 민감성 장증후군, 신장질환, 요통, 다발성경화증, 다양한 근골격계 질환, 신경근육질환, 골관절염, 정신적 진단, 류마티스 관절염, 수면장애, 척수손상, 뇌졸중, 약물남용, 수술 절차, 이식 및 외상(Turner-Bowker 등, 2008).

SF-36은 36개 항목으로, 8개 영역을 포괄하는 일반적 건강상태에 대한 자가보고 척도이다: 신체적 기능, 신체적 건강문제의 결과로 인한 역할 제한, 정서적 건강문제의 결과로 인한 역할 제한, 에너지/피로, 정서적 행복, 사회적 기능, 통증 및 일반적인 건강인식(McHorney 등, 1993; Ware와 Sherbourne, 1992). 요통은 자가평가 건강 및 건강행동에 대한 증거를 탐구한 근골격계 실행의 핵심 영역이다. 심리사회적 요인과 정서적 고통은 신체검사 소견이나 단독적인 통증의 심각성에 비해 요통 결과에 대한 더 강력한 예측변수인 것으로 밝혀졌다(Pincus 등, 2002). 요통 결과가 낮을 것으로 예측되는 심리사회적 요인에는 우울증, 수동적 대처전략, 높은 장애 수준 또는 신체화가 포함된다(Fayad 등, 2004; Pincus 등, 2002). 제4장에서는 심리적 요인과 관련된 사안을 더 상세하게 논한다. 그러나 일반적인 건강상태 측정은 사회활동이나 사회적 역할에 참여할 수 있는 능력을 포함하여 환자의 삶의 어떤 측면에 가장 큰 영향을 미치는지에 대한 통찰력을 줄 수 있다는 것을 기억해야 한다.

일반 요통 문헌에서 Fanuele 등(2000)은 척수장애를 가진 1만 7,774명의 예상 환자 표본에서 의료 결과 조사 SF-36 신체적 구성요소 점수(PCSs)를 조사하였다. 그들은 일반 미국인이 50.0 ± 10.00인 것과 비교하여 요통이 있는 개인의 평균 PCS가 30.4 ± 9.95(표준편차)인 것을 발견하였다. 이것은 일반적으로 척추장애를 가진 개인에서 PCS가 크게 감소하며, 만성 심장기능장애(31.0), 만성폐쇄성 폐질환(33.9), 전신 홍반성낭창(37.1), 암(38.4), 그리고 원발성 고관절 전성형술(29.0), 원발성 슬관절 전성형술(32.6), 관절상완관절 퇴행성 질환(35.2)과 같은 골격계 질환 등 다른 근골격계 질환과 같은 환자군에서의 PCS와 유사하다는 것을 의미한다(Fanuele 등, 2000). 요통 및 다른 근골격계 장애는 개인의 인식된 자가 건강에 큰 영향을 미치기 때문에, 추가적인 질문 및 평가, 협력적 목표 설정 및 결과 재평가를 유도하기 위한 건강 상태 측정을 포함하는 것이 중요하다. 총점 외에도 임상가는 어느 영역이 환자의 상태에 가장 영향을 받으며 중재의 목표가 될 수 있는지, 이러한 문제를 해결하기 위해 이첩을 해야할지 판단할 수 있다.

핵심 포인트 Key Point

자가평가 건강은 환자들이 자신의 건강을 어떻게 인식하는지를 보여주는 지표이다. 급성 또는 만성 근골격계 질환이 있는 환자는 모두 여전히 그들의 전반적인 건강을 좋게 평가할 수 있다; 이것은 환자가 건강상태를 다루는 데 있어서 좋은 대처기술을 가지고 있음을 나타낼 수 있다. 그 반대도 사실이다: 그들의 전반적인 건강을 약하다고 평가하는 환자들은 그들의 상태를 관리하는 능력이 더 떨어질 수 있다. 따라서 급성 또는 만성 통증 질환이 있는 환자에 대한 검사에 건강상태 측정을 포함시킬 것을 권고한다. 이 측정은 환자 결과뿐만 아니라 중재 선택을 위한 지침과 추가적인 대처자원을 추가 및/또는 증강하기 위한 지표로 사용될 수 있다.

사회적 인지이론과 자기효능감의 심리사회적 구성

Social Cognitive Theory and the Psychosocial Construct of Self-Efficacy

건강상태 측정은 신체적 환경과 사회적 환경 모두에서 기능할 수 있는 능력을 함께 이끌어 주는 개인적 특성과 사회적 요소 사이의 연관성을 만들기 위해 시도한다. 어떤 이들은 개인을 그들 자신의 환경과 사회체계의 생산자이며 생산물이기도 하다는 Bandura(1977a)의 관점에 의한 연구를 종종 인용한다. 이러한 관점은 사회적 인지이론(social cognitive theory, SCT) (Bandura, 1977a, 1986)이라고 일컬으며, 개인이 자신의 생각, 감정, 동기, 행동을 통제할 수 있는 자가체계를 소유하고 있다(Bandura, 2001). 사회적 인지이론은 사람들의 능력에 대한 믿음이 근골격계 질환 치료에 참여하는 것 같은 상황에서 어떻게 행동하는지에 영향을 미친다는 가설을 세웠다. 치료는 건강전문가, 가족 또는 친구들에 의한 신체적·정신사회적 지원을 받을 수 있는 기회가 있는 환경을 제공하며, 이는 다시 그들의 능력에 대한 믿음에 영향을 줄 수 있다. 치료 중 외부의 사회적 지지와 개인의 신체적 행동 모두 기능적 업무를 수행하는 능력에 대한 개인의 믿음을 향상시키는 데 도움이 될 수 있다.

자기효능감 Self-Efficacy

자기효능감의 구조는 SCT 틀의 핵심 개념이다. 인식된 자기효능감은 특정 성과 달성을 위해 필요한 활동과 행동을 조직하고 실행할 수 있는 능력에 대한 개인의 믿음으로 정의된다(Bandura, 1997). 그것은 주어진 영역에서 특정 과업이나 과업의 범위를 수행하는 자신의 능력에 대한 상황별 평가이다. Bandura(1997)는 자기효능감을 4가지 영역에 영향을 미치는 것으로 설명한다: (1) 이루어지는 선택, (2) 직무별 역할에 투입된 노력, (3) 장해물이 있을 때 지속되는 시간, (4) 특정 상황에서 특정 업무를 수행하는 데 대한 자신감.

무엇이 관리되고 있는지에 따라, 개인의 영향력이 행사되는 업무는 자신의 동기 조절, 사고과정, 정서적인 상태와 활동, 또는 환경조건의 변화를 수반할 수 있다. 자기효능감 믿음은 이러한 맥락적 요인에 민감하다. 따라서 자기효능감 판단은 수많은 과제와 상황에 따라 다르며, 개인은 목표의 유형에 따라 이러한 판단을 활용한다는 점에서 다른 기대 믿음과는 다르다(Bandura, 1986; Bandura 등, 1989; Pintrich와 Schunk, 1996). 자기효능감은 특정 업무 수요에 대한 실질적인 필요성을 인식하거나 대처전략을 수립하고 평가하는 것과 같이 보다 광범위한 자기규제 기술에 의해 지배되는 행동을 조직하는 데 필요한 하위기술을 참조할 수 있다. 이러한 자기규제 하위기술을 보유하면 개인이 다양한 활동에서 자신의 성과를 향상시킬 수 있다. 이는 특히 근골격계나 다른 건강장애를 겪고 있는 환자와 관련이 있다. 자가규제 기술을 가진 개인은 이론적으로 치료에 참여하고 활동 중 통증 감각에 직면했을 때에도 과제 수행에 대한 대안적 전략을 개발할 수 있었다. 자기효능감은 또한 공통점이 활동 전반에서 인지적으로 구조화되었을 때 기술 전반에서 일반화될 수 있다. 예를 들어, 근골격계 치료에서 행해지는 신체운동과 운동기술에 대한 자신감은 업무가 일상생활에서 수행되는 다른 활동에 대한 자신감으로 이전될 수 있다.

이론적으로, 사람들은 특정한 목표나 과제를 수행하는 맥락에서 자기효능감의 믿음을 만들고 형성한다. 자기효능감의 믿음은 근골격계 질환이 있는 환자의 통증, 기능의 한계, 장애의 경험에 영향을 미칠 수 있다. 자기효능감 믿음은 올바른 지지와 보강으로 수정할 수 있는 잠재력을 가지고 있다. 보행과 같은 기능적 활동을 실천하는 환자는 통증 유발의 재구성된 이해와 갑작스러운 통증유발을 피하기 위한 조율을 성공적으로 연습함으로써 보행에 대한 직무별 자기효능감을 높일 수 있으며, 그 결과 병원 밖에서 자신감과 활동 참여도를 높일 수 있다. 더욱이 기능적 업무에 대해 높은 자기효능감을 가지고 치료에 들어가는 환자는 치료에 요구되는 과업을 성공적으로 완수하는 데 필요한 모든 활동을 조직하고 실행할 수 있다는 믿음이 훨씬 더 클 수도 있다. 이론적으로 자기효능감이 높은 환자는 규칙적으로 계획된 클리닉 예약에 참여하고, 의료지침에 따르며, 일련의 가정 및 클리닉 운동을 수행하고, 통증과 불편을 최소화하기 위한 적응적 회피행동을 수행하는 것과 같은 긍정적인 건강행동을 포함한 과제 완성에 대한 믿음을 높일 수 있었다. 전반적으로, 높은 자기효능감 믿음은 개별적인 목표에 도전하고 이러한 목표에 대한 강한 헌신을 유지하도록 이끌 수 있으며, 이는 궁극적으로 근골격계 장애와 관련된 결과에 영향을 미칠 수 있다.

연구자들은 자기효능감 믿음이 행동에만 영향을 미칠 뿐만 아니라 결과의 기대치를 부분적으로 결정한다고 생각한다. 특정 과업에 성공을 기대하는 사람은 종종 그 과업에 성공하는 결과를 얻는다. 그와 반대로 과업 수행에 확신이 부족한 사람의 경우나 , 자신의 성공을 의심하는 사람은 실패하는 결과를 낳게 될 것이다. 근골격계 치료에서 발견되는 것 같은 과업을 수행하는 환자들은 치료과정에 필요한 특정 과업을 수행하면서 치료 외의 유사한 기술로 이러한 믿음을 이전함으로써 유사한 예상 결과를 얻을 수 있을 것이다.

만성 질환이 있는 사람들과 노인에서 발견되는 자기효능감의 문제들은 그들의 능력에 대한 재평가와 잘못된 평가에 초점을 맞춘다. 만성 및 노화의 신체적 개념이 대부분 능력 감소에 초점을 맞추고 있기 때문에 만성 통증이나 일반적 노화 우려로 인해 사람들이 정기적인 활동을 피함에 따라 많은 신체적 기능이 감소할 수 있다. 그러나 증거는 나이든 성인이 그들의 지적·신체적 능력을 사용하라고 배울 때, 그들의 인지 및 신체적 기능의 향상이 20년 이상 수행에서의 평균 감소의 상쇄보다 더 크다는 것을 보여주었다(Bandura, 1997). 만성적인 건강상태에서도 유사한 상황이 나타난다. 건강상태가 만성화됨에 따라, 개인은 종종 훨씬 더 낮은 수준에서 업무를 수행하는 능력을 재평가할 수 있다. 그러나 인지 및 신체적 능력을 모두 대상으로 하는 중재는 이러한 감소를 일부 완화시킬 수 있다. 따라서 인식된 자기효능감이 활동에 관여하는 정도에 영향을 미칠 수 있으며, 이론적으로 노인에서 보이는 근골격계 질환이나 만성 질환에서 오는 감소를 완화시킬 수 있다.

자기효능감의 적용 Application of Self-Efficacy

많은 근골격계 질환에서, 많은 환자가 인지하는 통증과 장애 앞에서 특정 과정에 대한 자기효능감이 유지되거나 개선될 수 있는지 알 수 없다. 통증의 실제 경험, 참여를 대체하는 두려움 그리고/또는 회피 행동, 그리고 활동 후에 이루어지는 인지평가 또는 재평가에서 반복적인 통증 경험의 결과 때문에 통증은 환자가 활동에 참여하지 못하게 하거나 방해할 수 있다고 알려져 있다. 기능 저하는 개인의 자신감을 떨어뜨릴 수 있으며, 그 결과 개인이 일상생활에 참여하는 활동의 수준을 계속해서 낮출 수 있다.

실험실 실험에서 자기효능감 믿음은 통증에 대한 내성 수준을 높이는 것으로 밝혀졌다(Keefe 등, 2005). 통증에 대한 생물학적 관점에서 인지된 자기효능감은 신체의 오피오이드와 면역체계에 영향을 미치는 것으로 나타났다(Weisenberg 등, 1998). 요통과 관련된 통증 질환이 있는 환자의 경우 자기효능감은 신체적·심리적 기능에 긍정적인 영향을 미친다(Woby 등, 2007). 자기효능감이 수술과 같은 극심한 신체적 중재 후에 통증과 기능에 영향을 미친다는 근거가 있다(Bastone와 Kerns, 1995; Allen 등, 1990). 정형외과 수술을 받은 환자에 대한 전향적 연구에서 치료 시작 전 높은 자기효능감이 회복속도를 높이고 더 나은 장기적 결과를 보여주는 것으로 나타났다(Waldrop 등, 2001; Dohnke 등, 2005; Orbell 등, 2001). 자기효능감이 높은 개인이 더 높은 성과를 기대하기 때문에 건강증진 행동에 참여하고 치료 권고사항을 더 잘 준수하도록 동기부여가 될 수 있다. 또, 자기효능감이 높은 사람은 통증이나 약화와 같은 장벽에 직면했을 때 활동을 포기하는 경우가 적고, 따라서 활동 회피, 신체적 상태 악화, 사회적 지지의 상실, 우울증 이라는 부정적인 소용돌이에 갇히는 경우가 적다고 생각된다.

치료 중 자기효능감의 적용 Application of Self-Efficacy During Treatment

재활 관련 문헌에서, 자기효능감은 연구중인 특정 재활치료법과 만성 질환 과정과 관련된 직무별 구조를 사용하여 측정한다. 연구에서는 치료과정에서 직무별 자기효능감이 개선될 수 있음을 나타냈다. Scherer와 Schmieder(1997)는 만성폐쇄성폐질환으로 인한 호흡곤란증 치료에 참여한 환자들에서 직무별 자기효능감이 개선되었음을 입증하였다. 교육과 운동 훈련을 마친 환자들은 호흡곤란을 피하거나 관리하기 위하여 자기효능감 점수가 상당히 증가하였다. 또한, 환자들은 운동지구력에 대한 자기효능감 기대치를 높였다(Scherer와 Schmieder, 1997). Calson 등(2001)은 신체적 운동을 포함한 심장재활치료가 독립적 운동에 대한 환자의 치료 후 자기효능감 믿음을 향상시켰다는 것을 보여주었다. Jeng과 Braun (1997)의 또 다른 연구는 심장재활치료의 기능적 결과에서 더 큰 성공이 더 높은 운동별 자기효능감 점수와 관련이 있다는 것을 발견하였다. 마지막으로, Rejeski 등(1998)은 환자들이 무릎 골관절염을 위한 유산소 및 강화 훈련 운동을 할 때, 능동적으로 신체운동에 참여하는 사람들이 대조군에 비하여 무릎 골관절염 환자를 위한 과제별 제한과 계단 오르기에 대한 자기효능감 결과가 증가하였다는 것을 발견하였다.

연구는 자기효능감이 대처와 심리적인 결과의 개선에 중요한 요소라는 것을 증명하였다(Tinetti 등, 1994; Salbach 등, 2006; Lackner와 Carosella, 1999b). Taal 등(1993)은 류머티스 관절염 환자를 대상으로 RA에 대처할 때 기능, 통증 및 장애와 관련된 자기효능감 수준을 조사하였다. 높은 자기효능감 점수는 통증, 질병 상태 및 기능적 능력과 무관하게 개선된 대처능력과 관련이 있었다. 게다가 Strahl 등(2000)은 관절염 환자에서 더 높은 자기효능감 수준은 심리적 기능과 관련된 더 나은 결과를 보여 준다는 것을 발견하였다.

만성 요통 환자들에 대한 자기효능감 조사에서 초기 자기효능감 믿음이 높으면 기능적 능력이 높아지는 것으로 나타났다. 만성 요통 환자들을 포함한 Lackner와 Carosella (1999a)의 연구에서 100명의 환자를 대상으로 어떤 검사나 치료 전에 하중 들기 과업을 수행하는 자신감을 평가하였다. 다음으로, 이 환자들은 하중 들기를 위한 후속 신체검사 및 신체 수행 테스트를 받았다. 그 결과 자기효능감 믿음과 더 높은 하중 들기와 더 높은 신체 수행 사이에 중요한 연관성이 나타났다. Lackner와 Carosella는 통증 인식이나 심리적 고통의 측정과 신체적 수행 측정 사이의 연관성을 발견하지 못하였다.

전반적으로, 이러한 연구들은 자기효능감이 건강관리에서 중요한 구성요소이며, 근골격계 관련 장애에서 인식되어야 한다는 것을 보여준다. 이 두 가지 연구는(Jeng와 Braun, 1997; Lackner와 Carosella, 1999a) 자기효능감 믿음이 만성 질환 과정의 환자들에서 통증과 장애의 결과에 영향을 미친다는 것을 증명하는 중요한 관계를 발견하였다. 치료 과정에서 자기효능감의 역할은 더 많은 조사를 통해 알려졌지만, 이 연구들은 특정 과업을 수행하는 능력에 관하여 높아진 환자 믿음이 치료 중과 치료 후 환자의 기능적 심리적 및 전반적인 대처행동 또한 증진할 수 있으며, 따라서 통증과 장애의 전반적 인지를 낮추도록 돕는다는 것을 나타낸다. 많은 근골격계 질환에서 자기효능감의 역할이 알려져 있지 않지만, 임상가와 연구자들은 근골격계 장애가 있는 환자들의 통증, 장애 및 대처행동에 대한 자기효능감의 가능한 영향을 평가하는 것이 중요하다.

핵심 포인트 Key Point

자기효능감은 긍정적인 환자 결과에 중요한 역할을 한다. 자기효능감은 어떠한 근골격계 건강상태에서도 초기 검사의 일부로서뿐만 아니라 재활의 지속적인 진행 중에도 평가되어야 한다. 임상가는 환자의 성공을 유도하고 자기효능감을 향상시키는 중재를 선택하거나 등급화된 노출을 사용하여 자신감을 높이기 위한 노력이 특정 과업의 회피 및 낮은 자기효능감에서 오는 두려움을 감소시킬 수 있다는 점에 유의하여야 한다. 이것은 치료하는 임상가와 관련될 수 있으며, 또는 다른 치료제공자에게 추가적인 의뢰가 필요할 수도 있다.

사회적 관계와 건강 Social Relationships and Health

우리가 이 장에서 설명한 모델들이 생물학과 생리학, 개인의 특징과 사회적 요인(예 생체심리사회적 모델)의 복잡한 역할을 지지하지만, 근골격계 장애를 가진 환자의 건강과 관리에 있어 사회적 요인의 직접적인 역할에 대해서는 알려진 바가 적다. 일반적으로, 연구자들은 출처에 상관없이 사회적 지지와 사회적 유대를 가진 사람들이 고립된 사람들보다 더 오래 산다고 판단하였다(Putnam, 2000). 다른 사람들과 긴밀한 관계를 맺고 있는 사람들은 더 나은 건강을 유지하고, 질병에 저항하며, 그들이 직면하는 문제들을 더 성공적으로 처리한다(Putnam, 2000; Guidi 등, 1998). 사회적으로 고립되고 사회적 관계가 적은 사람들은 성별, 인종, 인종적 배경, 사회경제적 지위와 관계없이 사회적 관계가 좋은 사람들보다 사망률이 2~5배 높은 것으로 밝혀졌다(Berkman, 1985; Cohen 등, 2000).

건강과 결과가 관련되므로, 환자의 사회적 접촉과 자원에 대한 평가는 새로운 치료와 개선된 결과로 이어질 수 있다. 사회적 통합과 사회적 네트워크는 개인이 자원으로 이용할 수 있는 사회적 연결의 존재와 양을 기술하는 데 사용되는 용어이다. 사회적 통합은 사회적 유대(Berkman, 1985)의 존재를 확립하기 위하여 사용되며, 다른 사람들과의 개방적이고 정직한 관계를 말한다. 현재와 개인적인 문제에 대해 열린 소통을 하는 가족이나 직장동료들은 사회적 통합을 하는 것으로 보일 것이다. 사회적 네트워크는 개인을 둘러싼 사회적 관계의 상호연계를 설명하는 또 다른 사회적 구조이다(Cohen 등, 2000). 사회적 네트워크를 조사하는 연구자들은 누군가와 상호작용하는 다른 개인의 유형과 숫자를 설명한다. 이웃과 교류하거나 교회에 다니거나 또는 흥미나 시민 참여 단체에 참여하는 사람들은 강하고 다양한 사회적 네트워크를 가진 개인의 예이다. 사회적 통합과 사회적 네트워크는 개인이 이용할 수 있는 사회적 연결의 존재와 양을 기술한다.

사회적 지지는 사회적 관계의 존재만이 아니라 그 사회적 연결의 긍정적인 기능과 개인의 건강에 특별히 지지하는 역할을 할 가능성을 보여주는 또 다른 사회적 차원의 개념이다(Heaney와 Israel, 2002; Schwarzer와 Leppin, 1991). 사회적 지지는 개인의 기본적 사회적 욕구가 타인과의 상호작용을 통하여 충족되는 정도를 말한다(Cohen, 1992). 그것은 유형적·무형적 자원, 정서적 지지, 그리고 정보적·교육적 지원뿐 아니라 필요할 때 도움이 되는 사람의 인식을 포함한다. 건강을 지지해 주는 사회적 영향을 평가할 때는 필요할 때 이용할 수 있는 지원(예 환자의 인지된 지원 가용성)과 현재 지원되고 있는 기능(예 환자의 수령된 지원)이 포함되어야 한다(Schwarzer와 Leppin, 1991; Cohen 등, 2000).

사회적 지지 Social Support

사회적 지지는 건강 연구에서 발전되어 왔으며, 부정적인 건강상태와 같은 스트레스를 받는 만남에 직면한 개인의 행복을 보호하고 보존하는 사회적 구조로 여겨진다(Cohen 등, 2000). 사회적 지지는 건강의 전반적인 자기평가에 기여한다고 생각된다(Krause와 Borawski-Clark, 1994). 또한, 사회적 지지는 개인이 스트레스에 대처할 수 있도록 도와줄 수 있는 사회적 자원으로서의 역할을 한다(Lazarus와 Folkman, 1984b). 사회적 지지는 외부적 근원에서 나오지만, 이러한 외부 지원은 스트레스의 악영향으로부터 사람들을 보호하는 데 도움을 줄 수 있다고 알려져 있다[그림 3-5]. 스트레스와 대처 문헌에서, 사회적 지지는 믿음과 약속을 변화시킬 수 있는 대처자원으로, 이것은 다시 한 사람이 스트레스를 받는 상황을 평가하는 방법을 바꿀 수 있다(Lazarus와 Folkman, 1984b).

사회적 지원의 역할을 고려할 때, 스트레스 요인은 두 가지 다른 경로로 작용한다. 하나의 경로는 이용 가능한 사회적 지원의 평가를 통한 것이다[그림 3-5]. 사회적 지지가 가능하다는 인식은 스트레스 상황을 덜 부정적으로 평가하거나 해석하도록 유도함으로써 스트레스 요인의 악영향으로부터 사람들을 보호할 수 있다. 예를 들어, 근골격계 장애를 가진 환자 중 사회적 지지가 높다고 인지하는 사람은 사회적 지지가 낮다고 인지하는 사람보다 자신의 통증과 장래를 덜 부정적으로 해석하여 치료와 자기관리에 더 능동적으로 접근할 수 있다. 지지에 대한 환자의 해석과 재해석은 치료과정 전, 중, 후의 통증과 장애의 경험을 완화시킬 수 있다.

다른 경로에서 사회적 지지는 실제적인 지원 행위 또는 지원을 받음으로서 대처를 돕는다고 본다. 받은 사회적 지지는 스트레스 동안 다른 사람들의 실제적인 도움이 된다(Cohen와 Lichtenstein, 1990; Coriell와 Cohen, 1995). 받는 지원은 스트레스를 받을 때 사람의 대처능력과 상호작용하고 변화한다고 여겨진다. 증가된 지지를 받음으로서 이러한 향상된 대처는 사람의 건강에 스트레스의 충격을

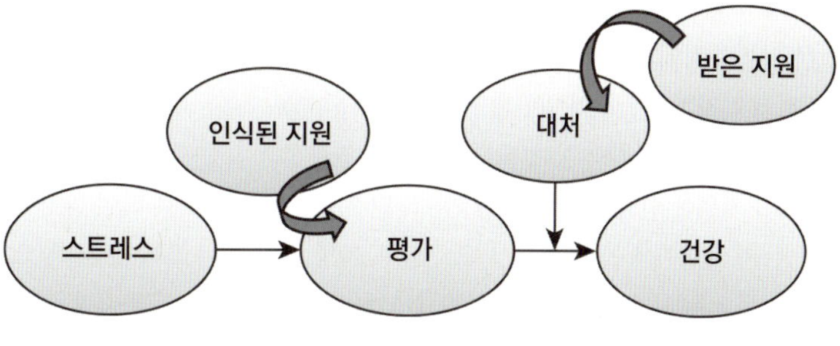

그림 3-5 스트레스 및 대처 모델과 사회적 지지 상호작용. 스트레스 요인이 건강에 미치는 영향을 수정하기 위한 받은 지원인 대처와 인식된 지원인 평가 사이의 상호작용.

줄이는 것으로 이론화되었다(Cohen 등, 2000). 어떤 사람이 자신의 건강에 스트레스의 충격을 줄일 수 있을 때, 이것은 통증이나 장애 감소와 같은 개선된 건강 결과를 통해 측정될 수 있다는 이론이 있다. 따라서 사회적 지원은 근골격계 질환 환자에서 평가되는 통증과 장애의 일상적인 신체적 측정에 간접적으로 영향을 미칠 수 있다.

사회적 지지는 여러 가지 방법으로 측정될 수 있다. 임상가와 연구자가 사회적 지지를 측정한 한 가지 방법은 개인이 보고하는 지원 활동의 빈도나 횟수뿐만 아니라 받은 지원의 질에 대한 자신의 인식을 계량화하는 것이다(Masters 등, 2007). 특정 치료기간 동안 환자가 보고한 지원의 빈도와 질을 소급해서 확인하는 것은 환자의 사회적 지지 믿음을 평가하는 쉬운 방법이다. 또한, 환자가 경험한 실제 지원조치를 확인하고 보고하도록 요청하면 더 많은 정보를 얻을 수 있다. 마지막으로, 추가적인 단계는 환자가 지원조치를 어떻게 인지하고, 지원이 어떻게 도움이 되거나 도움이 되지 않는지를 평가함으로써 그것이 자신의 건강과 어떻게 상호작용하였는지 조사하는 것이다. 이것은 모든 지원 조치가 도움이 된다고 환자들에게 인식되는 것은 아니라는 요지를 제기한다. 사실 건강전문가, 친구 또는 가족 구성원에 의해 수행되는 일부 지원조치는 건강장애를 지닌 개인의 대처과정을 실제로 방해할 수 있다. 사회적 지지의 존재가 건강상태를 가진 모든 개인에서 항상 긍정적인 대처행동의 결과가 되는 것은 아니라는 것을 기억하는 것이 중요하다. 사회적 지지가 건강과 관련된 스트레스 요인을 관리하는 데 긍정적 또는 부정적 역할을 하는지를 판단하기 위해서 환자의 세심한 고려와 직접적인 해석이 항상 중요하다.

치료에서 사회적 지지의 적용 Application of Social Support in Treatment

만성 질환의 치료, 특히 심혈관질환(André-Petersson 등, 2007; Amick와 Ockene, 1994)과 뇌졸중(Glass 등, 1993; Evans 등, 1987; Friedland와 McColl, 1987; McLeroy 등, 1984)의 치료에서 전반적인 사회적 지지가 중요하다는 증거가 존재한다. 이 연구들은 심혈관계와 뇌졸중 회복에서 신체기능의 개선과 심리적 조절이 사회적 지지가 높은 사람들 사이에서 더 컸음을 보여주었다(Amick와 Ockene, 1994; Evans 등, 1987; Friedland와 McColl, 1987; Glass 등, 1993; McLeroy 등, 1984; Morris 등, 1991; Stephens 등, 1987). 다른 연구들은 모든 원천으로부터 사회적 지지가 뇌졸중 이후 인식된 일반적인 건강과 삶의 질과 긍정적으로 연관되어 있음을 보여주었다(Angeleri 등, 1993; King, 1996; Handen, 1991). 연구자들은 또한 자살충동(Kishi 등, 2001), 우울증(Andersen, 2001), 입원기간(Rao 등, 2001), 재활 및 요양 시설로의 퇴원(Marottoli, 1994) 그리고 신체기능의 감소(Kawachi 등, 1996; LaCasse 등, 2001)를 포함한 부정적인 건강결과는 연관되어 있는 사회적 지지가 일반적으로 부족하다는 것을 보여주었다.

다양한 질병 과정을 거치는 환자들이 모든 출처의 사회적 지원으로 혜택을 받는다는 추가적인 증거가 있다. 한 연구에서 Littlefield 등(1990)은 제2형 당뇨병을 앓고 있는 환자들에서 더 높은 사회적 지원 점수는 기능의 향상과 관련이 있었으나 더 높은 우울증 점수는 더 나쁜 기능과 관련이 있다는 것을 발견하였다. 또 다른 연구에서 Yates(1995)는 심혈관질환 환자들을 대상으로 설문조사를 실시하여, 의료제공자와 환자의 배우자로부터의 정서적 지원과 유형적 원조가 그들의 질병 과정에 대처하고 전반적인 신체 회복의 개선을 위한 중요한 지원의 원천이라고 보고하였다. 또한, Gulick(2001)은 다발성경화증 환자와 관련된 연구를 수행하였고, 높은 총 사회적 지원 점수는 ADL 기능 점수와 긍정적인 상관관계가 있으며, 우울증 점수와는 반대되는 상관관계가 있다는 것을 발견하였다.

관절염을 조사하는 연구는 사회적 지지가 환자의 치료과정과 기능에 대한 반응을 중재한다는 것을 발견하였다. 류머티스 관절염(RA) 환자에서 Taal 등(1993)은 돌보는 사람에 의한 유형의 지원 또는 기구 지원이 환자 보고 건강 상태 개선 및 일상 신체활동에 대한 참여에 긍정적으로 일치한다는 것을 발견하였다. 그러나 정서적 지원은 이 RA 환자 하위그룹에서 환자의 보고된 건강상태와 관련이 없었다. Weinberger 등(1990)은 기능적 제한을 수반한 OA 환자와 관련된 연구에서 돌보는 사람, 친구, 또는 가족으로부터 유형의 지원 수준이 낮음과 노령은 모두 더 큰 신체적 장애와 직접적으로 관련이 있음을 보여주었다. 게다가 OA 환자들에서 더 큰 심리적 장애는 모든 출처로부터의 낮은 수준의 정서적 지지가 연관되어 있었다.

많은 근골격계 질환에 대한 치료와 사회적 지원의 질이나 이점 사이의 연관성을 직접 조사한 연구는 거의 없다. Masters 등(2007)은 환자가 요통의 치료과정에서 사회적 지원을 받았는지를 조사하였다. 연구자들은 요통 치료 참여 환자에게 어떤 사회적 지원을 받았는지, 그리고 이 지원이 도움이 되었는지 아닌지를 물었다. 조사 대상 환자 50명 중 43%는 물리치료사와 의사에게 도움이 되는 유형의 지원을 받았다고 하였다. 33%의 환자들은 물리치료사, 가족, 친구들로부터 도움이 되는 정서적 지원을 받았다고 하였다. 23%의 환자가 물리치료사로부터 유용한 정보 지원을 받았다고 추가적으로 보고하였다. 그러나 환자의 50%는 또한 치료과정에서 가족과 친구들로부터 도움이 되지 않는 정서적 지원을 받았다고 보고하였다. 또한 10%는 치료과정에서 의사로부터 도움이 되지 않는 유형의 지원을 받았다고 하였고, 37%는 도움이 되지 않는 정보 지원을 받았다고 보고하였다. 안타깝게도, 연구자들은 다른 일반적인 건강, 신체적 기능 또는 정신사회적 측정과 지원의 관계를 평가하지 않았다. 또한, 요통의 치료에서 통증과 장애의 결과와 사회적 지원의 관계를 평가하지 않았다. 전반적으로, 이 연구는 사회적 지원 자원이 이용 가능하고 요통 치료에 도움이 되는 것과 도움이 되지 않는 것으로 식별된다는 것을 보여준다. 사회적 지원과 기타 사회적 요인들이 요통 및 기타 근골격계 질환의 통증과 장애의 경험에 어떻게 영향을 미칠 수 있는지 이해하고, 환자가 보다 최적의 결과를 얻을 수 있도록 돕기 위하여 최선의 중재를 할 수 있는 방법을 식별하기 위하여 추가 연구를 수행할 필요가 있다.

핵심 포인트 Key Point

사회적 지지가 존재하거나 부족하면 통증과 장애의 경험에 영향을 미치고 대처행동에도 영향을 미칠 수 있다. 어떤 사회적 지원 중재의 결과를 개선하기 더 쉬운지 충분히 알려지지 못했지만, 임상가는 근골격계 질환이 있는 환자의 사회적 상황을 다루어야 한다. 임상가는 관리전략을 위한 추가 자원을 식별하기 위하여 환자의 삶에 긍정적 역할을 하는 사회적 지원을 식별하려고 시도하여야 한다. 또한 임상가는 부정적인 것으로 해석되는 지원을 식별하고 대체되는 지원 출처가 대처행동을 개선할 수 있는지 여부를 결정하여야 한다. 최소한의 경우 환자의 가족, 친구 및 기타 돌보는 사람으로부터의 긍정적 지원이 치료활동에 수반될 수 있거나 관련된 사회활동이 재활을 위한 치료계획에 포함될 수 있다.

결론 Conclusion

이론적 틀은 임상가가 근골격계 질환에 대한 정신사회적 기여를 이해하는 데 도움이 될 수 있다. [표 3-1]은 이 장에 기술된 이론적 틀을 요약한다. 임상가는 건강과 기능에 영향을 미치는 복잡한 개인적·사회적·환경적 요인을 이해하여야 한다. 종종, 건강 관련 스트레스 요인으로 인한 믿음과 행동을 극복하는 것은 여러 요소이다. 이러한 복잡한 문제를 조기에 식별하고 평가함으로써 임상가가 기능과 결과를 향상시키는 자원과 치료접근법을 식별하는 데 도움이 될 수 있다.

표 3-1

근골격계 질환이 있는 환자의 평가에 포함되는 요소

스트레스 요인	대처
1. 통증과 장애	1. 상태에 대한 인식/평가 및 환자가 느끼는 통제력
a. 생체심리사회적 모델	2. 활동 참여(상황)에 영향을 미치는 외부/환경적 요인
b. 스트레스-체질 모델	3. 활동 참여(상황)에 영향을 미치는 개인적 요인
c. ICF 체계	4. 대처 믿음과 행동
	a. 자가평가 건강
	b. 자기효능감
	c. 사회적 지지의 긍정적 적용

참고문헌 References

Allegrante, J.P., Marks, R., 2003. Self-efficacy in management of osteoarthritis. Rheum. Dis. Clin. North Am. 29, 747–768.
Allen, J.K., Becker, D.M., Swank, R.T., 1990. Factors related to functional status after coronary artery bypass surgery. Heart Lung 19, 337–343.
Amick, T., Ockene, J., 1994. The role of social support in the modification of risk factors for cardiovascular disease. In: Amick, T.L., Ockene, J.K. (Eds.), Social Support and Cardiovascular Disease. Springer, New York, pp. 259–278.
Andersen, B., 2002. Biobehavioral outcomes following psychological interventions for cancer patients. J. Consult. Clin. Psychol. 70, 590–610.
André-Petersson, L., Engström, G., Hedblad, B., Janzon, L., Rosvall, M., 2007. Social support at work and the risk of myocardial infarction and stroke in women and men. Soc. Sci. Med. 64, 830–841.
Angeleri, F., Angeleri, V., Foschi, N., Giaquinto, S., Nolfe, G., 1993. The influence of depression, social activity, and family stress on functional outcome after stroke. Stroke 24, 1478–1483.
Asmundson, G.J.G., Wright, K.D., 2004. Biopsychosocial approaches to pain. In: Hadjistavropoulos, T., Craig, K.D. (Eds.), Pain: Psychological Perspectives. Lawrence Erlbaum Associates, Mahwah, NJ, pp. 35–57.
Bailis, D.S., Segall, A., Chipperfield, J.G., 2003. Two views of self-rated general health status. Soc. Sci. Med. 56, 203–217.
Bandura, A. (Ed.), 1977a. Social Learning Theory. Prentice-Hall, Englewood, NJ.
Bandura, A., 1977b. Toward a unifying theory of behavioral change. Psychol. Rev. 84, 191–215.
Bandura, A. (Ed.), 1986. Social Foundations of Thought and Action: Social Cognitive Theory. Prentice-Hall, Englewood, NJ.
Bandura, A. (Ed.), 1997. Self-Efficacy: The Exercise of Control. W. H. Freeman, New York.
Bandura, A., 2001. Social cognitive theory: an agentive perspective. Annu. Rev. Psychol. 52, 1–26.
Bandura, A., O›Leary, A., Barr-Taylor, C., Gauthier, J., Gossard, D., 1989. Perceived self-efficacy and pain control: opioid and nonopioid mechanisms. J. Pers. Soc. Psychol. 53, 563–571.
Bastone, E.C., Kerns, R.D., 1995. Effects of self-efficacy and perceived social support on recovery-related behaviors after coronary artery bypass graft surgery. Anns Behav. Med. 17, 324–330.
Berkman, L.F., 1985. The relationship of social networks and social support to morbidity and mortality. In: Cohen, S., Syme, S.L. (Eds.), Social Support and Health. Academic Press, San Diego, CA, US, pp. 241–262.
Bickenbach, J., Chatterji, S., Badley, E., Üstün, T., 1999. Models of disablement, universalism and the international classification of impairments, disabilities and handicaps. Soc. Sci. Med. 48, 1173–1187.
Black, E.K., White, C.A., 2005. Fear of recurrence, sense of coherence and posttraumatic stress disorder in haematological cancer survivors. Psychooncology 14, 510–515.
Blank, T.O., Bellizzi, K.M., 2008. A gerontologic perspective on cancer and aging. Cancer 112, 2569–2576.
Boden, S., 1996. The use of radiographic imaging studies in the evaluation of patients who have degenerative disorders of the lumbar spine. J. Bone Joint Surg. Am. 78-A (1), 114–125.
Brooks, P.M., 2002. Impact of osteoarthritis on individuals and society: how much disability? Social consequences and health economic implications. Curr. Opin. Rheumatol. 14, 573–577.
Brooks, W.B., Jordan, J.S., Divine, G.W., Smith, K.S., Neelon, F.A., 1990. The impact of psychologic factors on measurement of functional status: assessment of the sickness impact profile. Med. Care 793–804.
Brox, I., Jens, M., Sorensen, R., Friis, A., Nygaard, O., Indahl, A., et al., 2003. Randomized clinical trial of lumbar instrumented fusion and cognitive intervention and exercises in patients with chronic low back pain and disc degeneration. Spine 28, 1913.
Buer, N., Linton, S., 2002. Fear-avoidance beliefs and catastrophizing: occurrence and risk factor in back pain and ADL in the general population. Pain 99, 485–491.
Carlson, J., Norman, G., Feltz, D., Franklin, B., Johnson, J., Locke, S., 2001. Self-efficacy, psychosocial factors, and exercise behavior in traditional versus modified cardiac rehabilitation. J. Cardiopulm. Rehabil. Prev. 21, 363.
Cieza, A., Stucki, G., Weigl, M., Disler, P., Jackel, W., van der Linden, S., et al., 2004. ICF Core Sets for low back pain. J. Rehabil. Med. 36, 69–74.
Cohen, S., 1992. Stress, social support, and disorder. In: Veiel, H.O.F., Baumann, U. (Eds.), The Meaning and Measurement of Social Support. Hemisphere Press, New York, pp. 109–124.
Cohen, S., Gottlieb, B., Underwood, L., 2000. Social relationships and health. In: Cohen, S., Underwood, L.G., Gottlieb, B.H. (Eds.), Social Support Measurement and Intervention: A Guide for Health and Social Scientists. Oxford University Press, New York, pp. 3–25.
Cohen, S., Lichtenstein, E., 1990. Perceived stress, quitting smoking, and smoking relapse. Health Psychol. 9, 466–478.
Coriell, M., Cohen, S., 1995. Concordance in the face of a stressful event: when do members of a dyad agree that one person supported the other? J. Pers. Soc. Psychol. 69, 289–299.
Davies, A.R., Ware, J.E., 1981. Measuring health perceptions in the health insurance experiment. Rand Corporation, Santa Monica, CA.
Davis, F., Yates, B., 1982. Self-efficacy expectancies versus outcome expectancies as determinants of performance deficits and depressive affect. Cognit. Ther. Res. 6, 23–35.
Descartes, R., 1985. The Philosophical Writings of Descartes. Cambridge University Press.
Dohnke, B., Knauper, B., Mallerae-Fahrnow, W., 2005. Perceived self-efficacy gained from, and health effects of, a rehabilitation program after hip joint replacement. Arthritis Care Res. 53, 585–592.
Dupuy, H.J., 1984. The psychological general well-being (PGWB) index. In: Wenger, N.S. (Ed.), Assessment of Quality of Life in Clinical Trials of Cardiovascular Therapies. Le Jacq, Darien, CT, pp. 170–183.
Elder, G.H., Jr., 1994. Time, human agency, and social change: perspectives on the life course. Soc. Psychol. Q. 57, 4–15.
Engel, G.L., 1980. The clinical application of the biopsychosocial model. Am. J. Psychiatry 137, 535–544.
Evans, R., Bishop, D., Matlock, A., Stranahan, S., Smith, G., Halar, E., 1987. Family interaction and treatment adherence after stroke. Arch. Phys. Med. Rehabil. 68, 513–517.
Fanuele, J., Birkmeyer, N., Abdu, W., Tosteson, T., Weinstein, J., 2000. The impact of spinal problems on the health status of patients: have we underestimated the effect? Spine 25, 1509–1514.
Fayad, F., Lefevre-colau, M.M., Poiraudeau, S., Fermanian, J., Rannou, F., Benyahya, R., et al., 2004. Chronicity, recurrence, and return to work in low back pain: common prognostic factors. Ann. Readapt. Med. Phys.
Ferraro, K.F., Farmer, M.M., Wybraniec, J.A., 1997. Health trajectories: long-term dynamics among black and white adults. J. Health Soc. Behav. 38–54.

Flynn, T., Fritz, J., Whitman, J., Wainner, R., Magel, J., Rendeiro, D., et al., 2002. A clinical prediction rule for classifying patients with low back pain who demonstrate short-term improvement with spinal manipulation. Spine 27, 2835–2843.

Friedland, J., McColl, M., 1987. Social support and psychosocial dysfunction after stroke: buffering effects in a community sample. Arch. Phys. Med. Rehabil. 68, 475–480.

Fritz, J., Delitto, A., Welch, W., Erhard, R., 1998. Lumbar spinal stenosis: a review of current concepts in evaluation, management, and outcome measurements. Arch. Phys. Med. Rehabil. 79, 700–708.

Fritz, J., George, S., 2002. Identifying psychosocial variables in patients with acute work-related low back pain: the importance of fear-avoidance beliefs. Phys. Ther. 82, 973.

Garratt, A., Schmidt, L., Mackintosh, A., Fitzpatrick, R., 2002. Quality of life measurement: bibliographic study of patient assessed health outcome measures. BMJ 324, 1417.

Garrity, T.F., Somes, G.W., Marx, M.B., 1978. Factors influencing self-assessment of health. Soc. Sci. Med. 12, 77–81. Part A: Medical Psychology and Medical Sociology.

Gatchel, R.J., Polatin, P.B., Mayer, T.G., 1995. The dominant role of psychosocial risk factors in the development of chronic low back pain disability. Spine 20, 2702–2709.

Glanz, K., Rimer, B.K., Viswanath, K., 2008. Health Behavior and Health Education: Theory, Research, and Practice. John Wiley and Sons, San Francisco.

Glass, T., Matchar, D., Belyea, M., Feussner, J., 1993. Impact of social support on outcome in first stroke. Stroke 24, 64–70.

Gold, M., Franks, P., Erickson, P., 1996. Assessing the health of the nation: the predictive validity of a preference-based measure and self-rated health. Med. Care 34, 163–177.

Group, T.E., 1990. EuroQol – a new facility for the measurement of health-related quality of life. Health Policy 16, 199–208.

Guidi, L., Tricerri, A., Frasca, D., Vangeli, M., Errani, A., Bartoloni, C., 1998. Psychoneuroimmunology and Aging. Logo 44.

Gulick, E., 2001. Emotional distress and activities of daily living functioning in persons with multiple sclerosis. Nurs. Res. 50, 147.

Handen, B., 1991. The influence of social support factors on the well-being of the elderly. In: Wisocki, P.A. (Ed.), Handbook of Clinical Behavior Therapy With the Elderly Client. Springer, New York, pp. 121–139.

Heaney, C., Israel, B., 2002. Social networks and social support. In: Glanz, K., Rimer, B.K., Lewis, F.M. (Eds.), Health Behavior and Health Education: Theory, Research, and Practice. Jossey-Bass, San Fransisco, pp. 185–209.

Hicks, G.E., Manal, T.J., 2009. Psychometric properties of commonly used low back disability questionnaires: are they useful for older adults with low back pain? Pain Med. 10, 85–94.

Hirsch, M.S., Liebert, R.M., 1998. The physical and psychological experience of pain: the effects of labeling and cold pressor temperature on three pain measures in college women. Pain 77, 41–48.

Jeng, C., Braun, L., 1997. The influence of self-efficacy on exercise intensity, compliance rate and cardiac rehabilitation outcomes among coronary artery disease patients. Prog. Cardiovasc. Nurs. 12, 13–24.

Jensen, M.P., Karoly, P., 1991. Control beliefs, coping efforts, and adjustment to chronic pain. J. Consult. Clin. Psychol. 59, 431.

Kawachi, I., Colditz, G., Ascherio, A., Rimm, E., Giovannucci, E., Stampfer, M., et al., 1996. A prospective study of social networks in relation to total mortality and cardiovascular disease in men in the USA. J. Epidemiol. Community Health 50, 245–251.

Keefe, F.J., Lefebvre, J.C., Maixner, W., Salley, A.N., Caldwell, D.S., 2005. Self-efficacy for arthritis pain: relationship to perception of thermal laboratory pain stimuli. Arthritis Rheum. 10, 177–184.

King, R., 1996. Quality of life after stroke. Stroke 27, 1467–1472.

Kirkaldy-Willis, W., Bernard, T. (Eds.), 1999. Managing Low Back Pain. Churchill Livingstone, Edinburgh.

Kishi, Y., Robinson, R., Kosier, J., 2001. Suicidal ideation among patients with acute life-threatening physical illness. Psychosomatics 42, 382–390.

Krause, N., Borawski-Clark, E., 1994. Clarifying the functions of social support in later life. Res. Aging 16, 251–279.

Krismer, M., Van Tulder, M., 2007. Low back pain (non-specific). Best Pract. Res. Clin. Rheumatol. 21, 77–91.

LaCasse, Y., Rousseau, L., Maltais, F., 2001. Prevalence of depressive symptoms and depression in patients with severe oxygen-dependent chronic obstructive pulmonary disease. J. Cardiopulm. Rehabil. Prev. 21, 80.

Lackner, J., Carosella, A., 1999a. The relative influence of perceived pain control, anxiety, and functional self efficacy on spinal function among patients with chronic low back pain. Spine 24, 2254.

Lackner, J.M., Carosella, A.M., 1999b. The relative influence of perceived pain control, anxiety, and functional self efficacy on spinal function among patients with chronic low back pain. Spine 24, 2254–2260, discussion 2260–2261.

Lazarus, R., Folkman, S., 1984a. Coping and adaptation. In: Gentry, W.D. (Ed.), The Handbook of Behavioral Medicine. Guildford, New York, pp. 282–325.

Lazarus, R.S., Folkman, S., 1984b. Stress, Appraisal, and Coping. Springer, New York.

Lazarus, R.S., Folkman, S., 1984c. Stress, Appraisal, and Coping. Springer, New York.

Littlefield, C., Rodin, G., Murray, M., Craven, J., 1990. Influence of functional impairment and social support on depressive symptoms in persons with diabetes. Health Psychol. 9, 737–749.

Marinelli, R.P., Orto, A.E.D., 1999. The Psychological and Social Impact of Disability. Springer, New York.

Marottoli, R., 1994. Predictors of mortality and institutionalization after hip fracture: the New Haven EPESE cohort. Established Populations for Epidemiologic Studies of the Elderly. Am. J. Pub. Health 84 (11), 1807–1812.

Masters, K., Stillman, A., Spielmans, G., 2007. Specificity of support for back pain patients: do patients care who provides what? J. Behav. Med. 30, 11–20.

McHorney, C.A., Ware, J.E., Jr., Raczek, A.E., 1993. The MOS 36-Item Short-Form Health Survey (SF-36): II. Psychometric and clinical tests of validity in measuring physical and mental health constructs. Med. Care 31 (3), 247–263.

McLeroy, K., Devellis, R., Devellis, B., Kaplan, B., Toole, J., 1984. Social support and physical recovery in a stroke population. J. Soc. Pers. Relat. 1, 395.

Mechanic, D., 1962. The concept of illness behavior. J. Chronic Dis. 15, 189.

Menec, V.H., Chipperfield, J.G., Perry, R.P., 1999. Self-perceptions of health: a prospective analysis of mortality, control, and health. J. Gerontol. B Psychol. Sci. Soc. Sci. 54, P85–P93.

Morris, P., Robinson, R., Raphael, B., Bishop, D., 1991. The relationship between the perception of social support and post-stroke depression in hospitalized patients. Psychiatry 54, 306–316.

Nagi, S., 1965. Some conceptual issues in disability and rehabilitation. In: Sussman, M.B. (Ed.), Sociology and Rehabilitation. American Sociological Association, Washington, DC, pp. 100–113.

Oliver, M., 1996. Defining impairment and disability: issues at stake. In: Barnes, C., Mercer, G. (Eds.), Exploring the Divide: Illness and Disability. The Disability Press, Leeds, UK, pp. 39–54.
Orbell, S., Johnston, M., Rowley, D., Davey, P., Espley, A., 2001. Self-efficacy and goal importance in the prediction of physical disability in people following hospitalization: a prospective study. Br. J. Health Psychol. 6, 25–40.
Pahl, M.A., Brislin, B., Boden, S., Hilibrand, A.S., Vaccaro, A., Hanscom, B., et al., 2006. The impact of four common lumbar spine diagnoses upon overall health status. Thomas Jefferson University, Department of Orthopaedic Surgery Faculty Papers. http://jdc.jefferson.edu/cgi/viewcontent.cgi?article=1001&context=orthofp.
Painter, J.E., Borba, C.P.C., Hynes, M., Mays, D., Glanz, K., 2008. The use of theory in health behavior research from 2000 to 2005: a systematic review. Anns Behav. Med. 35, 358–362.
Pincus, T., Burton, A.K., Vogel, S., Field, A.P., 2002. A systematic review of psychological factors as predictors of chronicity/disability in prospective cohorts of low back pain. Spine 27, E109–E120.
Pinsky, J.L., Jette, A.M., Branch, L.G., Kannel, W.B., Feinleib, M., 1990. The Framingham Disability Study: relationship of various coronary heart disease manifestations to disability in older persons living in the community. Am. J. Public Health 80, 1363–1367.
Pintrich, P., Schunk, D. (Eds.), 1996. Motivation in Education: Theory, Research, and Applications. Prentice-Hall, Englewood Cliffs, NJ.
Putnam, R., 2000. Bowling Alone: The Collapse and Revival of American Community. Simon & Schuster, New York.
Rao, R., Jackson, S., Howard, R., 2001. Depression in older people with mild stroke, carotid stenosis and peripheral vascular disease: a comparison with healthy controls. Int. J. Geriatr. Psychiatry 16, 175–183.
Rejeski, W., Ettinger, W., Jr., Martin, K., Morgan, T., 1998. Treating disability in knee osteoarthritis with exercise therapy: a central role for self-efficacy and pain. Arthritis Care Res. 11, 94–101.
Reynolds, W.J., Rushing, W.A., Miles, D.L., 1974. The validation of a function status index. J. Health Soc. Behav. 271–288.
Rodin, J., McAvay, G., 1992. Determinants of change in perceived health in a longitudinal study of older adults. J. Gerontol. 47, P373–P384.
Rowland, J.H., 1989. Developmental Stage and Adaptation: Adult Model. In: Holland, J.C., Rowland, J.H. (Eds.), Handbook of Psychooncology: Psychological Care of the Patient With Cancer. Oxford University Press, New York.
Salbach, N.M., Mayo, N.E., Robichaud-Ekstrand, S., Hanley, J.A., Richards, C.L., Wood-Dauphinee, S., 2006. Balance self-efficacy and its relevance to physical function and perceived health status after stroke. Arch. Phys. Med. Rehabil. 87, 364–370.
Scherer, Y., Schmieder, L., 1997. The effect of a pulmonary rehabilitation program on self-efficacy, perception of dyspnea, and physical endurance. Heart Lung 26, 15.
Schwarzer, R., Leppin, A., 1991. Social support and health: a theoretical and empirical overview. J. Soc. Pers. Relat. 8, 99–127.
Shakil, M., Vaccaro, A., Albert, T., Klein, G., 1999. Efficacy of conservative treatment of lumbar spinal stenosis. Spine 11, 229–233.
Shanahan, M.J., Macmillan, R., 2008. Biography and the Sociological Imagination: Contexts and Contingencies. W.W. Norton, New York.
Sharp, T.J., Harvey, A.G., 2001. Chronic pain and posttraumatic stress disorder: mutual maintenance? Clin. Psychol. Rev. 21 (6), 857–877.
Sigl, T., Cieza, A., Brockow, T., Chatterji, S., Kostanjsek, N., Stucki, G., 2006. Content comparison of low back pain-specific measures based on the International Classification of Functioning, Disability and Health (ICF). Clin. J. Pain 22, 147–153.
Steiner, W.A., Ryser, L., Huber, E., Uebelhart, D., Aeschlimann, A., Stucki, G., 2002. Use of the ICF model as a clinical problem-solving tool in physical therapy and rehabilitation medicine. Phys. Ther. 82, 1098–1107.
Stephens, M., Kinney, J.M., Norris, V.K., Ritchie, S.W., 1987. Social networks as assets and liabilities in recovery from stroke by geriatric patients. Psychol. Aging 2 (2), 125–129.
Stewart, A.L., Hays, R.D., Ware, J.E., 1988. The MOS short-form general health survey: reliability and validity in a patient population. Med. Care 26, 724–735.
Strahl, C., Kleinknecht, R.A., Dinnel, D.L., 2000. The role of pain anxiety, coping, and pain self-efficacy in rheumatoid arthritis patient functioning. Behav. Res. Ther. 38, 863–873.
Stucki, G., Ewert, T., 2005. How to assess the impact of arthritis on the individual patient: the WHO ICF. Ann. Rheum. Dis. 64, 664–668.
Sullivan, M.J.L., Feuerstein, M., Gatchel, R., Linton, S.J., Pransky, G., 2005. Integrating psychosocial and behavioral interventions to achieve optimal rehabilitation outcomes. J. Occup. Rehabil. 15, 475–489.
Sunderland, A., Tinson, D., Bradley, E., Fletcher, D., Langton Hewer, R., Wade, D., 1992. Enhanced physical therapy improves recovery of arm function after stroke. A randomised controlled trial. Br. Med. J. 55, 530–535.
Taal, E., Rasker, J., Seydel, E., Wiegman, O., 1993. Health status, adherence with health recommendations, self-efficacy and social support in patients with rheumatoid arthritis. Patient Educ. Couns. 20, 63–76.
Tinetti, M.E., Mendes de Leon, C.F., Doucette, J.T., Baker, D.I., 1994. Fear of falling and fall-related efficacy in relationship to functioning among community-living elders. J. Gerontol. 49, M140–M147.
Turk, D.C., Flor, H., 1999. Chronic pain: a biobehavioral perspective. Psychosocial Factors in Pain: Critical Perspectives 1, 18.
Turner-Bowker, D.M., Derosa, M.A., Ware, J.E., Jr., 2008. SF-36 Health Survey. In: Boslaugh, S. (Ed.), Encyclopedia of Epidemiology, vol. 2. Sage Publications, Thousand Oaks, CA.
Waddell, G., 1987. A new clinical model for the treatment of low back pain. Spine 12, 632–644.
Waddell, G., 1991. Occupational low-back pain, illness behavior, and disability. Spine 16, 683–685.
Waddell, G., McCulloch, J.A., Kummel, E., Venner, R.M., 1980. Nonorganic physical signs in low-back pain. Spine 5, 117–125.
Waddell, G., Newton, M., Henderson, I., Somerville, D., Main, C.J., 1993. A Fear-Avoidance Beliefs Questionnaire (FABQ) and the role of fear-avoidance beliefs in chronic low back pain and disability. Pain 52, 157–168.
Waddell, G., Pilowsky, I., Bond, M.R., 1989. Clinical assessment and interpretation of abnormal illness behaviour in low back pain. Pain 39, 41–53.
Waldrop, D., Lightsey, O.R., Jr., Ethington, C.A., Woemmel, C.A., Coke, A.L., 2001. Self-efficacy, optimism, health competence, and recovery from orthopedic surgery. J. Couns. Psychol. 48, 233.
Ware, J.E., Jr., Kosinski, M., Bayliss, M.S., McHorney, C.A., Rogers, W.H., Raczek, A., 1995. Comparison of methods for the scoring and statistical analysis of SF-36 health profile and summary measures: summary of results from the Medical Outcomes Study. Med. Care 33 (Suppl. 4), AS264–AS279.
Ware, J.E., Jr., Sherbourne, C.D., 1992. The MOS 36-item short-form health survey (SF-36): I. Conceptual framework and item selection. Med. Care 30 (6), 473–483.
Weinberger, M., Terney, W., Booher, P., Hiner, S., 1990. Social support, stress and functional status in patients with osteoarthritis. Soc. Sci. Med. 30 (4), 503–508.
Weinstein, J.N., Tosteson, T.D., Lurie, J.D., Tosteson, A.N., Blood, E., Hanscom, B., et al., 2008. Surgical versus nonsurgical therapy for lumbar spinal stenosis. N. Engl. J. Med. 358, 794–810.
Weisenberg, M., Raz, T., Hener, T., 1998. The influence of film-induced mood on pain perception. Pain 76, 365–375.

Whitman, J., Flynn, T., Fritz, J., 2003. Nonsurgical management of patients with lumbar spinal stenosis: a literature review and case series of three patients managed with physical therapy. Phys. Med. Rehabil. Clin. N. Am. 14, 77–101.

Whitman, J.M., Flynn, T.W., Childs, J.D., Wainner, R.S., Gill, H.E., Ryder, M.G., et al., 2006. A comparison between two physical therapy treatment programs for patients with lumbar spinal stenosis: a randomized clinical trial. Spine 31, 2541–2549.

Woby, S.R., Roach, N.K., Urmston, M., Watson, P.J., 2007. The relation between cognitive factors and levels of pain and disability in chronic low back pain patients presenting for physiotherapy. Eur. J. Pain 11, 869–877.

World Health Organization, 2001. ICIDH-2: International Classification of Functioning, Disability and Health: Final Draft, Full Version. Classification, Assessment, Surveys and Terminology Team. World Health Organization, Geneva.

Yates, B., 1995. The relationships among social support and short- and long-term recovery outcomes in men with coronary heart disease. Res. Nurs. Health 18 (3), 193–203.

4

근골격계 실무에서 심리학적 요소 평가, 추론 및 관리

Assessment, Reasoning and Management of Psychological Factors in Musculoskeletal Practice

Jason M. Beneciuk • Steven Z. George • Mark A. Jones / 이완희

통증과 관련된 장애는 전체적인 경험이며 간단하게 독립된 감각, 감정 또는 생리학적 반응이 아니다(의학연구소, 2011; Sim 등, 2004). 통증과 장애는 심리 및 사회문화적 배경 양측에서 발생한다. 세계보건기구(WHO, 2001)는 생체심리사회 구성 제1장과 3장에 설명된 국제 기능, 장애, 건강(ICF)을 반영하여 생체학적·심리사회적 요소가 개인적이며 복합적인(Borrell–Carrio 등, 2004) 환자의 통증과 장애 경험에 상호작용한다고 하였다. 문헌에 따르면, "심리사회적"이라는 용어는 일반적으로 심리적 영향과 사회적 영향을 모두 포함하는 하나의 구성으로 사용된다. 그러나 심리학적 요인과 사회적 요인이 상호 긴밀하게 관련되어 있지만, 통증과 장애라는 측면에서 이들은 이해가 필요하고 임상가들이 환자 평가와 관리에 있어서 고려해야 할 개별적인 특정한 특징으로 구성된다. 문헌에 보다 광범위하게 언급되었기 때문에 "심리사회적" 구성이 이 단원에서 사용되었지만, 이 단원은 심리사회적 요소에 중점을 두었고 제3장에 스트레스의 영향, 대처방법 및 사회적 요소의 상호작용에 대해 보다 명백하게 초점을 맞추었다.

이 단원의 시작에서 정립해야 할 중요한 점은 심리학적 요인들이 모두 부정적인 것으로 해석되어서는 안 된다는 것이다. 예를 들면, 제3장에서 언급한 것처럼, 통증 유발 과제와 관련이 있는 높은 자기효능감은 근골격계 통증 임상 결과를 위한 긍정적인 예후요소로 간주된다(Foster 등, 2010; Sarda 등, 2009). 제1장에서 임상적 추론 이론과 제3장에서 언급한 심리학적 및 사회요소 간 상호작용의 이론적 기초를 세우기 위하여, 이번 장은 합병증이 치료목표를 수정 가능하게 하므로 회복과 관련된 합병증으로 설명된 심리학적 요소의 정의 및 관리와 관련 있는 임상적 추론에 관하여 논의한다.

부정적인 심리사회적 요인들이 급성에서 만성적 통증 상태로 전이되는 데 부정적 영향을 미친다는 근거가 증가하고 있다(Burton 등, 1995; Linton, 2000; Linton, 2005; Nicholas 등, 2011;Chou 등, 2007; Chou와 Shekelle, 2010). 예를 들면, 지속적인 통증과 장애를 위한 점진적 표시로서 심리학적 요인을 포함하는 체계적 고찰은 급성이나 아급성 요통 환자에게 우울, 엄청난 통증, 통증 강도와 통증에 대한 신념 또는 직업적 결과 사이에 일관된 관계가 있을 수 있음을 제안한다(Nicholas 등, 2011). 유사하게, 부실한 임상결과의 예측자를 포함하는 별도의 계통학적 검토 결과 비조직적 징후, 높은 적응성 통증 극복 행동, 장애와 관련된 증가된 기준선 낮은 요통, 정신질환의 존재 및 일반적인 건강상태가 1년 추적관찰 후 나쁜 임상결과의 가장 강력한 예측인자임을 알 수 있었다(Chou와 Shekelle, 2010). 신념, 행동, 통증, 장애 그리고 일반적 건강상태를 극복하는 이론적 기초는 제3장에서 다루었다. 이 부분에 대한 대부분의 선행 연구들이 요통 결과에 부정적인 심리적 요인이 미치는 영향을 탐구하고 있지만, 유사한 관계가 다른 신체 부위의 근골격계 통증 불만사

핵심 포인트 Key Point

- 통증과 관련된 장애는 전체적 경험과 간단하게 단일한 감각, 감정, 심리적 반응이 아닌 것을 유발하는 심리학적 맥락과 사회문화적 맥락 양측에서 발생한다.
- 심리학적 요인들은 생체심리사회적 뼈대 내에서 중요한 요소이다.
- 심리학적 요인의 광범위한 스펙트럼을 고려할 때, 근골격계 통증의 임상적 결과에 대한 그들의 영향은 긍정적이거나 부정적이다.
- 부정적인 심리사회적 요인들이 급성에서 만성적 통증 상태로 전이하는 데 나쁜 영향을 미친다는 근거들이 증가하고 있다.

항과 관련이 있다는 것은 그럴듯해 보인다(이론적 관점에서) (Nicholas 등, 2008; Hunt 등, 2013; Sullivan 등, 2006, 2009; George 등, 2007, 2011; Hartigan 등, 2013). 유사하게, 연구의 초점은 아니지만, 심리학적 요인은 어떤 환자에게도 긍정적이거나 부정적인 영향을 미치며, 부정적인 요인들은 완만한 회복을 뒷받침하고 어떤 문제가 재발하는 태도, 신념 및 행위에 영향을 줄 수 있으며, 그래서 모든 환자에 대한 그들의 검진을 지지한다.

심리학적 요인을 평가하고 관리하기 위한 근골격 임상의들의 지식과 능력의 결핍

Musculoskeletal Clinicians' Lack of Knowledge and Ability to Assess and Manage Psychological Factors

근골격계 임상가들이 환자의 건강상태에 대한 신체적 및 많은 환경적 범위를 평가하고 관리하기 위하여 교육을 받고 있음에도 불구하고, 정형화된 교육, 평가 경험, 심리학적 평가 및 관리, 그리고 급성과 만성 통증에 영향을 미치는 사회적 요인에 대한 내용은 아직 명확하게 구조화되지 못하였다(Barlow, 2012; Bishop과 Foster, 2005; Foster와 Delitto, 2011; Main과 George, 2011; Overmeer 등, 2005; Sanders 등, 2013; Singla 등, 2015). 이것은 심리사회적 조사가 일반적이지 않은 근골격계 전문가(255명; 39.2%)를 포함하는 호주 일차의료기관 종사자(651명)의 설문조사 결과에 근거로 나타나 있다(Kent 등, 2009). 공식적인 검사가 비공식적인 판단보다 더 정확하다는 것을 고려하면 이러한 결과는 놀라운 것이다(Spitzer 등 1994; Haggman 등 2004). 그러므로 심리학적 요인에 대한 주의를 근골격계 임상의사 관리전략에 포함시키는 것이 정규교육과정 동안 심리사회적 교육에 대한 폭과 깊이의 불일치, 이론을 실행(측정하기 어려움)에 옮기는 역량 및 임상가들의 문화 등 여러 가지 도전에 직면하고 있다는 것은 명백하다(Foster와 Delitto, 2011; Main과 George, 2011). 가장 주목할 만한 것은, 생체의학과 손상에 기반한 관점이 정규교육과정과 많은 근골격계 임상가들의 전문성을 개발하는 동안, 그리고 만약에 있다면, 생체심리사회적 관점에서 제공되는 내용 등이 우선적으로 강조된다는 것이다(Foster와 Delitto, 2011; Main과 George, 2011; Smart와 Doody, 2007; Daykin과 Richardson, 2004; Bishop과 Foster, 2005; Simmonds 등, 2012). 이 문제를 더욱 복잡하게 만드는 것은 집단적이고 전통적으로, 근골격계 임상가들이 심리사회적 평가, 임상적 추론 그리고 최상의 행위를 관리하는 것에 대한 명확한 지식이 부족하다는 것이다(Linton과 Shaw, 2011; Nicholas 등, 2011; Foster와 Delitto, 2011). 그러나 새로운 제안들이 제시되고 있으며(Jones와 Edwards, 2008), 이제 근골격계 임상가들의 정신사회적 평가와 관리뿐만 아니라 근본적인 추론까지 알려주는 점점 더 많은 문헌을 이용할 수 있게 되었다(French와 Sim, 2004; Hasenbring 등, 2012; Jones와 Edwards, 2008; Keefe 등, 2006; Main 등, 2008).

핵심 포인트 Key Point

- 전통적으로, 근골격계 임상가들은 환자 관리에 대한 생체심리사회적 관점에 대하여 적절한 교육을 받지 않는다.
- 임상적 추론은 심리사회적 요인의 표준화된 선별을 통하여 강화될 수 있는 강한 잠재성을 가지고 있다.

심리사회적으로 관련있는 위험 요인에 대한 선별의 "위험신호" 체계

The 'Flag' System of Screening for Psychosocial-Related Risk Factors

"위험신호" 체계는 다양한 위험요인을 대표하는 색채에 기초한 임상적 추론과정을 돕거나 환자를 분류하는 바탕으로서 제안되고 있다(Nicholas 등, 2011; Main과 George, 2011).

- 빨강 위험신호 – 심각한 병리학(예 골절)
- 주황 위험신호 – 심리병리학(예 임상적 우울증)
- 노랑 위험신호 – 증상에 대한 심리학적 반응(예 신체 활동에 대한 공포 회피 신념)
- 파랑 위험신호 – 일과 건강 상호 관련에 대한 인지(예 증가된 일이 이후에 손상을 일으킬 것이라는 신념)
- 검은 위험신호 – 임상적 결정과 문맥상 요인에 대한 건강관리 시스템의 영향(예 보험 제한, 사회경제적 상태)

비록 직장 밖의 사회문화적 영향과 건강관리시스템(예 가족, 지역사회, 정부 등)이 위험신호 분류에 대표적이지 않음에도 불구하고, 그들은 제3장에서 언급한 것처럼 똑같이 고려할 가치가 있다.

위험신호체계를 근골격계 행위에 통합하는 중요한 요소는 다른 유형의 임상결정을 구별하는 능력이다(Nicholas 등, 2011). "심리적으로 알고 있는 행위"는 생체학적(병리학과 신체손상에 중점을 둔) 원리와 인지적 행동원리(심리학적 고통 또는 행동에 중점을 둔)를 모두 통합하는 만성 근골격계 통증에 대한 이차적 예방 접근법으로 제시되어 왔다(Main과 George, 2011). 심리학적으로 알고 있는 행위는 또한 반복되는 증상과 만성으로 이미 경과된 환자들을 위해 사용된 인지적 행동접근법을 지지한다. 심리적으로 알려진 근골격계 실행의 일차적인 목표는 근골격계 통증과 관련된 현재와 미래의 장애를 최소화하는 것이다: (1) 심리적 요인의 존재에 근거하여 만성 또는 반복적인 증상의 발생 위험이 높은 개인의 식별과 (2) 기존의 손상 기반 치료와 함께 심리학적 요인을 목표로 하는 표적치료(Main과 George, 2011). 그러므로 비록 심각한 병리학적 지표로서 빨강 위험신호의 선별이 일상적인 임상실무의 중요한 구성요소임에도 불구하고, 심리적으로 알고 있는 행위는 주로 높은 선별을 거치는 것으로 특징되고 좋지 않은 결과의 위험에 있는 환자를 확인하기 위하여 기능적으로 부적응적인 노랑 위험신호는 직접적인 치료적 중재를 통하여 목표를 설정할 수 있는 심리적인 요인에 근거한다.

근골격계 중재 관점에서 변경 가능하거나 변경할 수 없는 심리사회적 위험요인들이 미래 결과의 강한 예견인자이고 감별을 통해 정의될 수 있기 때문에 변경 가능하거나 변경할 수 없는 심리사회적 위험요인들을 구분하는 것은 매우 중요하다. 어떤 심리사회적 위험요인들은 근골격계 임상적 중재를 통해 수정할 수 없는 것들이다. 예를 들면, 사회계층은 물리치료사가 목 통증을 치료한 환자의 나쁜 결과를 예측하는 지표로 확인되었다(Hill 등, 2007). 그러나 이것은 근골격계 임상적 중재를 통하여 변경할 수 없는 것이다. 심리학적 관점에서, Main과 George(2011)는 근골격계 임상가들이 모든 심리학적 위험요인을 처리할 교육을 받지 않았기 때문에 위험신호시스템을 기반으로 수정 가능한 위험요인과 수정할 수 없는 위험요인을 구분하는 능력은 행위를 알려 주는 심리학적으로 중요한 구성요소라고 제안하였다. 예를 들어, 적절하게 교육받은 근골격계 임상가는 노랑 위험신호(예 부적응적 통증 극복), 즉 수정 가능한 심리적 위험요소로 간주되는 경우를 다루는 데 적합한 중재안을 식별하고 제공할 수 있는 자격을 갖추었다. 그러나 수정 불가능한 심리적 위험요소로 간주되는 경우인 주황 위험신호(예 임상적 우울증)를 목표로 하는 직접적인 치료중재를 제공하는 것은 근골격계 중재 하나만을 통해서 근골격계 행위의 범위에 포함되지 않는다. 그러므로 다른 의료전문가(예 임상심리학자)에게 의뢰하는 것이 보장되는 경우 빈도와 조기 재평가를 겸비한 주황 위험신호 선별은 근골격계 임상가에게는 임상적 추론을 진행하려는 동안에 매우 중요한 역할이다. 근골격계 질환으로 가장한 내장기 질환의 선별과 비슷하게, 주황 위험신호 선별과정에서 잘 훈련된 근골격계 임상가의 역할은 임상적 우울증 증상이나 다른 심리적 장애(예 불안)를 선별하는 것이고, 심리학적 또는 정신장애를 진단하려는 것이 아니다. 잠재적 빨강 위험신호로 나열된 모든 임상적 특징이 즉각적인 의뢰를 필요로 하지 않는 것처럼, 증가된 우울증 증상을 가지고 있는 모든 환자가 심리학자에게 의뢰되거나 의뢰한 사람에게 다시 되돌아갈 필요가 없다. 이 영역은 임상가가 즉각적인 의뢰나 상담(예 자살충동, 외상 후 스트레스 증상 발현)을 보정하는 지표를 인식할 수 있도록 지원하기 위해 근골격계 교육에 더 많은 주의를 요하는 영역이다. 근골격계 임상가들은 이 선별과정을 환자평가과정에 추가하고, 주황 위험신호과 관련 있는 명백한 증상을 모니터링하고 증상들이 불확실할 때 의뢰인과 심리학자에게 상의하기 위하여 도움을 받아야 한다.

심리사회학적으로 위험신호는 근골격계 임상적 시각에서 볼 때 가장 관리하기 용이하고, 심리적인 것을 기반으로 한 중재에서 이익을 얻을 수 있는 개인을 식별하기 위하여 노랑 위험신호 평가에서 얻은 정보와 관련된 임상적 추론에 중점을 두어야 한다(Nicholas와

핵심 포인트 Key Point

- 위험신호체계는 임상가들이 인식, 추론 그리고 환자의 그러한 요인들을 관리하는 것을 돕기 위하여 색깔로 서로 다른 위험요인들을 구별하기 위한 바탕이다.
- 심리적으로 알고 있는 행위는 생체의학과 인지-행동 원리를 통합하는 만성 근골격계 통증을 위한 이차적 예방 접근이다.
- 심리적으로 알고 있는 행위는 또한 반복되는 증상을 경험하거나 이미 만성으로 진행된 환자들을 위하여 사용한다. 심리적으로 알고 있는 행위는 (1) 좋지 않은 임상적 결과가 있는 높은 위험성에 있는 개인의 식별을 강조하고 (2) 전통적인 손상기반 치료와 함께 심리학적 요인을 목표로 하는 표적치료이다.
- 임상적 추론은 임상가들이 수정 가능하거나 수정할 수 없는 심리사회적 위험요인을 구분할 수 있을 때 강화될 수 있다.

George, 2011). 근골격계 임상전문가들은 제1장에서 논한 정신사회학적으로 지향하는 추론(예 서술적 추론)(Edwards 등, 2004)을 포함하여 서로 다른 추론의 초점을 통합한 광범위한 "임상적 추론전략"을 채택하는 것으로 나타났다. 통증을 극복하는 행동을 특징짓는 이론적 구조에 대한 지식의 확장은 제3장에서 언급한 서술적 추리에 대한 이해와 결합하여 임상적 평가와 분석을 촉진할 것이고, 근골격계 통증을 경험하고 있는 환자의 노랑 위험신호를 쉽게 관리할 수 있도록 해줄 것이다.

심리사회적 "노랑위험신호" 검사와 평가 과정

Psychosocial 'Yellow Flag' Screening and Assessment Process

일차예방의 의도는 개인과 광범위한 지역사회 노력에 의한 건강의 보호이다. 일차예방의 잠재적 요소로서 검사는 건강한 일반사람들에게 미래 질병을 위한 위험요인과 관련된 유용한 정보를 제공할 수 있다(Straus 등, 2005). 그러나 또한 검사는 미래의 결과가 좋지 않을 가능성이 있는 잠재적 요인(예 근골격계 통증과 관련된 장애)이 있는 개개인을 조기에 식별하는 이차적 예방과정과 관련된다. 위험요인에 대한 조기검사는 임상적으로 결과가 좋지 않은 환자를 식별하기 위해 전략으로서, 또 환자관리의 효율성과 효과를 향상시키기 위한 잠재적 방법으로 지지받아 왔다(Pransky 등, 2011; Hill과 Fritz, 2011; Chou 등, 2007). 위험요인 검사는 설문지나 환자 면담을 통해 실행할 수 있다. 타당한 설문지는 심리적 요소들의 많은 측량을 제공하며 그러는 동안 환자들이 자발적으로 참여하지 않는 중요한 측정영역의 문을 열어 주기도 한다. 설문지를 통해 제공되는 정보는 환자의 통증과 장애에 기여할 만한 환자와 심리적 요소들의 완전한 이해를 위한 환자와의 면담을 통해 더 확장된다. 비록 심리적으로 알려진 관리를 위한 심리적 요소 검사가 대부분 허리통증 영역에서 조사되고 논의되었지만, 대단히 중요한 일상 검사의 전제는 근골격계 질환이 아니더라도 많은 환자에게 적용 가능성이 있다는 것이다(Nicholas 등, 2008, 2011).

설문에 의한 심리적 요인검사 Psychological Factor Screening by Questionnaire

자기보고식의 심리적 요인검사 설문지는 평가과정의 요소로서 임상가들에 의해 자주 사용된다. 이러한 설문지들의 디자인은 특정한 심리적 건설의 평가를 제공하는 1차원적 측정에서부터 전반적인 심리적 고통의 평가를 제공하는 다차원적 측정들까지 넓은 범위를 아우른다. 이러한 각각의 접근법은 강점과 한계와 관련이 있다. 예를 들어, 일차적인 설문조사를 사용할 때 잠재적인 약점은 관심 있는 대상인 심리적 요인을 넘어 정보를 제공하지 않는다는 것이다. 또한 흔히 사용되는 일차성 심리검사도구(예 Kinesiophobia의 Tampa Scale)는 급성 또는 아급성 통증보다는 지속적인 통증 환자에게 더 적합할 수 있다(Nicholas 등, 2011). 다른 한편으로(예를 들어, 수정 가능한 위험인자의 평가에 기초한), 나쁜 결과의 환자 위험을 예측하기 위해 적은 수의 항목을 가진 다차원도구(예 START Back 판별도구)를 사용할 때 잠재적 이익이 있다(Nicholas 등, 2011; Hill과 Fritz, 2011, Chou 등, 2007, Chou와 Shekelle, 2010, Karran 등, 2017). 임상환경에서 환자와 함께 설문지를 관리하고 해석하는 데 시간이 걸리므로 예후 가치가 있는 간략한 다차원 척도를 사용하는 동시에 임상의 분야에서 환자 면담을 통해 더 깊이 탐구하는 것이 잠재적으로 유리하다. 그러나 다차원 설문조사의 잠재적 강도는 심리적 고통에 대한 광범위한 심사이지만 행동치료 목표로 사용될 수 있는 특정 심리적 요인에 대한 자세한 정보는 제공하지 않는다. 그러므로 이 장의 뒷부분에서는 다차원 척도를 사용하여 빈약한 결과에 대한 위험이 높은 환자를 식별한 다음 일차원 척도와 환자 면담을 사용하여 고위험 환자를 추가로 판별하는 2단계 판별접근법을 설명한다.

핵심 포인트 Key Point

- 다차원 척도는 전반적인 심리적 고통에 대한 일반적인 평가를 제공할 수 있다.
- 일차적인 측정은 특정 심리적 구조에 대한 보다 포괄적인 평가를 제공할 수 있다.
- 다차원 및 단일 차원 측정은 개인의 강점과 한계와 관련이 있다.
- 임상가는 환자의 면담과 함께 다차원 및 일차원 측정을 병행하여 심리적 고통 및 관련 임상적 추론의 평가를 향상시키려고 한다(적절한 경우).

기능장애 및 건강검진 설문지는 종종 섭수 과정의 일부로 완료된다. 여기에는 초기 다차원 심리사회적 검사도구가 포함되어 있다. 일차적인 심리사회적 검진 설문지도 그 시점에 완성될 수 있지만, 다차원 검진 점수에 대한 사전 검토와 사용할 일차원 척도에 대한 판단이 필요하다. 또한 한 번에 과다한 설문지를 투여하는 것은 환자가 압도당하는 결과를 초래할 수 있다. 그러므로 다차원 검진 척도의 완성에 이어 환자 면담이 임상실무에 더 적합할 수 있으며, 둘 다 함께 관리하는 보다 집중된 일차 심리사회적 설문지의 필요성과 선택이 도움이 될 수 있다.

다차원적 측정의 예 Examples of Multidimensional Measures

스타트 백 판별도구 STarT Back Screening Tool (SBT)

SBT는 타깃 중재와 환자를 조화시키는 데 유용한 수정 가능한 예후인자의 존재에 근거하여 지속적인 허리통증 관련 장애 위험의 여러 수준과 관련된 환자의 하위집단을 확인하기 위해 사용되는 9가지 항목척도이다(Hill 등, 2008). SBT에는 장기화된 장애가 있는 허리에 대해 강하게 독립적인 예견요인으로 확인된 신체적·심리적 요인과 관련된 항목이 포함되어 있다. SBT 전체 점수(0에서 9까지)는 모든 긍정적인 반응을 합하여 결정되며, SBT 심리사회적 하위점수(0에서 5까지)는 귀찮음, 두려움, 재앙, 불안 및 우울과 관련된 항목을 합하여 결정된다. 환자의 반응을 바탕으로 SBT는 환자가 신체적 요인의 유무에 관계없이 높은 수준의 심리사회적 예후인자가 존재하는 '고위험'(심리사회적 하위등급 점수 4 이상)으로 분류한다. 심리적 요인이 아닌 '중간 위험도'(전체 점수>3, 심리적·사회적 척도<4); 또는 '위험도가 낮다'(전체 점수 0~3), 예후인자가 거의 없다(Hill 등, 2008). 수평선상에 있는 다른 연구들은 이러한 다차원도구의 기능을 추가로 평가해야 하며(예 계층화 전략에 따라 제공되는 치료와 순수한 예후 능력) 동시에 다른 선별도구의 특정 예후 예측 정확도를 평가해야 한다. 결과 매개변수, 예를 들어, Karran 등(2016)은 요통 에피소드의 첫 3개월 이내에 시행된 다양한 예후 선별도구를 통한 위해성 평가 분류의 정확성이 직장복귀(>80 % 확률)를 예측하는 데 가장 좋으며, 지속성 예측(70~80 % 확률), 예후정보를 찾을 때 다른 결과 차원을 고려해야 하는 중요성을 강조하였으며, 지속성 통증 예측에 대한 정확도(60~70 % 확률)를 나타낸다. 새로운 연구의 영역이 발전하면서 임상가는 단일척도에 의존할 때 주의해야 하기 때문에 이 장에서 권장하는 정신사회적 요인 평가에 대한 3차원 접근법에는 다차원 설문조사, 일차적 설문조사 및 환자 면담이 통합된다.

오레브로 근골격 통증 판별 설문지 Örebro Musculoskeletal Pain Screening Questionnaire (OMPSQ)

OMPSQ는 일차진료 의사가 정신사회적 '노랑 위험신호'와 통증으로 인한 미래의 직장 장애 위험에 처한 환자를 식별할 수 있도록 돕기 위해 개발되었다. OMPSQ는 통증위치(항목 4), 통증으로 인한 업무 부재(항목 5), 통증 지속시간(항목 6), 통증 강도(항목 8), 통증 유발기간 통증 조절(항목 11), 통증 에피소드(항목 10), 기능 능력(항목 20~24), 기분(항목 12 및 13), 작업 인식(항목 7 및 16), 환자의 예후 측정(항목 14와 15)와 공포 회피(항목 17~19)(Linton and Hallden, 1997) 등의 25가지 항목으로 구성된다. 점수가 매겨진 항목은 총 점수가 0에서 210 사이의 점수를 갖도록 합산되며, 점수가 높으면 결과가 좋지 않을 위험이 더 높다. 장기간의 통증, 장애 및 병가를 예측할 수 있는 OMPSQ의 능력은 주목할 만한 체계적인 고찰(Hockings 등, 2008)를 포함하여 이전 연구(Maher and Grotle, 2009)에서 뒷받침되었다. Karran 등(2016)은 OMPSQ가 장기간 결근의 위험에 처한 근로자를 선별하는 데 '우수'함을 발견했으며, 이는 국가 및 다양한 임상환경에 관계없이 반환-근로위험 평가를 위한 더 넓은 유틸리티를 지원한다고 보고했다. 10개 항목의 단문형 OMPSQ (Linton 등, 2012)는 원 버전과 유사한 특성을 갖는 것으로 나타났다.

일차원적 측정의 예 Examples of Unidimensional Measures

공포 회피 신념 설문지 Fear Avoidance Beliefs Questionnaire (FABQ)

FABQ는 허리 통증에 대한 공포 회피 신념의 정도를 평가한다(Waddell 등, 1993); 그러나 수정된 버전이 다른 신체 부위에 사용되어 왔다(Piva 등, 2009; Hart 등, 2009; Cleland 등, 2008; Simon 등, 2011). FABQ는 4- 항목 FABQ 신체활동 척도(FABQ-PA, 잠재적으로 0에서 24까지의 점수)와 7 항목의 FABQ 작업 척도(FABQ-W, 잠재적으로 0에서 42까지의 점수)로 구성되어 있으며, 더 높은 점수는 두 FABQ 수준 모두에 대해 더 높은 수준의 공포 회피 반응을 나타낸다.

통증 파국화 척도 Pain Catastrophizing Scale (PCS)

PCS는 근골격계 통증으로 인한 실제 또는 예상 통증 경험 및 치명적인 인지에 대한 과장된 부정적인 방향의 정도를 평가한다(Sullivan 등, 1995). PCS는 0점에서 52점 사이의 점수로 나타날 수 있는 13개의 항목으로 구성되어 있으며, 점수가 높을수록 통증 파국화 수준이 높음을 나타낸다(Sullivan 등, 1995).

움직임에 대한 공포의 탬파 척도 Tampa Scale of Kinesiophobia (TSK-11)

TSK-11은 운동 및 부상 또는 재부상에 대한 두려움의 정도를 평가한다(Woby 등, 2005). TSK-11은 11점에서 44점 사이의 점수, 11개의 항목으로 구성되어 점수가 높을수록 운동에 대한 두려움과 고통스러운 증상으로 인한 부상 또는 재부상이 증가한다.

통증 불안 증상 척도 Pain Anxiety Symptoms Scale (PASS-20)

PASS-20은 통증 장애가 있는 개인에 대한 통증 관련 불안 증상의 정도를 평가한다(McCracken과 Dhingra, 2002). PASS-20은 0점에서 100점 사이의 점수를 갖는 20개 항목으로 구성되어 있으며, 점수가 높을수록 통증과 관련된 불안 증상이 높아지는 것으로 나타난다.

환자 건강 설문지 Patient Health Questionnaire (PHQ-9)

PHQ-9는 우울 증상의 정도를 평가한다(Kroenke 등, 2001). PHQ-9는 점수가 0에서 27사이인 9가지 항목으로 구성되어 있으며, 점수가 높을수록 우울증 증상이 높음을 나타낸다.

통증 자기효능감 설문지 Pain Self-Efficacy Questionnaire (PSEQ)

PSEQ는 고통이 낮거나 높을 수 있다는 맥락에서 자기효능감의 정도를 평가한다(Nicholas, 2007). PSEQ는 점수가 0점에서 60점 사이인 10개 항목으로 구성되어 있으며, 점수가 높을수록 통증 관련 자기효능감이 높아지며, 이는 긍정적인 예후지표이다.

만성 통증 수용 설문지 Chronic Pain Acceptance Questionnaire (CPAQ)

CPAQ는 행동 측면에 초점을 맞춤으로써 기능적 관점에서 통증 수용 정도를 평가한다(McCracken 등, 2004). CPAQ는 점수가 0점에서 120점 사이인 20개 항목으로 구성되어 있으며 통증 수용도가 높고 점수가 높으면 긍정적인 예후 지표를 나타낸다.

간략한 질병 인식 설문지 Brief Illness Perception Questionnaire (Brief IPQ)

간략한 IPQ는 질병의 인지적 및 정서적 표현을 평가한다(Broadbent 등, 2006). 간략한 IPQ는 인과 관계 질문을 제외하고 0-10 척도로 평가된 9개의 항목으로 구성된다. 항목 중 5개는 결과(항목 1), 타임라인(항목 2), 개인 제어(항목 3), 치료 관리(항목 4) 및 동질성(항목 5) 항목으로 인지적 질병(cognitive illness) 상태를 평가한다. 항목 중 두 항목은 감정 표현[감정 표현(항목 6) 및 감정(항목 8)]을 평가한다. 하나의 항목은 질병 이해도를 평가한다(항목 7). 환자가 질병의 세 가지 가장 중요한 인과적 요인을 나열할 수 있도록 개방형 응답이 제공된다(항목 9).

환자 면담에 의한 심리학적 요소 판별검사 Psychological Factor Screening by Patient Interview

환자 면담은 정보 수집 및 관련 임상추론과 환자-치료사 간 이해의 수립과 관련하여 근골격계 임상검사의 필수 구성요소이다. 초기 환자 면담과 진행 중인 논의를 통해 심층 탐구 및 자격으로 보완된 표준화되고 측정 가능한 평가를 제공하는 설문조사를 통해 설문조사에 의한 심리요인검사의 기초를 제공한다. 면담과 설문지에 의한 심리적 요인의 평가는 제1장에서 논의된 '환자의 경험에 대한 견해' 가설 범주와 연결된다. 통증 및 장애 경험과 관련된 독특한 환자 관점의 공식화는 제3장에서 더 자세하게 논의되었다. 환자 평가 관점은 다음과 같은 측면을 포함한다:

- 환자의 문제에 대한 이해(원인에 대한 귀속, 통증 및 관련 인지에 대한 믿음 포함)
- 스트레스 요인에 대한 환자의 반응과 임상적 표현과의 관계
- 문제 및 모든 스트레스 요인이 관리 및 복구 과정에 적극적으로 참여하기 위해 환자의 생각, 감정, 대처, 동기 부여 및 자기효능감에 영향을 미치는 것으로 나타난다.
- 문제 및 모든 스트레스 요인이 환자의 업무 또는 사회적 참여에 미치는 영향
- 환자의 목표와 관리에 대한 기대감

환자의 문제(예 진단, 통증)에 대한 환자의 인식을 평가할 때 원인, 관리 및 복구 궤도의 잠재적인 성격, 즉 환자의 질병(문제)과 관련하여 고유한 시각을 충분히 발견하는 것이 중요하다(Leventhal 등, 1980). 제3장에서 설명한 것처럼 환자의 건강과 장애에 대한 연구는 환자의 이해/신념과 문제에 대한 우려를 구성하는 중요한 구성요소를 강조한다. 환자 자신의 문제에 대한 인식을 구성하는 구성요소를 더 잘 이해한다면 심리사회적 정보가 환자와 임상가 간에 상호작용을 하는 동안 자연스럽게 나타나는 경우가 많기 때문에 무엇을 듣고, 무엇을 더 명확하게 선별해야 하는지 아는 데 도움이 된다. '자기조절 모델'은 환자가 위협(예 신체/건강, 자기, 생명 등)으로 인지하는 내부(예 증상 경험) 및 외부(예 의료, 가족, 미디어 경고) 경험을 통해 환자(Leventhal 등, 1998)가 개별 질병에 대한 인식이나 윤곽을 발전시켜 위협에 대처하는 방법을 결정한다. 질병 인식은 건강 위협에 대한 해석과 대응을 위해 사용하는 개인의 건강문제에 대한 암시적 이론을 나타낸다(제3장의 스트레스와 대처 모델에 대한 논의 참조). 다른 근골격계 통증 상태에 대한 질병 인식은 통증, 정서적 고통, 근육 및 관절의 압통, 통증 관련 장애 및 치료 결과의 중증도와 관련이있는 것으로 나타났다(van Wilgen 등, 2014). 이러한 개요는 사회적 및 개인적 경험을 통해(의식적으로 또는 무의식적으로) 학습되며 다음과 같은 요소로 구성된다.

- 문제를 식별하는 표시(예 '추간판 탈출증')
- 문제가 얼마나 오래 지속될 것으로 예상하는지에 대한 신념
- 문제의 원인에 대한 신념
- 문제의 가능성이 있는 영향에 대한 신념(즉각적이고 장기적인 결과 또는 예후)
- 관리 및 변화 가능성 또는 대처전략에 대한 신념

또한 심각성에 대한 인식(예 자기제한 vs 도움을 받을 수 없음), 삶에 미치는 영향의 정도(직장, 가족, 스포츠, 사회적)를 비롯하여 사람들이 건강문제를 평가할 때 사용하는 다양한 범위가 있다: 자기개념과 자기가치(당혹스러움, 수치심, 죄책감)와 가변성 또는 제어 가능성. 따라서 자신의 질병 인식을 구성하고 대처전략 결정에 기여하는 환자의 기존 신념과 가정뿐만 아니라 제3장에서 논의된 바와 같이 그들의 건강 상태/문제에 대한 위협의 '기본 평가'이거나 자세 및 제어 가능성에 대한 '2차 평가'이기도 하다. 이는 교육과 인지지향적 활동과 운동을 통해 환자를 다루는 것(Nijs 등, 2011, 2014)과 환자의 위협 평가가 필요한 경우 측정의 중요성을 강조한다(Jones와 Edwards, 2006; Louw와 Puentedura, 2018; Moseley, 2004; Moseley와 Butler, 2017).

환자의 활동과 참여 제한 및 역량을 이해하는 데 질문하는 동안 임상 면담을 통해 심리적 요인 평가의 일환으로 청취하고 명시적으로 선별할 영역은 다음과 같다.

- 다음과 관련하여 환자의 통증/장애 경험에 대한 환자의 관점은 무엇인가?
  - 진단/문제에 대한 그들의 이해?
  - 통증에 대한 이해(예 급성 vs 만성)?
  - 문제와 관련된 과도한 부정적 인식(예 파국화)?
  - 문제와 관련된 감정[예 우울증, 취약성(feelings of vulnerability)]?
  - 그들의 목표와 미래 예측은?
  - 관리에 대한 그들의 기대와 믿음과 관리에서의 그들의 역할은?
- 환자의 신념과 기대의 근거는 무엇인가?
- 환자는 파트너, 직장 동료 및 고용주에 의해 어떻게 인식되는지 생각하며, 이는 환자가 다음과 관련하여 환자 자신을 어떻게 느끼는지에 어떤 영향을 미치는가?
  - 그들은 무엇을 할 수 있고, 무엇을 할 수 없는가?

- 그들의 기여에 대한 그들의 인식은 어떠한가?
- 그들 자신의 개념과 자기 가치에 대한 개념은 어떠한가?

- 환자는 가족, 친구, 직장 동료, 고용주의 사회적 지지를 인지하고 있는가?
- 환자는 정서적으로(예 분노, 우울한 증상, 취약성 등), 행동적으로 어떻게 대처하고 있는가? 약물치료, 휴식, 술, 운동, 회피와 같은 특별한 대응전략이 있는가? 그 대응전략은 효과적인가?
- 환자에게 중요한 변화가 있는가? 그렇다면 어떤 범위까지 그리고 어떤 영역에 관해서? 환자가 변화에 긍정적으로 기여하기 위해 자기효능감을 발휘하는가? 환자는 현재 어떤 업무를 수행할 수 있다고 믿는가? 환자는 다음과 같은 관리로 돌아갈 수 있다고 믿는 업무는 무엇인가?
- 다음과 관련하여 환자의 위협 평가는 무엇인가?
  - 진지함?
  - 취약점?
  - 그들의 삶, 활동 및 참여(직장, 가정, 스포츠, 사교) 및 그들의 관계에 미치는 영향의 정도?
  - 변경 가능성 및 제어 가능성?

이 분야는 반드시 제시된 틀로서만 고려되어야 하며 지켜야 하는 규정된 목록이나 일련의 질문으로 간주되어서는 안 된다. 현실적으로 만성 근골격계 통증을 겪고 있는 개인의 경우, 특히 어느 정도 서로 영향을 줄 수 있기 때문에 환자의 관점과 위협 평가와 관련하여 어느 정도 중첩될 것이다. 환자의 문제(들) 및 관련 근골격계의 '진단적 추론'에 대한 환자 면담의 질문은 일반적으로 일상적인 구조를 따르지만, 심리사회적 지위를 평가하기 위한 질문 타이밍 및 구조는 이 조사 라인에 대한 환자의 준비 가능성에 따라 다양하며, 일부 환자는 자발적으로 이 정보의 대부분을 제공하지만(따라서 무엇을 듣는지를 아는 중요성), 다른 사람들에게는 문제와 관련된 비신체적인 문제를 편안하게 토론하는 데 오랜 시간이 걸릴 것이다. 이 점은 간병 초기에 환자와 임상가 간의 효과적인 협력관계를 통해 관계를 수립하는 것이 중요함을 강조한다. 면담을 통해 환자의 관점을 평가할 때 문제에 대한 환자의 이해에 관한 질문으로 시작하여 환자가 명확히 이해하도록 하여야 피해가 적게 발생하므로 일반적으로 받아들여지는 이유를 설명한다. 또한 가능한 경우 언제든지 환자의 변화를 위해 노력하는 것(즉, 개선)은 협동관계를 촉진하고 환자의 동기부여를 향상시키는 데 도움이 될 수 있으므로 권장된다. 예를 들어 환자의 두려움, 반복되는 부정적인 진술, 스트레스, 역효과 또는 우울증에 대한 환자 면담의 실마리가 나오면 일차적인 설문조사를 통한 추가 평가가 계속 수행될 수 있다.

심리학적 요인검사와 추적을 위한 3가지 방법

Three Avenues for Psychological Factor Screening and Monitoring

심리적 요인 검사를 위한 3가지 방법이 있다: 공식 면담과 진행 중인 논의의 형태로 환자와의 직접적인 의사소통 및 다차원 및 일차 설문지(Beneciuk 등, 2014; Mirkhil과 Kent, 2009; Nicholas 등, 2011; Bergbom 등, 2014). 전통적으로 병리학적 질병(예 심혈관 질환)에 대한 검사는 증상이 발병하기 전에 이루어져야 하며, 특정 질환이 조기에 발견되고 그에 따라 관리된다면 나쁜 결과의 위험이 감소된다는 이론적 근거가 있어야 한다. 조기선별에 대한 이러한 이론적 근거는 또한 확인되지 않은 경우 근골격계 통증 결과에 악영향을 미칠 가능성이 있는 심리적 요인(예 만성화로의 전이)에 적용될 수 있다.

3대 심사 과정의 구체적인 예는 (1) 진단적으로 지향적인 질의와 관련하여 환자의 상황(예 생활, 직장, 사회적 및 경제적 환경, 활동/운동/운동 행동)을 이해하는 환자 면담, 환자의 '통증/장애 경험에 대한 견해'; (2) 심리적 요인의 영향에 기초하여 지속적 장애 위험이 높은 사람들을 식별하기 위한 다차원 척도(예 허리 통증 환자를위한 STarT Back 판별도구); (3) 치료 개시에 가까운 곳에서 시행되어야 하는 치료(예 통증과 관련된 두려움)로 표적화할 심리적 요인을 구체적으로 식별하기 위한 일차원 척도로서 심리적으로 정보가 제공되는 중재에 대한 반응을 모니터링하는 데 사용될 수 있다. 비록 우리가 지속적 장애의 위험이 높은 것으로 확인된 환자들을 위해 일차적인 측정을 구체적으로 사용하는 것을 제안하고 있지만, 특정 심리적 구조의 악영향이 발생할 수 있는 경우에 다른 환자의 임상추론을 유사하게 적용할 수 있다. 이는 환자 면담 중 명백하게 나타나므로 보다 객관적인 평가가 필요하다. 환자와의 지속적인 토론을 통해 다차원 및 일차 선별 검사 설문지의 답변을 명확히 하고 환자의 경험에 대한 환자의 관점에 대해 깊이 있는 이해를 제공한다[그림 4-1].

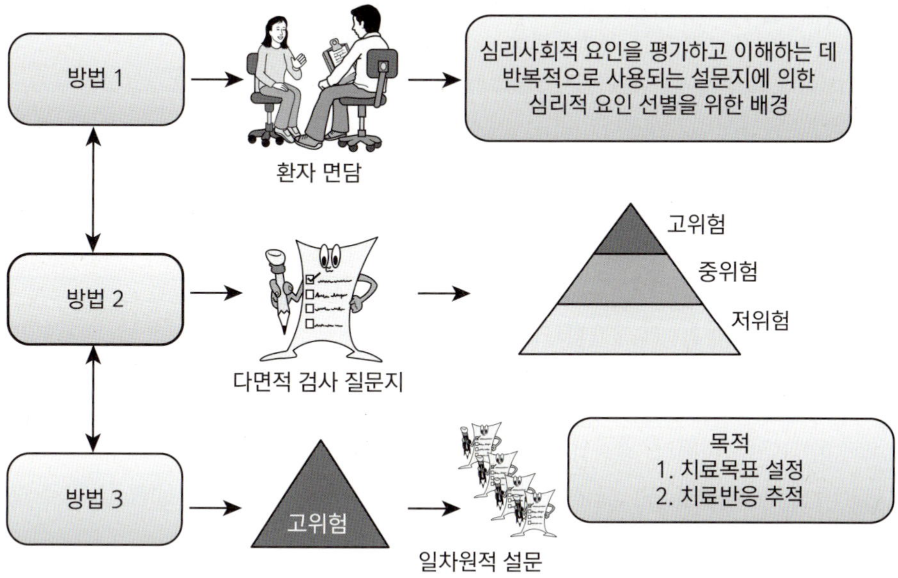

그림 4-1 심리학적 요인을 감별하기 위한 반복적인 3가지 방법

다차원 및 일차적인 설문조사를 활용하면 심리적(노랑 위험신호) 요인에 관한 임상적 추론을 향상시키기 위한 정보를 제공하는 모든 환자에 대한 표준화된 심사 및 평가 프로세스가 보장된다. 반면 표준화된 평가과정이 없다면 환자가 임상적 의사결정을 편향시킬 수 있는 심리요인 검사에 가장 적합한 자가선택으로 이어질 수 있다. 환자 면담을 통해 필요한 추가 검사를 확인하고, 환자의 관점과 관련된 추가 통찰력을 제공할 수 있는 개방형 응답도 허용된다. 치료 관계가 발전함에 따라 나타나는 일차적인 측정 및 환자의 통증 및 장애 경험에 대한 지속적인 탐구를 명확히 하기 위한 지속적인 의사소통이 중요하며, 이는 치료의 전체 과정 중에 계속되어야 한다. 즉, 환자의 심리사회적 지위를 이해하는 데는 시간이 필요하며, 임상가는 의료제공자와의 의사소통 및 치료 개시 후에 초기 결과가 급속히 바뀔 수 있다는 사실을 인지해야 한다. 자기 공개 촉진은 환자가 자신의 문제에 대한 우려를 논의하도록 유도하는 데 사용할 수 있는 특별한 전략으로 임상 의사결정에 환자를 협조적으로 참여시키는 방법으로 사용될 수 있다. 예를 들어, 일차적인 설문지(예 TSK-11)에 대한 항목 응답은 환자가 운동으로 인해 부상을 입을 수 있다고 생각하는 이유에 대해 정교하게 설명함으로써 더 완벽하게 이해할 수 있다(구체적인 사례). 완성된 설문지에 대한 토론의 목적은 응답에 대한 자신의 견해를 더 잘 이해하는 것임을 환자가 이해하는 것이 중요하다. 이 설명에 이어 완성된 설문과 관련하여 공개적인 질문을 하는 것이 가장 좋다. 예를 들면 '응답을 검토한 후, 당신은 그것들이 당신의 문제를 더 악화시킬거라고 생각하기 때문에 특정 활동에 대해 두려워할 수 있음을 알았습니다 – 그것에 대해 제게 더 말해줄 수 있나요?'가 있다.

종합적으로, 다차원 척도와 환자 면담에서 수집된 정보는 일차원의 심리사회적 조치가 필요한지 여부를 안내할 수 있으며, 그렇다면 심층적인 정보를 바탕으로 그에 따라 모니터링할 수 있는 추가 탐사가 필요한 구성요소를 안내할 수 있다. 환자가 다차원 척도를 사용하여 나쁜 결과를 초래할 위험이 높은 것으로 확인되지 않았고 면담에서 더 이상의 선별검사가 필요하다고 제시되지 않는 경우 일차원 측정의 관리가 반드시 요구되지는 않는다. 그러나 이전에 논의된 바와 같이, 환자의 경험에 대한 환자의 관점에 대한 질문은 '문제의 이면에 있는 사람'을 완전히 이해하는 데 여전히 적합하다.

추가 고려사항은 심리적 평가 중에 얻은 정보가 시기(예 치료 전, 치료 후) 및 반복평가 횟수(Wand 등, 2009, Dunn과 Croft, 2006; Sieben 등, 2002; Turner 등, 2007; Hart 등, 2011; Werneke 등, 2011)에 따라 달라질 수 있다는 점이다. 일부 연구에서는 심리 위험인자의 변화가 임상 결과의 예측을 향상시킬 수 있다고 하였다(Sieben 등, 2002; Turner 등, 2007; Hart 등, 2011; Werneke 등, 2011). 이러한 결과의 임상적 관련성은 심리적 위험요소의 변화가 초기 환자 발생 시점에서 관리되는 예후지표로서뿐만 아니라 환자 발생 시 치료 모니터링(즉, 재평가), 특히 심리적 지향적인 중재(van der Windt 등, 2008; Nicholas 등, 2011; Bergbom 등, 2014)에 사용될 가능성이 있다는 것이다. 잠재적으로 매력적이기는 하나, 여러 가지 목적을 위해 단일 척도를 사용하는 것(예 예후 선별검사 및 치료 모니터링)은 많은 검사방법이 간단한 판별도구로만 사용되도록 개발되었으며, 특정 정보를 제공하거나 변경에 반응할 수 없기 때문에 항상 적절하지는 않다. 그럼에도 불구하고, 예를 들어, 문제에 관한 환자의 신념이 도움이 되지 않아 환자의 통증 및 장애에 기여할 수 있다고 판단되는 경우, 그러한 신념은 교육 및 신체활동 또는 운동 관리 내에서 목표가 될 뿐만 아니라, 그 부정적인 신념이 관리과정 전반에 걸쳐 좋게, 나쁘게 변했는지를 판단하기 위해 재평가될 필요가 있다. 그러므로 우리는 임상가가 치료 수정이 필요한지 여부를 결정하는 데 사용할 수 있는 중요한 임상의사 결정정보를 나중이 아닌 더 빨리 제공할 수 있도록 치료기간 동안 조기 재평가를 지지한다.

핵심 포인트 Key Point

- 환자 면담은 환자의 통증 및 장애 경험에 대한 환자의 배경과 시각을 이해할 수있는 길을 제공하며, 환자의 시각에 관한 관련 범주의 정보가 제안된다.
- 다차원 척도는 주로 심리적 요인의 영향을 기반으로 빈약한 임상 결과에 대한 위험이 높은 환자를 식별할 수 있는 수단을 제공한다.
- 일차원 척도(해당되는 경우)를 활용하면 심리적(노랑 위험신호) 요인에 관한 임상적 추론을 향상시킬 수 있다.

심리학적 요인 관리 Psychological Factor Management

만성 골격계 통증의 발달 및 유지에 영향을 미칠 수 있는 심리적 요인을 목표로 하는 중재를 제공하여 근골격계 관리를 전반적으로 향상시키는 근골격계 임상가가 있다. 우리는 극단적인 경우 심리적인 어려움이 다른 제공자에게 소개될 필요가 있음을 충분히 인정한다. 그러나 더 일반적으로 심리적 고통은 지연된 회복의 전조이거나 표준 치료접근법보다 더 나은 결과를 제공할 수 있는 심리정보에 입각한 중재의 징후이다(Nicholas와 George, 2011; Nicholas 등, 2011).

삶의 스트레스가 사소하거나 중요할 수 있음을 인식하는 것이 중요하다. 즉 스트레스에 대한 심리적 반응(스트레스)은 또한 연속체를 따라 발생한다. Pincus와 동료들(Pincus와 Morley, 2001; Pincus, 2004; Rusu와 Pincus, 2012)은 통증과 장애와 관련된 스트레스와 스트레스의 연속체를 논의하였다. 일부 환자는 감각정보에 선택적 주의를 기울이고, 활동 및 참여 제한으로 위험하고 좌절하는 것으로 인식되는 운동의 두려움 회피가 낮다. 이 환자들 중 상당수는 시간이 지남에 따라 스스로 조정하거나 등급이 매겨진 활동과 같은 교육 및 활성화 전략에 잘 대응할 것이다. 일반적으로 통증 및 장애 관련 스트레스가 클수록 고통이 커지고, 만성 통증에 대한 대담성, 과격한 경계 및 폭넓은 두려움 회피가 흔하다. 자신의 통증과 장애에 관한 사람의 부정적인 인식과 감정이 그 사람의 자기개념과 자기가치와 통합되는 높은 수준의 고통(개요 함정 이론 [Pincus와 Morley, 2001] 참조)은 무력감, 소망, 우울증과 관련된 절망과 죄책감으로 이어진다. 통증 교육 및 활동 촉진 및 운동의 인지행동적 적용에 대한 교육을 담당하는 근골격계 임상가는 이 연속체 하단부에서 환자의 부적절한/부적응한 인지 및 행동을 관리하기에 적합하다. 그러나 임상 우울증의 경우와 마찬가지로 스트레스 요인이 관계 붕괴와 같은 임상가의 범위를 벗어나는 문제를 포함하는 경우 임상가는 다른 자격 있는 정신건강전문가에게 의뢰해야 한다. 중요한 것은 통증 교육, 활동 촉진 및 운동이 여전히 중요하며 최적의 관리가 근골격계 치료와 심리학의 통합을 포함하기 때문에 심리학자에게 의뢰가 근골격계 치료에서 퇴원하는 것과 반드시 일치하지 않는다는 점이다(Johnson과 Moores, 2006).

앞에서 설명한 바와 같이, 심리학적으로 정보가 제공되는 근골격계 실습은 (1) 심리적 고통의 존재를 바탕으로 만성 통증을 발병할 위험이 높은 개인을 식별하고 (2) 기존의 장애 기반 근골격계와 함께 심리적 요인을 겨냥한 표적치료를 강조한다(Main과 George, 2011). 임상적 추론의 관점에서, 특히 근골격계 통증과 관련하여, 이러한 관리방법은 허리 통증에 대해 조사된 예후적인 계층화된 치료와 일치하며 핵심 특성(예 심리적 요인)에 따라 환자의 하위집단에 대한 치료를 목표로 하는 것으로 기술되어 왔다(Foster 등, 2013).

다음은 허리 통증에 대한 3대 심리 요인 판별 및 평가 과정과 하나의 특별한 노랑 위험신호 관리접근법의 예로서, 다차원 척도를 사용한 민감한 초기 판별과 환자 면담, 그리고 일차원적 측정 기본을 사용한 보다 포괄적인 3차 진행 평가이다. 현실적으로 환자 면담에 앞서 다차원 척도를 관리하는 것이 임상환경에서 항상 실현 가능한 것은 아니다. 그러나,우리는 적극적으로 에피소드 중 둘 모두가 조기에 통합될 것을 강력하게 제안한다. STarT Back 판별도구는 허리 통증과 관련된 환자 시나리오를 설명하는 데 사용된다. 우리는 STarT Back 판별도구(및 기타 판별도구)의 임상적 유용성을 확립하여 이러한 도구에 대한 반응을 기반으로 한 유사한 대상 치료법이 다른 근골격계 질환에 일반화 될 수 있는지를 결정하기 위해 추가 연구가 필요함을 인정한다. 그럼에도 불구하고 우리는 임상적 추론을 더욱 강화하기 위한 전략으로 여기에 기술된 3대 심사 및 평가 과정의 일반 원칙을 지지한다.

STarT Back 판별도구(SBT)는 환자를 세 가지 하위 그룹 중 하나로 분류하기 위한 1차 판별방법으로 사용된다(저위험, 중성 또는 고위험). SBT에서 고위험군으로 분류된 환자의 경우 SBT 판별검사에서 강조 표시된 문제를 명확히 하고 환자의 문제 상황과 환자의 관점을 포함하여 환자에 대한 더 깊은 이해를 얻기 위해 경험을 바탕으로 한 환자 면담을 통해 임상적 추론을 향상시킬 수 있다. SBT와 환자 면담은 적절한 일차원 심리 측정의 선택을 안내할 수 있다. 일차원 척도 측정을 통해 얻은 정보는 환자의 통증 및 장애 경험에 부정적인 영향을 미칠 수 있는 특정 심리적 요인을 확인하는 데 사용될 수 있다(직접 치료를 통해 근골격계 임상가가 잠재적으로 타깃팅할 수 있음). 두 명의 환자가 전혀 다른 이유로 동일한 응답을 제공할 수 있기 때문에 선택 면담 및 일차원 측정 응답의 명확성이 이러한 응답의 의미와 근거를 더 잘 이해하기 위해 사용된다(이전에 논의한 자가-공개의 촉진 부분 참조). 통증 신념 교육 및 인지 타깃 운동과 같은 정신적으로 중점을 둔 치료전략의 목표를 제공한다.

간단한 사례보기

38세 여성이 2주 전 오후 집에서 정 손질을 한 후에 허리통증이 나타났다. 환자는 그녀의 반응에 따라 SBT로 관리되었고 그녀는 지속적인 장애에 대해 '고위험'으로 분류되었다. 환자 인터뷰에서 그녀는 현재의 통증 경험에 대한 자신의 생각을 상세하게 묻는 질문을 받았고, 친구가 몇 년 전에 비슷한 증상을 경험하고 궁극적으로 외과적 치료를 받았기 때문에 희망이 없다고 느끼고 자신의 상태가 나아지지 않을 것이라고 매우 우려했다. 환자 면담에서 종합적으로 얻은 추가 정보는 SBT에 대한 반응을 면밀히 조사함으로써 뒷받침되었다. (1) 그녀의 증상이 악화될 것이라는 우려로 신체활동을 피하고 있었고, (2) 이것은 그녀가 이전에 경험했던 최악의 경험이었다.

획득한 정보에 기초하여, 신체활동(FABQ를 통해)의 공포와 비극적인 인지(PCS를 통해)와 관련된 임상적 추론을 강화하기 위하여 공포 회피 반응 설문지와 통증 파국화 척도가 관리되었다. 임상의는 치료 초기에 이 초기 점수와 나중 점수(예 1~2주)를 비교하여 변화와 진행(또는 그 결핍)을 모니터링할 수 있었다. 이 정보는 치료계획의 수정이 필요한지 여부를 결정하는 데 사용되었다.

이 환자의 심리정보 관리의 세부사항을 제시하는 것은 이 장의 범위를 벗어난다. 대신 근골격계 치료 관리를 심리적으로 알려 주기 위한 핵심 원칙과 일반적인 전략이 제시된다. 교육 및 활동을 통한 심리적 근골격계 치료 관리를 위한 구체적인 전략의 예는 이 책의 뒷부분에 있는 몇 가지 만성 통증 사례연구에서 다룬다.

관리

허리통증의 경우, 저위험군으로 분류된 환자가 최소한의 관리, 자가관리를 받도록 제안된 표적치료 경로가 각 SBT 하위그룹과 일치하며, 신체검사 결과에 근거한 최소 치료로부터 이점을 얻을 수 있다. 중간 위험으로 분류된 환자들도 안심과 교육을 받지만 신체적인 검사에서 확인된 신체적 징후를 목표로 하고 기능을 회복시키는 데 중점을 둔 치료법으로 치료를 보완한다. 고위험군으로 분류된 환자의 경우, 치료는 신체적·심리적 접근법의 조합을 사용하여 기능을 복원하는 데 초점을 맞춘다(이 사례연구의 뒷부분에서 자세히 설명).

이전에 확인된 심리적 요인을 목표로 의사소통 스타일, 교육 및 활동 기반 중재가 어떻게 구현될 수 있는지에 대한 설명을 제공하기 전에 숙련된 의사소통 전략이 다른 중재를 강화할 수 있는지(그리고 사용해야 하는지) 인지하는 것이 중요하다. 중요한 것은 숙련된 의사소통을 통해 임상가에게 추론할 수 없는 정보를 제공함으로써 임상적 추론을 향상시킬 수 있다는 것이다.

의사소통 방식

근골격계 임상가는 환자-임상가 치료동맹(제1장에서 논의된)을 최적화하기 위해 능동적인 청취, 자기 공시, 공감, 협력 의사결정 등의 효과적인 의사소통 기술을 통합해야 한다. 능동적인 청취기술은 예를 들어 통증과 신체활동과 관련된 기대, 신념 및 행동(제3장에서 논의된 바와 같음)과 관련하여 환자가 자발적으로 제공하는 관련 정보를 포착하는 데 중요하다. 이전의 연구는 임상가가 환자의 기대에 영향을 미칠 수 있는 잠재적인 역할을 제안하는 실험적 연구 결과에서 환자의 기대와 근골격 치료 결과 사이의 관계를 나타냈다(Bishop 등, 2011, 2013)(Bialosky 등, 2008). 교감이 잘 되고 환자가 임상가로부터 진정한 관심을 느낄 때 자기공개 촉진이 향상된다. 심리사회적 검사를 통한 숙련된 의사소통은 자신의

간단한 사례보기

경험에 대한 환자의 관점과 관리에서 다루어야 할 부정적인 심리적 요인을 판별하는 데 중요한 정보를 추출할 뿐만 아니라 치료적 관계를 풍부하게 하고 결과를 최적화하는 데 중요하다(Ferreira 등, 2013; Hall 등, 2010).

교육 기반 접근

근골격계 임상가는 심리사회적 요인이 환자의 통증 및 장애에 기여하는 것으로 판단되는 교육적 접근 방법의 조합을 고려해야 한다. 교육 기반 접근법은 일반적으로 '통증 신경 과학'과 '활성화 철학'을 두 가지 광범위한 구성요소로 포함한다. 이용 가능한 무작위 대조 임상시험의 체계적인 검토는 만성 근골격계 통증 환자의 통증 신념 변화 및 건강상태 개선을 위한 통증 신경과학 교육의 사용을 지원하고(Louw 등, 2011) 통증 신경과학 교육의 적용지침을 쉽게 이용할 수 있다(Nijs 등, 2011; van Wilgen 과 Keizer, 2012). 통증 신경과학 관련 내용은 통증의 본질, 통증 인식과 관련된 신경생리학적 과정, 장애 발달과 관련된 통증 메커니즘, 급성 통증에서 만성 통증으로 전환할 때의 심리사회적 요인의 역할에 대한 전반적인 개요를 제공하는 데 사용될 수 있다. 이상적으로 정보는 다른 통증 신경과학 구조를 논의할 때 전반적인 심리사회적 요인 심사에서 밝혀지지 않은 구체적인 도움이 되지 않는 신념, 행동 및 사회적 요인을 언급함으로써 환자의 고유한 프리젠테이션에 상황화된다. 중요한 것은 통증 신경과학 교육이 병리학, 생체역학 및 해부학적 구조와 같은 생물의학 구조에 과도하게 집중해서는 안 된다. 우리는 근골격계 통증 증상, 해부학적 구조, 병리학(예 디스크 탈출) 및 생체역학 사이의 직접적인 연관성이 있음을 인정하지만, 심리적 장애를 표적으로 삼으려는 의도에서 신체적 장애(이동성, 통제/힘, 휘트니스 등)를 권고한다. 특히 병리학에 이미 지나치게 집중하고 부적절한 두려움, 과격한 경고 및 재앙을 드러내는 환자에게는 더욱 그렇다. 병리학이 제기될 때 확인된 병리학을 인정하고, 병리학이 무증상일 수 있으며, 권장되는 모든 운동 및 등급화된 활동이 해를 끼치지 않는다는 것을 환자에게 확신시켜 주는 기술이 필요하다. 임상신경 과학자가 통증 신경과학 교육을 이해하고 적용하는 데 도움이 되는 두 가지 우수한 자료는 Moseley와 Butler(2017)가 기술한 통증 설명하기와 Louw, Puentedura, Schmidt와 Zimney(2018)의 통증 신경과학 교육 Vol. 2이다.

일반적으로 활성화 철학은 환자가 회복과정에 능동적으로 참여하도록 격려하는 것을 포함한다(Nicholas 와 George, 2011). 활성화 철학전략은 긍정적인 태도와 대처양식을 강조할 뿐만 아니라 환자에게 정상적인 활동을 재개하겠다는 확신(예 영구적인 손상이 없음)과 격려를 제공하는 데 사용될 수 있다. 그러나 팸플릿이나 소책자 형태로 수동적인 안심을 제공하는 것만으로는 충분하지 않다. 이전의 검토 연구(Nicholas와 George, 2011; Linton 등, 2008)는 활성화 철학 구성요소를 포함하는 교육적 접근법에서 환자의 특정 관심사 또는 오해에 대처하는 것이 무엇보다 중요함을 나타냈다. 또한 활동 기반 접근법(이 사례 연구의 뒷부분에서 설명) 내에서 활성화 철학 내용을 포함하는 교육 기반 접근 방식을 통합하는 중요성이 강조되었다(Nicholas와 George, 2011). 이것은 환자의 염려와 오해에 대처할 때, 기존의 신념과 현재의 대안에 가장 잘 도전하는 방법, 활성화 철학 토론을 시작할 시기, 한 번에 얼마나 많은 것을 다루어야 하는지에 관한 임상판단(즉 '가르침에 관한 추론'; 제1장 참조)을 요구한다. 새로운 관점의 이해, 수용 및 통합을 결정하기 위한 재평가. 통증 신경과학 교육 및 활성화 철학은 활동 기반 중재를 시작하기 전에 적응 통증 및 활동 신념을 촉진시키는 중요한 선구자이며, 인지 대상 활동 및 규정된 운동을 통해 교육을 계속해야 한다(Nijs 등, 2011, 2014). 마찬가지로, 통증 극복전략을 다루기 위해 특별히 고안된 교육 및 중재는 성공적인 관리에 매우 중요하다. 이 책의 환자 사례 중 일부(예 제9, 13, 14, 24 및 25장 참조)에서 설명했다.

활동 기반 접근

심리적(및 사회적) 요소 심사 평가를 통해 얻은 정보는 활동 기반 중재계획 시 임상추론을 향상시키는 데에도 활용될 수 있다. 두 가지 공통적인 활동 기반 접근법은 단계별 운동이나 활동 및 단계별 노출로, 다른 곳에서 자세히 설명되어 있다(Nicholas와 George, 2011). 등급을 매긴 운동이나 활동은 고통이 있음에도 불구하고 지속적인 활동을 장려하고 쿼터 기반 시스템을 사용한다(Nicholas와 George, 2011). 예를 들어, 초기 수준(즉, 초기 할당량)은 통증 내성에 의해 제한될 때까지 환자가 활동(예 러닝 머신 걷기)을 수행하도록 먼저 결정된다. 초기 할당량은 후속 치료 세션의 기초가 되며, 규정된 운동 및 활동의 성공적인 완료 자체가 일반적으로 강화되기 때문에 성공을 최적화하기 위해 상대적으로 낮게(예 60%) 설정해야 한다. 이 치료전략의 중요한 구성요소는 후속 할당량 증가를 유도하는 데 기여하기 때문에 환자가 목표설정에 참여하는 것이다. 활용된 활동과 운동은 시간에 따라 달라야 할 뿐만 아니라 '인지 대상'이어야 한다. 즉, 활동과 운동 지시 동안 문제에 대한 환자의 도움이 되지 않는 인식에 대처하여

간단한 사례 보기

과거의 통증교육을 강화해야 하며, 보다 단순한(운동영상 포함) 것에서 좀 더 복잡한 활동과 운동에 이르기까지 진행될 수 있다(Nijs 등, 2014).

대안으로, 단계별 노출은 주로 높은 수준의 공포와 회피 행동을 보이는 환자를 대상으로 하며 계층적 노출방식을 사용한다(Nicholas와 George, 2011). 예를 들어, 두려운 활동(예 바닥의 물건을 집기 위한 전방굴곡)이 구체적으로 식별되며, 그 활동의 낮은 수준은 초기에 치료계획에 통합된다. 공포의 수준이 감소함에 따라 활동 수준이 계속 증가한다. 일상활동에 대한 두려움(FDAQ)은 두려운 활동과 두려움의 수준을 구체적으로 식별하기 위해 활용할 수 있는 자기보고 척도의 예를 제공하며, 이러한 반응은 치료반응을 모니터하는 데 사용될 수 있다(George 등. 2009). George와 Zeppieri(2009)는 허리통증 환자를 관리하는 동안 FDAQ가 임상적 추론에 긍정적인 영향을 미칠 수 있는 방법을 이전에 설명했다. 단계별 활동/운동 및 단계별 노출 모두를 뒷받침하는 원칙은 유지 통증 및 통증 행동과 관련된 부적절한 통증을 감소시키기 위한 '위험하지 않은 노출'(Zusman, 2004, 2008)이다. 인식을 목표로 하는 단계별 활동/운동 또는 단계별 노출(필요한 경우)에 이어 위험인식을 재개념화하는 통증 신경과학 교육의 결합으로 활동 및 참여 능력이 향상된다. 인지 타깃 중재의 구현에 대한 보다 구체적인 세부사항은 다른 곳에서 제공되며(Nijs 등, 2014, 2015), 이 책의 사례연구에서도 제시되었다.

핵심 포인트 Key Point

- 환자가 자신의 전체 이야기를 공유하는 정도(즉, 환자의 관점)를 최적화하려면 능동적인 청취(적극적인 청취, 자기공감, 공감 및 협동 의사결정의 촉진 포함), 임상가의 추론, 궁극적으로 관리의 성공 등이 포함된다.
- '통증 신경과학'과 '활성화 철학'을 포함한 교육 기반의 중재는 심리사회적 요인 관리에 중요하며 통증 대처전략으로 보완되어야 한다.
- 활동 기반 참여(예 단계별 운동/활동 및 단계별 노출)와 지속적인 교육이 환자와 협력하여 실행 및 참여 능력을 향상시키는 데 도움이 되어야 한다.

요약 Summary

근골격계 통증 경험은 각 환자마다 독특하며 심리적 요인에 의해 많은 영향을 받을 수 있다. 이러한 관계에 대한 이해가 높아짐에 따라 임상적 추론이 향상될 것이며, 환자의 결과를 향상시킬 수 있는 잠재력이 커진다. 이 장에서 우리는 3대 심리요인 판별 및 평가 과정을 설명했고, 그 구성으로는 (1) 공식 면담과 진행 중인 논의의 형태로 환자와의 직접 의사소통, (2) 지속적 장애 위험에 처한 환자를 식별하기위한 다차원 판별 측정, (3) 심리적으로 정보가 제공되는 중재를 통해 표적화하고 모니터할 특정 심리적 요인을 식별할 수 있는 단일 차원 측정(필요한 경우)이다. 이 장의 전반적인 목적은 근골격계 임상가에게 심리적 요인에 중점을 두어 생물심리사회적 틀을 수용함으로써 임상적 추론을 향상시키는 전략과 이해를 제공하는 것이다.

참고문헌 References

Barlow, S., 2012. The barriers to implementation of evidence-based chronic pain management in rural and regional physiotherapy outpatients: realising the potential [Online]. NSW Ministry of Health. Available: www.aci.health.nsw.gov.au 2015].

Beneciuk, J.M., Fritz, J.M., George, S.Z., 2014. The STarT Back Screening Tool for prediction of 6-month clinical outcomes: relevance of change patterns in outpatient physical therapy settings. J. Orthop. Sports Phys. Ther. 44, 656–664.

Bergbom, S., Boersma, K., Linton, S.J., 2014. When matching fails: understanding the process of matching pain-disability treatment to risk profile. J. Occup. Rehabil. 25 (3), 518–526.

Bialosky, J.E., Bishop, M.D., Robinson, M.E., Barabas, J.A., George, S.Z., 2008. The influence of expectation on spinal manipulation induced hypoalgesia: an experimental study in normal subjects. BMC Musculoskelet. Disord. 9, 19.

Bishop, M.D., Bialosky, J.E., Cleland, J.A., 2011. Patient expectations of benefit from common interventions for low back pain and effects on outcome: secondary analysis of a clinical trial of manual therapy interventions. J. Man. Manip. Ther. 19, 20–25.

Bishop, A., Foster, N.E., 2005. Do physical therapists in the United Kingdom recognize psychosocial factors in patients with acute low back pain? Spine 30, 1316–1322.

Bishop, M.D., Mintken, P.E., Bialosky, J.E., Cleland, J.A., 2013. Patient expectations of benefit from interventions for neck pain and resulting influence on outcomes. J. Orthop. Sports Phys. Ther. 43, 457–465.

Borrell-Carrio, F., Suchman, A.L., Epstein, R.M., 2004. The biopsychosocial model 25 years later: principles, practice, and scientific inquiry. Ann. Fam. Med. 2, 576–582.

Broadbent, E., Petrie, K.J., Main, J., Weinman, J., 2006. The brief illness perception questionnaire. J. Psychosom. Res. 60, 631–637.

Burton, A.K., Tillotson, K.M., Main, C.J., Hollis, S., 1995. Psychosocial predictors of outcome in acute and subchronic low back trouble. Spine 20, 722–728.

Chou, R., Qaseem, A., Snow, V., Casey, D., Cross, J.T., Jr., Shekelle, P., et al., 2007. Diagnosis and treatment of low back pain: a joint clinical practice guideline from the American College of Physicians and the American Pain Society. Ann. Intern. Med. 147, 478–491.

Chou, R., Shekelle, P., 2010. Will this patient develop persistent disabling low back pain? JAMA 303, 1295–1302.

Cleland, J.A., Fritz, J.M., Childs, J.D., 2008. Psychometric properties of the Fear-Avoidance Beliefs Questionnaire and Tampa Scale of Kinesiophobia in patients with neck pain. Am. J. Phys. Med. Rehabil. 87, 109–117.

Daykin, A.R., Richardson, B., 2004. Physiotherapists' pain beliefs and their influence on the management of patients with chronic low back pain. Spine 29, 783–795.

Dunn, K.M., Croft, P.R., 2006. Repeat assessment improves the prediction of prognosis in patients with low back pain in primary care. Pain 126, 10–15.

Edwards, I., Jones, M., Carr, J., Braunack-Mayer, A., Jensen, G.M., 2004. Clinical reasoning strategies in physical therapy. Phys. Ther. 84, 312–330, discussion 331–335.

Ferreira, P.H., Ferreira, M.L., Maher, C.G., Refshauge, K.M., Latimer, J., Adams, R.D., 2013. The therapeutic alliance between clinicians and patients predicts outcome in chronic low back pain. Phys. Ther. 93, 470–478.

Foster, N.E., Delitto, A., 2011. Embedding psychosocial perspectives within clinical management of low back pain: integration of psychosocially informed management principles into physical therapist practice–challenges and opportunities. Phys. Ther. 91, 790–803.

Foster, N.E., Hill, J.C., O'Sullivan, P., Hancock, M., 2013. Stratified models of care. Best Pract. Res. Clin. Rheumatol. 27, 649–661.

Foster, N.E., Thomas, E., Bishop, A., Dunn, K.M., Main, C.J., 2010. Distinctiveness of psychological obstacles to recovery in low back pain patients in primary care. Pain 148, 398–406.

French, S., Sim, J., 2004. Physiotherapy: A Psychosocial Approach. Elsevier, Edinburgh.

George, S.Z., Coronado, R.A., Beneciuk, J.M., Valencia, C., Werneke, M.W., Hart, D.L., 2011. Depressive symptoms, anatomical region, and clinical outcomes for patients seeking outpatient physical therapy for musculoskeletal pain. Phys. Ther. 91, 358–372.

George, S.Z., Dover, G.C., Fillingim, R.B., 2007. Fear of pain influences outcomes after exercise-induced delayed onset muscle soreness at the shoulder. Clin. J. Pain 23, 76–84.

George, S.Z., Valencia, C., Zeppieri, G., Jr., Robinson, M.E., 2009. Development of a self-report measure of fearful activities for patients with low back pain: the fear of daily activities questionnaire. Phys. Ther. 89, 969–979.

George, S.Z., Zeppieri, G., 2009. Physical therapy utilization of graded exposure for patients with low back pain. J. Orthop. Sports Phys. Ther. 39, 496–505.

Haggman, S., Maher, C.G., Refshauge, K.M., 2004. Screening for symptoms of depression by physical therapists managing low back pain. Phys. Ther. 84, 1157–1166.

Hall, A.M., Ferreira, P.H., Maher, C.G., Latimer, J., Ferreira, M.L., 2010. The influence of the therapist–patient relationship on treatment outcome in physical rehabilitation: a systematic review. Phys. Ther. 90, 1099–1110.

Hart, D.L., Werneke, M.W., Deutscher, D., George, S.Z., Stratford, P.W., Mioduski, J.E., 2011. Using intake and change in multiple psychosocial measures to predict functional status outcomes in people with lumbar spine syndromes: a preliminary analysis. Phys. Ther. 91, 1812–1825.

Hart, D.L., Werneke, M.W., George, S.Z., Matheson, J.W., Wang, Y.C., Cook, K.F., et al., 2009. Screening for elevated levels of fear-avoidance beliefs regarding work or physical activities in people receiving outpatient therapy. Phys. Ther. 89, 770–785.

Hartigan, E.H., Lynch, A.D., Logerstedt, D.S., Chmielewski, T.L., Snyder-Mackler, L., 2013. Kinesiophobia after anterior cruciate ligament rupture and reconstruction: noncopers versus potential copers. J. Orthop. Sports Phys. Ther. 43, 821–832.

Hasenbring, M., Rusu, A., Turk, D., 2012. From Acute to Chronic Back Pain: Risk Factors, Mechanisms, and Clinical Implications. Oxford University Press, Oxford.

Hill, J.C., Dunn, K.M., Lewis, M., Mullis, R., Main, C.J., Foster, N.E., et al., 2008. A primary care back pain screening tool: identifying patient subgroups for initial treatment. Arthritis Rheum. 59, 632–641.

Hill, J.C., Fritz, J.M., 2011. Psychosocial influences on low back pain, disability, and response to treatment. Phys. Ther. 91, 712–721.

Hill, J.C., Lewis, M., Sim, J., Hay, E.M., Dziedzic, K., 2007. Predictors of poor outcome in patients with neck pain treated by physical therapy. Clin. J. Pain 23, 683–690.

Hockings, R.L., McAuley, J.H., Maher, C.G., 2008. A systematic review of the predictive ability of the Örebro Musculoskeletal Pain Questionnaire. Spine 33, E494–E500.

Hunt, M.A., Keefe, F.J., Bryant, C., Metcalf, B.R., Ahamed, Y., Nicholas, M.K., et al., 2013. A physiotherapist-delivered, combined exercise and pain coping skills training intervention for individuals with knee osteoarthritis: a pilot study. Knee 20, 106–112.

Institute of Medicine, 2011. Relieving Pain in America: A Blueprint for Transforming Prevention, Care, Education, and Research. The National Academies Press, Washington, DC.

Johnson, R., Moores, L., 2006. Pain management: integrating physiotherapy and clinical psychology in practice. In: Gifford, L. (Ed.), Topical Issues in Pain 5. CNS Press, Falmouth.

Jones, M., Edwards, I., 2006. Learning to facilitate change in cognition and behaviour. In: Gifford, L. (Ed.), Topical issues in pain 5. CNS Press, Falmouth.

Jones, M., Edwards, I., 2008. Clinical reasoning to facilitate cognitive-experiential change. In: Higgs, J., Jones, M., Loftus, S., Christensen, N. (Eds.), Clinical Reasoning in the Health Professions, third ed. Butterworth Heinemann Elsevier, Amsterdam.

Karran, E.L., McAuley, J.H., Traeger, A.C., Hillier, S.L., Grabherr, L., Russek, L.N., et al., 2017. Can screening instruments accurately determine poor outcome risk in adults with recent onset low back pain? A systematic review and meta-analysis. BMC Med. 15 (13), 1–15.

Karran, E., McAuley, J., Traeger, A., Hillier, S., Moseley, L., 2016. How accurate are low back pain screening instruments at determining chronic pain risk? A systematic review and meta-analysis. International Low Back and Neck Pain Forum, Buxton, United Kingdom.

Keefe, F., Scipio, C., Perri, L., 2006. Psychosocial approaches to managing pain: current status and future directions. In: Gifford, L. (Ed.), Topical Issues in Pain 5. CNS Press, Falmouth.

Kent, P.M., Keating, J.L., Taylor, N.F., 2009. Primary care clinicians use variable methods to assess acute nonspecific low back pain and usually focus on impairments. Man. Ther. 14, 88–100.

Kroenke, K., Spitzer, R.L., Williams, J.B., 2001. The PHQ-9: validity of a brief depression severity measure. J. Gen. Intern. Med. 16, 606–613.

Leventhal, H., Leventhal, E., Contrada, R., 1998. Self-regulation, health, and behavior: a perceptual-cognitive approach. Psychology & Health 3, 717–733.

Leventhal, H., Meyer, D., Nerenz, D., 1980. The common sense representation of illness danger. In: Rachman, S. (Ed.), Contributions to Medical Psychology. Pergamon Press, New York.

Linton, S.J., 2000. A review of psychological risk factors in back and neck pain. Spine 25, 1148–1156.

Linton, S.J., 2005. Do psychological factors increase the risk for back pain in the general population in both a cross-sectional and prospective analysis? Eur. J. Pain 9, 355–361.

Linton, S.J., Hallden, K., 1997. Risk factors and the natural course of acute and recurrent musculoskeletal pain: developing a screening instrument. In: Jensen, T.S., Turner, J.A., Wiesenfeld-Hallin, Z. (Eds.), Proceedings of the 8th World Congress on Pain. IASP Press, Seattle, pp. 527–536.

Linton, S.J., McCracken, L.M., Vlaeyen, J.W., 2008. Reassurance: help or hinder in the treatment of pain. Pain 134, 5–8.

Linton, S.L., Nicholas, M.K., MacDonald, S., 2012. Development of a short form of the Örebro Musculoskeletal Pain Screening Questionnaire. Spine 36 (22), 1891–1895.

Linton, S.J., Shaw, W.S., 2011. Impact of psychological factors in the experience of pain. Phys. Ther. 91, 700–711.

Louw, A., Diener, I., Butler, D.S., Puentedura, E.J., 2011. The effect of neuroscience education on pain, disability, anxiety, and stress in chronic musculoskeletal pain. Arch. Phys. Med. Rehabil. 92, 2041–2056.

Louw, A., Puentedura, E., Schmidt, S., Zimney, K., 2018. Pain Neuroscience Education, vol. 2. OPTP, Minneapolis, MN.

Maher, C.G., Grotle, M., 2009. Evaluation of the predictive validity of the Örebro Musculoskeletal Pain Screening Questionnaire. Clin. J. Pain 25, 666–670.

Main, C.J., George, S.Z., 2011. Psychologically informed practice for management of low back pain: future directions in practice and research. Phys. Ther. 91, 820–824.

Main, C., Sullivan, M., Watson, P., 2008. Pain Management: Practical Applications of the Biopsychosocial Perspective in Clinical and Occupational Settings. Churchill Livingstone Elsevier, Edinburgh.

McCracken, L.M., Dhingra, L., 2002. A short version of the Pain Anxiety Symptoms Scale (PASS-20): preliminary development and validity. Pain Res. Manag. 7, 45–50.

McCracken, L.M., Vowles, K.E., Eccleston, C., 2004. Acceptance of chronic pain: component analysis and a revised assessment method. Pain 107, 159–166.

Mirkhil, S., Kent, P.M., 2009. The diagnostic accuracy of brief screening questions for psychosocial risk factors of poor outcome from an episode of pain: a systematic review. Clin. J. Pain 25, 340–348.

Moseley, G.L., 2004. Evidence for a direct relationship between cognitive and physical change during an education intervention in people with chronic low back pain. Eur. J. Pain 8, 39–45.

Moseley, G.L., Butler, D.S., 2017. Explain Pain Supercharged. Noigroup Publications, Adelaide.

Nicholas, M.K., 2007. The pain self-efficacy questionnaire: taking pain into account. Eur. J. Pain 11, 153–163.

Nicholas, M.K., Asghari, A., Blyth, F.M., 2008. What do the numbers mean? Normative data in chronic pain measures. Pain 134, 158–173.

Nicholas, M.K., George, S.Z., 2011. Psychologically informed interventions for low back pain: an update for physical therapists. Phys. Ther. 91, 765–776.

Nicholas, M.K., Linton, S.J., Watson, P.J., Main, C.J., Decade of the Flags Working Group, 2011. Early identification and management of psychological risk factors ("yellow flags") in patients with low back pain: a reappraisal. Phys. Ther. 91, 737–753.

Nijs, J., Lluch Girbes, E., Lundberg, M., Malfliet, A., Sterling, M., 2015. Exercise therapy for chronic musculoskeletal pain: innovation by altering pain memories. Man. Ther. 20, 216–220.

Nijs, J., Meeus, M., Cagnie, B., Roussel, N.A., Dolphens, M., Van Oosterwijck, J., et al., 2014. A modern neuroscience approach to chronic spinal pain: combining pain neuroscience education with cognition-targeted motor control training. Phys. Ther. 94, 730–738.

Nijs, J., Paul Van Wilgen, C., Van Oosterwijck, J., Van Ittersum, M., Meeus, M., 2011. How to explain central sensitization to patients with 'unexplained' chronic musculoskeletal pain: practice guidelines. Man. Ther. 16, 413–418.

Overmeer, T., Linton, S.J., Holmquist, L., Eriksson, M., Engfeldt, P., 2005. Do evidence-based guidelines have an impact in primary care? A cross-sectional study of Swedish physicians and physiotherapists. Spine 30, 146–151.

Pincus, T., 2004. The psychology of pain. In: French, S., Sim, K. (Eds.), Physiotherapy: A Psychosocial Approach. Elsevier, Edinburgh.

Pincus, T., Morley, S., 2001. Cognitive-processing bias in chronic pain: a review and integration. Psychol. Bull. 127, 599–617.

Piva, S.R., Fitzgerald, G.K., Wisniewski, S., Delitto, A., 2009. Predictors of pain and function outcome after rehabilitation in patients with patellofemoral pain syndrome. J. Rehabil. Med. 41, 604–612.

Pransky, G., Borkan, J.M., Young, A.E., Cherkin, D.C., 2011. Are we making progress?: the tenth international forum for primary care research on low back pain. Spine 36, 1608–1614.
Rusu, A., Pincus, T., 2012. Cognitive processing and self-pain enmeshment in chronic back pain. In: Hasenbring, M., Rusu, A., Turk, D. (Eds.), From Acute to Chronic Back Pain. Risk Factors, Mechanisms, and Clinical Implications. Oxford University Press, Oxford.
Sanders, T., Foster, N.E., Bishop, A., Ong, B.N., 2013. Biopsychosocial care and the physiotherapy encounter: physiotherapists' accounts of back pain consultations. BMC Musculoskelet. Disord. 14, 65.
Sarda, J., Jr., Nicholas, M.K., Asghari, A., Pimenta, C.A., 2009. The contribution of self-efficacy and depression to disability and work status in chronic pain patients: a comparison between Australian and Brazilian samples. Eur. J. Pain 13, 189–195.
Sieben, J.M., Vlaeyen, J.W., Tuerlinckx, S., Portegijs, P.J., 2002. Pain-related fear in acute low back pain: the first two weeks of a new episode. Eur. J. Pain 6, 229–237.
Sim, J., Smith, M., 2004. The sociology of pain. In: French, S., Sim, J. (Eds.), Physiotherapy: A Psychosocial Approach. Elsevier, Edinburgh.
Simmonds, M.J., Derghazarian, T., Vlaeyen, J.W., 2012. Physiotherapists' knowledge, attitudes, and intolerance of uncertainty influence decision making in low back pain. Clin. J. Pain 28, 467–474.
Simon, C.B., Stryker, S.E., George, S.Z., 2011. Comparison of work-related fear-avoidance beliefs across different anatomical locations with musculoskeletal pain. J. Pain Res. 4, 253–262.
Singla, M., Jones, M., Edwards, I., Kumar, S., 2015. Physiotherapists' assessment of patients' psychosocial status: Are we standing on thin ice? A qualitative descriptive study. Man. Ther. 20, 328–334.
Smart, K., Doody, C., 2007. The clinical reasoning of pain by experienced musculoskeletal physiotherapists. Man. Ther. 12, 40–49.
Spitzer, R.L., Williams, J.B., Kroenke, K., Linzer, M., Degruy, F.V., 3rd, Hahn, S.R., et al., 1994. Utility of a new procedure for diagnosing mental disorders in primary care. The PRIME-MD 1000 study. JAMA 272, 1749–1756.
Straus, S.E., Richardson, W.S., Glasziou, P., Haynes, R.B., 2005. Evidence-Based Medicine: How to Practice and Teach EBM. Elsevier, Churchill Livingstone, New York.
Sullivan, M.J., Adams, H., Rhodenizer, T., Stanish, W.D., 2006. A psychosocial risk factor–targeted intervention for the prevention of chronic pain and disability following whiplash injury. Phys. Ther. 86, 8–18.
Sullivan, M., Bishop, S., Pivik, J., 1995. The Pain Catastrophizing Scale: development and validation. Psychol. Assess. 7, 524–532.
Sullivan, M., Tanzer, M., Stanish, W., Fallaha, M., Keefe, F.J., Simmonds, M., et al., 2009. Psychological determinants of problematic outcomes following Total Knee Arthroplasty. Pain 143, 123–129.
Turner, J.A., Holtzman, S., Mancl, L., 2007. Mediators, moderators, and predictors of therapeutic change in cognitive-behavioral therapy for chronic pain. Pain 127, 276–286.
van der Windt, D., Hay, E., Jellema, P., Main, C., 2008. Psychosocial interventions for low back pain in primary care: lessons learned from recent trials. Spine 33, 81–89.
van Wilgen, P., Beetsma, A., Neels, H., Roussel, N., Nijs, J., 2014. Physical therapists should integrate illness perceptions in their assessment in patients with chronic musculoskeletal pain; a qualitative analysis. Man. Ther. 19, 229–234.
van Wilgen, C.P., Keizer, D., 2012. The sensitization model to explain how chronic pain exists without tissue damage. Pain Manag. Nurs. 13, 60–65.
Waddell, G., Newton, M., Henderson, I., Somerville, D., Main, C.J., 1993. A Fear-Avoidance Beliefs Questionnaire (FABQ) and the role of fear-avoidance beliefs in chronic low back pain and disability. Pain 52, 157–168.
Wand, B.M., McAuley, J.H., Marston, L., De Souza, L.H., 2009. Predicting outcome in acute low back pain using different models of patient profiling. Spine 34, 1970–1975.
Werneke, M.W., Hart, D.L., George, S.Z., Deutscher, D., Stratford, P.W., 2011. Change in psychosocial distress associated with pain and functional status outcomes in patients with lumbar impairments referred to physical therapy services. J. Orthop. Sports Phys. Ther. 41, 969–980.
Woby, S.R., Roach, N.K., Urmston, M., Watson, P.J., 2005. Psychometric properties of the TSK-11: a shortened version of the Tampa Scale for Kinesiophobia. Pain 117, 137–144.
World Health Organization, 2001. International Classification of Functioning, Disability and Health. World Health Organization, Geneva.
Zusman, M., 2004. Mechanisms of musculoskeletal physiotherapy. Phys. Ther. Rev. 9, 39–49.
Zusman, M., 2008. Associative memory for movement-evoked chronic back pain and its extinction with musculoskeletal physiotherapy. Phys. Ther. Rev. 13, 57–68.

임상예측규칙: 임상추론에서의 이점과 한계

5

Clinical Prediction Rules: Their Benefits and Limitations in Clinical Reasoning

Robin Haskins • Chad E. Cook • Peter G. Osmotherly • Darren A. Rivett / 신두철

건강관리 임상추론에서의 통계 개요 An Overview of Statistics in Healthcare Clinical Reasoning

건강관리 환경에서의 의사결정은 길고 복잡한 진화를 거쳤다. 아마 놀랍겠지만, 특정 유형의 임상결정을 알리기 위한 통계의 명시적인 통합은 비교적 최근의 결과물이다. 임상환경에서 보다 최근에 초점을 맞추고 통계를 꾸준하게 사용한 핵심 동인(key driver)은 증거기반 움직임이었다. 질병 및 결과 유병률(outcome prevalence)(Laupacis 등, 1994; Richard 등, 1999), 진단시험 정확도(Jaeschke 등, 1994) 및 치료 효과의 정량화(Guyatt 등, 1994), 많은 다른 것들에 대한 통계자료는 임상적 의사결정을 돕기 위해 점점 더 많이 이용되고 있다.

현대의 건강관리 실무에서 통계의 적용은 증거 기반 진단, 예후 및 치료 결정으로의 데이터 변환을 용이하게 한다(Horvitz, 2010). 임상환경에서 사용하기 위한 간단한 보험통계표에서부터 인공신경망과 같은 좀 더 계산적으로 복잡한 접근법까지 몇 가지 다른 유형의 통계예측도구가 개발되었다. 유형에 관계없이 모든 통계적 예측도구는 예측변수와 향후 예측을 수행하는 데 사용될 수 있는 특정 진단 또는 결과 사이의 정량화된 관계를 식별하기 위해 알려진 결과가 있는 이전 사례의 통계분석을 사용한다(Swets 등, 2000b). 이것은 그들의 강점이면서 동시에 제한점이다. 도움이 되지 않은 임상의 판단보다는 통계적 예측도구의 주목할 만한 이점은 의사결정 오류에 공통적으로 기여하는 인간의 인지적 편견의 조절이다(Grove 등, 2000; Graber 등, 2005). 임상적 문제 해결에서 그러한 오류는 적어도 부분적으로 인간 인지능력의 한계로 인한 것이라고 생각된다(Elstein과 Schwarz, 2002). Simon(1990)은 이를 '제한적 합리성'의 원칙으로 묘사했다. 즉, 의사결정은 부분적으로만 합리적이므로 정보처리와 복잡한 문제 해결의 한계를 초래하기 때문에 차선 근사법(suboptimal approximation methods)과 발견법(heuristics)의 사용이 필요하다. 신속하고 효율적인 의사결정의 필요성과 이에 따른 인지 편견은 적어도 부분적으로 생존에 대한 본질적인 이점의 결과로 우리의 진화 역사를 통해 적응적으로 발생했다고 생각된다(Johnson 등, 2013). 그러나 이러한 적응적 인지과정은 많은 현대적 의사결정 상황에서 차선책이 될 수 있으며, 이들의 식별은 의료실무상의 오류를 줄이는 데 중심적인 것으로 자주 언급된다(Croskerry, 2009; Ely 등, 2011; Graber 등, 2005, 2002; Hicks과 Kluemper, 2011).

그러나 통계적 예측도구의 중요한 한계는 내재하는 경직성과 취약성이다. 즉, 이들의 예측은 도구 내에서 고려된 제한된 정보의 하위집합에 기초해 설계되고 생성되는 특정 결과/진단에만 국한된다. 결과적으로 그들은 모든 범주의 임상적 판단을 알릴 수 없으며, 의사결정과 관련될 수 있는 모든 가용 정보를 통합할 수 없다. 따라서 결정을 알리기 위해 통계절차를 사용하는 것은 그 적용의 적절성을 판단하는 숙련된 개인의 능력, 그 제한과 가정에 대한 인식, 그리고 그 결과에 대한 정확한 해석에 달려 있다(Dawes 등, 1989; Swets 등, 2000a, 2000b).

P. E. Meehl(1954)은 '부러진 다리 상쇄(broken leg countervailing)'로 알려진 통계적 예측 모델의 적용에 있어 숙련자의 중요한 역할을 처음으로 강조했다. 이것은 예측 모델이 통상적인 상황(예 주중에 주어진 시간에 영화에 출연하는 사람을 예측하는 모델)에서는 정상적으로 잘 수행되지만 모델에서 설명되지 않은 추가 정보에 비추어 인간의 조정이 필요하다(예를 들어 드물게 누군가 자신의 다리를 부러 뜨리면 영화에 출연할 확률이 훨씬 적다)(Grove와 Meehl, 1996).

중요한 것은 통계가 모든 범주의 임상적 판단을 알리는 데 항상 이용되는 것은 아니며, 따라서 통계적 예측도구의 적용 가능성을 제한한다. 일반적인 인지오류에 대한 더 큰 인식과 일부 오류를 줄이기 위한 전략은 임상적 판단의 오류를 최소화하는 데 도움이 될 수 있

다(자세한 논의는 제1장 참조). 통계적 예측 모델을 사용하는 임상가는 수학적 공식의 노예가 되기보다는 이러한 도구에서 생성된 객관적 데이터를 다른 모든 기존 정보와 통합하여 의사결정을 용이하게 하는 것이 바람직하다(Swets 등, 2000a). 즉, 통계적 예측은 임상결정을 만드는 것이 아니라 임상결정을 알려 주는 것이다.

이 장의 나머지 부분은 특히 가장 흔히 '임상예측규칙'이라고 부르는 통계예측도구의 유형에 초점을 맞춘다.

임상예측규칙 Clinical Prediction Rules

임상예측규칙(CPR)은 병력, 신체검사 및 기본 실험실 결과의 다양한 구성요소가 개별 환자의 진단, 예후 또는 치료에 대한 반응에 도움이 되는 개별 기여도를 정량화하는 임상도구로 정의된다(McGinn 등, 2008, p.493). 일반적인 동의어로는 '임상예측 가이드'(McGinn 등, 2008; US National Library of Medicine, 2009), '임상예측 도구'(Randolph 등, 1998), '임상결정 규칙'(Osmond 등, 2010), '임상결정 가이드'(Scheneyder 등, 2014), '임상결정 도구'(Thiruganasambandamoorthy 등, 2014) 등이 있다.

CPR은 연구 증거를 임상적 의사결정에 통합하는 방법으로서 개념화될 수 있다(Beattie와 Nelson, 2006). 이들은 의미 있는 진단이나 결과를 예측하기 위해 경험적으로 확인된 변수들의 가장 엄격한(parsimonious) 집합으로 구성된 임상도구이다(Childs와 Cleland, 2006). 변수는 표준적인 임상적 만남(encounter) 내에서 신뢰성 있게 수집될 수 있는 이력, 신체검사 및/또는 기타 시험이나 조사의 일반적인 구성요소들이다(Laupacis 등, 1997). 어떤 형태의 CPR은 주어진 결과나 진단의 확률을 계산할 수 있는 반면, 다른 것들은 특정 행동방침을 직접적으로 알려 주는 기능을 한다(Reilly와 Evans, 2006). 일반적으로 CPR은 복잡한 임상적 의사결정을 돕기 위해 개발되었을 때 가장 유용하다고 여겨진다(McGinn 등, 2000).

의학 문헌에서 CPR의 세 가지 주요 유형(진단, 예측, 규범)이 확인되었다(C. Cook, 2008).

진단 임상예측규칙 Diagnostic Clinical Prediction Rules

진단 CPR은 개별 환자의 진단이나 현재 분류/상태와 관련된 임상적 의사결정을 알리는 기능이다. 진단 CPR의 예로는 오타와 슬관절 규칙(Ottawa Knee Rule)이 있다.

이 5개 항목도구는 급성 무릎 부상 후 응급실에 어떤 환자가 엑스레이를 찍어야 하는지에 대한 결정을 알리는 데 도움이 되도록 설계되었다. 이 CPR에 대한 환자의 상태는 다섯 가지 임상변수의 유무를 고려하여 결정된다[표 5–1]. 다섯 가지 임상변수가 모두 없을 경우 무릎골절 가능성은 희박하며(Bachmann 등, 2004), 결과적으로 무릎 X선 촬영이 가치 있는 임상정보를 산출할 가능성은 낮다.

예후 임상예측규칙 Prognostic Clinical Prediction Rules

예후 CPR는 시간 차원에 대한 의존성과 관련하여 대응적인 부분인 진단과 다르다. 예후 CPR은 개인의 통증 심각도 또는 6개월 후 직장 복귀 가능성 등 미래의 결과 또는 사건에 관한 임상적 판단을 알리는 역할을 한다. 예후 CPR의 예로는 '카산드라 룰'이 있다(Dionne, 2005; Dionne 등, 1997, 2011). 이 CPR은 1차 진료의사에게 요통을 보이는 환자의 모집단에서 도출되었으며 장기적인 중요한 기능적 제한으로 발전할 위험이 다른 개인들을 식별하는 것을 목표로 한다. CPR은 증상 체크리스트 90개(Derogatis, 1977) 설문조사

표 5–1

진단적 임상예측규칙의 예: 오타와 슬관절 규칙

1. 나이 ≥55 세
2. 비골 머리의 압통
3. 슬개골의 단독(isolated) 압통
4. 무릎을 90도 굴곡할 수 없음
5. 즉시 또는 응급실에서 체중(절뚝거림에 관계없이 각 다리에서 두 번)을 지지할 수 없음

(Stiell, Greenberg 등, 1995)

의 선택된 항목에서 우울증 측정과 신체화(somatization) 측정치를 사용하여 2년 후 롤랜드-모리스 장애질문(Roland 와 Morris, 1983)에 장애가 50% 이상 발생하는 위험도에 따라 환자를 계층화한다.

처방적 임상예측규칙 Prescriptive Clinical Prediction Rules

처방적 CPR은 이러한 도구와 기능의 세 번째 주요 유형으로 진단 분류와는 별도로 치료에 대한 예상반응에 따라 환자를 치료군과 일치시킴으로써 환자군을 하위분류할 수 있다(Foster 등, 2013). 이와 같이 처방적 CPR은 치료선택에 관한 임상결정을 알려주고(C. Cook, 2008), 치료효과와 관련된 예후 CPR의 특별한 형태로 개념화할 수 있다. 치료효과는 대안 또는 대조적인 중재에 의해 달성되는 것과 비교하여 하나의 중재에 의해 달성되는 결과의 차이이다(Kamper 등, 2010). 따라서 처방적 CPR은 치료효과수정자[effect modifiers; 효과수정자(effect moderators)라고도 함]로 포함되며, 치료효과의 크기가 서로 다른 환자의 하위그룹을 구별하는 기준 변수들이다(Kraemer 등, 2006). 이러한 변수는 치료와 무관한 결과를 예측하는 예후변수와는 구별된다(Hill과 Fritz, 2011).

치료효과수정자에서 환자의 상태는 다른 중재와 비교하여 한 중재로부터 환자가 얻을 수 있는 상대적 이익을 예측한다. [그림 5-1]은 이러한 관계를 보여 준다. 치료효과수정자는 후보가 되는 기준변수와 치료그룹 간의 상호작용 효과를 조사함으로써 무작위 임상시험에서 확인된다(Hancock 등, 2009; Sun 등, 2010). 그러나 그러한 시험에 필요한 샘플 크기는 매우 크다. 상호작용 효과를 검출하기 위해 연구의 적절한 검정력을 위해서는 표본 크기가 동일한 크기의 전반적인 치료효과를 탐지하는 데 필요한 크기의 약 4배가 되어야 한다(Brookes 등, 2004).

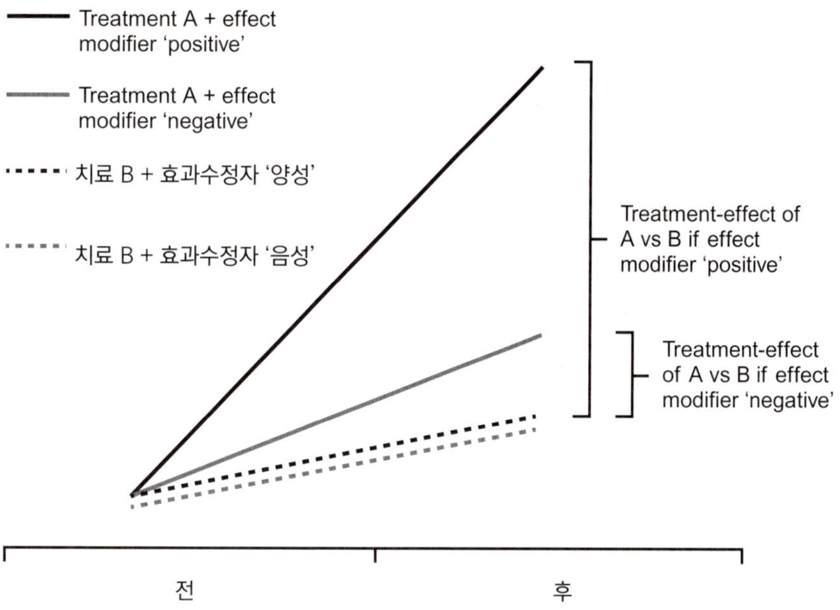

그림 5-1 기준변수에 대한 환자의 상태에 의해 수정되는 치료효과의 그림

임상예측규칙의 개발 Development of Clinical Prediction Rules

CPR의 개발은 도출, 검증 및 영향 분석의 세 가지 주요 단계에 걸쳐 이루어진다[그림 5-2](Childs와 Cleland, 2006; McGinn 등, 2000, 2008).

각 단계는 CPR의 특정 측면을 개발하고 조사하기 위한 기능을 하며, 임상실무에 적용할 수 있는 능력에 중요한 영향을 미친다. 다음 하위항목에서는 CPR 개발의 각 주요 단계에 관련된 과정을 설명한다.

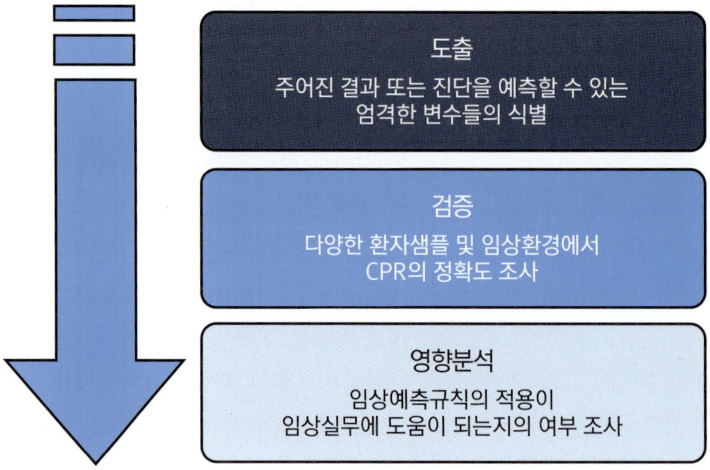

그림 5-2 임상예측규칙(CPR)의 개발 단계(Childs와 Cleland[2006]의 허가를 받아 채택됨)

도출 Derivation

CPR 개발의 첫 번째 단계는 도출이다. 이 과정은 CPR의 개발이 임상적으로 유용한 것으로 인식될 수 있는 의미 있는 문제를 확인하는 것으로 시작한다. CPR의 필요성을 알리는 데 도움이 되는 고려사항에는 임상 의사결정의 복잡성, 도움을 받지 않은 임상가의 결정의 정확성, 임상가의 태도, 실무(practice)의 변화, 그리고 환자의 결과나 혹은 자원의 효율성을 개선함으로써 훈련에 유익한 효과를 줄 수 있는 도구에 대한 가설 잠재력이 포함된다(Fritz, 2009; Stiell과 Wells, 1999).

CPR을 도출하는 데 필요한 연구설계는 개발 중인 CPR의 유형에 따라 달라진다. 진단적 CPR은 단면적 연구에서 도출되고, 예후적 CPR은 종속적 코호트 연구에서 도출되며, 처방적 CPR에는 무작위 통제시험이 필요하다(Hancock 등, 2009; Hill과 Fritz, 2011). 모든 경우에 신뢰성 있게 측정할 수 있는 의미 있고 유효하며 명확하게 정의된 종속적인 결과는 선택이 필요하다(Stiell과 Wells, 1999). 소수의 후보 예측인자변수도 선험적으로 선택되어야 하며 임상환경 내에서의 예측 가능성, 타당성 및 신뢰성, 실용성 및 가용성과 관련하여 고려해야 한다(C. Cook 등, 2010; Lubetzky-Vilnai 등, 2014; Seel 등, 2012). 일부 CPR 유도연구(Dionne 등, 2005; Hewitt 등, 2007; Heymans 등, 2007, 2009)에서 임상적 판단, 문헌 검토, 포커스 그룹 및 설문지(focus group and questionnaires)를 사용하여 후보 예측변수를 선택하여 왔다.

CPR 유도연구에서 표본으로 추출한 환자 모집단은 도구를 적용할 수 있는 환자의 스펙트럼을 나타낼 필요가 있다(Stiell과 Wells, 1999). 일반적으로 사용되는 통계기법의 가정을 만족시키고 또한 발견의 정밀도를 높이기 위해서는 큰 표본 크기가 필요하다(Childs과 Cleland, 2006). 매우 낮은 유병률(예 요통 환자의 암)의 결과를 조사할 때, 많은 수의 후보 예측인자를 시험할 때 및 치료효과수정자를 조사할 때(Broak 등, 2004, Babyak, 2004) 특히 더 큰 표본 크기가 필요하다.

데이터 수집이 완료되면 통계분석을 통해 종속 결과와 유의미한 예측 관계가 있는 후보 변수를 확인한다. 의학 문헌에서 CPR을 도출하기 위해 사용된 몇 가지 다른 기법이 있다. Grobman과 Stamilio(2006), Adams와 Levson (2012)에서 각색한 [표 5-2]는 이러한 기법과 이들의 상대적 장단점에 대한 개요를 제공한다.

각 예측변수와 종속결과 간의 관계를 개별적으로 검사하는 단변수 분석은 가장 간단한 기법이지만 몇 가지 제한사항이 있다. 가장 눈에 띄는 것은 후보 예측변수 간의 관계를 설명하지 않는다는 점이다. 다변량 분석은 각 예측변수와 목표결과의 독립적인 관계를 조사함으로써 이러한 한계를 극복하고 회귀계수의 해석에 기반한 변수 가중치 할당을 가능하게 한다(Laupacis 등, 1997). CPR을 유도하기 위해 다양한 형태의 다변량 분석법이 일반적으로 사용되었지만(Bouwmeester 등, 2012), 경우에 따라 변수 선택 자동화 방법(예 전진 단계별, 후향 제거, 최상의 하위집합)이 적용된다. 그러나 자동화된 절차를 사용하여 허위 연관을 확인하는 기회가 증가함에 따라 이러한 접근법은 CPR 개발에 적합하지 않을 수 있으며, 탐색 분석을 위해 가장 적합할 수 있다(Babyak, 2004, Katz, 2003). 다변량 모델은 일반적으로 다른 복잡한 수학 방정식을 쉽게 적용할 수 있는 그래픽 계산도구인 노모그래프를 구성하는 데 매우 적합하다(Grobman과 Stamilio, 2006).

표 5-2

임상적 예측 규칙을 개발하기 위해 사용된 기술

기술	장점	단점
단변량 분석	개발이 간단하고 사용하기 쉽다.	예측변수는 독립적일 수 없고, 가중치는 임의적이다. 덜 정확하다.
다변량 분석	향상된 정확도	개발이 아주 조금 더 복잡하다.
계산도표(Nomograms)	향상된 정확도, 사용하기 쉽다.	개발이 더 복잡하다.
분류 및 회귀 트리 [반복 분할(recursive partitioning)]	사용하기 쉽고 민감성이나 특이성을 위해 최적화된 규칙을 개발할 수 있다.	종종 다른 기술보다 정확도가 떨어진다. 연속 변수에서는 잘 작동하지 않는다. 과장되기 쉽다.
인공신경망	새로운 데이터로 시간 경과에 따라 정확도가 향상한다. 복잡한 비선형 관계 및 상호작용을 식별한다.	개발이 더 복잡하고 과장되기 쉽다. 대부분의 임상환경에서 적용하기 어렵다.

(Adapted from Grobman과 Stamilio [2006] 그리고 Adams와 Leveson [2012])

분류 및 회귀 트리는 CPR을 유도하는 데 사용되는 또 다른 접근법이다. 이 분석은 비모수 통계 절차를 사용하여 종속적 결과를 예측하는 변수에 기초하여 상호 배타적이고 완전한 하위그룹을 식별한다(Lemon 등, 2003). 재귀분할(recursive partitioning)은 예측변수 간의 상호작용을 설명하고(E. F. Cook과 Goldman, 1984; Dionne 등, 1997), 이후 로지스틱 회귀분석보다 상호작용변수를 가진 데이터 집합에서 CPR을 도출하는 데 더 적합하다(Katz, 2006). 또한 이 접근방식은 CPR에 민감도 또는 특수성의 최적화가 필요한 경우에 적합하다고 간주된다(Stiell와 Wells, 1999).

인공신경망은 고급 계산 자원이 필요하며 CPR 개발에 사용되는 또 다른 접근법이다. 인공신경망은 본질적으로 회귀접근법보다 통계적으로 더 유연하며, 다른 모든 것이 동일하면 연구 데이터에 더 잘 맞는 모델을 제공한다(Kattan, 2002). 그러나 결과적으로, 그들은 또한 과다 적합(overfitting)에 더 취약하기 때문에 이러한 접근방식이 파생 연구 데이터 밖에서 잘 수행될 가능성을 잠재적으로 감소시킨다(Tu, 1996).

CPR의 개발을 설명하기 위해, 오타와 슬관절 규칙을[표 5-1] 예로 들 것이다(Stiell, Greenberg 등, 1995). 엑스레이 촬영이 필요한 환자를 결정하는 데 도움이 되는 도구의 필요성은 응급부서에 급성 무릎 부상이 있는 환자의 거의 4분의 3이 방사선과에 보내지지만, 5%만이 골절된 것으로 확인되었다는 사실에 기초했다(Stieell, Wells 등, 1995). 이는 관리비용 증가, 대기시간 증가 및 불필요한 방사선 노출에 영향을 미친다. 또한 경험이 많은 임상의사들은 방사선과로 보내진 환자의 대다수가 골절 가능성이 10% 미만이라고 믿는 것으로 확인되었다(Stiell, Wells 등, 1995).

결과적으로 캐나다 오타와에 있는 두 개의 대학병원 응급실 중 한 곳에 급성 무릎 부상 환자 1,047명을 대상으로 한 전향적 연구가 진행되었다. 종속적 결과는 일반 엑스레이에서 볼 수 있는 무릎 골절이었고, 후보 예측변수의 지식이 없는 것으로 판단되었다. 윤리적인 이유로, 무릎 엑스레이 촬영을 요구하지 않을 것으로 생각되는 환자들은 방사선 촬영을 위해 보내지지 않았지만, 누락된 골절을 감지하기 위한 목적으로 전화 설문지를 통해 후속조치를 실시했다. 임상가 판단, 문헌 검토, 파일럿 연구 데이터를 바탕으로 23개의 후보 예측변수를 선정했다. 각 변수에 대한 명확한 정의는 유인물로 임상의사에게 제공되었다.

데이터 수집 후, CPR을 유도하기 위해 반복 분할을 사용했다. 이 도구는 불필요한 X선보다 누락된 골절이 더 큰 결과를 초래할 수 있으므로 감도를 최적화하기 위해 개발되었다. 데이터에 맞는 다양한 모형이 다수 확인되었으며, 연구팀은 100% 민감도를 유지하면서 가장 구체적인 특성을 부여하고 가장 적은 수의 변수를 사용하는 모형을 선택하기로 결정했다. 도출 연구에서 오타와 슬관절 규칙의 정확도는 100% 민감도[95% 신뢰구간(CI) 95~100%]였으며, 특이도는 54%(95% CI 51~57%)이었다.

검증 Validation

CPR은 도출된 연구 데이터 세트를 모델링한다(Beatie과 Nelson, 2006). 결과적으로, 원래의 환경(context) 밖에서 적용했을 때, 그것이 항상 잘 수행되는 것은 아니다(Justice 등, 1999). 유효성 검사는 CPR의 개발 및 기능의 두 번째 단계이며, 새로운 환자집단 및 임상환경에서 파생된 도구의 내부 유효성 및 일반화 가능성을 검사하는 기능이다(McGinn 등, 2008). 따라서 CPR의 검증은 단일 연구 내에서 성취할 수 있는 것이 아니라 오히려 여러 조사를 통해 발생하는 속성이다(Hancock 등, 2009).

CPR의 내적 타당도에 도전하는 파생 연구의 방법론적 문제는 다른 연구에서 잘 수행할 수 있는 도구의 능력에 영향을 미친다. 그러나 강하게 도출된 CPR이라도 반드시 원래 연구 외부에서 잘 수행되지 않을 수 있는 최소 세 가지 이유가 있다(McGinn 등, 2000). 이는 다음과 같다:

- 우연 연관성(Chance associations). 파생 연구에서 확인된 통계적으로 유의한 일부 관계가 순전히 우연에 의한 것일 수 있다. 따라서 그러한 연관성이 새로운 데이터 집합에서 참일 가능성이 낮아서 CPR의 예측성능이 저하될 가능성이 낮다.
- 환자집단 또는 임상환경과 관련된 차이. 도출 연구에서 식별된 예측관계 중 일부가 조사 중인 환자 샘플 또는 임상가 그룹에만 해당될 수 있다. 따라서 도출 연구 결과는 다른 환자와 임상가 집단으로 일반화되지 않을 수 있다.
- CPR시행과 관련된 차이점. 예측변수와 종속변수의 조작상 정의 및 규칙의 정확한 적용 및 해석과 관련하여 불일치가 발생할 수 있다. 이것들은 CPR의 예측성능에 영향을 미칠 것이다.

통계적 검증(예 샘플 분할, 부트 스트래핑)은 이러한 위협 중 첫 번째 요인만 설명할 것이다(McGinn 등, 2000). 이와 같이 CPR의 유효성을 검증하기 위해서는 서로 다른 환자, 임상가 및 임상진료와 관련된 사전 연구가 필요하다. '좁은 유효성 검사'는 CPR이 환자 예측성능을 재현할 수 있는지와 원래 도출된 연구와 유사한 설정에 대해 시험하는 과정이다(Kamper 등, 2010; Keogh 등, 2014; McGin 등, 2000). 그러한 연구 결과는 특정 환자집단에서 CPR의 예측 정확성의 다양성에 대한 통찰력을 제공한다(Kent 등, 2010). 대조적으로, 광범위한 검증은 파생연구(Kamper 등, 2010; Keogh 등, 2014; McGinn 등, 2000)에서 사용된 것과는 달리 CPR의 일반화 가능성을 다양한 환경과 환자집단에 대해 조사한다.

Toll 등(2008)은 CPR의 시간적·지리적 및 영역 검증을 상세히 기술하였다. 시간적 타당성 확인은 시간경과에 따른 CPR의 성능을 복제하는 것을 말하며, 샘플링된 환자 모집단이나 임상 설정의 다른 요소에는 변화가 거의 없다. 지리적 검증은 유사한 환자군에서 다른 임상환경에서 CPR의 성능을 조사하는 것을 말한다. 마지막으로, 일반화 가능성에 대한 가장 강력한 증거를 제공하는 것으로 간주되는 도메인 유효성 확인은 다른 여러 임상환경 및 유도된 비-무작위로 유도된 샘플과는 다른 환자군에서 CPR의 성능을 평가하는 것을 의미한다.

몇 가지 연구가 오타와 슬관절 규칙의 검증에 기여했다(Bachmann 등, 2004). Ketelslegers 등(2002)은 벨기에 브뤼셀의 응급교육센터에서 훈련 수준이 다른 임상의에게 적용함으로 이 도구의 성능을 조사했다. 의대생들과 외과 레지던트들은 연구팀에 의해 CPR의 정확한 구현에 대한 교육을 받았다. 이 연구에서 모집된 261명의 환자는 오타와 슬관절 규칙에 대한 그들의 상태와 관련하여 평가되었다. 골절 유무에 대한 맹검 결과 평가는 X선(84%)이나 전화 또는 대면 추적에 의해 결정되었다. 이 연구의 결과는 오타와 슬관절 규칙이 100%(95% CI 99~100%)의 민감도와 32%(95% CI 26~38%)의 특이도를 가짐을 보여주었다. CPR의 예측 정확도는 의대생들과 외과 레지던트 간에 차이가 없었고, 따라서 다양한 경험의 다양한 임상가 집단에 대한 도구의 일반화 가능성을 보여주는 증거가 되었다. 도구의 100% 민감도 발견은 유도 연구의 결과와 일치하며 방사선 평가의 이점을 받지 못할 가능성이 높은 급성 슬관절 부상을 입은 환자를 식별하는 데 있어 CPR의 예측 성능에 대한 추가적인 증거를 제공한다.

영향분석 Impact Analysis

CPR 개발의 최종 단계는 '영향 분석(impact analysis)'이라고 하며, 임상실무에서 도구의 적용이 결과 향상 또는 자원 효율성과 같은 유의미한 유익한 결과를 초래하는지 여부를 조사한다(Childs와 Cleland, 2006). 이 단계는 중요하다. 왜냐하면 잘 검증된 CPR이라도 반드시 도움을 받지 않은 임상의사의 판단을 능가하는 것은 아니기 때문이다. 또한 CPR의 사용이 어렵거나 CPR의 구현을 방해하는 다른 요인이 있는 경우 임상사례에서 반드시 성공적으로 채택되지는 않을 수 있다(McGinn 등, 2000). 현 시점에서 근골격계 전문가와 관련된 CPR의 증가에도 불구하고 어떤 형태의 영향분석도 실시하지 못했다(Georgopoulos와 Taylor, 2016; Haskins 등, 2015a, 2015b, 2012, Kelly 등, 2017; May와 Rosedale, 2009; Stanton 등, 2010; van Oort 등, 2012; Wallace 등, 2016).

영향분석을 수행하기 위한 최선의 연구설계는 CPR 사용으로 산출된 결과를 엄격하게 평가할 수 있는 무작위 통제시험이다(Toll 등,

2008). 무작위는 환자, 임상가 또는 시설 수준에서 이루어질 수 있으며, 후자는 잠재적인 오염을 최소화하는 데 도움이 된다(Wallace 등, 2011). 전후 설계는 CPR의 사용으로 인한 영향을 평가하기 위한 보다 현실적인 접근법이다. 그러나 그러한 설계의 증거는 편견에 대한 더 큰 잠재력으로 인해 무작위 통제시험에서 생성된 증거보다 약하다(Childs와 Cleland, 2006; Reilly와 Evans, 2006). CPR이 환자 결과와 자원 소비에 미치는 효과를 탐구하는 것 외에, 임상 의사 행동의 변화, 도구 수용 및 환자 만족도를 조사하는 것도 유용할 수 있다(Beattie와 Nelson, 2006; Childs와 Cleland, 2006; McGinn 등, 2000; Stiell와 Wells, 1999). 의사의 CPR에 대한 수용 여부는 결정규칙도구(Decision Rules Instrument)(Brehaut 등, 2010)의 12항목 오타와 수용도(acceptability)를 사용하여 평가할 수 있다. 연구 참가자의 관점에 대한 정상적 평가는 성공적인 임상 적용을 촉진할 수 있는 CPR 구현의 수정 가능한 측면에 대한 이해를 높이는 데에도 유리할 수 있다(Wallace 등, 2011).

오타와 슬관절 규칙의 예를 계속하면서 Stieell 등(1997)은 이 CPR의 임상적 적용에 따른 영향을 평가하기 위해 전후의 비임상 통제실험을 사용했다. 이 2년 연구에서는 두 개의 대조군과 두 개의 중재병원이 사용되었으며, 중재병원은 연구기간의 마지막 해에 오타와 슬관절 규칙을 적용했다. 중재병원에서 CPR을 시행한 후, 슬관절 X−선(77.6% −57.1%)의 사용은 절대적으로 20.5% 감소했다. 같은 기간 동안 대조병원의 슬관절 X−선 사용률은 1%(76.9% −75.9%) 감소했다.

슬관절 방사선 촬영을 받지 않은 환자는 응급실에서 평균 33분의 시간을 덜 소비했으며, 전체 치료비용은 103달러가 적었다. 중재병원에서 오타와 슬관절 규칙을 사용하는 동안 임상의는 6.9%의 사례에서 CPR을 기각했다. 이에 대한 주된 이유는 (X−선을 원하든 원하지 않든) 환자 선호도 및 임상가 판단과 관련이 있다. 오타와 슬관절 규칙 적용 기간 동안 슬관절 X−선을 받지 못한 거의 모든 환자(95.7%)는 치료에 만족한다고 보고했다. 이 연구에서 CPR의 민감도는 100%(95% CI 94~100%)였고 특이도는 48%(95% CI 45% −51%)였다.

방법론적 고려사항 Methodological Considerations

CPR의 개발은 그 종류에 관계없이 개발 단계의 특정한 여러 방법론적 표준을 고려해야 한다. 이러한 표준은 기초 연구 설계에 특정한 다양한 방법론적 요구사항의 연장이다. 23개 항목의 질 점검표는 규범적 CPR의 도출에 도움이 되도록 개발되었다(C. Cook 등, 2010). 그러나 각 개발 단계에서 다른 모든 형태의 CPR 개발하는 데 도움이 되는 보편적으로 인정된 검증도구는 존재하지 않는다. 그럼에도 불구하고 의학 문헌에 수록된 많은 간행물들은 CPR의 개발과 관련된 적절한 방법론적 고려사항에 관한 논평을 제공한다. [표 5−3], [표 5−4] 및 [표 5−5]는 CPR의 도출, 검증 및 영향 평가에 관한 5가지 잘 다듬어진 간행물에서 강조된 관련 방법론적 고려사항의 개요를 제공한다(Beattie와 Nelson, 2006; Childs와 Cleland, 2006; Laupacis 등, 1997; McGinn 등, 2000; Stiell와 Wells, 1999).

임상실무에 적용하기 위한 준비성 Readiness for Application in Clinical Practice

CPR의 개발 단계는 임상실무에 적용될 수 있는 준비상황에 직접적인 영향을 준다[그림 5−3]. 이것은 도구의 정확성과 일반화 가능성에 대한 점진적 신뢰를 가능하게 하는 CPR 개발의 구조화된 과정 때문이다(Childs와 Cleland, 2006). McGinn 등(2000)은 CPR이 개발 단계를 기반으로 임상결정을 자신있게 전하는 데 사용될 수 있는 정도를 결정하는 계층적 프레임워크를 제안했다:

- 도출되었지만 아직 검증을 거치지 않은 CPR은 이 프레임워크 내에서 임상실무에 적용할 준비가 되어 있다고 간주되지 않는다. 엄밀하게 도출된 CPR조차도 원래의 연구 데이터 외부에서 잘 수행되지 못할 수 있는 많은 이유가 있다. McGinn 등(2000)은 임상의사가 어떤 변수가 있었고 어떤 변수가 목표결과와 유의한 예측적 관계를 가지는 것으로 확인되지 않았는지를 고려하여 조심스럽게 임상실무에 알려야 한다고 제안한다. 그러나 임상의사는 그러한 관계가 단순히 우연한 연관성을 반영하거나 유도 연구의 환자 샘플, 임상의 또는 설정의 고유한 특성에 특정될 수 있다는 점을 경계해야 한다.
- "좁은 유효성 검사"(도출된 CPR에서의 매우 유사한 인구와 환경에서 도구의 성능을 검사)를 받은 CPR들은 검증 및 파생 연구의 결과와 매우 유사할 경우 임상의의 사례가 있는 제한된 상황에서 그들의 예측 정확도에 대한 확신을 가지고 신중하게 적용될 수 있다. 그러나 이 CPR의 개발 단계는 이 제한된 상황을 벗어나 정확하게 수행할 수 있다는 증거를 제공하지 않는다. 또한 이러한 제한

표 5-3

임상예측규칙의 모든 형태의 도출에 대한 공통적인 방법론적 고려사항

	Laupacis 등(1997)	Stiell과 Wells (1999)	McGinn 등 (2000)	Beattie와 Nelson (2006)	Childs와 Cleland (2006)
전향적 설계	■	■			
성과의 정의	■	■	■	■	■
성과의 임상적 중요성	■	■		■	■
맹검 결과 평가	■	■	■	■	■
모든 중요 예측변수의 포함	■		■	■	■
예측변수의 명확한 정의	■	■	■		
맹검 예측자 평가	■	■	■	■	■
예측변수의 신뢰성 평가	■	■			
환자의 중요 특성에 대한 설명	■	■		■	
선정기준의 명시		■			
대표적인 예시		■		■	
후속조치의 완료				■	
연구가 이루어진 곳의 설명	■	■			
연구 대상자 수에 대한 정당성		■	■	■	■
규칙에서 독립변수당 최소 10개의 결과		■	■	■	■
연구집단의 상당부분을 차지하는 중요한 예측변수			■		
수학적 기술의 설명	■	■	■		
다변량 분석	■	■	■	■	■
설명된 규칙의 결과들	■	■	■	■	■
임상적으로 분별적인/합리적인	■	■	■	■	■
사용하기 쉬운	■	■			
진단 또는 결과의 가능성에 대한 설명	■	■		■	■
행동의 과정 설명	■	■			
사용으로 인한 잠재적인 영향의 추정		■			

표 5-4

임상예측규칙의 모든 형식의 검증에 대한 공통적인 방법론적 고려사항

	Laupacis 등(1997)	Stiell과 Wells (1999)	McGinn등 (2000)	Beattie와 Nelson (2006)	Childs와 Cleland (2006)
새로운 환자집단의 예비 검증	■	■	■	■	■
파생연구에 대한 다른 임상 설정		■	■	■	■
파생연구를 위한 다른 임상전문가		■	■	■	■
대표적인 예시		■	■		
규칙의 정확한 적용		■	■		■
후속조치의 완료		■	■		
맹검 결과 평가			■		
맹검 예측자 평가			■		
검증 연구 샘플에서 규칙의 정확성 설명		■	■		
검증 연구 표본 크기의 정당화		■			
규칙의 관찰자 간 신뢰도 평가	■	■			
임상전문가의 규칙 사용의 편의성에 대한 평가		■			
규칙이 나타날 때 조정됨		■			
사용으로 인한 잠재적 영향의 추정		■			

표 5-5

임상예측규칙의 모든 형식의 영향평가에 대한 공통적인 방법론적 고려사항

	Laupacis 등(1997)	Stiell과 Wells (1999)	McGinn 등 (2000)	Beattie와 Nelson (2006)	Childs와 Cleland (2006)
전향적인 임상사용에 대한 효과 측정	■	■	■	■	■
임상전문가의 행동/실무에 대한 변경사항 평가		■	■	■	■
결과를 개선할 수 있는 규칙의 능력 평가			■	■	■
효율성 평가에 미치는 영향		■	■	■	■
규칙의 정확성에 대한 설명		■	■		
임상전문가의 수용성 평가		■	■		
환자의 만족도 평가		■			■

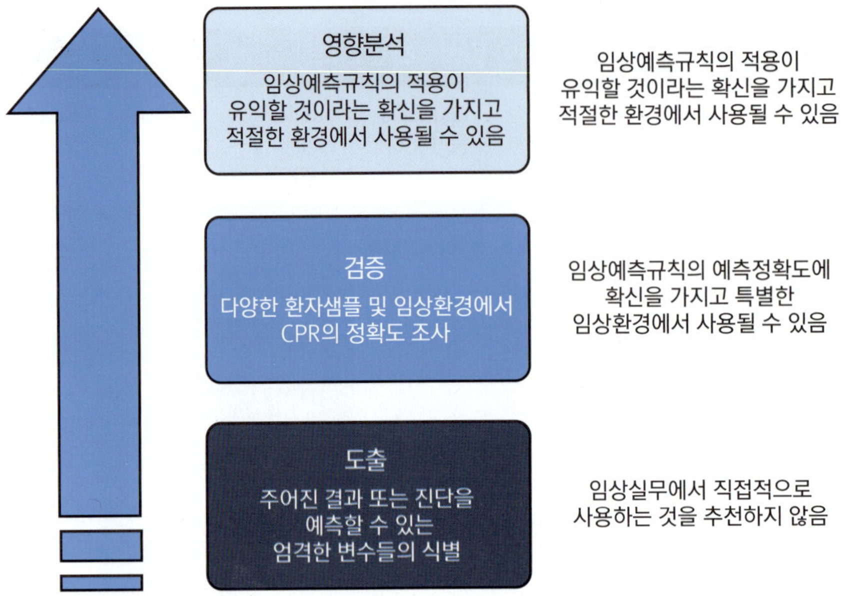

그림 5-3 임상예측규칙(CPR) 개발 단계와 임상실무에 적용할 준비 사이의 관계

된 상황에서도 CPR을 개발 단계에 적용하면 결과적으로 환자 결과가 개선되거나 임상 진료가 개선되지 않을 수도 있다.

- '광범위한 유효성 검사'(파생연구에서 사용된 것과 다른 이질적인 환자집단 및 설정에서 도구의 성능 검사)를 받은 CPR은 다양한 임상 설정 전반에 걸쳐 예측 정확도에 대한 확신을 가지고 적용될 수 있다. 그러나 CPR 개발의 이 단계는 CPR의 사용이 유익한 임상 결과를 가져올 것이라는 증거를 제공하지 않는다.
- 영향분석을 받은 CPR은 임상 진료에서의 적용이 치료의 질 및 환자 만족도를 유지하면서 환자 결과 및/또는 자원 효율성을 향상시킬 수 있다는 확신을 가지고 적용될 수 있다. 그러나 현재 근골격계 실행과 관련된 CPR은 필수 개발 단계를 거쳤다(Georgopoulos와 Taylor, 2016; Haskins 등, 2012, 2015a, 2015b; Kelly 등, 2017; May와 Rosedale, 2009; Stanton 등, 2010; van Oort 등, 2012; Wallace 등, 2016).

근골격계 실무에서 CPR의 임상적 적용 Clinical Application of CPRs in Musculoskeletal Practice

근골격계 임상실무에서 CPR의 사용에 잠재적 가치가 있다는 것이 우리의 해석이다. 그러나 그 가치는 현재 잘 개발된 진단 및 예후 형태의 CPR로 제한되어 있다. 진단 및 예후 CPR은 처방적 CPR에 비해 가정이 적으며, 진단 CPR의 경우 보다 명확한 결과가 나타난다. 예후 CPR은 처방적 CPR과 유사한 결과를 사용하지만, 이러한 도구는 주로 기준 측정치와 일반적으로 도출된 발견과의 관계를 살펴본다. 예후적 CPR은 처방적 CPR에서 가정하는 바와 같이 제공된 치료에 기반한 결과의 차별을 요구하지 않는다.

우리는 진단 CPR은 진단을 제공하는 잠재적 요소를 통해 임상 의사결정을 도와줌으로써 임상 의사결정에 가치를 제공할 수 있다고 생각한다. 진단 CPR은 질병 혹은 비질병의 결과변수(또는 장애/증후군, 비장애/비증후군)을 사용하여 주어진 상황을 차별하는 가능성을 개선한다. 진단 CPR은 기준 표준(진단을 결정하는 가장 좋은 메커니즘)에 가장 가까운 구성요소인 임상소견을 결합하여 개발되며, 경우에 따라서 실제로 기준 표준을 구성한다(예 슬개대퇴통증 증후군).

처방적 CPR은 임상의사가 사용하는 임상적 추론과정을 실제로 침식시킬 수 있는 많은 난제로 고통받고 있다. 그 성격에 따라 처방적 CPR은 (1) 결과값의 타당성을 가정하고, (2) 치료 중재가 차별되는 효과(다른 모집단에 대해 다른 효과)를 가지고 있다고 가정하며, (3) 치료효과는 환자의 기준 특성의 주어진 예후 영향과 구별할 수 있을 만큼 충분히 강하다고 가정한다. 이것은 지금까지 대부분의 기계적인 근골격계 조건에서 검증되지 않은 높은 가정이다.

과거의 연구는 결과 측정 내에서 '성공'의 문턱을 변경하는 것이 다른 CPR로 이어질 수 있다는 것을 보여주었다(Haskins와 Cook, 2016). 간단히 말해서, 일반적으로 임상적으로 최소한의 중요한 차이점수로 불리는 한계 측정치를 조정한다면, 동일한 치료를 받는 환자들의 그룹 내에서 여러 가지 다른 처방적 CPR을 발견할 수 있을 것이다. 이는 모델링이 취약하며, 결과 측정에서 성공/성공하지 못한 것에 대한 연구, 모집단 및 정의에 따라 다를 것임을 시사한다. 또한, 다른 결과 조치를 사용할 경우 동일한 모집단 내에서 다른 CPR이 생성된다(Haskins와 Cook, 2016).

치료중재가 뚜렷한 효과가 있다는 가정을 고려해 보자. 심리학 문헌에서, 공유 메커니즘 이론은 추정컨대 다른 치료 접근방식에 걸쳐 결과에 유사성이 있음을 시사한다. 심리문학에는 많은 형태의 주요 우울증(Cuijpers 등, 2008), 통증(Wampold 등, 1997)과 공황장애 및 강박장애(Ougrin와 Latif, 2011)에 대한 치료방법 중 차이가 없음을 입증하는 많은 예가 있다.

결과적으로, 근골격계 임상실무를 위해 우리는 잘 개발된 예후 및 진단 CPR의 사용을 지지하지만 현재까지 도출된 거의 모든 근골격계 처방적 CPR의 사용을 지지하지는 않는다. CPR을 사용하기 위한 전략에 관계없이 현재 사용할 수 있는 CPR에 대해 임상적 추론을 '비장의 카드(trump card)'로 사용하도록 권장한다. 여러 가지 이유로 CPR은 당면한 특정 임상 의사결정에 항상 이용 가능하거나 모든 임상적 판단범주에 적합한 것은 아니다. 또한 설계에 의한 CPR은 정보의 하위집합으로 제한되며, 중요한 것은 의사결정과 관련된 개인적 현상(presentation)이 생략될 수 있다는 것이다. CPR과 같은 통계적 모델링 방법은 임상추론을 대체하는 것이 아니라 알리는 데 도움이 된다.

미래 방향 Future Directions

CPR은 정량화된 연구 증거를 임상 의사결정에 의식적으로 통합하는 임상 관행에 대한 진화하는 접근법의 한 분야이다. 근골격계 임상가가 접하는 많은 임상적 현상은 임상판단의 복잡성과 수많은 평가 및 관리 대안을 고려할 때 그러한 도구의 이상적인 대상이다. 근골격계 현상(presentation)을 위한 CPR의 개발은 환자 및 시스템 수준의 실질적인 이점으로 이어질 가능성이 있으며, 특히 임상가에 의해 확인된 현재 충족되지 않은 요구사항을 해결하기 위해 명시적으로 개발된 도구가 널리 사용되는 것으로 알려져 있다.

참고문헌 References

Adams, S.T., Leveson, S.H., 2012. Clinical prediction rules. Br. Med. J. 344, d8312.

Babyak, M.A., 2004. What you see may not be what you get: a brief, nontechnical introduction to overfitting in regression-type models. Psychosom. Med. 66 (3), 411–421.

Bachmann, L.M., Haberzeth, S., Steurer, J., ter Riet, G., 2004. The accuracy of the Ottawa knee rule to rule out knee fractures: a systematic review. Ann. Intern. Med. 140 (2), 121–124.

Baxt, W.G., 1995. Application of artificial neural networks to clinical medicine. The Lancet 346 (8983), 1135–1138.

Beattie, P., Nelson, R., 2006. Clinical prediction rules: what are they and what do they tell us? Aust J. Physiother. 52 (3), 157–163.

Bouwmeester, W., Zuithoff, N.P.A., Mallett, S., Geerlings, M.I., Vergouwe, Y., Steyerberg, E.W., et al., 2012. Reporting and methods in clinical prediction research: a systematic review. PLoS Med. 9 (5), e1001221.

Brehaut, J.C., Graham, I.D., Wood, T.J., Taljaard, M., Eagles, D., Lott, A., et al., 2010. Measuring acceptability of clinical decision rules: validation of the Ottawa acceptability of decision rules instrument (OADRI) in four countries. Med. Decis. Making 30 (3), 398–408.

Brookes, S.T., Whitely, E., Egger, M., Smith, G.D., Mulheran, P.A., Peters, T.J., 2004. Subgroup analyses in randomized trials: risks of subgroup-specific analyses; power and sample size for the interaction test. J. Clin. Epidemiol. 57 (3), 229–236. http://dx.doi.org/10.1016/j.jclinepi.2003.08.009. doi.

Childs, J.D., Cleland, J.A., 2006. Development and application of clinical prediction rules to improve decision making in physical therapist practice. Phys. Ther. 86 (1), 122–131.

Cook, C., 2008. Potential pitfalls of clinical prediction rules. J. Man. Manip. Ther. 16 (2), 69–71.

Cook, C., Brismee, J.M., Pietrobon, R., Sizer, P., Jr., Hegedus, E., Riddle, D.L., 2010. Development of a quality checklist using delphi methods for prescriptive clinical prediction rules: the QUADCPR. J. Manipulative Physiol. Ther. 33 (1), 29–41. Doi:http://dx.doi.org/10.1016/j.jmpt.2009.11.010.

Cook, E.F., Goldman, L., 1984. Empiric comparison of multivariate analytic techniques: advantages and disadvantages of recursive partitioning analysis. J. Chronic Dis. 37 (9–10), 721–731. Doi:http://dx.doi.org/10.1016/0021-9681(84)90041-9.

Croskerry, P., 2009. Clinical cognition and diagnostic error: applications of a dual process model of reasoning. Adv. Health Sci. Educ.Theory Pract 14 (1), 27–35.

Cuijpers, P., Brannmark, J.G., van Straten, A., 2008. Psychological treatment of postpartum depression: a meta-analysis. J. Clin. Psychol. 64 (1), 103–118. doi:10.1002/jclp.20432.

Dawes, R.M., Faust, D., Meehl, P.E., 1989. Clinical versus actuarial judgement. Science 243, 1668–1674.

Derogatis, L.R., 1977. Symptoms Checklist-90. Administration, scoring and procedures manual for the revised version. Baltimore: Clinical Psychometric Research.

Dionne, C.E., 2005. Psychological distress confirmed as predictor of long-term back-related functional limitations in primary care settings. J. Clin. Epidemiol. 58 (7), 714–718.

Dionne, C.E., Bourbonnais, R., Frémont, P., Rossignol, M., Stock, S.R., Larocque, I., 2005. A clinical return-to-work rule for patients with back pain. Can. Med. Assoc. J. 172 (12), 1559–1567.

Dionne, C.E., Koepsell, T.D., Von Korff, M., Deyo, R.A., Barlow, W.E., Checkoway, H., 1997. Predicting long-term functional limitations among back pain patients in primary care settings. J. Clin. Epidemiol. 50 (1), 31–43.

Dionne, C.E., Le Sage, N., Franche, R.-L., Dorval, M., Bombardier, C., Deyo, R.A., 2011. Five questions predicted long-term, severe, back-related functional limitations: evidence from three large prospective studies. J. Clin. Epidemiol. 64 (1), 54–66. doi: http://dx.doi.org/10.1016/j.jclinepi.2010.02.004.

Elstein, A.S., Schwarz, A., 2002. Clinical problem solving and diagnostic decision making: selective review of the cognitive literature. Br. Med. J. 324 (7339), 729–732.

Ely, J.W., Graber, M.L., Croskerry, P., 2011. Checklists to reduce diagnostic errors. Acad. Med. 86 (3), 307–313. doi:10.1097/ACM.0b013e31820824cd.

Foster, N.E., Hill, J.C., O'Sullivan, P., Hancock, M., 2013. Stratified models of care. Best Pract. Res. Clin. Rheumatol. 27 (5), 649–661.

Fritz, J.M., 2009. Clinical prediction rules in physical therapy: coming of age? J. Orthop. Sports Phys. Ther. 39 (3), 159–161.

Georgopoulos, V., Taylor, A., 2016. Clinical prediction rules in the prognosis of Whiplash Associated Disorder (WAD): a systematic review. Pain and Rehabilitation - the Journal of Physiotherapy Pain Association 41, 5–16.

Graber, M.L., Franklin, N., Gordon, R., 2005. Diagnostic error in internal medicine. Arch. Intern. Med. 165 (13), 1493–1499.

Graber, M.L., Gordon, R., Franklin, N., 2002. Reducing diagnostic errors in medicine: what's the goal? Acad. Med. 77 (10), 981–992.

Grobman, W.A., Stamilio, D.M., 2006. Methods of clinical prediction. Am. J. Obstet. Gynecol. 194 (3), 888–894.

Grove, W.M., Meehl, P.E., 1996. Comparative efficiency of informal (subjective, impressionistic) and formal (mechanical, algorithmic) prediction procedures: the clinical–statistical controversy. Psychol. Public Policy Law 2 (2), 293–323.

Grove, W.M., Zald, D.H., Lebow, B.S., Snitz, B.E., Nelson, C., 2000. Clinical versus mechanical prediction: a meta-analysis. Psychol. Assess. 12 (1), 19–30.

Guyatt, G.H., Sackett, D., Cook, D.J., Evidence Based Medicine Working Group, 1994. Users' guides to the medical literature. II. How to use an article about therapy or prevention. B. What were the results and how will they help me in caring for my patients? J. Am. Med. Assoc. 271, 59–63.

Hancock, M.J., Herbert, R.D., Maher, C.G., 2009. A guide to interpretation of studies investigating subgroups of responders to physical therapy interventions. Phys. Ther. 89 (7), 698–704.

Haskins, R., Cook, C., 2016. Enthusiasm for prescriptive clinical prediction rules (eg, back pain and more): a quick word of caution. Br. J. Sports Med. 50 (16), 960–961. doi:10.1136/bjsports-2015-095688.

Haskins, R., Osmotherly, P.G., Rivett, D.A., 2015a. Diagnostic clinical prediction rules for specific subtypes of low back pain: a systematic review. J. Orthop. Sports Phys. Ther. 45 (2), 61–76.

Haskins, R., Osmotherly, P.G., Rivett, D.A., 2015b. Validation and impact analysis of prognostic clinical prediction rules for low back pain is needed: a systematic review. J. Clin. Epidemiol. 68 (7), 821–832.

Haskins, R., Rivett, D.A., Osmotherly, P.G., 2012. Clinical prediction rules in the physiotherapy management of low back pain: a systematic review. Man. Ther. 17 (1), 9–21.

Hewitt, J.A., Hush, J.M., Martin, M.H., Herbert, R.D., Latimer, J., 2007. Clinical prediction rules can be derived and validated for injured Australian workers with persistent musculoskeletal pain: an observational study. Aust J. Physiother. 53 (4), 269–276.

Heymans, M.W., Anema, J.R., van Buuren, S., Knol, D.L., van Mechelen, W., De Vet, H.C.W., 2009. Return to work in a cohort of low back pain patients: development and validation of a clinical prediction rule. J. Occup. Rehabil. 19 (2), 155–165.

Heymans, M.W., Ford, J.J., McMeeken, J.M., Chan, A., de Vet, H.C.W., van Mechelen, W., 2007. Exploring the contribution of patient-reported and clinician based variables for the prediction of low back work status. J. Occup. Rehabil. 17 (3), 383–397.

Hicks, E.P., Kluemper, G.T., 2011. Heuristic reasoning and cognitive biases: are they hindrances to judgments and decision making in orthodontics? Am. J. Orthod. Dentofacial Orthop. 139 (3), 297–304. doi:10.1016/j.ajodo.2010.05.018.

Hill, J.C., Fritz, J.M., 2011. Psychosocial influences on low back pain, disability, and response to treatment. Phys. Ther. 91 (5), 712–721. doi:10.2522/ptj.20100280.

Horvitz, E., 2010. From Data to Predictions and Decisions: Enabling Evidence-Based Healthcare. Computing Community Consortium. https://cra.org/ccc/wp-content/uploads/sites/2/2015/05/Healthcare.pdf.

Jaeschke, R., Guyatt, G.H., Sackett, D., Evidence-Based Medicine Working Group, 1994. Users' guides to the medical literature: III. How to use an article about a diagnostic test b. What are the results and will they help me in caring for my patients? J. Am. Med. Assoc. 271 (9), 703–707.

Johnson, D.D.P., Blumstein, D.T., Fowler, J.H., Haselton, M.G., 2013. The evolution of error: error management, cognitive constraints, and adaptive decision-making biases. Trends Ecol. Evol. (Amst.) 28 (8), 474–481.

Justice, A.C., Covinsky, K.E., Berlin, J.A., 1999. Assessing the generalizability of prognostic information. Ann. Intern. Med. 130 (6), 515–524.

Kamper, S.J., Maher, C.G., Hancock, M.J., Koes, B.W., Croft, P.R., Hay, E., 2010. Treatment-based subgroups of low back pain: a guide to appraisal of research studies and a summary of current evidence. Best Pract. Res. Clin. Rheumatol. 24 (2), 181–191.

Kattan, M., 2002. Statistical prediction models, artificial neural networks, and the sophism "I am a patient, not a statistic." J. Clin. Oncol. 20 (4), 885–887.

Katz, M.H., 2003. Multivariable analysis: a primer for readers of medical research. Ann. Intern. Med. 138 (8), 644–650.

Katz, M.H., 2006. Multivariable Analysis. A Practical Guide for Clinicians, second ed. Cambridge University Press, New York.

Kelly, J., Ritchie, C., Sterling, M., 2017. Clinical prediction rules for prognosis and treatment prescription in neck pain: a systematic review. Musculoskeletal Sci. Pract. 27, 155–164. Doi:https://doi.org/10.1016/j.math.2016.10.066.

Kent, P.M., Keating, J.L., Leboeuf-Yde, C., 2010. Research methods for subgrouping low back pain. BMC Med. Res. Methodol. 10 (1), 62.

Keogh, C., Wallace, E., O'Brien, K.K., Galvin, R., Smith, S.M., Lewis, C., et al., 2014. Developing an international register of clinical prediction rules for use in primary care: a descriptive analysis. Ann. Fam. Med. 12 (4), 359–366. doi:10.1370/afm.1640.

Ketelslegers, E., Collard, X., Vande Berg, B., Danse, E., El-Gariani, A., Poilvache, P., et al., 2002. Validation of the Ottawa knee rules in an emergency teaching centre. Eur. Radiol. 12 (5), 1218–1220. doi:10.1007/s00330-001-1198-9.

Kraemer, H.C., Frank, E., Kupfer, D.J., 2006. Moderators of treatment outcomes: clinical, research, and policy importance. J. Am. Med. Assoc. 296 (10), 1286–1289. Doi: http://dx.doi.org/10.1001/jama.296.10.1286.

Laupacis, A., Sekar, N., Stiell, I.G., 1997. Clinical prediction rules: a review and suggested modifications of methodological standards. J. Am. Med. Assoc. 277 (6), 488–494.

Laupacis, A., Wells, G., Richardson, W.S., Tugwell, P., Guyatt, G.H., Browman, G., et al., 1994. Users' guides to the medical literature: V. How to use an article about prognosis. J. Am. Med. Assoc. 272 (3), 234–237.

Lemon, S.C., Roy, J., Clark, M.A., Friedmann, P.D., Rakowski, W., 2003. Classification and regression tree analysis in public health: methodological review and comparison with logistic regression. Anns Behav. Med. 26 (3), 172–181.

Lubetzky-Vilnai, A., Ciol, M., McCoy, S.W., 2014. Statistical analysis of clinical prediction rules for rehabilitation interventions: current state of the literature. Arch. Phys. Med. Rehabil. 95 (1), 188–196.

May, S., Rosedale, R., 2009. Prescriptive clinical prediction rules in back pain research: a systematic review. J. Man. Manip. Ther. 17 (1), 36–45.

McGinn, T.G., Guyatt, G.H., Wyer, P.C., Naylor, C.D., Stiell, I.G., Richardson, W.S., 2000. Users' guides to the medical literature: XXII: how to use articles about clinical decision rules. Evidence-Based Medicine Working Group. JAMA 284 (1), 79–84.

McGinn, T.G., Wyer, P., Wisnivesky, J., Devereauz, P.J., Stiell, I., Richardson, S., et al., 2008. Advanced topics in diagnosis: clinical prediction rules. In: Guyatt, G., Rennie, D., Meade, M.O., Cook, D.J. (Eds.), Users' Guides to the Medical Literature. A Manual for Evidence-Based Clinical Practice, second ed. McGraw Hill Medical, New York, pp. 491–505.

Meehl, P.E., 1954. Clinical Versus Statistical Prediction: A Theoretical Analysis and a Review of the Evidence. University of Minnesota Press.

Osmond, M.H., Klassen, T.P., Wells, G.A., Correll, R., Jarvis, A., Joubert, G., et al., 2010. CATCH: a clinical decision rule for the use of computed tomography in children with minor head injury. Can. Med. Assoc. J. 182 (4), 341–348. doi:10.1503/cmaj.091421.

Ougrin, D., Latif, S., 2011. Specific psychological treatment versus treatment as usual in adolescents with self-harm. Crisis 32 (2), 74–80.

Randolph, A.G., Guyatt, G.H., Calvin, J.E., Doig, G., Richardson, W.S., Cook, D.J., 1998. Understanding articles describing clinical prediction tools. Crit. Care Med. 26 (9), 1603–1612.

Reilly, B.M., Evans, A.T., 2006. Translating clinical research into clinical practice: impact of using prediction rules to make decisions. Ann. Intern. Med. 144 (3), 201–209.

Richardson, W.S., Wilson, M.C., Guyatt, G.H., Cook, D.J., Nishikawa, J., Evidence-Based Medicine Working Group, 1999. Users' guides to the medical literature: XV. How to use an article about disease probability for differential diagnosis. J. Am. Med. Assoc. 281 (13), 1214–1219.

Roland, M., Morris, R., 1983. A study of the natural history of back pain: part I: development of a reliable and sensitive measure of disability in low-back pain. Spine 8 (2), 141–144.

Schneider, G.M., Jull, G.A., Thomas, K., Smith, A., Emery, C., Faris, P., et al., 2014. Derivation of a Clinical Decision Guide in the Diagnosis of Cervical Facet Joint Pain. Arch. Phys. Med. Rehabil. 95 (9), 1695–1701. doi:10.1016/j.apmr.2014.02.026.

Seel, R.T., Steyerberg, E.W., Malec, J.F., Sherer, M., Macciocchi, S.N., 2012. Developing and evaluating prediction models in rehabilitation populations. Arch. Phys. Med. Rehabil. 93 (8), S138–S153.

Simon, H.A., 1990. Invariants of human behavior. Annu. Rev. Psychol. 41 (1), 1–20.

Stanton, T.R., Hancock, M.J., Maher, C.G., Koes, B.W., 2010. Critical appraisal of clinical prediction rules that aim to optimize treatment selection for musculoskeletal conditions. Phys. Ther. 90 (6), 843–854.

Stiell, I.G., Greenberg, G.H., Wells, G.A., McKnight, R.D., Cwinn, A.A., Cacciotti, T., et al., 1995. Derivation of a decision rule for the use of radiography in acute knee injuries. Ann. Emerg. Med. 26 (4), 405–413.

Stiell, I.G., Wells, G.A., 1999. Methodologic standards for the development of clinical decision rules in emergency medicine. Ann. Emerg. Med. 33 (4), 437–447.

Stiell, I.G., Wells, G.A., Hoag, R.H., Sivilotti, M.L.A., Cacciotti, T.F., Verbeek, P.R., et al., 1997. Implementation of the Ottawa Knee Rule for the use of radiography in acute knee injuries. J. Am. Med. Assoc. 278 (23), 2075–2079.

Stiell, I.G., Wells, G.A., McDowell, I., Greenberg, G.H., McKnight, R.D., Cwinn, A.A., et al., 1995. Use of radiography in acute knee injuries: need for clinical decision rules. Acad. Emerg. Med. 2 (11), 966–973.

Sun, X., Briel, M., Walter, S.D., Guyatt, G.H., 2010. Is a subgroup effect believable? Updating criteria to evaluate the credibility of subgroup analyses. Br. Med. J. 340, c117. doi:10.1136/bmj.c117.

Swets, J.A., Dawes, R.M., Monahan, J., 2000a. Better decisions through science. Sci. Am. 283 (4), 82–87.

Swets, J.A., Dawes, R.M., Monahan, J., 2000b. Psychological science can improve diagnostic decisions. Psychol. Sci. Public Interest 1 (1), 1–26.

Thiruganasambandamoorthy, V., Stiell, I.G., Sivilotti, M.L.A., Murray, H., Rowe, B.H., Lang, E., et al., 2014. Risk stratification of adult emergency department syncope patients to predict short-term serious outcomes after discharge (RiSEDS) study. BMC Emerg. Med. 14, 8–doi. http://dx.doi.org/10.1186/1471-227X-14-8.

Toll, D.B., Janssen, K.J.M., Vergouwe, Y., Moons, K.G.M., 2008. Validation, updating and impact of clinical prediction rules: a review. J. Clin. Epidemiol. 61 (11), 1085–1094. Doi:http://dx.doi.org/10.1016/j.jclinepi.2008.04.008.

Tu, J.V., 1996. Advantages and disadvantages of using artificial neural networks versus logistic regression for predicting medical outcomes. J. Clin. Epidemiol. 49 (11), 1225–1231.

US National Library of Medicine, 2009. PubMed Clinical Queries. From http://www.ncbi.nlm.nih.gov/pubmed/clinical/. (Retrieved December 2014.)

van Oort, L., van den Berg, T., Koes, B.W., de Vet, R.H.C.W., Anema, H.J.R., Heymans, M.W., et al., 2012. Preliminary state of development of prediction models for primary care physical therapy: a systematic review. J. Clin. Epidemiol. 65 (12), 1257–1266. Doi:http://dx.doi.org/10.1016/j.jclinepi.2012.05.007.

Wallace, E., Smith, S.M., Perera-Salazar, R., Vaucher, P., McCowan, C., Collins, G.A., et al., 2011. Framework for the impact analysis and implementation of Clinical Prediction Rules (CPRs). BMC Med. Inform. Decis. Mak. 11 (1), 62.

Wallace, E., Uijen, M.J.M., Clyne, B., Zarabzadeh, A., Keogh, C., Galvin, R., et al., 2016. Impact analysis studies of clinical prediction rules relevant to primary care: a systematic review. BMJ Open 6 (3), doi:10.1136/bmjopen-2015-009957.

Wampold, B.E., Mondin, G.W., Moody, M., Stich, F., Benson, K., Ahn, H., 1997. A meta-analysis of outcome studies comparing bona fide psychotherapies: Empirically, "all must have prizes." Psychol. Bull. 122 (3), 203–215.

SECTION 2

임상적 추론 실행:
근골격계 임상전문가 사례 연구

Clinical Reasoning in Action:
Case Studies From Expert Musculoskeletal Practitioners

40세 여성의 무릎 통증에 대한 다면적 표현

6

A Multifaceted Presentation of Knee Pain in a 40-Year-Old Woman

Jenny McConnell • Darren A. Rivett / 이완희

주관적 병력 Subjective History

40세 여성 환자인 카리나(Karina)는 양쪽 무릎 통증으로 치료를 받았다[그림 6-1]. 통증은 3년전 빠른 달리기 후에 왼쪽 다리에서 시작되었다.

증상의 과거 병력 Past History of Complaint

그녀의 통증이 시작된 지 3달 후, 의사의 진료를 받고 Mobic[비스테로이드성 항염증제(NSAID)]을 처방받았으며, 왼쪽 다리 MRI를 찍은 후에 물리치료를 추천받았다. MRI 스캔 결과 카리나의 무릎뼈 관절 외측의 슬개연골연화증과 슬개골의 잘못된 추적(mal-tracking) 지방패드의 끼임 그리고 뒤쪽 안쪽 내측부의 대퇴골 관절구에 연골 덮개의 5mm 잘못된 이동을 시사하는 경미한 호파의 지방패드(Hoffa's fat-pad) 변화가 나타났다. 뒤쪽 내부 대퇴골과 왼쪽 무릎의 지방패드에 염증이 있었기 때문에 의사는 코르티코스테로이드 주사를 그녀의 왼쪽 무릎의 지방패드에 투여하였는데, 이는 처음에는 약간의 완화를 제공하였다.

이전의 물리치료는 연조직 마사지, 다리에 슬개골과 둔근을 가로지르는 슬관절부 테이핑, 가벼운 운동을 포함한 대퇴사두근의 운동, 스쿼트와 런지, 대퇴이두근 스트레칭 등으로 구성된 프로그램이 시행되었다. 물리치료를 시작한지 3달 후에, 그녀는 이제 오른쪽 다리가 아파져서 스포츠 의료진을 다시 방문하였다. 스포츠 의료진은 그녀에게 Mobic이 더 이상 그녀의 통증에 도움이 되고 있지 않는 것 같으므로 복용을 중단하라고 하였다. 스포츠 의료진은 카리나가 통증 없이 계단을 내려 가는 것이 가능하고 내측 대퇴사두근이 외측 대퇴사두근과 거의 동일한 생체자기제어 측정이 증가하고 있다고 물리치료사에게 설명하였다. 그러나 물리치료사는 그녀가 아직 다시 달리지 못하여 꽤 우울해하고 있는 상태이며 프로그램의 부족으로 좌절감을 느끼고 있다는 점을 기록하였다.

스포츠 의료진은 물리치료를 중단하고, 걷는 시간을 증가시켰으며 평형을 제외한 수영을 시작하고, 무릎을 굽히지 않는 운동을 할 수 있는 체육관 활동에 참여하기를 제안하였다. 또한 그녀에게 무릎 주위의 통증증후군의 정도를 직접 측정할 수 있도록 '통증 설명(Explain Pain)'(Butler와 Moseley, 2003) 책을 구입하게 하였고, 이 방식은 그녀의 주의를 무릎으로부터 멀어지게 하는 데 도움이 될 수 있다고 하였다. 그는 그녀에게 MRI 스캔이 어떠한 중요한 병리를 보여주지 않고, 현재의 불편이 그녀의 무릎을 손상시키고 있다는 의미는 아니라는 점을 강조하였다.

그녀의 왼쪽 무릎 통증이 시작되고 12개월 후, 그녀는 왼쪽 허벅지에 간헐적으로 비특이적인 통증이 나타남과 함께 왼쪽 허리 통증을 느꼈다[그림 6-1]. 그녀는 정밀측정을 하지 않았지만 그녀의 디스크가 파열되었다고 생각하였다. 그녀는 허리 문제를 위한 복부 운동을 포함한 허리와 천장관절 가동술을 포함한 물리치료를 받았지만, 물리치료가 허리에 도움이 되었는지 디스크 문제가 시간에 지남에 따라 해결되었는지에 대해서 확신하지 못하였다. 그녀의 허리는 여전히 간헐적으로 그녀가 하는 일에 따라 문제가 발생하였다.

증상의 현재 병력 Present History of Complaint

우리 클리닉의 초기 검사 전에 카리나는 왼쪽 무릎([그림 6.2] 및 [그림 6-3])의 새로운 MRI 스캔을 보냈는데, 이는 낮은 등급의 호파(Hoffa)의 지방 부종을 다시 보여주었고, 슬개골 상승과 약간 편평한 활 모양의 홈(흥미롭게도 첫 번째 MRI 보고서에는 언급되지 않았다)과 슬개관절 연골에 징후가 증가하였다. 그녀에게 왜 물리치료를 받으러 이제 오게 된건지 병력을 물었을 때, 그녀는 복합부위통

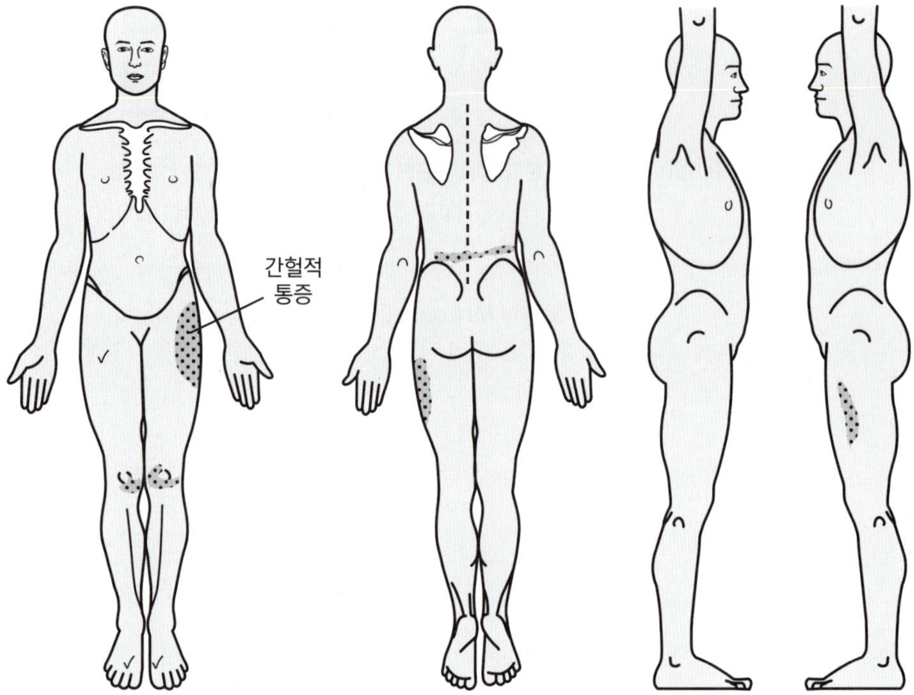

그림 6-1 증상을 묘사한 신체차트

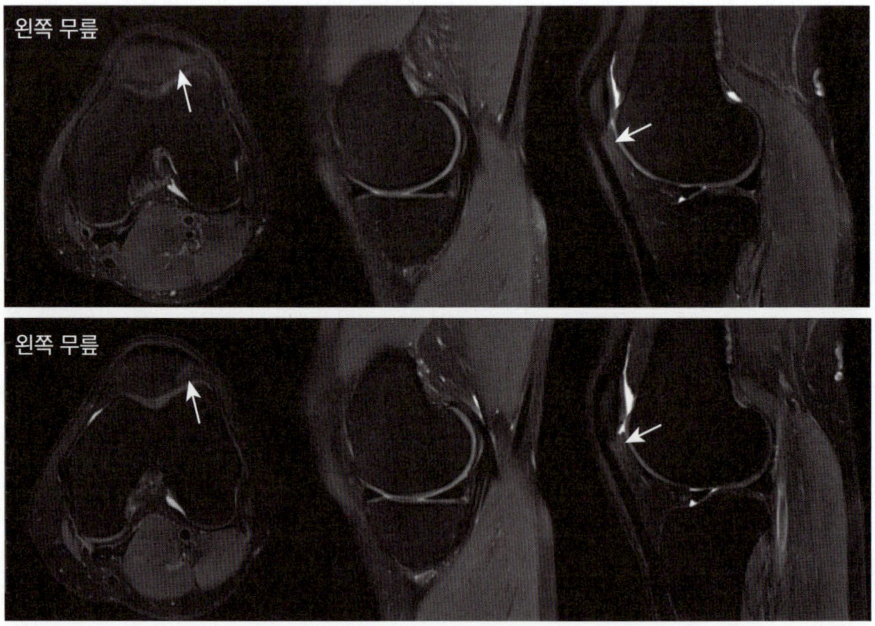

그림 6-2 왼쪽 무릎의 MRI 사진. 축방향은 연골연화증, 시상면 내외측에서는 슬개골 아래 지방패드와 슬개골 알타(alta)가 관찰된다.

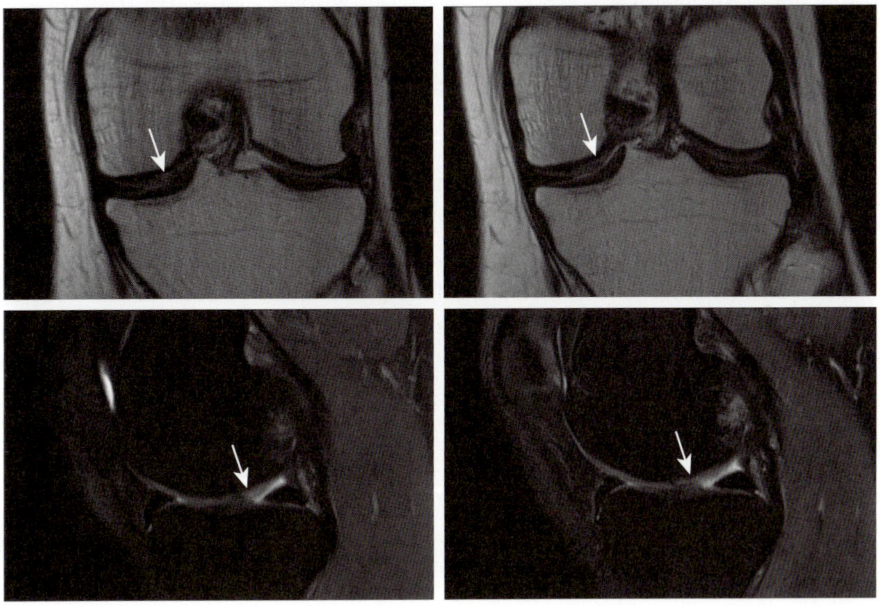

그림 6-3 MRI 스캔에서 후내측 대퇴과의 5mm의 변위되지 않은 연골 처짐이 나타난다(이전 스캔에서는 변화가 없었음).

증증후군(CRPS)을 앓고 있다고 말하였다. 그녀는 지난 2년 동안 가까운 병원의 통증 클리닉을 다녔고, 정신과 의사는 주요 우울장애 환자에게 뇌의 화학작용을 재조정하기 위해 고안된 선택적 세로토닌과 노르에피네프린 재흡수억제제인 Pristiq (desvenlafaxine)를 처방하였다.

카리나는 또한 3살 된 조카가 백혈병으로 진단받았지만 지금은 완치되었다고 이야기하였다. 이 진단은 그녀의 가족에 심각한 고통과 변화를 초래하였다. 그녀의 스트레스 해결방법은 마라톤이었지만 그녀는 무릎 통증 때문에 더 이상 달릴 수 없었다. 그녀는 자신이 달릴 수 없다는 것과 조카의 진단에 대한 충격이 무릎 문제에 대처할 수 없다는 감정상태에 영향을 미쳤을 것이라고 생각하였다.

추론 질문

1. 카리나(Karina)는 첫 상담 시 무릎 통증에 대한 병력을 알려 주었다. 그녀는 또한 요통의 과거 경험을 보고했고, 여전히 간헐적으로 허리통증이 있다. 이 증상과 관련된 메커니즘에 대한 당신의 초기 생각은 무엇입니까?

추론 질문에 대한 답변:

카리나는 편측성 무릎 통증을 처음 경험했었는데, 이는 회복시간이 충분하지 않은 상태에서 달리기 횟수를 늘렸거나 달리기의 강도를 높이고 가파른 경사도를 달렸기 때문이다. 따라서 그녀는 기능적 한계를 넘었기 때문에 그녀의 대퇴사두근이 가파른 경사길을 내려가기에 피로도가 있었고, 무릎이 감당할 수 있는 한계점을 벗어났다. 안쪽 범위의 대퇴사두근 조절이 손상되었을 가능성이 높았으므로 그녀는 무릎을 과도하게 신전시켜 슬개골 아래쪽(Hoffa's) 지방패드에 염증을 일으키게 하였다.

안쪽의 지방패드는 신경이 많이 분포되어 있고 염증이 있을 때 대퇴사두근 억제를 유발한다(Dragoo 등, 2012; Bennell 등, 2004). 걷는 동안 무릎은 0.5배의 체중을 지지하지만 계단이 있으면 지지해야 할 체중이 3~4배로 증가한다(Reilly와 Martns, 1972). 대퇴사두근이 억제되고 관절을 통한 요구가 증가하면 환자는 계단 오르막에서 강화를 위해 아프지 않은 무릎을 단독으로 사용하여 아픈 무릎을 내리게 된다. 이것은 다른 무릎에 과부하를 유발할 수 있으며, 따라서 무릎이 기능 소실을 일으켜 양측 무릎통증을 유발할 수 있다.

환자는 양측 무릎통증이 있을 때, 물건을 들거나 바닥에서 물건을 집을 때 무릎을 구부리기가 더 힘들어져서 허리를 더 구부리게 되고, 이는 허리척추에 압력을 증가시켜 등의 긴장이나 부상의 빈도가 증가한다. 흥미롭게도, 고양이의 등뼈에서 지속적인 굴곡이나 간헐적인 굴곡과 신전의 20분간의 실험은 7시간 후에 급성 연조직 염증의 좌표인 극상 인대의 호중구 밀도를 100배 증가시켰다. 이것은 다열근 활동의 반사적 증가에 의해서 동반된다(Solomonow 등, 2003a, 2003b, 2008).

대퇴사두근이 약하면 환자는 대퇴이두근과 비복근을 사용하여 무릎을 안정시킴으로 이를 보상할 수 있다(Besier 등, 2009; Henriksen 등, 2007). 대퇴이두근이 무릎을 안정화시키면서 더 단단해지고, 단단해진 대퇴이두근은 허리통증의 빈도 증가와 관련된다(Feldman 등 2001). 허리통증 환자는 대둔근과 중둔근의 활동이 감소하는 경우도 있다(Nadler 등, 2001; Nelson Wong 등, 2008). 통증 및 근육 활성화 변화를 수반하는 것은 환자의 보행 패턴을 크게 변화시킬 수 있으며, 따라서 관절을 통해서 하중을 가할 수 있다. 그녀는 이러한 근육 불균형이 해결되지 않는 한 계속해서 요통과 무릎 통증을 경험할 것이다.

추론 질문:

2. 의사는 처음에 모빅(Mobic)과 코르티손 주사를 환자의 왼쪽 무릎의 지방패드에 투여하여 단기간의 완화를 보였다. 이 점에 대한 당신의 생각은 어떠했으며 MRI 결과가 이 경우 얼마나 중요하다고 생각하였을까?

추론 질문에 대한 답변:

슬개연골연화증의 MRI 변화는 증상이 없는 환자에게서조차 흔하며 통증을 유발하지 않는다. 뒤쪽 안의 내측 대퇴골의 5mm 연골 덮개는 변위되면 잠김의 증상을 일으킬 수 있지만 통증을 유발하지는 않으며, 덮개가 움직이지 않았기 때문에 외과적 중재가 필요하지 않았다.

스포츠 의료진은 코르티손 주사를 투여하여 MRI 스캔에서 안쪽 슬개 지방패드의 염증 변화를 해결하였다. 지방패드에 대한 표적 초음파 유도 코르티손 주사는 통증 완화를 제공할 수 있다. 그러나 코르티손이 지방패드의 염증 부위에 도달하지 않은 경우 주사의 결과가 항상 일치하지는 않는다. NSAID인 모빅(Mobic)은 무릎 관절 삼출이 있으면 효과적이지만 일반적으로 염증이 있는 지방패드에는 효과적이지 않다.

염증이 있는 지방패드의 MRI 소견은 지방패드가 염증을 일으키는 동안 대퇴사두근이 계속해서 억제된다는 것을 알려 주기 때문에 매우 중요하다. 지방패드에 염증이 발생했다는 의학적 정보를 알고 우리는 지방패드를 더 손상시킬 운동이나 조언을 주지 않도록 주의하며 재활계획을 수립하여야 한다. 예를 들어, 다리를 곧게 펴거나 수영에서 자유형 차기를 하는 것은 모두 지방패드를 악화시키는 활동이다.

추론 질문:

3. 초반에 진단을 할 때 물리치료사였다면 치료의 방향은 어떠하였을까?

추론 질문에 대한 답변:

임상가는 환자의 병력을 듣고 통증이 있는 이유와 통증의 원인 및 회복을 위해 소요될 것으로 예상되는 시간에 대한 지식을 제공하여야 한다. 지식은 힘이며, 환자가 스스로 문제를 관리할 수 있도록 권한을 부여하고, 근골격계 문제는 완치되는 것이 아니고 꾸준히 관리해야 한다는 점을 강조하는 것이 우리의 책임이다.

Dye's(1996)의 항상성과 기능 범위[그림 6-4]모델을 설명하면 환자가 무릎통증이 시작된 이유를 알 수 있다. 환자에게 무릎을 통한 활동 부하에 대해 알리는 것이 중요하며, 통증이 대퇴사두근 활동에 미치는 통증과 공포의 영향에 대해 환자와 논의하여야 한다.

처음에 환자는 발바닥이나 발이 회내되었는지 슬관절이 과신전되었는지 또는 대퇴골의 내회전과 같은 하지 다리 정렬을 관찰하기 위해 거울 앞에 서 줄 것을 요청받았을 것이다. 거울 앞에 있는 동안 환자는 움직이는 무릎 외반(또는 내측 무릎 붕괴)이 있는지 확인하기 위해 계단을 내려가는 무릎을 지켜보아야 하고, 무릎의 비정상적인 부하로 인한 영향을 그녀와(해결하기 위하여) 상의해야 한다. 검사대 위에서 그녀는 지방패드의 크기를 확인하고 반대쪽 다리와 비교하기 위해 그녀의 안쪽 슬개골 지방패드를 촉진하도록 요청받는다. 그러면 그녀는 지방패드가 다른 다리와 비교하여 확대되었음을 알 수 있다. 그것은 환자에게 안쪽 슬개골 지방패드에는 많은 신경섬유가 있고, 여기에 염증이 생기면 많은 통증을 초래한다고 설명해 준다.

이 통증은 대퇴사두근 풀어짐(turn off)을 초래한다. 만약, 대퇴사두근이 풀어지면 그녀는 통증을 더 느끼게 되어 결국 통증에 대한 공포가 더 커질 것이다. 이것은 내측 대퇴사두근이 억제되어 무릎관절 운동을 유발하여 더 많은 무릎통증 등을 초래한다.

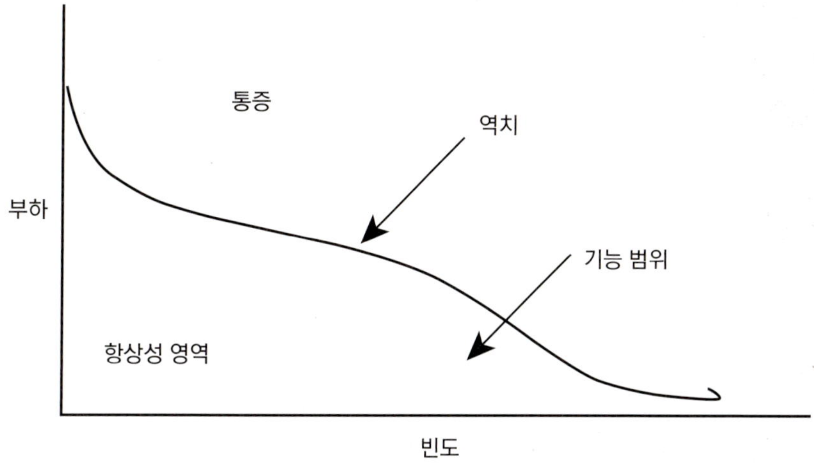

그림 6-4 관절에 가해지는 부하의 양과 빈도의 영향을 보여주는 Dye's(1996)의 항상성과 기능범위 모델
(Springer Healthcare사의 허가에 의해 재생성됨)

이는 다음과 같이 요약할 수 있다:

무릎에 증가하는 부하(걸을 때 무릎에 가해지는 부하는 체중×0.5배, 계단에서는 체중×3~4배, 쪼그려 앉기는 체중×7~8배, 평지에서 달릴 때는 체중×8~10배) 또는 빠르게 무릎을 펼 때 ⇨ 염증이 있는 지방패드 ⇨ 무릎 통증 ⇨ ⇩ 대퇴사두근 활동 ⇨ 더 심한 무릎 통증 ⇨ 통증에 대한 두려움 ⇨ ⇩ 안쪽 대퇴사두근 활동 ⇨ 슬개골의 이상 움직임 ⇨ 더 많은 무릎통증 ⇨ 통증 증가 ⇩ 대퇴사두근 활동 ⇨ ⇧ 슬괵근과 종아리 근육 활동 ⇨ ⇩ 둔부 근육 활동 ⇨ ⇧ 다리 절음 ⇨ 허리 통증 (⇨ 유발; ⇩ 감소; ⇧ 증가; × 횟수).

처음에는 달리기와 같은 활동을 강화하는 데 어느 정도 시간이 걸리기 때문에 하체근육 강화에 대한 필요성이 강조된다. 그러므로 환자는 통증 없이 활동할 수 있을 때까지 그 활동에 참여하지 않는 것이 좋다.

요약하면, 초기 검사 후에 환자의 지식이 많을수록 더 많은 권한을 갖게 되고 더 많이 치료받을 수 있다.

임상추론 해설:

이 응답에서는 '교육에 관한 추론'(제1장을 참고하라.) 전략의 중요성에 대한 이해가 분명히 드러난다. 즉, 상황에 대한 교육법의 계획, 실행 및 평가와 관련된 개별화된 추론이다. 이 경우, 환자관리에서 신체적 수행(예 재활 운동, 자세 교정) 및 행동 변화(예 달리기)를 위한 개념적 이해(예 근골격계 진단, 통증)에 대한 교육의 중요성이 논의된다. 그녀의 문제에 대한 지식과 자신을 어떻게 관리할 것인가에 대한 지식을 향상시킴으로써 그녀는 자신의 상황을 통제하고 자신의 생활 형태에 미치는 영향을 점차 최소화할 수 있게 된다. 이해를 높이기 위한 교육은 환자 두려움 감소, 순응도 향상 및 통증 경험 및 운동장애의 동시 개선을 유도할 수 있다. 근골격계 임상가는 공식 교육적인 측면에서 환자를 가르치는 데 상당한 기술이 필요하다.

신체검사 Physical Examination

카리나는 전신이 보이는 거울 앞에서(편평한 발, 부어 보이는 무릎, 엉덩이에 힘을 주면서 다리를 합쳐서 무릎을 곧게 펴고 있을 때를 관찰) 무릎을 보고 있었고, 해부학적 구조가 유전적으로 정상적이지 않다는 정보를 알게 되었다. 그녀는 내회전된 대퇴골[그림 6-5]과 회내된 발 그리고 부어 오른 슬개골하 지방패드를 보였으며, 오른쪽보다 왼쪽의 상태가 더 좋지 않았다. 그녀는 걷는 동안 자신의 무릎을 다시 신전시켰고, 좌측에 지방패드는 부어 올랐으나 걷는 데 어려움이 없었다. 경미한 통증(visual analogue scale [VAS] 3/10으로

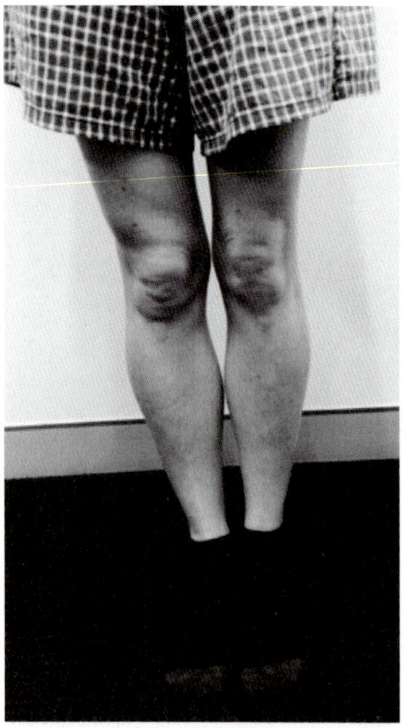

그림 6-5 다리를 모으고 서 있을 때, 왼쪽 다리 대퇴의 내회전과 경미한 내반슬 및 대퇴사두근 위축을 주목하라.

측정)이 계단을 내려갈 때 나타났다.

추가 검사 결과, 왼쪽 다리는 종아리, 둔부, 특히 대퇴사두근이 오른쪽보다 작았고, 왼쪽 대퇴사두근은 오른쪽보다 1cm 작았다. 이는 근육 위축을 의미하며, 그녀의 다리를 장기간 사용하지 않는 것과 일치한다. 바로누운자세에서 카리나의 통증은 대퇴사두근 등척성 수축으로 재현되었다(VAS 5/10 왼쪽, 3/10 오른쪽). 그녀는 무릎에 닿는 것에 대해 매우 민감했기 때문에 다리와 다리 사이에 온도 차이가 있는지를 확인하기 위해서 가볍게 터치하는 것으로 검사를 수정하였다(Goubert 등,2017; Lazaro, 2016). 왼쪽 무릎 위와 아래의 8cm 영역은 주변 영역보다 온도가 현저히 낮았으며 슬개골 위의 영역은 특히 낮았다. 온도 변화와 관련된 피부색에 약간의 변화가 있었다. 카리나는 온도 차이를 느끼기 위해 무릎을 만져 보았다. 허벅지의 유연성은 허리를 90도로 구부린 후 무릎굴곡을 40도로 신전하는 것이 최대인 왼쪽 무릎을 곧게 펴고 교정하여 측정되었다. 이것은 무릎에 너무 많은 스트레스와 긴장을 가하지 않고 슬괵근 유연성을 평가하는 좋은 방법이다.

고관절 전방부의 구조는 4자 그림(figure-of-four) 자세에서 평가되었는데, 처음에는 천장을 보고 누우면 통증을 느끼지 않았기 때문에 고관절 굴근, 내전근 및 내회전의 유연성을 측정하기 쉽다. 이러한 구조가 단단하면 계단을 내려갈 때 동적 외반벡터 힘(내측 무릎 붕괴)을 증가시키기 때문이다. 카리나의 전상장골극(ASIS)은 엎드린 위치에서 검사대(plinth)로부터 손가락 4개 정도 거리로 떨어져 있었다(L > R).

추론 질문:

4. 신체검사에서 하체 생체역학, 근력, 길이 등을 보다 종합적으로 평가하지 않은 이유는 무엇입니까?

추론 질문에 대한 답변:

초기 외양적 검사에서 카리나는 무릎에 대한 불안감과 물리치료로 인해 CRPS로 진단받았음을 알았기 때문에 물리치료를 받은 후 상태가 더 나빠질까 봐 매우 우려하였다. 그래서 수정된 검사가 필요하다고 생각하였다. 그러므로 수동적인 무릎 움직임과 근육 힘 검사는 이때 무릎에서 수행되지 않았는데, 이는 경험을 통해 우리가 '반사교감성 이영양증'(현재의 복합부위통증증후군, CRPS)이라고 부르는 것의 모든 특징을 가지고 있는 사람의 증상을 악화시키기 때문이다. 즉각적인 관심은 환자에게 치료를 받게 하고 물리치료가 환자의 무릎 문제를 도울 수 있다고 생각하게 하는 것이다.

추론 질문:

5. 통증 유형 (유해수용성, 신경 병증, 유해가소성)에 관한 당신의 가설은 무엇입니까?
 온도 변화가 있는 왼쪽 무릎 부위에 대한 당신의 생각은 어떠합니까?

추론 질문에 대한 답변:

카리나의 통증은 다면적인 것이었다. 그녀의 지방 패드(유해자극성 통증)에는 염증이 있었다. 그녀는 또한 접촉 감도가 증가했으며, 무릎 위쪽으로 손가락 4개 지점부터 아래로 손가락 4개에 해당하는 부위의 온도가 약간 떨어지고 피부가 약간 변색되었으며, 가장 큰 차이는 무릎(특히 내면)에 있었다. 흥미롭게도 카리나는 걷는 데 통증이 없었으며 계단을 한 걸음 내려오면서도 큰 통증을 느끼지 않았지만, 움직일 때 통증이 유발될 것 같은 두려움이 있었다. 이것은 중추성 과민성의 요소가 있음을 의미하지만, 그녀는 통증 클리닉에 갔을 뿐만 아니라 이에 대한 도움을 받기 위해 정신과 의사의 상담을 받았다. 환자가 중추성 과민성을 앓고 있다면 무릎 주위에서 온도와 색의 변화가 매우 흔하다.

추론 질문:

6. 카리나의 통증에 대하여 그녀에게 어떻게 설명했습니까?

추론 질문에 대한 답변:

근골격계 임상실무는 환자의 자가관리를 향한 여정이다. 이것은 임상가가 환자에게 '구매'를 받는 것과 관련이 있으며, 첫 상담에서 환자에게 무슨 일이 일어났는지, 왜 일어났는지, 환자에게 환자가 증상을 개선하기 위해 할 수 있는 것이 무엇인지를 설명해야 한다. 환자는 근골격계 질환이 완치되지는 않았지만 스스로 성공적으로 관리할 수 있다는 것을 인식해야 한다. 또한 환자가 치료로부터 '퇴원'한 후에도 6~12개월마다 어떻게 하고 있는지 간헐적으로 확인해야 함을 의미한다.

초기 검사 동안 관절에 작용하는 하중의 강도와 빈도의 영향과 임계값을 초과할 때 발생하는 현상에 대해 논의해야 한다[그림 6-4]. 걷는 동안 체중×0.5배가 무릎을 통과하고, 계단 오르내릴 때 체중×3~4배, 쪼그리고 앉는 경우 체중×7~8배, 달리기 시 체중×8~10배인 것을 설명해야 한다(Chen 등, 2010). 근육이 더 이상 관절을 지지하지 않아 통증이 커지면 통증이 대퇴사두근 활동을 감소시켜 관절을 통한 하중을 증가시키기 때문에 관절이 통증을 느끼면 기능이 감소한다는 점도 설명해야 한다. 이것은 차례로 더 많은 무릎 통증을 유발하여 통증의 두려움을 초래하여 대퇴사두근(외측이 아님)과 무릎 통증의 측면 추적을 유발하고 내측 대퇴사두근의 활동을 감소시킨다.

임상추론 해설

통증 유형 메커니즘(예 통증과민을 동반한 통각)의 중첩은 중재의 우선순위를 필요로 한다. 이 경우 민감성은 병리학적 염증 또는 과부하 상태의 조직(예 염증성 질환)에 의한 통각과 함께 인지 및 정서적 부분(예 도움이되지 않는 생각, 물리치료에 대한 두려움, 통증의 원인에 대한 잘못된 믿음, 운동에 대한 불안)의 결과로 가정된다(예 지방패드, 과다 하중의 슬개대퇴관절). 임상가는 즉각적인 우선순위의 더 나은 이해, 두려움 감소 및 더 나은 부하 관리를 통한 통증 및 민감성 감소를 위한 교육 및 기타 전략을 통해 인지 및 감정적 요인을 해결하는 것이라고 생각하였다.

치료 1 Treatment 1

카리나의 경우 무릎에 대한 직접적인 어떤 치료라도 증상을 악화시켰을 것이고, 그래서 최소한의 기계적 자극에도 뇌가 고통스럽게 해석하는 이유에 대한 개념이 설명되었다. 이것은 스토브가 꺼져 있을 때에도 음식을 계속 조리하는 전기스토브의 비유로 설명된다. 환자의 시스템은 이와 비슷하게 조정되어 고통스러운 것처럼 모든 자극에 반응한다. 환자가 이를 감소시킬 수 있는 유일한 방법은 의식적으로 민감화된 부분의 입력을 '차단하는' 것이다.

무릎 주변의 과민반응을 줄이기 위해, 카리나는 탈감각화(desensitizing)를 위한 치료계획을 세웠다. 손상측 슬관절부에 원을 그리는 방식(circular fashion)으로 서로 다른 질감의 물질로 문지르고 그 다음에 쓰다듬는 방식(stroking fashion)으로 진행하였다. 그녀는 매일 5분 동안 이러한 과정을 수행하도록 지시받았다.

이러한 구성은 클리닉에서 흔히 볼 수 있으며, 특히 면직물, 냄비 닦는 패드, 신축성 있는 관 모양의 붕대 및 탄성 저항 운동밴드로 구성된다. 이는 Karina가 집에서 매일 수행할 수 있도록 구성되었다.

카리나는 재활의 초점을 무릎에서 다른 곳으로 옮겨야 할 필요가 있었기 때문에 일상활동을 위해 사지를 향상시키기 위한 몇 가지 전략이 주어졌다. 예를 들어, 의자에 앉았을 때, 그녀는 손을 사용해서는 안 되며, 무릎을 발보다 나오게 유지해야 한다고 지시받았다. 그녀는 또한 오랜 시간 동안 서 있어야 할 때 수정된 발레 제3의 자세로 서도록 지시받았다. 그녀는 또한 걸음걸이 중 체중이 2배에서 1배로 변하는 것을 시뮬레이션한, 체중부하 둔부 활동을 하도록 했다. 이것은 아주 미묘한 체중 이동을 유도하기 때문에 환자에게 정신적으로 도전적인 움직임이다. 이것의 목표는 뇌를 훈련시켜 약간 다른 근육 패턴을 활성화시켜 체중부하 활동을 위해 하체를 통한 하중을 변화시켜 끝 범위에서 환자를 이동시키는 것이다.

둔부 운동은 체중 수용에 대처할 수 있는 증상이 있는 다리(카리나 케이스의 경우 두 다리 모두 증상이 있음)를 훈련하는 것이므로 45~60도의 각도로 벽에 서 있어야 하며 대부분의 몸무게가 벽보다는 다리에 부하되어야 한다. 벽에 가장 가까운 다리의 무릎이 균형을 이루기 위해 벽이 구부러져 있으며, 발의 뒤꿈치가 바닥에서 떨어져 있게 하여 걸음걸이에서 뒤꿈치가 없는 단계를 시뮬레이션한다[그림 6-6]. 카리나는 그때 발뒤꿈치를 통해서 골반의 경미한 후방 기울기 및 그 후에 지지하고 있는 허벅다리를 아주 경미하게 외전시켜서 높이 서 있으라고 요청받는다. 이 둔근 운동을 위해 카리나에게 주어진 지시사항은 다음과 같다.

(1) 벽에 충분히 가깝게 서서 당신이 한 걸음 딛고 있다고 상상해 보십시오. (2) 벽으로 돌아서 벽에 상당히 직면하지 않도록 하십시오. (3) 당신의 바깥쪽 다리로 서십시오. (4) 가능한 한 오랫동안 배꼽에서부터 갈빗대의 바닥까지의 거리를 유지하면서 높이 서십시오. (5) 당신의 하체를 아래로 조금 집어 넣어 주십시오. (6) 뒤꿈치를 통해 체중을 뒤로 이동하십시오. (7) 균형을 위해 다른 무릎을 벽에 대고 굽히되, 압력을 가하지 마십시오. (8) 발가락에 힘을 유지하면서 그 다리의 발뒤꿈치를 땅에서 들어 올리십시오. (9) 고관절 또는 발을 움직이지 않고 서 있는 다리의 허벅지를 약간 외전시키십시오. (10) 5초 동안 자세를 유지합니다. 환자는 둔부의 수축을 느껴야 한다. 무릎, 외측 허벅지, 종아리, 고관절 전방부 또는 다른 다리에 통증이 느껴지지 않아야 한다. 수축이 다른 곳에서 느껴지면 자세를 수정해야 한다. 카리나는 운동을 처음에는 5초 동안 유지하고, 후에는 15초 동안 유지하는 연습을 자주하도록 지시받았다. 카리나는 또한 대퇴골 전굴(anteversion)과 둔부 수축을 유용하게 하기 위한 연조직 적응을 줄이는 4자 모양의 자세인 고관절 전방부 구조를 스트레칭하는 활동을 요청받았다[그림 6-7]. 그녀는 경직을 줄이고 엉덩이와 척추의 움직임을 뚜렷하게 구분할 수 있도록 내전근을 잡도록 요청받았다. 이 스트레칭은 5초 동안 5회 반복하고 하루에 두 번 수행해야 한다.

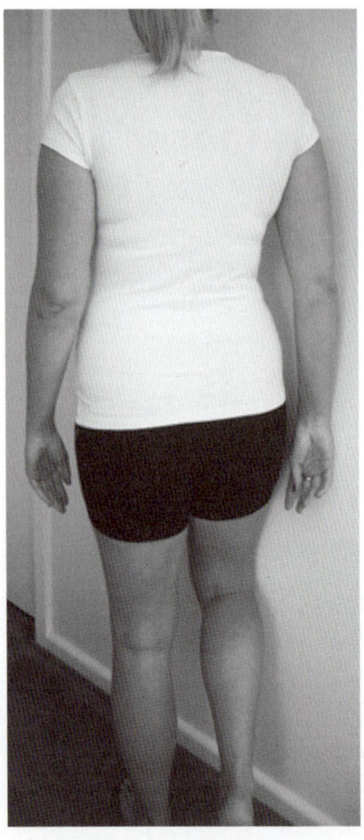

그림 6-6 걷기와 달리기를 촉진하기 위한 하지 체중부하 훈련. 환자는 가능한 한 벽에 가깝게 45~60도로 서서 모든 체중은 바깥쪽 다리에 둔다. 골반은 약간 처지고, 체중은 발뒷꿈치에 두고 무릎은 살짝 구부린다. 반대쪽 무릎은 균형을 유지하기 위하여 벽에 기대고, 발가락은 지면에 닿은 채로 유지하며 걸을 때 발가락을 떼는 것처럼 지면을 민다. 환자는 체중을 딛고 있는발로 외회전을 살짝 시행하되 골반이나 발이 움직이지 않도록 한다. 환자는 이 자세를 15초 동안 유지하고 하루 동안 여러 번 반복 시행한다.

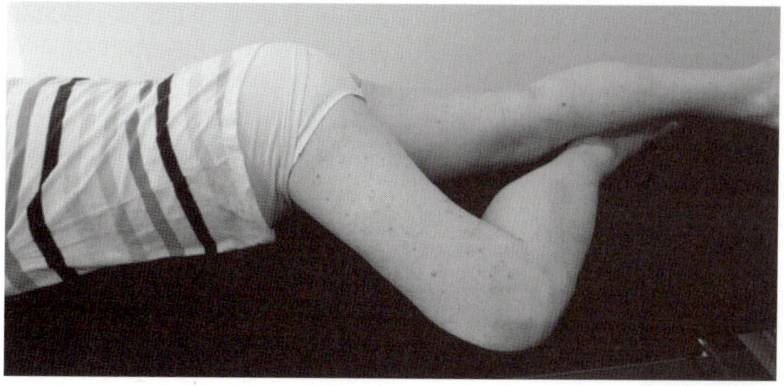

그림 6-7 환자는 엎드려 누워서 구부린 다리의 발을 쭉펴진 반대쪽 다리의 경골조면 바로 아래에 놓는다. 이 자세는 전상장골극이 테이블과 거의 평행하다. 환자는 골반을 움직이지 않고 대퇴를 따라 늘려주며, 이때 고관절 앞쪽 구조물들이 스트레칭된다.

치료 2 (1주 후) Treatment 2 (1 Week Later)

카리나는 일주일 후 규정된 훈련(신체 관리 전략)을 아무런 문제없이 수행할 수 있는지 확인받고 그녀의 둔화 방식이 그녀의 왼쪽 무릎과의 연결을 다시 도울 수 있는지 확인하였다. 둔부 운동은 왼쪽 다리로 서 있었을 때, 바닥에서 오른쪽 다리를 들어 올릴 수 있는 시간을 재는 것으로 진행한다. 그녀가 무릎에 통증을 느끼면 발가락을 바닥에 얹어 놓아야 했다. 다시 말하지만, 이것은 5초 동안 시작하도록 연습하며, 특히 오랫동안 앉아 있거나 산책을 하려고 하거나 방금 산책에서 돌아왔을 때 특히 자주 수행하였다.

치료 3 (4주 후) Treatment 3 (4 Weeks Later)

카리나가 휴가를 보내고 있었으므로 다음 치료는 4주 후에 이루어졌다. 그녀의 통증은 약화되었고 체육관으로 돌아가고 싶었다. 그녀는 무릎 문제가 있는 사람들에게 초점을 맞춘 위태로운(dodgy) 무릎 교실에 참여하였고, 런지를 시도해 보았으나 무릎통증이 증가하였다. 그녀는 정기적으로 정신과 의사에게 검진을 받았다. 환자는 '물리치료가 도움이 되었다는 것을 발견했고 특히 중추 민감성을 줄이는 데 도움이 되는 감도 줄이기 운동'을 발견했기 때문에 정신과 의사는 Norman Doidge's의 최근 저서(Doidge, 2015)의 접근방식을 제안하였다. 그녀의 무릎 주변 온도는 이제 반대쪽 다리와 같았졌고, 변색도 사라졌다.

검진에서 카리나가 통제된 방식으로 계단을 내려갈 수 있는 능력이 좋지 않음이 분명하였다. 그 이유는:

1. 대퇴사두근이 약해서 무릎의 원심성 조절이 어려웠다.
2. 근거가 제시된 바 있는 중족골에 빠른 회내로 인한 거퇴관절의 움직임 제한은 동적 슬관절 외반붕괴를 일으킨다.

왼쪽 다리가 오른쪽에 비해 제한적이라는 것을 보여주는 무릎-벽 검사(knee-to-wall test)를 평가하여 중족골 관절 움직임의 제한을 확인하였다. 카리나는 또한 왼쪽 발가락으로 걷지 못하였다. 이는 대퇴사두근이 약해서 비복근이 무릎을 안정시켰기 때문이다.

이 치료로 우리는 무릎에 더 집중할 수 있었고, 대퇴사두근 활동에 대한 통증의 공포와 통증의 효과가 반복되었다. 그녀가 체육관에 갈 때나 운동수업을 할 때마다 강한 근육(외측광근)이 강해질 것이고 약한 근육(내측광근)이 약하게 유지되어 대퇴사두근 불균형이 증가하고 무릎통증이 더 많이 발생한다고 설명하였다. 카리나는 근복을 가로지르는 단단한 테이프를 운동할 때마다 착용하여, 외측 대퇴사두근를 억제하는 방법을 사용하게 된다[그림 6-8].

카리나는 무릎을 잠그지 않고 '부드럽게' 무릎을 꿇고 동시에 그녀의 둔부를 조이면서 발가락을 볼 수 있는 범위까지 굽히는 다섯 번의 작은 무릎 굴곡을 매일 4회 반복하였다. 그녀는 계단을 내려갈 때 외반슬 붕괴를 보였고 이 잘못된 정렬이 통증을 유발했기 때문에 왼쪽 거퇴골 관절을 좌석벨트를 사용하여 체중부하에 동원시켰다(보행의 중간 입각기에서 무릎 신전을 장려하고 비복근을 신장한다)[그림 6-8]. 이것은 계단을 내려갈 때 감소된 거퇴골 관절범위가 줄어들어 중족부 회내가 증가하여 외반슬 붕괴에 기여하기 때문이다. 또한 발

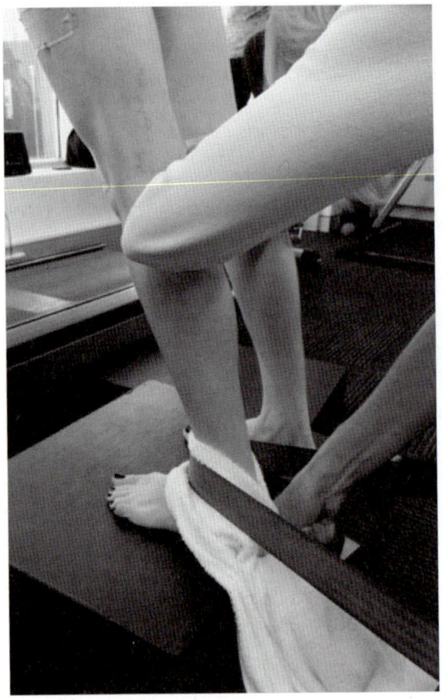

그림 6-8 환자는 박스 위에 올라서서 움직이지 않는 구조물(트레드밀)을 붙잡는다. 치료사는 벨트와 수건을 환자의 경골 하단부에 대고 환자가 트레드밀쪽으로 몸을 구부릴 때 뒤쪽으로 당긴다. 치료사는 한손으로 경골 근위부를 앞쪽으로 민다. 이 자세는 보행시 입각기를 자극하고 거퇴관절(talocrural)에서 배측굴곡 증가를 도와준다. 이것은 환자가 계단을 내려갈때 대퇴가 회내와 내회전되는 것을 줄여주며, 결국 슬개대퇴 관절에 가해지는 스트레스를 줄여준다.

의 자세를 개선하기 위해 발의 아치를 들어 올리고(후경골근을 활성화시킴) 앉은 자세에서 일어나기를 할 때마다 엄지발가락 밑면을 바닥에 두는 연습을 했다.

치료 4 (1개월 후) Treatment 4 (1 Month Later)

카리나의 4번째 치료는 1개월 후에 고관절 전방부 구조물의 신장, 체중부하 둔근 훈련, 아치 들기 및 작은 무릎 굴곡 등 신체관리전략(운동)을 실시하였다. 그녀는 체육관에서 운동용 자전거를 사용하기 시작하였는데, 꽤 도움이 되었다고 생각하였다. 그녀는 그녀가 그렇게 할 필요가 있을 때 간헐적으로 무릎의 감각을 둔화시키고 있었다.

그녀의 왼쪽 거퇴골 관절은 다시 움직이게 되었고, 신발을 신는 옵션이 논의되었다. 카리나는 하이힐이 그녀의 증상을 악화시킨다는 것을 이미 알고 있었지만 무릎이 발레 플랫에서 더 나빠진 것을 느꼈던 이유에 대해 혼란스러워했다. 그녀가 계단을 내려올 때, 발레 플랫은 발목관절에서 사용 가능한 범위를 줄였으므로 발이 더 굴리게 되어서 무릎관절로 가는 하중이 증가한다고 설명하였다. 둘째, 발레 신발은 신은 사람을 뒤로 기울이는 경향이 있어서 무릎이 다시 잠겨져 지방패드를 자극한다. 카리나의 허벅지가 팽팽해졌기 때문에 대퇴사두근과 둔부의 활성화에 부정적인 영향을 주었고 무릎에 더 체중부하를 할 뿐만 아니라 요추에 부담을 가중시키기 때문에 대퇴이두근의 유연성을 간접적으로 향상시키는 것이 중요하였다. 이것은 간접 접근법이 염증이 있는 지방패드를 자극하거나 CRPS 증상을 증가시키지 않기 때문에 흉추를 기둥에 지지된 팔에 앉혀서 달성되었다. 가동술 효과는 2주 후에 측정되었고, 긍정적 효과가 있었기 때문에 반복하였다.

치료 5 (2개월 후) Treatment 5 (2 Months Later)

휴가철이 다가오고 있었고 카리나가 증상을 잘 관리했기 때문에 추가 치료는 2개월 후에 이루어졌다. 다시 한 번 그녀는 그녀의 가정교육 프로그램에서 수행했던 일의 검토를 거쳤으며, 그녀는 많은 고통 없이 대부분의 일을 할 수 있다고 이야기하였다. 그러나 그녀가 너무 많이 하려 할 때마다 증상이 재발하였다. 그녀에게 무릎을 통한 동작 등 하고 싶은 것이 있냐고 묻자 그녀는 마라톤을 하고 싶지는 않다고 했지만, 며칠 동안 통증 없이 아이와 함께 할 수 있기를 바란다고 말하였다. 우리는 그녀와 이것이 어떻게 가능할 수 있을지와 근육 회복이 일어나는 느린 속도에 대해 논의하였다. 이 치료에서 그녀의 거퇴관절이 움직이게 되어, 관절가동 범위가 개선되었고 흉부 척추도 다시 움직이게 되었다.

치료 6 (2개월 후) Treatment 6 (2 Months Later)

다음 치료를 위해 카리나는 정신과 의사를 다시 한 번 방문하였다. 정신과 의사는 내게 소견서를 보내면서 그녀는 양측 무릎통증으로 전반적으로 나아졌다고 하였다. 그녀는 운동을 계속하고 평생을 물리치료를 받았다. 그녀의 기분과 불안 증상이 안정적일 때, 그녀는 Pristiq (desvenlafaxine)을 끊고 싶다고 하였고, 그녀에게 하루 건너 1정을 복용하고 천천히 할 것을 제안하였다.

카리나의 정신과 의사 방문에 대한 해석은 상당히 달랐다. 그녀는 정신과 의사에게 잘 관리하고 운동하는 데 문제가 없다고 말하였다. 특히 그녀가 외측 대퇴사두근을 가로질러 단단한 가로테이프 2개를 사용할 때도 운동에 문제가 없다고 하였다. 그녀의 정신과 의사는 그녀의 외측 대퇴근에 단단한 테이프를 붙이는 것은 '강박장애(obsessive−compulsive disorder, OCD) 행동'이고 무릎에 생리학적인 문제는 없으며 고통은 모두 그녀의 마음 속에 있었다고 하였다. 이 말 속에서, 그녀는 다시 좌우 대퇴사두근 사이의 크기에 상당한 차이가 있음을 보여주었다(측정했을 때 슬개골로부터 5cm에서 10cm 사이의 거리에서 왼쪽 허벅지 둘레가 2cm 감소하였다). 무릎통증으로 대퇴사두근이 위축되고 무릎통증이 더 심해졌으며 왼쪽 무릎이 오른쪽보다 더 오랫동안 지속되었다는 것이 반복되었다.

카리나는 이제 왼쪽 무릎을 만질 수 있고 이에 따라서 반대쪽과 비교할 수 있다. 그녀는 슬개골이 옆−뒤쪽으로 기울어진 것을 알 수 있었다. 그녀는 슬개골을 만져서 그것이 기울어져 있음을 확인할 수 있었고, 대퇴사두근을 수축했을 때 슬개골이 옆으로 미끄러져 움직이는 것을 느낄 수 있었다. 단단한 깊은 측면 지지띠 조직의 스트레칭, 그리고 어떻게 그녀가 구조를 스트레칭할 수 있는지를 가르쳐야 했다. 우리는 어떻게 그녀가 슬개골을 테이핑하여 좀 더 지속적으로 외측 지지띠조직을 뻗을 수 있는지에 대해 논의하였다. 카리나에게 슬개골을 움직일 수 있도록 다리를 똑바로 세우면서 편안하게 의자 가장자리에 앉아서 슬개골을 감는 법을 보여주었다. 그녀는 슬개골 한가운데에 있는 말단 기둥에서 테이프를 1/3 정도 위로 붙여야 했다. 이 테이프는 옆쪽 경계를 들어 올리고 지방패드에서 아래쪽 기둥을 기울였다. 그녀는 옆쪽 경계를 지나쳐 두 번째 테이프 조각을 붙였고, 슬개골의 원위극에서 다시 1/3 정도 위로 올렸다. 그녀는 활차 모양에서 슬개골의 위치를 개선 할 수 있는 만큼 자주 이와 같이 테이프를 붙이라는 지시를 받았고, 이는 차례로 내측광근의 활동을 향상시킬 것이다.

치료 7 (2주 후) Treatment 7 (2 Weeks Later)

현재 관리는 무릎 중재에 집중하기 때문에 무릎에 대한 직접 치료의 효과를 확인하기 위해 2주 후에 카리나를 다시 보기로 결정하였다. 다음 방문에서, 그녀는 자신의 무릎을 잘 감아서 관리하고 있었고, 무릎이 훨씬 나아졌다고 이야기하였다. 이 방문에서 왼쪽 다리가 확장된 그녀의 외측 지지띠 조직, 전방 고관절 구조 및 흉부 척추뿐만 아니라 테이핑과 둔부 운동도 확인하였다. 카리나는 앉은 자세에서 허벅지 스트레칭을 하였고[그림 6−9], 허벅지가 허리와 90도에서 중립 위치에 있고 몸통이 아래쪽 다리가 확장되는 동안(이 위치에서 아래 다리를 45도까지 낮출 수 있었다) 발은 배굴과 저굴을 각각 5번씩 할 수 있었다. 스트레칭은 15초 동안 지속되었고 양쪽 다리에 두 번 반복되었다.

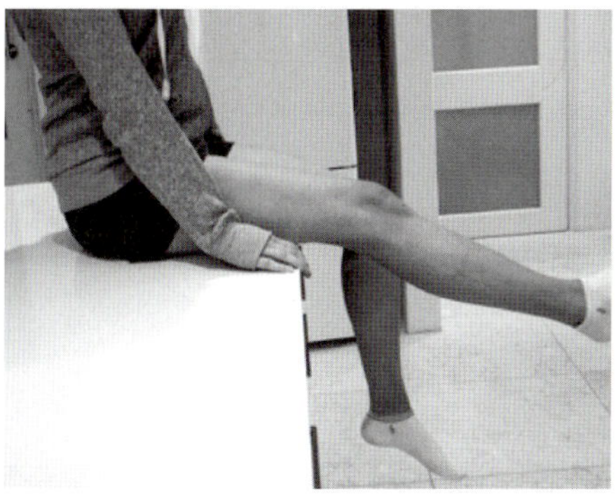

그림 6−9 환자는 척추를 중립자세로 유지한 채 테이블에 걸터앉는다. 환자는 척추가 구부러지거나 뒤로 움직이지 않으면서 최대한 다리를 편다. 스트레칭은 15초 유지하고, 2번 반복하며 하루에 2번 시행한다.

치료 8 (3개월 후) Treatment 8 (3 Months Later)

카리나는 고관절 전방부 스트레칭, 몸무게를 지탱하는 둔부 훈련, 대퇴이두근, 수정된 발레 3번 자세 등 관리전략을 계속해서 하고 있었다. 그녀는 잘 진행 중이며 간헐적으로 심한 활동을 예방하기 위해 무릎을 테이프로 고정하고 체육관에 간다고 하였다. 그녀는 체중부하가 없는 둔부 훈련을 진행했으며, 주당 2~3회는 불안정한 표면인 베개에 서서 운동을 시작하였다. 카리나는 또한 무릎이 발의 한가운데에 있고 골반이 바닥과 평행하게 유지되도록 하고 매주 30분 동안 3회 반복하여 거울 앞에서 천천히 계단에서 내려와 대퇴사두근을 강화하였다. 더 이상의 중재는 필요하지 않다고 여겨졌지만 카리나는 6개월마다 검토하는 데 동의하였다.

검토 노트(6개월 후) Review Note (6 Months Later)

카리나는 여전히 체육관에 다니고 신체 관리전략을 수행하고 있었다. 그녀는 테니스를 즐기고 아이들과 함께 운동하면서 달리기를 할 수 있다고 하였다. 그녀는 자신이 관리해야 할 조건이 있으며 그것이 완치되지 않을 것이라는 사실을 인정하였다.

추론 질문:

7. 요컨대, 이 사례에서 독자들에게 강조할 '핵심' 학습은 무엇인가?

추론 질문에 대한 답변:

카리나의 민감화 징후가 안정되면(즉, 피부가 다른 다리와 같은 온도였고 더 이상 피부색의 변화가 없었던 경우), 초점은 매우 천천히 증가하는 대퇴사두근 활동으로 이동되었다. 카리나는 대퇴사두근의 힘을 향상시킬 수 없다면 무릎 문제를 계속 지적했을 것이다. 기능적인 대퇴사두근 없이는 계단을 오르내릴 수 없기 때문이다. 이것은 작은 움직임으로 시작하여 점차적으로 범위로 나아가야하지만 효과적인 강화를 위해서는(둔감화를 위한 단계별 활동과 달리) 환자에게 주는 모든 훈련은 통증이 없어야 한다. 카리나가 대퇴사두근과 둔부를 확실히 강하게 유지시키면 상태가 나아질 확률이 줄어들고 연골 변형의 일부가 되돌아갈 수도 있다.

마지막으로, 정신과 의사의 발언이 카리나의 회복에 잠재적으로 해로울 것이라는 것이 명백해졌다. 그녀는 처음에는 그녀의 문제가 모두 그녀의 머리 속에 있다는 것을 느꼈다. 그녀의 통증 뒤에 있는 메커니즘을 설명하자면 – 특히 그녀가 대퇴사두근이 효과적으로 작동하지 않을 때 그녀가 개선하기 어려울 것이라고 – 그녀는 이러한 도움이 되지 않는 신념을 극복하고 그녀의 신체 관리전략에 참여할 수 있었다.

임상추론 해설:

환자의 문제에 대한 이해에는 원인에 대한 환자의 속성, 통증 및 관련인지에 대한 신념(제1장 참조)을 고려해야 한다. 카리나의 경우, 확인된 민감성 증가는 정신과 의사의 논평에서 유래했을 수도 있는 도움이 되지 않는 생각, 잘못된 믿음, 두려움 및 불안과 같은 인지적 및 감정적 입력을 비롯한 내외부 입력에 대한 응답으로 발생했을 가능성이 크다.

환자 증상의 병력 및 행동 내에서의 신념, 인식 및 감정 간의 관계를 분명히 하면 환자의 통증 및 장애 경험에 기여하는 그러한 도움이 되지 않는 신념 및 스트레스 요인을 인식하는 데 도움이 된다. 처음에는 카리나의 고통에 대한 생각과 신념을 명확히 함으로써 관리자는(치료사는) 교육을 통해 이러한 오해와 관련된 감정을 다루고 서서히 자신의 재활 분야에서 적극적으로 참여할 수 있었다.

참고문헌 References

Bennell, K., Hodges, P., Mellor, R., et al., 2004. The nature of anterior knee pain following injection of hypertonic saline into the infrapatellar fat pad. J. Orthop. Res. 22 (1), 116-121.

Besier, T.F., Fredericson, M., Gold, G.E., Beaupré, G.S., Delp, S.L., 2009. Knee muscle forces during walking and running in patellofemoral pain patients and pain-free controls. J. Biomech. 42 (7), 898-905.

Butler, D., Moseley, L. 2003. Explain Pain. NOI Group, Adelaide.

Chen, Y.J., Scher, I., Powers, C.M., 2010. Quantification of patellofemoral joint reaction forces during functional activities using a subject-specific three-dimensional model. J. Appl. Biomech. 26 (4), 415-423.

Doidge, N., 2015. The Brain's Way of Heal ing. Penguin, New York.

Dragoo, J.L., Johnson, C., McConnell, J., 2012. Evaluation and treatment of disorders of the infrapatellar fat pad. Sports Med. 42 (1), 51-67.

Dye, S.F., 1996. The knee as a biologic transmission with an envelope of function: a theory. Clin. Orthop. Relat. Res. 325, 10-18.

Feldman, D., Shrier, I., Rossignol Abenhaim, L., 2001. Risk factors for the development of low back pain in adolescence. M. Am. J. Epidemiol. 154, 30-36.

Goubert, D., Danneels, L., Graven-Nielsen, T., Descheemaeker, F., Meeus, M., 2017. Differences in pain processing between patients with chronic low back pain, recurrent low back pain, and fibromyalgia. Pain Physician 20 (4), 307-318.

Henriksen, M., Alkjaer, T., Lund, H., Simonsen, E.B., Graven-Nielsen, T., Danneskiold-Samsøe, B., et al., 2007. Experimental quadriceps muscle pain impairs knee joint control during walking. J. Appl. Physiol. 103 (1), 132-139.

Lazaro, R.P., 2016. Complex regional pain syndrome: medical and legal ramifications of clinical variability and experience and perspective of a practicing clinician. J. Pain Res. 19 (10), 9-14.

Nadler, S.F., Malanga, G.A., Feinberg, J.H., Prybicien, M., Stitik, T.P., DePrince, M., 2001. Relationship between hip muscle imbalance and occurrence of low back pain in collegiate athletes: a prospective study. Am. J. Phys. Med. Rehabil. 80 (8), 572-577.

Nelson-Wong, E., Gregory, D., Winter, D.A., Callaghan, J.P., 2008. Gluteus medius muscle activation patterns as a predictor of low back pain during standing. Clin. Biomech. 23 (5), 45-553.

Reilly, D., Martens, M., 1972. Experimental analyses of the quadriceps muscle force and patellofemoral joint reaction force for various activities. Acta Orthopaedica Scandinavia 43, 126-137.

Solomonow, D., Davidson, B., Zhou, B.H., Lu, Y., Patel, V., Solomonow, M., 2008. Neuromuscular neutral zones response to cyclic lumbar flexion. J. Biomech. 41 (13), 2821-2828.

Solomonow, M., Baratta, R.V., Zhou, B.H., Burger, E., Zieske, A., Gedalia, A., 2003a. Muscular dysfunction elicited by creep of lumbar viscoelastic tissue. J. Electromyogr. Kinesiol. 13 (4), 381-396.

Solomonow, M., Hatipkarasulu, S., Zhou, B.H., Baratta, R.V., Aghazadeh, F., 2003b. Biomechanics and electromyography of a common idiopathic low back disorder. Spine 28 (12), 1235-1248.

경부와 신경 관련 구성요소가 있는 주관절 외측부 통증

7

Lateral Elbow Pain With Cervical and Nerve-Related Components

Robert J. Nee • Michel W. Coppieters • Mark A. Jones / 신두철

초기 검사 Initial Examination

환자 개요 및 보고된 증상들 Patient Profile and Reported Symptoms

헨리(Henry, 46세)는 '테니스 엘보(tennis elbow)'라는 의사의 진단을 물리치료실에 보고했다. 그는 해군 안전 기술자 고문으로 일했다. 그의 업무는 해군기지에서 현장 선박 검사와 관련된 컴퓨터와 사무였다. 그는 골프, 정원 가꾸기, 주택 개량 프로젝트를 즐겼다.

헨리의 주된 문제는 컴퓨터 작업(키보드 및 마우스)과 파워 그립 활동[그림 7-1]을 수행하는 능력을 제한하는 오른쪽(우세 팔) 주관절 외측부 통증이었다. 그는 작업을 완료하기 위해 컴퓨터 작업 시 자주 휴식을 취했다. 그는 초기 검사 시점에는 선박 검사를 하지 않았지만, 난간을 움켜 잡을 때의 통증으로 인해 배의 여러 층을 이동하기 위해 가파른 계단 통로(stairwell)을 지나가기 어려울 것이라고 생각했다.

헨리는 또한 매주 정원 가꾸기 활동을 할 때도 자주 휴식을 취했고 그의 증상 때문에 어떠한 새로운 정원 가꾸기나 가정 개량 프로젝트도 시작하지 않았다. 그는 일주일에 두세 번 골프를 치는 것을 좋아하지만 주관절 통증으로 인하여 골프채를 휘두를 수 없었고 골프도 칠 수 없었다. 헨리는 또한 25년 전 자동차 사고 이후 오른쪽 두통, 오른쪽 하위 경추와 상부 승모근 부위 증상들과 그의 오른쪽 팔에 '잠드는(falling asleep)' 느낌이 있다고 보고했다[그림 7-1]. 그는 그의 주관절 외측부 통증이 약 1년 전에 시작된 이후로 이러한 증상들이 유지되었다고 말했다.

증상의 행동 Behaviour of Symptoms

헨리는 주관절 외측부와 팔뚝에 이상이 생겨 컴퓨터 작업을 20분 이상 할 수 없었다. 증상은 팔을 옆에 놓고 휴식을 취한 지 10분 만에 가라앉았고, 그 후 다시 그는 20분 동안 컴퓨터 작업을 할 수 있었다. 하루 종일 20분 동안 반복된 컴퓨터 작업으로 주관절 외측부와 전완은 더 민감해지지 않았다.

파워 그립 활동(예 원예도구, 기타 도구)도 주관절 외측부와 전완 증상을 악화시켰다. 물체가 무거워지거나 더 큰 악력이 필요할 때 '아픔'이 '날카로운 통증'으로 증가했다. 헨리는 물체가 너무 무겁지 않은 한(즉, 5kg) 활동을 계속할 수 있었다. '날카로운 통증'은 언제나 즉시 가라앉았지만, '아프다'가 가라앉는 데 필요한 시간은 그가 얼마나 열심히 활동을 했느냐에 따라 몇 분에서 길게는 60분 정도로 다양했다. 주관절 신전이나 더 큰 각도의 전완의 회내나 회외의 파워 그립 활동들은 더 고통스러웠고 '아픔'이 가라앉는 데 60분 가까이 걸렸다. 주관절 신전과 전완의 회내/회외에 대한 문제 때문에 헨리는 골프채를 휘두를 수 없었다. 골프공 때리는 충격으로 생기는 '날카로운 통증'도 문제였다. 헨리는 파워 그립 활동을 수정하여 '아픔'이 60분 이내에 해결되도록 했다.

헨리는 더 자주 휴식을 취하고 활동을 수정하는 것 외에도, 처방 없이 살 수 있는 비스테로이드성 항염증제(NSAID)를 사용하여 주관절 외측부와 전완의 '아픔'을 일정하지 않고 간헐적으로 유지하는 데 도움을 받았다. 그는 또한 가끔 그의 증상을 완화시키기 위해 그의 주관절 외측부와 전완에 얼음찜질을 했다.

헨리는 잠을 자는 데 아무런 문제가 없다고 보고했지만, 아침에 일어났을 때 오른쪽 주관절(외측부>내측부)은 대체로 뻣뻣했다. 부드러운 굴곡과 신전 움직임은 20분만에 뻣뻣함을 줄이는 데 도움이 되었지만, 주관절을 움직이지 않으면 뻣뻣함이 60분 동안 남아 있었다. 하루 중 가벼운 활동을 할 때조차도 하루가 끝나는 시점에는 주관절과 전완이 더 지치고 아프다는 느낌이 들었지만, 다음 날 아침

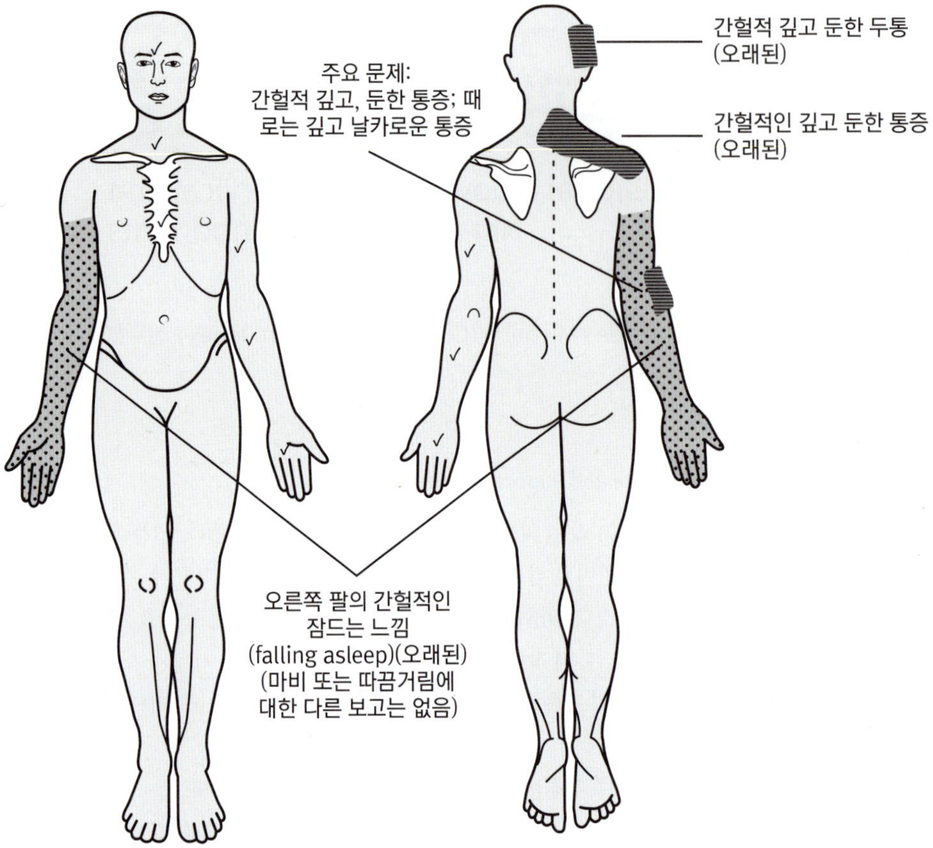

그림 7-1 초기 검사에서 헨리의 증상을 보여주는 신체차트

이 되자 이런 느낌들은 사라졌다.

헨리는 또한 그의 오른팔로 이를 닦거나 머리 위로 손을 뻗으면 그의 팔이 '잠들었다'고 말했다. 이 느낌은 활동을 중단한 직후에 가라앉았다. 그는 이것이 25년 전 자신의 자동차 사고(motor vehicle accident) 이후 계속되었기 때문에 실제 문제라기보다는 성가신 일이라고 생각했다. 앞에서 언급한 바와 같이, 그의 팔은 약 1년 전 주관절 외측부 통증이 시작된 이후 '잠에 빠져드는 느낌'은 변하지 않았다.

헨리의 증상이 그의 일상기능에 미치는 영향은 환자-특정 기능 척도(PSFS)로 정량화되었다(Hefford 등, 2012; Stratford 등, 1995). 컴퓨터 작업, 정원 가꾸기, 골프클럽 스윙은 헨리가 초기 검사에서 PSFS에 지명한 활동이었다[표 7-1].

표 7-1

초기 검사에서 환자-특정 기능 척도(PSFS) 점수*

활동	초기 검사
컴퓨터	4
정원가꾸기	4
골프채 휘두르기	0
평균	2.7

*환자가 지정한 각 활동은 0 (활동을 수행할 수 없음) 에서 10 (부상 전 수준에서 활동할 수 있음) 까지 등급이 매겨진다.

병력 History

약 1년 전 헨리는 무거운 책장을 끌어당기고 있었고 그의 오른쪽 주관절에 '고통'을 느꼈다. 그는 당시 아무 생각도 하지 않고 아무 문제 없이 활동을 계속했다. 일주일 후에 그는 배에서 위층에 올라가기 위해 난간을 이용하여 가파른 계단 통로를 오르내리는 데 많은 파워 그립 작업이 필요한 선박 검사를 수행했다. 그는 또한 검사에 필요한 정보를 보기 위해 두껍고 무거운 안전 매뉴얼을 들어야 했다. 검사는 1주일 동안 계속되었고, 이 기간 동안 그는 점차적으로 주관절이 아프기 시작하는 것을 알아차렸다. 주 후반에는 더 이상 파워 그립 활동을 할 수 없을 정도로 주관절 통증이 증가했고, 그도 날카로운 통증을 알아차렸다.

헨리는 증상이 호전되지 않았기 때문에 두 달 후(10개월 전) 의사를 만났다. 그는 주관절에

코르티손 주사를 맞았는데, 이것은 증상을 약간 경감시켰다. 그러나 코티손 주사를 맞은 지 4개월(6개월 전)이 지나도 증상이 남아 물리치료를 받았다. 헨리는 물리치료 치료는 총손목신전근들을 위한 스트레칭과 강화 운동에 초점을 맞췄다고 보고했다. 증상에 변화가 없는 2개월간의 치료 끝에 2차 코티손 주사를 맞았다(4개월 전). 두 번째 주사를 맞았을 때 약간의 향상을 더 보였지만, 그의 증상은 지난 두 달 동안 현재의 기능 수준에서 일정하지 못했다.

헨리는 중대한 의학적 이력도 없었고, 의학적 '위험신호'도 없었고, 경부 동맥기능장애를 암시하는 증상도 없었다. 그는 25년 전에 정면으로 자동차 사고(motor vehicle accident)를 당했다. 의식을 잃지 않고 현장에서 차량을 몰았다. 오른쪽 두통과 오른쪽 하위 경추와 상부 승모근 부위 증상은 며칠 후에 시작되었다. 그는 자동차 사고 직후 진료를 받았다. 목의 방사선 촬영은 큰 이상이 없었고, 의사는 그의 증상에 대해 진통제를 처방했지만 별로 도움이 되지 않았다. 그는 자동차 사고 이후 얼마나 빨리 그의 오른팔에서 '잠에 빠지는' 느낌이 시작됐는지 기억하지 못했다. 헨리는 이러한 증상에 대해 다른 치료를 시도하지 않았다.

면담 동안 헨리는 그의 주관절 증상이 개선되지 않고 골프를 칠 수 없는 데 약간의 좌절감을 표현했다. 그는 또한 자동차 사고의 목과 팔 증상들이 그의 주관절 증상들이 이전의 치료에 반응하지 않았던 이유를 부분적으로 설명해 줄 수 있는지 궁금했다. 이러한 좌절 외에 헨리가 환자 면담 중에 명백한 주의신호를 전달하지 않았기 때문에 정신사회적 상태에 대한 더 공식적인 평가는 추구되지 않았다.

추론 질문:

1. 지배적인 '통증 유형'(유해수용성, 신경병증성, 유해수용성), 가능한 '증상의 근원' 및 특정 '병리'와 관련하여 환자 면담이 끝날 무렵의 가설 및 추론은 무엇입니까?

추론 질문에 대한 답변:

헨리의 주관절 외측부 통증의 주요 문제와 관련된 환자 면담의 결과는 외측상과통증과 일치했다(Coombes 등, 2015). 중심 과민성 징후는 외측상과통증(Coombes 등, 2015)과 자동차 사고(motor vehicle accident) 후(Stterling, 2014)에 기록되었다. 그러나 주관절 외측부에서 비신경조직과 신경조직의 말초 과민성징후가 통증의 일차적인 원인이라고 생각되었다. 이 가설은 통각수용성 및 말초신경병증성 통증 유형의 결합과 일치할 것이다. 주관절 외측부 증상이 국소적인 신근 기시부와 상완–척관절, 상완–요관절 그리고 근위 요척관절에 기계적 힘을 가하는 활동에 의해 상대적으로 국소화되고 지속적으로 악화되었기 때문에 비신경 조직의 말초감각이 일어났을 가능성이 있다(Coombes 등, 2015; Gifford와 Butler, 1997; Smart 등, 2010). 신경조직의 주변 감각은 신경역학적 검사가 종종 외측상과통증이 있는 환자에서 증상을 재현한다는 연구 결과가 있기 때문에 가능성이 높다(Berglund 등, 2008; Coombes 등, 2014; Waugh 등, 2004; Yaxley와 Jull, 1993). 또한 자동차 사고를 경험한 환자에서 상지 신경조직이 민감하다는 것을 비교적 흔하게 나타날 수 있다(Sterling 등, 2002). 오른쪽 팔의 '잠에 빠지는' 느낌이 주관절 외측부 통증의 발병과 함께 변하지 않았지만 신경조직이 이미 민감해졌음을 시사했다. 중간 및 하부 경추의 손상은 주관절 외측부 및 신경구조와 관련된 통각 및 비통각 경로의 말초감각에 영향을 줄 가능성이 높았다(Berglund 등, 2008; Cleland 등, 2005; Coombes 등, 2014 Waugh 등, 2004).

총신전근의 기시부에 대한 건병변은 헨리의 주관절 외측부 증상과 가장 관련이 있는 조직병리학이었다(Coombes 등, 2015). 염증 과정의 본질과 양에 대한 최근의 논쟁(Rees 등, 2014)에도 불구하고, 건증은 건 복합체의 체중지지 능력을 감소시키는 반복적인 미세손상에 대한 기능장애 치유 반응으로 특징지어진다(Coombes 등, 2015; Scott 등, 2013). 그러나 병리학 및 통증 또는 기타 증상의 보고 사이에는 직접적인 관계가 없다(Chourasia 등, 2013; Coombes 등, 2015; Scott 등, 2013). 따라서 우리는 치료법이 건병리학을 바꾸려고 하기보다는 주관절 외측부와 신경구조에서 민감성 징후를 줄이는 데 초점을 맞추어야 한다고 생각했다(Coombes 등, 2015).

임상추론 해설:

허용 기준의 인식에 근거한 연역적 추론은 가장 흔한 병리학으로 간주되는 건병증과 함께 다수의 국소적 비신경 및 신경 조직을 잠재적으로 포함하는 외측상과통증의 진단 가설을 유도했다. 제1장에서 논의된 바와 같이, 임상 패턴은 원인을 밝히는 요소, 병리학적 및 정신사회적 과정과 그에 따른 결과 또는 장애를 포함한다.

- **활성화 조건**: 개인, 사회, 의료, 유전 및 환경(예 부하 및 인체공학) 요소와 같은 질병 또는 문제가 발생하는 조건 또는 제약 조건
- **결함**: 주어진 질병 또는 장애와 관련된 병리학적 및 정신사회적 과정
- **결함의 결과**: 특정 문제의 징후와 증상, 그리고 그것이 환자의 삶에 미치는 기능적 영향

패턴 인식은 익숙하고 간단한 현상에 직면하는 전문 임상가의 지배적인 추론방식인 것으로 나타났지만, 근골격계 임상가는 보다 철저한 평가와 연역적 분석이 필요한 복잡한 현상을 자주 접하게 된다(즉, 제1장에서 논의한 '느린 사고'). 근골격계 진단 논리는 '고통 유형'과 말초 및 중추 감각성의 메커니즘이 국소조직에 미칠 수 있는 영향을 강조하는 통증과학에 대한 지식이 증가함에 따라 더욱 어려워졌다.

건병증(tendinopathy)은 가장 가능성이 있는 '병리학'으로 가정되고, 병리학과 증상 사이의 관련성 결여가 있음을 입증하는 연구가 제안된 관리계획을 이끌어 냈다. 병리학 중심 추론의 한계는 제1장에서 논의되며, 병리학 및 손상 지향 추론 사이의 균형에 대한 제안이 필요하다.

추론 질문:

2. 통증과 장애의 발병과 발달에 대한 기여요인과 신체검사와 관리에 대한 사전 주의사항에 대한 당신의 가설과 논리는 무엇이었습니까?

추론 질문에 대한 답변:

헨리의 주관절 외측부 통증의 발병은 무거운 책장을 당길 때 그립 및 견인 부상과 관련이 있는 것으로 나타났으며, 1주 후에 검사 중에 많은 양의 파워 그립 활동이 뒤따랐다. 이전에 언급했듯이, 자동차로부터 기존의 경부 및 신경조직 민감성이 주관절 외측부 증상의 발달에 영향을 주었을 수 있다. 그러나 무거운 책장을 당기고 상당한 파워 그립 활동을 하는 것은 목 통증이나 부상의 이력이 없는 사람에게도 이와 유사한 주관절 외측부 증상을 초래할 수 있다. 무거운 책장을 당기는 것과 증상의 시작 사이의 관계는 컴퓨터 작업, 정원 가꾸기, 골프에 대한 인체공학적 문제가 헨리의 주관절 외측부 통증 발달과 관련이 있을 것 같지 않다는 것을 암시했다. 치료 중 이러한 활동에 대한 인체공학적인 조언은 증상의 초기 시작에 기여했을 수 있는 움직임 패턴을 바꾸려고 하기 보다는 민감한 조직에 상대적인 휴식을 제공하는 것을 목표로 할 것이다.

신체 검사 또는 관리에 대한 특별한 주의사항은 없다. 헨리의 주관절 외측부 증상은 과민성 척도에서 낮았고(Maitland, 1991), 의학적 '위험신호'가 없었으며, 경부 동맥기능장애에 대한 우려도 없었다. 헨리의 이전 자동차 사고에도 불구하고 중간 및 하위 경추가 검사와 초기 치료의 대상이 될 것이므로 상부 경추 안정성 검사는 신체검사를 위해 계획되지 않았다. 또한 초기 경추 치료는 고속 도수교정기술을 포함하지 않을 것이다.

헨리의 경추를 정신사회적 및 관리 관점에서 조사하는 것도 중요했다. 첫째, 그는 목과 팔의 증상이 이전 치료에 반응하지 않은 주관절 외측부 통증을 부분적으로 설명할 수 있는지 궁금했다. 그의 질문에 대답하기 위해서는 경추검사가 필요했다. 둘째, 이전의 물리치료기법들은 주관절에서 근건 조직에 초점을 맞추었으나 성공적이지 못했으며, 헨리는 증상이 호전되지 않아 좌절감을 느꼈다. 경부 및 상부의 신경조직과 같이 이전의 치료 중에 다루지 않은 요인을 검사하면 더 나은 결과를 초래할 수 있는 다른 치료 선택사항이 있을 수 있다. 이러한 다른 요인들을 검사한 결과 치료는 여전히 주관절의 근건 조직을 대상으로 해야 한다는 것을 나타내더라도, 검사 과정과 그 결과에 대한 후속 설명은 헨리와 치료적 협조를 강화시키고 주관절에 국소적 치료법을 둘러싼 맥락을 바꿀 수 있다(O'Keefe 등, 2016; Pinto 등, 2012; Stenner 등, 2018). 환자와 임상가 간의 더 강한 치료적 협력은 더 나은 결과를 이끌어 낼 수 있다(Hall 등, 2010).

임상추론 해설:

환자의 문제의 발달과 유지에 대한 잠재적인 내적 및 외적 기여요인의 관련성을 판단하는 것은 병리학처럼 이러한 요소들이 증상과 징후(또는 병리학)와 잘 연관되지 않는다는 점을 고려할 때 어렵다. 과도한 조직 하중과 열악한 인체공학적 요인 등과 같은 외적 요인, 근육 길이와 운동조절/힘과 같은 내적 요인은 반드시 증상을 일으키지 않기 때문에 개별 환자의 임상 현상과 관련이 있을 수 있는 요인에 대한 가설을 생성하기 위해 잠재적 요인과 환자 증상 사이의 병력 및 기타 관계를 식별하기 위한 숙련된 임상적 추론이 필요하다. 궁극적으로, 그러한 모든 가설은 목표 중재와 재평가 결과를 통해 관리 단계에서 '검사'되어야 한다.

증상 민감성 및 위험신호 선별에 관한 정보는 신체 검사 및 치료에 대한 주의사항에 대한 추론에 기여했다. 이 중요한 가설범주와 이러한 임상 의사결정에 정보를 제공할 수 있는 정보의 범위 내의 예에 대한 자세한 설명은 제1장을 참조한다.

중요한 정신사회적 주의 신호가 존재하지 않았음에도 불구하고 생체심리사회적 접근법은 목과 팔 증상의 관련성 및 이전에 계획된 신체검사에 대한 치료 실패에 대한 좌절감과 관련하여 헨리의 질문을 고려할 때 명백하다.

신체검사 Physical Examination

헨리는 관련된 자세의 편차를 보이지 않았다. 전완이 회외된 상태에서 오른쪽 주관절에 능동적 신전은 최대 신전(왼쪽 주관절에 최대 신전)에서 25도로 주관절 외측부 뻣뻣함으로 인하여 제한되었다. 전완이 회외된 상태에서 오른쪽 주관절 능동적 굴곡은 주관절 외측부의 뻣뻣함으로 인하여 115도(왼쪽 주관절에 130도)로 제한되었다. 주관절을 90도 굴곡한 상태에서, 오른쪽 전완의 회외는 외측 주관절에 뻣뻣함으로 인하여 65도(왼쪽 85도)에서 제한되었다. 능동적인 오른쪽 전완의 회내는 아무런 증상 없이 완전가동범위를 보였다.

수동적인 생리적 움직임은 능동적인 움직임과 일치했다. 수동적인 오른쪽 주관절 신전(전완을 회외한 상태에서)은 다른 움직임보다 훨씬 더 뻣뻣했고 헨리의 주관절 외측부 통증을 재현했다. 수동적인 주관절 굴곡은 뻣뻣했고 주관절 신전만큼 강하지 않은 주관절 외측부 통증을 유발했다. 수동적인 전완의 회외(주관절 90도 상태에서)는 뻣뻣했고, 주관절 가쪽 부위에서 뻣뻣함을 유발했지만 통증이 없었다. 주관절이 거의 완전히 신전되었을 때 수동적 전완의 회외의 제한은 더 컸다. 수동적인 전완의 회내는 특별한 변화가 없었다.

주관절을 펴고 전완을 회외한 상태에서 요골두에 초점을 맞춘 수동적 부속 움직임 검사(passive accessory movement test) (Kaltenborn 등, 1980)를 시행했다. 요골두의 전후방(A-P)과 후전방(P-A)의 미끄러짐은 매우 뻣뻣하여 주관절 외측부 통증을 유발했다. 그러나 A-P 활주가 뻣뻣하고 더 고통스러웠다.

그립 강도를 측정하는 데 근력계는 활용성이 없었다. 따라서 강한 파워 그립은 헨리에게 검사관의 전완 원위부를 세게 쥐게(sqeeze) 하여 검사하였다. 주관절 굴곡 90도로 검사했을 때, 그립 압력은 왼쪽과 비교하여 오른쪽에서 중증도로 감소했고, 주관절 외측부 통증을 유발했다. 주관절 신전으로 검사했을 때, 더 강렬한 주관절 외측부 통증의 자극으로 오른쪽 그립 압력이 더 크게 감소하였다(De Smet과 Fabry, 1996; Dorf 등, 2007).

손목 신전의 등척성 저항에서는(Coombes 등, 2015; Cyriax, 1982) 강한 파워 그립과 유사한 결과를 보였다. 주관절 신전 검사를 하는 동안 근력의 약함과 주관절 외측부 통증은 주관절 굴곡 90도 검사를 할 때보다 더 뚜렷했다.

어깨 복합체는 능동적인 움직임과 등척성 저항 검사와의 결합으로 선별되었다(Maitland, 1991). 능동적인 외전과 손을 등 뒤로 하는 동작은 완전한 가동범위와 나타냈고 수동적 과압력에서 통증이 없었다. 어깨가 30도까지 외전된 상태에서 등척성 저항 외전은 최대 힘과 고통이 없었다(Cyriax, 1982).

심부건 반사와 피절에 대한 감각검사는 정상이었다. 근절 검사는 C6를 제외하고 음성이었다. 주관절 굴곡에 대한 등척성 저항은 약했고 주관절 외측부에 통증을 유발했다. 앞에서 지적한 바와 같이 손목 신전에 대한 등척성 저항도 약하고 고통스러웠다. 따라서 C6 근절에 대한 검사는 신경학적 손상으로 인한 것인지 혹은 주관절 복합체의 민감한 구조에서 발생하는 통증 억제 때문인 것인지 불분명하기 때문에 결론을 내리지 못한 것으로 간주되었다(Cyriax, 1982).

오른쪽의 정중신경 상완신경역동학검사($ULNT_{MEDIAN}$)는 전체 주관절 신전에서 40도(왼쪽의 $ULNT_{MEDIAN}$ 가동범위는 완전 주관절 신전에서 20도까지였고 통증이 없었다)에서 주관절 외측부과 전완의 통증을 유발했다[그림 7-2]. 검사하는 팔에서 멀어지는 방향으로 목을 옆으로 구부리면 주관절 외측부 통증(구조적 구별)이 증가하였다(Butler, 2000; Elvey, 1997; Nee 등, 2012). 오른쪽의 요골신경 검사($ULNT_{RADIAL}$)는 헨리의 완전한 주관절 신전 부족을 수용하도록 수정되었다(Butler, 2000; Elvey, 1997; Nee 등, 2012)[그림 7-3]. $ULNT_{RADIAL}$ 동안 수동적인 손목/손가락 굴곡은 주관절과 전완의 통증을 유발했다. 그러나 어깨 복합체 하강의 양을 바꾸거나 검사된 사지에서 목을 옆으로 구부려주는 구조적 구별은 이러한 증상들을 변화시키지 않았다.

능동적인 경부 굴곡은 움직임의 범위가 넓었고 수동적인 과압으로 통증이 없었다. 신전은 하위 경추의 부족한 분절 동작으로 55도(경사계로 측정)에서 뻣뻣함에 의해 제한되었다. 수동적인 과압은 오른쪽 하위 경추의 불편함을 유발했다. 오른쪽 회전은 뻣뻣함에 의해 55도(측각기로 측정)에서 제한되었고, 신전과 유사하게 수동적 과압으로 오른쪽 경추의 불편함이 유발되었다. 왼쪽 회전은 75도(측각기로 측정)에서 현저하게 덜 뻣뻣했으며, 수동적인 과압은 아무런 불편도 일으키지 않았다. 신전과 오른쪽 굴곡 및 회전이 결합된 동작(하위 경추 사분면)(Maitland, 1986)은 왼쪽보다 움직임이 50% 적었고 오른쪽 하위 경추의 불편함을 유발했다. 경추 움직임과 수동적 과압은 주관절나 전완의 증상을 일으키지 않았다.

경추 촉진 검사에는 바른 자세에 첫 번째 늑골에 대한 편측의 전-후 압력과 미측 압력뿐만 아니라 엎드린 자세에서 중앙 및 편측의 후-전 압력이 포함되었다(Hengeveld와 Banks, 2014; Maitland, 1982). C5에서 C7까지의 편측의 전-후 압력은 우측을 상당히 뻣뻣하게 하였고 오른쪽 하위 경추와 상부 승모근 부위에서 헨리의 증상을 유발했지만 주관절 증상은 없었다(C6이 가장 뻣뻣하고 민감함). 첫 번째 늑골에 가해지는 하방 압력 또한 오른쪽에서 상당히 더 뻣뻣하였지만 단지 국소적인 불편함만 불러일으켰다. C5에서 C7까지의 중앙 및 오른쪽 편측 후-전 압력 또한 매우 뻣뻣하였고 오른쪽 하위 경추 및 상부 승모근 부위 증상을 유발했지만 주관절 증상(C6 가장 딱딱하고 가장 민감함)은 없었다. 중앙 후-전 압력은 오른쪽 편측 후-전 압력보다 더 뻣뻣하고 민감했다. 전체적으로 편측의 전-후 압력이 가장 뻣뻣하였고 하위 경추와 상부 승모근 부위에서 가장 격렬한 증상을 유발했다. C1과 C2에 대한 중앙 및 우측 편측 후-전 압력 또한 현저하게 뻣뻣했고 국소적인 불편함을 유발했다.

신체검사 후 반응 Response After Physical Examination

경추에 대한 촉진검사 후 오른쪽 주관절(전방의 대칭)의 능동 및 수동적 신전(전완이 회외된 상태)은 약간의 뻣뻣함과 함께 완전신전에서 단지 15도였고, 헨리는 주관절 외측부 통증이 유의미하게 줄었다고 보고했다. 요골두의 전-후와 후-전 활주는 덜 뻣뻣하고 통증도 적어졌다. 강한 파워 그립 압력(주관절 신전 상태에서)이 눈에 띄게 개선되었고 통증이 현저히 줄어들었다. $ULNT_{Median}$은 여전히 주관절 외측부에 통증을 유발했지만 주관절이 완전히 신전 상태에서 30도가 될 때까지 증상이 나타나지 않았다.

추론 질문:

3. 이러한 신체검사 결과에 대한 해석에 대해 '통증 유형', '증상의 근원', '병리'와 관련하여 이전의 가설을 지지했는지 여부에 대해 토론하시오.

추론 질문에 대한 답변:

신체검사 결과는 헨리가 경부와 신경 관련 성분이 있는 외측상과통증을 가지고 있다는 이전의 가설을 뒷받침했다. 그립 검사와 등척성 저항 손목 신전 중에 힘 생산의 통증으로 인한 감소는 외측상과통증과 일치했다, 특히 이러한 장애는 손목 신전에서 더 악화되었다(Coombes 등, 2015; Cyriax, 1982; De Smet와 Fabry, 1996; Dorf 등, 2007). 총 신전근의 기원에 대한 수동적인 스트레칭은 $ULNT_{RADIAL}$에 통합되었다. $ULNT_{RADIAL}$의 끝에서 주관절 신전과 함께 수동적인 손목/손가락 굴곡이 헨리의 외측 주관절과 전완의 통증을 자극했지만 구조적 분화는 이러한 증상들을 바꾸지 않았다. $ULNT_{RADIAL}$에 대한 이러한 반응은 외측 주관절과 전완 통증의 도발이 총 신전근의 기원에 대한 감작된 근골격계 조직을 스트레칭하는 것과 관련이 있음을 시사했으며, 또 다른 결과는 외측상과통증과 일치했다(Cyriax, 1982; Waug 등, 2004). 수동적 주관절 신전, 수동적 전완 회외 및 요골두 미끄러짐이 제한된 움직임과 주관절 외측부에 통증/뻣뻣함의 유발은 외측상과통증을 가진 많은 개인에게 존재하는 '구체적' 징후였다(Waug 등, 2004). 증상이 외측 주관절에 있기 때문에 상완-요골 관절은 관련되었을 가능성이 있고, 주관절 신전 검사에서 전완 회외의 결여는 더 심해졌으며, 요골두의 활주는 주관절이 신전되고 전완이 회외된 검사에서 제한되었다(Kaltenborn 등, 1980; Maitland, 1991).

헨리의 문제의 경추와 신경 관련 요소는 경추 촉진 검사 직후의 신체검사와 재평가에 의해 뒷받침되었다. $ULNT_{MEDIAN}$ 중 주관절 외측부에 통증의 발생과 구조적 분화로 이 통증을 변화시키는 것은 헨리의 주관절 증상이 최소한 신경의 민감도 증가와 일부 관련이 있음을 시사하였다(Nee 등, 2012). $ULNT_{RADIAL}$ 동안 유발된 주관절 외측부 통증이 구조적 분화에 따라 변하지 않은 것은 $ULNT_{RADIAL}$이 일반적으로 외측상과통증이 있는 환자의 증상을 유발하는 신경역동학검사이기 때문이다(Berglund 등, 2008; Coombes 등, 2014; Waug 등, 2004; Yaxley와 Jull, 1993).

검사 중 완전한 주관절 신전을 달성하지 못하는 것은 $ULNT_{RADIAL}$에 대한 '부정적' 반응의 가능성 있는 이유라고 생각되었다.

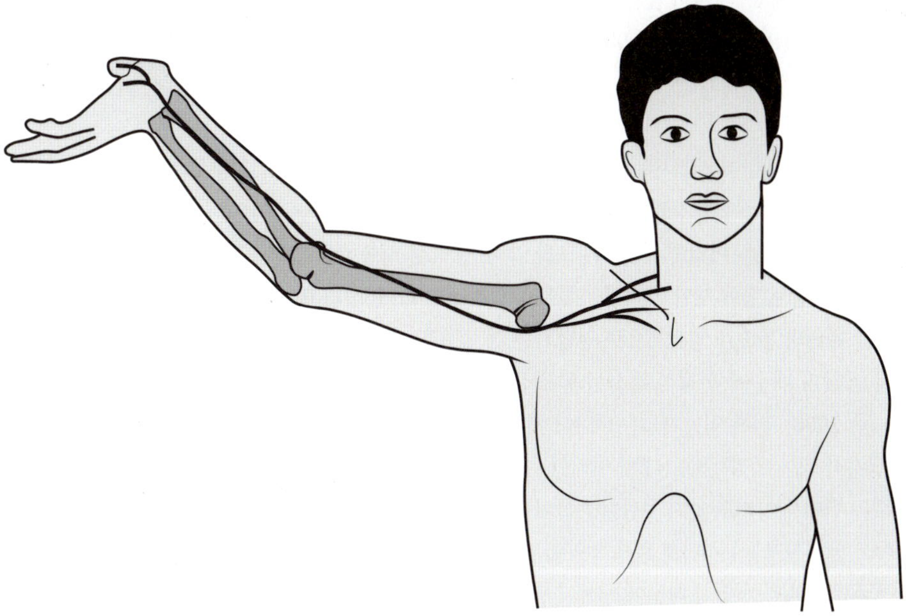

그림 7-2 정중신경 동적검사의 종료위치($ULNT_{MEDIAN}$). 검사순서는 어깨의 안정화, 어깨 외전, 손목/손가락 신전, 전완 회외, 어깨 외회전 그리고 주관절 신전이다. 구조적 분화(structural differentiation)을 위하여 검사하는 쪽 사지의 반대 방향으로 목을 옆으로 구부리거나 손목 신전을 이완할 수 있다.
(Butler, 2000; Elvey, 1997; Nee 등, 2012.)

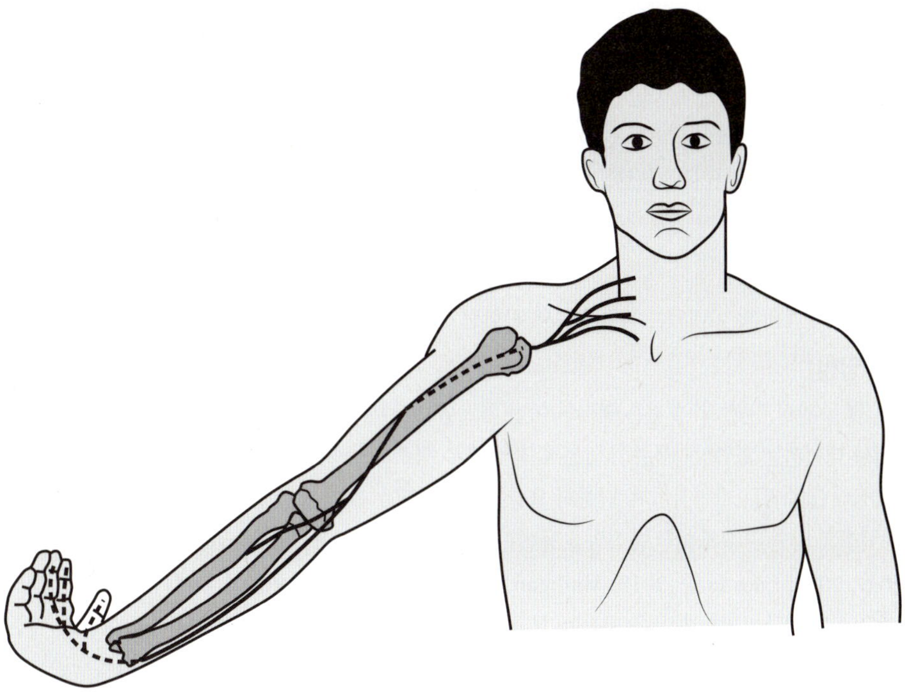

그림 7-3 요골신경 동적검사의 종료위치($ULNT_{RADIAL}$). 검사순서는 어깨 하강, 주관절 신전, 어깨 내회전, 전완 회내, 손목/손가락 굴곡 그리고 어깨 외전이 포함된다. 구조적 분화를 위하여 검사하는 쪽 사지의 반대방향으로 목을 옆으로 구부리거나 어깨 하강이나 손목/손가락의 굴곡을 이완할 수 있다.
(Butler, 2000; Elvey, 1997; Nee 등, 2012.)

경부 촉진 검사 중 C5에서 C7까지의 움직임 장애는 외측상과통증을 가진 많은 환자 또한 경부 척추 소견을 가지고 있음을 보여주는 데이터와 일치했다(Berglund 등, 2008; Coombes 등, 2014; Waugh등, 2004). 재평가 결과 수동 주관절 신전, 요골두 전-후 및 후-전 활주, 그립 압력 및 $ULNT_{MEDIAN}$ 운동범위가 즉시 개선되었기 때문에 경추 결과는 헨리의 주관절 외측부 통증과 관련이 있는 것으로 생각되었다.

조직의 기계적 검사에 대한 비례적 반응은 환자 면담을 통해 주관절 외측부와 신경구조의 말초감작(민감화)이 헨리의 통증 경험의 주요 원인이라는 가설을 뒷받침했다(Gifford & Butler, 1997; Smart 등, 2010). 그러나 이러한 구조물의 말초감작을 특정 통증 유형으로 분류하는 것은 어려울 수 있다. 그립 압력, 등척성 저항 손목 신전, 그리고 주관절의 생리적 및 부수적 움직임의 손상은 유해수용성 통증 유형에 대한 이전의 가설을 뒷받침했다(Gifford와 Butler, 1997; Smart 등, 2010).

헨리가 이러한 유형의 통증을 임상적으로 진단하는 데 필요한 지각과민증(hyperesthesia)이나 지각저감증(hypoesthesia)의 징후를 보이지 않았기 때문에 신체적 검사는 말초신경통증에 대한 이전의 가설을 확실하게 지지하지 않았다(Finnerup 등, 2016; Treede 등, 2008). 비록 임상가들은 ULNT에 대한 양성 반응이 말초신경병적 통증(Smart, 2010)을 진단하는 데 도움이 될 수 있다고 생각하지만, 우리는 ULNT가 이러한 유형의 통증을 외측상과통증(Nee 등, 2012)를 가진 환자에게 진단할 수 있다는 것을 보여주는 어떤 데이터도 알지 못한다.

헨리의 증상이 말초신경통증이라고 확정적으로 말할 수는 없었지만, 우리는 치료 중에 확인된 신경감도의 증가가 그의 외측 주관절 통증의 유발과 관련이 있기 때문에 개선이 필요하다고 생각했다.

임상추론 해설:

여기서 분명히 알 수 있듯이 임상추론에 대한 가설지향적 접근법은 의료진단(제1장에서 논한 '영향력')과 환자 면담을 통해 형성된 초기 인상으로부터 편중 위험을 줄이기 위해 중요하다. 임상적 추론은 정보의 종합에 의해 뒷받침될 때 데이터 수집, 분석, 가설 및 가설 개정에 대한 '검사'의 진화하는 과정이 필수적이다. 여기서 통증 유형, 증상 발생원 및 병리학에 관한 환자 면담의 초기 가설은 모두 신체검사에 의해 뒷받침된다. 비록 외측상과통증 관련된 특정 병리학을 임상시험에서는 확인할 수 없지만, 구체적인 신체적 장애가 있을 수 있고, 이러한 병리들은 여기서 뒷받침되는 연구로 강조되어 손상 대상 치료와 관리의 진행을 위한 지속적인 재평가를 위한 선택권을 제공한다. 신체검사의 주요 측면 사이의 재평가(예 경추 촉진과 주관절 '관절', 등척성 수축 그리고 신경역동학 평가)는 이러한 상이한 장애와 환자의 증상 사이의 가설적 관계를 뒷받침해 주었다.

시간이 많이 걸리긴 하지만 이러한 간단한 재평가를 통해 움직임 및/또는 치료 결정에 도움이 될 수 있는 다른 장애에 대한 부하 추가의 영향을 평가하는 동시에 진행 중인 신체적 평가가 환자의 징후와 증상을 악화시키지 않는지 확인할 수 있다.

추론 질문:

4. 또한 전반적인 관리 계획 및 고려되는 특정 치료와 관련된 신체검사 결과의 영향을 논의하십시오.

추론 질문에 대한 답변:

경부, 신경역학 및 주관절 '관절의' 발견은 헨리의 이전 치료법보다 더 나은 결과를 얻을 수 있는 관리을 위한 다른 선택권을 제공했다. 임상시험 데이터는 외측상과통증이 있는 환자의 경부 척추 가동술을 지원한다(Cleland 등, 2005; Hogvliet 등, 2013). 주관절 가동술에 대한 증거는 가변적이며, 단순히 요골두를 가동하는 것에 대한 지지력이 떨어지고 반복적인 통증 없는 그립이 결합되는 근위척골의 측면 활주에 대한 움직임을 동반한 가동(mobilization with movement, MWM) 기법에 대하여 더 지지한다(Hoogvliet 등, 2013; Lucado 등, 2018; Mulligan, 1999). 전향적인 사례 연구들의 데이터는 외측상과통증을 가지고 있는 환자에 대한 요골신경 활주기법의 사용을 지지한다(Arumugam 등, 2014; Ekstrom과 Holden, 2002). 이전 치료 중 효과가 없음에도 불구하고, 증거는 또한 총 신전근의 기원(origin)에 대한 치료적 운동이 외측상과통증의 전반적인 관리의 일부가 되어야 한다고 제안한다(Cullinane 등, 2014; Hoogvliet 등, 2013). 치료 중에 경부, 신경동역학 및 주관절 '관절' 징후가 나타날 경우 총 신전근의 기원에 대한 운동이 더 효과적일 수 있다(Hogvliet 등, 2013; Lucado 등, 2018). 경부 촉진 검사에 따른 즉각적인 개선은 경추의 동원으로 치료를 시작하는 것이 좋은 선택이 될 것이라는 것을 암시했다. 향후 방문 시 치료의 진행은 신체검사 결과의 재평가 결과와 헨리의 증상과 기능의 변화에 대한 보고에 따라 달라질 것이다(Maitland, 1991). 앞에서 설명한 것처럼, 중재는 주관절 외측부와 신경구조에서 민감도의 징후를 줄이고 헨리가 컴퓨터 작업, 정원 가꾸기, 골프 및 기타 파워 그립 활동을 제한 없이 수행할 수 있도록 하는 기술에 초점을 맞출 필요가 있었다(Coombes 등, 2015).

임상 추론 해설:

근거에 입각한 실무(practice)는 환자의 임상 프레젠테이션과 관련된 비판적인 연구의 인식을 필요로 하며, 평가 및 관리에 대한 지침으로 사용된다.

여기서, 연구조사의 지지를 받는 확인된 외측상과통증의 일반적인 신체 장애와 연구조사의 지지를 받는 관리 전략은 강조 되어진다. 최선의 관리를 위한 결정적인 증거가 없는 경우, 경부 촉진 검사에 따른 징후와 증상의 현저한 개선이 경추로 향하는 초기 치료를 지원하기 위해 사용 되어진다. 대부분의 임상 문제들은 잠재적으로 관련이 있을 수 있는 징상 및 무증상 의 신체적 손상과 일부 신체적, 환경적 및/또는 심리사회적 잠재적 기여 요인의 혼합과 함께 나타나며, 거의 모든 것이 관리에 대한 관심을 지원하는 일정 수준의 연구 근거와 연결될 수 있다.

헨리의 치료는 일부 임상의들에 의해 다르게 시작되었을 수 있지만, 중요한 것은 고려된 치료 옵션이 증거에 대한 정보, 환자의 특정 프레젠테이션에 적합하고 지속적인 재평가에 의해 유도된다는 것이다.

치료(방문 1, 1일차) Treatment (Appointment 1, Day 1)

헨리의 세 가지 주요 논점은 (1) 검사 결과가 '테니스 엘보'의 진단과 일치, (2) 코티손 주사로 인한 장기적 개선의 결여는 제시된 데이터와 일치(Coombes 등, 2013), (3) 오른쪽 하부 경부 척추의 민감성과 강직성(Berglund 등, 2008; Cleland 등, 2005; Coombes 등, 2014; Waugh 등, 2004)과 신경역동학 시험결과(Berglund 등, 2008; Coombes 등, 2014; Waugh 등, 2004; Yaxley와 Jull, 1993)는 그의 주관절 증상에 영향을 미칠 수 있다.

추론 질문:

5. 치료를 시작하기 전에 헨리와의 논의에 대한 당신의 근거와 당신이 성취하기를 바랐던 것에 대해 토론하십시오. 그의 관점(예 이해, 신념, 감정 등)에 대한 당신의 평가에서 이러한 논의를 촉발시킨 구체적인 것이 있었습니까?

임상 추론에 대한 답변:

환자들은 도움이 되지 않은 경우 이전 치료법이 변경될 것으로 예상한다(Peopersman 등, 2013; Pinto 등, 2012). 반복된 코티손 주사와 이전의 물리치료로 개선이 부족했다는 것은 대체 치료전략을 찾아야 한다는 것을 의미했다. 또한 환자는 의료진과 의사결정에 참여할 수 있도록 자신의 문제에 대한 정확하고 이해 가능한 정보를 원한다(O'Keefe 등, 2016; Peersman 등, 2013; Pinto 등, 2012; Stenner 등, 2018).

이 세 가지 항목을 헨리와 상의한 이유는 그가 치료결정을 내리고 이해하는 데 도움을 줄 수 있도록 그의 통증 경험에 대한 우리의 해석을 정확하게 그려 주기 위해서였다. 기존에 존재했던 목과 팔의 증상에 대한 헨리의 질문은 이전의 치료보다 개선되지 못한 데 있을 수도 있으며, 전반적인 개선 부족에 대한 분명한 좌절감으로 인해 이들 항목에 대한 논의는 더욱 중요해졌다. 그가 표현한 좌절감을 고려할 때, 이 논의의 또 다른 목표는 그의 경험이 외측상과통증 환자들에게 이상하지 않다는 것을 확신시키는 것이었다. 비록 공식적인 평가는 실시되지 않았지만 헨리의 좌절감은 초기 검사에 유일하게 존재했던 심리사회적 요인으로 보였기 때문에 이를 인정하고 다룰 필요가 있었다. 이 세 가지 항목에 대한 논의는 앞에서 언급한 바와 같이 환자와 임상가 간의 치료적 동맹을 강화하고 개선된 결과를 유도할 수 있는 환자 중심의 의사소통의 유형을 반영한다(Hall 등, 2010; Peersman 등, 2013; Pinto 등, 2012). 우리는 이러한 유형의 개별 맞춤 논의가 모든 환자에게 일상적인 임상 실무가 되어야 한다고 믿는다.

임상 추론 해설:

환자의 경험에 대한 '환자' 관점(이 가설 범주에 대한 논의는 제1장 참조)에서 뚜렷하게 나타나는 심리적 요인은 급성부터 만성까지 모든 환자의 설명에 존재할 수 있다. 정신사회적 요인에 대한 비공식적 또는 공식적 선별이 환자의 통증 경험을 유발하는 유의미한 부적응적 요소가 없다고 시사하는 경우에도, 헨리의 표현된 좌절의 예에서 강조된 바와 같이, 치료적 동맹을 최적화하기 위해서는 이것들을 다루는 것이 여전히 중요하다. 치료적 동맹은 제1장에서 논한 임상적 추론에 영향을 미치는 여러 요인 중 하나이다.

주관절의 생리학적 및 부수적 움직임, 그립 압력 및 $ULNT_{MEDIAN}$ 운동범위 개선으로 인해, 초기 치료는 C5에서 C7까지의 우측 편향적인 전-후 압력을 동원하는 데 초점을 두었다. 각 진동과 리듬에 따라 오른쪽 하위 경추와 상부 승모근 부위의 증상을 유발하는 3등급과 4등급 가동술을 사용하여 뻣뻣함을 다루었다(Maitland, 1986). 경부 가동술 후에도 능동적과 수동적 주관절 신전은 완전 신전에서 15도 정도 유지되었으나 헨리는 주관절 외측부 통증의 추가 감소를 보고했다. 요골두의 전-후와 후-전 미끄러짐은 변하지 않았다. 강한 그립 압력은 약간 증가하였고, 주관절 외측부 통증은 더욱 감소하였다. $ULNT_{MEDIAN}$은 완전히 신전된 상태에서 25도가 될 때까지 주관절 외측부 통증을 유발하지 않았다. 헨리는 하위 경추 신전을 용이하게 하기 위해 후방 경추를 늘이는 데 중점을 두고 매일 10~15회씩 반듯이 누운 채 또는 벽에 기대어 적극적인 두개경부 굴곡을 수행하라는 지시를 받았다. 움직임의 끝 범위에서 오른쪽 하위 경추와 상부 승모근 부위의 증상이 유발되었다.

방문 2, 4일차 (3일 후) Appointment 2, Day 4 (3 Days Later)

헨리는 초기 검사와 치료 후 아프지 않았으며, 적극적인 두개경부 굴곡 운동에는 문제가 없다고 보고했다. 그는 평소에는 주관절이 덜 민감하다고 느꼈지만, 그가 수행할 수 있는 컴퓨터 작업이나 파워 그립 활동의 양이 크게 증가하는 것을 알아차리지 못했다고 말했다. 그의 오른팔이 '잠에 빠져든다'는 느낌은 능동적인 두개경부 굴곡 운동으로 인해 악화되지 않았다.

오른쪽 주관절의 능동적 및 수동적 신전은 완전 신전으로부터 20도에서 뻣뻣함에 의해 제한되었다(초기 검사 시 완전 신전으로부터 25도). 수동적인 신전은 여전히 주관절 외측부 통증을 유발했다. 요골두의 전-후와 후-전 활주는 초기 검사 때보다 약간 덜 뻣뻣했다. 강한 그립 압력(주관절이 신전된 상태에서)은 개선되었지만 여전히 주관절 외측부통증을 유발했다. $ULNT_{MEDIAN}$은 완전 주관절 신전으로부터 30도(최초 검사 시 완전 주관절 신전으로부터 40도) 에서 주관절 외측부 통증을 유발했다. C5에서 C7까지의 우측의 편향적인 전-후 압력은 여전히 뻣뻣했고 오른쪽 하위 경추의 불편함을 유발했다.

치료는 C5에서 C7까지 등급 III와 IV의 우측 편향적인 전-후 압력으로 계속되었다. 그러나 상부 사분위 신경조직(Copieters, 2006;

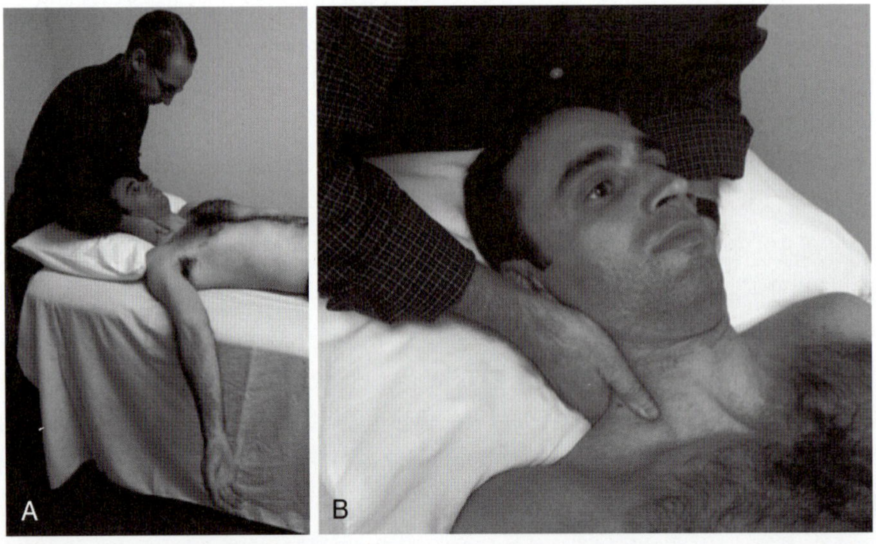

그림 7-4 상부 사분위 신경조직에 사전 부하를 주기 위하여 어깨 외전과 주관절 신전자세에서 C5–C7에 편향적인 전-후(A–P) 압력 (A) 환자 및 치료사의 위치, (B) 치료사의 손 접촉에 대한 확대 모습

Elvey, 1986; Nee와 Butler, 2006)에 미리 하중으로 가하기 위하여 오른쪽 팔을 어깨 외전 60도(주관절 신전 상태)에 위치하는 것으로 기술이 진전되었다[그림 7-4]. 치료 후, 능동적이고 수동적인 주관절 신전이 완전 신전에서 10도로 개선되어 뻣뻣함과 통증이 현저하게 줄어들었다. 요골두의 전-후와 후-전 활주는 훨씬 덜 뻣뻣했다. 강한 그립 압력은 현저하게 개선되었고 훨씬 덜 고통스러웠다. $ULNT_{MEDIAN}$ 은 주관절 완전 신전으로부터 20도가 될 때까지 주관절 외측부 통증을 유발하지 않았다. 헨리는 계속해서 적극적인 두개경부굴곡 운동을 하되 치료 중처럼 팔을 어깨 외전 60도에 올려 상부 사분위 신경조직에 미리 하중을 싣도록 지시받았다.

추론 질문 :

6. 사용된 경추 가동술의 등급(III, IV)에 대한 근거를 논의하십시오. 또한 발생하는 치료 반응의 기초가 되는 가설은 무엇인가? 예를 들어, 경추치료는 요골두 활주의 뻣뻣함/통증 그리고 그립 강도/통증에 어떤 영향을 미치는가?

추론 질문에 대한 답변:

편향적인 전-후 압력을 사용한 검사 중 인식된 가동성의 제한은 C5에서 C7까지의 뻣뻣함이 주관절 외측부와 신경 구조의 말초 감작에 기여했음을 시사한다. 게다가 헨리의 증상은 과민성 척도(irritability scale)에서 낮았다(Maitland, 1991). 따라서 'through range' (Grade III)와 'end-range'(Grade IV) 뻣뻣함을 모두 해결할 수 있다고 생각되는 가동술의 등급을 사용하는 것이 적절하다고 판단되었다(Maitland, 1986, 1991). 마지막으로, 등급 III 및 IV 가동술은 다음에 설명된 신경생리학적 반응을 도출하는 데 더 적절한 자극을 제공할 수 있다(Bialosky 등, 2009; Bialosky 등, 2018).

신경생리학적 메커니즘은 경추 가동술이 주관절 손상에서 비교적 빠른 변화를 보이는 이유를 가장 잘 설명해 준다. 신경 동원은 중추신경계(예 중뇌 회색질의 중뇌수도관)와 척수(Bialosky 등, 2009; Bialosky 등, 2018; Chu 등, 2014; Schmid 등, 2008; Wright , 1995)에서 진통 반응을 활성화하는 기계적 자극을 제공한다. 경부 가동술에 대한 이러한 유형의 신경생리학적 반응은 외측상과통증이 있는 환자에게 입증되었다(Vicenzino 등, 1998, 1996). 임상적으로 최종 결과는 경부 가동술이 수동 주관절 신전 범위/통증, 요골두 활주의 뻣뻣함/통증, 그립 강도/통증 및 신경역동검사 범위/통증의 즉각적인 개선과 관련될 수 있다는 것이다. 경추 가동술 후 주관절과 신경구조에서 민감성 징후가 감소하면 주관절로 향하는 후속 치료가 더 효과적일 수 있다(Hoogvliet 등, 2013).

임상 추론 해설:

이 답변에서 논했듯이, 도수치료기법의 신경생리학적 영향은 근골격계 징후와 증상의 단기적 개선을 뒷받침할 가능성이 있는 메커니즘으로 잘 입증되어 있다. 비록 도수치료기법의 사용이 장기적 개선에 효과적이지 못하다는 비판을 받고 있지만, 이는 현대의 근골격계 실무가 관리의 한 요소로서 도수치료기법의 선택적 사용을 일반적으로 촉진하고, 그리하여 단기적인 통증과 기능의 개선이 추가적인(기존 요법의 진행) 관리전략의 포함을 가능하게 한다는 것을 인식하지 못한 것이다. 종합적인 검사에 따른 숙련된 임상추론을 통해 감별진단의 일환으로 도수치료기법이 모험적일 수 있는 상환을 식별할 수 있으며, 이 답변에서 논의한 바와 같이 다른 관리전략을 최적화할 수 있는 민감도를 감소시키는 수단이다.

방문 3, 8일차 (4일 후) Appointment 3, Day 8 (4 Days Later)

헨리는 두 번째 일정이 끝난 후에도 아무런 문제가 없었고 능동적인 두개경부굴곡 운동의 진행에 문제가 없다고 보고했다. 그는 자신의 PSFS 등급에 반영되는 컴퓨터 작업과 파워 그립 활동의 개선을 주목했다[표 7-2].

오른쪽 주관절의 능동적 및 수동적 신전은 완전 신전으로부터 10도에서 뻣뻣함에 의해 제한되었다(예약 2에서 완전 신전으로부터 20도). 수동적인 신전은 여전히 주관절 외측부 통증을 유발했다. 요골두의 전-후와 후-전 활주는 계속 뻣뻣하고 고통스러웠다. 강한 그립 압력(주관절이 신전된 상태)은 계속 좋아졌지만 여전히 주관절 외측부 통증을 유발했다. $ULNT_{MEDIAN}$ 은 주관절의 완전 신전으로부터 20도(방문 2에서 주관절 완전 신전으로부터 30도)까지 주관절 외측부 통증을 유발하지 않았다. C5에서 C7까지의 우측 편향적인

표 7-2

3번째 예약에서 환자-특정 기능 척도(PSFS) 점수*

활동	초기 검사 (1일째)	예약 3 (8일째)
컴퓨터	4	6
정원가꾸기	4	5
골프채 휘두르기	0	1
평균	2.7	4.0

*환자가 지정한 각 활동은 0(활동을 수행할 수 없음)에서 10(부상 전 수준에서 활동할 수 있음)까지 등급이 매겨진다.

전-후 압력은 덜 뻣뻣했으며 오른쪽 하위 경추의 불편함을 유발하지 않았다.

치료는 신경조직의 미리 하중을 주기 위해서 어깨를 외전한 상태에서 C5에서 C7까지의 우측의 편향적인 전-후 압력의 가동술이 지속되었다. 경부 가동술은 주관절 신전으로 끝 범위 통증을 감소시키고, 그립 압력을 개선하고, $ULNT_{MEDIAN}$이 유발하는 주관절 외측부 통증을 감소시켰지만, 끝 범위 수동 주관절 신전과 요골두의 전-후 및 후-전 활주의 뻣뻣함에 미치는 영향은 적었다. 주관절을 신전하고 전완을 회외한 상태에서 요골두의 등급 III와 IV A-P 활주를 추가하여 치료를 진행했다. 주관절 외측부 통증은 각각의 진동의 리듬에 따라서 유발되었다. 요골두 가동술은 능동 및 수동 주관절 신전으로 끝 범위 뻣뻣함과 통증을 줄였고 그립 압력을 더욱 개선했다. 그러나 $ULNT_{MEDIAN}$을 바꾸지는 않았다. 헨리는 팔을 외전한 채 능동적 두 개경부 굴곡 운동을 계속했으며, 부분적으로 무게를 지탱하는 자세에서 주관절 신전의 자가가동술에 대한 지시를 받았다[그림 7-5]. 자가가동술의 끝 범위에서 주관절 외측부 통증의 발생은 허용되었다.

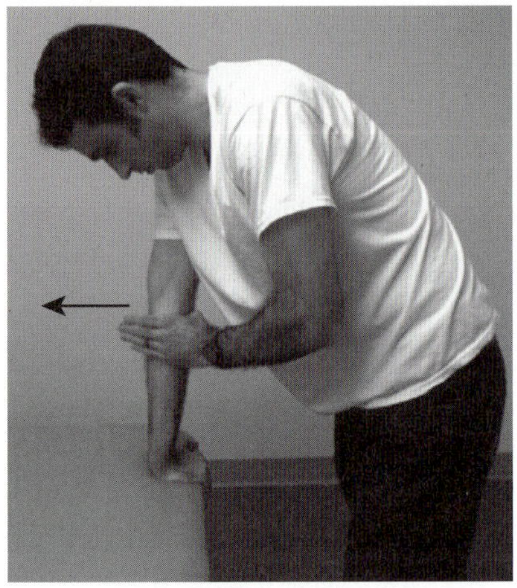

그림 7-5 상지의 부분 체중 지지자세에서 주관절 신전의 자가 가동술을 위한 환자의 위치와 손의 배치. 화살표는 자가 주관절 신전 가동술을 위한 힘의 방향

방문 4, 11일차 (3일 후) Appointment 4, Day 11 (3 Days Later)

헨리는 주관절 신전에 대한 자가가동술에 요골두 가동술을 추가하는 것에 아무런 문제가 없다고 보고했다. 그의 컴퓨터 작업량은 30분으로 늘어났고, 파워 그립 활동 후의 증상은 45분도 안 되어 꾸준히 안정되었다. 또 주관절 굴곡과 신전 동작으로 아침 뻣뻣함은 10분도 채 지속되지 않았다고 전했다. 치료는 상부 사분위 신경조직에 미리 하중을 준 상태(현재 주관절 신전과 함께 어깨의 90도 외전)에서 C5-C7의 우측 편향적인 A-P 가동술과 주관절을 신전하고 전완을 회외시킨 상태에서 요골두의 A-P 활주가 지속되었다. 팔을 어깨 90도 외전시킨 자세에서 능동적 두개경부 굴곡 운동이 진행되었다. 헨리는 또한 부분적으로 무게를 지탱하는 자세로 주관절 신전의 자가가동술을 지속했다.

방문 5, 15일차 (4일 후) Appointment 5, Day 15 (4 Days Later)

헨리는 계속해서 치료나 가정 운동에는 아무런 문제가 없었다. PSFS 등급은 초기 검사에 비해 임상적으로 중요한 기능 향상을 나타냈다(Abbott와 Schmitt, 2014; Hefford 등, [표 7-3]).

오른쪽 주관절의 능동적이고 수동적인 신전은 완전 신전에서 5도로 개선되었다. 수동적인 주관절 신전은 움직임의 끝 범위에서 여전히 주관절 외측부 통증을 유발했다. 능동 및 수동 전완 회외(주관절 90도 굴곡)는 75도(좌측 85도)로 개선되었지만, 여전히 끝 범위에서 주관절 외측부 뻣뻣함을 유발했다. 요골두의 A-P와 P-A는 훨씬 덜 뻣뻣하고 덜 아팠다. 강한 그립 압력(주관절 신전)은 여전히 감

표 7-3

5번째 예약에서 환자-특정 기능 척도(PSFS) 점수*

활동	초기 검사(1일째)	예약 5(15일째)
컴퓨터	4	7
정원가꾸기	4	6
골프채 휘두르기	0	2
평균	2.7	5.0

*환자가 지정한 각 활동은 0(활동을 수행할 수 없음)에서 10(부상 전 수준에서 활동할 수 있음)까지 등급이 매겨진다.

소했지만, 헨리는 이 검사 동안 유발된 주관절 외측부 통증은 초기 검사 때보다 50%로 줄었다고 말했다. $\text{ULNT}_{\text{MEDIAN}}$은 더 이상 완전한 주관절 신전으로부터 20도 정도에서 주관절 외측부 통증을 유발하지 않았다. C5–C7에서 우측 편향적인 A–P 압력은 계속해서 뻣뻣함이 줄고 오른쪽 하위 경추 부위에서 불편함도 줄었다.

주관절 신전과 $\text{ULNT}_{\text{MEDIAN}}$의 개선으로 헨리의 상태를 관찰하는 동안 비교할 만한 발견을 지속적으로 확인하기 위해 신체검사의 진행이 필요했다(Maitland, 1986, 1991). 수동 주관절 신전–내전 검사(Hyland 등, 1990; Maitland, 1991)은 오른쪽이 매우 뻣뻣했고 수동적 신전보다 더 강렬한 주관절 외측부 통증을 유발했다. $\text{ULNT}_{\text{RADIAL}}$은 헨리의 개선된 주관절 신전으로 재검사를 받았다. 검사 중 수동적인 손목/손가락 굴곡이 여전히 주관절과 전완부 통증을 유발했다. 그러나 초기 검사와는 대조적으로 견갑대 하강의 양을 줄임으로써 구조적 분화가 이러한 증상을 감소시켰다. C6 근절에 대해 주관절 굴곡에 대한 등척성 저항이 다시 점검되었으며, 지금은 통증 없이 최대 힘을 낼 수 있었다.

치료는 C5–C7의 우측 편향적인 A–P 가동술이 지속되었으나 신경조직에 사전 부하를 주기 위하여 팔의 위치는 $\text{ULNT}_{\text{RADIAL}}$ (20도 어깨 외전, 어깨 내회전, 주관절 신전 및 전완부 회내)을 모방하도록 변경되었다(Vicenzino 등, 1996). 경부 가동술 후 수동 주관절 신전은 완전 신전에서 5도 정도 남았지만 덜 아팠다. 수동 주관절 신전–내전 및 요골두의 A–P 및 P–A 활주는 변경되지 않았다. 강한 그립 압력이 증가했고 덜 아팠다. $\text{ULNT}_{\text{RADIAL}}$은 어깨 외전 20도(왼쪽 45도)가 될 때까지 주관절 측면 통증을 유발하지 않도록 개선했다. 치료는 요골두의 A–P 가동술을 위하여 등급 III 및 IV의 오른쪽 주관절 신전–내전을 대체하여 진행되었다.

주관절 외측부 통증이 각 진동의 리듬에 따라 유발되었다. 주관절 신전–내전 가동술 후, 능동 및 수동 주관절 신전은 거의 완전한 범위에 가까웠으며, 더 적은 주관절 외측부 통증은 있었다. 요골두의 A–P와 P–A는 훨씬 덜 뻣뻣하고 더 이상 고통스럽지 않았다. 강한 그립 압력은 다시 개선되었고 통증이 줄었다. $\text{ULNT}_{\text{RADIAL}}$은 변함이 없었다. 헨리는 팔을 외전한 채 능동적인 두개경부 굴곡 운동을 계

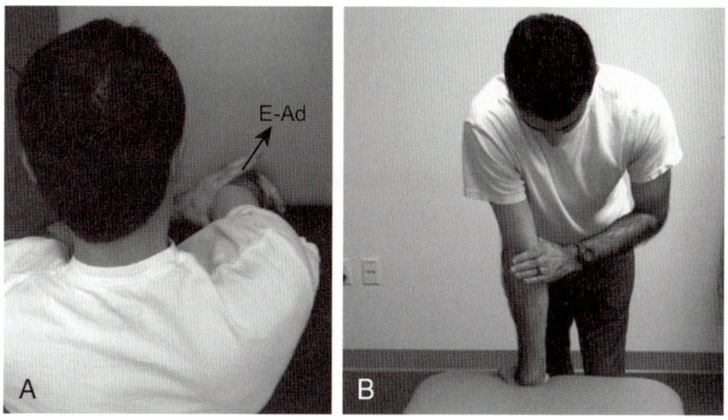

그림 7-6 상지의 부분적 체중 지지자세에서 주관절 신전–내전을 위한 자가가동술. 환자의 위치와 손의 배치는 주관절 신전의 위한 자가가동술과 같다[그림 7-5]. (A) 머리 위 시점의 화살표는 주관절 신전–내전 자가가동술의 힘의 방향을 나타낸다. (B) 앞쪽 시점은 부분 체중 지지자세에서 고정된 손으로 주관절에 가해지는 힘이 동시에 신전시키고 상대적으로 전완의 원위부를 내전시킨다는 것을 보여 준다.

속했다. 그러나 부분 체중부하에서 주관절을 신전하는 자가가동술은 헨리가 주관절을 신전-내전[그림 7-6]에 가동하도록 수정되었다. 자가가동기술의 끝 범위에서 주관절 외측부 통증이 유발되었다.

추론 질문:

7. 치료의 선택과 진행은 대체로 조사되지 않은 임상실무 영역이다. '치료 선택과 진행'에 대한 접근법을 안내하는 일반적인 추론에 대해 설명하겠습니까? 또한 ULNT 동작이 아닌 관절구조(경추, 주관절)를 가동하기로 한 결정에 대해서도 의견을 제시하십시오.

추론 질문에 대한 답변:

앞에서 언급한 바와 같이, 치료는 건 병리를 바꾸려고 하기보다는 주관절 외측부와 신경구조에서 민감성 징후를 줄이는 데 초점을 두었다(Coombes 등, 2015). 게다가 헨리가 이전 관리에 반응하지 않았기 때문에 다른 치료전략을 찾을 필요가 있었다. '치료 및 재평가'의 원칙은 치료 선택과 진행을 안내하는 것이다(Maitland 1986, 1991). 관련 손상(예 '비교적 결과'(Maitland, 1991)을 치료하였고, 재평가는 변화가 필요할 때 치료가 효과적이었는지와 치료 가능성 나타냈는지를 보여주었다. 각 장애의 관련성은 (1) 주관절 증상 영역(예 : 그립력, 요골두 활주) 또는 주관절 증상 영역에 영향을 줄 수 있는 구조에 존재하는지(예 : C5에서 C7까지, 오른쪽 편측 AP 압력); (2) 헨리의 증상 및 기능 제한에 대한 보고서에 '적합'할 만큼 충분히 중요한지 (3) 주관절 증상의 유발/감소와 관련이 있는지; (4) 외측상과통증이 있었던 다른 환자들과의 임상 경험과 일치하는지; 그리고 (5) 문헌의 유효한 증거의 여부에 따라서 판단되었다.

비록 외측상과통증 환자에게서 연구되지는 않았지만, 요통(Cook 등, 2012; Hahne 등, 2004), 목통증 (Cook 등, 2014; Trott 등, 2014; Tuttle, 2005; Tuttle 등, 2006), 어깨통증(Garrison 등, 2011)이 낮은 환자에 대한 데이터는 치료 선택과 진행을 안내하는 재평가를 지지한다. 손상에서 세션 내와 세션 간 개선은 통증 강도, 움직임 범위 및 증상의 중심화와 같은 손상 관련 결과의 향후 개선과 일관되게 연관된다.

그러나 자체 보고기능과 미래 개선과의 연관성은 일관성이 떨어진다. 즉, 재평가에는 가능한 한 치료 선택과 진행이 효과적이고 효율적이 되도록 손상 및 기능 관련 결과가 모두 포함되어야 한다(Tuttle, 2009; Tuttle 등, 2006). 기능 관련 결과의 필요성은 왜 PSFS가 헨리를 치료할 때 우리의 재평가 과정의 중요한 부분인지에 대한 것이었다.

신경활주 기법으로 ULNT 움직임을 가동시키기 전에 경추와 주관절을 가동시키는 것은 초기 검사와 후속 방문 시 재평가 결과에 기초하였다. 앞에서 말한 바와 같이 경추 촉진 검사에 따른 즉각적인 개선은 경추가동술로 치료를 시작하는 것이 좋은 선택이 될 것이라는 것을 의미했다. 보고된 증상의 지속적인 개선, 신경역동학검사 및 후속 방문에서의 기타 신체검사 결과가 이러한 선택을 뒷받침했다.

그러나 우리는 상부 사분위 신경조직에 사전 부하 위치의 팔과 함께 경추의 가동술과 자가가동술로 관리 초기(예약 2)에 신경민감성을 좀 더 구체적으로 다루려고 노력했다. 예약 3에서의 재평가 결과, 경추 가동술이 신경역학검사 결과를 계속 개선했지만, 주관절에서의 '관절적' 발견에 대한 영향은 점진적으로 감소하고 있는 것으로 나타났다. 따라서 우리는 주관절에 가동술을 시작하기로 결정했다. 우리는 이 접근법이 신경민감성이 증가된 징후가 있는 환자에서 신경활주 기법으로 치료를 시작하는 것보다 우월하다는 것을 보여주는 어떤 데이터도 알지 못한다. 치료 초기에 신경활주 기술을 도입하면 유사하거나 더 나은 결과를 가져올 수 있었을 것이라고 생각한다.

임상추론 해설:

이 답변은 관리방법이 단순히 미리 정해진 어떤 방안이나 프로토콜을 따라야 하는 것이 아니라, 환자의 특정 프레젠테이션과 선호도에 맞춘 연구 증거와 임상 경험에 의해 의미 있는 변화를 적절히 모니터링할 수 있는 충분한 재평가와 함께 지도되어야 한다는 제1장에서 논의된 임상추론 원칙을 반영한다. 제1장에서 논하고 추론 질문 2에서 강조한 바와 같이 치료동맹을 강화하고 결과를 최적화하는 이전의 치료와의 진전에 대한 헨리의 우려에 대해 이 사례에서 보여지듯이 '협조적'이 되어야 한다. 여기서 주관절 외측부와 신경구조에서 민감성 징후를 감소시키려는 중요한 목표는 이러한 프리젠테이션 패턴과 관련된 연구에 의해 지원되는 특정 신체적 장애를 목표로 하는 중재와 결합되었다. 신체장애 결과의 관련성(즉, 가중치)을 판단하기 위한 이론적 근거가 자세하게 설명되어 임상가가 고통의 구조적 원인과 직접적인 관련이 있는 부수적인 손상/결과를 분류하거나 혹은 문제의 유지에 기여할 수 있다. 이러한 방법으로 임상결정을 뒷받침하는 근거와 기준을 명확하게 할 수 있는 것은 숙련된 임상추론에 통합된 비판적 사고의 중요한 측면이다. 향후의 연구는 실무(practice)에 대한 이해와 철학(예 치료 선택과 진행)에 어느 정도 변화를 가져올 수 있지만, 이를 위해서는 우선 그 기반이 되는 가정을 포함한 자신의 개별적 추론을 이해하는 것이 필수적이다(Brookfield, 2008; Mezirow, 2012).

방문 6, 22일차 (1 주일 후) Appointment 6, Day 22 (1 Week Later)

헨리는 치료나 가정운동의 진행에 문제가 없다고 보고했다. 그의 컴퓨터 작업시간은 거의 45분으로 늘어났고, 파워 그립 활동 후의 증상은 30분도 안 되어 지속적으로 안정되었다. 그는 아침의 뻣뻣함이 없거나 아주 조금만 있는 것으로 보고했다. 헨리는 또한 그의 팔이 '잠에 빠져드는' 느낌은 양치질이나 팔을 머리 위로 뻗을 때 만큼 빨리 나타나지 않았고 덜 격렬해 보인다고 말했다.

능동적 그리고 수동적 주관절 신전은 거의 완전가동범위의 움직임을 보였다. 수동적 주관절 신전은 여전히 끝 범위에서 뻣뻣했고 가벼운 주관절 외측부 통증을 유발했다.

수동적 신전-내전은 여전히 상당히 뻣뻣했고 더 심한 주관절 외측부 통증을 유발했다. 요골두의 A-P 활주는 약간 뻣뻣했지만 아프지는 않았고, P-A 활주는 특별할 것이 없었다. 강한 그립 압력(주관절 신전 상태에서)이 지속적으로 증가하였고 통증이 덜했다. $ULNT_{RADIAL}$ 은 25도 어깨 외전(왼쪽 45도 어깨 외전)에서 주관절 외측부 통증을 유발했다. 아직 뻣뻣하지만 경추 신전은 65도(초기 검사 시 55도)까지 늘었다. 오른쪽 회전이 70도(초기 검사시 55도)까지 증가했으나 수동적 과압력은 여전히 뻣뻣했고 일부 우측 경추의 불편함을 유발했다. C5에서 C7까지의 우측 편향적인 A-P 압력은 여전히 약간 뻣뻣했고 약간의 오른쪽 하위 경추의 불편함을 유발했다.

치료는 $ULNT_{RADIAL}$ 을 모방한 자세로 C5에서 C7까지의 우측의 편향적인 A-P 압력을 이용한 가동술과 주관절 신전-내전 가동술이 지속되었다. 각각의 기법은 신체 검사 결과에서 독립적으로 개선되었다. 치료가 끝날 때, 능동적과 수동적 주관절 신전은 통증이 없이 완전 가동범위를 가졌다. 수동적 주관절 신전-내전 작용은 현저하게 덜 뻣뻣하고 덜 고통스러웠다. 요골두의 A-P 활주는 특별한 것이 없었다. 강한 그립 압력은 개선되었고 더 이상 고통스럽지 않았다. $ULNT_{RADIAL}$ 은 개선되어 어깨가 35도 정도 외전될 때까지 측명 주관절 통증을 유발하지 않았다.

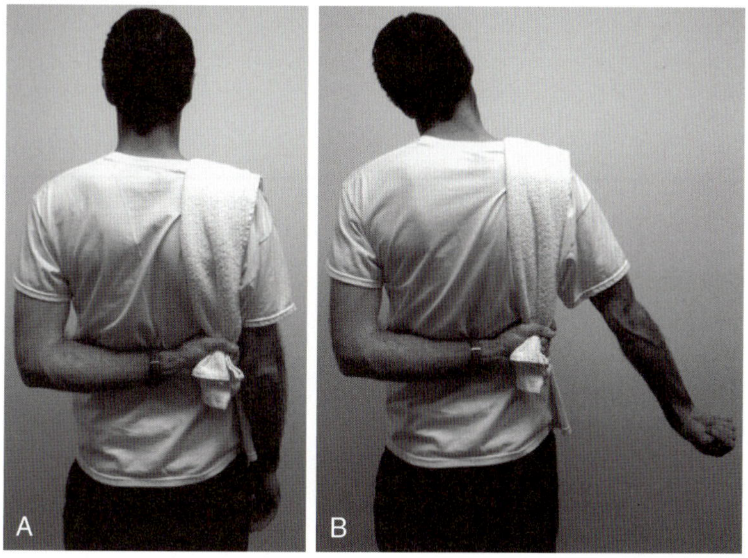

그림 7-7 요골신경의 부드럽고 반복적인 신장(tensile) 하중을 위한 신경활주 운동
(A) 시작 위치 (B) 요골신경 신경역동 검사($ULNT_{RADIAL}$)의 끝 위치를 모방한 마침 자세. 수건은 목과 상지의 능동적인 움직임 동안 어깨의 거상을 방지한다.

헨리는 능동적인 두개경부 굴곡과 주관절 신전-내전 자가운동 훈련을 계속하라는 지시를 받았다. 또한 부드럽고 반복적인 신장(tensile) 하중에 초점을 맞춘 요골신경 활주운동을 수행하도록 요청받았다(Copieters와 Butler, 2008; Wright 등, 2005)[그림 7-7].

요골신경 활주운동이 반복될 때마다 주관절 외측부 통증 유발은 허용되었지만, 즉시 안정되어야 했다.

방문 7, 35일차 (2주 후) Appointment 7, Day 35 (2 Weeks Later)

헨리는 이전 예약 이후나 요골신경의 활주에 대한 가정 운동에 대하여 아무런 문제가 없었다. PSFS 등급은 약속 5~3주 전(Abbott와 Schmitt, 2014; Hefford 등, 2012)에 비해 임상적으로 중요한 기능 향상을 나타냈다[표 7-4]. 컴퓨터 작업은 더 이상 문제가 되지 않았고, 주관절 외측부는 정원 가꾸기에만 피로감을 느끼곤 했다. 짧은 골프채(예 9번 아이언)를 휘두르는 것은 괜찮았지만, 긴 골프채(예 운전자)를 휘두르는 것은 외측 주관절에 가벼운 불편함을 유발했다. 헨리는 이 시점에서 실제로 골프공을 치려고 시도하지는 않았다.

능동적과 수동적 주관절 신전에 눈에 띄는 변화는 없었다. 수동적 주관절 신전-내전은 약간 뻣뻣했고 주관절 외측부에 가벼운 불편함을 유발했다. 강한 그립 압력(주관절 신전 자세에서)은 여전히 약간 줄어들었지만 고통스럽지는 않았다. 손목 신전에 대한 등척성 저항(주관절 신전 자세에)은 약간 약했고 주관절 외측부에 가벼운 불편함을 유발했다. $ULNT_{RADIAL}$ 은 40도 어깨 외전(왼쪽 45도 어깨 외전)이 될 때까지 주관절 외측부의 불편함을 유발하지 않았다.

헨리는 강한 그립을 이용한 손목 신전근의 강화를 추가하여 현재의 가정 운동 프로그램을 계속하라는 지시를 받았다. 손목 신전근 강화운동은 주관절 굴곡 및 신전 위치에서의 원심성 훈련에 초점을 맞췄다(Cullinane 등, 2014). 일단 모든 골프채를 불편함 없이 휘두를 수 있게 되면 점차 골프공 타격을 하라는 격려를 받았다. 헨리는 정규 치료는 끝났지만 그가 불편함 없이 모든 활동에 복귀한 후 2개월 동안 그의 가정 운동 프로그램을 계속하라는 요청을 받았다. 그는 어떤 질문이 있거나 혹은 그가 점진적으로 모든 활동으로 복귀하는 데 어떤 문제가 생겼는지 우리에게 연락하도록 하였다.

표 7-4

7번째 방문에서 환자-특정 기능 척도(PSFS) 점수*

활동	초기 검사 (1일째)	예약 5 (15일째)	예약 7 (35 일째)
컴퓨터	4	7	10
정원가꾸기	4	6	8
골프채 휘두르기	0	2	6
평균	2.7	5.0	8.0

*환자가 지정한 각 활동은 0 (활동을 수행할 수 없음) to 10 (부상 전 수준에서 활동할 수 있음) 까지 등급이 매겨진다.

추론 질문:

8. 헨리가 원심성 강화훈련을 한 근거는 무엇이었습니까?

추론 질문에 대한 답변:

통증이 상당히 줄었음에도 불구하고, 주먹을 세게 쥐거나 손목 신전에 대한 등척성 저항은 여전히 힘 생산에 있어서 결손이 있었기 때문에, 이러한 남은 손상을 해결하는 것이 중요했다. 운동은 힘 생산과 힘줄의 리모델링에 긍정적인 영향을 미친다(Coombes 등, 2015). 국소적인 구조에 있을 수 있는 긍정적인 효과 외에도, 운동은 환자의 통증 경험에 관련된 신경회로에 긍정적인 영향을 미칠 수 있다는 점에 대한 고려가 중요하다. 운동과 기능적 작업을 통한 점진적인 역학적 하중은 환자가 최소한의 통증 없이 이전에 징후가 있었던 활동을 수행하도록 돕는다.

이러한 경험을 통해 환자 신경계의 의식적이고 의식적이지 않은 부분은 이전에 고통스러웠던 부위를 악화시키는 증상 없이 사용할 수 있다는 것을 '학습'할 수 있다(Littlewood 등, 2013; Moseley, 2003). 이 '학습과정'은 환자의 통증 경험에 관련된 신경회로의 민감도를 더욱 감소시킬 수 있다(Littlewood 등, 2013; Moseley, 2003). 궁극적인 메커니즘에 관계 없이, 원심성 운동를 다양한 치료 프로그램에 통합하면 외측상과통증이 있는 환자의 결과가 개선된다(Cullinane 등, 2014).

헨리의 치료에 대해 생각할 때, 처방된 운동은 그립과 손목의 신전에 초점을 맞추었지만 전완의 회내/회외를 다루지는 않는 것에 대한 질문이 제기될 수 있었다.

이러한 움직임이 헨리의 주관절 외측부 증상을 악화시켰기 때문에 전완의 회내/회외의 힘 생산을 좀 더 자세히 평가하는 것이 논리적일 것이다. 우리는 왜 이것이 행해지지 않았는지에 대한 구체적인 설명이 없다. 만약 헨리가 치료를 계속하면서 나아지지 않았다면, 우리는 전완의 회내/회외의 힘 생산에 대한 좀더 자세한 평가를 생각하고 그에 따라 치료를 수정했을 것이다. 다행히 우리가 생략한 것은 헨리의 전반적인 결과에 부정적인 영향을 미치지 않은 것으로 보인다.

임상추론 해설:

관리에 운동을 포함시킨 명확한 근거는 국소적 및 신경조절 메커니즘이 인지된 모든 개선을 뒷받침할 수 있다는 중요한 인식에서 제공된다. 특히 새로운 것은 전완 회내/회외를 통한 힘 생산에 대한 추가 평가가 수행될 수 있었고 추가적인 치료 선택을 제공했을 수 있다는 솔직한 비판적 반영이다. 제1장에서 논의한 바와 같이 전문지식의 발전에 영향을 미치는 주요 요인으로는 비판적 사고, 인지, 지식 조직, 데이터 수집 및 절차적 기술, 환자–치료사와의 치료적 동맹 등이 있다. 비판적 사고와 인식의 본질은 개방적인 자기성찰이다. 전문가들은 많은 것을 알고 있지만, 그들은 또한 자신들이 모르는 것을 인식하고 그들 자신의 성과를 솔직히 비평할 수 있을 만큼 충분히 발달된 인지기술을 가지고 있다.

추적검사(1개월 후) Follow-Up (1 Month Later)

헨리는 마지막 치료 한 달 후에 전화로 연락을 받았다. 그는 정원 가꾸기와 가정 개선 프로젝트 수행 그리고 일주일에 두 번 9홀의 골프를 아무런 제약 없이 하고 있었다. '잠이 드는' 그의 팔의 느낌은 계속 줄어들고 있었다. 그는 다음 달까지 일주일에 두 번 18홀 골프를 치는 것으로 목표를 높이고 싶었고, 이 목표를 달성한 후 2개월 동안 가정 운동 프로그램을 계속할 예정이다.

참고문헌 References

Abbott, J., Schmitt, J., 2014. Minimum important differences for the Patient-Specific Functional Scale, 4 region-specific outcome measures, and the numeric pain rating scale. J. Orthop. Sports Phys. Ther. 44, 560-564.

Arumugam, V., Selvam, S., MacDermid, J., 2014. Radial nerve mobilization reduces lateral elbow pain and provides short-term relief in computer users. Open Orthop. J. 8, 368-371.

Berglund, K., Persson, B., Denison, E., 2008. Prevalence of pain and dysfunction in the cervical and thoracic spine in persons with and without lateral elbow pain. Man. Ther. 13, 295-299.

Bialosky, J., Bishop, M., Price, D., Robinson, M., George, S., 2009. The mechanisms of manual therapy in the treatment of musculoskeletal pain: a comprehensive model. Man. Ther. 14, 531-538.

Bialosky, J.E., Beneciuk, J.M., Bishop, M.D., Coronado, R.A., Penza, C.W., Simon, C.B., et al., 2018. Unraveling the mechanisms of manual therapy: modeling an approach. J. Orthop. Sports Phys. Ther. 48, 8-18.

Brookfield, S., 2008. Clinical reasoning and generic thinking skills. In: Higgs, J., Jones, M., Loftus, S., Christensen, N. (Eds.), Clinical Reasoning in the Health Professions, third ed. Butterworth Heinemann Elsevier., Amsterdam, pp. 65-75.

Butler, D., 2000. The Sensitive Nervous System. NOI Group Publications, Adelaide, Australia.

Chourasia, A., Buhr, K., Rabago, D., Kijowski, R., Lee, K., Ryan, M., et al., 2013. Relationships between biomechanics, tendon pathology, and function in individuals with lateral epicondylosis. J. Orthop. Sports Phys. Ther. 43, 368-378.

Chu, J., Allen, D., Pawlowsky, S., Smoot, B., 2014. Peripheral response to cervical or thoracic spinal manual therapy: an evidence-based review with meta-analysis. J. Man. Manip. Ther. 22, 220-229.

Cleland, J., Flynn, T., Palmer, J., 2005. Incorporation of manual therapy directed at the cervicothoracic spine in patients with lateral epicondylalgia: a pilot clinical trial. J. Man. Manip. Ther. 13, 143-151.

Cook, C., Lawrence, J., Michalak, K., Dhiraprasiddhi, S., Donaldson, M., Petersen, S., et al., 2014. Is there preliminary value to a within- and/or between-session change for determining short-term outcomes of manual therapy on mechanical neck pain? J. Man. Manip. Ther. 22, 173-180.

Cook, C., Showalter, C., Kabbaz, V., O'Halloran, B., 2012. Can a within/between-session change in pain during reassessment predict outcome using manual therapy intervention in patients with mechanical low back pain? Man. Ther. 17, 325-329.

Coombes, B., Bisset, L., Brooks, P., Khan, A., Vicenzino, B., 2013. Effect of corticosteroid injection, physiotherapy, or both on clinical outcomes in patients with unilateral lateral epicondylalgia: a randomized controlled trial. J. Am. Med. Assoc. 309, 461-469.

Coombes, B.K., Lissett, L., Vicenzino, B., 2015. Management of lateral elbow tendinopathy: one size does not fit all. J. Orthop. Sports Phys. Ther. 45, 938-949.

Coombes, B., Bisset, L., Vicenzino, B., 2014. Bilateral cervical dysfunction in patients with unilateral lateral epicondylalgia without concomitant cervical or upper limb symptoms: a cross-sectional case-control study. J. Manipulative Physiol. Ther. 37, 79-86.

Coppieters, M., 2006. Shoulder restraints as a potential cause for stretch neuropathies: biomechanical support for the impact of shoulder girdle depression and arm abduction on nerve strain. Anesthesiology 104, 1351-1352.

Coppieters, M., Butler, D., 2008. Do 'sliders' slide and 'tensioners' tension? An analysis of neurodynamic techniques and considerations regarding their application. Man. Ther. 13, 213-221.

Cullinane, F., Boocock, M., Trevelyan, F., 2014. Is eccentric exercise an effective treatment for lateral epicondylitis? A systematic review. Clin. Rehabil. 28, 3-19.

Cyriax, J., 1982. Textbook of Orthopaedic Medicine, vol. 1: Diagnosis of Soft Tissue Lesions. Bailliere Tindall, London.

De Smet, L., Fabry, G., 1996. Grip strength in patients with tennis elbow. Influence of elbow position. Acta Orthop. Belg. 62, 26-29.

Dorf, E., Chhabra, A., Golish, S., McGinty, J., Pannunzio, M., 2007. Effect of elbow position on grip strength in the evaluation of lateral epicondylitis. J. Hand Surg. Am. 32A, 882-886.

Ekstrom, R., Holden, K., 2002. Examination of and intervention for a patient with chronic lateral elbow pain with signs of nerve entrapment. Phys. Ther. 82, 1077-1086.

Elvey, R., 1986. Treatment of arm pain associated with abnormal brachial plexus tension. Aust. J. Physiother. 32, 225-230.

Elvey, R., 1997. Physical evaluation of the peripheral nervous system in disorders of pain and dysfunction. J. Hand Ther. 10, 122-129.

Finnerup, N.B., Haroutounian, S., Kamerman, P., Baron, R., Bennett, D.L., Bouhassira, D., et al., 2016. Neuropathic pain: an updated grading system for research and practice. Pain 157, 1599-1606.

Garrison, J., Shanley, E., Thigpen, C., Hegedus, E., Cook, C., 2011. Between-session changes predict overall perception of improvement but not functional improvement in patients with shoulder impingement syndrome seen for physical therapy: an observational study. Physiother. Theory Pract. 27, 137-145.

Gifford, L., Butler, D., 1997. The integration of pain sciences into clinical practice. J. Hand Ther. 10, 86-95.

Hahne, A., Keating, J., Wilson, S., 2004. Do within-session changes in pain intensity and range of motion predict between-session changes in patients with low back pain? Aust. J. Physiother. 50, 17-23.

Hall, A., Ferreira, P., Maher, C., Latimer, J., Ferreira, M., 2010. The influence of the therapist-patient relationship on treatment outcome in physical rehabilitation: a systematic review. Phys. Ther. 90, 1099-1110.

Hefford, C., Abbott, J., Arnold, R., Baxter, G., 2012. The Patient-Specific Functional Scale: validity, reliability, and responsiveness in patients with upper extremity musculoskeletal problems. J. Orthop. Sports Phys. Ther. 42, 56-65.

Hengeveld, E., Banks, K. (Eds.), 2014. Maitland's Vertebral Manipulation, eighth ed. Churchill Livingstone, Edinburgh.

Hoogvliet, P., Randsdorp, M., Dingemanse, R., Koes, B., Huisstede, B., 2013. Does effectiveness of exercise therapy and mobilisation techniques offer guidance for the treatment of lateral and medial epicondylitis? A systematic review. Br. J. Sports Med. 47, 1112-1119.

Hyland, S., Nitschke, J., Matyas, T., 1990. The extension-adduction test in chronic tennis elbow: soft tissue components and joint biomechanics. Aust. J. Physiother. 36, 147-153.

Kaltenborn, F., Evjenth, O., Hinsen, W., 1980. Mobilization of the Extremity Joints: Examination and Basic Treatment Techniques. Olaf Norlis Bokhandel, Oslo.

Littlewood, C., Malliaras, P., Bateman, M., Stace, R., May, S., Walters, S., 2013. The central nervous system - an additional consideration in 'rotator cuff tendinopathy' and a potential basis for understanding response to loaded therapeutic exercise. Man. Ther. 18, 468-472.

Lucado, A.M., Dale, R.B., Vincent, J., Day, J.M., 2018. Do joint mobilizations assist in the recovery of lateral elbow tendinopathy? A systematic review and meta-analysis. J. Hand Ther. In Press: doi:10.1016/j.jht.2018.01.010.

Maitland, G., 1982. Palpation examination of the posterior cervical spine: the ideal, average and abnormal. Aust. J. Physiother. 28, 3-12.

Maitland, G., 1986. Vertebral Manipulation. Butterworths, London.

Maitland, G., 1991. Peripheral Manipulation. Butterworth-Heinemann, London.

Mezirow, J., 2012. Learning to think like an adult. Core concepts in transformative theory. In: Taylor, E., Cranton, P. (Eds.), The Handbook of Transformative Learning, Theory, Research, and Practice. Jossey-Bass., San Francisco, pp. 73-95.

Moseley, G., 2003. A pain neuromatrix approach to patients with chronic pain. Man. Ther. 8, 130-140.

Mulligan, B., 1999. Manual Therapy: "NAGS", "SNAGS", "MWMS" etc. Plane View Services, Ltd, Wellington, New Zealand.

Nee, R., Butler, D., 2006. Management of peripheral neuropathic pain: integrating neurobiology, neurodynamics, and clinical evidence. Phys. Ther. Sport 7, 36-49.

Nee, R., Jull, G., Vicenzino, B., Coppieters, M., 2012. The validity of upper-limb neurodynamic tests for detecting peripheral neuropathic pain. J. Orthop. Sports Phys. Ther. 42, 413-424.

O'Keefe, M., Cullinane, P., Hurley, J., Leahy, I., Bunzli, S., O'Sullivan, P.B., et al., 2016. What influences patient-therapist interactions in musculoskeletal physical therapy? Qualitative systematic review and meta-synthesis. Phys. Ther. 96, 609-622.

Peersman, W., Rooms, T., Bracke, N., Van Waelvelde, H., De Maeseneer, J., Cambier, D., 2013. Patients' priorities regarding outpatient physiotherapy care: a qualitative and quantitative study. Man. Ther. 18, 155-164.

Pinto, R., Ferreira, M., Oliveira, V., Franco, M., Adams, R., Maher, C., et al., 2012. Patient-centred communication is associated with positive therapeutic alliance: a systematic review. J. Physiother. 58, 77-87.

Rees, J., Stride, M., Scott, A., 2014. Tendons - time to revisit inflammation. Br. J. Sports Med. 48, 1553-1557.

Schmid, A., Brunner, F., Wright, A., Bachmann, L., 2008. Paradigm shift in manual therapy? Evidence for a central nervous system component in the response to passive cervical joint mobilisation. Man. Ther. 13, 387-396.

Scott, A., Docking, S., Vicenzino, B., Alfredson, H., Murphy, R., Carr, A., et al., 2013. Sports and exercise-related tendinopathies: a review of selected topical issues by participants of the second International Scientific Tendinopathy Symposium (ISTS) Vancouver 2012. Br. J. Sports Med. 47, 536-544.

Smart, K., Blake, C., Staines, A., Doody, C., 2010. Clinical indicators of 'nociceptive', 'peripheral neuropathic' and 'central' mechanisms of musculoskeletal pain. A Delphi survey of expert clinicians. Man. Ther. 15, 80-87.
Stenner, R., Palmer, S., Hammond, R., 2018. What matters most to people in musculoskeletal physiotherapy consultations? A qualitative study. Musculoskelet Sci. Pract. 35, 84-89.
Sterling, M., 2014. Physiotherapy management of whiplash-associated disorders (WAD). Physiotherapy 60, 5-12.
Sterling, M., Treleaven, J., Jull, G., 2002. Responses to a clinical test of mechanical provocation of nerve tissue in whiplash associated disorder. Man. Ther. 7, 89-94.
Stratford, P., Gill, C., Westaway, M., Binkley, J., 1995. Assessing disability and change on individual patients: a report of a patient specific measure. Physiother. Can. 47, 258-263.
Treede, R., Jensen, T., Campbell, J., Cruccu, G., Dostrovsky, J., Griffin, J., et al., 2008. Neuropathic pain: redefinition and a grading system for clinical and research purposes. Neurology 70, 1630-1635.
Trott, C., Aguila, M., Leaver, A., 2014. The clinical significance of immediate symptom response to manual therapy treatment for neck pain: observational secondary data analysis of a randomized trial. Man. Ther. 19, 549-554.
Tuttle, N., 2005. Do changes within a manual therapy treatment session predict between-session changes for patients with cervical spine pain? Aust. J. Physiother. 51, 43-48.
Tuttle, N., 2009. Is it reasonable to use an individual patient's progress after treatment as a guide to ongoing clinical reasoning? J. Manipulative Physiol. Ther. 32, 396-403.
Tuttle, N., Laakso, L., Barrett, R., 2006. Change in impairments in the first two treatments predicts outcome in impairments, but not in activity limitations, in subacute neck pain: an observational study. Aust. J. Physiother. 52, 281-285.
Vicenzino, B., Collins, D., Benson, H., Wright, A., 1998. An investigation of the interrelationship between manipulative therapy-induced hypoalgesia and sympathoexcitation. J. Manipulative Physiol. Ther. 21, 448-453.
Vicenzino, B., Collins, D., Wright, A., 1996. The initial effects of a cervical spine manipulative physiotherapy treatment on the pain and dysfunction of lateral epicondylalgia. Pain 68, 69-74.
Waugh, E., Jaglal, S., Davis, A., Tomlinson, G., Verrier, M., 2004. Factors associated with prognosis of lateral epicondylitis after 8 weeks of physical therapy. Arch. Phys. Med. Rehabil. 85, 308-318.
Wright, A., 1995. Hypoalgesia post-manipulative therapy: a review of a potential neurophysiological mechanism. Man. Ther. 1, 11-16.
Wright, T., Glowczewskie, F., Cowin, D., Wheeler, D., 2005. Radial nerve excursion and strain at the elbow and wrist associated with upper-extremity motion. J. Hand Surg. Am. 30A, 990-996.
Yaxley, G., Jull, G., 1993. Adverse tension in the neural system: a preliminary study of tennis elbow. Aust. J. Physiother. 39, 15-22.

비특이성 요통: 관리접근법으로서의 도수교정

8

Nonspecific Low Back Pain: Manipulation as the Approach to Management

Timothy W. Flynn • Bill Egan • Darren A. Rivett • Mark A. Jones / 김영민

환자 병력 Patient History

데이브(Dave)는 배관공으로서 자영업을 하는 46세 남자이다. 그는 요통에 도움을 받기 위해 우리의 클리닉을 방문했다. 그는 최초 평가 8일 전 통증이 발생하였다고 하였다. 그의 증상은 최근의 폭풍우에 따른 덤불과 나무들을 치우기 위하여 정원에서 무거운 가지와 둥치들을 들어올리고 운반하고 체인 톱을 사용한 직후에 시작되었다. 데이브는 이 일을 하는 중에 허리의 아픔과 피로를 느꼈다. 그러나 그는 배관공이라는 직업상 이런 통증은 일상적인 것이었기 때문에 개의치 않았다. 그러나 다음날 잠에서 깨어 침대에서 일어나면서 그는 날카로운 요통, 근경직 그리고 움직임에 어려움을 경험하고, 자신이 '구부정하게' 서 있는 것처럼 느꼈다. 그는 그날은 일을 하지 않았고 처방전 없이 살 수 있는 이부프로펜(400mg 하루에 4~5번)을 먹기 시작하였다. 그때 이후로 그의 증상은 좋아지거나 나빠지지 않고 안정적으로 유지되고 있었다.

데이브의 현재 주된 불만은 신체도표에서와 같이 오른쪽 허리와 엉덩이 통증이었다[그림 8-1]. 그는 통증의 숫자 등급이 평균 5/10이고, 가장 좋을 때 3/10이고 가장 나쁠 때 7/10이라고 하였다(Childs 등, 2005). 그의 증상은 10분 이상 앉아 있기, 15분 이상 서 있기, 침대나 차에서 내릴 때 앉은자세에서 일어서기, 침대에서 돌아 눕기를 할 때 악화되었다. 그는 10분 이상 앉아 있거나 운전을 할 때 또는 아침에 잠에서 깨어 바로 설 수 있으려면 1~2분이 걸린다고 하였다. 그의 허리는 일반적으로 움직일 때, 그리고 그의 증상을 완화하기 위하여 자주 자세를 바꿀 때 가장 편안하게 느꼈다. 그의 증상은 무릎을 구부린 자세로 바로 누울 때(crook lying) 덜하였다. 그는 하루 24시간 통틀어서, 일어나서 처음 30분 동안 그의 등이 대체로 뻣뻣하고 아프며, 그의 증상은 활동에 따라서 온종일 변화한다고 말하였다. 밤에 침대에서 돌아 눕는 동안 통증이 느껴지기 때문에 그는 수면에 약간 방해를 받았다.

데이브는 다리로 방사되는 통증이나 무감각과 따끔따끔함은 부정하였다. 의학 검사 양식과 후속 질문에서 그는 최근의 체중 감소, 야간 통증, 열이나 오한, 장이나 방광 부전, 복부 통증이나 위장관 증상, 암의 병력이나 짧은 호흡은 없다고 하였다. 그의 의학적 병력은 고콜레스테롤 때문에 리피터(콜레스테롤 억제제)를 복용하는 것을 제외하고는 특별한 것이 없었다. 그는 류머티스 질병의 가족력은 부인하였으나 그의 아버지가 55세에 심근경색증으로 관상동맥우회술을 받은 심장 질병의 병력이 있었다. 데이브는 지난 10년간 1년에 약 2번 발생하는 간헐적인 요통의 사건을 경험하였다. 그 증상은 전형적으로 1~2주 내에 저절로 가라앉았으며 이전에는 요통으로 병원을 찾은 적이 없었다. 현재의 사건에서 그의 통증은 이전의 어떤 경우보다 더 심하였고 자세 편위와 '구부정한(crooked)' 느낌의 감

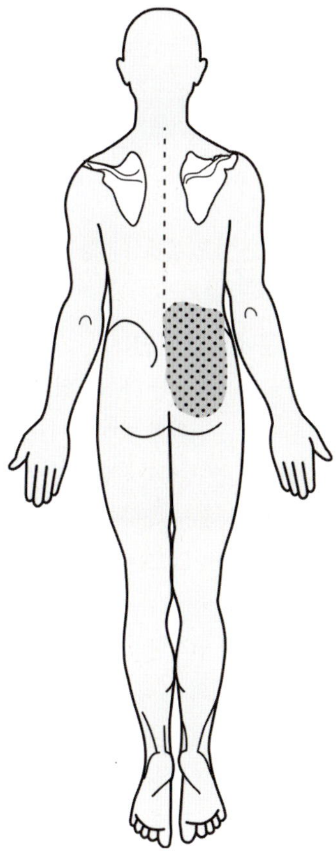

그림 8-1 신체도표

각을 경험하는 것은 처음이었다.

데이비브는 광역시 지역의 교외에 부인과 2명의 취학 연령의 아이들과 살았다. 그는 직업학교를 마치고 배관공으로 고용되어 왔고 현재는 주거용 배관공사를 하는 자기 자신의 사업을 운영하고 있었다. 그의 부인은 사업운영을 도왔다. 그의 직업은 신체적 부담이 크고 스트레스가 많았다. 그러나 그는 일반적으로 그의 일을 즐겼다. 그는 아침에 매우 일찍 일을 시작하였고 하루에 12시간까지 일하는 기간도 있었다. 여가시간에 데이브는 아들의 유소년 축구팀을 지도하였고 이 시간을 좋아했다. 그는 일 외에는 운동을 하지 않았고 그의 일이 손 도구 사용하기, 운반하기, 구부리기 그리고 오랜 시간 불편한 자세에서 일하기를 포함하여 그에게 상당한 양의 신체적 활동을 제공한다고 하였다. 데이브는 담배를 피우지 않았고 주말에 사교적으로 술을 마셨다.

그의 요통의 원인이 무엇이라고 생각하는지 물었을 때, 데이브는 마당에서 일하는 동안 '뭔가 안간힘을 썼다'고 생각한다고 하였다. 그는 몇 년 동안 배관공 생활을 하다 보니 등이 '마모(wear와 tear)'되었을지도 모른다고 우려를 나타냈다. 그는 같은 직종에서 일하는 친구들 중 만성적인 요통으로 의학적 중재가 필요했던 친구들이 있었다고 하였다. 그는 다시 일할 수 있을지에 대해 약간의 걱정을 했다. 직업 특성상, 데이브는 현재 수준의 요통을 경험하는 동안 모든 그의 직업 관련 활동을 수행하기가 매우 어렵다고 생각하였다. 그는 '무슨 일이 일어나고 있는지 그리고 자신의 디스크가 미끄러지지 않았는지' 알기 위하여 자기공명영상(MRI)를 찍어야 하는지 물었다. 데이브는 친구의 추천에 근거하여 우리 시설에서 물리치료 서비스를 보았기 때문에 무엇을 기대해야 할지 확신하지 못하였다. 그는 이전에 물리치료를 받아본 적이 없지만 아마 '약간의 신장 운동'이 자신의 요통에 도움이 될지 모른다고 하였다. 일반적으로, 그는 좋아질 것이라는 것에 낙관적이었으나 미래에 그의 직업으로 그의 허리에 계속된 손상과 잠재적 '훼손(damage)'에 대하여 걱정하였다. 그의 목표는 모든 그의 필수적인 작업활동으로 돌아가며 추가적인 손상을 예방하기 위하여 '그의 허리를 강화하는 것'이었다. 처음 취득한 정보 중 하나로서, 데이브는 수정된 오스웨스트리 장애지수(Modified Oswestry Disability Index : ODI)(Fritz와 Irrgang, 2001)와 공포 회피 반응 질문지(Waddell 등, 1993)를 작성하였다. 그는 ODI 점수에서 22/50, 또는 44%로 중등도 수준의 감지된 장애를 나타냈다. 이 점수는 급성 요통의 물리치료 외래환자에서 전형적으로 나타난다. 공포 회피 반응 질문지(Fear Avoidance Beliefs Questionnaire; FAB-Q)는 작업과 신체적 활동과 관련된 공포-회피 반응을 측정하는 것으로 일과 신체적 활동 두 가지 하부 척도로 이루어져 있다. 데이브는 일(work)의 하부 척도에서 14/42점을, 그리고 신체적 활동(physical activity) 하부 척도에서 6/24점을 나타냄으로써 요통과 관련하여 낮은 수준의 공포-회피 믿음을 나타냈다.

추론 질문:

1. 당신은 이 단계에서 가능한 증상의 원천에 관한 가설의 범위를 요약할 수 있는가? 당신은 주관적 검사에 따라 드러난 패턴을 인지하였는가?

추론 질문에 대한 답변:

데이브와 같은 요통 환자를 위하여 고려하고 제외할 첫 번째 가설은 요통의 더 해롭거나 심각한 원인이다. 최근의 연구는 암이나 골절과 같은 심각한 병리의 지표가 되는 소위 '요통 위험신호(red flag)'의 타당성에 의문을 제기하였다(Downie 등, 2013). 임상가로서, 연구에 의해 알려진, 우리는 심각한 병리의 잠재적 존재를 입증하기 위한 후속질문으로 건강병력 판별질문지(health history screening questionnaire)를 추천하고 사용한다. 데이브의 사례에서, 다음에 근거하여 어떠한 잠재적 심각한 병리의 표시도 없었다: (1) 그는 50세보다 젊었다. (2) 그는 요통의 원인으로서 심각한 병리가 되기 쉬운 중요한 개인이나 가족력을 보고하지 않았다. (3) 그는 자세에 따라 변화되지 않는 지속적 통증, 지속된 아침 경직, 야간 통증, 체중 감소 또는 장이나 방광 기능의 변화와 같은 심각한 병리를 나타낼 수 있는 증상이 없다고 하였다. 비록 병력/면담 후 심각한 병리의 가능성이 멀어 보여도, 우리는 신체 검사와 그 후의 치료 전체에서 여전히 그것을 심사숙고할 것이었다. 예를 들어, 만일 데이브의 검사가 우리가 전형적으로 예상했던 것과 일치하지 않았다면, 만일 그가 예상한 대로 치료에 반응하지 않았거나, 그의 상태가 시간이 흐르면서 변화하였다면, 우리는 더 심각한 병리의 가능성을 재고하였을 것이다. 일단 우리가 심각한 병리를 고려한다면, 고려해야 할 다음 상태는 요추신경근 병리에 대하여 평가하는 것이다. 그는 그 당시 어떠한 하지 증상도 없다고 하였다. 그가 요부 신경근병을 가지고있다고 나타나지 않았으나 나중에 전형적인 신경근 증상의 명백한 감지나 보고 없이 신경근병이 발생하거나 존재할 가능성이 있다.

그러므로 데이브를 위한 신체검사는 신경근병의 존재를 평가하기 위한 하분절 신경학적 검사와 수동적 하지직거상검사로 이루어졌다. 일단 심각한 병리와 특정 신경근장애가 고려되면 남아 있는 허리장애는 환자의 허리통증에 대해 쉽게 식별할 수 있는 병리가 없다는 것을 나타내는 비특이성이라고 말한다. 이 그룹의 환자들을 하위분류하는 다양한 방법이 있으며, 임상가로서 우리는 급성 요통을 가진 데이브와 같은 환자를 위하여 치료를 기반으로 하는 분류(treatment-based classification, TBC)(Alrwaily 등, 2016)[표 8-1] 계획을 고려할 것이다. TBC를 사용하면, Dave는 요통의 최근 발생(<16일)과 무릎 아래로 방사하는 증상의 부인으로 도수치료 그룹에 적합할 것이다. 그는 또한 방향성 선호를 보인다면 특정한 운동 범주에 적합할 수 있다. 허리 외부로부터 증상의 원인에 대한 다른 가능성은 고관절과 관련된 연부조직과 골반대를 포함한다. 그의 증상의 갑작스러운 발생, 그의 증상의 패턴과 위치 그리고 악화와 완화 요인은 증상의 원인으로 고관절이 연루되지 않은 듯 하였다.

그러나 검사의 부분으로서, 고관절의 자극으로 증상이 발생하는지 또는 가동성, 근 길이, 근력, 또는 운동 조절 손상과 같은 관련된 움직임 손상이 있는지 판단하기 위하여 우리는 데이브의 고관절을 검사할 것이다. 그의 연령과 성별로 볼 때, 데이브에서 골반대 통증은 원격부위 발생의 가능성이 있다. 그러므로 요추의 평가가 그의 증상을 재현하지 않는다면 우리는 증상의 가능한 근원으로 그 부위를 탐색하기 위하여 골반대 통증 유발 검사를 다음으로 고려할 것이다.

추론 질문:

2. '통증 형태'(통증수용성, 신경병증성, 유해가소성)에 대한 당신의 가설은 무엇인가? 데이브가 질문지에서 성취한 점수가 당신의 가설에 영향을 주었는가?

추론 질문에 대한 답변:

데이브는 말초 통증수용기성 통증기전을 나타내는 듯하였다(Smart 등, 2011). 그는 급성이고, 상대적으로 국소 통증이며, 역학적 패턴을 나타내는 악화와 완화 요인을 포함하는 증상의 행동을 보이고 있었다. 이전에 기술한 바와 같이, 잠재적인 요부 신경근병 발달의 가능성이 있었다. 그 경우에는 우세한 기전이 말초신경근병일 것이다. 우세한 유해가소성 통증 형태(nociplastic pain type)는 존재하지 않았다. 그의 증상은 넓게 퍼지지 않았고 그것들은 역학적 패턴을 따랐으며 그는 중심 통증 패턴의 우세를 제안하는 추가적인 증상(추가적인 통증 부위, 위장관(GI) 통증, 두통)이나 동반이환 상태의 보고가 없었다. 그의 42점의 ODI 점수는 급성 요통(LBP)을 가진 환자에 전형적이다; 훨씬 높은 점수는 상당한 심리사회적 고통 또는 더 우세한 중심 통증기전을 나타내는 것일 수 있다. 그의 FAB-Q 점수는 일과 신체적 활동에 낮은 두려움 회피를 나타나내는 것으로, 말초 유해수용기성 통증 패턴을 지지하며 부적응성 믿음이 아주 적은 것을 암시하는 것이었다.

추론 질문:

3. 물리치료사와 접촉이 부족했던 것은 어떠했는가, 그의 손상에 대한 데이브의 믿음과 만성 통증으로 발전되었던 친구에 대한 그의 선호는 이 단계에서 당신의 임상추론에 영향을 미치는가?

표 8-1

요통(LBP) 치료에 기초한 분류를 사용한 의사결정

의학적 관리가 필요한 요통 '위험신호'의 고려	환자는 위험신호, 상당한 혼수상태 또는 심각한 병리 징후 등이 없음
심리사회적 위험 프로필의 고려	환자는 심리사회적 위험요소가 아주 적게 나타남
요통장애의 단계	환자는 증상 조절에 초점을 둔 1단계 관리전략을 처음 시사하는 급성 발병, 중등도 통증 및 장애를 나타냄
1단계 중재	환자는 척추 도수교정의 적응증을 나타냄. 처음에 명백한 방향 선호도는 존재하지 않으나 도수교정 후 나타난다.
도수교정 • 통증 <16일 • 무릎 아래로 증상이 없음 • 요추 도수교정 과정 및 가동성 운동	특수 운동: • 명백한 요추 방향 선호도(directional preference)가 존재함 • 방향 선호도와 일치하는 신전, 굴곡 또는 측방-활주 운동

추론 질문에 대한 답변:

요통에 대한 개인적 믿음은 친구, 가족, 동료, 대중매체, 그리고 이전에 접촉한 의료제공자에 의해 형성된다. 데이브의 경우에, 그의 믿음은 LBP을 가진 전형적인 환자 양상과 다르지 않았다. 환자들은 종종 자신의 현재 요통의 심각성뿐 아니라 미래가 어떻게 될지를 염려한다. 육체노동을 요구하는 산업에서 산업체 소유자이며 일차적 직원으로서 데이브는 그의 건강과 경제적 생계를 걱정하였다. 이 점에서 우리의 임상추론은 우리가 데이브에게 철저한 검사를 제공해야 하며, 검사소견을 설명하기에 시간이 충분히 제공하고, 또한 그의 현재 상태와 그의 예후를 그와 논의하는 데 시간을 할애해야 한다. 목표는 그가 현재 사건으로부터 회복될 것이라는 확신을 주고, 그를 가능한 한 빨리 그의 활동에 복귀시키며, 데이브가 향후 급성 요통의 재발 위험을 줄이는 것을 돕기 위한 전략을 짜는 것이었다. 그의 회복에 대한 긍정적인 전망을 촉진하기 위하여 현재의 증상을 빠르게 줄이는데 도움이 되는 관리전략을 찾는 것도 중요하였다.

임상추론 해설:

'증상의 원인'에 관한 임상추론은 환자 면담에서 광범위한 건강상태 판별과 후속 질문의 조합을 통하여 알아낸 해로운 원인을 최초로 고려하는 부상자 분류 접근법에 따른다. 제1장에서 논한 것과 같이, 다른 증상들, 건강 동시이환 그리고 다른 잠재적 악화와 완화 요인들의 선별은 환자가 자발적으로 제공하지 않을 수 있는 관련 정보를 놓치는 기회를 최소화하기 위한 중요한 전략이다. 가설 중심 추론의 틀에 따라, 비록 평가의 이 단계에서 해로운 병리가 지지되지 않았으나, 이것은 신체검사 소견과 치료에 대한 반응의 분석을 통하여 더 '검사'될 것이다. 유사하게, 데이브의 증상에서 요추신경근 원인은 표출된 특성에 의해 지지되지 않으나 신체검사에서 더 검사될 것이다. 마지막으로, 비특이성 하부 요추 근원을 지금까지 지지한 임상 패턴과 함께, 체성의 허리, 고관절 그리고 골반대 근원으로 고려할 것이다. TBC 체계는 검사를 통해 확인된 손상의 분류를 촉진한다. 이것은 병리와 손상을 기반으로 한 추론의 균형에 대해 찬성론을 편 제1장에서 제안된 추론의 틀과 일치한다. 비록 분류체계가 구조화된 평가와 추론을 지원하지만, 환자들은 항상 지정된 상자에 맞지 않으며, 최초의 분류 가설들은 시간 경과에 따른 지속적인 재평가(즉, 추론)의 중요성을 강조하여 변경될 필요가 있을 수 있다.

통증수용기 우세 통증 형태의 임상 패턴이 인식되었다. 비록 FAB−Q를 통해 걸러진 공포 회피가 낮게 판단되었고, 데이브의 믿음이 부적응성이 아닌 것으로 고려되지만, 추론 질문 3에 대한 답은 그들의 개인적인 환경의 더 넓은 맥락 내에서 환자의 믿음(제1장에서 논의 한 '환자의 기대' 가설 범주의 요소)에 대한 분석의 중요성을 보여준다. 즉, 문제에 대한 이해와 미래에 대한 걱정과 같은 믿음은 적응성 vs 부적응성으로 스스로 규범적으로(운동의 범위나 힘과 같이) 판단할 수 없으며, 증상 행동과 환자 행동과의 관계(예 대처전략)와 관련하여 더 깊이 탐구할 필요가 있다. 여기에서 보는 바와 같이 믿음이 타당하다고(즉, 부적응성이 아님) 판단될 때에도 관리 내에 교육과 안심시키기를 통하여 그것을 다루는 것은 여전히 중요하다.

신체검사 Physical Examination

관찰과 기능적 검사 Observations and Functional Examination

의자에서 일어나고 대기실에서부터 다시 걷는 동안, 데이브는 진통 자세와 운동 패턴을 나타냈다. 그는 그의 체중을 왼쪽으로 치우쳐 앉았고 체중이 왼쪽으로 편위되면서 일어섰다. 그의 보행은 몸통의 회전이 감소되고 걸음거리가 양쪽으로 감소된 보호성 보행을 하였다. 데이브는 어깨가 골반에 대하여 왼쪽으로 편위되어 중등도의 좌측 편위된 선 자세를 취하였다. 옷을 벗는 동안 그는 유사한 보호성 움직임 패턴을 나타냈고, 의자에 앉아서 매우 천천히 조심스럽게 신발을 벗었다.

선 자세에서 요추 능동 가동범위 Standing Lumbar Active Range of Motion

요추 운동의 능동범위검사에서 데이브는 기초선 증상이 3/10이고 증상 부위는 오른쪽 요추 하부와 엉덩이 부위라고 하였다. 그의 상태가 중등도의 민감성이라고 생각되기 때문에, 데이브에게 통증의 첫 번째 시작 지점까지만 구부리라고 하였다. 요부 동작은 T12 위에 단일 경사계를 올려놓고 측정하였다.

- 선 자세 굴곡: 전방굴곡 40도. 데이브의 체간이 약간 왼쪽으로 편위되었고, 그는 위치의 변화 없이 증상의 강도가 6/10으로 증가되었다고 하였다.
- 신전: 10도, 위치 변화 없이 통증이 6/10으로 증가
- 좌측굴곡: 30도, 증상 변화 없음
- 우측굴곡: 5도, 위치 변화 없이 통증이 6/10으로 증가
- 우측–활주: 중등도 제한, 위치 변화 없이 통증이 6/10으로 증가. 우측–활주 반복은 증상이 더 증가하고 움직임은 향상되지 않음
- 좌측–활주: 완전, 증상 변화 없음

앉은자세 Sitting

도수근력검사, 반사와 가벼운 촉각 감각을 포함한 하부 사분위 신경학적 검사를 수행하였다. 이것은 신경학적 결손을 나타내지 않았다.

바로누운자세 Supine

바로누운자세에서 수동적 하지직거상검사는 양쪽이 70도로 슬괵근에 당기는 느낌이 있다고 하였다.

바로누운자세에서 수동적 고관절 가동성 검사는 양쪽으로 굴곡/내전에서 통증이 없이 저항이 증가하였다. 고관절의 수동적 굴곡, 외전, 외회전(FABER)은 양쪽으로 통증이 없이 완전 운동을 나타냈다.

엎드린자세 Prone

엎드린자세에서 중심과 편측 후–전방 수동적 가동성 검사는 L4와 L5 위에 중심과 우측 PAs를 하는 동안 6/10으로 일치하는 통증수준을 나타냈다. 이들 레벨에서 증가된 저항이 보임으로서 이들 분절은 과소운동성으로 평가되었다.

추론 질문:

4. 신체검사의 소견이 '통증 형태'와 '증상의 근원'을 예상한 당신의 초기 생각을 지지하는가?

추론 질문에 대한 답변:

그렇다. 그의 검사는 심각한 병리의 증상이나 징후 또는 요부 신경근병이 없는 역학적 요통과 일치하였다. 우세한 통증기전은 요추 운동과 촉진으로 재현될 수 있는 증상의 별개 위치가 주어진 말초 통증수용기성으로 나타났다.

추론 질문:

5. 당신은 하지직거상을 평가하였다. 당신은 이 검사의 수행으로 어떤 정보를 얻을 생각이었는지 설명할 수 있는가?

추론 질문에 대한 답변:

우리는 잠재적인 요부 신경근병을 '제외'시킬 방법으로 신경조직 민감성를 평가하기 위하여 수동적 하지직거상검사를 사용한다. 비록 일부 연구가 연구에 사용된 기준 표준에 따라 민감성보다 더 특이적으로 보고하지만(Scaia 등, 2012), 이 검사는 요추 디스크 탈출에 의한 요부 신경근병에 민감한 것으로 보고되었다. 수동적 하지직거상은 요추 디스크 탈출로 인한 신경근병에 대한 민감성 있는 검사라는 것을 전제로 하여, 수동적 하지직거상검사가 '음성'이면, 임상가는 더 자신 있게 신경근병을 '제외'할 수 있다. 음성 수동 하지직거상검사, 하지 증상의 부재 그리고 정상의 하부 사분위 신경학적 검사 모두 현재 데이브에게 요부 신경근병이 존재하지 않는다는 것을 시사한다.

추론 질문:

6. 최초 치료 선택에서의 당신의 생각과 나중에 도달한 최종 진단까지 당신의 추론과정을 기술할 수 있는가?

표 8-2

요추 도수교정 임상 예측 규칙

1. 요통의 발병 <16일 전*
2. 환자가 무릎 아래로 증상이 없다고 함*
3. 임상가는 중앙 전후방(PA) 검사에서 적어도 한 개의 요추 레벨을 과소운동성으로 판단함
4. 공포 회피 반응 질문지(신체 활동 하부cjr도) 점수 <19
5. 환자는 적어도 한 쪽 고관절 내회전이 35도 이상이 됨

4–5개의 요소가 있을 경우, 도수교정과 운동으로 성공적인 결과를 얻으려면 13.2의 +LR을 사용한다.

*두 요소 규칙: 처음 두 요소가 있는 경우, 도수교정과 운동으로 성공적인 결과를 얻으려면 7.2의 +LR을 사용한다.

추론 질문에 대한 답변:

검사 중에 데이브의 제한된 오른쪽 체중 지지와 왼쪽으로의 편위로 우리는 고관절 병리의 가능성을 고려하였다. 그의 병력과 나이에 근거하여, 골관절염이나 대퇴비구 충돌 또는 관절순 병리와 같은 비관절염성 관절 내 병리 등의 관절 병리 같지는 않았다. 이것은 FABER와 굴곡 내전 내회전(FADIR) 복합운동을 포함한 수동적 고관절 가동검사로 증상 재연이 부족하므로 적합하지 않았다. 골반대나 천장관절 통증 또한 고려하였다. 그러나 우리의 견해로, 환자의 증상이 요추의 움직임과 자극으로 재연된다면, 골반대 통증은 가능성이 훨씬 적으며, 골반대 통증 유발검사의 수행은 요추와 골반대 관절 사이의 흔한 통증–전이 패턴으로 주어지는 거짓–양성 검사로 유도될 잠재성이 있다. 소급해서 반영하여, 우리는 하부 흉추 또는 흉요추 연결부를 증상의 원인으로 고려할 수 있었다. 더 전형적인 하부 요추 손상보다 덜 일반적이지만, 하부 흉추와 흉요추 연결부가 장골능과 둔부로 전이된 역학적 통증수용기성 통증의 원인일 수 있다(Maigne, 1980).

데이브는 급성, 비특이성 역학적 요통장애를 가지고 있는 것으로 평가되었다. 심각한 병리는 위험신호가 없는, 평범한 의학적 병력과 선별검사 그리고 정상적인 신경학적 검사로 제외되었다. 비록 데이브는 어떻게 그의 직업활동이 그의 허리의 장기적인 건강과 관련이 될지, 그의 허리에 대해 우려하고 있었으나, 그는 그의 허리 장애와 관련된 의미 있는 심리적 위험신호(만성의 사회심리학적 요소)를 가지고 있지 않았다. 더구나 임상연구에 기초하여, 데이브는 그가 요추 도수교정을 받는다면 유리한 예후를 시사하는 몇 가지 요소들을 지니고 있었다[표 8–2](Flynn 등, 2002; Childs 등, 2004; Fritz 등, 2005). 두 가지 핵심 요소는 증상의 최근 발병과 무릎 아래 증상이 없는 것이었다. 그는 또한 공포–회피 반응이 낮았고 과소운동성으로 판단되는 적어도 하나의 요추 분절을 가지고 있었다. 이러한 소견들로 데이브는 요추 도수교정의 성공률이 잠재적으로 90% 이상이었다. 성공은 ODI 점수에서 50% 이상 감소를 이루는 것으로 규정한다. 요통 TBC에 따르면 데이브는 또한 특수 운동범주에 적합하다[그림 8–2](Fritz 등, 2007; Stanton 등, 2011). 이 범주의 환자들은 특정 요추동작에 대한 방향 선호를 나타낸다. 급성 외측 이동이 있는 데이브의 경우, 이동을 감소시키기 위하여 측방–활주 운동이 전형적으로 수행된다. 데이브는 도수교정과 특수 운동범주 둘 다에 적합한 것으로 나타났다. 적절하게 어울리는 환자에서 통증 감소와 기능 향상의 측면에서 도수교정의 큰 이점을 고려할 때 도수교정을 시작하기로 결정하였다. 추가적으로 급성 요통 환자에서 치료에 대한 제공자 선호도는 통증 결과에 긍정적인 영향을 미친다는 것이 입증되어 왔으며, 관절–편향 중재는 참여자의 예상 결과를 충족할 수 있는 더 큰 가능성을 가져왔다(Bishop 등, 2017). 우리가 우리의 결정을 또한 지지하는 이 집단에서 도수교정을 선호했던 것을 감안하면, 최종적으로 도수교정은 외측 이동을 감소하기 위하여 그의 우측–활주 가동성을 촉진할 수 있다. 그런 다음 방향 선호 운동이 뒤따를 것이다.

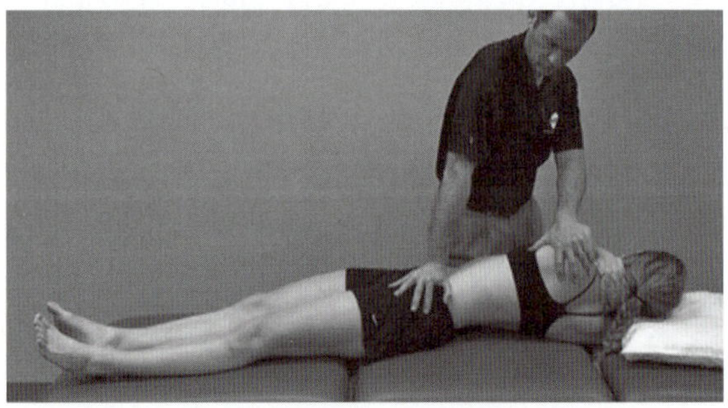

그림 8–2 바로누운자세 요골반 도수교정

추론 질문:

7. 당신은 어떠한 방사선 조사도 언급하지 않는다. 당신은 당신의 임상추론과 관리전략의 선택에 어떠한 소견이 영향을 미쳤는지 요약할 수 있는가?

추론 질문에 대한 답변:

검사하고 바로 환자를 치료할 능력이 있는 물리치료사로서, 우리는 급성 요통을 가진 모든 환자에서 영상에 대한 잠재적인 필요성을 고려한다. 데이브의 경우 즉각적인 영상이 필요한 적응증이 아니다. 미국 대학 물리치료 임상실습 지침서(Chou 등, 2011)는 급성 요통환자에 대한 일상적인 방사선 촬영을 반대할 것을 권고한다. 가이드라인은 암이나 마미징후가 의심되는 경우에만 즉각적인 영상을 추천한다. 데이브의 경우 그는 이 장애의 어떠한 징후, 증상 또는 소견이 존재하지 않았다. 데이브가 암에 대한 이전 병력을 제시하였다면, 그의 요통의 원인으로서 뼈 전이의 가능성을 배재하기 위하여 요추에 대한 방사선 촬영이 타당했을 것이다. 만약 그가 야간 통증, 최근 체중 감소, 그리고/또는 경감자세가 없는 등 암에 대한 다른 위험신호를 나타냈다면, 임상적 판단은 그가 치료에 어떻게 반응하는지 기다려 보라고 제안할 수 있다. 만일 그가 치료에 호의적으로 반응하였다면, 영상이 필요 없었을 것이다. 만일 그가 치료에 기대한 대로의 반응이 없거나 증상이 악화되었다면, 영상은 그때에 적용될 수 있다. 요컨대 급성 요통을 가진 환자의 대부분은 즉각적인 영상이 불필요할 뿐 아니라 환자의 자가인지장애에서 의원병(iatrogenic)을 증가시킴으로써 환자에게 해로울 가능성이 있다(Flynn 등, 2011). 데이브의 사례는 물리치료사가 근골격계 장애를 가진 환자를 위하여 불필요한 영상과 아편 약제, 주사와 수술 같은 다른 과정들을 잠재적으로 감소시키는 첫 번째 접촉 제공자로서 어떻게 효과적으로 제공할 수 있는지 좋은 예이다(Ojha 등, 2014).

추론 질문:

8. 당신은 관리전략의 선택을 위한 당신의 임상추론을 요약하였다. 비록 임상예측규칙(CPR)에서 데이브가 이 측정치들에서 선호하는 결과를 가지고 있다고 제시되었지만 당신은 관리계획을 결정하면서 또한 이전의 어떠한 경험으로부터 이끌어 냈는가?

추론 질문에 대한 답변:

임상예측규칙의 적용이 물리치료 '요리책'과 유사한 것으로서 종종 비유되어 왔기 때문에 이것은 중요한 질문이다. 도수교정 임상예측규칙은 임상 패턴 인지의 초기 임상추론 과정에서 유용한 지침으로 제공된다. 신경근병이 없고, 낮은 공포-회피 반응과 요추 가동성 결핍이 있는 급성 요통 환자의 임상 패턴은 척추 도수교정과 운동으로 치료할 때 좋은 예후를 보일 수 있다고 제안한다. 그러나 도수교정은 이 기준들을 나타내는 모든 사례의 환자들에 제공되어야 한다는 것이 작가의 주장이 아니며, 더 중요한 것은 도수교정은 임상예측규칙에 적합하지 않은 환자에게 하지 않고 보류해야 한다는 것이다. 증거에 근거한 임상 사례 패러다임 내의 다른 모든 치료결정과 유사하게, 임상적 판단, 경험 그리고 환자의 가치로 보아 도수교정은 임상예측규칙을 고려할 때 틀림없이 실행하게 된다. 요추 도수교정 편위 연구(Flynn 등, 2002) 중에, 그 연구에 적격이고 등록한 각 환자들이 급성 요추 외측 이동을 나타냈다는 점에 주목하면 흥미롭다. 이 환자들은 모두 요추 도수교정을 받았고, 부정적 사건이 보고되지 않았다. 이 연구 전에 저자를 포함하여 많은 임상가는 급성 요통과 요추 외측 이동을 나타내는 환자의 최초의 중재로서 도수교정을 제공할 가능성이 적었을 것이다. 최초의 연구 이래로 저자들은 다양한 성공과 부작용 없이 임상 현장에서 급성 요추 외측 편위가 있는 환자들에게 도수교정을 제공하였다. 데이브의 사례에서, 그는 임상예측규칙 기준에 맞았고 도수교정에 금기증이 표시되지 않았다. 그리고 치료 선택으로 도수교정에 대한 논의 후에 그는 그것을 받는 것을 매우 잘 받아들였다. 우리의 임상 경험은 데이브와 같은 환자들은 뒤이어서 그리고 보완적으로 운동과 같은 치료중재를 촉진할 수 있는 즉각적인 증상 감소와 요추 운동의 향상이 있다는 것이다. 더구나 도수교정과 다른 도수치료 과정은 '수동적' 치료로 분류됨에도 불구하고 '인지적' 중재를 제공하는 역할을 할 수 있다. 다른 말로 도수교정이 제공되어 환자가 증상의 즉각적인 감소를 경험하면, 이것은 회복에 대한 환자의 기대를 증진하고 환자의 믿음이 긍정적으로 기울도록 할 수 있다.

임상추론 해설:

이 답변에서 논의된 임상추론은 신체검사로 환자의 병력(주관적 검사)에서 공식화된 가설을 시험함으로써 확증 편향과 조기 결론의 오류를 어떻게 피할 수 있는지를 보여 준다. 비록 이것이 모든 근골격계 임상가들의 표준 관습이라는 것을 기대하더라도,

통증 형태(또는 통증 기전)의 비교적 더 새로운 가설 범주는 마찬가지로 다른 통증 형태에 대한 전형적인(절대적이 아님) 임상 패턴의 학습을 요구한다(제1장과 제2장 참조). 모든 가설 범주(제1장 참조)에서의 가설은 신체검사를 통하여 그리고 나서 관리가 진행되면서 발생하는 지속적인 재평가를 통하여 검사해야 한다.

예후와 목표 Prognosis and Goals

데이브는 증상의 최근 발병, 전반적으로 좋은 건강상태, 낮은 수준의 심리사회적 요소 그리고 심각한 병리나 신경근의 관련성을 시사하는 증상이나 검사 소견이 없으므로 좋은 예후가 예상된다. 데이브의 직업과 관련된 신체적 요구는 그의 증상이 더 급성이고 과민한 동안 짧은 기간 안에 업무로 돌아가지 못하도록 할 수 있던 잠재적 요소였다. 그러나 자영업을 운영하는 데이브는 필요한 방향으로 과업을 수정하고, 그의 고용자들이 그의 어려운 과업을 돕도록 바꿀 수 있었다. 데이브와 나는 업무를 수정하여 1주일 내로 직장으로 돌아가는 것을 단기목표로 하는 것에 동의하였다. 장기목표는 4주 이내에 완전한 업무의 일로 돌아가는 것에 추가하여 추후 급성 요통의 사건의 가능성을 줄이기 위한 자가관리 전략과 운동 프로그램을 학습하는 것이었다.

치료 1 (1일) Treatment 1 (Day 1)

최초 평가 후에 그가 심각한 병리나 신경근 관련 징후가 없는 급성 허리염좌 손상이라고 데이브에게 설명하였다. 나는 그의 통증과 제한에도 불구하고 그가 회복에 아주 좋은 기회를 가지고 있다고 그를 안심시켰다. 우리의 임상 경험에 의하면 급성 요통 사건 후 조기에 직접적으로 물리치료를 받으며, 신경근병의 징후가 없고 장기간의 장애 위험에 처하게 될 심리사회학적 요소를 적은 데이브와 같은 환자들은 회복이 빠른 경향이 있다. Fritz와 동료들(2015)은 도수교정 임상예측규칙에 맞고 4회기의 도수교정과 운동으로 이루어진 조기 물리치료를 받은 환자들은 기준시점으로부터 4주 후 ODI에 평균 30점 감소와 NPRS에 3점 이상 감소가 있었다고 보고하였다. 우리는 직장으로 돌아가고 견딜 만큼의 활동을 유지하는 것이 더 빠른 회복과 상태 악화의 가능성 감소를 유도할 수 있음을 논하였다. 나는 그의 직업이 신체적인 요구가 있을지라도 척추는 강한 구조이며, 그의 직업활동이 반드시 지속적인 통증과 장애 또는 척추가 미래에 '닳고 찢어지는' 위험에 그를 빠뜨리는 것은 아니라고 설명하였다. 나는 덧붙여서 그의 능동적 작업방식이 그의 허리근육을 책상에서 일하는 것보다 더 강하게 만들기 때문에 실제로 긍정적이라는 것을 강조하였다. 우리는 정상적인 신경학적 검사, 하지직거상 음성 그리고 척추의 가동성 장애를 포함하는 그의 신체검사를 바탕으로 한 주된 소견을 설명하였다. 나는 척추 도수교정이 그의 동작을 향상시키고 통증을 감소시키도록 도움으로서 그의 회복을 향상시킬 수 있다고 설명하였다. 우리는 도수교정은 적절한 환자에 적용할 때 안전한 과정이며, 그의 검사로부터 몇 가지 적응증이 있어서 도수교정이 유익할 것이라고 하였다. 데이브는 도수교정에 동의하였고, 도움이 될 수 있는 치료를 간절히 원하였다.

나는 오른쪽 요골반부에 긴장이 생성되는, 바로누운자세에서 골반에 대해 몸통을 오른쪽 외측 굴곡과 왼쪽 회전하는 요골반 도수교정을 적용하였다. 임상가는 오른쪽 앞 골반부로 부드러운 곡선방식의 순간밀기를 적용하였다[그림 8-2]. 설정 중에 환자가 최대의 편안함을 느끼도록 하고 순간밀기는 부드럽고 빠르지만 힘과 진폭이 낮도록 주의하였다. 그 후에, 데이브는 일어섰고 기초선 통증이 감소되었다고 하였으며 외측 이동이 감소되었다. 추가적으로 신전, 우측 활주와 오른쪽 굴곡에서 무통증의 범위가 증가되었다. 우리는 그 다음에 선 자세에서 우측 활주를 반복적으로 적용하였다. 데이브가 측방 활주를 반복하면서, 그의 동작은 향상되고 통증은 점차적으로 감소되었으며 요추 중심을 향하여 중심화되었다. 활주 10번 반복을 2세트 시행한 후 그의 외측 이동은 더 이상 존재하지 않았다. 그러고 나서 그에게 선 자세에서 요부 신전을 수행하라고 하였고 10번 반복 후 그의 가동범위는 거의 완전하게 증가되었으며 하부 요추 중심 부위에 경미한 끝 범위 통증만 남게 되었다. 데이브에게 집에서 측방 활주 운동에 이어서 신전 운동을 1~2시간 간격으로 계속 하라고 하였다. 나는 그의 외측 이동은 돌아오기 쉬우며 외측 활주 운동은 이동을 다루기 위해 먼저 시행하고 이어서 요부 신전을 하라고 설명하였다. 회기의 끝에 데이브는 기초선 통증에서 전반적인 감소(1/10)와 끝 범위 신전과 우측 활주 통증(3/10)이 감소되었다고 하였다. 또한 그의 증상은 오른쪽 엉덩이 부위에서는 더 이상 존재하지 않았고, 하부 요추로 국한되었다. 나는 데이브에게 회복되는 동안 그의 증상이 계속 변동할 가능성이 있고, 초기 치료 후 통증이나 일시적인 증상 증가는 정상이라고 설명하였다.

치료 2 (3일 후) Treatment 2 (3 Days Later)

데이브는 통증의 전반적인 감소(3/10)와 외측 편위가 더 이상 존재하지 않는다고 하였다. 그는 전날 직장에 복귀했지만 무거운 것 들지 않았고 운동 프로그램을 수행하기 위하여 휴식을 자주 취하였다. 그는 우측 요추 하부에 2/10의 기초선 통증이 있다고 하였으나 L5 아래에는 어떠한 통증도 없었다. 우측 활주와 우측 굴곡의 범위는 중등도(5/10)의 끝 범위 통증이 있으며, 왼쪽과 비교하여 경미하게 제한되었다. 바로 누운 요골반 도수교정은 오른쪽 앞 골반부 위에 순간밀기로 다시 수행하였다. 그 후에 그의 측방–활주와 외측 굴곡은 끝 범위에 경미한 통증으로 완전하였다. 우측 활주 10회 반복 후 이 동작은 통증이 없어졌다. Dave는 매 1–2시간 마다 신전을 반복 수행하라고 하였고, 측방 활주 운동은 외측 편위가 느껴질 때 필요할 때만 수행하도록 하였다. 우리는 필요에 따라 그의 업무활동을 지속적으로 수정하는 것에 대해 논의하였고 5일 안에 물리치료를 받기로 결정하였다. 나는 또한 그의 증상이 다음 주에 걸쳐 변동될 가능성이 높지만 전반적으로 계속해서 감소해야 한다고 설명하였다. 우리는 또한 '아픈 것은 해로운 것과 같지 않다'는 것과 그의 척추는 튼튼하고 강하다(Louw 등, 2017)는 긍정적 메시지를 포함한 통증 신경과학 교육을 계속하였다.

치료 3 (5일 후) Treatment 3 (5 Days Later)

데이브는 30분 이상 앉아 있거나 서 있는 경우, 5분 이상 구부리고 수동 작업을 하거나, 더 무거운 것을 들어올릴 때를 제외하고는 많은 통증이 없었다고 하였다. 그는 추적 ODI를 작성하였고, 그의 기초선 점수에서 50 이상 감소한 18%가 나왔다. 그의 요추 신전과 우측 활주 그리고 오른쪽 굴곡은 완전하고 통증이 없었다. 그의 요추 굴곡은 중등도의 제한이 있었고, 우측 요추 하부에 끝 범위 통증이 있다고 하였다. 앞으로 굴곡하는 동안 그의 골반을 앞으로 기울이지 못하는 것이 관찰되었는데, 즉, 그는 앞으로 구부리는 동안 대부분 그의 요추로부터의 움직임이 나타났다. 데이브의 전형적인 작업 관련 자세와 유사하게 앉고, 쭈그려 앉고, 구부정하게 있는 동안 그는 또한 골반의 후방 경사가 증가하고 하부 요추가 굴곡되는 것을 나타냈다. 이들 관찰에 추가하여 이러한 자세와 활동을 하는 동안 요통이 있다는 데이브의 보고를 기반으로 데이브가 요추 굴곡 운동조절장애(motor control impairment, MCI)가 있다고 판단하였다(O'Sullivan), 2005). 부위별 상호의존성 관점에서 특히 고관절 굴곡에서 제한된 고관절 가동성은 요추 굴곡 운동조절장애와 관련될 수 있다. 데이브의 경우에는 수동적 고관절 내전 굴곡이 양쪽으로 제한되었다. 나는 고관절의 전후방 단계적 가동술[그림 8–3]을 몇 분간 수행하였다.

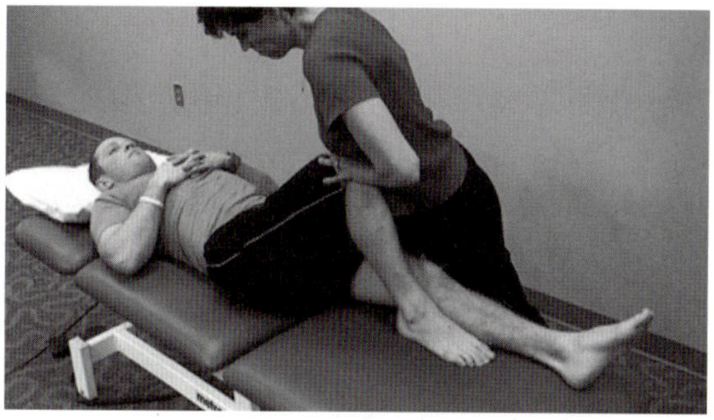

그림 8–3 바로누운자세 전후방 고관절 관절가동술

그 후, 수동적 고관절 굴곡범위가 향상되었다. 데이브에게 그의 가정운동 프로그램의 부분으로서 바로누운자세에서 수동적 고관절 굴곡 신장을 수행하는 방법을 교육하였다. 요골반부의 운동조절을 재교육하기 위하여, 데이브에게 바로누운자세, 네발자세 그리고 앉은자세에서 골반을 전방회전하는 방법을 교육하였다. 데이브에게 앞으로 구부리는 동안 그의 무릎을 약간 구부리고 골반을 전방으로 회전하는 요령을 알려주고, 앞으로 구부리는 동안 척추와 함께 골반이 앞으로 회전되도록 하는 방법을 느낄 수 있도록 촉각 신호(tactile cueing)를 사용하였다. 몇 번 반복 후에 데이브는 통증 없이 전 범위를 구부릴 수 있었다. 그러고 나서 우리는 골반 회전의 같은 원리를 사용한 쪼그려 앉기와 구부정하게 구부리는 것을 연습하였다. 우리는 앉기와 그의 골반을 전방으로 회전하는 방법, 그리고 이것이 데이브가 가장 편안하게 느끼는 자세라는 것을 설명하였다. 그의 좌석의 앞부분을 아래로 기울이는 자세를 포함하여 이 자세를 가장 촉진하도록 돕는 그의 트럭에서의 인체공학적 설정을 설명하였다. 데이브에게 통증 경감을 위해 필요에 따라 요추 신전 운동을 계속하라고 하였다. 그에게 고관절 자가 신장 운동, 바로누운자세, 앉은자세, 그리고 네발자세에서 골반 기울기를 수행하고, 그의 가정 운동 프로그램으로 요추 중립을 유지하고 고관절을 통해 움직이는 동안 쪼그려 앉기를 연습하라고 하였다. 또한 그가 평상시에 내내 그의 허리를 움직이는 새로운 방법을 사용하도록 노력하라고 하였다. 우리는 데이브에게 유산소운동이 그의 전반적인 건강에 상당히 유익하며 앞으로 요통 재발의 가능성을 감소시켜 줄 것이라고 설명하였다. 급성 요통으로부터 회복된 환자 중 약 절반이 1년 내에 또 다른 요통을 경험할 것이라는 보고가 있다(Steffens 등, 2016). 재발률의 감소를 위한 여러 기전과 중재가 제안되었고 어떤 한 가지 기전이나 방법이 좋다는 증거는 없다. 교육과 운동을 병합한 프로그램이 최고 1년 동안 요통 사건을 45% 감소시켰다는 체계적 고찰 보고가 있었다(Steffens 등, 2016). 데이브의 경우에 그가 신체적으로 활동적인 일을 하지만 일 외에 규칙적인 운동 프로그램에 참여하지는 않았다. 우리의 생각은 유산소 운동 프로그램이 그의 지구력을 증가시키고, 스트레스 감소를 제공하여 그의 정신건강에 긍정적 믿음을 주며, 심혈관계 질병과 같은 다른 건강 관련 위험요소를 감소시킬 수 있다는 것이었다. 일반적인 건강상의 이점 외에도, 운동 프로그램은 향후 요통을 줄이는 데 도움이 될 수 있다. 더구나 상당한 양의 운전, 구부리기, 들어올리기와 관련된 데이브의 직업과 보행 프로그램은 그가 하루 종일 규칙적이지 않은 그의 허리에 가해지는 부하와 스트레스에 이로운 변화를 제공할 수 있을 것이다. 그러나 이 이론들은 추측에 근거할 뿐 요통을 예방하는 것은 어려운 일이며, 허리 손상 예방을 위한 증거는 매우 강력하지 않다는 것을 알아야 한다. 데이브는 그가 그의 부인과 산책하는 것을 즐기며, 45~60분 걷는 것을 목표로 1주일에 3~4일은 산책을 할 수 있다고 하였다. 우리는 보행의 강도는 중요하며 분당 심박수를 104~120에 맞추도록 노력해야 한다고 설명하였다. 우리는 우리에게 잠재적인 위험을 알리는 알람체계로서의 통증, 그리고 우리가 그 체계를 강화하려고 한다는 더 깊은 논제를 포함한 통증 신경과학 교육을 늘렸다.

치료 4 (5일 후) Treatment 4 (5 Days Later)

데이브는 작업활동에 통증이 거의 없다고 하였다. 검사에서, 그는 완전하고 통증 없는 요추 운동범위를 보였다. 그의 요추 굴곡은 골반의 전방경사가 증가된 운동의 질에서의 향상을 보였다. 그는 앉기, 쪼그려 앉기, 구부정한 자세에서 운동의 질이 향상되었다. 데이브는 일전에 그것을 어떻게 수행하는지 배운 이래로 이 활동들이 그의 허리에 스트레스를 덜 주는 것 같다고 하였다. 데이브는 그의 부인과 산책을 시작하였고 산책시간은 30분까지 늘어났다. 데이브에게 외부 저항을 위해 덤벨 무게를 사용한 쪼그려 앉기를 하도록 하고 추가하여 런지, 한쪽 체지 데드리프트 운동, 푸시업과 노젓기를 교육하였다. 이 운동들은 그의 허리에 굴곡 스트레스를 감소시키기 위한 구부리기와 들어올리기를 하는 동안 고관절과 골반 운동을 증진시키는 이전에 학습한 운동패턴을 강화하는 것에 추가하여 그의 요골반과 하지 부위 전체의 힘과 지구력을 강화하기 위하여 처방하였다. 우리는 유산소와 근력 운동 둘 다를 포함한 운동 프로그램을 유지하는 것이 미래의 요통 발생 감소에 도움이 된다고 설명하였다(Steffens 등, 2016). 그러나 나는 또한 재발하는 요통은 드문 것이 아니라고 설명하였다. 우리는 그의 허리가 다시 아파지면 요추 측방-활주와 신전 운동을 포함한 '응급처치' 중재를 하여야 한다고 하였다. 데이브에게 필요에 따라 후속조치나 전화를 하라고 하고 치료를 마쳤다.

추론 질문:

9. 당신은 데이브에게 그가 앞으로 요통을 경험할 수 있다고 주의를 주었다. 데이브에 대한 장기 예후와 관련한 당신의 생각은 무엇인가?

추론 질문에 대한 답변:

이것은 어느 정도 확실하게 대답하기 어려운 질문이다. 문헌과 임상경험 둘 다로부터, 일반적으로 요통은 상당히 보편적이며 재발률이 높다는 것을 알고 있다. 데이브는 상당한 육체노동을 하고 있으므로 그는 요통과 관련하여 지속적인 장애의 위험이 높을 수 있다. 그러나 데이브는 자영업을 하고 있어서 그의 작업량과 작업시간 그리고 고용인들이 받는 작업 스트레스와 직업 불만족의 원인이 될 수 있는 다른 것들을 조절할 수 있다. 힘든 육체노동과 겸한 작업 스트레스와 직업 불만족은 지속적인 작업 관련 요통과 장애의 위험요소로 보고되어 왔다(Shaw 등, 2011). 대체로 건강이 좋고, 전반적으로 건강한 생활방식으로 살고 있는 D데이브는 경제적으로 안정되어 있고 안정적인 가족생활을 하고 있다. 더구나 그는 최근에 요통에서 빠르게 회복된 경험이 있고 그의 돌봄과정 전체에서 그의 허리에 대한 긍정적인 믿음이 있음을 나타냈다. 우리의 예감은 그가 이전 병력과 직업에 대한 요구로 볼 때 때때로 가벼운 허리염좌를 계속해서 경험할 것이라는 것이다. 우리는 그의 요통이 매우 불능화되거나 지속되는 요통장애로 발전할 것이라고 보지 않는다. 최근 연구는 요통장애의 약간의 양상을 밝혀냈다. 급성 요통 환자들은 빠르게 회복되거나 만성 통증으로 발달하는 것을 통해 요통은 전형적으로 급성과 만성 장애로 구분되어 왔다. 그러나 시간이 지남에 따라 요통을 관찰하고 잠복성 계층 분석으로 알려진 통계 과정을 채택한 연구는 요통의 양상이 더 가변적이라고 보고하였다. 이것은 요통 양상이 인구의 평균과 대조적으로 개인의 수준에서 고려할 때 관찰된다. 예를 들면, 급성 요통을 나타내는 개인은 경미한-중등도의 지속적 요통 상태가 갑자기 발생하는 것을 경험할 것이다. 이 경우에 최초의 관리는 갑자기 발생하는 통증에 초점을 두게 되고 장기 관리전략은 더 지속적이고 경미한 요통 상태를 다루게 될 것이다. 우리는 데이브의 경우 간헐적으로 급성의 급작스러운 통증 발생이 수반된 경미하고 지속적인 요통장애의 예라고 믿고 있다. 데이브에서의 목표는 그의 운동 프로그램과 생활방식 수정으로 그의 지속적인 경미한 통증을 감소시키고 그의 재발하는 갑작스러운 통증 발생을 감소시키도록 하는 것이다.

임상추론 해설:

모든 환자가 치료가 도움이 될 것인지 그리고 그것이 얼마나 오래 걸리는지 알기를 원하는 것은 당연하다. 임상가들은 종종 이 질문에 고군분투하는데, 이는 부분적으로 이 답변에서 강조된 바와 같이 연구 결과가 특정 개인보다는 모집단의 평균에 초점을 맞추고 있기 때문이다. 그러나 연구를 통해 임상가는 조사된 임상 특징(변수)에 대해 특정 환자의 예상 결과에 대한 확률을 제공할 수 있다. 건전한 임상추론은 이러한 확률을 환자–중심의 토론에 통합한다. 예후에 관한 추론은 또한 임상가가 진단과 치료 선택에 비하여 덜 명백한 반영을 하고 있는 판단범주이기 때문에 종종 어렵다.

대략, 제1장에서 논의한 것과 같이 환자의 예후는 문제의 본질과 크기, 그리고 회복의 촉진과 생활의 질 향상에 필수적인 변화(예 생활방식, 정신사회적 그리고 신체적 기여요인들)를 추구하는 환자의 능력과 의지에 의해 결정된다. 환자 양상의 다른 범주화에 대한 예후의 연구 증거에 추가하여, 다음을 포함한 개별 환자의 수준에서, 주관적 신체적 검사와 계속된 관리를 통하여 단서를 얻을 수 있을 것이다:

- 환자의 기대와 전망(준비 태세, 동기 그리고 변화에 대한 자신감);
- 외적인 장려책(예 일로 돌아감)과 억제책(예 소송, 고용주 지지의 부족);
- 활동/참여 제약의 크기;
- 문제의 본질(예 류머티스 관절염과 같은 전신질병 vs 발목염좌와 같은 국소 인대 문제);
- '병적' 그리고 신체적 손상의 크기;
- 사회적, 직업적 그리고 경제적 상태;
- 우세 통증 형태의 존재;
- 조직 치유의 단계;
- 장애의 민감성;
- 병력기간과 장애의 예후;
- 환자의 전반적인 건강, 연령 그리고 기존 장애

비록 예후 결정이 정확한 과학은 아니지만, 이 답변에서 지적한 바와 같이, 이전의 목록이나 다른 기준의 집합으로부터 긍정적인 것과 부정적인 것을 반영하여 환자의 예후를 고려하는 것이 도움이 된다. 중요하게도, 이 예후 판단을 더 잘 하기 위하여, 임상가는 제한된 수의 세션 동안 환자를 본 후 초기 판단에 대하여 심각하게 반성하고 환자의 예후를 재평가할 필요가 있다. 판단이 정확하지 않은 경우, 중요한 것은 초기 판단과 그 판단의 근거(연구와 개별 환자 양상)로 돌아가 특정 특징이 과소 또는 과중되었을 수 있는 곳이 어디인지 식별함으로써 확인할 수 있다.

참고문헌 References

Alrwaily, M., Timko, M., Schneider, M., et al., 2016. Treatment-based classification system for low back pain: revision and update. Phys. Ther. 96 (7), 1057-1066.

Bishop, M., Bialosky, J., Penza, C., et al., 2017. The influence of clinical equipoise and patient preferences on outcomes of conservative manual interventions for spinal pain: an experimental study. J. Pain Res. 10, 965-972.

Childs, J.D., Fritz, J.M., Flynn, T.W., et al., 2004. Validation of a clinical prediction rule to identify patients with low back pain likely to benefit from spinal manipulation. Ann. Intern. Med. 141, 920-928.

Childs, J.D., Piva, S.R., Fritz, J.M., 2005. Responsiveness of the numeric pain rating scale in patients with low back pain. Spine 30, 1331-1335.

Chou, R., Qaseem, A., Owens, D.K., et al., 2011. Diagnostic imaging for low back pain: advice for high-value health care from the American College of Physicians. Ann. Intern. Med. 154, 181-189.

Downie, A., Williams, C.M., Henschke, N., et al., 2013. Red flags to screen for malignancy and fracture in patients with low back pain: systematic review. BMJ 347, f7095.

Flynn, T., Fritz, J.M., Whitman, J., et al., 2002. A clinical prediction rule for classifying patients with low back pain who demonstrate short-term improvement with spinal manipulation. Spine 27, 2835-2843.

Flynn, T.W., Smith, B., Chou, R., 2011. Appropriate use of diagnostic imaging in low back pain: a reminder that unnecessary imaging may do as much harm as good. J. Orthop. Sports Phys. Ther. 41, 838-846.

Fritz, J.M., Irrgang, J.J., 2001. A comparison of a modified Oswestry disability questionnaire and the Quebec back pain disability scale. Phys. Ther. 81, 776-788.

Fritz, J.M., Childs, J.D., Flynn, T.W., 2005. Pragmatic application of a clinical prediction rule in primary care to identify patients with low back pain likely to respond quickly to spinal manipulation. BMC Fam. Pract. 6, 29.

Fritz, J.M., Cleland, J.A., Childs, J.D., 2007. Subgrouping patients with low back pain: evolution of a classification approach to physical therapy. J. Orthop. Sports Phys. Ther. 37, 290-302.

Fritz, J.M., Magel, J.S., McFadden, M., 2015. Early physical therapy vs usual care in patients with recent-onset low back pain: a randomized clinical trial. JAMA 13 (314), 1459-1467.

Kongsted, A., Kent, P., Axen, I., et al., 2016. What have we learned from ten years of trajectory research in low back pain? BMC Musculoskelet. Disord. 21 (17), 220.

Louw, A., Nijs, J., Puentedura, L., 2017. A clinical perspective on a pain neuroscience education approach to manual therapy. J. Man. Manip. Ther. 25 (3), 160-168.

Maigne, R., 1980. Low back pain of thoracolumbar origin. Arch. Phys. Med. Rehabil. 61, 389-395.

Ojha, H.A., Snyder, R.S., Davenport, T.E., 2014. Direct access compared with referred physical therapy episodes of care: a systematic review. Phys. Ther. 94, 14-30.

O'Sullivan, P., 2005. Diagnosis and classification of chronic low back pain disorders: maladaptive movement and motor control impairments as underlying mechanism. Man. Ther. 10, 242-255.

Scaia, V., Baxter, D., Cook, C., 2012. The pain provocation-based straight leg raise test for diagnosis of lumbar disc herniation, lumbar radiculopathy, and/or sciatica: a systematic review of clinical utility. J. Back Musculoskelet. Rehabil. 5, 215-223.

Shaw, W.S., Main, C.J., Johnston, V., 2011. Addressing occupational factors in the management of low back pain: implications for physical therapist practice. Phys. Ther. 91, 777-789.

Smart, K.M., Blake, C., Staines, A., Doody, C., 2011. The discriminative validity of 'nociceptive,' 'peripheral neuropathic,' and 'central sensitization' as mechanisms-based classifications of musculoskeletal pain. Clin. J. Pain 27, 655-663.

Stanton, T.R., Fritz, J.M., Hancock, M.J., et al., 2011. Evaluation of a treatment-based classification algorithm for low back pain: a cross-sectional study. Phys. Ther. 91, 496-509.

Steffens, D., Maher, C.G., Pereira, L.S., et al., 2016. Prevention of low back pain: a systematic review and meta-analysis. JAMA Intern. Med. 176, 199-208.

Waddell, G., Newton, M., Henderson, I., et al., 1993. A Fear-Avoidance Beliefs Questionnaire (FABQ) and the role of fear-avoidance beliefs in chronic low back pain and disability. Pain 52, 157-168.

24세 대학생의 만성 안면 통증: 청각 통로를 통한 촉각 기반 치료

9

Chronic Facial Pain in a 24-Year-Old University Student: Touch-Based Therapy Accessed via Auditory Pathways

G. Lorimer Moseley • Mark A. Jones / 신두철

인터뷰 Interview

티나(Tina)는 아빠와 함께 사는 24세의 오른손잡이 여대생이다. 티나는 소프트볼의 충격으로 인해 한쪽 얼굴에 9년 동안의 통증을 호소하고 있다. 그녀는 삶의 질이 크게 떨어졌기 때문에 얼굴 통증 치료를 원한다. 그녀는 부모와 동생과 함께 살았는데, 그들은 신체적·정서적인 지원을 제공하였다. 그녀의 부모는 모두 의료종사자였다. 그녀의 어머니는 류머티스 전문의로서 풀 타임으로 일했으며, 그녀의 아버지는 티나에게 필요한 도움을 주기 위해 시간을 줄여 일반 개업의(GP)로 일했다. 티나는 0.25 정상적인 부하(normal load)에서 건축학위를 전공하고 있고, 5년제에 등록된 2학년이다. 티나의 키는 160cm가 조금 넘는다. 그녀의 얼굴 왼쪽에는 붉고 약 35개의 작은 소포들이 흩어져 있었다.

현재 증상 Current Symptoms

티나의 통증은 그녀의 입술과 그녀의 얼굴 왼쪽 면에 분포한다[그림 9-1]. 통증은 그녀의 얼굴 중앙을 따라 명확하게 묘사되었고, 얼굴의 오른쪽에는 통증이 전혀 없었다. 그녀는 고통을 '타는 느낌', '만지면 아픈', '민감한', '찌르는 듯한 통증'으로 묘사했다. 그녀의 통증은 견딜 수 있는 수준과 견딜 수 없는 수준까지 다양하며, 통증이 항상 있다고 말했다. 입, 귀, 턱, 치아, 턱 관절 또는 목의 내부에는 통증이 없다. 더 질문을 하였을 때 티나는 두통은 없지만 아무 이유 없이 1년에 한번 편두통이 나타나고 두통은 12~15시간 동안 지속되며, 다음날 비틀거리는 상태까지 나타났다. 그녀는 수분이 많은 왼쪽 눈을 제외하고는 목의 딱딱함, 어지럼증 및 시각장애는 없었으며, 다른 곳에서는 눈에 띄는 증상이 없다고 보고했다. 면담을 더 진행했을 때, 그녀는 가끔 장갑을 끼고 핀과 바늘을 엄지손가락과 검지의 패드로 잡는 느낌이라고 했다. 그녀는 얼굴 통증의 증상과 관련된 패턴을 발견하지 못했다. 티나는 그녀의 얼굴을 만지는 것이 견딜 수 없다고 보고했다. 특히 안경을 쓰는 것은 견딜 수 없었고 그녀의 얼굴 가까이에 무엇이든 접촉하는 것은 거의 참을 수 없었다. 그녀는 수면 이외에는 아무 것도 통증을 완화시키지 못한다고 보고했다. 그녀는 오른쪽으로 누워 잠을 자는 방법을 생각했다. 그녀는 밤마다 7~8시간 정도 수면을 취했고 자명종 없이 깬다. 그녀의 고통은 하루 동안 천천히 악화되는 경향이 있었다. 그녀는 그녀의 통증(주간, 생리주기, 계절성)에서 다른 순환 패턴을 발견하지 못했다.

티나는 다음과 같이 보고했다.

- 스테로이드 흡입기에 반응하는 경미한 천식이 있다.
- 비강 사이에 수분이 차이가 없고 축농증이나 콧물이 증가하지 않는다.
- 턱 움직임, 씹기, 매운 음식 섭취, 손에 짐을 싣거나 가방을 들고 팔을 움직이거나 목 주위를 움직이거나 자세를 유지할 때 통증이 증가하지 않는다.
- 왼쪽 어깨에 끈을 걸쳐 매는 무거운 가방을 들고 있는 있으면 약 15분 후에 약간의 통증이 증가하여 그녀는 몇 년 전부터 이러한 행동은 피하기 시작했다.

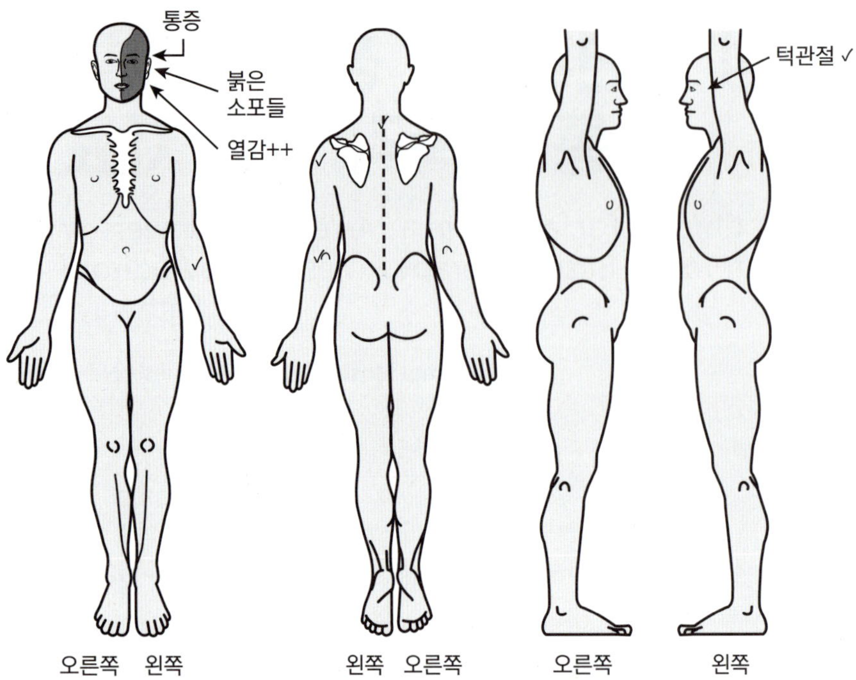

그림 9-1 티나의 신체차트. TMJ: 턱관절

병력 History

병력은 티나 또는 그녀의 아버지로부터 전달받았다. 15세의 나이로 티나는 소프트볼 경기에서 자신의 차례를 기다리고 있었다. 그녀는 당시 그녀가 매우 불안해했음을 기억하지만 이유를 말하기를 꺼렸다. 부상 당일은 따뜻한 봄날이었고, 그녀는 당시 상당한 고열로 고생 중이라고 보고했다. 그녀는 경기장에서 날아오는 소프트볼로 옆얼굴에 맞았다. 그녀는 즉각적인 통증을 느낀 것을 기억하며, 얼굴 옆에 작은 상처를 입었다. 흉터는 그녀의 왼쪽 귀 앞쪽 약 2cm의 광대뼈에서 볼 수 있다. 며칠 동안 통증은 지속되었고 그녀의 왼쪽 뺨에만 국한되었다. 멍이 들었고, 티나의 아버지는 그녀의 얼굴 대부분을 가로질러 퍼져 나갔었음을 기억했다. 티나는 진통제를 사용하지 않았지만 며칠간 학교에 나가지 않고 휴식을 취했다.

사고가 있은 지 약 4일 후 상처부위에 또 다시 고양이에게서 상처를 입었다. 그녀는 그 당시 그녀의 얼굴 왼쪽에 즉각적인 통증을 기억한다. 상처가 감염되었고, 티나는 아버지가 처방한 광범위한 항생제를 사용했다. 고양이에게 긁힌 후 일주일 동안 통증이 눈에 띄게 증가했으며 감염된 부위가 치료되지 않았다. 통증은 그때부터 지금까지 유지되고 있다. 다음 반응들은 지난 9년간 그녀의 통증의 일관성을 설명한다:

고양이에게 긁힌 후 2주 동안의 통증은 지금과 어떻게 비교됩니까? '같거나 나쁘다.'

5년 전과 비교하면 어떨까요? '같거나 조금 더 나쁩니다'

2년 전과 비교하면 어떨까요? '거의 같다'

이전 평가 Previous Assessments

티나는 삼차 신경통(신경 학적 평가), 건선, 건선 관절염(류머티즘학 평가), 벨마비(신경학적 평가) 및 턱관절 손상 또는 장애(MRI; 전문 물리치료사의 평가)는 없었다.

티나는 상지 신경전도 연구, X-선, 컴퓨터단층촬영(CT) 스캔, MRI 스캔 및 뼈 스캔을 실시했는데 각각 이상반응은 없었다.

이전 치료 Previous Treatments

티나는 약물중재[마약성 진통제, 가바펜틴(gabapentin; 항간질제(antiepileptic)라 불리는 신경막 안정제 또는 흔히 말초신경병증 통증에 처방), 비스테로이드성 항염증제(NSAIDs), 스테로이드]와 심리적 중재(최면, 명상, 인지행동요법, 심리치료), 다전문가적 통증 관리 프로그램, 물리치료(TMJ 도수치료, 경추부 도수치료, 경추부 특정 근육 훈련), 침술, 동종요법 그리고 두개천골(craniosacral) 치료를 받았다. 티나를 치료하는 일반의(아버지가 아닌)는 모든 물리치료사의 보고서를 이용할 수 있었다. 그녀는 마약류와 가바펜틴을 이용한 통증 완화에 대해 부작용 때문에 두 가지 모두 참을 수 없었다고 설명했다. 그녀는 스테로이드에 대한 반응으로 초기 통증 감소는 있었고, NSAIDs에 대한 반응은 없었다고 설명했다. 통증 완화는 약 3개월 지속되었다. 그녀는 스테로이드의 연속적인 투여에도 아무 효과가 없었다. 그녀는 통증조절에 도움이 되는 자기최면술과 명상을 하고 수행하는 것을 배워 그녀는 하루에 한 번 그 방법을 사용했다. 그녀는 여러 전문 분야의 통증 관리 프로그램에서 도움을 받지 못했으며 그녀 스스로가 '기분전환'하는 거라고 생각했기 때문에 '모욕적인' 프로그램이라고 생각했다. 그녀는 물리치료와 근육 훈련(그녀는 목에 통증이 없기 때문에 혼란스러움)과 턱관절가동술(그녀는 얼굴에 물리치료사의 손 때문에 통증이 생김)과 두개천골 치료(craniosacral therapy)에 의해 악화됨을 느꼈다.

그녀는 외과적 중재를 제안받았지만, 어머니는 신경전도에 대한 타협(compromise)의 증거가 없다는 이유로 이 접근법을 배제했다. 이 견해는 마비의 부족을 근거로 작성되었다. 신경전도 연구와 얼굴의 근전도검사는 실시되지 않았다.

통증에 대한 그녀의 삶의 영향 Impact of Pain on Her Life

티나는 그녀의 통증이 그녀의 삶에 커다란 영향을 미쳤다고 전했다. 그녀는 학교에서 대부분의 수업에 참석하지 못했으며, 학교 성적이 낮아졌다고 보고했다(경쟁이 매우 치열한 대학을 다녔음에도 불구하고). 그녀는 통증으로 인하여 그녀의 왼쪽에서 사람을 대하거나 소음을 참을 수 없기 때문에 사회생활에 방해가 되었다고 보고했다. 그녀는 통증으로 안경을 쓰지 못하여 태양이 불쾌하다고 했다. 모자를 쓰지 못하고, 그녀의 왼쪽 눈은 때로는 '간질간질하고', 때로는 눈물이 과했고, 그녀는 곁눈질을 하는 경향이 생겼다. 그녀는 자신의 얼굴 모습을 매우 자각하고 있다고 전했다. 그녀의 통증은 그녀가 자신의 속도에 맞게 이야기하거나 먹거나 수행하는 것을 방해했다. 그녀는 자신이 '약간 우울'하고 '상당히 불안'하다고 말했다. 그녀는 표준화된 설문지(나에게 결과가 제공되지 않는)를 사용하여 이전에 공식적으로 평가한 결과 그녀는 '중등도 우울증'과 '경도 불안'이 있음이 나타났다. 그녀는 자신의 우울증이 완전히 얼굴 통증에 기인한 것으로 보고 그녀는 아마도 자신을 더욱 불안하게 만들었다고 보고했다. 더 질문을 하였을 때, 티나는 왼쪽에서 들려오는 소리가 귀찮고 듣기가 어렵다는 것을 호소했다. 그녀의 아버지는 왼쪽에서 그녀와 이야기할 때 그녀가 어려움을 느낀다는 것을 알았기 때문에 가족은 그녀의 오른쪽에서 대화하는 법을 배웠다고 말했다. '이렇게 된 이유가 뭐라고 생각하나요?'라고 물었을 때, 티나는 잘 모르겠지만 뭔가가 혈액순환과 신경전달을 망가뜨렸으며, 아마도 소프트볼과 상처 문제가 신경을 손상시켰다고 생각한다고 하였다. '이것이 여기서 어떻게 진행될 것이라고 생각하나요?'라는 질문에 그녀는 전혀 자신감이 없다고 답했다. 아빠에게 똑같은 질문을 했고 그의 반응은 거의 동일했다.

일반 건강 General Health

티나는 그녀의 일반적인 건강이 좋다고 보고했다. 그녀는 적당한 속도로 하루 30분 정도 걷는다. 의사의 보고에 따르면 티나가 나열한 것 이외에 건강상의 합병증이 없고 시간 경과에 따른 약물 치료효과가 나타나지 않았다. '위험신호' 또는 더 심각하거나 불길한 병리학((예) 야간 통증, 체중 감소, 전신증상 등)에 대한 잠재적인 지표와 관련된 질문은 모두 부정적이었다.

추론 질문:

1. 귀하의 인터뷰를 통해 얻은 정보를 바탕으로 지배적인 '통증 유형'(즉, 유해수용성, 말초신경병증, 유해가소성)에 관한 가설은 무엇입니까?

추론 질문에 대한 답변:

나의 가설은 티나의 통증이 대뇌피질 네트워크의 강화된 효능과 그녀의 얼굴 통증을 보완한 정상적인 대뇌피질 내 억제운동 상실의 조합에 의해 크게 좌우된다는 것이었다. 여러 가지 선택 중에서, 가설을 세우는 메커니즘은 유해가소성 통증과 가장 흡사하다. 그 청각 자극은 몸의 체성감각의 상부에서 민감성과 식별적 문제에 대한 확증적인 증거를 제공하면서 그녀의 증상을 조절하는 것으로 보였다. 즉, 나는 주요한 통각수용에 기여하는 요소들이 있을지도 모른다고 생각했지만 내부 발생으로 유도될 수 있다고 생각했다.

추론 질문:

2. 만약 유해수용성 요소가 존재한다면 어떤 잠재적 '유해수용성'(nociception)이 고려되었을 수 있습니까?

추론 질문에 대한 답변:

나는 그녀의 얼굴 모양이 펩티드성 염증과 일치한다고 생각한다(대상포진과 관련된 같이 보이지는 않은 혈관확장과 소포들). 펩티드성 염증은 통각수용체의 말단에서의 염증을 의미하며, 이는 통각수용체로부터 펩티드가 방출됨으로써 유발된다. 이 방출은 통각수용체가 원위부에서 활성화되었을 때(활동전위가 통각수용체의 다른 가지로 전파 될 때) 또는 근위(활동전위가 척수후각 또는 후부신경근 결절에서 전파됨) 발생할 수 있다. 두 경우 모두, 활동전위는 말단에서 펩티드의 방출을 일으키고 이러한 펩티드는 염증을 유발한다. 나의 가설은 이것이 다른 잠재적인 유발점이 시험에 의해 배제되었거나 일차 유해수용성 전달자(nociceptive driver)를 성공적으로 조절할 것으로 기대할 수 있는 치료법에 반응이 없었기 때문에 촉진작용이 강해지는 것이 가장 가능성이 높다는 것이다.

추론 질문:

3. 귀하가 가정한 티나의 지속적인 통증의 원인을 잡거나 유지 관리에 대해 잠재적인 '기여요인'(내재적 또는 외재적)을 논의하십시오.

추론 질문에 대한 답변:

명확한 기여요인을 확인하기는 어렵지만 과거병력에서 다음과 같은 후보 메커니즘이 나타났다.

1. 염증 전 상태: 티나는 천식과 고열로 고통받았다고 보고했다. 그녀는 초기 부상에 대한 염증반응이 매우 높았다고 한다. 그녀는 스테로이드의 첫 번째 투여 후 통증이 3개월 줄었다고 말했다. 확산 및 증후 상태의 패턴은 펩티드성 염증 및 피질 내 억제의 손실과 매우 일치하는 것으로 나타났으며, 피질 내 염증기전과 관련이 있는 것으로 나타났다(여전히 추측하기는 어렵지만). 그녀는 같은 쪽 엄지손가락과 집게손가락에 비피부병 분포의 증상을 보고 한 일차 감각피질의 참여를 암시한다. 이 가설들은 모두 어느 정도 추측일 뿐이다.
2. 정서적 기여요소(mood contributors): 부상당했을 때 불안해했으나 그 이유는 밝히지 않았다. 나는 이것이 그녀를 염증 부하 및 다른 보호시스템의 활성화와 관련될 가능성이 높은 '높은 위험상태'에 놓을 것이라는 가설을 세웠다. 나는 기분 기여요소들이 그녀의 '과민반응(hyper−protective response)' 위험성을 높인다고 가설을 세웠다. 그녀는 또한 프레젠테이션에서 우울하고 불안해한다고 보고했다. 둘 다 더 염증 촉진제 및 과민성 상태와 관련이 있을 수 있다.
3. 인지적 인자: 티나는 그녀의 얼굴에 대한 신경과 혈액 공급이 '파괴되었다'고 믿고 있다고 보고했다. 그녀는 초기 부상으로 안면신경이 손상된 것으로 보고했다. 그녀는 여러 가지 충족되지 못한 기대가 부상에 기인한다고 보고했다(예 good school−leaving mark). 그녀는 인생의 몇 가지 단점(예 야외 외출하는 것)이 '부상'으로 인한 것이라고 보고했다.

임상추론 해설:

제1장과 제2장에서 논의했듯이 티나의 증상을 뒷받침하는 '통증유형'과 신경생물학적 기전은 임상적으로 직접 측정할 수는 없으므로(추측할 수는 있지만) 가정할 필요가 있다. 임상적으로, 그러한 가설은 환자의 프리젠테이션에 있는 특징과 연결되어야 한다. 예를 들어 티나의 증상은 청각자극에 의해 조절된다. 일차적인 통각수용 기여의 존재는 기각되지 않지만, 존재한다면 중점으로 유도될 것이라는 가설을 세운다.

추론 질문에 언급된 '통증 유형'의 세 가지 범주는 '신체검사 및 치료에 대한 예방조치 및 금기사항', '관리 및 치료법', '예후'을 비롯한 다른 가설 범주에 대한 영향과 관련하여 임상적 유용성을 가지고 있지만, 이 분류는 좀 더 복잡한 신경생물학 메커니즘의 단순한 특성이라고 인정해야 한다(제2장 참조). 그러나 제1장에서 논의된 바와 같이 제안된 가설 범주는 고정된 구조로 받아들여서는 안 된다. 오히려 근골격계 임상가가 그들의 추론에 대해 생각할 수 있도록 고려할 현대 범주의 임상판단을 반영해야 한다. 그것들은 처음부터 상당히 진화해 왔으며 안전하고 효과적인 관리를 유도하는 데 사용되는 환자의 임상 프리젠테이션에 대한 관련 측면의 인식을 돕는 전반적인 목표와 함께 우리의 이해의 발전과 함께 계속 발전해야 한다.

전신인자(예 천식 및 고열로 고통받는), 정서적 요인(예 불안) 및 인지요인(예 신경손상 및 혈액공급을 망가뜨린 얼굴, 부정적 자기에 관한 신념)을 비롯한 다양한 잠재적 요인과 개념, 부상과 외부로 나가는 것과 같은 참여 제한의 부정적인 인식과 관련이 있다는 부정적인 인식이 고려되어야 한다. 제1장과 제4장에서 논의했듯이 내재적(신체적, 심리적, 행동적 및 유전적) 또는 외부적(환경적, 사회적, 문화적 등)으로 개념화하기 위한 잠재요인을 청취하고 명시적으로 심사할 때 유용할 수 있다. 이 임상추론 답변에서 강조한 바와 같이, 환자의 이야기(그리고 나중에 신체검사)에서 확인된 잠재적인 요인이 환자의 발달 및 환자의 유지 관리와 증상 및 장애가 실제로 관련이 있는지 여부를 확실히 알기가 어려울 수 있다. 그럼에도 불구하고, 추론, 특히 '예후'와 '관리'의 다른 영역을 알리는 잠재적인 기여요인에 대해 가설화하는 것이 중요하다. 증상 및 장애의 발병 및 / 또는 유지에 기여한 요인의 수, 증상의 지속기간 및 수정 가능 여부가 결합되어 예후에 영향을 미친다. 관리는 거의 언제나 재발 및 미래의 장애를 최소화하기 위한 보다 광범위한 목표에 기여하는 요소를 목표로 삼아야 한다.

검사 Examination

우리가 말을 걸었을 때, 티나는 머리를 왼쪽으로 돌려 보았다. 내가 티나의 왼쪽으로 갔다면, 그녀는 나에게 왼쪽 얼굴을 항상 감추거나 오른쪽 귀로 듣고자 하는 것처럼 더 멀리 움직였다. 그녀의 왼쪽 눈은 초기 부상과 그 이후의 감염 또는 악화된 활동과 통증 시 눈을 조금밖에 뜨지 못했다. 그녀는 안검하수증이거나 어떠한 증명 가능한 마비가 아니다.

티나는 내가 그녀의 얼굴을 만지는 것을 허용하지 않을 것이다. 그녀의 눈을 감았을 때, 그녀는 그녀의 손을 그녀의 얼굴 근처에 놓았을 때 열과 통증이 증가했다는 것을 보고했고, 그녀 자신의 손이든 남의 손이든 같은 반응이 일어났다.

입의 움직임(벌리기, 다물기, 외측 편위) 또는 머리와 목(굴곡, 신전, 회전, 측방굴곡)은 그녀가 할 수 있는 한 눈썹을 올렸을 때 약간의 악화를 제외하고는 통증을 조절하지 못했다. 우측 굴곡에서의 심한 악화로 피부가 약간의 염증을 일으켰다. 그녀의 손이 그녀의 얼굴 근처에 있을 때 그녀는 왼손의 미세한 운동조절능력이 현저하게 떨어졌다. 이 시간에 묻는 질문에 그녀는 그녀가 'touch-typer'라고 보고했으나 양손으로 정확성 타이핑에 문제가 있음을 눈치 채지 못했다.

학습과 같은 활동을 위해 컴퓨터에 앉아 있으면 왼쪽으로 약 35도 정도 머리가 돌아 있었다. 그녀는 웹캠을 통해 자세를 확인할 때까지 이것이 사실이라고 믿지 않았다(즉, 그녀는 똑바로 있는 것처럼 느꼈다). 그녀는 즉시 자신의 자세를 교정할 수 있었지만 다른 질문을 하거나 어떤 식으로 든 업무에서 정신이 산만해지자마자 기존의 35도 돌림자세로 되돌아갔다.

추가 평가 Further Assessments

설문지 Questionnaires

환자 특정 기능 척도(Patient-Specific Functional Scale, PSFS) (Chatman 등, 1997) 환자는 통증 때문에 지금 할 수 없는 4가지 작업 또는 활동을 선택한다(즉, 단기 및 장기 목표와 밀접하게 연관되어 있음). 환자는 0~10의 척도로 그 작업을 수행할 수 있는 능력을 평가한다. 최종 점수 = 평균 4점. 티나는 다음과 같은 작업을 선택했다. 컴퓨터 기반 대학 연구; 친구와 외출; 왼쪽으로 눕기; 선글라스 착용. 그녀는 PSFS에서 0.7을 보여 원하는 활동을 수행할 수 없음을 나타냈다.

통증 파국화 척도(Pain Catastrophizing Scale, PCS) (Sullivan 등, 1995) 이것은 13개 항목의 설문지이다. 스코어링 범위는 0~42이며, 42는 통증과 관련된 ㄴ매우 큰 변동인 사고와 신념을 나타낸다. 티나는 7점을 얻었으며 통증이 없는 집단과 합리적으로 일치한다.

통증 지식 설문지(Pain Knowledge Questionnaire, PKQ) (Moseley, 2003b) 이것은 통증을 근본적으로 지탱하는 생물학적 메커니즘에 대한 누군가의 이해를 정량화하는 것을 목표로 한 19가지 항목의 설문지이다. 채점범위는 0~19이며, 19는 높은 지식을 나타낸다. 테스트-테스트 응용 프로그램에 더 적은 항목의 개정 버전이 권장된다(Catley 등, 2013a). 티나는 6점을 받았는데, 이는 훈련받지 않은 만성 통증군과 일치한다.

다른 검사 Other Tests

청각 감지 역치값(auditory detection thresholds) 티나는 청각검사를 위해 청력 클리닉에 의뢰되었다. 지각 감지 역치값은 양측 정상이다.

왼쪽/오른쪽 경부 판단 과제(left/right neck judgement task) 이 작업은 상업적으로 이용 가능한 소프트웨어(Recognize, Adelaide, Australia)를 사용하여 머리를 왼쪽이나 오른쪽으로 돌린 여성 모델 사진을 보여주는 반응시간 과제를 수행했다. 작업을 수행하기 위해 사진 모델이 왼쪽 또는 오른쪽으로 돌았는지 여부를 판단한다. 티나의 좌우 판단 정확도는 85% L, 96% R이었고, 판단을 내리는 데 있어서 티나의 반응시간은 평균 2.4초 L, 2.2초 R이다. 이러한 결과는 통증이 없는 인구보다 더 낮고 만성적인 통증 환자군(Stanton 등, 미발표 자료)에 필적하는 정확도를 반영한다. 반응시간은 정상범위 이내였다.

촉각 명료도(Tactile acuity) 두점식별검사(Two-point discrimination threshold, TPD)은 둔각 캘리퍼스를 사용하여 손등, 이마 및 얼굴에 3회의 오름차순 득점 및 내림차순 득점을 반복하여 평가했다. 결과를 [표 9–1]에 나타내었다. TPD 테스트가 얼굴 왼쪽의 통증을 유발한다는 점에 유의해야 한다.

표 9–1

두점식별검사 결과값

부위	두점 식별 역치값	
	왼쪽	오른쪽
손	21, 24, 20	18, 22, 20
이마	23, 25, 23	16, 16, 19
볼	41, 37, 44	16, 15, 16

추론 질문:

4. 티나의 임상 양상은 흥미로우며 초기에는 일부 임상의에게 특이할 수 있다. 당신의 경험과 만성 통증 문헌에서 진정으로 특이한 것인지에 대해 의논한다. 또한, 면담을 통해 지배적인 '유해가소성 통증 유형'에 대한 가설이 검사에 의해 뒷받침되는지 여부를 논의한다.

추론 질문에 대한 답변:

제 생각에 티나의 양상은 그 심각성에 대해서 나와 문헌에서 특이했다. 그러나 나는 거의 비슷하게 8개의 유사한 경우를 보았는데, 모두 합리적으로 비슷하게 얼굴을 상처가 발생했다. 이 모든 환자는 초기에는 접촉을 허용하지 않았으며, 나중에 제시된 비슷한 치료방법에 모두 반응했다. 그래서 티나에 대한 나의 생각은 그녀가 얼굴의 왼쪽에서 펩티드성 염증과 관련된 중앙집중적인 통증장애가 있다는 것이다. 티나는 그녀의 통증이 상처와 후속 감염에 의해 유발되고 지속적인 조직병리학에 의해 유지되며 소포와 붉은 피부에 의해 입증된 것처럼 그녀의 얼굴에 조직 기반 병리를 나타낸 것으로 해석했다.

특히, 나는 티나의 증상이 만성 통증이 있는 사람들에게 종종 나타나는 것이라고 생각한다. 예를 들어, 내 경험상 만성 통증이 있는 사람은 말초신경, 분절 또는 인식된 연관분포를 따르지 않는 통증분포를 보이는 것이 일반적이다. 그것은 일반적으로 펩티드 염증으로 볼 수 있다. 솔직한 말초신경손상을 제외하고는 그 부위를 건드릴 수 없는 민감도를 갖는 것이 일반적이지 않지만 드물지는 않다. 신체검사 후 나의 초기 가설이 더 뒷받침되었다.

추론 질문:

5. 인터뷰와 시험에 따른 합리적인 추론에 근거하여, 티나의 관리계획에 대해 상의한다.

추론 질문에 대한 답변:

나는 다음과 같은 치료목표를 밝혀 티나와 앞으로 나아갈 방향을 논의했다.

1. 장기 치료 순서를 취하기 위해 티나 자신의 치료목표와 그녀가 이용할 수 있는 자원을 밝힌다.
2. 티나와 나는 우리가 그 순서를 계획하기에 같은 생각을 가지고 있다고 느꼈는지 여부를 알아야 한다.
3. 우리의 목표를 세우고, 그녀의 증상이 그녀의 얼굴에서 일차적인 병리나 지속적인 손상 이외의 메커니즘으로 설명될 수 있는 가능성을 설명하고, 그녀의 상황을 도울 잠재적인 기여자를 탐색한다.

4. 가능한 초기 치료방향을 개략적으로 설명하고 티나가 선호하는 방향을 선택하도록 한다. 다음의 각 조건에 대한 발표는 이론적 근거와 가능한 결과에 대한 예비 토론을 해야 한다.
   a. 그녀의 얼굴의 왼쪽 변이를 나타내는 것을 정상화하려는 시도로, 손상부위에서 촉각을 재회복시키는 치료법을 개발한다.
   b. 현재의 증상 및 징후로 변형 된 신경계 기능 이상과 상호작용할 수 있는 다른 체계적 요인을 탐색한다.
   c. 변화된 신경계 기능과 상호작용하여 현재의 징후 및 증상에 나타나는 인지 및 심리사회적 요인을 탐색한다.

임상추론 해설:

임상 변이 또는 새로운 임상 양상의 인식은 임상가가 지배적이고 대중적인 패러다임 및 임상 양상의 엄격한 분류에 의해 제약받지 않을 때 발생한다. 제1장(p.22)에서 언급했듯이, '연구 증거에 의해 알려진 것' 또는 입증된 것의 영역 내에서 논리적인 사고와 실습을 고려한다면, 우리는 새로운 아이디어 생성에 중요한 사고의 가변성과 창의성을 제한한다. 이 경우, 통증시스템에 대한 광범위한 지식은 촉각과 소리에 대한 티나의 비정상적인 얼굴 민감성과 신체적인 민감성에 기여할 가능성이 있는 것으로 판명된 대뇌피질 네트워크(예 추론 질문 1에 대한 답변에서와 같이 정상적인 대뇌피질 억제 운동의 상실) 얼굴 외관의 손상(즉, 그녀의 얼굴의 왼쪽은 붉은색이었고 약 35개의 작은 소포가 흩어져 있었다). 생물학적(그리고 심리사회적) 지식을 다른 '비정상적인' 표현에 적용하고, 이후의 동일 사례에 대한 인식을 통해, 새로운 지식의 발견, 또는 지식의 응용을 연구의 기초로 삼는 창조적이면서도 비판적인 추론을 예증한다. 동시에 미래의 연구(예 검증)에 정보를 제공한다.

주관적인 검사에서 공식화된 가설은 신체검사 내에서 '검사'되어 티나의 증상에 대한 깊은 이해를 돕는다.

임상의와 티나 사이에 충분한 '정렬'이 있었는지 여부와 티나에게 초기 치료를 위한 다양한 옵션을 제공하려는 명백한 계획이 있는지를 결정하는 데 있어 '치료를 위한 티나의 목표와 이용 가능한 자원'을 확립하는 데 중점을 두고 '협력추론' 전략을 세워야 한다. 협력추론은 정서와 윤리적 심의에 대한 공감대, 감정을 포함하는 효과적인 치료동맹에 의해 뒷받침된다.

치료(세션 1과 2) Treatment (Sessions 1 and 2)

티나의 치료 목표 및 순서 1~3단계는 순조롭게 진행되었으며 세션 1(평가 포함, 60분) 및 2(45분, 1주 후)에서 다루었다. 티나는 통증 완화, 얼굴의 한쪽 면에 있는 붉은 물집 가라앉기 목표를 확인했다. 추가 논의에서, 그녀는 근본적인 목표가 그녀의 삶의 만족도를 높이는 것이었고 그녀는 자신의 통증과 외모를 주요 장벽으로 인식한다는 것을 확인했다. 우리 모두는 이 후자의 목표에 대해 의견을 같이하고, 우리가 근거를 세우고 있는지 여부를 확인하는 목표를 찾아내기 시작했다. 그 목표는 티나는 1개월 만에 '삶의 만족도가 눈에 띄게 향상되었습니다'라고 보고하는 것이다.

세션 1이 끝나자 티나에게 통증생리학에 대한 이해를 높이기 위한 책을 빌려주었다(Moseley, 2007). 나는 나의 목표가 그녀에게 통증에 대한 흥미 있는 정보를 제공하는 것이라고 설명했다. 나는 10년 전보다 고통에 대해 더 많이 알고 있으며, 그녀의 상태에 대해 구체적으로 언급된 것은 아니지만 그녀의 상황과 얼마나 관련이 있는지 알고 놀랄 수도 있다고 설명했다.

티나는 두 번째 세션에서 책을 모두 읽었다. 두 번째 세션은 그 자료에 대한 질문이나 흥미로운 반전으로 시작했다. 티나는 더 많은 것을 배우고 싶다고 말하면서 그녀에게 제시된 세 가지 조건 중 두 번째 조건인 '현재의 증상 및 증상에 변화된 신경계 기능과 상호작용할 수 있는 다른 체계적 요인을 탐구하기'를 가르쳤다.

촉각시스템에 접속하는 방법을 찾는 것은 어려운 일이다. 나는 하나의 선택에 대한 이론적 근거를 제시했다: 얼굴피부에 전달되는 촉각 자극과 그 피부 바로 인접한 공간에서 전달되는 청각자극에 반응하는 '촉각-청각이정표 뇌세포'의 발견에 근거하여, 얼굴 주위에 자극 전달을 위해 청각적 식별 성능을 평가했다.

세션 3 (1주 후) Session 3 (1 Week Later)

세션 3에서 티나는 통증 지식 설문지와 통증 파국화 척도 평가지를 작성했다. 그 데이터는 [표 9-2]에 나와 있다.

우리는 청각적 식별 성과를 평가했다. 조사 결과는 [그림 9-2]와 같다.

청력 판별 성과 티나는 자극이 얼굴 오른쪽으로 전달되었을 때와 자극이 65cm 얼굴 왼쪽 측면 주변에서 전달되는 청각자극을 국소화할 수 없었다[즉, 이중모델(bimodal) 세포 활성화와 관련된 공간을 넘어서]. 이 양상은 우리가 청각자극을 사용하여 촉각시스템에 접속할 수 있는 확실한 가능성을 제기했다.

표 9-2

매일 통증등급과 PSFS, PCS, PKQ 및 세션 3 사전 평가 및 재평가

세션	PSFS	PCS	PKQ	Pain Today
사전-평가	0.7	7	6	8
세션 3	0.5	8	11	6

PSFS, Patient-Specific Functional Scale; *PCS*, Pain Catastrophizing Scale; *PKQ*, Pain Knowledge Questionnaire;
Pain today = pain on 0-to-10 scale, average daily score over last week.

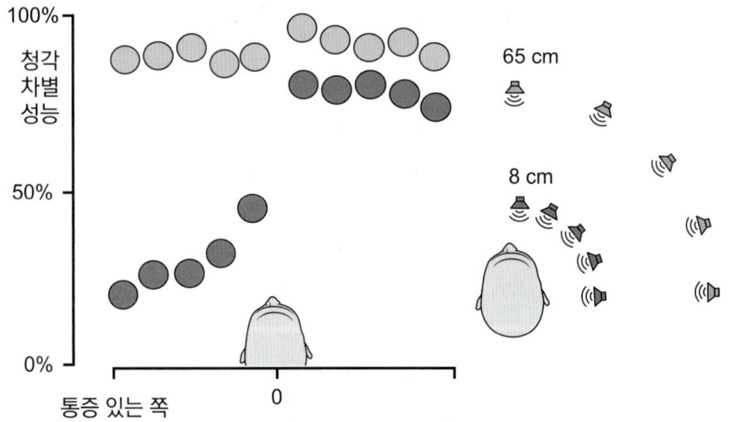

그림 9-2 얼굴에서 접촉된(어두운 원)곳과 얼굴에서 멀리 있는(밝은 원) 스피커로 듣기 성능의 차이를 아픈 얼굴 쪽(왼쪽)과 영향을 받지 않은 쪽(오른쪽)에 평가

세션 4-8 (연속된 날에 이루어짐) Sessions 4-8 (Held on Consecutive Days)

중재는 두 가지 구성요소로 이루어져 있다. (i) Explain Pain (Butler와 Moseley, 2003)과 연계된 통합문서의 점진적 완성(그리고 이어서 Explain Pain Handbook : Protectometer; Moseley와 Butler, 2015a), 교육접근법인 보호자로서의 통증의 개념과 내부 '위험계'(danger meter) (지금은 보호계로 조작됨) 개념을 포착하는 것을 목표로 했다(Moseley와 Butler, 2015a). (ii) 청각 식별 훈련. 청각 식별 훈련은 티나의 얼굴 왼쪽 5개 위치 중 하나에서 소리 표시 하는 것과 관련이 있다. 그녀는 각 소리의 위치를 확인해야 했으며 각 자극에 대한 반응을 피드백을 받았다. 세션에는 72개의 자극이 있었고 약 30분 동안 지속되었다. 가정 교육 프로그램은 티나가 그녀의 훈련 친구(buddy)에 의해 소리가 나는 곳을 가리키도록 요구되도록 고안되었다. 세션 6을 통한 주요 성과 측정의 재평가 결과는 [표 9-3]에 제시되어 있다.

티나는 훈련일지를 작성하여 '화끈거리는(flare-up)'의 날짜와 시간을 표시했다. 우리는 플레어 업을 '통증이 고통스럽고 눈에 띄는 증가'라고 정의했다. 티나의 상황은 매주 PSFS의 응답에 기초하여 정기적으로 모니터링 되었다. 0에서 10까지의 척도에서 0은 통증이 없고 10회는 가능한 최악의 통증이다. 평균적으로 오늘 당신의 고통은 어땠습니까?

표 9-3

세션6을 통한 PSFS, PCS, PKQ 및 매일의 통증평가의 재평가

세션	PSFS	PCS	PKQ	Pain Today
사전-평가	0.7	7	6	8
세션 3	0.5	8	11	6
세션 6	1	5	14	5

PSFS, Patient-Specific Functional Scale; *PCS*, Pain Catastrophizing Scale; *PKQ*, Pain Knowledge Questionnaire;
Pain today = pain on 0-to-10 scale, average daily score over last week.

추론 질문:

6. 당신은 티나에게 당신의 비유가 그녀의 상태에 관한 것이 아니라고 지적했다. 환자가 통증생물학을 이해하도록 돕기 위한 그들의 개인적인 문제와 관련하여 이러한 종류의 자원이 어떻게 이해를 돕는 데 사용되는지 토론한다.

추론 질문에 대한 답변:

내 경험과 우리의 연구(Moseley, 2003b, Gallagher 등, 2013)에 따르면, 만성 통증을 앓고 있는 대다수의 사람들은 통증에 대한 구조병리학 기반의 이해를 지지한다. Rene Descartes (1644)의 혁명적 사상과 대체로 일치하는 이 견해는 통증을 신체의 조직에서 발생하고 궁극적으로 감지되는 뇌로 전달되는 사건으로 본다. 이 모델의 최신 버전은 신체조직의 병리학에 대한 의존성을 공유한다. 나의 견해는 통증이 조직 상태에 대한 정보 제공자라기보다는 보호 메커니즘으로 가장 잘 이해된다(Moseley와 Butler, 2015b). 나는 이 관점을 입증하고 구조병리학 패러다임에 대해 반박하는 방대한 문헌이 있다고 주장할 것이다. 엄격히 통제된 실험 상황에서도 조직 손상과는 관련성이 없다. 통증을 설명하는 것은 통증에 대한 이해의 변화를 조직병리학의 정보원에서 보호장치의 통찰력으로 옮기는 것을 목표로 한다. 따라서 통증은 보호가 필요하다는 믿을 만한 증거에 의해 보호가 요구되고 변조될 것이라는 확실한 증거에 의해 조절될 수 있다. 이러한 통증의 모델은 유비쿼터스가 아니라는 점에서 일반적인 Explain Pain 리소스(예 Moseley, 2003a, 2007, 2011, Butler와 Moseley, 2013, Moseley와 Butler, 2015a, 2015b, Moseley와 Lotze, 2015, Moseley와 Butler , 2017)가 적합하다. 게다가 폭넓은 접근법 외에도 관련 환자에 대한 구체적인 개념적 목표를 설정하는 것이 매우 유용하며 무작위 대조 연구(RCT)에서 테스트된 Explain Pain 접근법은 이러한 맞춤 방식을 필요로 한다.

Explain Pain 접근방식에는 몇 가지 원칙이 있으며 전체 검토는 이 사례연구의 범위를 벗어나지만 관심 있는 독자를 위한 자료가 제공된다(Moseley 등, 2012a, Moseley와 Lotze, 2015). 핵심 원칙으로는 신체적(예 접촉 및 움직임), 전신(예 호흡 부하),인지(예 생각, 신념), 환경(예 장소) 및 사회적(예 사람 및 사회적 상황) 영역을 통한 잠재적 위협 식별이 가능하다면 그러한 위협의 제거; 시간 경과에 따른 위협에 대한 재평가와 같이 환자의 주의 깊은 관찰 등이 있다.

티나의 재개념화 과정과 관련하여, 그녀는 자신의 증상이 악화되었거나 그녀의 제안된 병리학에 대한 명확한 연관성 없이 완화된 상황을 찾도록 권장해야 한다. 그녀는 많은 환자처럼 스트레스와 스트레스를 유발하는 위협이 고통을 직접 일으킬 수 있다는 생각보다 스트레스가 근육 수축을 유발할 수 있다는 생각이 이해하기 쉽다는 것을 알았다. 내 견해로는 두 가지 메커니즘이 모두 가능할 수 있다. 그녀는 그녀의 통증, 발적 및 소포와 여러 영역의 사건이나 상황 사이의 관계를 광범위하게 찾는 것이 좋다.

1. 하는 일
2. 하는 말이나 혹 다른 사람이 말하는 것을 듣는 것
3. 함께 있거나 참여하고 있는 사람들
4. 사는 곳
5. 사회적 사건과 일치하는 패턴
6. 생물학적 리듬이나 계절과 일치하는 패턴

위협 식별의 원칙은 *Explain Pain Handbook : Protectometer* (Moseley와 Butler, 2015a)에서 환자 친화적인 방법으로 설명된다.

임상추론 해설:

대부분의 임상실무는 환자 학습 또는 변화, 이해/신념, 대처, 자기효능감, 건강 행동 및 활동/참여 능력을 향상시키는 데 관심을 가지고 있기 때문에 가장 먼저 가르침을 주는 것은 틀림없이 근골격계 임상가이다. 비록 이것은 광범위한 이론(예 통증, 건강한 생활/건강, 직장/가정/스포츠 인체 공학 등)에 대한 지식이 필요하지만 변화를 촉진하는 효과는 광범위한 이론을 필요로 한다. 가르침에 대한 추론은 신체절차기술, 개념이해교육(예 통증), 신체활동교육(예 재활운동, 자세교정, 스포츠 기술 향상) 및 행동변화교육 등 개인별 상황에 맞는 교육을 계획, 실행 및 평가하는 것 같은 교육에 대한 인식을 촉진하기 위해 제1장에서 논의된 추론전략이다.

심층적인 학습과 변화를 촉진하기 위한 핵심 교육원칙은 핵심 개념에 대한 능동적인 처리(수동적 인식과 반대)를 촉진하는 방식으로 학습자를 참여시키는 것이다. 티나에게 명시된 각 영역에서 얼굴 통증, 홍조 및 소포 사이의 연결을 찾는 명시적인 '숙제' 과제에 그녀는 이러한 관계를 반영하고 분석(즉, 처리)할 것을 요구했다. 제4장에서 간략히 논의한 것처럼, 개인은 기대, 감정(예 두려움), 행동 및 자기효능감에 영향을 미치는 건강문제('질병 인식')에 대한 자신의 인식과 신념을 개발한다. 이러한 신념은 부분적으로는 학습된 통합을 통해 발전하기 때문에 의식적일 수도 있고 아닐 수도 있으므로 초기 면담에서 즉시 인정되거나 자생해서는 안 된다. 티나가 이러한 관계를 인식하고 위협의 잠재적 원인을 인식하도록 도우며, 과제를 완료하는 데 필요한 시간을 제공하기 위해 고안된 반사적인 분석 작업은 교육에 관련된 추론과 평가의 일부로 시작될 수 있는 방법을 보여 준다.

추론 질문:

7. 결과에 대한 공식적인 모니터링(예 PSFS 및 교육 일지)은 증거 기반 실습의 인정된 요구사항이다. 그러나 이것은 전문가 관행에서 분명히 드러나는 '모니터링'의 전체 범위를 드러내지 않는다. 이러한 형식적인 결과 측정 이외에 활용할 수 있는 비공식 모니터링에 대해 의견을 제시한다.

추론 질문에 대한 답변:

나는 항상 '당신에게 그것이 무엇을 의미합니까?' 또는 '왜 그렇게 생각하나요?' 또는 '그 문제를 어떻게 해결할 수 있나요?'라고 묻는다.

임상추론 해설:

근골격계 치료사의 증거 기반 실습에서 객관적인 결과 측정의 중요성이 강조되었지만, 경험 많은 치료사도 이전의 예시에서 반영된 바와 같이 지속적이고 비공식적인 모니터링을 사용한다. 이러한 질문이나 유사한 질문은 환자의 관점을 이해하고 명확히 하기 위해 초기 평가에서 사용될 수 있지만 지속적인 관리를 통해 이러한 종류의 질문으로 돌아가는 것은 예를 들어 이전 신념이 변했고, 제공된 교육에 대한 환자의 발전하는 이해의 비공식적인 척도를 제공한다.

추론 질문:

8. 지속적 통증 환자에게 일반적으로 그리고 특히 청력 식별 교육에 대한 현재 증거 기반은 무엇입니까? 또한, 매일 청각 식별 교육 세션에 대한 귀하의 논리는 무엇입니까?

추론 질문에 대한 답변:

증거가 거의 없다. 내가 알고 있는 유일한 증거는 현재 연구/임상 그룹에서 진행중인 유사 사례 모음이다. 현재 8명의 환자가 등록되어 있다. 그러나 청각 식별을 시도한다는 생각은 (i) 만성 통증이 있는 사람들의 감각적 차별적 결함에 대한 증거와 (ii) 티나가 묘사한 통증과 공통된 특징을 가지고 있는 다른 해부학적 영역의 만성 통증 환자의 촉각 식별 교육에 대한 2b 수준의 증거가 있다.

1. 우리 그룹은 만성 통증이 있는 사람들을 대상으로 촉각 식별에 관한 많은 연구를 수행했다(Moseley, 2008; Luomajoki와 Moseley, 2011; Catley 등, 2013b; Stanton 등, 2013, Wand 등, 2014)(Catley 등, 2014 참조). 그 연구는 촉각 탐지, 신경신호로의 변환 또는 뇌로의 전달에서의 결함으로 설명할 수 없는 해부학적으로 특정한 결점을 명확하게 보여 준다. 앞서 언급했듯이, 청각 식별에 대한 결정은 (i) 비인간 영장류와 인간 모두에서 이중 시촉각(bimodal visuotactile) 세포를 보여주는 근본

과학, (ii) 소리 처리에 관한 티나의 보고서 및 (iii) 자극이 발생한 쪽에 대한 티나의 청각식별 수행의 평가(이전 논의 참조)에 기반한다.

2. 촉각적 판별 훈련의 RCT는 환상 사지통증(Flor 등, 2001)과 요통(Wand 등, 2013)에 긍정적인 영향을 보였으며; 복제된 시간 제어 사례 시리즈(Moseley, 2005) 및 RCT (Moseley 등, 2008b)는 복합부위통증증후군 환자의 통증에 긍정적인 영향을 나타냈다. 다른 사례와 관찰 연구가 존재한다(관련 리뷰는 Moseley와 Flor, 2012;Wand 등, 2011; Moseley 등, 2012b 참조). 독자는 RCT에 대한 대체 설계를 신중하게 고려해야 한다(만성 통증의 증거 평가와 관련된 현대 문제에 대한 검토는 O'Connell 등, 2015 참조).

우리는 뉴런의 반응 프로파일을 바꾸려고 노력하고 있다. 따라서 더 나은 것은 양과 부담 사이의 균형일 것이다. 그것은 그 경계선이 어디에 있는지 내 최선의 추측을 반영한다.

세션 9-13 (주당 1회) Sessions 9-13 (Held Once Per Week)

우리는 청각 식별 교육을 계속했지만 가정 교육에 중점을 두었다. 세션 12에서 우리는 얼굴에 촉각 식별 훈련을 시작했는데, 이제는 견딜 수 있었고 통증이 조금 증가했지만 훈련 종료 5분 이내에 해결되었다.

추론 질문:

9. 티나의 촉감 식별 교육을 시작할 시기에 대한 추론과 그 교육이 어떻게 수행되어야 하는지에 대해 논의한다.

추론 질문에 대한 답변:

접촉 유발성 통증은 치료과정에서 지속적으로 재평가되었다. 반복된 접촉이 통증을 느끼지 않으면 청각 식별 교육이 촉각 식별 교육으로 대체되었다. 티나의 통증에 기여한다고 가정된 민감도와 억제력이 감소했다는(증명되지는 않았지만) 것이 추정되었다.

나는 식별 교육의 원리를 이해하는 것이 더 도움이 된다고 생각한다. 왜냐하면 전자는 특정 프로토콜을 기억하려고 노력하는 것이 아니라 방어할 수 있기 때문이다. 지침의 원리는 훈련의 핵심 요소는 자극이 아니라 식별이라는 것이다. 즉, 환자는 자극 특성에 근거하여 유사한 자극을 구별해야 하며, 다른 자극이나 주파수, 방향 또는 조절의 위치를 구분할 수 있다. 이 과제는 전체 시간의 약 80%가 성공하도록 해야 한다. 성능이 향상되면 자극의 차이를 줄인다. 예를 들어, 이와 같은 위치 식별 과제에서 위치를 서로 가깝게 만든다. 항상 교육을 듣는 경우처럼 임상가는 교육 부하를 극대화하고 인지과부하를 피하는 방법으로 그 사이에서 균형을 찾아야 한다.

세션 14-16 (2주에 1회) Sessions 14-16 (Held Once Every 2 Weeks)

치료는 상호 자극 거리를 줄이는 촉각 식별 훈련으로 이루어졌다. 세션 16에서, 두점식별 임계값은 그녀의 얼굴의 양면에서 비교 가능했다. 세션 15는 티나에게 기본 활동 목표에 대한 단계적 노출 과정에 대한 이해를 제공하는 데 중점을 두었다. 세션 16에서 두 가지 활동을 진행하기 위한 계획이 티나와 협력하여 고안되었다. 이러한 활동은 (i) 선글라스 착용 및 (ii) 컴퓨터 기반 대학 학습이다.

추론 질문:

10. 티나와 함께 단계별 노출과 실제 적용을 토대로 한 신경과학에 대해 토론한다.

추론 질문에 대한 답변:

나의 관점에서, 단계별 노출 및 대응예방은 통증에 대한 불만의 대다수에서 성공적인 회복 또는 재활의 특징이다. 단계별 노출은 '적응 훈련'으로 개념화될 수 있으며 수요 적응의 근본적인 생물학적 특성을 활용한다. 생물학적 시스템을 과도하게 보호할수록 적응을 유도하기에 충분하지만 대응반응을 유발하기에는 더 어려워진다. 다른 사람들은 이에 대한 대안을 제시하면서 피해의 예상 침해에 초점을 맞추고 있으며, 이들의 초기 데이터도 유망하다(Hollander 등, 2016) (Moseley, 2016 참조). 그럼에도 불구하고 이 원칙은 내 자신의 임상실무 및 연구의 핵심에 머물러 있으며, 그 어려운 부분을 찾는 혁신적인 방법을 발견하는 데 상당한 주의를 기울이고 있다. 나의 초기 연구의 상당 부분은 움직임을 상상하는 것만으로도 고통스러울 수 있는 복합부위통증증후군(CRPS) 환자이다(Moseley, 2004b; Moseley 등, 2008a). 이러한 심오한 민감성과 '과도한 보호'가 보호 신경 표현의 증가된 영향을 반영한다고 합리적으로 주장하는 연구가 있다[신경 표현 이론의 완전한 검토와 물리치료법 및 단계적 노출에 대한 적용에 대해서는 Moseley 등(2012a)과 Wallwork 등(2016)을, 감각 및 운동 피질의 억제 대해서는 Di Pietro 등(2013a, 2013b)을 참조]. CRPS를 위해 특별히 고안된 치료법은 점진적인 운동 이미지(graded motor imagery, GMI)이다(Moseley, 2004a, 2006; Moseley 등, 2012a, Stanton 등, 2012; Bowering 등, 2013; O'Connell 등, 2013). GMI는 운동 시스템에서 직접적인 억제와 단계적 노출을 목표로 한다.

티나의 프로그램은 감각체계를 목표로 삼았지만 동일한 원칙을 따랐다. 감각적 식별 훈련은 뇌가 대뇌동맥 내 억제 메커니즘을 이용하도록 요구한다. 일단 피질 내 억제 조절이 회복되고, 티나의 임무 수행 및 통증이 통증을 유발하지 못하게 되면, 촉각 식별 훈련을 시작한다. 촉각 식별 훈련은 촉각 처리영역에서 대뇌피질의 억제가 필요하며, 가장 명백한 일차 감각피질이다. 왼쪽/오른쪽 판단 작업은 정확도가 감소되었다는 확실한 증거를 보여주었지만, 그녀가 그것을 하고 싶지 않았다고 했기 때문에 이것은 그녀의 치료방법에 통합되지 않았다.

기능에 대한 단계별 노출은 티나가 이전에 위협적인 상황에서 점진적으로 더 많은 시간을 보내는 사전 계획된 시간 조건 또는 반복 조건 프로그램이다. 예를 들어 식별 교육은 시간에 따라 진행되었다(처음 30초로 증가). 그녀의 얼굴을 만지는 것은 반복에 따라(매일 10회의 자기 만지기, 매일 세션당 2회의 반복, 1일 5세션 씩 증가) 위협에 따라(1주일에, 아버지와 함께 같은 시간 동안 또는 반복에 기반을 둔 촉각훈련을 진행하였다) 등급 노출의 원리와 정당화를 티나와 그녀의 가족이 이해하면, 그녀는 다른 과제를 위해 이 진행을 계획하고 실행했다.

임상추론 해설:

티나의 임상 증상 분석에서 분명히 드러난 강력한 신경과학 이론의 이론적 근거는 이 답변에서도 분명하다. 티나의 전반적인 관리(예 통증 교육, 식별 교육, 단계별 노출)에 대한 이러한 이론적 근거의 적용은 명확한 프로토콜을 제공하기에 충분하지 않은 두 가지 방법 모두 '복용량'과 특정 치료 중재의 진행에 관한 추론을 요구한다. 티나의 치료 용량은 기초선 평가(baseline assessments)를 기반으로한다. 증상 유발, 내성 및 인지(예 위협)는 기본 평가에서 다루어지지만 시간 및 반복 조건에 따라서 신중한 진행(증상/통증과는 대조적으로)이 뒤따라야 한다.

세션 17과 18 (연속적으로 수 개월 동안) Sessions 17 and 18 (Held Over Consecutive Months)

치료는 단계적 노출에 전적으로 초점을 맞추고 왼쪽으로 눕고 친구와 외출하고 격렬하게 운동하는 세 가지 작업을 통합했다. 그런 다음 티나는 자신이 하고 싶어 하는 다른 것들에 동일한 등급 노출 방식을 적용할 책임과 조언을 받았다. 세션 18을 통한 주요 성과 측정의 재평가 결과는 [표 9-4]에 제시되어 있다. 얼굴 자세에 대한 좌/우의 판단 또한 18번 세션에서 재평가되었다: 정확도 > 95 %; RT = 양측에서 2.3초

표 9-4

세션18을 통한 PSFS, PCS, PKQ 및 매일 통증평가의 결과의 재평가

세션	PSFS	PCS	PKQ	Pain Today
사전-평가	0.7	7	6	8
세션 3	0.5	8	11	6
세션 6	1	5	14	5
세션 18	3.0	6	14	2

PSFS, Patient-Specific Functional Scale; *PCS*, Pain Catastrophizing Scale; *PKQ*, Pain Knowledge Questionnaire;
Pain today = pain on 0-to-10 scale, average daily score over last week.

세션 19 (초기 발표후 7개월) Session 19 (7 Months After Initial Presentation)

티나는 통증의 거의 완전한 해결을 보고했다. 눈에 보이는 징조는 지난 2개월 동안 줄어들었고 현재는 나타나지 않았다. PSFS는 4.6/5이었고 이전 7일 동안의 평균 통증은 1/10이었다.

우리는 3개월 후에 추적 관찰을 준비해야 한다는 자기관리계획에 대해 논의했다. 티나는 3개월 추적 관찰 시 완전히 회복되었다(초기 발표 후 10개월).

참고문헌 References

Bowering, K.J., O'Connell, N.E., Tabor, A., Catley, M.J., Leake, H.B., Moseley, G.L., et al., 2013. The effects of graded motor imagery and its components on chronic pain: a systematic review and meta-analysis. J. Pain 14 (1), 3-13.

Butler, D., Moseley, G.L., 2003. Explain Pain. NOI Group, Adelaide.

Butler, D., Moseley, G.L., 2013. Explain Pain, 2nd ed. NOI Group, Adelaide, Australia.

Catley, M.J., O'Connell, N.E., Berryman, C., Ayhan, F.F., Moseley, G.L., 2014. Is tactile acuity altered in people with chronic pain? A systematic review and meta-analysis. J. Pain 15 (10), 985-1000.

Catley, M.J., O'Connell, N.E., Moseley, G.L., 2013a. How good is the neurophysiology of pain questionnaire? a Rasch analysis of psychometric properties. J. Pain 14 (8), 818-827.

Catley, M.J., Tabor, A., Wand, B.M., Moseley, G.L., 2013b. Assessing tactile acuity in rheumatology and musculoskeletal medicine ⊠ how reliable are two-point discrimination tests at the neck, hand, back and foot? Rheumatology (Oxf) 52 (8), 1454-1461.

Chatman, A.B., Hyams, S.P., Neel, J.M., Binkley, J.M., Stratford, P.W., Schomberg, A., et al., 1997. The Patient-Specific Functional Scale: measurement properties in patients with knee dysfunction. Phys. Ther. 77 (8), 820-829.

den Hollander, M., Goossens, M., de Jong, J., Ruijgrok, J., Oosterhof, J., Onghena, P., et al., 2016. Expose or protect? A randomized controlled trial of exposure in vivo versus pain-contingent treatment as usual in patients with complex regional pain syndrome Type 1. Pain 157 (10), 2318-2329.

Descartes, R., 1972. L'Homme1633. In: Treatise of Man, tr. by T.S. Hall. Harvard University Press, Cambridge, MA.

Di Pietro, F., McAuley, J.H., Parkitny, L., Lotze, M., Wand, B.M., Moseley, G.L., et al., 2013a. Primary motor cortex function in complex regional pain syndrome: a systematic review and meta-analysis. J. Pain 14 (11), 1270-1288.

Di Pietro, F., McAuley, J.H., Parkitny, L., Lotze, M., Wand, B.M., Moseley, G.L., et al., 2013b. Primary somatosensory cortex function in complex regional pain syndrome: a systematic review and meta-analysis. J. Pain 14 (10), 1001-1018.

Flor, H., Denke, C., Schaefer, M., Grusser, S., 2001. Effect of sensory discrimination training on cortical reorganisation and phantom limb pain. Lancet 357 (9270), 1763-1764.

Gallagher, L., McAuley, J., Moseley, G.L., 2013. A randomized-controlled trial of using a book of metaphors to reconceptualize pain and decrease catastrophizing in people with chronic pain. Clin. J. Pain 29 (1), 20-25.

Luomajoki, H., Moseley, G.L., 2011. Tactile acuity and lumbopelvic motor control in patients with back pain and healthy controls. Br. J. Sports Med. 45 (5), 437-440.

Moseley, G.L., 2003a. A pain neuromatrix approach to patients with chronic pain. Man. Ther. 8 (3), 130-140.

Moseley, L., 2003b. Unraveling the barriers to reconceptualization of the problem in chronic pain: the actual and perceived ability of patients and health professionals to understand the neurophysiology. J. Pain 4 (4), 184-189.

Moseley, G.L., 2004a. Graded motor imagery is effective for long-standing complex regional pain syndrome: a randomised controlled trial. Pain 108 (1-2), 192-198.

Moseley, G.L., 2004b. Imagined movements cause pain and swelling in a patient with complex regional pain syndrome. Neurology 62 (1), 1644.

Moseley, G.L., 2005. Is successful rehabilitation of complex regional pain syndrome due to sustained attention to the affected limb? A randomised clinical trial. Pain 114 (1-2), 54-61.

Moseley, G.L., 2006. Graded motor imagery for pathologic pain - a randomized controlled trial. Neurology 67 (12), 2129-2134.

Moseley, G.L., 2007. Painful Yarns. Metaphors and Stories to Help Understand the Biology of Pain. Dancing Giraffe Press, Canberra, Australia.

Moseley, G.L., 2008. I can't find it! Distorted body image and tactile dysfunction in patients with chronic back pain. Pain 140 (1), 239-243.

Moseley, G.L., 2011. Teaching people about pain: why do we keep beating around the bush? Pain Manag. 2 (1), 1-3.

Moseley, G.L., 2016. More than 'just do it' ⊠ fear-based exposure for Complex Regional Pain Syndrome. Pain 157 (10), 2145-2147.

Moseley, G., Butler, D., 2015a. The Explain Pain Handbook: Protectometer. NOI Group, Adelaide, Australia.

Moseley, G.L., Butler, D.S., 2015b. Fifteen Years of explaining pain - the past, present and future. J. Pain 16 (9), 807-813.

Moseley, G.L., Butler, D.S., 2017. Explain pain supercharged. The clinician's handbook. Noigroup Publishing, Adelaide, Australia, 165pp.

Moseley, G., Butler, D., Beames, T., Giles, T., 2012a. The Graded Motor Imagery Handbook. NOI Group Publishing, Adelaide, Australia.

Moseley, G.L., Flor, H., 2012. Targeting cortical representations in the treatment of chronic pain: a review. Neurorehabil. Neural Repair 26 (6), 646-652.

Moseley, G.L., Gallace, A., Spence, C., 2012b. Bodily illusions in health and disease: physiological and clinical perspectives and the concept of a cortical 'body matrix'. Neurosci. Biobehav. Rev. 36 (1), 34-46.

Moseley, G., Lotze, M., 2015. Theoretical considerations for chronic pain rehabilitation. Phys. Ther. 95 (9), 1316-1320.

Moseley, G.L., Zalucki, N., Birklein, F., Marinus, J., Hilten, J.J., Luomajoki, H., 2008a. Thinking about movement hurts: the effect of motor imagery on pain and swelling in people with chronic arm pain. Arthritis Care Res. 59 (5), 623-631.

Moseley, G.L., Zalucki, N.M., Wiech, K., 2008b. Tactile discrimination, but not tactile stimulation alone, reduces chronic limb pain. Pain 137 (3), 600-608.

O'Connell, N.E., Moseley, G.L., McAuley, J.H., Wand, B.M., Herbert, R.D., 2015. Interpreting effectiveness evidence in pain: short tour of contemporary issues. Phys. Ther. 95 (8), 1087-1094.

O'Connell, N.E., Wand, B.M., McAuley, J., Marston, L., Moseley, G.L., 2013. Interventions for treating pain and disability in adults with complex regional pain syndrome. Cochrane Database Syst. Rev. (4), CD009416.

Stanton, T.R., Lin, C.W., Bray, H., Smeets, R.J., Taylor, D., Law, R.Y., et al., 2013. Tactile acuity is disrupted in osteoarthritis but is unrelated to disruptions in motor imagery performance. Rheumatology 52 (8), 1509-1519.

Stanton, T., Lin, C., Smeets, R., Taylor, D., Law, R., Moseley, G., 2012. Spatially-defined disruption of motor imagery performance in people with osteoarthritis. Rheumatology 51 (8), 1455-1464.

Sullivan, M.J.L., Bishop, S.R., Pivik, J., 1995. The Pain Catastrophizing Scale: development and validation. Psycholog. Ass. 7 (4), 524-532.

Wallwork, S.B., Bellan, V., Catley, M.J., Moseley, G.L., 2016. Neural representations and the cortical body matrix: implications for sports medicine and future directions. Br. J. Sports Med. 50 (16), 990-996. doi:10.1136/bjsports-2015-095356. [Epub 2015 Dec 18].

Wand, B.M., Abbaszadeh, S., Smith, A.J., Catley, M.J., Moseley, G.L., 2013. Acupuncture applied as a sensory discrimination training tool decreases movement-related pain in patients with chronic low back pain more than acupuncture alone: a randomised cross-over experiment. Br. J. Sports Med. 47 (17), 1085-1089.

Wand, B.M., Parkitny, L., O'Connell, N.E., Luomajoki, H., McAuley, J.H., Thacker, M., et al., 2011. Cortical changes in chronic low back pain: current state of the art and implications for clinical practice. Man. Ther. 16 (1), 15-20.

Wand, B.M., Stephens, S.E., Mangharam, E.I., George, P.J., Bulsara, M.K., O'Connell, N.E., et al., 2014. Illusory touch temporarily improves sensation in areas of chronic numbness: a brief communication. Neurorehabil. Neural Repair 28 (8), 797-799.

23세 환자의 양측 지속성 슬개대퇴 통증에 대한 발의 원위부 표적치료: 오래된 문제에 대한 새로운 해답

10

Targeting Treatment Distally at the Foot for Bilateral Persistent Patellofemoral Pain in a 23-Year-Old: A New Answer to an Old Problem?

G. Lorimer Moseley • Mark A. Jones / 이상빈

환자 면담 Patient Interview

엘리(Ellie)는 최근 병원에서 일하게 된 23세 여성으로 많은 시간을 서 있고 걸어야 하는 일을 하고 있다. 그녀는 지난 10년 간 비외상성 양측 무릎 앞쪽 통증 증상의 병력을 가지고 있었으며, 오른쪽보다 왼쪽 무릎에 증상이 더 심하여 Queensland 대학교의 임상 스포츠 손상 재활 및 예방 연구소를 방문하였다[그림 10-1]. 그녀는 6세 때부터 체조선수로 활동했는데, 12세가 될 때까지 주당 25~35시간 훈련을 받았다. 이후 트램폴린으로 훈련을 하였으며, 16세가 될 때까지 주당 6~12시간 훈련을 받았다. 현재 엘리는 주당 15~20시간 동안 바텐더로 일하며 물건을 옮기는 일을 하고 있다. 일을 마치면 그녀는 취미인 사진과 컴퓨터 작업을 하며 잘 움직이지 않고 지내는 생활을 한다.

증상 관련 동작 Symptom Behaviour

3개월 전에 새 직업을 시작한 이래로, 그녀의 무릎 증상은 더욱 악화되었는데, 무릎 앞쪽에서 묵직한 통증을 호소하며 아래쪽으로 가면서 당기는 듯하고, 쥐어짜는, 저리는 듯한 통증으로 악화된다고 하였다. 가장 악화된 증상은 일이 끝나고 계단을 올라갈 때 한두 걸음 오르자마자 통증이 증가되는 것이라고 하였는데, 숫자 등급 척도(numerical rating scale, NRS; 0 = 통증 없음; 10 = 가장 심한 통증)는 5/10이라고 하였다. 일주일 전에는 8시간 이상 일을 하고 난 후 통증이 8/10으로 악화되었다고 하였다. 또한 90분 이상 오래 앉아 있을 때 악화되거나(4/10), 30분 이상 수동조작 자동차를 운전할 때 불편한 증상이 있다고 하였다. 추운 환경에서는 무릎의 증상이 증가하고 방의 온도에 따라 빠르게 변한다고 하였다(예 일할 때 큰 냉동창고에 드나드는 경우). 일과 동안에는, 엘리의 증상은 활동에 따라서 다르지만 오랫동안 무릎을 구부린 자세로 있는 경우에 악화된다고 하였다.

한편 통증이 악화되는 동작을 하지 않거나, 일이 끝나고 얼음을 20분 동안 대고 무릎을 편한 자세로 놓으면 증상이 경감된다고 하였다. 엘리는 일하는 동안 증상을 관리하기 위해 탄력성 무릎 지지대를 착용했다. 그녀는 오랫동안 무릎을 구부리고 앉아 있다가 일어나게 되면 왼쪽 무릎에서 "깨지는 듯한" 느낌이 드는데, 오른쪽 무릎보다 왼쪽 무릎에서 뚝뚝 소리가 난다고 하였다.

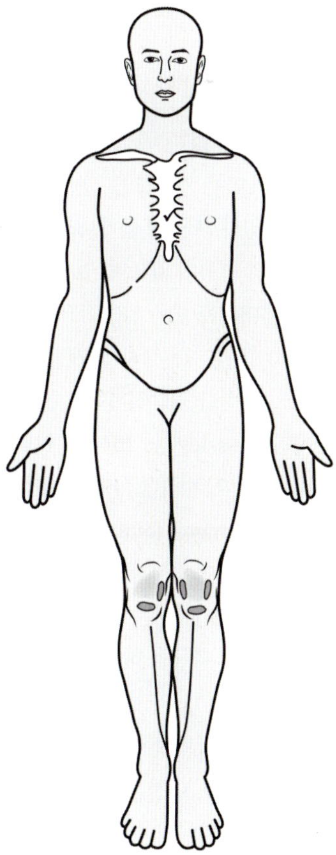

그림 10-1 엘리의 슬개골 전방부 통증을 묘사한 신체차트

자가보고 양식 Self-Report Forms

평가를 하는 동안, 무릎 통증 때문에 기능적 동작에 얼마나 제한이 있는지를 평가하는 쿠얄라 슬관절 전방부 통증척도(Kujala Anterior Knee Pain Scale; Kujala 등, 1993)를 작성하였는데, 점수는 68/100이었다. 그녀는 또한 각각의 선택적 동작을 실행하는 능력을 평가하는 환자–특정 기능 척도(Patient–Specific Functional Scale, PSFS ; scored from 0 = '내가 원하는 만큼 할 수 있다', 10 = '할 수 없다') (Stratford, 1995)도 작성하였는데, 계단을 오르내리는 동작은 3/10, 8시간 이상 일하기는 5/10 그리고 1시간 이상 앉아 있기는 3/10의 점수를 받았다.

엘리는 무릎 통증을 위해 의사를 찾아갔으나 어떤 특별한 것을 발견하지 못했다고 하였다. 이 의사는 통증은 금방 없어질 것이라고 기본적 권고만 했다고 하였다. 그녀는 다른 어떤 건강관리전문가에게는 가지 않았다.

추론 질문:

1. 환자 면담에 따라, 그리고 만성의 증상을 고려하여 통증의 형태(유해수용성, 말초신경병증성, 유해가소성)에 따른 당신의 가설은 무엇인가? 당신의 결정에 배경이 되는 추론과정은 무엇인가?

추론 질문에 대한 해답:

엘리의 통증은 대부분 유해수용성에서 기인하는 것이 우세하다고 가설을 세울 수 있다. 그녀의 통증은 계단을 오르거나 앉은 자세로 무릎을 계속 굽히고 운전하는 등, 무릎에 부하가 가해지는 동작으로 인해 발생하므로, 부하–관련 기계적 통증이라고 생각할 수 있다. 이러한 신체활동들은 특히 슬개대퇴 관절(patellofemoral joint)에 스트레스를 증가시키는 것으로 알려져 있다. 엘리의 지속적인 증상의 긴 병력, 증가된 작업 부하로 인한 최근의 악화 그리고 중간 정도의 증상 과민성(irritability)은 이차적 말초민감성(secondary peripheral sensitivity)이 있을 수 있다는 것을 의미한다.

추론 질문:

2. 엘리의 병력에 대한 양상이 당신의 초기 및 이차 진단 가설을 세우는 데 효과적이었는가?

추론 질문에 대한 해답:

환자의 면담에 따른 가설로는 지속적 슬개대퇴 통증이라는 초기 가설과 지방패드 과민성(fat–pad irritation)이라는 이차 가설을 생각할 수 있다. 지속성 슬개대퇴 통증의 초기 가설은 엘리의 병력에서 다른 병리적 문제를 암시하는 소견이 없으므로 세워진 것이다. 외상의 병력이 없으며, 인대의 불안정임을 암시하는 언급도 없었고 허리 또는 고관절에서 증상이 시작될 수 있다는 확률도 적다. 슬개대퇴 통증은 일반적으로 엘리가 통증이 발생한다고 이야기한 동작과 관련된, 슬개대퇴 관절에 부하가 가해지는 동작(예 쪼그리고 앉기/웅크리기, 계단 오르내리기, 달리기) 또는 지속적으로 무릎을 구부리는 동작(예 오래 앉아 있기)에 의해 악화된다. 초기 가설을 뒷받침하는 다른 현상은 엘리가 관절에서 소리가 난다고 한 것인데, 이것은 슬개대퇴부 통증에서 종종 묘사되는 것이다(Crossley 등, 2016a). 이러한 소리는 무릎의 굴곡과 신전을 하는 동안 대퇴골의 활차구(trochlear groove)을 통한 슬개골의 움직임이 비정상적으로 일어난 결과로 생각되며, 관절 연골이 온전한지를 나타내는 것이다(Jiang 등, 1993). 또한 경대퇴관절(tibiofemoral joint)에서 변화는 없었지만 무릎에서 지속적인 소리가 나고 떨림이 촉지되는 것도 환자의 MRI 스캔에서 나타난 바와 같이 슬개대퇴 관절의 초기 뼈관절염 양상이 존재하는 것이라고 볼 수 있다(Schiphof 등, 2014). 지방패드 민감(fat–pad irritation)이라는 이차 가설은 증상의 위치(무릎 앞쪽, 슬개골의 아래)와 통증의 표현 그리고 계단을 오를 때 무릎을 펴는 것과 같은 동적 활동을 하는 동안 통증이 발생함에 따라 세워진 것이다.

추론 질문:

3. 추운 환경이 엘리의 증상을 악화시킨다는 것은 흥미롭다. 그녀가 통증을 가라앉히기 위해 얼음을 사용한다고 했는데, 이것은 모순으로 보인다. 당신은 이것에 대해 어떤 코멘트를 할 수 있겠는가? 이것이 '통증 형태'와 관련된 당신의 가설을 결정하는 데 고려사항이 될 수 있는가?

추론 질문에 대한 답변:

추운 주위 온도에 의해 발생한 통증 악화는 우리의 유해수용성 '통증 형태' 가설과는 일치하지 않지만, 얼음을 이용한 통증의 감소는 유해수용성 통증과 어느 정도 일치할 수 있다. 슬개대퇴부 통증 환자의 연구에서 차가움에 대한 민감성은 높은 통증 정도와 신체활동에 대해 지구력이 약한 것을 의미하는 것으로 보고되어 있으며, 또한 하지 스트레칭, 내측광근 훈련 및 슬개골 테이핑 치료에 대한 효과가 적은 것으로 보고되어 있다(Selfe 등, 2010). 엘리의 문제는 소견들과 잘 맞지는 않는다. 아마도 추운 환경에서, 그녀는 다리를 더욱 구부린 자세를 취했고, 그래서 그녀는 무릎 통증이 더 발생되었다고 한 것 같다. 그러나 이것은 순전히 추측이다. 그녀가 슬개대퇴부 통증을 조절하기 위해 얼음을 사용하는 것에 관해서는, 유해수용기 및 작은 구심성 섬유 기능에 냉각 효과를 통한 말초 억제에 의해 도움이 되었을 수 있다.

통증이 온전히 말초 혹은 온전히 중추의 병리생리적 결과로 나타나는 것은 드물고 그것들이 연합되어서 나타나는 경우가 많다. 그러므로 가능하다. 엘리의 우세 통증 양상은 유해수용성(nociceptive)이라고 생각할 수 있으며, 동시에 그녀의 상태가 오래되었기 때문에 중추신경계의 변화(sensitization)를 가지고 있다고 보는 것이 가능하다.

임상추론 해설:

치료사가 환자 검사에서 단지 '양성'만을 생각하거나 지지적인 임상적 소견만을 생각해서, 가설을 결정함에 있어 나타나지 않는 증상 또는 뒷받침되지 않는 소견에 대한 생각을 하지 않는 것은 일반적인 임상추론에 있어서 일반적인 오류이다. 이는 추론과정에서 초기 가설과는 다른 경쟁 가설(무릎인대질환 같은)이 추론과정에서 무게가 실리는 경우 또는 어떤 다른 대안을 생각할 수 있는 임상적 특징이 없는 상태에서, 지속성 슬개대퇴 통증이라는 일차 진단 가설을 뒷받침하는 임상 양상에 대해 연구해야 하는 반응에 해당하지 않는다. 즉 치료사는 능동적, 동시다발적으로 다양한 진단 가설을 생각해야 하며(조직/구조; 또는 신체 손상) 연관된 임상 패턴에 있어서 일반적으로 예상되는 양상이 나타남에 따라 순차적으로 진행해야 한다는 것을 의미한다. 통증 양상은 제1장에서 논의한 바와 같이 임상적으로 측정될 수 없으며, 통증 과학과 임상 패턴의 최신 견해에 의거해서 가설을 정해야 한다(제2장 확인).

임상적 양상이 도움이 되기는 하지만, 때로는 완전히 유효한 것은 아니다. 임상적 양상은 다른 양상들과 겹칠 수도 있으며 환자가 모든 양상에 맞지 않을 수도 있다. 이것은 추론과정에서 잘 설명되는데, 유해수용성–우세 패턴의 양상이 있는 곳은 중추신경계 민감화(sensitization)의 양상이 있는 것으로 인식된다.

신체검사 Physical Examination

관찰 Observation

두 발로 선 자세의 다리 관찰에서는, 고관절은 안쪽으로 돌림되어 있었으며 발은 오른쪽보다 왼쪽이 더 크게 엎침되었다. 무릎은 약간 과신전되어 있었지만 정상으로 보이며 부기는 없다. 회내된 발 자세와 슬관절 과신전에 기초하여, 베이톤 과운동성 척도(Beighton Hypermobility Scale)가 실행되었는데(Boyle 등, 2003), 엘리의 점수는 슬관절과 주관절, 그리고 다섯 번째 중수지절관절(metacarpophalangeal joints)의 양측성 과신전으로 인해 6/9였다. 이 점수는 일반적으로 관절의 불안정성이 있다는 것을 의미한다(Boyle 등, 2003; van der Giessen 등, 2001). 한 다리로 선 자세에서는 왼쪽 무릎에서만 3/10의 슬개골 뒤 통증(retropatellar pain)이 나타났다. 왼쪽 다리를 살짝 구부렸더니 약 30도 굽힘에서 4/10의 '둔한 통증'으로 표현할 수 있는 슬개골 주위 통증(peripatellar pain)이 나타났다.

기능 검사 Functional Tests

각 기능 검사는 통증 없이 25회 반복 또는 통증이 시작되기 직전까지 실시하도록 하였다. 이 검사들에는 스쿼트(예 완전한 깊은 스쿼트/무릎 완전굴곡, 뒤꿈치 들기, 손으로 발목 옆의 바닥 닿기)가 포함되었는데, 엘리는 6/25회 반복했고; 분당 96비트로 맞춰진 메트로놈의 속도에 맞추어 25cm 높이로 스텝업을 실시했으며(왼쪽 7/25회 반복, 오른쪽은 18/25회); 25cm 높이에서 스텝다운을 실시했다(왼쪽 2/25회 반복, 오른쪽은 3/25회). 또한 끝 범위에서 과압력을 적용하며 능동 관절가동범위를 검사하였는데 양쪽 무릎 모두 통증 없는 능동 관절가동범위를 보였다.

슬관절 검사 Knee Tests

왼쪽 슬개골의 안쪽과 바깥쪽을 촉진하니 양쪽 모두 압통이 있었고, 부기나 관절 삼출은 없었다. 지방패드 자극을 위해서 호파 검사(Hoffa test)를 실시했다(Dragoo 등, 2012). 이 검사는 지방패드를 자극하기 위해 고안된 것으로, 무릎 30도 굴곡에서 슬개골건(patellar tendon) 바깥쪽 부위에 있는 슬개골에 아래쪽으로 엄지를 이용해서 강한 압력을 가한 상태로 무릎을 완전히 펴는(과신전) 검사이다. 이 검사를 통해 슬관절 신전의 마지막 10도에서 통증이 발생한다면 충돌의 양성반응으로 생각될 수 있으며, 통증의 원인으로 지방패드도 포함될 수 있다는 것을 의미한다(Kumar 등, 2007), 그러나 호파 검사의 진단적 특성에 대해서는 많이 알려지지 않았다(Mace 등, 2016). 검사는 양쪽 무릎의 안쪽 및 바깥쪽 모두에 반복 실행되었으나 증상이 발생하지 않았다. 완전 신전한 자세에서 대퇴사두근의 등척성 수축 및 수동에 과압력을 적용하는 등의 지방패드를 자극하기 위한 검사가 더 이루어졌으나 어떤 증상도 나타나지 않았다(Dragoo 등, 2012). 슬관절 건의 근위부, 중간 또는 원위부에 대한 강한 촉진에서도 통증이 발생하지 않았다.

내측과 외측 측부인대의 외반과 내반 인대 검사, 전방 당김 검사 및 라크만 검사; 후방 당김 검사 및 처짐 징후(sag sign); 그리고 맥머리 검사와 애플레이 검사도 양쪽 무릎에서 모두 음성이었는데, 이것은 인대 구조물과 반월판은 증상의 원인이 아니라는 것을 의미한다. 불안정성을 검사하기 위한 슬개골 불안 검사 또한 음성이었다. 오직 무릎 굴곡 0도 및 20도에서 활차구(trochlear groove) 내의 슬개골에 도수 압박을 가한 검사에서만 증상이 발생하여 양성반응을 보였다. 바로누운자세에서 무릎을 살짝 굽히고 지지된 상태로 엘리에게 클락 검사(Clarke's test)를 실행하였다(Nijs 등, 2006). 슬개골을 먼쪽 방향으로 누르면서(치료사의 손은 슬개골의 위쪽면에 위치) 엘리에게 대퇴사두근의 등척성 수축을 서서히 시행하도록 하였다(Malanga 등, 2003). 이 검사는 대퇴골의 활차구와 슬개골의 관절면에 능동압력과 스트레스를 주는 것으로 여겨진다. 증상이 발생하면 양성반응이며 슬개대퇴골 관절 문제(patellofemoral joint disorder)가 있다는 것을 의미하는데, 엘리는 양쪽 무릎 모두 양성반응을 보였다. 그러나 이 검사의 진단적 유용성은 의심스러운 편이다(Doberstein 등, 2008). 이와 유사하게 진단에 도움이 되는 슬개골 움직임 검사의 유용성도 미미하며, 사실 슬개골 이동성을 평가하는 좋은 검사는 없다(Sweitzer 등, 2010).

발 검사 Foot Tests

발 자세 지수(Foot posture index) (Redmond 등, 2008), 주상골 낙하(navicular drop) (Brody, 1990) 및 중간발 가동성 측정(midfoot mobility measurements) (McPoil 등, 2009)이 기록되었다. 발 자세 지수에서는 왼쪽 발이 +7, 오른쪽이 +8의 점수를 보였으며 양쪽 발의 자세가 엎침되었다는 것을 의미한다(Redmond 등, 2006). 주상골 낙하는 바닥에 비교하여 거골하 중립위치(subtalar neutral posture)와 선 자세의 이완된 발 자세 사이의 주상골 결절(navicular tuberosity)의 높이 변화를 측정하는 것이다. 엘리의 주상골 낙하는 왼쪽이 7mm, 오른쪽이 9mm를 보였다. 중간발 움직임은 체중부하(WB)와 비체중부하(NWB) 상태 간의 중간발 너비 차이를 기록함으로서 측정되며, 중간발 너비(midfoot width, MFW)의 차이는 다음과 같이 DiffMFW = WB − NWB로 표현된다. 엘리의 중간발 너비 측정은 체중부하 상태에서 왼쪽이 87.7mm, 오른쪽이 87.6mm였고 비체중지지 상태에서 왼쪽이 75.6mm, 오른쪽이 76.4 mm였다. 그러므로 차이(DiffMFW)는 왼쪽에서 21.1mm, 오른쪽에서 11.2mm였다. 엘리의 중간발 너비 변화는 이전에 발 보조기로 중재를 해서 좋은 효과를 봤을 때와 관련하여 기록된 11mm보다 더 컸다(Vicenzino 등, 2010; Mills 등, 2012).

치료방향 검사 Treatment Direction Test, TDT

관찰에서의 소견을 위하여, 발 자세 및 움직임 검사, 치료방향 검사(Treatment Direction Test, TDT)가 적용되었다. TDT는 이전에 보고된 바 있는데(Vicenzino, 2004), 간단하게 환자–특이 손상 측정(예 엘리가 25cm 위로 통증 없는 스텝업)을 하는 동안에 신체적 조작의 적용(예 이 경우에서는 회내 방지 테이핑)을 포함하는 것이다. 빈센지노(Vicenzino, 2004)는, 만일 환자–특이 손상 측정에서 유의미한 개선이 관찰되었다면(예 ≥75% number of pain–free step–ups), 보조기와 운동을 이용한 발의 치료는 성공률이 매우 높을 수 있다고 하였다. 엘리는 무릎통증이 발생하기 전에는 왼쪽(예 그녀의 가장 문제있는 무릎)에서 9회의 통증 없는 스텝업을 성공하였고, 회내 방지 테이핑을 적용한 후[그림 10–2], 같은 왼쪽에서 14회의 통증 없는 스텝업을 할 수 있었는데, 이것은 엘리가 발 보조기를 사용하여 성공적인 결과를 얻을 가능성이 높다는 것을 의미한다.

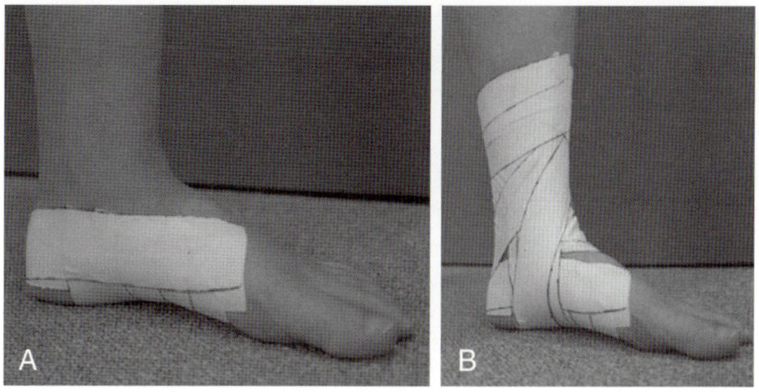

그림 10-2 회내 방지 테이핑. (A) 로 다이 테크닉(low dye technique); 발에만 적용하는 테이핑 (B) 확장된 로 다이 테크닉 ; 다리까지 테이핑 적용

발목 관절가동범위 Ankle Range of Motion

발목 배측굴곡범위의 감소는 슬개대퇴부 통증으로 한 다리 스쿼트에서 나타나는 고관절 병리-메커니즘의 이상과 관련된 것을 포함하여 이전의 하지 질환과도 관련되어 있다(Backman 등, 2011; Collins 등, 2014; Rabin 등, 2014; Ota 등, 2014). 엘리의 슬관절 굴곡과 발목 배측굴곡 범위는 수정된 슬관절-벽 검사(modified knee-to-wall test)를 사용하여 측정되었으며(Larsen 등, 2016) (왼쪽 146mm, 오른쪽 128mm) 또한 슬관절 신전과 발목 배측굴곡 범위는 경골 중간에 경사계(inclinometer)를 놓고 측정하였다(왼쪽 48도, 오른쪽 45도).

고관절 근력 검사 Hip Muscle Strength Tests

고관절 근육 기능의 손상은 하지의 변화된 움직임 패턴과 관련이 있다(Souza와 Powers, 2009a, 2009b; Powers, 2010). 감소된 고관절 근력, 특히 고관절 외전근과 외회전근과 관련된 최근의 연구에서는 증상이 없는 그룹과 슬개대퇴부 증상이 있는 그룹을 비교한 것이 있다(Ireland 등, 2003; Robinson과 Nee, 2007; Nakagawa 등, 2012). 이 연구를 근거로, 손으로 들 수 있는 근력측정기(dynamometer)를 벨트에 고정하여 고관절 외전, 내전과 외회전의 최대 수의적 등척성 수축력을 측정하였다(바로누운자세) [표 10-1].

표 10-1
기준시 엉덩관절 근력의 최대 수의 등척성 수축 점수

	0 주	
	왼쪽	오른쪽
벌림(N)	71.1	70.2
모음(N)	70.7	61.13
바깥돌림(N)	67.2	64.7

추론 질문:

4. 지속성 슬개대퇴부 통증이라는 당신의 초기 진단 가설과 지방패드 자극이라는 이차 가설을 지지/부인할 만한 신체검사 소견을 설명할 수 있겠는가? 이러한 소견들로 발 보조기 맞춤이라는 당신의 치료 가설을 세울 수 있었는가?

추론 질문에 대한 해답:

신체검사에서, 엘리는 슬관절의 과신전과 선 자세에서 대퇴골의 내회전이 나타났다. 무릎의 관찰에서, 부기나 지방패드의 확장은 없었다. 통증 발생을 위한 테크닉(호파 검사, 슬관절을 완전히 신전한 자세에서 등척성 대퇴사두근 수축 및 과압력 적용)과 촉진을 통해서도 지방패드 자극은 음성반응을 보였는데, 이것은 통증의 초기 원인이 지방패드는 아니라는 것을 의미한다. 다른 국소 무릎조직들(인대, 건 등)에 대한 검사 역시 음성반응을 보였다. 가장 중요한 것으로, 엘리는 슬개대퇴 관절에 부하를 가하고 스트레스를 가하는 검사 테크닉(스쿼트, 스텝업/다운 및 한 다리 스쿼트)에서는 증상이 발현된다는 것이다. 엘리는 또한 슬개골의 안쪽 및 바깥쪽 면에 압통이 있으며 클락 검사(Clarke's test)에서 통증이 나타난다. 다른 감별 진단들은 제외하고 그녀의 면담내용을 고려하여 신체검사 소견이 나왔을 때 중요한 것은 모든 소견이 양측 지속성 슬개대퇴부 통증을 가지고 있다는 것을 나타낸다는 것이다. 발 자세 지수, DiffMFW ≥11mm라는 회내 발 자세의 소견에 기초하여, 그리고 TDT에 대한 양성반응으로 보아, 발 보조기가 엘리의 슬개대퇴부 통증을 관리하기 위한 초기 치료로 결정되었다.

추론 질문:

5. 당신은 이 환자에게 발의 생체역학에 대한 포괄적 평가를 실행했다. 이 평가방법은 당신이 클리닉에서 모든 슬개대퇴부/슬관절 통증 환자에게 적용하는 방법인가? 아니면 병력 및 신체검사에 있어서 다른 방법들보다 그 방법을 실행하도록 했던 특징들이 있었는가?

추론 질문에 대한 해답:

발의 평가에 있어서 초점을 둔 것은 엘리가 계단을 오를 때 또는 체중이 부하되는 작업 시 통증이 가장 많이 유발된다고 한 것과 그녀의 발 자세가 엎침되어 있다는 것이다. 계단 보행의 신체검사는 통증의 발생으로, 그리고 회내 방지 테이핑으로 발 자세를 바로 잡은 후 더 많은 걸음을 걸었다는 것으로 확정되었다. 이러한 소견들을 통하여 그녀의 발이 정상보다 더 회내되어 있다는 것을 확인하기 위해 발 자세 지수와 중간발 높이 및 체중 측정과 같은 더 많은 발 자세 검사가 필요하다. 만일 계단 보행에서 엘리의 통증이 유발되지 않았다면 그리고 발의 회내 소견이 보이지 않는다면, 평가는 슬관절과 고관절로 초점을 맞춰야 할 것이다.

임상추론 해설:

이러한 내용들은 이전에 유사한 결과를 보였던 임상 경험 및 발표된 연구들에서 얻은 과학적 근거로부터, 지식/근거의 결합에 기초하여 치료사가 진단과 치료를 결정하게 되는 방식을 보여 준다. 환자 면담이 이루어지는 동안 임시로 설정되는 가설들은 이전에 얻은 경험적·실증적인 데이터에 근거하여 예상되는 임상소견들이 정말 존재하는지 아닌지 결정하기 위해 신체검진을 통해 검사된다. 주요하게 보여지는 증상(계단 보행 동안 나타나는 무릎통증에서 발 회내 교정과 같은)에 대한 타당성을 결정하기 위해 손상 검사가 이루어지지만 초기 구조적 가설을 뒷받침하기 위해 쉽게 받아들이지는 않는다. 이와 마찬가지로, 경쟁 가설들은 초기 가설 대신 혹은 함께 받아들여지지 않는다고 할 수는 없으며, 그들을 배제시키는 것이 적절한지를 확인하기 위해 특별하게 신체검사가 이루어진다. 이 책의 제1장에서 묘사되었던 '가설 카테고리'의 틀에서, 시험 중재가 유사하게 긍정적인 효과를 보였던 대퇴부 자세와 고관절 근력을 평가하는 발 자세 평가와 시험 교정은 잠재적 '기여요소(contributing factors)'에 대한 추론의 근거가 된다. 치료의 결정은 그러므로 임상 소견의 뒷받침에 기반해야 하며 환자 면담과 신체검사를 실행하는 동안 세워진 과학적 근거를 적용해야 한다. 또한 비교 가설은 어떤 인정되는 뒷받침할 만한 근거가 있는지 확인해야 한다.

치료 Treatment

엘리는 본인의 슬개대퇴 통증에 대한 포괄적인 정보와 교육을 제공받았다. 특히 그녀는 과도한 발 회내가 슬개대퇴부의 생체역학에 영향을 미쳤을 수 있다는 제안적 메커니즘에 대해 충분한 설명을 들었다(Tiberio, 1987). 간단히 말하면, 엘리는 슬개대퇴부 스트레스와 심한 하지의 내회전을 유발하는 과도한 발 회내의 영향에 대해 알게 되었다. 또한 그녀는 중간발 너비에서 11mm 이상의 변화는 발 보조기를 사용하면 성공적인 결과를 얻을 수 있음을 알게 되었으며 발 회내 방지 테이핑 테크닉이 그녀에게 효과적 반응을 보였다는 것을 통해 이 방법이 치료에 성공적인 결과를 가져올 수 있는 근거가 된다는 더 많은 정보를 듣게 되었다. 발 보조기는 미리 언급한 것처럼 나중에 맞춰졌다(Vicenzino 등, 2008). 보조기 맞춤의 목적은 발 보조기가 통증 없이 기능을 향상시키기 위한 목적에 따라 최대한의 적응을 통해 편안해야 한다는 것이다. 맞춰진 발 보조기는 상업적 이용이 가능한, 기성제품인 6도 내반웨지 발아치 받침으로 구성된 에틸렌 비닐로 만들어진 것이다. 엘리는 최적의 편안함을 위해 열 성형 작업화(스포츠 러닝슈즈)로 낮은 밀도(Shore A 52도)의 발 보조기를 맞추었다[그림 10-3]. 그녀는 낮

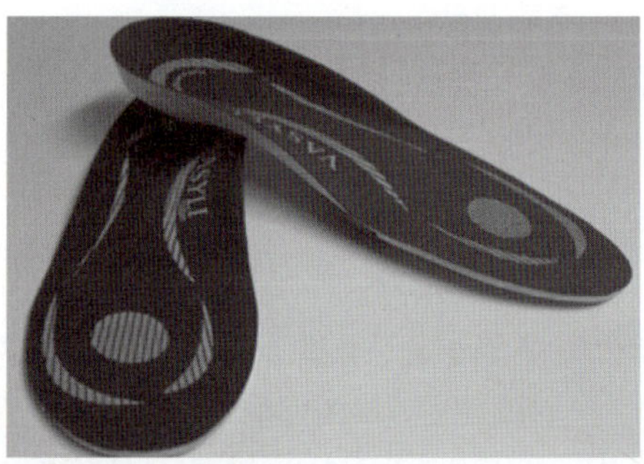

그림 10-3 전체 길이 발 보조기
(©2017 Vionic Group LLC. Vasyli는 권리 소유자의 허가를 받아 사용되는 등록 상표이다. 모든 판권을 소유하였다.

시간 동안 그리고 일하는 동안 그녀의 작업화를 신는 방법에 대해 그리고 보조기가 불편하게 느껴지기 시작할 때 보조기를 벗는 방법에 관한 설명을 들었다.

두 번째 방문(첫 방문 후 3일) Appointment 2 (3 Days After Initial Appointment)

엘리는 그녀의 발 보조기를 다시 검토하기 위해 그리고 가정 운동 프로그램을 배우기 위해 3일 후 다시 내원했다. 그녀는 양쪽 무릎에 통증이 감소했다고 하였으며, 일하는 동안 증상이 늦게 시작된다고 하였다. 발과 보조기가 닿는 곳에서는 일반적인 약한 통증 정도만 있고 부작용은 없다고 했다. 엘리의 작업 및 일상 신발을 관찰하니, 아주 적은 뒤꿈치 반뻣뻣함(counter−stiffness), 중간발 바닥의 시상면 뻣뻣함(시상면에서 중간발 굽힘) 및 중간발 바닥의 이마면 안정성[앞쪽발 부분과 뒤쪽발의 반회전(counter−rotating)에 의한 비틀림 움직임 및 중간발 부분의 꼬임]이 발견되었다. 혹시 발 보조기 사용을 보완해야 하는지, 일을 위해 필요한 더 안정성 있는 신발이 필요한지 물었고 이후 엘리에게는 최적의 편안함을 위해 열 성형된 중간 밀도(Shore A 60도)의, 발에 딱 맞는 두 번째 발 보조기 세트가 지급되었다. 그녀가 신으려고 하는 어떤 신발에도 발 보조기를 맞출 수 있도록 설명이 제공되었다. 보조기를 바꾼 것은, 처음에 지급한 낮은 밀도의 보조기가 괜찮았는지 평가해서 더 오래 일상생활을 할 수 있게 하는 보조기를 제공하기 위해서였다. 그다음 엘리는 발 회내 방지운동과 슬관절 신전 자세에서 비복근 스트레칭으로 구성된 가정 운동 프로그램을 교육받았다. 또한 슬관절 굴곡 자세에서 바닥에 맨발을 편평하게 놓고 부분 체중 지지(앉은자세)를 하는 발아치 형성운동을 교육받았다. 엘리는 이 운동을 촉진하기 위해서 종이나 붙지 않는 테이프를 발의 첫째 발허리뼈의 먼쪽 끝 아래 놓고, 발가락은 이완한 상태를 유지하면서 종이/테이프에 압력을 가하라고 지시받았다(발 아래의 종이가 미끄러져 나오지 않도록). 그녀는 또한 도수 촉진(발아치 아래 손가락으로 압력)을 통해 뒤쪽발을 회외시키는 운동을 교육받았다[그림 10−4]. 이것은 10초 동안 유지하고 반대쪽 발에 반복하는 것이다. 엘리는 하루 두번, 각 발에 5회 회내 동작을 반복할 것을 요청받았다. 그녀가 이 운동을 더욱 능숙하게 하게 되면서, 엘리는 두 발로 선 자세에서도 실시하도록 진행되었다.

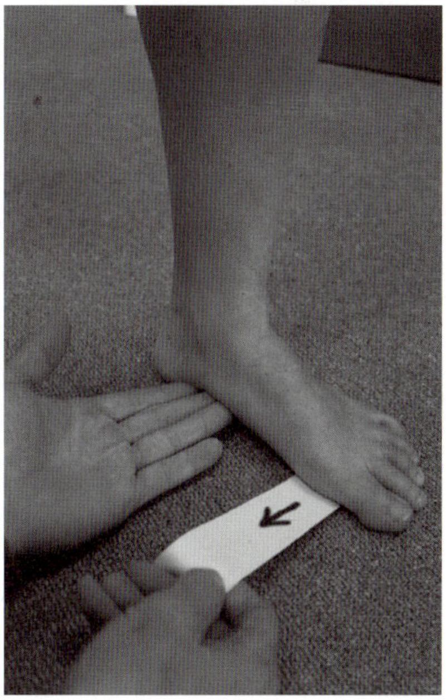

그림 10−4 발 회내 방지운동

최종적으로, 엘리는 하루 두 번, 3회에 걸쳐 30초 동안 무릎을 편 상태에서 비복근 스트레칭을 실시하는데, 벽에 대고 런지 스트레칭을 하거나 발굽이 형성 운동을 할 때마다 회내/회외의 중립으로 뒤쪽 발을 유지하고 계단 가장자리 위에 내려 놓는 방법으로 실시하도록 교육받았다. 벽에 대고 런지 스트레칭은 벽에 수직으로 맞추어 바닥에 양 발을 놓으며 벽을 보고 양 손을 대고 한 발을 앞으로 하는 자세를 취한다. 런지 비복근 스트레칭은 편안하지만 장딴지 뒤쪽이 단단하게 스트레칭되는 느낌으로 실시한다. 또는, 엘리는 무릎을 편 상태로 유지하면서 계단의 가장자리 아래로 뒤꿈치를 내린다.

세 번째 방문(첫 방문 후 11일) Appointment 3 (11 Days After Initial Appointment)

엘리는 마지막 방문 이후로 무릎 통증이 양쪽 모두 상당히 좋아졌다고 하였다. 그녀는 신발에 발 보조기가 완전히 맞지 않는다고 하였는데, 보조기를 다시 맞추기 어려워서, 대신 발 회내 방지운동에 초점을 맞추고, 특히 일할 때 서 있는 동안 다양한 시간에 잠깐씩 이 운동을 계속 하라고 하였다. 발 회내 방지운동은 뒤쪽 발을 중립으로 유지하고 양쪽 등척성 뒤꿈치를 들고 유지하면서(뒤꿈치를 바닥에서 떼고 유지) 앉은 자세에서 양 발로 선 자세를 하는 것으로 진행되었다. 그녀는 일하는 동안, 가능한 한 발 보조기를 계속 사용했으나, 불편하거나 완전히 맞지 않을 때는 벗었고 대신에 발 회내 방지운동에 초점을 맞추어 일과시간에 서 있는 동안 이 자세를 취하는 시간을 늘려 나갔다.

네 번째 방문(첫 방문 후 27일) Appointment 4 (27 Days After Initial Appointment)

엘리는 무릎 통증이 확실히 줄어들었다고 하였다. 특히 예전에 일과 중 그리고 활동 시 가장 통증이 많이 나타나던 계단을 오르는 동작에서 통증이 확실히 줄어들었다고 하였다. 또한 그녀는 지난 주에 발 보조기를 더 이상 신지 않아도 되겠다고 생각했다고 했는데, 왜냐하면 신발을 골라서 보조기를 맞춰 넣기 힘들었고 발 회내 방지운동을 하는 것이 더 좋았기 때문이라고 하였다. 그녀는 일과를 통하여, 특히 작업을 하는 동안 운동을 지속적으로 하는 데 초점을 맞추었다. 발 회내 방지운동은 등척성 수축을 하는 시간을 늘리며 양 발로 서 있는 것에서 발의 중립자세를 유지하며 양쪽 발꿈치를 다이나믹하게 들어올리는 것으로 진행되었다.

다섯 번째 방문(첫 방문 후 48일 후) Appointment 5 (48 Days After Initial Appointment)

엘리는 이제 일할 때 왼쪽 무릎에 약간의 찌릿한 통증만 느낀다고 하였다(0.5/10). 그녀는 계단을 오를 때 증상이 느껴지지 않으며 가끔 왼쪽 무릎에서 '의식'하는 정도의 증상만 있다고 하였다. 중요한 것은, 일과 후에 무릎에 통증이 없다는 것이다. 엘리가 상당한 향상을 보였기에 재검사나 평가는 하지 않았다.

발 회내 방지운동은 양 뒤꿈치를 다이나믹하게 들어올리는 것에서 발 중립자세를 유지하며 한쪽 뒤꿈치를 들어올리는 것으로 진행되었다. 엘리는 생각만 나면 하루 동안, 특히 일을 할 때에도 이 운동들을 실행하였다. 엘리는 이제 발 회내 방지운동을 스스로 관리하는 데 편해졌으며 7주 후에 재평가와 확인을 위해 다시 오겠다고 하였다.

여섯 번째 방문(첫 방문 후 16주) Appointment 6 (16 Weeks After Initial Appointment)

엘리는 16주 째에 다시 찾아왔고 전체적인 변화의 등급 척도에 7점(7-point global rating-of-change scale)으로 '많이 향상됨'을 나타냈다(매우 좋아졌다, 좋아졌다, 약간 좋아졌다. 변화가 없다, 약간 나빠졌다, 나빠졌다, 많이 나빠졌다). 척도는 0%(회복 안 됨)에서 100%(완전 회복)이며, 엘리는 무릎통증이 100% 완전히 회복된 것으로 점수를 매겼다. 그녀는 더 이상 추운 환경에서도 통증을 느끼지 않았다. 쿠알라 슬관절 전방부 통증 척도(Kujala Anterior Knee Pain Scale)에서 그녀는 100/100을 보였으며, PSFS(0 = 원하는 한 계속 할 수 있음, 10 = 할 수 없음)에서 점수가 매겨진 유일한 동작은 계단 오르기(0.5/10)였다. 엘리는 지난 주 일과 후에 계단을 오르는데 한 번 약간의 찌릿한 느낌이 있었다고 했다. 그녀는 주 5회, 30분 동안 중간 정도의 활동을 할 수 있을 정도였다.

통증 없이 스쿼트를 실시하는 기능적 동작의 재평가에서 엘리는 25/25로 완전히 실행했고; 25cm 계단 오르기에서 약간의 통증(1/10)이 있으면서 왼쪽 25/25 그리고 오른쪽 25/25를 하였으며, 분당 96비트로 설정된 메트로놈 속도에 맞추어 스텝다운을 오른쪽, 왼쪽 모두 25/25로 완전히 실행하였다. 엘리의 고관절 외전, 내전과 외회전에 대한 최대 등척성 수축력 측정이 재평가되었는데[표 10-2], 외회전 최대 등척힘에서 양쪽 모두 증가되었으며(왼쪽과 오른쪽 11% 및 22%) 오른쪽 내전근력에서 증가를 보였다(21%).

흥미로운 점은, 엘리는 그녀의 새로운 '정상' 발 자세인, 더 중립된 자세로 발을 무의식적으로 유지하고 있는 것 같다고 한 것이며, 회내된 발 자세가 이제는 매우 어색하다고 느끼게 된 것이다.

표 10-2

0에서 16주 간의 고관절 근력의 최대 수의 등척성 수축 점수

	0 주		16 주	
	왼쪽	오른쪽	왼쪽	오른쪽
외전근(N)	71.1	70.2	*	*
내전근(N)	70.7	61.13	71.2	74.1
외회전근(N)	67.2	64.7	74.8	78.7

* 외전 동작을 하는 동안 요통 때문에 최대치 검사를 할 수 없었다. 요통은 넘어진 것 때문에 지난 주에 시작되었다.

그녀의 주상골 낙하(navicular drop) 측정에서, 왼쪽은 2mm 그리고 오른쪽은 1mm였다(첫 측정에서는 7mm, 9mm). 엘리는 일과 동안 및 일할 때 생각나기만 하면 한쪽 발뒤꿈치를 들어올리는 운동을 지속했다. 또한 일상생활 동안 발 자세를 중립으로 유지하였으며, 이제 이것을 잘 하기 위해 그다지 신경쓰지 않아도 될 만하다고 하였다. 엘리는 일상생활을 하면서 이 동작들을 계속 지속하고 있으며 운동들을 계속하고 있다고 하였다.

일곱 번째 방문(첫 방문 후 32주) Appointment 7 (32 Weeks After Initial Appointment)

엘리가 치료 후 대략 8개월 정도 지났을 때의 평가에서, 무릎 통증은 100% 회복되었으며 전체적인 변화의 등급화를 위한 7점에서 더 나은 점수를 기록했다. 그녀의 무릎통증은 PSFS에서 그녀가 어떤 동작을 선택하든 제한이 없었으며, 쿠얄라 슬관절 전방부 통증 척도(Kujala Anterior Knee Pain Scale)에서 100/100의 점수를 기록했다. 통증 없는 기능적 작업 검사에서 스쿼트, 스텝업 및 스텝다운에서 25/25회 반복을 기록했다.

주상골 낙하의 측정에서 왼쪽과 오른쪽 모두에서 0mm를 보였다. 비체중 지지자세에서 체중 지지자세까지의 중간발 너비 움직임 변화의 측정에서는, 엘리의 중간발 차이는 이제 왼쪽에서 6.6mm(이전 첫 검사에서는 12.1mm) 그리고 오른쪽에서 7.3mm(이전 11.2mm)였다. 이러한 측정결과들을 통하여 이제 회내된 발 자세가 많이 호전된 것으로 생각된다. 흥미로운 점은, 고관절근육의 근력 또한 처음보다 증가(범위: 8~33%)했다는 것이다[표 10-3].

표 10-3

0, 16 그리고 32주 간의 고관절 근력의 최대 수의 등척성 수축 점수

	0주		16주		32주	
	왼쪽	오른쪽	왼쪽	오른쪽	왼쪽	오른쪽
외전근(N)	71.1	70.2	*	*	79.4	75.7
내전근(N)	70.7	61.13	71.2	74.1	79.9	79.2
외회전근(N)	67.2	64.7	74.8	78.7	89.2	78.6

* 외전 동작을 하는 동안 요통 때문에 최대치 검사를 할 수 없었다. 요통은 넘어진 것 때문에 지난 주에 시작되었다.

추론 질문:

6. 고관절의 몇 개 근육을 위한 특정 운동이 치료 프로그램의 부분은 아니었음에도 불구하고 재평가를 통해 고관절 근력이 증가되었음이 확인되었다. 당신은 이 근력 증가에 대한 기전을 설명할 수 있겠습니까? 또한 이것이 무릎통증을 감소시키는 데 어떤 도움이 되었을 것이라 생각합니까?

추론 질문에 대한 해답:

치료의 초점은 완전히 발에 맞춰져 있었기 때문에 고관절 근력의 향상은 전혀 기대하지 않았다. 이러한 일이 발생한 기전은 아마도 많은 이유에서일 것이다. 그러한 기전 중 하나는 체중부하 동작 동안 하지의 내회전과 과도한 발의 회내를 방지하는 발 운동과 보조기가 발에서의 변화를 이끌었기 때문일 것이다. 발 운동은 체중 부하 시 발을 회내시키는 크기를 조절하기 위해 고안되었다. 이것은 운동이 시작된 후에 중간발 너비 움직임에서 유의한 감소가 나타난 것으로 효과가 확인되었다(예 왼발에서 12.1~6.6mm; 오른발에서 11.2~7.3mm). 이러한 발 회내의 감소는 다리의 내회전 크기를 감소시켰으며 걸음의 디딤기 동안에 고관절 내회전과 내전의 크기를 현저하게 감소시켰다. 이것은 증가된 고관절 내전과 내회전 그리고 과도한 발의 회내로 진행되는, 디딤기 동안 잘못된 보행으로 인하여 고관절 내전근과 외회전근들이 작용한 것으로 가정할 수 있다. 이러한 경우 관찰되는 발 자세의 변화는 한쪽 다리에만 부하가 가해지는 동안(예 걸음 또는 계단 오르기) 다리의 내회전 크기를 감소시킴으로서 고관절 외전근과 외회전근 힘 발생의 기계적 효율을 향상시켰기 때문일 것이다. 다리 기능이 개선되고 통증이 감소하면서 고관절 근력의 향상을 가져와, 엘리는 더욱 자유롭게 자주 움직일 수 있게 되었다. 고관절 외전근과 외회전근들의 독립적 운동이 슬개대퇴부 통증에 긍정적 효과를 가져왔다는 연구들이 보고된 바 있는데(Khayambashi 등, 2012, 2014; Nakagawa 등, 2008; Fukuda 등, 2012), 이는 고관절 근력을 향상시킬 수 있는 발 치료방법이 될 수 있을 것이다.

또 다른 기전은 엘리가 발의 회내 방지운동을 할 때 고관절 근육에 의도하지 않은 운동이 일어났기 때문일 것이다. 이러한 운동들은 단지 독립적으로 발의 시상면에서의 움직임만이 아니라, 발과 다리 간의 결합작용에 초점이 맞춰진 것이다. 즉, 그 운동은 시상면에서 발의 움직임에만 초점이 맞춰졌다기보다는, 앞쪽 발의 저측굴곡과 뒤쪽 발의 회외와 함께 정강뼈의 외회전이 같이 일어나게 되었다는 것이다(예 발에서 국소적으로 시상면 자세에 초점을 맞춘 발 단축 운동). 이러한 운동들을 함으로서, 엘리는 고관절 외회전근들을 사용할 수 있었고 이것이 근력을 강화시키고 근육의 상태를 좋게 만들었을 것이다.

이것은 또한 슬개대퇴부 통증의 유해수용성 원인으로 여겨졌던, 슬개대퇴부 관절 스트레스를 줄여 주게 되어 다리의 연동효과와 발 자세의 변화를 실현 가능하게 하였다. 슬개대퇴부 통증이 감소하면서 비복근과 고관절 근육을 더욱 효율적으로 사용할 수 있게 되었고 고관절 근력의 회복을 촉진하게 되었다.

그러나 발 치료가 어떻게 고관절 근력과 슬개대퇴부 통증 모두를 변화시켰는지를 정확하게 설명하기는 어렵다는 것과 그리고 제안된 기전들을 조합해도 관찰된 효과들에 대한 충분한 이론으로 여겨지지 않는다는 것을 명시해야 한다.

추론 질문:

7. 당신은 엘리가 신발에서의 변화에 순응한 것보다는 운동을 선호했으며 이것이 당신의 관리와 최종 결과에 어떻게 영향을 미쳤는지 토론할 수 있습니까?

추론 질문에 대한 해답:

엘리에게는 작업 신발을 위한 어떤 요구사항이 있었는데, 그녀는 다양한 일상 신발을 사용했고 집에서는 맨발로 시간을 보냈다. 엘리의 초기 세션에서, 그녀는 발 자세의 능동 재훈련과 슬개골이 어떻게 움직여야 하는지의 생체역학적 효과에 대한 자세한 설명을 들었고, 이것이 그녀의 무릎통증에 잠재적인 공헌을 했을 것이다. 이러한 요소들과 능동 및 수동 중재의 장기간 효과에 대한 토의 후에, 그녀는 운동을 능동적으로 하는 것이 보다 더 이득이 많았음을 느꼈다. 엘리는 초기 진료에서 회내 방지 테이핑으로 무릎통증 증상의 즉각적 변화를 느꼈으며, 이후의 치료과정에서 발 보조기의 효과를 느꼈다. 이들 치료방법들은 그녀의 적극적 참여에 의해 효과적으로 이루어졌으며, 그녀의 관점이 능동적 운동으로 진행된 것이다. 치료에 의한 즉각적인 긍정적 효과 덕분에 엘리가 정규적으로 운동을 실행하고 준수하게 되었으며, 이과 함께 잠재적 기전의 이해가 그녀의 증상에 크게 도움이 되었을 것이다.

추론 질문:

8. 중간발 너비의 변화가 ≥11mm이라면 슬개대퇴부 통증이 있던 발의 치료목적에 성공적 결과인 것으로 생각될 수 있다. 비슷한 경우에 당신의 치료접근법을 선택하는 데 있어서 고려해야 할 다른 요소들(증상의 정도, 만성, '통증 양상', 환자의 나이, 정신사회학적 고려사항 등)이 있습니까?

추론 질문에 대한 해답:

슬개대퇴부 통증의 증상들은 환자들 간에 일반적으로 지속성이다; 그러나 생체역학적·생리학적 및 환자 증상이 언제 시작되었는가와 관련된 외적 요소들과 생체역학적·생리학적 요소들은 상태의 다인자성 때문에 환자들 간에 다양하다. 환자들은 몸쪽으로는 고관절, 국소적으로는 무릎에서 혹은 먼쪽으로는 발과 발목에서 한 가지 혹은 그 이상의 증상과 관련된 요소들을 보인다.

슬개대퇴부 통증의 감소에 최고의 결과를 보인 다양한 치료접근법에 대한 최근의 연구가 있지만, 그것은 '널리 적용되도록 만든' 접근법은 아니었다. 중요한 것은 환자에게 다양한 프로그램을 맞추기 위한 포괄적이고 적절한 임상적 검사이다. 환자의 증상과 관련된 주요한 특성을 파악하는 것이 최적의 치료접근법을 선택하는 능력을 향상시킨다. 엘리의 경우에서는, 그녀의 발 움직임이 치료목표였다. 만일 엘리가 발 움직임에 문제를 보이지 않았다면, 목표는 신경근 활성을 향상시키기 위한 더 몸쪽의 고관절에 대한 운동에 맞춰졌을 것이다(Crossley 등, 2016). 이러한 운동들이 효과를 나타내는 데는 약간의 시간이 필요하므로 이것을 보완하기 위해 통증을 감소시키고 운동에 더 능동적이 되도록 환자의 능력을 향상시키기 위한 대체치료를 고려하는 것이 더 유리할 수 있다(예 슬개골 테이핑, 침, 스트레칭).

만일 공포 회피에 부정적이고, 불안, 우울, 통증 파국화(pain catastrophizing)와 같은 정신학적 문제와 관련해서, 심하고 지속적인 통증이 있는 경우에는(Grotle 등, 2010; Crombez 등, 1999; Carroll 등, 2004), 치료에 좋지 못한 반응을 일으킬 수 있으므로, 통증과학적 접근을 통한 관리가 바람직할 것이다. 이러한 접근법은 다른 전문가들(예 정신심리학자, 통증전문가)에게 의뢰를 고려해 보는 것이 필요할 것이다. 그러나 기본적으로 치료는 환자 개인 그리고 현재 증상에 맞춰야 하며, 가장 최신의 그리고 명백한 근거를 가지고 환자의 무릎 상태에 대해 교육을 시켜야 한다는 것이다. 치료계획을 구성하는 의사결정에 대해 환자로 하여금 어느 정도 인식하도록 하는 것은 중요하며 그렇게 함으로서 환자의 선호도와 생활방식을 치료계획에 맞출 수 있다. 좋은 결과를 위해 필요한 것은 치료에 대한 집중을 촉진시키기 위한 계획에 환자의 자신감이라는 배경이 있어야 하며 그것은 회복을 위해 매우 중요하다.

엘리의 경우에 적용된 치료접근법에서의 주요 고려사항은 통증을 감소시키고 치료접근법에 있어 그녀의 자신감을 획득하기 위해 가능한 한 빨리 그녀를 교육시키는 것 그리고 치료(예 능동운동)에 더 전념시키는 것이었다.

추론 질문:

9. 주어진 이러한 상황은 어떤 연구자들에서는 자기제한(self-limiting)으로 묘사되어 왔다. 당신은 엘리가 어떤 중재 없이도 회복될 수 있다고 생각했습니까? 어떤 것이 좋은 예후를 가설화했습니까?

추론 질문에 대한 해답:

슬개대퇴부 통증은 10대와 젊은 성인들에게도 일반적이고 지속적인 무릎질환이다(Rathleff 등, 2013a, 2013b, 2016; Collins 등, 2013; Mølgaard 등, 2011; Boling 등, 2010; Roush와 Curtis Bay, 2012). 슬개대퇴부 통증을 위한 보존적 치료, 즉 대퇴사두근과 둔근의 근력 강화, 스트레칭 및 기능적 움직임 재훈련, 발 보조기, 슬개골 테이핑 및 도수치료 등은 단기 및 중간 단계에서 일반적인 효과를 보인다고 보고된 바 있다(Collins 등, 2008). 이러한 중재에도 불구하고, 환자의 상당한 부분이 여전히 지속적인 장기간 증상을 보이며(Collins 등, 2013), 20년 후에도 대략 4명 중 1명에서 증상이 있는 것으로 보고되었다(Nimon 등, 1998).

이러한 상태를 자기제한으로 간주하는 것은, 특히 슬개대퇴부 통증을 가진 젊은 성인에서 '성장통'으로 잘못 여겨질 수 있다. 근거들을 확인하면, 12~15세의 50%가 12개월 후에도 지속적 무릎통증을 보고하였고(Rathleff 등, 2013), 15~19세의 55%가 2년 후에도 지속적 통증을 보고하였으며(Kujala 등, 1993), 더욱 주목할 만한 것은 청소년기에 슬개대퇴부 통증을 진단받은 78%의 여성이 14~20년 후에도 여전히 통증을 갖고 있다고 하였다는 것이다(Rathleff 등, 2016; Collins 등, 2013; Nimon등, 1998). 엘리는 그녀가 13세의 나이에 슬개대퇴부 통증을 진단받았고 20세 초반에 이르기까지 지속적 증상이 그녀의 삶에 큰 영향을 미쳐 왔기 때문에 장기간, 비자기제한 범주에 속하는 것으로 나타난다.

무릎통증 기간이 길다는 것이 좋지 못한 결과를 나타낸다는 중요한 근거를 고려하면(Nimon 등, 1998; Blønd와 Hansen, 1998; Collins 등, 2010), 엘리가 어떤 중재 없이 회복될 수 있다는 것은 거의 믿기 어렵다. 무릎에 부하가 가해지는 동작을 감소시키는 것이 환자의 증상에 변화를 일으킬 수 있으며, 무릎에 부하가 가해지는 동작을 다시 하는 것은 증상을 재발시키는 결과를 초래할 수 있다. 이것은 엘리의 경우에서 그러한 동작이 감소되었을 때 증상들이 좋아졌으나 회사로 돌아와 선 자세로 더 많은 시간을 보내며, 더 많은 동작을 하려고 했을 때 악화되었던 것에 의해 설명될 수 있다. 물리치료의 시작 단계에서, 엘리는 세 번째 방문(11일째)에서 증상의 의미 있는 개선을 보였다. 엘리는 10년 동안의 지속적인 통증이 있었기에, 이렇게 빨리 좋아지는 것은 저절로 회복된 것이라고 볼 수는 없는데, 특히 이후 32주 동안 계속해서 개선을 보였기 때문이다.

엘리는 또한 회내 방지 테이핑이 적용된 후, 슬개대퇴부 통증에 대한 발의 중재에 즉각적인 효과를 보였고 스텝업 검사에서 좋은 반응을 보였기에 예후도 좋을 것으로 예상된다. 발 보조기 착용과 운동을 병행하며 몇 주를 보낸 후에, 엘리는 통증에서 괄목할 만한 개선을 보였고 이후 그런 상태가 지속되었다. 이것은 회내 방지 보조기를 적용하여 신체적 통증 유발 검사에서 즉각적인 개선을 보인 환자가 몇 주 후에도 더욱 개선의 가능성을 보였다는 Barton 등(2011a, 2011b)의 연구와 일치한다(Barton 등, 2011a). 이와 관련된 또 다른 연구로, Barton 등(2011c)은 환자가 회내된 발 모양으로 제작된 신발 보조기를 신었을 때 통증 없이 다리를 들어올리는 횟수와 한 다리 스쿼트 횟수에서 즉각적인 증가를 보였다고 하였다. 이러한 개선은 지속되었는데(Barton 등, 2011d), 이것은 단기간의 효과가 아니라는 것을 말한다. 요약하면, 엘리가 보인 시간적 반응의 양상은 문헌에서 보고된 것들과 비슷했다. 그러나 그녀가 충분히 개선되지 않았다면, 치료는 대퇴부 자세와 근력 약화에 대한 것들이 더해졌을 것이다.

임상추론 해설:

환자 교육과 권한 부여의 중요성은 이 환자의 경우에 잘 설명되었다. 그녀의 무릎통증의 원인과 왜 지속되었었는지 그 이유에 관한 명백한 설명이 없었으면, 엘리는 몇 달 동안의 치료 프로그램을 준수하지 않았을 것이며, 아마도 거의 맞춤형 운동 프로그램에 전념하지 않았을 것이다. 치료사에 의해 제공된 명백하고 논리적인 설명과는 별개로, 엘리가 운동 프로그램을 지속하는 데 동기부여가 되었던 다른 주요 요소는 그녀가 회내 방지 중재를 받고 가장 통증이 유발되었던 동작(계단 오르기)을 할 때 무릎 증상의 개선효과가 매우 컸다는 것이다. 이것은 그녀의 지속적이고, 10년간의 오래된 문제가 실제적으로 더 나은 방향으로 바뀔 수 있고 그녀를 끝까지 도와줄 수 있는 치료사를 선택했다는 엘리의 이해와 신념에 대한 '인지적 결정타(cognitive clincher)'가 되었다. 더욱이, 그녀가 자신감을 갖도록 한 치료사의 가이드에 따라, 증상을 직접 관리할 수 있는 '능력'을 갖추게 한 지식과 함께, 엘리에게 제공된 운동 프로그램을 잘 따른 것이 그녀의 통증과 기능에서의 비교적 빠른 개선을 가져왔다. 엘리는 그녀의 증상은 그녀 자신이 관리해야 한다는 책임을 받아들였다. 그러나 중요한 것은 치료과정 중에 치료사가 그녀를 완전한 공동의 파트너로 여겨야 한다는 것이다.

참고문헌 References

Backman, J.L., Danielson, P., 2011. Low range of ankle dorsiflexion predisposes for patellar tendinopathy in junior elite basketball players: a 1-year prospective study. Am. J. Sports Med. 2626-2633.

Barton, C.J., Menz, H.B., Crossley, K.M., 2011a. Clinical predictors of foot orthoses efficacy in individuals with patellofemoral pain. Med. Sci. Sports Exerc. 43 (9), 1603-1610.

Barton, C.J., Menz, H.B., Crossley, K.M., 2011b. Effects of prefabricated foot orthoses on pain and function in individuals with patellofemoral pain syndrome: a cohort study. Phys. Ther. Sport 12 (2), 70-75.

Barton, C.J., Menz, H.B., Crossley, K.M., 2011c. The immediate effects of foot orthoses on functional performance in individuals with patellofemoral pain syndrome. Br. J. Sports Med. 45 (3), 193-197.

Barton, C.J., Menz, H.B., Levinger, P., Webster, K.E., Crossley, K.M., 2011d. Greater peak rearfoot eversion predicts foot orthoses efficacy in individuals with patellofemoral pain syndrome. Br. J. Sports Med. 45 (9), 697-701.

Blønd, L., Hansen, L., 1998. Patellofemoral pain syndrome in athletes: a 5.7-year retrospective follow-up study of 250 athletes. Acta Orthop. Belg. 64 (4), 393-400.

Boling, M., Padua, D., Marshall, S., Guskiewicz, K., Pyne, S., Beutler, A., 2010. Gender differences in the incidence and prevalence of patellofemoral pain syndrome. Scand. J. Med. Sci. Sports 20 (5), 725-730.

Boyle, K.L., Witt, P., Riegger-Krugh, C., 2003. Intrarater and interrater reliability of the Beighton and Horan Joint Mobility Index. J. Athl. Train 281.

Brody, D.M., 1990. Evaluation of the injured runner. Techniques in Orthopaedics 5 (3), 15.

Carroll, L.J., Cassidy, D.J., CÔté, P., 2004. Depression as a risk factor for onset of an episode of troublesome neck and low back pain. Pain 107 (1), 134-139.

Collins, N., Hart, H., Garrick, L., Schache, A., 2014. Single leg squat hip pathomechanics are associated with ankle dorsiflexion restriction in people with patellofemoral pain. J. Sci. Med. Sport 18 (1), e18.

Collins, N.J., Bierma-Zeinstra, S.M., Crossley, K.M., van Linschoten, R.L., Vicenzino, B., van Middelkoop, M., 2013. Prognostic factors for patellofemoral pain: a multicentre observational analysis. Br. J. Sports Med. 47 (4), 227-233.

Collins, N.J., Crossley, K.M., Beller, E., Darnell, R., McPoil, T., Vicenzino, B., 2008. Foot orthoses and physiotherapy in the treatment of patellofemoral pain syndrome: randomised clinical trial. Br. Med. J. 337 (3), 163-168.

Collins, N.J., Crossley, K.M., Darnell, R., Vicenzino, B., 2010. Predictors of short and long term outcome in patellofemoral pain syndrome: a prospective longitudinal study. BMC Musculoskelet Disord 11, 11.

Crombez, G., Vlaeyen, J., Heuts, P., Lysensd, R., 1999. Pain-related fear is more disabling than pain itself: evidence on the role of pain-related fear in chronic back pain disability. Pain 80, 329-339.

Crossley, K.M., Callaghan, M.J., van Linschoten, R., 2016a. Patellofemoral pain. Br. J. Sports Med. 50 (4), 247-250.

Crossley, K.M., van Middelkoop, M., Callaghan, M.J., Collins, N.J., Rathleff, M.S., Barton, C.J., 2016b. 2016 Patellofemoral pain consensus statement from the 4th International Patellofemoral Pain Research Retreat, Manchester. Part 2: recommended physical interventions (exercise, taping, bracing, foot orthoses and combined interventions). Br. J. Sports Med. 50 (14), 844-852.

Doberstein, S.T., Romeyn, R.L., Reineke, D.M., 2008. The diagnostic value of the Clarke sign in assessing chondromalacia patella. J. Athl. Train. 43 (2), 190-196.

Dragoo, L.J., Johnson, C., McConnell, J., 2012. Evaluation and treatment of disorders of the infrapatellar fat pad. Sports Med. 42 (1), 51-67.

Fukuda, T.Y., Melo, W.P., Zaffalon, B.M., Rossetto, F.M., Magalhães, E., Bryk, F.F., et al., 2012. Hip posterolateral musculature strengthening in sedentary women with patellofemoral pain syndrome: a randomized controlled clinical trial with 1-year follow-up. J. Orthop. Sports Phys. Ther. 42 (10), 823-830.

Grotle, M., Foster, N.E., Dunn, K.M., Croft, P., 2010. Are prognostic indicators for poor outcome different for acute and chronic low back pain consulters in primary care? Pain 151 (3), 790-797.

Ireland, M.L., Willson, J.D., Ballantyne, B.T., Davis, I.S., 2003. Hip strength in females with and without patellofemoral pain. J. Orthop. Sports Phys. Ther. 33 (11), 671-676.

Jiang, C.C., Liu, Y.J., Yip, K.M., Wu, E., 1993. Physiological patellofemoral crepitus in knee joint disorders. Bull. Hosp. Jt Dis. 53 (4), 22-26.

Khayambashi, K., Fallah, A., Movahedi, A., 2014. Posterolateral hip muscle strengthening verses quadriceps strengthening for patellofemoral pain: a comparative control trial. Arch. Phys. Med. Rehabil. 95 (5), 900-907.

Khayambashi, K., Mohammadkhani, Z., Ghaznavi, K., Lyle, M.A., Powers, C.M., 2012. The effects of isolated hip abductor and external rotator muscle strengthening on pain, health status, and hip strength in females with patellofemoral pain: a randomized controlled trial. J. Orthop. Sports Phys. Ther. 42 (1), 22-29.

Kujala, U.M., Jaakkola, L.H., Koskinen, S.K., Taimela, S., Hurme, M., Nelimarkka, O., 1993. Scoring of patellofemoral disorders. Arthroscopy 9 (2), 159-163.

Kumar, D., Alvand, A., Beacon, J.P., 2007. Impingement of infrapatellar fat pad (Hoffa's disease): results of high-portal arthroscopic resection. Arthroscopy 23 (11), 1180-1186 e1.

Larsen, P., Nielsen, H.B., Lund, C., Sørensen, D.S., Larsen, B.T., Matthews, M., et al., 2016. A novel tool for measuring ankle dorsiflexion: a study of its reliability in patients following ankle fractures. Foot Ankle Surg. 22 (4), 274-277.

Mace, J., Bhatti, W., Anand, S., 2016. Infrapatellar fat pad syndrome: a review of anatomy, function, treatment and dynamics. Acta Orthop. Belg. 82 (1), 94-101.

Malanga, G.A., Andrus, S., Nadler, S.F., McLean, J., 2003. Physical examination of the knee: a review of the original test description and scientific validity of common orthopedic tests. Arch. Phys. Med. Rehabil. 84 (4), 592-603.

McPoil, T.G., Vicenzino, B., Cornwall, M.W., Collins, N.J., Warren, M., 2009. Reliability and normative values for the foot mobility magnitude: a composite measure of vertical and medial-lateral mobility of the midfoot. J. Foot Ankle Res. 2, 6.

Mills, K., Blanch, P., Dev, P., Martin, M., Vicenzino, B., 2012. A randomised control trial of short term efficacy of in-shoe foot orthoses compared with a wait and see policy for anterior knee pain and the role of foot mobility. Br. Med. J. 46 (4), 247-252.

Mølgaard, C., Rathleff, M.S., Simonsen, O., 2011. Patellofemoral pain syndrome and its association with hip, ankle, and foot function in 16- to 18-year-old high school students: a single-blind case-control study. J. Am. Podiatr. Med. Assoc. 101 (3), 215-222.

Nakagawa, T.H., Moriya, E.T.U., Maciel, C.D., Serrão, F.V., 2012. Trunk, pelvis, hip, and knee kinematics, hip strength, and gluteal muscle activation during a single-leg squat in males and females with and without patellofemoral pain syndrome. J. Orthop. Sports Phys. Ther. 42 (6), 491-501.

Nakagawa, T.H., Muniz, T.B., Baldon, R.D.M., Dias Maciel, C., de Menezes Reiff, R.B., Serrão, F.V., 2008. The effect of additional strengthening of hip abductor and lateral rotator muscles in patellofemoral pain syndrome: a randomized controlled pilot study. Clin. Rehabil. 22 (12), 1051-1060.

Nijs, J., Van Geel, C., Van der Auwera, C., Van de Velde, B., 2006. Diagnostic value of five clinical tests in patellofemoral pain syndrome. Man. Ther. 11 (1), 69-77.

Nimon, G., Murray, D., Sandow, M., Goodfellow, J., 1998. Natural history of anterior knee pain: a 14- to 20-year follow-up of nonoperative management. J. Pediatr. Orthop. 18 (1), 118-122.

Ota, S., Ueda, M., Aimoto, K., Suzuki, Y., Sigward, S.M., 2014. Acute influence of restricted ankle dorsiflexion angle on knee joint mechanics during gait. Knee 21 (3), 669-675.

Powers, C.M., 2010. The influence of abnormal hip mechanics on knee injury: a biomechanical perspective. J. Orthop. Sports Phys. Ther. 40 (2), 42-51.

Rabin, A., Kozol, Z., Finestone, A.S., 2014. Limited ankle dorsiflexion increases the risk for mid-portion Achilles tendinopathy in infantry recruits: a prospective cohort study. J. Foot Ankle Res. 7 (1), 48.

Rathleff, C.R., Baird, W.N., Olesen, J.L., Roos, E.M., Rasmussen, S., Rathleff, M.S., 2013a. Hip and knee strength is not affected in 12-16 year old adolescents with patellofemoral pain - a cross-sectional population-based study. PLoS ONE 8 (11), e79153.

Rathleff, M.S., Rathleff, C.R., Olesen, J.L., Rasmussen, S., Roos, E.M., 2016. Is knee pain during adolescence a self-limiting condition? Prognosis of patellofemoral pain and other types of knee pain. Am. J. Sports Med. 44 (5), 1165-1171.

Rathleff, M.S., Roos, E.M., Olesen, J.L., Rasmussen, S., 2013b. High prevalence of daily and multi-site pain-a cross-sectional population-based study among 3000 Danish adolescents. BMC Pediatr. 13 (1), 191.

Redmond, A.C., Crane, Y.Z., Menz, H.B., 2008. Normative values for the Foot Posture Index. J. Foot Ankle Res. 1, 6.

Redmond, A.C., Crosbie, J., Ouvrier, R.A., 2006. Development and validation of a novel rating system for scoring standing foot posture: the Foot Posture Index. Clin. Biomech. (Bristol, Avon) 21 (1), 89-98.

Robinson, R.L., Nee, R.J., 2007. Analysis of hip strength in females seeking physical therapy treatment for unilateral patellofemoral pain syndrome. J. Orthop. Sports Phys. Ther. 37 (5), 232-238.

Roush, J.R., Curtis Bay, R., 2012. Prevalence of anterior knee pain in 18-35 year-old females. Int. J. Sports Phys. Ther. 7 (4), 396-401.

Schiphof, D., van Middelkoop, M., de Klerk, B.M., Oei, E.H., Hofman, A., Koes, B.W., et al., 2014. Crepitus is a first indication of patellofemoral osteoarthritis (and not of tibiofemoral osteoarthritis). Osteoarthritis Cartilage 22 (5), 631-638.

Selfe, J., Sutton, C., Hardaker, N., Greenhalgh, S., Karki, A., Dey, P., 2010. Cold females, a distinct group of patellofemoral pain syndrome patients?... Patellofemoral pain syndrome: proximal, distal, and local factors, an international research retreat, April 30-May 2, 2009, Fells Point, Baltimore, MD. J. Orthop. Sports Phys. Ther. 42 (6), A42.

Souza, R.B., Powers, C.M., 2009a. Differences in hip kinematics, muscle strength, and muscle activation between subjects with and without patellofemoral pain. J. Orthop. Sports Phys. Ther. 39 (1), 12-19.

Souza, R.B., Powers, C.M., 2009b. Predictors of hip internal rotation during running: an evaluation of hip strength and femoral structure in women with and without patellofemoral pain. Am J Sports Med 37 (3), 579-587.

Stratford, P., 1995. Assessing disability and change on individual patients: a report of a patient specific measure. Physiotherapy Canada 47 (4), 258-263.

Sweitzer, B.A., Cook, C., Steadman, J.R., Hawkins, R.J., Wyland, D.J., 2010. The inter-rater reliability and diagnostic accuracy of patellar mobility tests in patients with anterior knee pain. Phys. Sportsmed. 38 (3), 90-96.

Tiberio, D., 1987. The effect of excessive subtalar joint pronation on patellofemoral mechanics: a theoretical model. J. Orthop. Sports Phys. Ther. 9 (4), 160-165.

van der Giessen, L.J., Liekens, D., Rutgers, K.J., Hartman, A., Mulder, P.G., Oranje, A.P., 2001. Validation of Beighton score and prevalence of connective tissue signs in 773 Dutch children. J. Rheumatol. 28 (12), 2726-2730.

Vicenzino, B., 2004. Foot orthotics in the treatment of lower limb conditions: a musculoskeletal physiotherapy perspective. Man. Ther. 9 (4), 185-196.

Vicenzino, B., Collins, N.J., Cleland, J., McPoil, T., 2010. A clinical prediction rule for identifying patients with patellofemoral pain who are likely to benefit from foot orthoses: a preliminary determination. Br. J. Sports Med. 44 (12), 862-866.

Vicenzino, B., Collins, N.J., Crossley, K.M., Beller, E., Darnell, R., McPoil, T., 2008. Foot orthoses and physiotherapy in the treatment of patellofemoral pain syndrome: a randomised clinical trial. BMC Musculoskelet. Disord. 9, 27.

출산 후 복직근 이개를 동반한 흉추/요추 통증

11

Post-Partum Thoracolumbar Pain With Associated Diastasis Rectus Abdominis

Diane G. Lee • Mark A. Jones / 이상빈

타라의 이야기 Tara's Story

타라(Tara)는 물리치료사이자 13개월 된 자녀를 둔 어머니다. 그녀는 13개월 된 아기를 둔 엄마로서 체형이 변하면서 지속적이고 간헐적인 하부 흉추와 상부 요추의 통증이 발생했다. 그녀는 코어 강화운동을 통해 등쪽의 통증을 완화시키고 복부근육의 변화를 위해 운동을 했다. 타라는 그녀의 복부근육의 변화를 수술로 바꾸기 위해서 수술의 장·단점에 대해서 질문을 했는데, 그녀는 복부 중간에 있는 백선에 탈장이 있다고 생각했다.

타라는 임신기간 동안 문제 없이 아기를 출산할 수 있었지만, 임신 21주와 23주에 배꼽 위 백선에서 찢어지는 듯한 통증이 있었다. 그녀가 잘못된 방향으로 침대에서 돌아 누울 때나 무거운 물건을 들때 '찢어지는' 듯한 느낌을 느낄 수 있었다. 출산은 3시간 정도 자연분만을 시도했으나 실패 후 제왕절개술로 이루어졌다.

타라의 현재 증상 Current Complaints

타라는 지속적이고, 하부 흉추와 상부 요추에 간헐적인 통증을 호소했고 움직임과 함께 통증은 중간 흉추부까지 전위되는 양상을 보였다. 특별히 흉추 8번, 흉추 9번 그리고 흉추 10번 극돌기 부위를 만지면 쑤시는 느낌, 피로감, 민감함을 느낄수 있었다. 이런 증상들의 발현은 출산하고 몇 개월 뒤에 점진적으로 나타났고 흉/요추 접경 부위부터 시작되었다. 달리기를 하거나 취미로 카약을 탈 때 흉추부에 가해지는 회전력 때문에 흉추 중간 부위까지 증상들이 진행되었다. 그녀는 체간 혹은 팔다리를 움직일 때 신경증상(손발 저림 혹은 감각마비)을 호소하지는 않았다. 환자 기능적 등급표(Patient Specific Functional Scale) (Horn 등, 2012; Stratford 등, 1995)에서 들어올리기는 6점(6/10), 달리기는 2점(2/10), 카약에서 노젓기는 1점(1/10)으로 표기했다. 이 기능적 등급표에서 0점은 표기된 동작을 할 수 없음을 나타나고 10점은 다치기 전의 레벨까지 표기된 동작을 할 수 있음을 뜻한다. 특별히 물건을 들거나 체간의 반복적인 움직임을 하는 일들을 할 때 증상이 악화되고 정적인 자세에서 드는 동작(예 앉아 있는 자세나 긴 시간 서 있는자세)에서는 증상들이 악화되지는 않았다.

달릴 때 느끼는 제한점이나 경험에 대해서 물어볼 때, 타라는 왼쪽으로 흉추를 회전하는것이 쉽고 오른쪽으로 흉추를 회전시킬 때는 '왼쪽 어깨를 앞으로 잡아당겨야' 오른쪽으로 흉추를 회전할 수 있다는 느낌을 받았다고 하였다. 호흡에 대해서 그녀는 출산 후 첫 2주 동안 호흡장애를 느낄 수 있었다고 하였다. '서 있었을 때 정상적인 깊은 호흡(normal deep breath)'을 할 수 없었다. 상복부는 안쪽으로 잡아당겨질 것 같았고, 하복부는 튀어나올 것 같은 느낌이 들었다'. 이 증상은 쉽게 진정되었고 다시 달리기를 시작할 때 다시 이런 증상들이 나타났다. 그녀는 호흡이 부자연스러움을 느꼈다. 그녀는 달릴 때 요실금을 겪어 봤다고 말하진 않았고 다른 일들을 할 때도 복부압력의 상승을 겪어 보진 않았다고 하였다 .

타라의 일반적인 건강은 양호하고 현재로서는 의학적인 금기증이나 주의점은 존재하지 않는다. 과거병력으로는 10년 전에 한 번 요통이나 골반통증을 경험했는데 댄스 연습을 줄이니 그 통증이 사라졌었다. 그녀는 척추 부분에 대해서 이학적 검사를 한 적이 없다.

타라의 개인 프로파일(사회적 병력) Tara's Personal Profile (Social History)

타라는 현재 개인정형물리치료 클리닉에서 주 4일 일하고 있다. 물리치료 클리닉에서의 일을 제외하면 가족을 돌보는 데 시간을 보

내고 있고, 그녀는 크로스컨트리 스키를 즐기고 요가와 필라테스 수업에 참여한다. 그녀는 임신 전에 해 왔던 달리기와 카약, 이 두 가지 운동들은 현재 하지 못하고 있다.

타라의 문제에 대한 관점 Tara's Perspectives on Her Problem

타라는 임신주기(13주에서 27주 사이)에 찢어지는 듯한 느낌들을 느꼈고 그때 백선에서 찢어짐으로 복부탈장이 있었다고 믿고 있었다. 덧붙여서, 그녀는 복부근육의 근력 약화를 느낄수 있었고, 보상작용으로 그녀는 등근육들을 과도하게 이용했다. 그러나 그녀는 이런 근육의 불균형을 어떻게 해결할지 잘 모른다고 생각했다.

그녀는 과도한 등근육의 사용이 흉요추부의 쑤시는 느낌과 피로도의 원인이라고 믿고 있었고 그녀가 흉추 8번, 9번 10번의 극돌기를 만질 때 발생하는 민감도의 원인이라고 믿고 있었다. 타라는 수술적 요법 없이 그녀의 복부근육의 근력을 정상적인 수준으로 다시 되찾을 수 있는지 질문했다. 그녀는 직장에서나 가정에서의 일을 잘 수행하고 있었으며 그녀의 병력을 이야기할 때 지나치게 경계심 혹은 걱정/불안함 등은 보이지 않았다. 그녀는 임신 전의 체력과 좋아했던 운동으로 돌아가지 못하는것에 대해서 실망하고 있었고 그녀의 현 상황에서 충분히 이유 있는 생각으로 보인다.

추론 질문:

1. 타라의 15개월 된 현재의 허리 통증은 대다수의 임상가들이 생각할 때 비특이성 만성 근골격계 통증으로 분류될 수 있다. 환자에게서 보이는 증상들이 일반적으로 유해가소성 통증(nociplastic pain)과 관련 있다. 현재 보이는 타라의 사례를 가지고 주된 '통증 종류'(통각수용, 신경병증성, 유해가소성)에 대해서 당신의 가설 안에서 논의해 보고 타라의 통증과 신체장애에 영향을 주는 정신사회적인 요소가 있는지 토론해 보자.

추론 질문에 대한 답변:

나는 타라의 등통증이 비특이성 그리고 만성 통증으로 분리되는 데에는 동의하지만 주관적인 견해로는 그녀의 중추신경이 민감화되었다고는 생각하지 않는다. 그녀의 육체적·사회적·감정적인 행동 등을 고려할 때, 유해가소성 통증 형태를 보여주 는, 파국이 온 것 같은, 지나친 경계심 혹은 잘못된 행동/믿음 등이 타라에게서는 보이지 않는다. 그녀는 지속적으로 주 4일간 일을 하고 있고 스키, 요가와 필라테스 수업에 참여하고 있다. 그녀의 증상들은 좀더 통각수용 패턴의 악화된 증상들로 보인다. 그러므로 그녀의 통증이 만성임에도 불구하고 말초부위의 중재/치료가 가능할 것이다. 타라가 임신 중에 경험한 에피소드들이 현실적으로 발생할 수 있는 것이기에 복부에 대해서 검사를 해보는 것이 가치 있는 것 같다. 만약 그녀의 백선이 찢어져 있다면 복부검사로 탈장을 발견할 수 있고 따라서 허리와 골반을 안정화시킬 수 있는 닫힘 메커니즘(closure mechanism)에 악영향을 줄 수 있을 것이다(Vleeming 등, 1990a, 1990b).

추론 질문:

2. 통각수용성 중심의 통증 형태라고 가정할때, 어떤 구조물들/조직들이 통각을 느끼게 만드는 근본적인 구조물들인가?

추론 질문에 대한 답변:

환자 검사를 하는 시점에, 나는 관절 주변 부위의 통증과 관련이 있을 수 있는 다양한 구조물이 잠재적으로 통각과 관련되어 있다고 느꼈다. 통각은 직접적으로는 흉추 8~10번의 극돌기에 붙는 하나의 근육 혹은 여러 개의 근육이 문제가 되어서 발생하거나 간접적으로는 흉요근막(thoracolumbar fascia)을 통해서 발생할 수 있다. 나는 흉·요추 부분에서 늑추관절(costovertebral joint) 혹은 후관절(facet joint)이 타라의 통증을 유발시키는 부분이라 생각하지는 않았다. 그 이유로는 환자가 호소하는 '쑤심'과 '일반적 피로'는 관절 부분에서 나타나는 통각의 일반적인 증상이 아니기 때문이다.

추론 질문:

3. 타라는 복부근육의 약화로 인하여 등근육을 과도하게 사용하기 때문에 그녀의 증상들이 나타난다고 생각하고 있다. 타라가 이렇게 믿고 있는 것에 대하여 그리고 당신이 타라를 신체적으로 검사할 때 고려해야 할 것들이 있는지 토론해 보자.

추론 질문에 대한 답변:

내가 느끼기에 타라가 가지고 있는 그녀의 문제에 대한 생각, 즉 등근육을 과도하게 사용하고 복부근육은 덜 사용하는 것은 정확하게 보았다고 생각한다. 그러나 나는 복부근육의 약화와 더딘 증상 완화는 '코어근육의 근력강도'와 거의 관련이 없다고 생각한다. 그리고 그녀의 임신에 의한 복부 주변 부위의 구조적 변화 그리고/혹은 운동조절 능력의 변화와 더 많은 관련이 있다고 생각한다.

임신과 출산은 복부벽과 등에 많은 변화들을 일으킨다. 허리/골반 부위의 통증(Albert 등, 2001, 2002; Larsen 등, 1999; Östgaard 등, 1991, 1996), 복부벽의 운동조절 변화(Beales 등, 2008; O'Sullivan 등, 2002; Smith 등, 2007; Stuge 등, 2006) 그리고 복직근의 분리(Boissonault와 Blaschak, 1988; Gilleard와 Brown, 1996; Liaw 등, 2011; Mota 등, 2014)는 임신기간 중 혹은 임신 후에 일반적으로 나타나는 증상이다. 복부벽의 구조에 관하여, 연구논문들은 적지만 논문에서는 치료 없이는 자연스럽게 회복되지는 않는다고 나와 있다(Coldron 등, 2008; Liaw 등, 2011; Mota 등, 2014).

타라의 이야기에서 복부벽의 두 가지 역할에 대해서 검사를 해볼 필요성이 있다.

1. 백선의 완벽한 구조와 복부벽이 하중을 전달하는 능력
2. 깊은 곳에 있는 횡복근(transversus abdominis, TrA)과 겉에 있는 내·외복사근과 복직근[internal(IO) and external oblique(s)(EO) and rectus abdominis(RA)] 등의 복부근육들과 다른 코어근육(등과 골반기저근)들을 효과적으로 동원할 수 있는 타라의 능력

임상추론 해설:

통증의 유형을 고려할 때(예 통증수용성 vs 유해가소성) 제1장에서 논의한 '가설 카테고리'(hypothesis category)는 다른 임상결정 카테고리들을 적용하기 위한 하나의 중요한 카테고리이다, 예를 들면 증상의 잠재적인 원인, 진료와 치료 시 주의할 점, 환자 관리와 예후 등이다. 만성은 종종 유해가소성 통증/부적절한 민감성(maladaptive sensitization)과 관련되는데, 추론 질문 1의 답에 강조했듯이, 타라의 경우는 다르다. 부적절하고 파국적 사고, 과격한 경고나 두려움, 사회적 그리고 습관적인 요소들이 발견되지 않았으며, 증상들의 형태가 주로 통각수용 통증과 연결되어 보인다. 이 부분은 통증과 신체 제한이 신체적 스트레스와 잘못된 믿음들(문제에 대한 믿음 그리고 무엇이 필요한지, 예를 들면 불충분한 코어근육의 근력), 습관(예 활동으로 인한 지속적인 스트레스와 악화 – 달리기와 카약 타기), 환경과 사회적인 요소들에 의해서 부분적으로 혹은 전체적으로 관리가 되고 있다는 점을 확연하게 보여주고 있고 신체적인 요소들에 대한 검사(예 정렬, 움직임과 조절)는 추후에 실시하기로 하였다.

제1장에서 토의한 대로, 임상적 패턴들은 병리학적인 혹은 증후군의 진단학적 분류에만 국한되지 않는다. 임상적 패턴들은 신체적·환경적·정신사회적 요소들과, 통증 유형, 주의점/금기증 그리고 예후와 함께 공존한다. 추론 질문 3번에 대한 답은 임신으로 인한 운동조절 기능의 부재에 대해서 환자로부터 보여지는 증거가 있으며, 따라서 임상 패턴의 인지에 의해 환자에 대한 검사를 할 때 치료사의 가설을 검증하기 위해서는 특별한 검사법이 필요함을 알 수 있다.

신체검사 Physical Examination

타라의 치료목표에 근거하여 세 가지 과제가 선택되었다. 이 과제들은 복부벽의 기능과 연관이 있다.

1. 서 있는 자세(물건을 들고 달리는 시작 자세)
2. 몸통 굴곡 동작을 위한 바로누운자세(일반적 복부근육들의 조화로운 움직임이 필요)
3. 저항 없는 상태와 저항 있는 상태에서 몸통 회전운동을 위한 앉은자세(달리기와 카약을 하기 위한 본질적 과제)

몸통의 굴곡, 신전, 측방굴곡은 기본적인 움직임이며 타라가 중요하게 생각하는 과제(달리기와 카약 타기)에서 증상을 악화시키는 동작(몸통 회전)과는 특별한 관계가 없으므로 검사하지 않았다. 덧붙여서, 검사에 환자에 대한 신경 가동 검사들을 포함시키지 않은 이유는 환자의 이야기, 병력/현재 증상 중에 신경계를 검사할 만한 이유나 기능적 제한 등이 직접적으로 발견되지 않았기 때문이다.

서 있는 자세 - 몸통의 위치와 관련된 소견 Standing Posture – Relevant Positional Findings of the Trunk

타라는 검사를 현재 시행하고 있는 시점에는 그녀의 흉추나 상부 요추에 어떤 통증이나 불편함이 없었다. 서 있는 자세에서, 그녀의 골반은 가로면(transverse plane)에서 오른쪽으로 회전되어 있다. 그녀의 하부 흉추는 왼쪽으로 회전되어 있고, 그녀의 중간 흉추는 오른쪽으로 회전되어 있다. 분절적 흉추고리의 변위(segmental thoracic ring shifts) (L–J. Lee, 2003a)가 흉추의 양쪽 지점에서 보였다. 특이하게, 8번 흉추고리가 오른쪽으로 변위되어 있고, 9번 흉추는 왼쪽으로 변위되어 있다. 4번 흉추고리는 왼쪽으로, 3번 흉추는 오른쪽으로 변위되어 있다.

추론 질문:

4. 서 있는 자세를 분석하는동안 어떤 부분들에 대해서 검사해야 하는지 설명하고 발견된 비대칭적인 부분들이 환자의 증상과 관련이 있는지 없는지 어떻게 결정할 수 있는가?

추론 질문에 대한 답변:

이 질문은 매우 적절한 좋은 질문인데 ,그 이유는 많은 임상가가 검사의 끝부분에서 환자로부터 발견된 것들이 임상적 의미가 없는 소견으로 진단 결정을 하는 데 어려움을 겪기 때문이다. 검사 동안, 임상가들은 발견된 정보와 그것이 가져다 주는 의미에 대해서 집중하게 된다.

서 있는 자세는 다음을 포함한 많은 기능적인 일을 하기 위한 시작 자세이다:

- 오랫동안 서 있기
- 앉아 있기
- 스쿼팅
- 계단 오르기
- 머리 위로 손 올리기

서 있는 자세에서 간단한 평가는 임상가들이 움직이는 동안 어떤 것들이 일어나는지 정확하게 분석하는 데 도움을 준다. 상당히 적은 수의 사람들만이 신체의 정렬이 바르고, 신체 여러 부분에 있어서 비정상적인 정렬을 보이는 경우가 일반적인 특징이다. 그렇다면 이러한 비정상적인 정렬들이 임상적으로 관련이 있을 때가 언제인가? 간단히 말해서, 비정상적인 정렬 안에서 움직임이 일어나지 않거나 혹은 조절이 불가능할 때 임상적인 의미를 가질 수 있다. 예를 들면, 서 있는 자세에서 골반이 가로면(transverse plane)에서 한 방향으로 회전되어 있고 흉추는 반대방향으로 회전되어 있는 경우를 흔히 볼 수 있다. 스쿼트 동작에서, 이러한 가로면의 회전이 꼬여있지 않아야 하고 골반과 흉추는 대칭적으로 정렬되어 있어야 한다. 스쿼트를 하는 동안 흉추와 골반이 서로 반대방향으로 회전된다면 허리에서 가해지는 부하가 증가하게 된다(Al-Eisa 등, 2006).

하나의 흉추고리(a thoracic ring)는 두 개의 인접한 흉추라고 정의된다. 왼쪽과 오른쪽에 있는 갈비뼈들의 순서(숫자)는 하나 아래의 흉추에 붙는다, 흉골 혹은 흉골병(manubrium)에 갈비뼈들이 붙어 있고 모든 관절이 이 뼈들과 연결된다(D. Lee, 1994) [그림 11-1A]. 각 흉추고리는 잠재적으로 하나 위/아래 흉추고리와 같은 방향 혹은 다른 방향으로 회전할 수 있다. 그러므로 간단하게 하는 흉추 검사는 부분적(아래, 중간, 위) 검사이기에, 좀 더 자세하게 흉추고리를 분석해서 각 흉추고리와 움직임을 주도하는 흉추고리의 위치에 대해서 생각해야 한다. 린다-조이 리(Linda-Joy Lee)는 전체 흉추고리의 위치와 움직임에 대한 분석을 위한 새로운 평가 기술을 발전시켰다(L-J. Lee, 2003a, b, 2005, 2007, 2008, 2012). 생체역학과 관절 운동학적 움직임 검사 등을 혼용한 이러한 특수 검사 방법들(D. Lee, 1993, 1994, 2003)은, 이미 언급한 타라의 특별한 흉추고리의 움직임을 임상적인 관점에서 이해하기 위해 사용되었다.

하나의 흉추고리의 움직임을 다른 말로 표현하면 흉추고리가 회전하는 동작 안에 위치한다고 할 수 있다. '이동'이란 단어는 한 흉추고리가 변화하는 방향을 말하며, 그것은 그 흉추고리가 회전할 때 하나의 일치하는 동작이 일어나는 것이다(D. Lee, 1993) [그림 11-1B]. 이러한 변화는 중간-겨드랑이 선 안에서 흉추링의 위치를 평가할 때 쉽게 관찰된다(L-J. Lee, 2003a, 2005, 2008, 2012).

각 비대칭의 임상적 관계에 따라 변화가 일어난 것들은 교정될 수 있으며 다음 요소들의 평가에 의해서 결정된다.

- 교정이 가능한지 아닌지(딱딱한, 섬유질 혹은 고정된 관절들은 흉추나 골반고리의 정렬 교정을 허용하지 않는다)

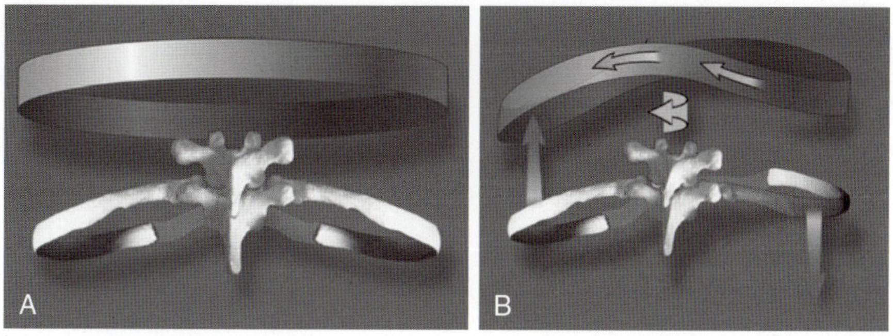

그림 11-1 (A) 흉추고리는 두 개의 인접한 흉추로 정의되며, 왼쪽과 오른쪽 갈비뼈는 같은 수이고 복장뼈와 가슴뼈와 붙어 있으며 모든 관절들은 이들 뼈와 연결된다(D. Lee, 1994). (B) 일반적인 흉추고리의 오른쪽 회전에 대한 생체역학(D. Lee, 1993). 왼쪽 측면으로의 이동은 흉추고리의 오른쪽 회전과 함께 접합부에서 일어난다. 오른쪽 늑골은 뒤쪽으로 회전된다; 왼쪽 늑골은 앞쪽으로 회전된다; 가능한 가동범위의 끝에서 흉추 분절은 오른쪽으로 회전되며 측방굴곡된다.

- 관찰된 비대칭들의 위치/정렬에 대한 교정의 영향
- 동작이 평가되는 상황에서 교정의 영향(서 있는 자세, 스쿼트, 팔 들기, 한 다리 서기 등)
- 환자의 증상에 대한 교정의 영향(통증, 저림, 타는 듯한, 숨쉬기 등)

본질적으로, 흉추고리와 골반의 관계를 이해하기 위해서는 하나 혹은 다수의 교정에 의해서 자세/위치가 흉추고리에서 가장 크게 이동되는 부분을 살펴보면 된다. 그러면 교정이 정렬, 생체역학 그리고/혹은 신체의 다른 부위를 긍정적인 방향으로 향상시킬 수 있는지 평가를 통해 결정할 수 있다.

장애와 통증에 대한 통합 시스템 모델(Lee L-J. and Lee D., 2011)에서, 이것을 '첫 번째 운전사를 발견하기(finding the primary driver)'라고 부른다. 흥미로운 것은, 몸통(흉추와 골반)의 위치는 다리, 어깨관절, 머리와 목에 의해서 영향을 받을 수 있고, 따라서 영향을 주는 요소(운전사)는 몸통에 없을 수도 있다.

임상추론 해설:

자세 비대칭 요소들에서 '영향을 주는 인자들'은 가설 카테고리 안에 있지 않다. 건강에 위험을 줄 수 있는 요소들처럼, 자세 비대칭 요소들은 증상들이나 기능 부조화를 항상 만들지는 않으며, 따라서 자세 비대칭 요소들은 단지 건강과 기능을 결정하는 생체학적 그리고 정신·사회적 면에서 오직 한 부분으로만 인지된다.

그러므로 임상추론 질문에 대한 해답 내에서만 강조를 하면, 임상가는 평가를 할 때 명확한 논리가 있어야 하고, 증상을 만들지 않는 자세 비대칭 요소들이 일반적으로 존재하기 때문에, 환자들이 가지고 있는 증상들과 임상적 발견이 상호 관련성이 있는지에 대해서 판단하기 위한 특별한 전략이 필요하다.

타라는 서 있는 자세에서 몸통의 다섯 분절에 이상적이지 않는 정렬을 가지고 있었다: 3번, 4번, 8번, 9번 흉추고리들과 골반. 이러한 비대칭의 임상적 관련성을 결정하기 위해, 국소적 그리고 부분적인 비대칭들의 교정이 이루어졌다. 그녀의 골반을 교정했을 때(오른쪽 횡면이 반대로 회전하고 그녀의 골반이 발 위의 중앙에 위치했다), 그녀의 하부와 중간 흉추의 배열이 더 나빠졌다. 전체적으로 그녀의 서 있는 자세가 좋지 않아졌고 그녀는 이 교정을 통해 더 많이 비틀려 있는 느낌을 받았다. 이것은 그녀의 골반정렬을 교정할 경우 직접적으로는 선 자세에서 그녀 체간의 전체적인 자세가 좋아지지 않는다는 것을 의미한다. 덧붙여서, 만일 그녀의 체간이 더 비틀려 있다면, 카약에서의 노젓기나 달리기에서 타라의 기능을 개선하지는 못할 것이다.

8번째 흉추고리를 손으로 교정했을 경우(반대로 회전/교정한 분절의 흉추가 인접한 흉추고리들을 회전/변화를 주기에), 골반의 정렬과 같이, 9번째 흉추고리의 위치가 자연스럽게 좋아졌다. 이것은 서 있는 자세에서 8번 흉추고리의 정렬을 교정할 경우 직접적으로 9번 흉추고리와 골반의 자세가 좋아질 수 있음을 보여 준다. 그러나 이런 교정은 3번과 4번 흉추고리의 위치에 변화를 주지 못한다. 4번 흉추고리의 교정은 3번 흉추고리에 영향을 주지만, 8번과 9번 흉추고리에는 영향을 주지 못한다.

타라의 서 있는 자세는 4번과 8번 흉추고리를 동시에 도수교정해 주었을 때, 가장 큰 효과를 보았다. 이 도수교정에서 흉추나 혹은 상부 요추 안에서 어떠한 증상도 일으키지 않았다. 반대로, 4번과 8번 흉추고리가 동시에 정렬되었을 때 타라는 자연스러운 골반 교정이 일어남을 인지할 수 있었다. 그녀는 '적은 비틀림'을 느꼈고 실제로는 4번과 8번 흉추고리의 교정이 풀리기 전까지 비틀림을 인지할 수 없었다.

그녀의 2개의 흉추고리의 정렬을 교정하였기에 타라는 선 자세에서 흉추와 골반 사이의 관계에 대해서 인지할 수 있었다. 그녀의 몸 형상은 비틀려 있었지만(Berlucchi, 2010), 그녀는 그 비틀림이 풀리기 전까지 인지를 하지 못했고 그녀는 교정이 풀리게 되면서 몸의 반응에 대해서 느낄 수 있었다.

환자들이 건강한 몸을 얻게 될 때 종종 환자들에게 놀라움을 주게 된다. 이런 변화를 위해서 중요한 두 가지 요소는 집중과 인지이다. 이것들은 근골격계 재활을 위해서 중요하게 생각되는 신경가소성의 원리들이다(Boudreau 등, 2010; Snodgrass 등, 2014; van Vliet 등, 2006).

서 있을 때, 타라의 이완된 복부는 돌출되었고 코어에 힘을 주라고 요청했을 때 외복사근에 과도한 활동이 일어났다. 이렇게 코어에 힘을 주었을때 타라의 복부는 안으로 들어갔지만 여전히 복부의 돌출을 완전히 사라지게 할 수는 없었다[그림. 11-2]. 그녀의 복부는 압력을 잘 견디는 것처럼 보였다.

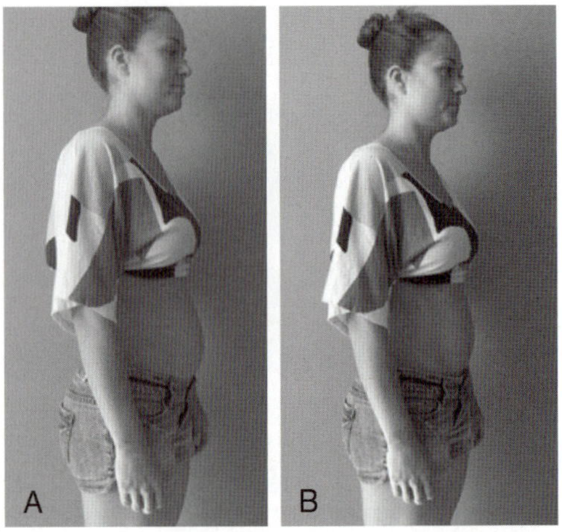

그림 11-2 (A) 이완된 선 자세에서 타라 복부의 윤곽. (B) 복부에 잡아당기는 자동 전략을 사용한 타라 복부의 윤곽. 외측 수직선과 지속적으로 돌출된 아랫배를 보면, 위쪽 복부 근육에 과도한 수축의 징후가 있음을 볼 수 있다.

타라가 의식적으로 코어에 힘을 주기에 앞서 4번 흉추와 8번 흉추고리에 도수교정을 하였을 때, 그녀는 하복부에서 압력 감각이 감소되는 것을 느낄 수 있었고, 타라가 복부에 의식적으로 집중할 때 그 변화를 통해 즐거운 비명을 질렀다.

추론 질문:

5. 당신의 국소적 그리고 부분적 자세교정 분석이 현재의 운동조절 이론과 어떤 관계가 있는지 토론하고, 눈으로 관찰되고, 움직이는 환자의 반응을 통해 자세교정과 운동조절의 관련성을 말할 때 당신이 강조하고 싶은 것은 무엇입니까? 이런 진단의 바탕이 되는 증거의 현재 수준은 어떻게 되는지 말해줄 수 있습니까?

추론 질문에 대한 답변:

다양한 논문 중, 등통증에 대한 반응은 비록 임상학적으로 보이는 일반적인 특징이 많이 있지만, 개인적이고 동작과 특별하게 관련되어 있다고 제안한다(Hodges, 2011에 쓰여진 통증과 운동조절에 대한 고찰 논문을 확인할 것). Hodges(2011, p.222)는 등통증을 가진 환자의 경우 근육 안과 근육 사이에서(일반적 현상인 근육의 억제나 흥분보다는) 활동의 재분배가 존재하고 있다고 기록한다. 다양한 분절을 가진 몸통근육들은 움직임과 조절에 영향을 주고, 그들의 활동이 '재분배'될 때, 그들은 특별한 힘의 방향에 대한 영향으로 흉추고의 변화와 골반의 회전을 유발할 수 있다. 그러므로 Hodges는 '만일 재활의 목표(예 운동학습 전략의 사용)가 적응(제거, 수정 혹은 강조)을 조절하기 위한 것이라면 이것은 환자에 의해서 받아들여진 유일한 해결책에 대해서 존중을 해주는 것이 필요하다'고 하였다(Hodges, 2011, pp.222-223).

임상가들의 도전은 어떤 근육들이 '행위자'(주된 힘의 벡터를 만드는)이고 어떤 근육들이 '반응자'(주된 벡터에 반응을 보이는)인지 결정하는 것이다. 근육의 활동이 증가되면 촉지할 때 혹은 특별한 자세(서 있는 자세, 앉아 있는 자세)에서나 또는 동작(앉은자세에서 몸통의 회전, 한 다리로 서 있는 자세)을 할 때 인지가 되는데 이런 활성화된 근육들을 굳이 이완시키거나 스트레칭을 시켜야 하는 것은 아니다. '반응자 근육'을 풀어줄 경우 행위근육(the actor)이 회전이나 비틀림을 증가시키는것을 허용한다. 따라서 치료사의 입장에서, 특별한 교정을 하는 동안 임상가들은 움직임과 함께 느끼게 되는 저항의 벡터에 관심을 가져야 하고, 교정을 중단할 때 벡터의 잡아당기는 위치, 방향, 길이나 속력 등에도 관심을 가져야 한다. 이런 벡터에 대한 분석은 잡아

당기는 힘의(관절의, 근막의, 신경의, 내장의) 근본적인 원인에 대해서 더 많은 정보를 제공한다(Lee D. and Lee, 2011a).

이 환자는 이런 전체적인 '교정과 이완'의 과정에 있었으며(집중과 인지에 대한 중점을 두고) 본인의 경험한 것에 대해서 의견을 달라고 했다. 교정이 되었을 때 증상들은 악화되지 않아야 한다. 희망하는 건강한 몸에서, 호흡능력의 호전이 있든지 혹은 복강, 내강, 흉부 내 혹은 두강 내의 압력이 줄어들어야 한다. 정렬, 인체역학 그리고 조정능력이 교정된 자세가 유지되고 있을 때 적은 노력으로도 작업을 수행할 수 있다.

나는 흉추고리의 교정과 함께 특별한 환자의 경험이 '형태(gestalt)'에서의 변화를 고려한 어떤 연구나 혹은 흉추고리의 교정이 골반의 위치, 엉덩관절의 위치, 발의 위치 기타 등등에 영향을 미친다는 어떤 연구논문도 볼 수 없었다.

현재, 부분적인 흉추고리의 위치나 혹은 움직임, 안쪽 골반의 움직임 등을 정확하게 측정할 수 있는 측정방법이 없다. 이런 것들이 임상적 관찰의 의미이다.

임상추론 해설:

연구에서 얻은 근거들을 임상에 적용하는 것은 도전적인 일이며, 연구에 쓰인 실험군에서 얻은 발견들을 당신의 환자와 임상 환경에 적용할 수 있는지 그리고 치료방법을 클리닉에서 재현할 수 있는지에 대한 판단이 요구된다. 불충분한 정보가 있는 경우 연구에서 어떤 것이 적용되었고, 치료의 정확한 설명들(예 자세, 용량, 횟수, 진행), 환자-치료사의 치료적 연합(예 친밀도, 협동) 혹은 치료적 교육(예 설명, 조언, 지시)을 포함하여 연구에서 언급된 것들을 확인해야 하며 임상가들이 자신감을 가지고 검사나 관리(교육적으로, 행동적으로 그리고 인본주의적으로)를 할 수 있는지 조사해야 한다. 여기에서는 이해가 되는, 경험적 연구 근거가 없는 상황에서, 현존하는 괜찮은 이론(existing biologically plausible theory) (예 Hodges, 2011)은 가설의 방향을 잡기 위해 주의 깊게 치료효과에 대한 조사가 진행되고 전체적으로 관리된다면 임상에 적용될 수 있다. 전체적인 성공을 판단하기 위해 결과물들을 조사하는 데에는 환자의 활동(기능)에서의 변화, 참여 제한과 능력 모니터링(재평가)을 포함하며 신체검사 소견, 특별한 치료중재들과 치료의 발전은 넓은 부분에서와 보다 세밀한(질적인) 다양성에 집중할 필요가 있다. 여기에는 기능적인 일을 하는 동안 환자의 인지와 각 근육 활동 패턴들 그리고 그것들의 영향력이 가해지는 환자의 증상, 생각, 움직임의 조절과 다른 신체가 경험한 느낌들이 모두 포함될 수 있다.

누운 자세에서 윗몸 일으키기 Supine Curl-Up Task

누운 자세에서 윗몸 일으키기는 이 동작이 복부벽의 전체 근육을 동시에 활성화시키기 때문에 타라의 복부벽과 백선을 평가하기 위해 선택되었다(Andersson 등, 1997). 지시나 지도 없이 타라가 자발적으로 이 동작을 할 경우 복부가 더 튀어 나오게 되고 흉골 하부가 좁아지면서(오른쪽이 왼쪽보다 더 크다) 비대칭이 된다[그림 11-3].

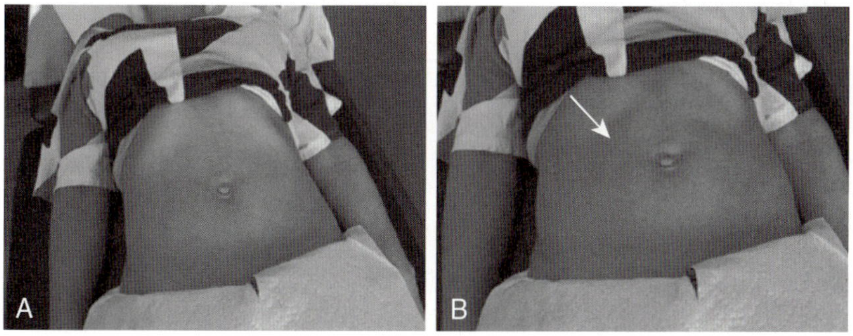

그림 11-3 바로누운자세에서 윗몸 일으키기. (A) 검사 중에 타라의 흉곽 명치 하각의 비대칭에 주의하자. (B) 자동 전략을 이용하여 바로누운자세에서 윗몸 일으키기를 하는 동안, 이러한 비대칭은 오른쪽 8번째 늑골에 붙어 있는 외측 복사근 부분의 과활성으로 인하여 더욱 도드라진다(화살표를 보라).

타라가 몸통을 굽힌 자세를 유지할 때, 왼쪽과 오른쪽의 복직근은 백선의 전체적인 길이를 따라 손으로 쉽게 분리될 수 있다[그림 11-4]. 복직근 사이의 거리(interrecti distance, IRD)는 몸통을 구부릴 때 손가락 두 개의 직경으로 나타났고 백선에 긴장감의 결핍이 있다고 특별히 기록되었다. 이 동작은 그녀의 흉추나 상부 요추에 어떠한 증상도 일으키지 않았다.

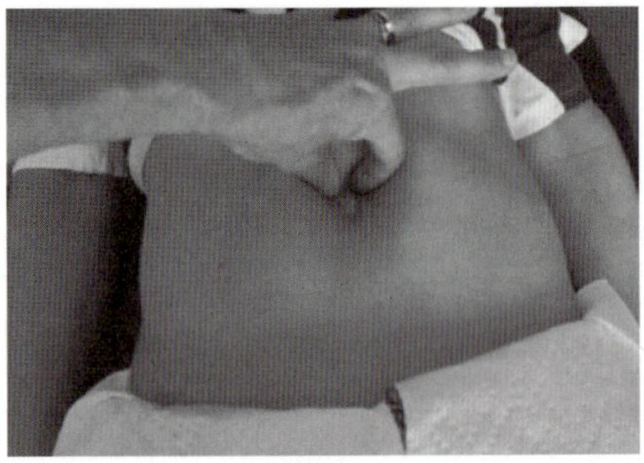

그림 11-4 자동 전략을 사용한 바로누운자세에서 윗몸 일으키기. 전체 백선을 따라 최소한의 근긴장이 촉진되며, 좌우 복직근은 쉽게 갈라지게 된다. 백선은 쉽게 비틀린다.

초음파 영상은 타라의 복부벽의 기능에 대해서 더 많은 정보를 제공해 주었다:

1. 지도 없이 누운 상태에서 윗몸 일으키기 동작을 할 때 복부 바깥쪽 벽의 초음파 영상: 타라의 왼쪽과 비교해서 오른쪽 복횡근과 내복사근의 동시 수축을 하는 데 어려움을 가지고 있었다.
2. 누운 상태에서 윗몸 일으키기 동작을 지도 없이 할 때 백선의 초음파 영상: 배꼽 위에 복직근 사이 거리는 휴식기에는 2.55cm이고 몸통을 구부릴 경우 1.99cm로 좁아졌다. 백선은 삐뚤어져 있거나 헐렁하게 보였고 이전에 언급된 촉지되는 긴장의 결핍과 일치하는 소견이 있었다.
3. '코어근육을 수축'시키는 방법을 사용하여 누운 상태에서 윗몸 일으키기 동작을 할 때 복부 바깥쪽 벽의 초음파 영상: 타라는 이미지 트레이닝과 큐싸인을 통해 골반 기저근을 활성화시킬 때 왼쪽과 오른쪽 복횡근을 분리해서 수축시킬 수 있었다(Sapsford 등, 2001). 그러나 그녀는 8번 흉추고리를 도수치료로 교정하지 않는 이상 지속적으로 오른쪽 복횡근을 활성화시키고 몸통을 구부리는 동작을 할 수 없었다(L-J. Lee, 2007)(누운 자세에서 오른쪽으로 몸이 옮겨짐을 확인할 수 있었다).
4. 8번 흉추고리의 정렬을 교정해 주고 '코어근육을 수축'시키는 큐싸인을 같이 해준 상태에서 누운 상태에서 윗몸일으키기 동작을 할 때 백선의 초음파 영상: 배꼽 위에서, 배곧은근 사이의 거리는 2.85cm로 넓어졌고, 백선의 분리는 줄어들었다[그림 11-5]. 이러한 초음파 영상들로 미루어 흉추고리의 정렬 교정과 큐싸인을 동반한 방법은 백선의 긴장을 증가시켰고 이것은 도수촉진으로 확진되었다.

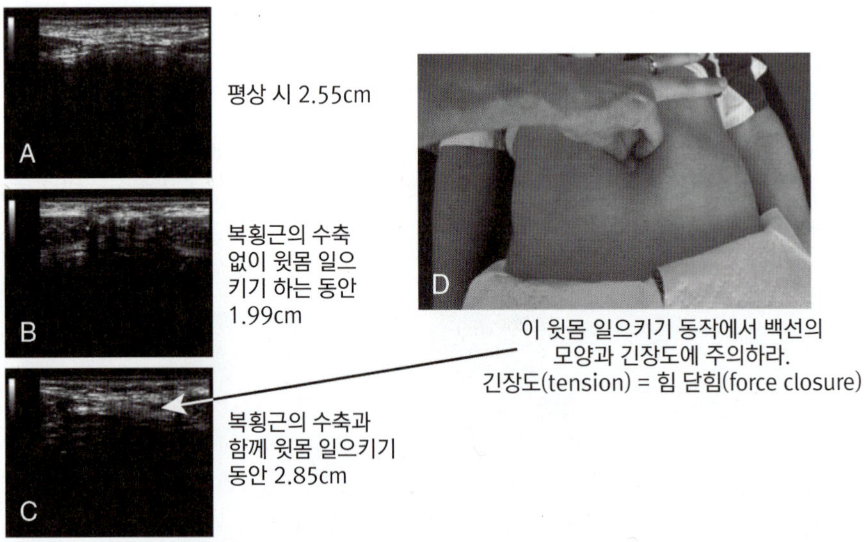

그림 11-5 복직근의 기능적 이개: 타라의 이야기. 이들 영상은 타라의 쉬는 상태에서 배꼽 위 백선에 대한 초음파 영상이다 (A) 자동적으로 윗몸일으키기 전략을 하는 동안 (B) 그리고 '연결 신호' 전략을 이용하여 8번째 흉추고리의 정렬을 바로 잡으면서 윗몸일으키기를 하는 동안 (C). 백선의 비틀림에서의 변화와 그녀의 전략이 향상되면서 증가된 에코발생도(echogenicity)에 주의하라 (D). 또한 모든 복직근이 동시 수축했을 때 복직근 간 거리가 2.85cm로 넓어진 것에 주의하라; 이것은 그녀가 자동 전략을 했을 때 복직근 간 거리(1.99cm)보다 거의 1cm 더 넓어진 것이다.

추론 질문:

6. 도수와 초음파를 통한 측정(DRA)은 많은 임상가에게 익숙하지 않은 방법이다. 타라가 불평을 호소하는 소견들과 당신의 관리에 대한 가설 그리고 당신의 운동조절 측정의 맥락에서 이것을 토론하시오.

추론 질문에 대한 답변:

출산 후 여성 환자에 대한 도수와 초음파 측정의 관리 가이드라인은 근거가 매우 부족하다(Beer 등, 2009). 어떤 환자들이 보전적 치료에 적절하고, 어떤 환자들은 수술이 필요할까? 임신 중 및 임신 후의 여성의 왼쪽과 오른쪽 복부 사이의 거리가 조사되었는데, 100%의 여성들이 임신 중에 백선이 넓어져 있었고(Gilleard와 Brown, 1996; Mota 등, 2014) 몇몇 여성은 출산 후에 비정상적으로 넓어진 것으로 나타났다(Coldron 등, 2008; Liaw 등, 2011; Mota 등, 2014). 초음파 영상은 복부 사이의 거리를 평가하기 위한 좋은 방법이다(Coldron 등, 2008; Mendes 등, 2007; Mota 등, 2012).

많은 사람은 복부 사이의 거리가 복부벽의 이상적인 기능을 위해서 '닫혀'져야 한다고 믿고 있다(Mota 등, 2012; Tupler 등, 2011). 이것이 근거 있는 것처럼 보이겠지만, 100명이 넘는 여성을 대상으로 도수와 초음파 측정을 한 우리 임상 경험으로는 그 여성들의 복부벽의 기능이 좋아졌을 때 복부 사이의 거리는 더 '열려' 있었다. 이것은 우리가 복부 간의 거리를 '닫기' 위한 치료 목적에 의문을 제시했다. 이것은 백선에서 긴장을 발생시키는 능력이 복부 사이의 거리보다 더 중요하다는 것이 우리의 연구(Lee와 Hodges, 2016)를 통해서 밝혀졌고 단지 복부 사이의 거리를 줄이는 훈련방법은 기능에 최적이 아닐 수 있다.

Pascoal 등(2014, p.4) 은 출산 후 여성에게서 복부 사이의 거리가 윗몸 일으키기 운동을 할 때 감소됨을 언급했고 다음과 같이 제안했다.

복부 강화운동은 출산 후 여성의 복직근 사이의 간격을 줄여주는 데 영향을 준다. 그러나 이 여성들의 배곧은근 사이의 간격을 줄여 주기 위해서 어떤 운동들이 효과적이고 안전한지 연구되어야 할 것이다. 이것은 특별한 운동방법들이 복직근의 거리를 줄이기 위해서, 다른 말로 하자면, 간격을 줄이기 위해서, 선택되어야 한다는 것을 제안한 것이다. Mota 등(2012)은 출산 후 여성들을 상대로 한 연구에서 복직근 사이의 거리가 복부의 '당김 운동'을 하는 동안 휴식 자세나 '복부 크런치' 자세에서보다 커져 있음을 발견했다. 출산 후 여성들에서 윗몸 일으키기 과제를 하는 동안 도수와 초음파 영상 측정에서 우리가 발견한 복직근 사이의 거리 결과(Lee와 Hodges, 2016)는 Mota나 Pascoal의 연구결과와 일치한다. 그러나 치료를 위한 결과나 제시점으로부터 우리의 결과들은 달랐는데, 왜냐하면 이 과제에서는 백선의 분리/휴식 반응을 고려할 때, 우리는 두 가지 다른 전략을 사용했기 때문이다.

우리는 백선의 두 가지 다른 조건에 대해서 조사를 했다. 간섭 없이 자동적으로 하는 윗몸 일으키기와 윗몸 일으키기를 하기 전에 복횡근을 먼저 수축시키는 큐사인을 주는 조건이다. 건강하고, 출산 경험이 없는 그룹에서, 복직근의 거리는 복횡근을 미리 수축시키든 아니든 윗몸 일으키기를 하는 동안 변화가 없었다. 다른 말로 하자면, 건강한 대조군에서 백선의 분리가 없었다. 백선은 항상 긴장이 있는 상태였다. 실험군에서, 복직근의 거리는 윗몸 일으키기를 간섭 없이 자동으로 할 경우 휴식 자세보다 길이가 줄어 있었고 복횡근을 수축시키고 하는 윗몸 일으키기는 휴식 자세보다 넓어져 있었다. 이러한 결과들은 복부근육의 동시 수축은 배복직근의 거리를 넓게 만들고 백선에서 긴장을 발생시킬 수 있음을 보여 준다.

임상적으로, 백선에서 생성되는 긴장이 복직근 사이의 거리가 줄어드는 것보다 더 중요하다는 것을 나타낸다. 복부벽의 근육들을 동시에 수축시킬 수 있는 사람은 횡격막, 골반 기저근과 등근육들의 적절한 활성화를 동반시켜 안정적인 신체의 정렬과 인체역학적 조절을 통해 인체에 가해진 하중을 효율적으로 전달할 수 있다.

임상가는 윗몸 일으키기를 할 때 백선의 깊이에 대해서 기록을 하거나 이 결과의 중요성에 대해서 생각해야 한다. 우리는 이것은 단지 이 과제를 할 때 백선의 분리(이완)에 대한 반영으로 느낀다 – 분리가 크게 일어날 경우, 백선을 복부 안으로 깊게 밀 수 있다(Lee와 Hodges, 2016).

타라는 그녀의 백선에는 찢어짐이 없었다(그녀가 의식적으로 믿는 것과 반대). 백선이 구조적으로 정상이라는 것은 그것의 전체적 길이를 통해서 예상할 수 있고, 그리고 복부장기에 탈장 같은 것은 없었다. 그녀는 윗몸 일으키기를 자발적으로 할 경우 오른쪽 복횡근의 수축시키는 데 어려움을 느끼기 때문에, 복부근육의 운동조절기능은 이상적이지 않았다. 이런 비대칭적 복부근육의 활성화는 백선의 분리에 영향을 주고, 결과적으로는 하중을 옮기는 데 불충분한 긴장도를 발생시킨다. 8번째 흉추고리의 움직임이 교정되면, 윗몸 일으키기를 하는 동안 그녀는 오른쪽 복횡근과 복부근육의 전반적인 근육들을 동시에 수축시킬 수 있었다. 복부근육들의 동시 활성화가 복직근 사이의 거리를 넓히고 그 결과로 백선이 작게 분리된다.

타라의 휴식 자세에서 복직근 사이의 길이(25.5mm)는 Beer 등(2009)에 의해(복직근 사이의 길이는 배꼽위에서 13mm +/-7mm보다 크다) 분류된다. 임상이나 초음파 영상에서 발견된 그녀의 도수와 초음파 측정은 기능적이였고, 수술이 필요하지 않음을 보여 준다. 다음 검사를 통한 소견들에 의해 이런 가설을 확인하거나 부정할 수 있다.

임상추론 해설:

이 분석이 제1장에서 토론한 것처럼 '추론으로부터 가장 적합한 설명'의 예로서 나타난다. 여성들의 백선과 하중 전이의 조절에서 복부근 활성화 전략의 효과(예 간섭 없이 자동으로 윗몸 일으키기 및 복횡근의 수축을 시킨 후 윗몸 일으키기)의 추론을 위한 연구-유효성의 부재는, 광범위한 임상 경험들은 '최고의 설명에 대한 추론'을 통해 이전에는 연결되지 않았던 정보(백선의 긴장도가 복직근의 길이와 반대)에서 패턴을 발견하도록 한다. 이것은 백선의 긴장은 복부벽의 동반 수축을 발생시켜, 하중의 전이와 기능에 있어 복직근의 길이 차이 보다도 더 중요하다는 임상적 인지/이론으로 결론지어진다. 하중의 전이와 기능에 대한 '임상적 근거'는 백선의 각각의 다른 활성화 방법들의 효과에 대한 연구에 의해 입증되었다.

비록 연구가 임상적 이론을 테스트 하기 위해서 매우 중요하지만, 임상실무가 연구에서 얻은 유효한 지식(평가 및 관리)에만 국한될 수는 없다. 왜냐하면 근거 기반 임상실무(evidence-informed practice)의 3가지 구성요소 중 하나일 뿐이기 때문이며, 다른 요소로는 임상 전문지식과 환자의 가치(제5장 참조)가 있다. 잘 이해되지 않은 영역에 대해 연구할 경우, 보호장치들이 임상추론의 실수에 대해서 경각심을 일으키고(제1장과 제31장 참조) 그리고 새로운 지식을 발견할 수 있도록 비판적인 임상추론의 재고와 연역적/귀납적 추론의 통합으로 무엇이 '알려져' 있고, '가장 적합한 설명'에 대해서 고려하는 데 기본을 두어야 할 것이다.

환자 개인에 대한 임상의 관련성과 치료 효과는 여기서 토론한 것처럼 언제나 본질적으로 생각해야 한다.

앉은자세에서 저항이 있는 상태와 저항이 없는 상태에서의 몸통의 회전

Seated Trunk Rotation With and Without Resistance

타라가 그녀의 흉추를 오른쪽으로 회전하기 위해서 많은 노력을 기울여야 했지만, 8번 흉추고리를 오른쪽으로 움직여서 교정한 후, 그녀의 오른쪽 회전은 증가되었고 이 동작에 대한 그녀의 노력은 줄어들었다(L-J. Lee, 2003a, 2012). 앉은자세에서 몸통을 회전시키는 과제에서 '저항'이나 '노력' 이외의 다른 증상은 없었다. 4번 흉추고리가 왼쪽으로 이동되어 왼쪽으로 흉추 회전을 제한하는 것 또한 발견할 수 있었다. 4번 흉추고리의 도수교정으로 몸통/흉추의 왼쪽 회전을 증가시켰다(가동범위가 증가하여 동작을 하기 위한 환자의 노력이 감소했다). 4번과 8번 흉추고리의 동시 교정은 오른쪽 혹은 왼쪽 흉추 회전을 더 증가시키지 못했다. 한 개의 흉추고리 교정이 각 방향의 가동 증진을 위해 충분했다.

양쪽으로 올린 팔을 통해 왼쪽으로 회전하는 몸통에 저항을 줄 경우 하부 흉추 움직임의 조절이 소실되었다[그림 11-6A]. 부분적 정렬과 운동 조절의 소실에도 불구하고, 한 번의 하중 저항 검사(반복하지 않음)에서 통증은 없었다. 복횡근의 활성화를 하중 전에 시켰을 때, 타라의 몸통 조절은 저항이 오른쪽 몸통의 회전에 적용되었을 때에만 향상되었다. 초음파 영상을 통한 평가에서 오른쪽 복횡근의 활성이 지속되기 전에 8번 흉추고리의 교정이 필요하다는 것이 나타났다. 8번 흉추고리가 교정되었을 때, 왼쪽 회전 하중이 적용되는 동안 그것의 위치가 조절되었고, 타라의 하부 흉추/상부 요추의 조절은 그녀의 '코어의 회전 강도의 경험'과 마찬가지로, 명백하게 증진되었다[그림 11-6B]. 타라가 그녀의 몸 안에서 체험한 것들은 이 평가에서 통증의 발생/경감과는 반대로 기능과 실행에 관련되었다.

8번 흉추고리의 평가 8th Thoracic Ring Assessment

선 자세, 앉은 자세와 누운 자세에서 8번 흉추링이 오른쪽으로 전이/왼쪽으로 회전된 이유를 찾기 위해 그리고 왼쪽 몸통 회전에 저항을 주는 동안 하중의 이동이 실패한 이유를 찾기 위해 더 많은 검사가 이루어졌다. 이러한 검사들로 부터 발견된 것들은 다음 관찰의 결과로 나타났다.

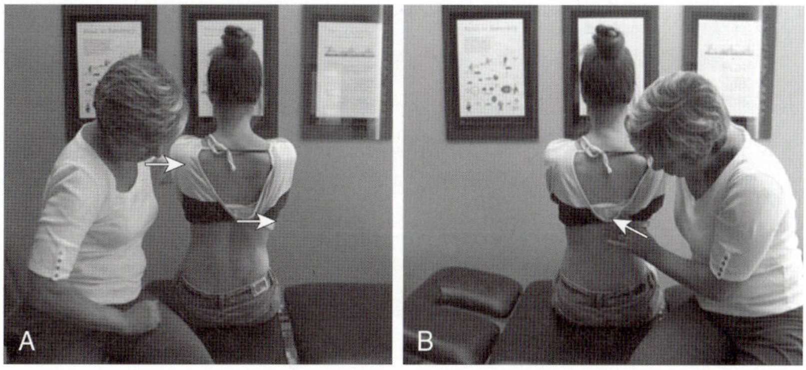

그림 11-6 (A) 타라가 양측 팔을 들어올린 상태(왼쪽 화살표)에서 왼쪽 몸통 회전에 대해 도수 저항을 가할 때, 그녀는 위쪽 요추에 대하여 아래쪽 흉곽의 관계를 조절할 수 없었다(오른쪽 화살표). (B) 8번째 흉추고리가 특별히 조절될 때(오른쪽으로 몸이 옮겨지는 것을 방지) 타라는 더 큰 각도로 왼쪽 몸통 회전에 저항을 한다.

1. 4번과 8번 흉추고리의 관절들은 정상 움직임과 수동적 통합성을 보였고, 검사를 했을 경우 통증을 일으키지 않았다(D. Lee, 2003). 이것은 4번과 8번 흉추고의 이동이 수동적으로 교정된 소견과 일치한다.
2. 오른쪽 외복사근에서 긴장도가 증가되어 있었고, 특히 8번 흉추의 앞 부분에 붙는 근육 부위에서 두드러졌다[그림 11-3]. 8번 흉추에 붙는 오른쪽 외복사근은 국소 촉진에 통증이 나타났다. 외복사근 긴장도의 증가, 8번 흉추에서 발생하는 힘의 결과적 벡터는 8번 흉추고리의 정렬을 도수교정했을 때 촉진할 수 있었다. 그러나 교정으로 인해 국소적인 압통과/불편함은 재발생되지 않았고 단지 직접 촉진할 때만 나타났다. 8번 흉추고리가 정렬되었을 때, 9번 흉추고리의 왼쪽으로의 전위는 보상작용으로 인한 것을 의미한다.
3. 명확한 근 위축이나 억제 없이, 8번 흉추고리에 있는 심부 근육들은 촉진될 수 있었다(예 다열근/회전근 또는 늑간막근).

추론 질문:

7. 4번과 8번 흉추고리의 관절들에 대한 부가적인 검사에 대해서 분석해 보고 타라의 앉은자세에서 몸통 회전 시 발견된 잠재적인 '증상의 근원'들과 신체적으로 '증상을 만드는 요소'들에 대해서 당신의 가설을 뒷받침하거나 뒷받침하지 않는 요소에 대해서 논의하시오.

추론 질문에 대한 답변:

나는 타라가 3가지의 기능적인 동작(서 있기, 윗몸 일으키기 그리고 앉은자세에서 몸통 돌리기)을 하는 동안 4번, 8번(주된), 9번(보상적인) 흉추고리들의 움직임과 조절을 위한, 최적 상태에는 못미치지만 동원능력이 향상되었다고 느꼈다. 이런 동원능력은 물건을 들 때, 달릴 때 그리고 카약을 탈 때 그녀의 하중 이동능력에 영향을 주었고, 특히 그녀의 오른쪽 흉추의 회전은 8번 흉추고리가 오른쪽으로 이동됨에 의해 제한된 움직임을 보였고, 결과적으로 이것은 달리는 동안 흉추가 오른쪽으로 회전할 때 왼쪽 어깨가 앞으로 잡아당겨져야 하는 것으로 보인다. 이 동작은 더 많은 노력이 필요했고 달릴 때 반복적인 회전동작으로 피로나 중간 흉추부의 통증을 일으키는 요인을 제공했다. 4번과 8번 흉추고리 회전의 반대방향에서의 제한은 카약처럼 반복된 회전운동을 하는 동안 근육의 피로도와 통증을 일으키는 요인이 되었다.

4번과 8번 흉추고의 수동적 관절 평가는 정상 움직임(부드러운 도수교정에 의해 흉추고리 위치와 움직임이 영향을 받을 수 있다는 소견과 일치)을 보였고 타라에게 통증을 유발하지 않았다. 타라의 경우처럼 통각수용성 통증이 주된 요인으로 설정된 가설에서, 이 결과는 관절은 통각의 병리적인 원인이 아니라는것을 의미한다. 그보다는 관절을 따라 놓여 있는 국소근육들이 과한 스트레스를 받고 아마도 그녀의 정렬과 움직임 조절의 손상에 대해 이차적 유해수용성 원인이 나타난 것일 수 있다. 임상적으로 이것은 그녀의 조절과 정렬 문제에 영향을 주기 위한 치료적 중재가 필요할 것이다.

코어근육의 약화에 대한 그녀의 느낌/믿음은 오른쪽 외복사근의 지나친 활성화와 오른쪽 복횡근의 비활성화의 부조화에 의한 것일 수 있다. 이것은 Hodge(2011)에 의해 기록된, '근육 안에서 그리고 근육 사이에서 일어나는 활동의 재분배'의 임상적 예가 될 수 있다. 이런 이유로 회전하는 동안 하부 흉추와 요추의 관절들을 조절하는 백선에서 그 길이를 통해 긴장을 만드는 능력에 영향을 주었다. 이 가설은 앉은자세에서의 몸통 회전 저항 검사들에 의해 더 많이 지지되었다.

진단의 초점은 통증 유발 부위를 발견하는 것과는 반대로 그녀의 흉추/상부 요추가 이상적인 정렬이나, 인체역학적 그리고 조절능력들을 유지하는 데 왜 실패했는가를 알아가는 데 맞추어졌다. 반복적인 분절 조절의 상실로 많은 부위[늑횡돌기 관절(costotransverse joint) 및 척추후관절(zygapophyseal joint), 디스크, 근막 건 부착부 등]에 압박/스트레스/통증을 유발한다는 가설이 세워졌고, 이 때문에 발생하는 통증은 때때로 확실하게 알기 어렵다.

타라에게는 그녀의 활동과 참여 제한과 관련된 신체적 손상이 있었고, 유해가소성 통증[이질통(allodynia); 퍼져가는 압통]의 신체적 증상이라기보다는 유해수용성 통증이 주된 통증 형태임이 더 뒷받침 되었다.

임상 추론 해설:

주관적인 검사를 하는 동안 형성된 가설들은 신체검사로부터 발견된 소견들과 함께 '검증'되어야 하고 이후 특별한 중재에 대한 재평가를 통하여 다시 검증해야 한다. 여기서 신체검사의 소견들은 이전 가설인 유해수용성 – 우세 통증 형태와 관련된다고 판단되었다. 스트레스에 의한 가능성, 유해수용성 통증과 관련된 다양한 구조물들이 인지되었다. 따라서 위험신호(red flag)나 병리학적 증상들은 이미 배제되었고, 타라의 흉추 통증을 위한 기능적인 척추 평가는 요구되지 않았다. 대신 그녀의 비특정 척추통증의 임상적 '감별진단'은 기능적 제한들에 영향을 줄 수 있는 신체적 손상에 초점을 맞추지 않았다.

타라의 통증과 기능적 제한들은 '복부근육들 사이의 부조화'에 의한 것으로 가설화되었다. 그러나 이것은 오직 신경근육학적인 평가에만 기초하여 판단하는 것은 아니며, 그보다는 심화된 임상 도수 진단법들(자세관찰, 그녀의 운동 제한들과 관련된 기능성 동작에 대한 분석, 흉추고리의 움직임과 통증 유발, 근육의 관찰과 촉지, 다른 비대칭 정렬들에 대한 교정을 통한 흉추고리에 대한 효과 그리고 기능적 동작에 대한 평가들을 포함한)을 통해 긍정적/부정적 소견들을 예측해야 한다는 것이 중요하다. 근육 부조화의 임상적 패턴은 주관적인 검사(subjective examination)에서 인지될 수도 있으나, 동작과 통증 유발에 대한 신체검사(physical assessment)는 계속 진행되어야 하고, 궁극적으로는 이런 신체검사는 의심스러웠던 패턴을 '확증'하기 위한 부정적/긍정적 소견들을 하나의 결과로 만드는 과정이 될 것이다.

치료 - 초진 Treatment - First Session

외복사근의 벡터(긴장)는 흉추가 오른쪽으로 회전하는 동안 최적의 움직임으로부터 8번 흉추고리를 제한한다. 그 벡터를 자세이완기술(Positional release technique) (D. Lee와 Lee, 2011b)을 사용하여 이완시킨다(촉진에 의해 재평가). 8번 흉추고리는 더 이상 왼쪽 회전/오른쪽으로 이동된 상태에 놓여 있지 않으며(반복된 선 자세 평가), 그녀의 오른쪽 흉추의 회전 폭은 증가하였다. 타라는 자신의 흉추를 오른쪽으로 회전시키는 데 필요한 노력이 즉시 감소되는 것을 느낄 수 있었다(반복된 앉은 자세에서 저항 없는 상태에서의 몸통 회전). 오른쪽 8번 흉추에 붙어 있는 외복사근의 부분에서 휴식기의 근육 긴장이 놀라울 정도로 감소된 것을 촉진으로 느낄수 있었다. 몸통에 왼쪽 회전 하중이 양쪽으로 팔을 든 동작에서 적용될 때, 타라는 그녀의 하부 흉추를 조절할 수 없었다. 이는 그녀의 운동 조절이 하부 흉추에서 부분적 조절 문제가 있음을 의미한다.

타라는 집에서 할 수 있는 운동을 통해 외복사근의 부분적 근육 긴장 완화와 이상적인 길이를 유지할 수 있도록 배웠다. 이 운동은 오른쪽 8번 흉추의(8번 흉추고리의 부분으로서) 교정과 안정이 필요하고 그녀는 그녀의 골반과 다리를 누운 자세에서 왼쪽으로 회전시킬 수 있게 되었다. 이 운동은 요가의 변형된 '와이퍼 자세(wipers pose)'이다. 동작의 시작점에 숨을 들이 마시면서 오른쪽 8번 흉추의 뒤쪽 회전을 증진시키고 다리와 골반이 왼쪽으로 움직임에 따라 전체적인 흉추고리의 오른쪽 회전을 일으킨다[그림 11-1B]. 골반을 중립으로 돌아오기 전에 숨을 내쉬는데 이것은 오른쪽 복횡근의 최대 활성화를 이끌어 낸다(Hodges와 Gandevia, 2000).

초음파 영상은 강력한 바이오피드백 도구이며(Tsao와 Hodges, 2007),회전동작을 하는 동안(달리거나 카약을 탈 때) 타라에게 복부벽에서의 부조화와 몸통 조절을 위한 근육을 동원하고 사용하는 가장 좋은 방식을 이해(왼쪽 뇌)시키고 습득(오른쪽 뇌)시키는 데 사용된다. 교육과 함께 직접적인 체험을 하게 해 주면서 시간을 보내는 것은 그녀가 복부근육을 사용할 때 효과적인 두뇌 사용의 길을 만들어 주기 위해서 지속적으로 필요한 부분이다(Tsao 등, 2010). 우리는 '운동'이나 '근력'에 대해서보다는 운동 조절과 근육 수축의 패턴에 대해서 좀 더 이야기했다. 더 좋은 운동 조절을 위한 전략을 다시 만들고 그런 다음 그녀는 근력 운동을 점진적으로 강화시켜 나갈 수 있다. 나는 신경가소성의 과학에 대한 정보를 주었고, 타라의 개인적·전문적 학습을 위해 연구 논문들과 관련된 책들을 함께 소개시켜 주었다(Boudreau 등, 2010; Doidge 2007; Siegel, 2010; Snodgrass 등, 2014; Tsao 등, 2010). 그녀는 오른쪽 외복사근을 이완시키고 오른쪽 복횡근을 활성화시키기 위해서 7~10일 이상 운동을 했고, 그녀가 물건을 들 때/그녀의 몸통에 하중을 줄 때마다 코어근육들과 심부 복부근육(양쪽 복횡근들)의 수축을 자동으로 유발시켰다. 여기에 더하여, 그녀는 앉은 자세에서 8번 흉추고리의 정렬을 교정하는 방법을 배웠고 그녀의 흉추를 오른쪽으로 회전시킬 때 교정된 상태(처음에는 도수로 그 다음에는 이미지 트레이닝으로)를 유지하는 방법을 연습했다. 8번 흉추고리의 움직임과 조절이 각 동작에서 회복될 때, 나는 그녀의 재활운동에서 하중을 올리고, 새로운 운동방식을 도입하여 달리기와 카약을 타는 쪽으로의 운동방법들을 업그레이드시켰다.

초진은 오직 상담 위주로 진행이 되었는데 왜냐하면 타라가 클리닉과 먼 지역에 살고 있고 적절한 코어운동에 대한 의견과 수술에 대한 조언을 얻기 위해서 예약이 되었기 때문이다. 따라서 그녀는 한달 안에 재진을 예약하지 않았다.

추론 질문:

8. 환자가 간단하게 집에서 운동하는 방법들을 배울 때 이는 환자들에게 도전이 되는데, 어떻게 하면 타라에게 가르친 것 같은 복잡한 운동을 환자에게 잘 가르칠 수 있습니까?

추론 질문에 대한 답변:

인지하고, 집중하는 것, 동작을 연습하는 것들이 의미를 가지고 있고 감각기로 들어오는 정보를 정상화시키기 위한 많은 양의 질적 움직임에 대한 연습을 통해 운동 조절의 결과들을 바꿀 수 있다. 이 모든 것이 신경가소성을 위한 기본사항으로 움직임의 습관을 바꿀 수 있다. 이런 변화는 올바른 임상환경 속에서 충분한 시간을 두고, 동기부여된 환자에게 적용했을 때 쉽게 성취할 수 있다. 만일 당신이 개개인의 환자의 몸 안에서 긍정적인 변화를 느끼게 해줄 수 있다면, 환자에게 책임감을 부여하여 그들의 '두뇌 훈련'을 할 수 있는 다음 단계에서는 환자의 개인 휴대전화를 가지고 그들이 훈련하는 움직임을 촬영해서 보여주면 좀 더 빠른 시간 내에 변화를 만들 수 있을 것이다. 환자를 반드시 고쳐야만 하는 책임감을 임상가들이 떠안지 않는 새로운 패러다임의 변화가 바로 여기에 있고, 환자는 임상가가 단지 환자의 변화를 만들어 줄 수 있는 길을 보여 준다는 점을 이해해야 할 것이다. 이 점은 환자가 변화를 위한 운동을 할 때 그 변화는 그들에게 달려 있다는 점을 보여 준다. 타라는 상당히 동기부여가 되었으며 몇 달 동안 시간을 투자하여 혼자 해야 할 운동에 대해서 이해한 상태였다. 그녀는 그녀의 휴대전화에 저장된 비디오를 통해 무엇을 어떻게 해야 하는지 인지한 상태에서 첫 번째 진료가 끝났다. 그녀는 자신감을 느꼈고 문제가 있을 경우 나중에 나와 이메일을 통해서 연락할 수 있다.

임상추론 해설:

이 답은 신경가소성의 변화를 촉진하기 위해 운동 행동의 증진이 필요하다는 명확한 전략을 보여 준다. '가르침에 대한 추론'은 추론전략으로서 제1장에 간단하게 서술되어 있는데 '추론은 이론적인 이해를 위한 교육(예 의학과 근골격계 진단 그리고 통증), 육체적 운동을 위한 교육(예 재활운동, 자세교정, 스포츠 기술에 대한 강화), 그리고 행위 변화를 위한 교육을 포함하여, 계획을 세우는 것, 개인화된 실행과 평가 그리고 내용이 특수한 가르침과 함께 구성되어 있다'고 정의되었다. 근골격계 임상가들은 논쟁의 여지가 있는 일을 하는 선생으로서, 변화(인지, 행위, 기능과 삶의 스타일)를 촉진하기 위한 우리의 교육은 이론을 배우고 각 환자에게 특별히 요구되는 적응에 대한 추론을 동반하며, 교육 결과의 재평가에서 결과를 얻는 데 근본을 두어야 할 것이다. 깊은 배움은 새로운 정보의 자발적 이해(예 환자들이 질문을 할 수 있는 기회, 수동적인 강의를 받는 것과는 반대의)와 의미 있는 이해(의식적으로, 그러나 역시 변화된 환자의 몸의 경험이 이 대답에 중요하다), 피드백과 성공을 요구한다. 환자에게 동기부여와 이해를 촉진하고 주변 환경을 이용하는(환자의 기억과 연습을 위해 핸드폰으로 비디오를 촬영해서 쓰는 등) '잘 만들어진 지식'(제1장)은 종종 우리의 교육과 우리 환자의 결과에 영향을 주는 인식되지 않은 요소이다.

추적조사 - 한 달뒤 Follow-up - 1 Month Later

주관적 보고 Subjective Report

타라는 복부벽 근육의 재사용과 8번 흉추고리 부위 조절을 배우면서 반복적인 하중과 관련된 동작을 할 때 하부 흉추와 상부 요추 통증의 기능적인 개선과 효과적인 감소를 점진적으로 인지했다. 그녀는 지속적으로 흉추 8번과 10번 극돌기에 국소적인 민감성을 호소했다. 그러나 '쑤시는 느낌과 피로'의 강도나 횟수가 감소하였고 증상들이 나타나려면 좀 더 심한 운동(장거리 달리기)을 해야만 느낄 수 있었다. 그녀는 카약을 아직까지 타지 않고 있다. 그녀는 복부의 전체적 윤곽의 변화에 놀라운 느낌을 느꼈다[그림 11-7].

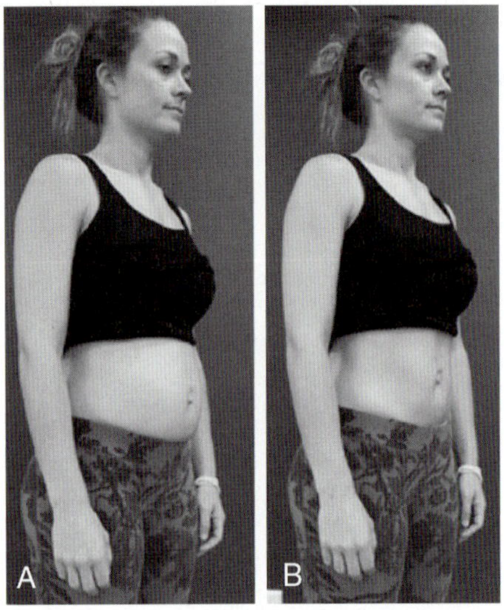

그림 11-7 (A) 초기 상담/치료 과정 후 1개월이 지나 이완된 상태에서 타라의 복부 상태. (B) 그녀의 '중심' 근육의 동시 수축을 하는 새로운 전략을 사용한 상태에서 타라의 복부 상태. 더욱 협동적인 근육들의 동원 전략을 통해 외측 수직선의 부드러워짐과 아랫배의 돌출이 줄어들었음을 주의하라.

신체검사 Physical Examination

선 자세 Standing Posture

그녀는 선 자세의 검사에서 흉추/골반의 정렬이 좋아짐을 확인할 수 있었다. 그녀의 골반은 8번과 9번 흉추고리와 같이 중립적인 정렬 안에 있었다. 3번과 4번 흉추고리에는 관심을 많이 가지지 않았기 때문에 상부 흉추에서의 비대칭을 볼 수 있었다. 그러나 이런 비대칭이 그녀의 물건을 드는 동작 혹은 달리는 능력에 영향을 끼치지 않았다.

바로누운자세에서 윗몸 일으키기 과제 Supine Curl-Up Task

임상적으로, 휴식이나 자발적으로 하는 윗몸 일으키기 동작에서, 흉골하각은 좀 더 대칭적이었고[그림 11-8], 이 점으로 보았을 때 왼쪽과 오른쪽 외복사근과 내복사근의 근육 휴식기 긴장도가 좀 더 균형이 맞추어졌다고 생각할 수 있다.

복횡근의 근수축을 미리 생각하지 않고는, 복부의 불룩함이 여전히 존재하고, 백선은 여전히 느슨한 느낌이었다[그림 11-9A] (손가락으로 눌러도 쉽게 복부근육을 분리시킬 수 있었다). 복횡근의 근수축을 하면 백선 안에서 촉진으로 명확하게 느낄 수 있는 근긴장이 있었고 이러한 변화는 8번 흉추고리를 안정화시킴으로서 더 향상되었으며[그림 11-9], 과제를 하는 동안 더 많은 조절이 요구되었다.

치료를 하는 동안 외복사근을 이완시켜주기 위한 도수치료는 시행하지 않았다. 우리는 8번 흉추링의 움직임의 트레이닝과 조절에 초점을 두고 타라의 치료의 목적인 달릴 때와 카약을 탈 때 등쪽에 통증을 경감시키거나 악화를 막는데 목적을 두었다. 이 두 운동은 흉추/골반의 회전의 조절이 필요하고, 달리기는 고관절의 굴곡과 신전의 변화를 필요로 한다.

요가운동에서의 자세들은 유용하고 근본적인 기능적인 재활 움직임이다. 파리브리타 안자니아사나(*parivrtta anjaneyasana*)는 비트는 자세로 런지를 하는 산스크리트 이름(Sanskrit name)인데[그림 11-10], 달리는 사람들을 위해서 유용한 동작이다. 이 자세를 잘 하기 위해서는, 흉추–요추–골반 움직임과 조절(부분적 및 지역적)이 필요한데, 하부 몸체의 움직임과 조절이 달리기할 때 요구되는

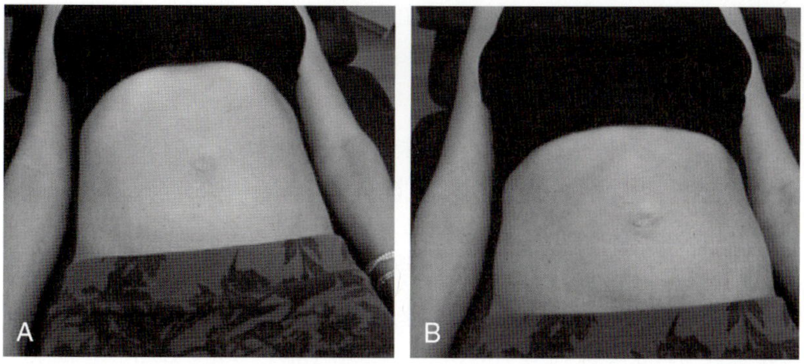

그림 11-8 1개월 후 바로누운자세에서 윗몸 일으키기 동작. (A) [그림 11.3A]와 비교하여 쉬는 상태에서 타라의 가슴우리 명치각의 대칭을 보라. (B) 윗몸 일으키기를 하는 동안, 이러한 대칭은 유지되었다; 그러나 그녀의 자동 전략을 통해서도 여전히 복부의 중간이 불룩하게 나왔는데, 이것은 복횡근은 정상적으로 동원되지 않는다는 것을 의미한다.

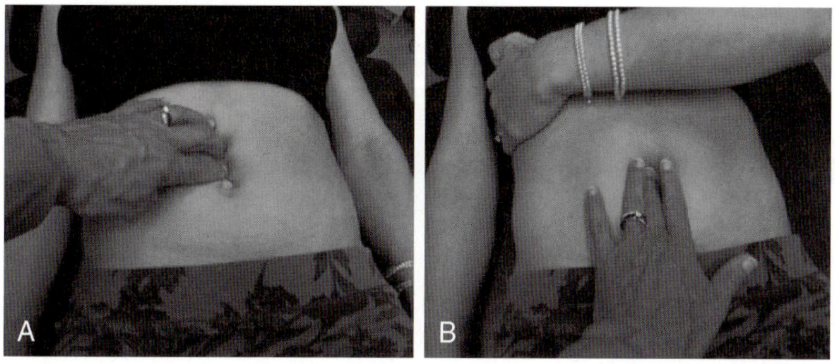

그림 11-9 1개월 후 바로누운자세에서 윗몸 일으키기. (A) 백선 전체를 따라 최소한의 근긴장이 촉지되었고, 왼쪽과 오른쪽 배곧은근은 아직 쉽게 갈라지는 듯하다. (B) 도수교정과 8번째 흉추고리의 조절이 오른쪽 복횡근을 더욱 수축시키고 있는데, 백선에서 근긴장이 증가되고 있으며, 복부 중간의 불룩함이 감소되고 왼쪽과 오른쪽 복직근이 분리되지 않는다. 더이상 오른쪽 외측 복사근의 이완이 필요하지 않다. 8번째 흉추고리의 조절에 초점을 맞출 때이다.

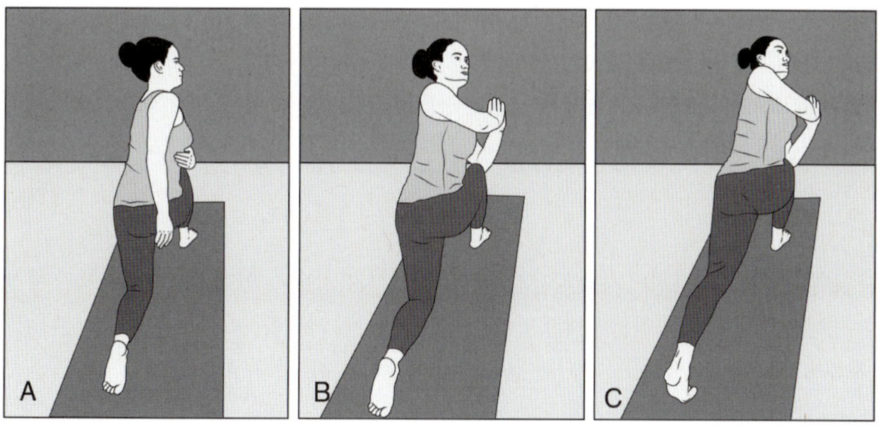

그림 11-10 파리브리타 안자니아사나(parivrtta anjaneyasana) 요가 자세(몸 비틀기 런지). (A) 첫 번째 – 오른쪽 8번째 늑골에 붙어 있는 외측 복사근의 특정 부분을 이완시키기 위한 상상과 신호들이 촉진된다. 두번째 – 상상은 오른쪽 늑골 사이(특히 8번째와 9번째 늑골)에 공간을 만들며, 척추와 흉곽의 오른쪽 회전과 연관하여 8번째 늑골 쪽으로 부드럽게 연결하거나 끌고 있다. (B) 이완되며 정렬을 유지하며 신호에 맞추어, 부드럽게 오른쪽 무릎의 바깥쪽에 대하여 왼쪽 팔꿈치의 바깥쪽을 댄다. 팔꿈치와 무릎을 서로 지그시 누른다. (C) 의식(초점)을 깊은 복직근으로 가져오며 중심의 깊은 근육으로 연결시킨다. 그리고 부드럽게 왼쪽 무릎을 바닥에서 위로 '떠오르게' 한다. 이 모든 것을 유지하며, 골반에서 머리 꼭대기까지 신장시키고 양쪽 발 중간이 바닥에 닿도록 내린다.

것보다 더 많이 요구된다. 타라는 오른쪽으로 회전할 때 8번 흉추고리의 정렬을 강조하는것과 같이, 4번 흉추고리에서 그녀의 발까지 이상적인 정렬과 생체역학적 조절을 위한 Sanskrit 동작을 배웠다. 이 동작을 잘하기 위해서, 그녀는 이상적인 발의 조절과 발과 지면의 접촉을 잘 유지하고, 오른쪽 외복사근을 이완시키기 위해 이미지 트레이닝이나 큐싸인이 필요했으며, 8번 흉추고리도 교정/정렬/조절했고, 오른쪽 복횡근을 활성화했다. 또한 그녀의 흉추고리들을 알맞게 오른쪽으로 회전시켰고, 오른쪽 고관절과 무릎을 굽혔으며, 왼쪽 엉덩관절과 무릎은 폈다. – 작은 일이 아니다! 다양한 근막 슬링(Vleeming 등, 1995)과 사슬(chains)과 트레인(trains)(Meyers, 2001)이 이것을 잘하기 위한 상호보완을 필요로 하고, 훈련의 반복 ,인지와 함께, 흉–요추–골반 회전운동과 조절을 위한 효율적인 방법으로 훈련되어야 한다.

타라가 움직임에 대한 연습을 이해하기 위해 두 번째 치료는 많은 시간을 할애해야 했고 그녀는 흉추고리가 그녀의 골반과 고관절들과 관련하여 독립적으로 이완, 정렬 그리고 조절되도록 지속적으로 연습해야 한다. 그녀는 자신이 훈련을 통해 점진적으로 증상이 완화되는 것에 대해서 만족했고 필요하다면 재상담을 위해 내원이 필요하다고 조언을 받았다.

추론 질문:

9. 요가 런지 동작에서 몸통을 비틀 때 환자의 이해와 인지 그리고 몸의 구성 부분의 조절을 효율적으로 촉진시키기 위한 이미지 트레이닝 방법들이나 큐싸인에 대해 당신이 찾은 가장 효율적인 팁을 제공할 수 있습니까?

추론 질문에 대한 답변:

이것은 대답하기 어려운 질문이다. 왜냐하면 ‘큐싸인’은 개개인의 과거의 경험들과 때로는 그들의 문화 혹은 지리학적인 것에 기본을 두고 있기 때문이다; 그것들은 상당히 독립적이다. 이완을 위해서, 단어를 제안하자면 자유롭게 풀어지게 하라 혹은 녹고 있다, 길이가 늘어나고 있다, 압박하는 관절/지역의 뼈들 사이에서 공간을 창출하라 혹은 팽창시켜라 등이 잘 쓰이는 단어들이다. 근막 단위들의 통합을 위한 연결을 위해 그들을 서로 연결시키라는 말이 효과적인데, 예를 들면 ‘왼쪽과 오른쪽의 전상장골극(ASIS) 사이에 긴장이 가해진 철사가 있다고 상상하고 그것들을 하나로 연결시키는 방법을 찾으시오’ 혹은 ‘가볍게 당신의 발의 아치를 들고 그리고 지속적으로 당신의 다리 안쪽을 들고, 당신의 골반 기저근을 잡으시오; 계속 잡고 있고 지금 당신의 흉추를 통과해서 기저근을 잡고 있는 것을 확장시키시오, 당신의 다음 숨을 내쉴 때 당신의 늑골들이 분리되게 하시오, 만일 당신이 당신의 가슴과 골반 사이에 하나의 작은 비틀림을 넣을 수 있는지 해 보시오’ 신경계는 ‘무엇을 하라고 얘기를 듣는 것’과는 반대로 영상(이미지)이나 감각적인 큐싸인에 대해서 최고의 반응을 보인다. 그리고 때때로 환자가 정확한 동작을 하고 있다고 생각이 든다면, 당신은 단지 환자에게 이 동작을 하는 동안에 환자가 어떤 생각을 하고 있는지 물어보기만 하면 된다. 이런 방법이, 당신이 개발할 수 있는 큐사인을 늘려 줄 것이다. 당신 환자가 이것을 하는 방법을 당신에게 가르치도록 한다. “Dynamic Alignment Through Imagery” (1996)라는 에릭 프랭클린(Eric Franklin)의 책은 몇 년 전부터 골반 통증을 가진 환자들에게 이미지 트레이닝을 시키도록 동기부여를 주었다(D. Lee, 2001). 형상화 및 시각화는 스포츠나 댄스에서 동작을 개선시키기 위한 좋은 전략으로 많이 쓰인다.

임상추론 해설:

여기서 제안된 문맥화된 은유적 표현의 사용은 감각–운동계를 활성화시킬 수 있고 학습을 강화시킬 수 있다는 것이 입증되었다. 교육시키는 방법을 찾는 것은 이 질문에 대한 답에서 분명하게 다시 깨달을 수 있다. 교정된 자세나 움직임에서부터 시작해서 환자가 그 자세에서 느끼는 생각들을 묻는다는 것은, 미래의 환자를 위해서 우리의 ‘개발된 큐싸인’을 만드는 동안 무의식적으로 사용되는 은유적 표현들이 환자의 인지를 도와줄 수 있다는 점을 알려 준다.

7개월 뒤 Seven Months Later

나는 타라에게 연락을 해서 어떻게 지내고 있는지 물어보았다. 다음은 그녀가 보내 준 답메일이다.

저는 모든 것에 있어서 좋은 느낌입니다. 제가 원하는 모든 스포츠나 활동에 참여할 수 있습니다. 비록 임신 전의 강도는 아니지만, 저는 여전히 지속적으로 좋아지고 있어요(그녀는 흉요추와 중간 흉추지역의 통증에서 완전히 벗어났다고 말했다).

제가 다시 임신할 경우 당신의 임상적인 의견으로는 제 복부의 상태가 어떤 변화들을 감당할 수 있는지 현실적으로 어떤 것들을 예상해야 할까요?

저희 부부는 곧 두 번째 아이를 가질 생각을 하고 있고 저는 제 복부의 상태가 임신기간 동안 괜찮을지 걱정입니다. 저도 거기에는 많은 다양한 답이 존재하고, 정해진 답은 없다고 알고 있습니다. 그러나 당신의 임상 경험을 통해서, 두 번째 임신에서 저와 비슷한 상황이었던 여성 분을 본 적이 있으신가요? 혹은 세 번째 임신에서 임산부들의 복부이개가 적게 진행된 것을 본 적이 있으신지요? 제가 악화될 수도 있다는 것을 심적으로 대비해야 할까요?

어떤 답이던 괜찮습니다. 제가 두 번째 아이를 가지겠다는 결정을 바꾸지는 못할 것입니다. 그러나 저에게 어떤 변화가 다가올지 현실적으로 알고 싶네요!

타라에게 근거 있는 정보가 되는 답을 주는 문헌이나 연구는 없다. 임신기에 특정 여성에서 백선이 극도로 넓어지는지는 이유에 대해 규명한 연구가 없기 때문이다. 타라를 위해서, Beer 등(2009)의 연구에 따르면, 그녀의 배꼽 위의 복직근 사이의 거리는 휴식기에 정상이라고 생각되는 것(2.2cm)보다 약간 넓어진 상태(2.55cm)였다. 내 생각에는 그녀의 도수검사와 초음파검사에서의 작은 차이는 첫 번째 임신에서 생겼던 복부근육 활성화의 부조화에 의한 원인이었던 것으로 보인다. 그리고 희망적으로 복부근육들의 형태가 더 균형적이고 8번 흉추고리의 조절이 향상되었기에, 그녀의 복부근육은 두 번째 임신기간 동안 구조적 손상 없이 늘어나야 할 정도의 변화는 견뎌낼 수 있다고 생각한다.

추론 질문:

10. 두 번째 임신기에 대해서 그녀의 통증과 백선의 능력을 볼 때, 타라에 대한 당신의 예후는 긍정적인 것 같다. 첫 번째 타라의 진료에서 복부근육의 수술적 요법에 대한 찬성과 반대의 질문과 관련하여 수술이 필요한 경우에 대한 당신의 관점을 토론하십시오.

추론 질문에 대한 답변:

도수검사와 초음파검사를 통해 여성들을 여러 그룹으로 나눌 수 있고 치료도 매우 다르다(Lee와 Hodges, 2016). 그러나 일반적으로 두 가지 종류의 환자로 나눌 수도 있다. 물리치료로 도와줄 수 있는 환자(복부벽의 이상적인 기능증진을 위한 다양한 방법을 사용하여)와 수술이 필요하고(복근 주름 성형술 [정확하게 복직근]과 복부 성형술 [피부를 고치는]) 이후 물리치료(수술 전에 물리치료를 했던)를 하는 환자이다. 우리는 언제 여성환자들로 하여금 수술적 요법을 고려하게 하는가? 비록 연구에서는 이 질문에 대한 답이 명확하지 않지만, 우리 클리닉에서는, 현재까지 100명 정도의 여성 환자를 이 환자 그룹으로 분류해 왔고, 우리의 임상경험을 토대로 다음과 같은 상태일 경우 수술적 요법을 제안할 수 있다고 생각한다.

- 다양한 기능적 동작들을 하는 동안 흉추, 요추나 골반에 있는 관절들의 조절이 불충분한 환자인 경우
- 환자가 복부 전체 부분의 근육들은 이상적인 신경/근 기능을 보이지만(임상적인 검사와 초음파 영상을 통하여) 관련된 관절(들)의 움직임에 대한 조절에 대해서는 불충분한 능력을 보일 때
- 왼쪽과 오른쪽 횡복근을 수축시키는 동안 혹은 윗몸 일으키기 동작을 하는 동안 백선에서 일반적인 긴장을 만들지 못하는 환자인 경우

타라처럼, 여성 환자 중 복직근의 거리가 닫힘이나 좁아짐 없이 다시 기능이 회복되는 경우를 볼 수 있다. 기능을 되찾기 위해서 도수검사와 초음파검사를 통해 복직근 사이의 거리가 닫혀야 한다는 일반적인 믿음으로 인해서 이러한 발견들이 도전을 받게 될 수 있다. 이상적인 복부근육의 동원능력을 가지고 있는 상태에서 백선에서의 긴장을 만들 수 있는 능력은 수술이 필요한 환자와 그렇지 않은 환자를 감별하게 하는 요소이다.

임상추론 해설:

제1장에서 다룬 것처럼, '예후'의 '가설 카테고리'는 치료사들이 환자를 도울 수 있는 능력과 얼마나 오랜 시간이 걸릴지 예상하는 치료사들의 판단을 인용한다. 광범위하게 말하자면, 환자의 예후는 환자가 가진 본질적인 문제와 아픈 기간 그리고 환자들의 영구적인 장애로부터 삶의 질을 증진하거나 회복을 촉진하기 위한 변화를 추구하는 능력과 의지(예 생활방식, 정신사회적인 요소, 신체적 요소)에 의해 결정된다. 특별한 근골격계 상태를 위한 특정 치료의 효과를 예상하는 요소들을 밝힌 조사는 많지 않다, 비록 몇몇의 임상예측규칙들이 이러한 방향으로 진행되고 있기도 하지만(제5장 참조). 그러나 연구를 주관적으로 하기 전에, 성공적인 치료적 관리를 위해서 진단적 기준은 첫 번째로 임상적으로 인지가 되어야 하고, 또한 임상적인 측정을 할 수 있어야 한다. 예후에 대한 임상추론을 도와주기 위해, 우리는 임상에서 보여지는 전체적인 양상들을 통해 긍정적·부정적인 예후 척도들을 명확하게 인지해야 한다는 점을 조언한다. 이것은 한 가지 혹은 두 가지의 핵심적인 양성 혹은 음성 인자들에 대해서 지나친 관심을 가짐으로서 만들어지는 실수를 줄여줄 수 있고, 올바른 결정을 하는 데 도움을 줄 수 있다.

참고문헌 References

Al-Eisa, E., Egan, D., Deluzio, K., Wassersug, R., 2006. Effects of pelvic skeletal asymmetry on trunk movement: three-dimensional analysis in healthy individuals versus patients with mechanical low back pain. Spine 31 (3), E71–E79.

Albert, H., Godskesen, M., Westergaard, J., 2001. Prognosis in four syndromes of pregnancy-related pelvic pain. Acta Obstet. Gynecol. Scand. 80, 505–510.

Albert, H.B., Godskesen, M., Westergaard, J.G., 2002. Incidence of four syndromes of pregnancy-related pelvic joint pain. Spine 27, 2831.

Andersson, E.A., Nilsson, J., Ma, Z., Thorstensson, A., 1997. Abdominal and hip flexor muscle activation during various training exercises. Eur. J. Appl. Physiol. Occup. Physiol. 75 (2), 115.

Beales, D.J., O'Sullivan, P.B., Briffa, N.K., 2008. Motor control patterns during active straight leg raise in pain-free subjects. Spine 34 (1), E1.

Beer, G.M., Schuster, A., Seifert, B., Manestar, M., Mihic-Probst, D., Weber, S.A., 2009. The normal width of the LA in nulliparous women. Clinical Anatomy 22 (6), 706–711.

Berlucchi, G., 2010. The body in the brain revisited. Exp. Brain Res. 200, 25–35.

Boissonault, J.S., Blaschak, M.J., 1988. Incidence of diastasis recti abdominis during the childbearing year. Phys. Ther. 68 (7), 1082.

Boudreau, S.A., Farina, D., Falla, D., 2010. The role of motor learning and neuroplasticity in designing rehabilitation approaches for musculoskeletal pain disorders. Man. Ther. 15 (5), 410–414.

Coldron, Y., Stokes, M.J., Newham, D.J., Cook, K., 2008. Postpartum characteristics of rectus abdominis on ultrasound imaging. Man. Ther. 13, 112.

Doidge, N., 2007. The Brain That Changes Itself. Penguin Books, New York.

Franklin, E., 1996. Dynamic Alignment Through Imagery. Human Kinetics, Champaign, IL.

Gilleard, W., Brown, C.W., 1996. Structure and function of the abdominal muscles in primigravid subjects during pregnancy and the immediate post-birth period. Phys. Ther. 76 (7), 750–762.

Hodges, P.W., 2011. Pain and motor control: from the laboratory to rehabilitation. Journal of Electromyography and Kinesiology: Official Journal of the International Society of Electrophysiological Kinesiology 21 (2), 220–228.

Hodges, P.W., Gandevia, S.C., 2000. Changes in intra-abdominal pressure during postural and respiratory activation of the human diaphragm. J. Appl. Physiol. 89 (3), 967–976.

Horn, K.K., Jennings, S., Richardson, G., Van Vliet, D., Hefford, C., Abbott, J.H., 2012. The patient specific functional scale: psychometrics, clinimetrics, and application as a clinical outcome measure. Journal Orthopedic Sports Physical Therapy 42 (1), 30–D17.

Larsen, E.C., Wilken-Jensen, C., Hansen, A., Jensen, D.V., Johansen, S., Minck, H., et al., 1999. Symptom-giving pelvic girdle relaxation in pregnancy. I: Prevalence and risk factors. Acta Obstet. Gynecol. Scand. 78, 105–110.

Lee, D., 1993. Biomechanics of the thorax: a clinical model of in vivo function. Journal of Manual and Manipulative Therapy 1 (1), 13–21.

Lee, D., 1994. Manual therapy for the thorax. www.dianelee.ca.

Lee, D., 2001. Imagery for core stabilization. VHS produced by Diane G. Lee Physiotherapist Corporation.

Lee, D., 2003. The thorax - an integrated approach. www.dianelee.ca.

Lee, D., Hodges, P.W., 2016. Behaviour of the linea alba during a curl-up task in diastasis rectus abdominis: an observational study. Journal of Orthopaedic & Sports Physical Therapy 46 (7), 580–589.

Lee, D., Lee, L.J., 2011a. Techniques and tools for assessing the lumbopelvic-hip complex, Chapter 8 in: Lee, D. (2011), The Pelvic Girdle, fourth ed. Elsevier, Edinburgh.

Lee, D., Lee, L.J., 2011b. Techniques and tools for addressing barriers in the lumbopelvic-hip complex, Chapter 10 in: Lee, D. (2011), The Pelvic Girdle, fourth ed. Elsevier, Edinburgh.

Lee, L.J., 2003a. Thoracic stabilization and the functional upper limb: restoring stability with mobility, Course Notes. Vancouver, BC.

Lee, L.J., 2003b. Chapter 7: Restoring force closure/motor control of the thorax: In: Lee, D., The thorax – an integrated approach. www.dianelee.ca.

Lee, L.J., 2005. A clinical test for failed load transfer in the upper quadrant: how to direct treatment decisions for the thoracic spine, cervical spine, and shoulder complex. Proceedings of the Orthopaedic Symposium of the Canadian Physiotherapy Association. London, Ontario, Canada.

Lee, L.J., 2007. The role of the thorax in pelvic girdle pain. 6th Interdisciplinary World Congress on Low Back and Pelvic Pain. Barcelona, Spain.

Lee, L.J., 2008. The essential role of the thorax in restoring optimal function. Orthopaedic Symposium of the Canadian Physiotherapy Association, Montreal, Canada.

Lee, L.J., 2012. The essential role of the thorax in whole body function and the thoracic ring approach, assessment and treatment videos. Linda-Joy Lee Physiotherapist Corporation. www.ljlee.ca.

Lee, L.J., Lee, D., 2011. Clinical practice – the reality for clinicians. Chapter 7 in: Lee, D., (2011), The Pelvic Girdle, fourth ed. Elsevier, Edinburgh.

Liaw, L.J., Hsu, M.J., Liao, C.F., Liu, M.F., Hsu, A.T., 2011. The relationships between inter-recti distance measured by ultrasound imaging and abdominal muscle function in postpartum women: a 6-month follow-up study. Journal of Orthopaedic and Sports Physical Therapy 41 (6), 435–443.

Mendes, D., Nahas, F.X., Veiga, D.F., Mendes, F.V., Figueiras, R.G., Gomes, H.C., et al., 2007. Ultrasonography for measuring rectus abdominis muscles diastasis. Acta Cirúrgica Brasileira / Sociedade Brasileira Para Desenvolvimento Pesquisa Em Cirurgia 22 (3), 182–186.

Meyers, T., 2001. Anatomy Trains. Myofascial Meridians for Manual and Movement Therapists. Churchill Livingstone, Edinburgh.

Mota, P., Pascoal, A., Carita, D., Bø, K., 2014. Prevalence and risk factors of diastasis recti abdominis from late pregnancy to 6 months postpartum, and relationship with lumbo-pelvic pain. Man. Ther. 20 (1), 200–205. doi:10.1016/j.math.2014.09.002.

Mota, P., Pascoal, A.G., Sancho, F., Bø, K., 2012. Test-retest and intrarater reliability of 2-dimensional ultrasound measurements of distance between rectus abdominis in women. Journal of Orthopaedic and Sports Physical Therapy 42 (11), 940–946.

Östgaard, H.C., Andersson, G.J., Karlsson, K., 1991. Prevalence of back pain in pregnancy. Spine 16, 549–552.

Östgaard, H.C., Zetherström, G., Roos-Hansson, E., 1996. Regression of back and posterior pelvic pain after pregnancy. Spine 21, 2777–2780.

O'Sullivan, P.B., Beales, D.J., Beetham, J.A., et al., 2002. Altered motor control strategies in subjects with sacroiliac joint pain during the active straight-leg-raise test. Spine 27, E1–E8.

Pascoal, A.G., Dionisio, S., Cordeiro, F., Mota, P., 2014. Inter-rectus distance in postpartum women can be reduced by isometric contraction of the abdominal muscles: a preliminary case-control study. Physiotherapy 100 (4), 344–348. doi:10.1016/j.physio.2013.11.006.

Sapsford, R.R., Hodges, P.W., Richardson, C.A., Cooper, D.H., Markwell, S.J., Jull, G.A., 2001. Co-activation of the abdominal and pelvic floor muscles during voluntary exercises. Neurourol. Urodyn. 20 (1), 31–42.

Siegel, D.J., 2010. Mindsight. Bantam Books, New York.

Smith, M.D., Coppieters, M.W., Hodges, P.W., 2007. Postural response of the pelvic floor and abdominal muscles in women with and without incontinence. Neurourol. Urodyn. 26 (3), 377–385.

Snodgrass, S.J., Heneghan, N.R., Tsao, H., Stanwell, P.T., Rivett, D.A., van Vliet, P.M., 2014. Recognising neuroplasticity in musculoskeletal rehabilitation: a basis for greater collaboration between musculoskeletal and neurological physiotherapists. Man. Ther. 19 (6), 614–617. doi:10.1016/j.math.2014.01.006.

Stratford, P., Gill, C., Westaway, M., Binkley, J., 1995. Assessing disability and change on individual patients: a report of a patient-specific measure. Physiotherapy Canada 47, 258–263.

Stuge, B., Mørkved, S., Dahl, H.H., Vøllestad, N., 2006. Abdominal and pelvic floor muscle function in women with and without long lasting pelvic girdle pain. Man. Ther. 11 (4), 287–296.

Tsao, H., Galea, M.P., Hodges, P.W., 2010. Driving plasticity in the motor cortex in recurrent low back pain. Eur. J. Pain 14 (8), 832–839.

Tsao, H., Hodges, P.W., 2007. Immediate changes in feedforward postural adjustments following voluntary motor training. Exp. Brain Res. 181 (4), 537–546.

Tupler, J., et al., 2011. Treatment of diastasis recti and umbilical hernia with the Tupler technique. Hernia. 15 (Suppl. 1), S61.

van Vliet, P.M., Heneghan, N.R., 2006. Motor control and the management of musculoskeletal dysfunction. Man. Ther. 11 (3), 208–213.

Vleeming, A., Snijders, C.J., Stoeckart, R., et al., 1995 A new light on low back pain. In: Proceedings from the 2nd Interdisciplinary World Congress on Low Back Pain. San Diego, California.

Vleeming, A., Stoeckart, R., Volkers, A.C., Snijders, C.J., 1990a. Relation between form and function in the sacroiliac joint. Part I: Clinical anatomical aspects. Spine 15 (2), 130–132.

Vleeming, A., Volkers, A.C., Snijders, C.J., Stoeckart, R., 1990b. Relation between form and function in the sacroiliac joint. Part II: Biomechanical aspects. Spine 15 (2), 133–136.

잠행성 발병의 고관절 외측부 통증을 호소하는 건설 프로젝트 매니저

12

A Construction Project Manager With Insidious Onset of Lateral Hip Pain

Alison Grimaldi • Rebecca Mellor • Kim L. Bennell • Darren A. Rivett / 김선엽

주관적 검사 Subjective Examination

현재 증상의 병력 History of Current Complaint

트리시(Trish)는 약 18개월간 우측 고관절 외측부 통증으로 고통받고 있는 48세의 건설 프로젝트 매니저이다. 이 문제의 발병은 활동이나 직업적 일의 수행에 변화 없이 잠행적으로 발생하였고, 처음에는 통증이 간헐적이었지만 시간이 지남에 따라 지속적으로 발생하였으며, 그 강도가 더 심해져 그녀의 삶에 큰 영향을 미치고 있다. 일반적으로 그녀는 일주일에 약 30분 동안 주 4회 20~30분간 정원을 걷고 있다. 그녀가 언덕이 많은 지역에 살고 있기 때문에 트리시의 집으로부터 경사를 올라가고 내려가는 걸음을 피할 수 없고, 그녀는 통증을 이기기 위해 신중하게 그 부위에 신장 운동을 시도하였다. 우리 클리닉에 방문하기 전 몇 달간 통증이 너무 심해져 걷기를 완전히 중단해야 했다. 그녀는 또한 그녀의 직업과 관련된 신체적인 작업들을 수정하거나 제한해야 했으며, 통증이 자연스럽게 해결될 것을 기대하고 있었다. 그러나 그녀가 활동과 직업을 제한했음에도 불구하고 통증은 계속되었고, 현재 그녀의 수면에 영향을 받게 되어 결국 그녀는 도움을 청하게 되었다. 그녀는 이전의 자신의 문제로 물리치료나 다른 치료를 받지 않았다. 트리시와 남편은 18세, 15세, 12세의 세 자녀를 두고 있다.

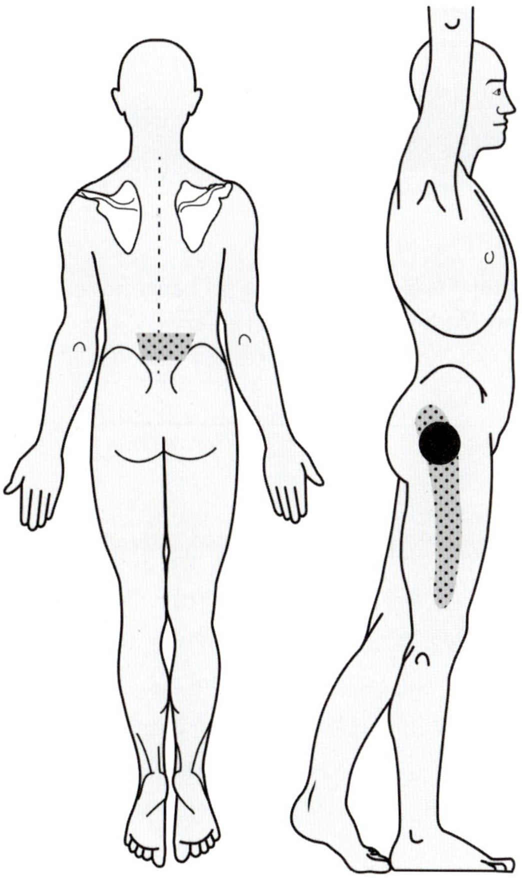

그림 12-1 통증 부위를 보여주는 인체 도표

과거 병력 Past Medical History

그녀의 과거 병력에는 4년 전에 좌측 서혜부와 배꼽 탈장 수술을 받은 적이 있지만 이 외에 다른 고관절 통증이나 문제는 더 이상 없었다. 또한 그녀는 지난 10년 동안 심각한 요통을 경험하지 않았으나, 한 번의 임신기간 중에 짧은 기간 동안 발생한 요통에 대해 물리치료사와 상의한 적이 있었다. 트리시는 그 문제에 대해서는 의학적인 검사나 치료가 필요하지 않은 사소한 문제라고 설명했다.

자가보고 설문지 Self-Report Questionnaires

다양한 자가보고 설문지가 기능장애 수준과 자기효능감(self-efficacy)을 평가하고 우울증을 판별하기 위해 사용된다. 환자 특이적 기능 척도(The Patient Specific Functional Scale)는 '수행할 수 없음'에서부터 '손상이나 문제 발생 이전과 같은 수준으로 수행할 수 있다'까지 10점 리커트형 척도로 활동의 제한 정도를 측정한다. 트리시는 바닥에 앉거나, 고르지 않거나 언덕이 많은 지형을 걷기, 잠

표 12-1

자가보고 설문으로 얻은 정보

자가보고 결과	1차 평가	4주 후	8주 후	12주 후	26주 후
지난 주에 통증 강도: PNRS. 0 = 통증이 전혀 없다, 10 = 가능한 최상의 통증					
평균 통증	5	2	1	1	0
최악의 통증	7	5	3	4	2
옆으로 누운 자세	5	3	3	4	1
앉았다 일어날 때	4	3	1	2	0
한 다리로 서기	3	1	0	0	0
정상 속도로 걸을 때	3	0	0	0	0
빠른 속도로 걸을 때	6	2	1	3	1
계단 오르기	7	2	3	2	1
통증 발생빈도: 지난 주 동안에 발생시간의 비율(%)					
%	80	30	20	10	0
환자 특이적 기능 척도(Patient Specific Functional Scale) 0 = 수행할 수 없다, 10 =손상이나 문제 발생 이전과 같은 수준으로 수행할 수 있다.					
바닥에 앉기	2	7	6	8	7
고르지 않은 지면/언덕 걷기	5	8	5	8	7
방해받지 않고 잠자기	3	9	9	9	10
앉았다 일어서기	8	8	9	9	10
계단 한 칸 오르기	7	7	10	9	10
옷 입기 위해 한발로 서기	8	8	10	10	10
전반적 변화 등급(Global Rating of Change Scale; GROC) "매우 많이 좋아짐(Very Much Better)"에서부터 "매우 많이 악화됨(Very Much Worse)"까지의 11점 척도					
GROC	——	매우 많이 좋아짐	많이 좋아짐	많이 좋아짐	매우 많이 좋아짐

PNRS, 통증 숫자 등급 척도(Pain Numeric Rating Scale)

자기, 앉아서 일어 서기, 계단 오르기, 옷을 입기 위해 한쪽 다리로 서기 등에 어려움을 겪고 있다고 하였다(기초선에 응답 내용은 [표 12-1] 참조). 통증 자기효능감 설문지(Pain Self-Efficacy Questionnaire)는 통증이 있는 사람들이 약물 없이는 물론 다양한 범위에서 기능을 수행할 수 있다는 자신감을 평가하는 10가지 항목의 설문지이다. 트리시는 약물 없이 사회성 있게 대처하고, 일상생활 수준을 높이는 등 자신의 능력에 대한 자신감이 다소 감소했다고 보고하였고, 여가활동의 참여나, 가사일의 수행, 삶의 즐거움 그리고 삶의 목표를 달성하는 것에 대한 자신감이 약간 감소했다고 보고하였다(기초선에 응답 내용은 [표 12-2] 참조). 트리시는 우울증에 대해 간단히 평가할 수 있는 환자 건강 설문지 9(Patient Health Questionnaire-9)를 완벽히 작성하였다. 그녀의 점수는 낮았지만(27점 만점에 3점), 우울병이 공존한다는 징후는 없었다. 3점은 수면의 어려움과 관련이 있으며, 잠이 들거나 계속 자는 데 어려움 또는 피곤을 느끼거나 힘이 없고, 어떤 일에 집중하는 데 어려움이 있었다.

표 12-2

자기효능감 설문지(Pain Self-Efficacy Questionnaire)로부터 얻은 정보

통증 자기효능감 설문지

통증이 있음에도 불구하고 다음과 같은 일을 할 수 있다는 현재의 자신감을 평가하십시오. 각 항목 아래에 있는 숫자 중 하나에 동그라미를 하십시오. 0점은 전혀 자신이 없다, 6점 완전한 자신감이 있다.

	초기 평가	4주 후	8주 후	12주 후	26주 후
나는 통증이 있음에도, 여러 가지 것을 즐길 수 있다.	5	6	6	6	6
나는 통증이 있음에도, 대부분의 가사활동(예, 집안 정리, 설거지 등)을 할 수 있다.	5	6	6	6	6
나는 통증이 있음에도, 예전처럼 나의 친구들과 가족구성원들과 교류할 수 있다.	3	6	6	6	6
나는 대부분의 상황에서도 나의 통증에 대처할 수 있다.	6	6	6	6	6
나는 통증이 있음에도, 어떤 일을 할 수 있다(일이란 가사활동과 수입이 있거나 없는 일)	6	6	6	6	6
나는 통증이 있음에도, 여전히 취미활동이나 여가 활동과 같은 즐거운 일들을 많이 할 수 있다.	4	4	6	5	6
나는 약물 없이도 나의 통증에 대처할 수 있다.	3	6	6	4	6
나는 통증이 있음에도, 여전히 내 삶에 대부분의 목표를 성취할 수 있다.	5	6	6	6	6
통증이 있음에도 불구하고, 나는 정상적인 생활을 할 수 있다.	5	5	6	6	6
나는 통증이 있음에도 점점 더 활동적이 될 수 있다.	3	6	5	5	6
총계	45	57	59	56	60

통증양상 Pain Behaviour

그녀의 통증에 대해 면담하였을 때, 트리시는 그녀의 주된 통증 부위는 우측 대전자(greater trochanter) 바로 위 부위라고 하였다[그림 12-1]. 이 통증은 허벅지 외측에서 무릎 쪽으로 내려가는 약 75%의 범위로 펴졌고, 때때로 무릎을 꼬고 앉아 있을 때 통증은 대전자의 후방부까지 좀 더 퍼져 나타났다. 통증은 대개 쑤시는 듯 아프지만 때때로 뜨겁고 타는 듯한 감각도 느낀다. 또한 트리시는 좌측 대전자 위에서 압통이 있다고 하였지만, 그쪽에서 그녀에 어떤 기능적 어려움을 일으키지는 않았다. 생각이 났는지 그녀는 가끔 요추부 중앙부에서 통증에 대한 숫자등급척도(Pain Numeric Rating Scale, PNRS)에서 2/10 이하의 낮은 강도의 불편감을 경험했었다고 기억해 냈다. 그녀는 엉덩이에 후방부나 대퇴부 통증이 없었으며, 무릎 아래로 내려가는 통증도 없었고, 하지의 어느 부위에서도 바늘로 찌르는 듯한 감각(pins and needles)이나 무감각(numbness)이 없었다.

트리시의 경우 밤 시간이 특히 문제였는데 그 이유는 어느 쪽이든 옆으로 누웠을 때 우측 대전자 부위에 7/10 강도의 통증이 발생하기 때문이다(PNRS에서 측정). 좌측으로 누웠을 때도 좌측 대전자 부위에 약간의 압통이 나타났다. 이 문제는 심각한 수면장애를 일으켰다. 야간 통증이 경감되는 유일한 자세는 바로 눕는 것이었지만, 밤새도록 이 자세를 계속 유지하는 것이 어려웠고, 그녀가 잠자는 동안 반대편으로 자세를 바꿀 때 잠에서 깨게 되었다. 그녀는 종종 아침에도 통증을 느껴 깨기도 했는데, 특히 그녀가 문제가 있는 쪽으로 잘 때 발생하였다. 그녀가 아침에 움직이기 시작하면, 통증은 평균 강도 5/10 정도로 다소 감소한다.

트리시의 통증은 그녀가 어떤 자세를 하고 있는지 또는 어떤 활동을 하고 있느냐에 따라 그 강도가 변화하고, 생활하는 약 80%의 시간 동안 나타났다. 우측 고관절과 허벅지 통증은 앉을 때, 특히 그녀의 왼쪽 다리를 꼬아서 오른다리 위에 올려놓을 때 더 악화되고, 또는 운전할 때나 여행할 때 고관절이 무릎 높이보다 아래로 내려가게 깊이 앉으면 더 심해졌다. 빠른 속도로 고르지 않은 지형에서 걷거나 작업을 위해 계단이나 사다리를 오를 때도 통증은 더 악화되어, 그녀가 의도적으로 그런 일을 피하거나 최소화하도록 만들었다. 약물치료만이 그녀의 통증을 줄이는 데 도움이 되는 유일한 방법이었다. 일주일 전에 그녀는 비스테로이드성 소염진통제(non-steroidal anti-inflammatory medication)를 3회(2×500mg) 섭취하였고, 수면을 돕기 위해 파라세타몰(paracetamol)을 2회(2정) 복용하였다. 그녀의 전반적인 건강상태는 그 밖에는 특별한 문제가 없었고, 그녀가 사용하고 있던 또 다른 약물은 생리적 증상을 조절하기 위한 것뿐이었다.

추론 질문:

1. 주관적 검사를 통해 트리시의 가장 유력한 통증원인에 대한 여러분의 생각은 무엇입니까?

추론 질문에 대한 답변

주관적인 질문을 통해, 그녀의 통증에 대한 원인으로 가장 큰 가능성은 점액낭염(bursae)나 장경대(iliotibial band, ITB)와 연관된 국소적 병리와 상관이 있거나 없는, 둔부의 건병증(gluteal tendinopathy)이라고 생각된다. 이러한 유형에 해당하는 중요한 특징은 대전자 바로 위에 발생하는 압통 그리고 직접적인 압박(그쪽으로 누울 때)할 때나 고관절의 내전과 관련된 수동적 압박(손상측이 위로 가게 하여 옆으로 눕거나, 오른다리를 꼬고 앉은 자세)이 일어날 때 그리고 압박과 긴장성 부하가 연합되어 발생될 때(빠른 속도로 걷거나 고르지 않은 지형에서 걸을 때, 계단이나 언덕, 사다리를 오를 때)에 통증이 더 악화되는 것이다.

그녀의 간헐적인 요통과 외측 허벅지에 통증이 발생한다는 점 때문에 요추부도 평가해야 할 필요가 분명히 있다. 그러나 대전자 부위에 국소적으로 연부조직 병리가 있는 환자에서 흔히 통증이 슬관절 부위까지 퍼져 내려가고 대전자 주위로 방사되는 통증을 경험한다. 통증이 발까지 내려가거나 바늘로 찌르는 듯한 통증(pins and needles)이나 무감각(numbness)도 통증이 척추나 신경인성 원인이라는 의심을 하게 한다. 트리시는 이러한 증상들에 대해서는 부인하였다. 트리시의 통증에 특성은 대개 쑤시는 통증이며 둔부 건병증의 증상과 일치한다. 트리시는 때때로 그녀의 통증이 뜨겁고 타는 듯하다고 하였다. 이러한 유형의 통증 묘사는 종종 신경인성(neurogenic) 원인임을 암시하며, 또 다른 통증의 원인에 대한 고려해 봐야 한다는 것을 다시 한 번 생각하게 한다.

추론 질문:

2. 통증의 양상과 관련된 발병의 잠행성 원인을 고려할 때, 이 사례에 가장 큰 영향을 미치는 요소라고 예상하는 것에 대해 추론해 주실 수 있습니까?

추론 질문에 대한 답변:

갑작스럽게 발생한 통증은 일반적으로 급격히 미끄러지거나 낙상과 같은 활동 시 건 조직에 부하가 강하게 유발되거나, 시간이 지남에 따라 점차 악화되는 경우는 최적하(suboptimal)의 부하가 건 조직을 가로질러 부하에 대한 인내력이 점진적으로 감소하는 경우 발생할 수 있다. 언덕을 걷는 것은 고관절과 골반의 측부 안정성 기전을 좀 더 많이 사용하게 한다. 트리시는 언덕이 많은 지역에 살고 있어 그녀의 모든 걷기는 매우 힘든 수준이며, 둔부의 건 조직이 분명히 더 이상 최적의 수준으로 적응하지 못한 상태일 것이다. 부하 전달에 어려움이 있을 때 첫 번째로 반응하는 증상은, 트리시가 부하를 줄이지 못한 채 의도적으로 긴 보폭으로 통증을 가진 상태로 계속 걷는 것이고, 발로 서는 동안 외측 고관절을 지나는 부하가 더 크게 증가할 것이다.

신체검사 Physical Examination

전신 형태학 General Morphology

트리시의 신장은 163cm, 체중은 67kg이라 결과적으로 체질량지수(BMI)가 권장 건강 수준인 25.2보다 높았다. 대전자 높이에서 줄자를 이용해 측정한 그녀의 골반둘레는 102cm였고, 허리둘레는 90cm이었다. 바로누운자세와 서 있는 자세에서 줄자를 이용해 측정한 다리길이는 양쪽의 차이가 없었고, 골반경사나 척추측만증의 증거는 찾지 못하였다. 하지에서도 내반(varum)이나 외반(valgum) 또는 심각한 뼈의 비틀림의 증거는 없었다.

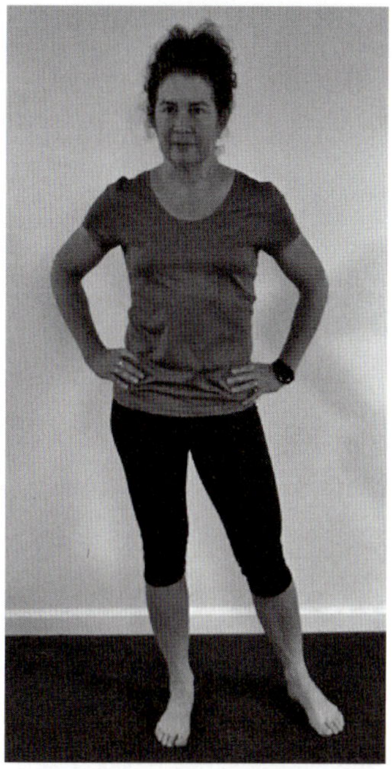

그림 12-2 내전한 상태로 한쪽 고관절 위에 매달려(hanging on one hip) 편히 쉬고 있는 자세

자세와 기능 Posture and Function

바로 선 자세를 관찰한 결과, 트리시는 골반이 발목과 양 어깨에 비해 전방으로 전이되어 있어 결과적으로 고관절이 신전된 자세가 되어 체간의 체중 중심(centre of mass)이 고관절의 후방부로 떨어지는 상태가 되었다. 이러한 자세는 결국 고관절의 전방부에 부하를 증가시키므로 트리시의 대퇴근막장근(tensor fascia lata,TFL)에 활동 증가로 발생한 부하로 인한 반응 같아 보였다. 트리시는 건강전문가로부터 검사를 받았을 때 환자가 보여주는 자세가 환자의 습관적인 자세, 특히 장시간 서 있는 자세를 실제로 보여주는 게 아니기 때문에 직장이나 사회적 기능을 할 때 어떤 자세를 해야 하는지를 자세하게 물어보았다. 그녀는 일을 할 때 굉장히 많은 시간을 서서 보내고 있다. 그녀는 휴식 시에 하는 자연스러운 자세를 보여주었는데, 다리를 내전시키고 '한쪽 고관절 위에 매달린' 듯한 자세를 하고 있었다[그림 12-2]. 그녀가 선호하는 쪽은 오른쪽이었다.

트리시의 보행 패턴은 걸음을 크게 뻗어(overstriding) 강하게 내딛는 특성을 보였다. 그녀는 거칠고, 귀로 들릴 정도로 발뒤꿈치를 강하게 내디뎠고, 오른다리로 서는 단계에서는 골반이 약간의 측방경사로 빠르게 떨어졌으며 그 후 서 있는 마지막 단계에서 외측 고관절부에 통증이 재현되었다. 관상면에서 부적절한 골반 조절은 한 다리로 서기나 한 다리로 쪼그려 앉기 등 한 다리에 부하가 가해지는 과제 수행 시에도 나타나 결과적으로 골반이 외측으로 전이되고 기울어져 결국 고관절의 과도한 내전이 일어난다. 이러한 과제 시 체중을 지지하지 않는 쪽의 발이 바닥의 전방부로 가게 하여 그쪽에 고관절이 10~20도 정도 굴곡되도록 한다. 이러한 과제를 통한 평가 시 체중 부하하지 않는 쪽의 고관절은 30도 이상 굴곡되지 않는 것이 좋다(Hardcastl과 Nade, 1985). 그 이유는 고관절이 큰 각도로 유지될 때 그쪽 고관절의 굴곡근이 골반을 올리는 데 사용될 수 있기 때문이며, 결과적으로 고관절 외전근의 기능이 부적절한 것으로 나타날 수 있다. 몸통의 자세도 체간의 측방굴곡이나 전이로 인해 체중의 중심이 지지하고 있는 쪽으로 이동하고, 또는 필요한 고관절 외전근의 활동이 줄어들어, 다시 고관절 외전근에 기능장애가 있는 것으로 보이거나 보상작용이 일어나게 되므로 잘 관찰해야 한다. 트리시는 의미 있는 체간 이동이 없는 비보상 패턴을 보이고 있다. 한 다리로 선 자세에서 나타나는 그녀의 측부 골반 조절능력의 감소는 우측에서 더 확실하게 나타났다. 또한 계단을 오를 때 흔들기나 서 있는 단계에도 영향을 받았다.

체중 부하 시 고관절은 떨어지고 내전 방향으로 옮겨 감에 따라, 흔드는 쪽이 몸의 중간선 쪽으로 더 가까이 가게 되어, 결과적으로 계단을 오를 때 발의 위치가 정중선에 가깝게 위치하고 체중이 그쪽으로 이동하기 전에 고관절이 내전된 상태가 된다. 그녀가 계단을 오를 때 계속 내전이 발생하여 결국 체중은 이동되고 고관절과 슬관절의 신전작용으로 인해 몸통이 들리게 된다.

추론 질문:

3. 그녀가 자신의 TFL을 과도하게 사용하는 자세 특성에 당신의 해석은 무엇입니까? 그리고 이것의 치료를 위한 특별한 방향을 제시해 줄 수 있습니까?

추론 질문에 대한 답변:

편안하게 균형 잡힌 상태로 양 발로 선 자세와 같은 낮은 부하의 자세에서서는 표층 근육의 활성화는 거의 필요하지 않다. 그러나 트리시의 TFL에서서는 촉진 시 매우 높은 수준의 긴장감이 느껴졌다. 좀 더 안정적인 자세가 되게끔 부드럽게 수동적으로 도와주었을 때 TFL의 긴장은 즉각적으로 줄어들었고, 이는 첫 번째로 이러한 긴장감은 수동적인 연부조직의 긴장감보다는 '능동적인 근육 고정(active muscle holding)'에 의한 것이라는 점과 두 번째로 ITB의 전방부에 발생하는 긴장과 고관절 전방부에 가해지는 부하를 감소시키기 위한 유익한 전략은 자세교정이 될 거라는 예상을 할 수 있다. ITB의 긴장은 관절 위치로 인한 수동적 원인이든, 붙어 있거나 인접한 근육조직들의 동원 등의 능동적 원인이든, 또는 이 두 가지 모두 이든 간에, 대전자에 있는 연부조직에 가해지는 압박 부하를 증가시킬 수 있으며, 만일 이것이 과도하면 조직의 건강이나 부하에 대한 인내력에 영향을 줄 수 있다.

추론 질문:

4. 서 있는 자세의 관찰 시 특히 내전된 상태로 '한쪽 다리에 매달려 있는(hanging on one hip)' 상태에 대해 여러분은 증상의 원인에 대해 어떤 가설을 지지합니까?

추론 질문에 대한 답변:

내전 상태로 한쪽 고관절에 매달리는 것은 일반적으로 흔히 보는 자세 습관이며, 확실한 것은 이러한 방법으로 서 있는 모든 사람이 증상이 있는 둔부 건병증으로 발전하지는 않는다는 것이다. 이것 하나만을 고려해 이를 진단방법으로 고려하지는 않는다. 그러나 임상사례에서 이러한 자세 습관은 증상이 있는 둔부 건병증 환자들에게 나타나는 전형적인 특성이며, 외전근의 근약화나 기능장애 패턴과 일치한다. 이와 관련하여 추론 질문에 대한 응답 1에서 설명한 가설을 지지한다.

둔부 기능에 대한 특수 검사 Specific Tests of Gluteal Function

고관절 외전근의 기능에 대한 좀 더 객관적인 검사로 외전의 능동 처짐(active lag of abduction) 검사와 외전근의 근력 검사를 수행하였다. 능동 고관절 외전 검사는 트리시로 하여금 요골반부가 중립자세 각도를 취할 수 있도록 허리 부위 밑에 수건을 말아 넣은 다음 고관절은 굴곡 45도로, 슬관절은 굴곡 90도가 되게 하여 옆으로 눕게 한 자세에서 평가하였다. 각도측정기(plurimeter)를 대퇴부 원위부의 측면에서 외측 관절선 위 5cm 부위에 탄력밴드를 이용해 부착하였다. 치료사는 환자의 뒤에 서서, 한 손은 장골능 위에 대어 골반의 자세를 조절하고, 다른 한 손으로는 자유롭게 다리를 외전시키면서 대퇴골이 전방으로 굴곡되지 않도록 유도하였다. 트리시에게 자신의 몸과 같은 선상으로 다리를 들어올리라고 하였고, 이때 고관절의 굴곡과 신전, 회전 상태를 중립자세로 유지하고 골반이 위로 들어올리거나(hitching) 골반을 뒤로 굴리지 않도록 하라고 지시하였다. 골반의 외측 기울임이나 고관절의 굴곡 또는 골반의 회전 등에 보상작용 없이 더 이상 외전하지 못하는 지점까지 능동적 움직임의 끝 범위에 각도를 기록하였다. 그 다음 고관절의 수동 외전 범위를 장골능 부위를 고정시키고 대퇴부를 잡아 들어올려 고관절의 수동 외전의 끝 범위를 측정하였다. 능동 외전 처짐(lag) 검사는 능동 측정과 수동 측정의 차이를 알아보는 평가이다.

트리시가 바로누운자세에서 고관절 외전근의 등척성 근력 검사를 수행하였다. 골반을 안정시키기 위해 고정용 벨트가 있는 치료대 위에 골반을 묶고, 검사측에 반대쪽 다리의 고관절과 슬관절은 굴곡하고 검사측 고관절은 10도 정도 외전시켰다. 근력측정계를 이용해 저항을 주면서 트리시에게 고관절을 외전하라고 하고 최대 강도까지 올라가도록 천천히 힘을 주도록 하였고 최대의 등척성 수축력을 3초간 유지하라고 요청하였다. 이 과정을 3번 반복한 후 최고값을 기록하였다.

고관절 신전근의 기능 평가는 쪼그려 앉기, 계단 오르기, 교각 운동과 같은 체중-부하 기능과 바로누운자세에서 하는 고관절 신전과 같은 열린운동사슬 기능을 평가하였다. 트리시는 우측 대둔근의 작용이 지연되거나 감소되는 상태가 지속적으로 나타났다.

추론 질문:

5. 둔근의 기능 검사로부터 알아낸 정보, 특히 외전의 처짐(lag of abduction) 징후가 귀하의 추론에 어떻게 영향을 주었는지 설명해주십시오.

추론 질문에 대한 답변:

이러한 역할은 천층부 외전근, 즉 TFL과 대둔근 상부(upper gluteus maximus, UGM)에 의한 것이며 ITB를 통해 이러한 영향이 발휘된다. 그것들은 고관절이 외전의 내측 범위로 이동하고 ITB가 상대적으로 느슨해지는 것과 같은 기계적 불이익이 나타날 것이다. 대전자를 통해 직접적인 영향을 받게 되는 심부 외전근(중둔근과 소둔근)들은 이 내측 범위에서 일차적으로 움직임을 일으키는 중요한 역할을 한다. 결과적으로, 능동적으로 내전의 내측 범위로 움직이는 능력의 소실은 이러한 '대전자의 외전근(trochanteric abductors)'의 결함에 영향을 받을 가능성이 있다. 능동 운동 범위는 관절이나 연부조직에 수동적 제한에 의해 제한될 수 있지만, 처짐(lag)에 대한 평가는 가능한 수동 범위에서 고관절을 움직이는 외전근의 능력을 반영한다.

트리시는 외전의 능동 처짐(active lag of abduction) 검사 시 양측 모두에서 20도 이상을 보였고, 우측에서 약간 더 컸는데, 이는 양측의 대전자의 외전근들에 기능이 좋지 않음을 반영하는 것이다. 정상인의 자료는 이 문헌에서 이용하지 않을 것이다. 그러나 임상적으로 정상적인 기능을 하는 사람들은 대개 고관절의 수동 범위 5~10도 이내에 외전 범위까지 들어올릴 수 있다. 트리시의 고관절 외전근 근력은 우측에서 약 15% 적었고, 근력 검사와 능동 외전 검사 시 모두 그쪽의 대전자 위에서 3/10(PNRS) 강도의 통증이 나타났다. 기초선(baseline) 자료는 [표 12–3]에 제시하였다. 징후가 있는 둔부 건병증이 있는 사람들의 고관절 외전근 근력에 결함은 무증상이거나 증상이 적은 고관절을 가진 사람들 그리고 통증이 없는 대조군과 비교해 확인할 수 있다(Allison 등, 2016). 근력 검사를 하는 과정에서 트리시의 외전근 약화와 통증 재현은 둔부 건병증에 대한 진단과 일치하며 재활과정에서 치료의 방향을 제공하였다.

표 12–3

신체 측정 결과(PHYSICAL OUTCOME MEASURES)

	초기 값			8주후		
신체 측정	비손상측(좌측)	손상측(우측)	PNRS	비손상측 (좌측)	손상측(우측)	PNRS
능동 고관절 외전	27°	26°	3	44°	48°	0
수동 고관절 외전	49°	49°		49°	51°	
능동 처짐(active lag)	22°	23°		5°	3°	
외전근 근력	42N	36N	3	45N	46N	0

N, 뉴턴; *PNRS*, 통증 숫자 등급 척도

추론 질문:

6. 당신은 이 단계에서 어떤 감별진단(differential diagnoses)을 고려합니까? 각각에 대해 지지와 논증의 증거는 무엇입니까?

추론 질문에 대한 답변:

이러한 증상을 고려할 때 가장 주된 문제는 둔부 건병증, 고관절 병리 그리고 관련성 요통(referred lumbar pain) 등이 있다. 감별진단을 목적으로 수행하게 될 일련의 진단검사법들은 다음 단원에서 설명할 것이다.

요추 검사(Lumbar Spine Examination)

요추부에 모든 능동적 움직임은 완전한 범위로 통증 없이 할 수 있었다. 요추 촉진 시 압통이 유발되지 않았고, 단지 흉요추 부위에서 경미한 저가동성(hypomobility)이 감지되었다.

신경역동학적 검사(Neurodynamic Examination)

하지직거상 검사는 음성이었고 정상 범위를 보였다.

고관절 검사(Hip Examination)

고관절의 관절가동범위는 정상이었고 양측이 동일하였다. 양쪽의 사분위(quadrant) 검사와 굴곡–내전–내회전(FADDIR) 충돌 검사 시 모두 음성이었다. 통증이 동반된 둔근 건병증이란 가설을 위해 선택된 기타 검사법들로 한 다리로 계속 서기(sustained single leg stance), 굴곡–외전–외회전(FABER) 검사; 굴곡–내전–외회전(FADER)–수동적 그리고 저항성 내회전 검사, 그리고 고관절 내전(수동 및 저항성 등척성 외전) 검사가 포함되었다(자세한 결과는 이어지는 임상추론 해설에 제시되어 있다). 감별진단을 추론하기 위해 먼저 요추부의 연관통을 고려해 보았다. 트리시는 요추부 통증에 대해 매우 경미하고 가끔씩 나타난다고 하였으며, 요추부의 증상과 기타 다른 증상들이 그녀의 고관절과 대퇴부 통증 사이에 어떤 시간적 연관성은 없다고 하였다. 또한 요추부와 고관절 외측부, 대퇴부에 통증 간에 그리고 엉덩이 부위를 지나는 통증 간에는 연결성이 부족하였다. 트리시는 자신의 고관절 통증이 척추에서 시작되어 둔부를 가로지른 다음 대퇴부 외측부를 지나는 경향을 보이는 전형적인 방사통이 아니라 대전자 부위에서 시작되는 것으로 설명하였다. 슬관절을 지나는 증상은 없었고 저린 감각도 없어 실제적으로 요추부에 문제가 있을 가능성이 낮았다. 그러나 트리시는 우측 대퇴부의 외측부에서 타는 듯한 느낌을 표현했는데, 이는 신경인성 원인을 의미한다. 모든 요추부의 능동적 움직임은 완전한 범위로 통증 없이 가능했고, 하지직거상 검사는 음성으로 정상 범위를 보였으며, 요추부 촉진 시 압통은 없었고 흉요추 부위에서만 경미한 저가동성이 나타났다. 이러한 결과를 토대로 생각할 때 요추부는 고관절 외측부와 대퇴부의 통증 유발에 원인이 아닌 것 같다.

둘째로, 고관절 병리를 고려해 봐야 한다. 고관절 골관절염(OA) 환자들에서 고관절 외측부와 대퇴부 통증은 흔하지 않으며(Altman 등, 1991; Lesher 등, 2008), 대부분의 임상사례에서 대전자 위에서만 나타나는 국소적 통증도 거의 드물다. 서혜부와 둔부 후방부에 통증은 고관절 골관절염과 관련된 통증의 가장 흔한 유형이며(Lesher 등, 2008), 환자는 고관절의 전방부와 후방부 사이를 지나는 통증이라고 호소할 수 있고, 이는 대전자 위쪽 부위인 고관절 외측부 주변과 장골의 하부를 손으로 잡을 때 나타나는 증상으로 'C 징후(C sign)'가 전이된다(Byrd, 2007). 고관절에 골관절염은 관절가동범위의 소실과도 관련이 있는데, 특히 굴곡과 내회전의 끝 범위의 제한과 관련이 있다(Altman 등, 1991). 관골구 관절순(절구 테두리, acetabular labral)의 파열은 골관절염이 없는 경우에도 고관절 통증을 유발할 수 있다. 통증이 발생되는 가장 흔한 부위는 서혜부 전방부이며, 종종 대퇴부 전방부에서 슬관절 부위까지 퍼져 내려간다(Burnett 등, 2006). 관절순이 파열된 일부 환자들은 둔부 통증을 경험할 수 있으며, 절반 이상이 고관절 통증을 호소한다(Burnett 등, 2006). 여기서 중요한 임상적 구별법은 외측부 통증이 대전자 상부에서 나타나지 않고 대전자와 전상장골극(ASIS) 사이보다 고관절의 전외측부에서 나타난다는 것이다. 관절순 병리를 가진 사람들은 통증에 대해 쑤시는 통증이라 설명하곤 한다. 그러나 많은 환자가 서혜부나 고관절 전외측부에서 간헐적으로 날카로운 통증을 경험할 수 있으며, 가장 흔한 경우는 체중을 부하하면서 회전할 때이다(Burnett 등, 2006; Tibor와 Sekiya, 2008). 또한 걸리거나(catching), 관절 소리(snapping) 또는 잠긴다는(locking) 것과 같은 기계적인 표현도 일반적이다(Burnett 등, 2006; Tibor와 Sekiya, 2008). 사분위(quadrant)나 스카워(scour) 검사, FADDIR(굴곡–내전–내회전) 또는 충돌 검사(굴곡 90도 + 내회전)와 같은 신체적 검사는 고관절의 관절 내 병리의 유무에 대해 매우 민감하지만 특이도는 낮다(Reiman 등, 2013). 특이도가 낮은 이러한 검사들은 검사가 양성인 경우 통증의 정확한 구조적 원인을 명확하게 결정할 수는 없고, 민감도가 높은 검사들은 검사 결과가 음성인 경우 증상이 있는 병적 상태에서 배제하는 데 유용하다.

트리시의 고관절 문제에 대한 설명에서 서혜부나 둔부 후부에 통증이나, 날카로운 통증 또는 걸리거나 잠기는 것과 같은 기계적 느낌은 포함되지 않았다. 신체검사에서 그녀의 고관절 관절가동범위는 정상이었고 양쪽이 같았으며, 문지르기(scour) 검사나 충돌 검사는 음성이었다. 이러한 결과들은 고관절에 관절 내 통증이 현재 그녀의 통증 상태에 기여하지 않는다는 것을 나타낸다.

마지막으로, 둔부 건병증이 남아 있다. 고관절 외측부 통증은 40세 이상의 여성에서 가장 흔하게 보고되고 있다(Alvarez-Nemegyei와 Canoso, 2004; Segal 등, 2007). 대전자 위에 나타나는 통증과 압통은 국소적인 연부조직 병리의 특징적인 징후로 볼 수 있다(Hoffmann과 Pfirrmann, 2012; Labrosse 등, 2010; Segal 등, 2007). 문헌들에서 특히 옆으로 누웠을 때나 한 다리로 설 때, 언덕이나 계단을 오를 때 또는 장시간 앉아 있은 후에 서는 동작을 할 때라고 제시하였다(Fearon 등, 2013; Hoffmann과 Pfirrmann, 2012). 전통적으로 대전자 점액낭염(trochanteric bursitis)이라고 알려져 있었지만, 현재는 중둔근이나 소둔근 건병증으로 고관절 외측부 통증과 관련된 가장 흔한 병리라는 것이 이미 잘 입증되어 있다. 그러나 흔히 건과 점액낭의 변화가 같이 나타나고 심지어 장경대가 두꺼워진다(Bird 등, 2001; Blankenbaker 등, 2008; Cowan 등, 2003; Fearon 등, 2010; Hoffmann과 Pfirrmann, 2012; Long 등, 2013). 신체검사를 통해 이러한 다양한 병리를 정확하게 구별하지는 못하지만 좀 더

표 12-4

둔근 건병증에 대한 진단검사: 지속적으로 한 다리 서기 검사, 굴곡-외전-외회전(FABER)검사, 굴곡-내전-외회전(FADER) 검사, 고관절 내전(수동 검사와 저항성 등척성 회전 검사), 대전자 부위의 촉진

검사	방법	사진
양성반응을 보인 검사는 대전자 부위에 통증 재현 검사로 나타났다. 둔근 건병증에 대한 임상진단은 촉진 검사와 기타 검사법 중 적어도 1개 검사에 양성반응이 있는 것이다.		
지속적으로 한 다리 서기 검사	환자는 균형을 잡기 위해 한 손가락으로 지지하며 한 다리로 서게 한다. 이 검사는 대전자 부위에서 통증이 발생하면 즉시 중단한다. 또는 30초까지 통증이 발생하지 않은 경우에 중단한다.	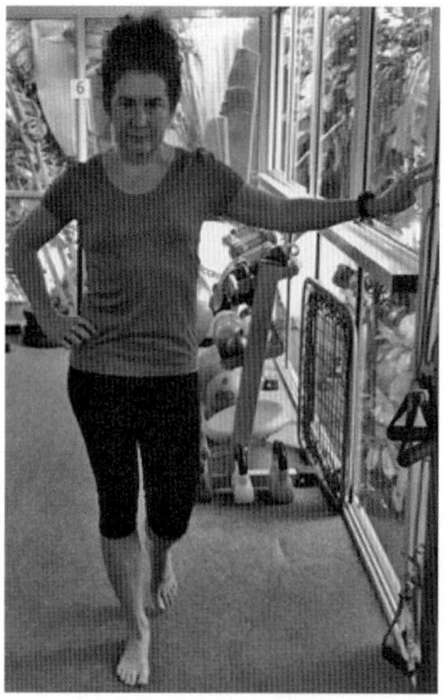
FABER	검사자는 고관절을 굴곡시켜, 반대쪽 무릎 위의 발목을 올리고 반대측 골반부를 안정시켜 회전을 막은 다음 다리를 낮춰서 고관절의 외전과 외회전을 일으킨다.	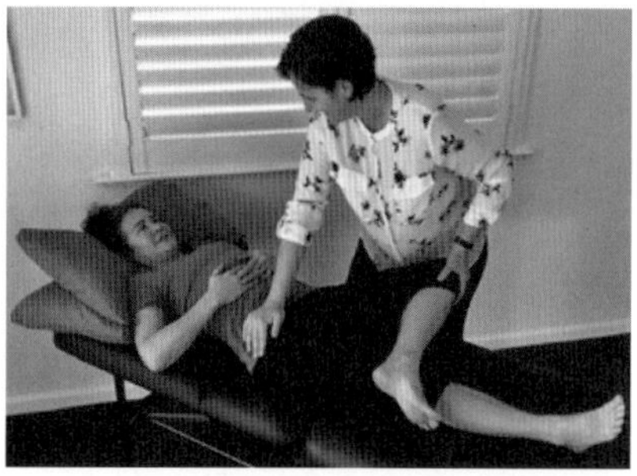
FADER i) 수동 ii) + 등척성 수축	i) 검사자는 고관절을 90도 굴곡, 내전 그리고 외회전시킨다. 이때 통증 반응을 기록한다. ii) i)의 자세에서 등척성 내회전 수축을 추가한다.	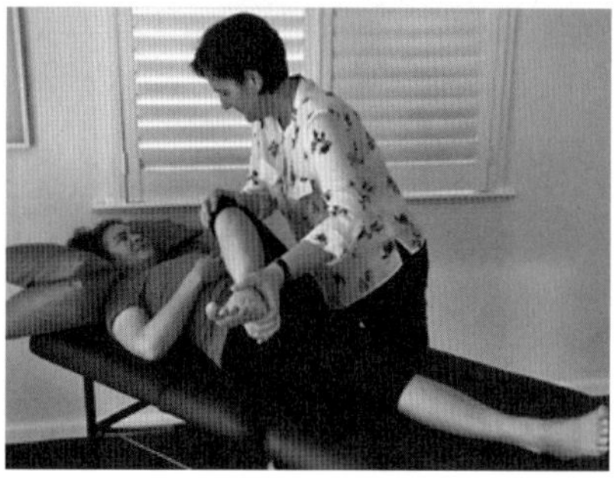

표 12-4

둔근 건병증에 대한 진단검사: 지속적으로 한 다리 서기 검사, 굴곡-외전-외회전(FABER)검사, 굴곡-내전-외회전(FADER) 검사, 고관절 내전(수동 검사와 저항성 등척성 회전 검사), 대전자 부위의 촉진

검사	방법	사진
내전 i) 수동 ii) + 등척성 수축 (ABD)	i) 환자를 옆으로 눕히고, 검사자는 검사할 고관절 옆에 서서 고관절을 굴곡과 신전의 중립자세로 한 다음 다리를 침대의 옆으로 내려서 고관절이 내전의 EOR 위치로 가져간다. ii) i)의 자세에서 고관절 등척성 외전 수축을 추가한다.	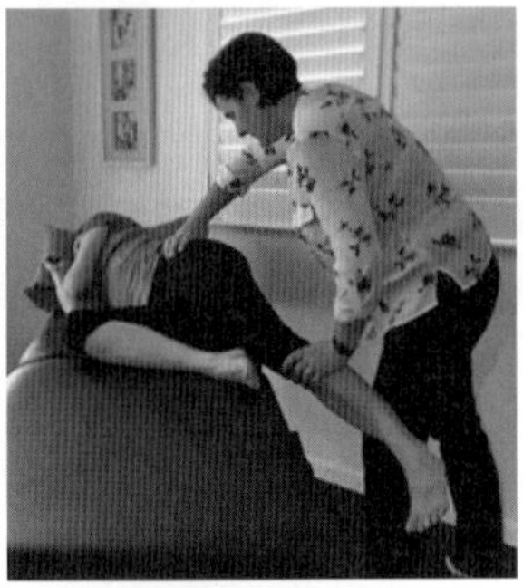
촉진	환자는 양측 고관절을 약 45도 굴곡한 상태에서 옆으로 눕힌다. 검사자는 대전자를 촉진하여 압통 징후를 찾아낸다.	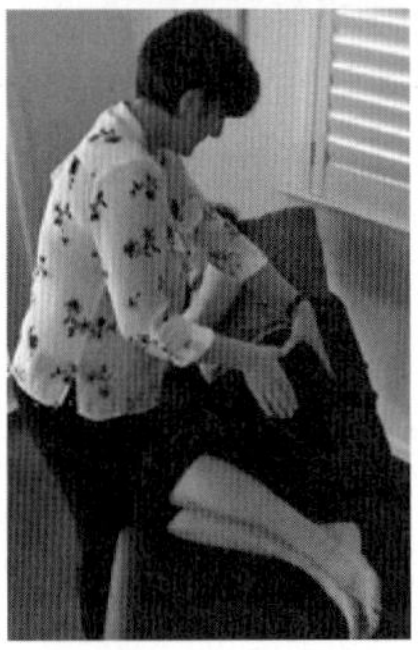

ABD, 외전; *EOR*, 끝 범위

원위부에 있는 국소 연부조직 병리로부터 척추나 고관절의 문제를 감별하는 데 도움이 될 수 있다.

대전자 위에 압통 검사는 자기공명영상(MRI; 음성이든 양성이든 정확한 결과가 가장 높은 비율)상에 둔부 건의 변화를 예측하는 가장 정확한 검사로 알려져 있고, 가장 낮은 음성 우도비(negative likelihood ratio)를 보인다는 것은 임상 검사에서 촉진 검사 시 음성인 경우 MRI 검사 결과도 음성으로 나올 가능성이 유의하게 높아질 것이다. 그러나 촉진 검사의 특이도가 낮고 양성 우도비(positive likelihood ratio)가 덜 유용하다는 것은, 이 검사 시 대전자에 압통이 없을 경우 건병증을 배제하는 데는 유용하지만 건병증이 없음에도 대전자에 압통이 있을 수 있음을 의미한다(Grimaldi 등, 2017). 촉진은 보다 유용한 양성 우도비와 양성 예측도(positive predictive values)를 가진 다른 검사법들과 함께 사용되어야 한다. 이 검사를 양성인 경우 한 다리 서기 검사와 FABER, FADER 그리고 고관절 내전 검사(수동적, 저항성 등척성 외전 검사)와 같은 신체검사법들과 함께 사용하면 둔부의 건병증에 진단 가능성을 높일 수 있고, 특히 이 검사법에는 능동 근수축(한 다리 서기 검사, 저항성 등척성 내회전 검사와 함께 한 FADER 검사, 저항성 등척성 외전을 동반한 내전 검사)이 포함된다(Grimaldi 등, 2017; Lequesne 등, 2008). 이 검사법들은 [표 12-4]에 자세히 설명되어 있다. 그러나 고관절 외측부 통증이 없는 많은 사람이 MRI상에 대전자 건과 활액낭의 변화가 나타남을 주의해야 한다(Blankenbaker 등, 2008; Grimaldi 등, 2016). 따라서 방사선학적 징후만으로 고관절 외측부에 통증의 원인이 있다고 판단하지 말아야 한다. 고관절 외측부에 증상이 있는 국소적 연부조직 병리가 있다는 임상적 진단을 하기 위해서는 환자는 반드시 대전자 위를 촉진 시 압통이 있고 [표 12-4]에 설명된 신체적 검사 중 적어도 하나 이상에서 양성이어야 한다. 검사의 양성이란 대전자 부위에서 환자가 경험하는 통증이 재현되는 것으로 정의된다.

이 사례 연구에서 제공된 정보를 고려할 때, 트리시는 40세 이상 여성으로 국소적인 고관절 외측부 통증을 경험하고 있는 인구학적 특성에 해당한다고 할 수 있다. 그녀가 설명하는 부위나 특성 그리고 악화요인들은 이전 문헌에 제시된 내용들과 일치한다. 비록 "타는 듯한(burning)"이란 용어가 고관절 외측부에 점액낭이나 건병증의 병리를 설명하는 이전 문헌에서 사용되지는 않았지만, 일화적으로 신경인성 원인이 되는 임상적 또는 방사선학적 징후가 없는 경우가 드물지는 않다. 이러한 중복된 설명은 감별진단을 복잡하게 만들 수 있으며, 이런 각각의 잠재적 원인을 점 더 면밀하게 고려해 봐야 한다.

트리시의 우측 고관절 외측부 통증은 FADER 검사와 등척성 내회전(두 검사 모두에서 8/10의 통증이 재현되었다)을 동반한 FADER 검사 그리고 FABER 검사(6/10), 지속적인 한 다리 서기 검사 시 양성 반응을 보였고, 한 다리 서기 검사 시 5초 안에 4/10의 고관절 외측부 통증이 나타났다. 트리시는 우측 대전자 부위 특히 전방부와 근위부 측면의 촉진 시 압통이 발생하였다. 또한 좌측 대전자 위에서도 경미한 압통이 나타났고 좌측 수동 FADER 검사(5/10 통증)도 양성반응이 나타났다.

트리시의 모든 주관적·객관적 정보를 고려해 볼 때, 트리시의 임상적 진단은 우측 둔부 건병증일 가능성이 높으며, 이는 점액낭의 변화와 관련이 있을 수도 있고 그렇지 않을 수도 있다. 트리시의 좌측에서도 약간의 가벼운 징후와 증상도 보였는데, 이는 그녀의 양측에 문제가 있을 수도 있음을 시사하지만, 우측에서 통증과 기능적 제한이 훨씬 더 크게 나타났다.

임상추론 해설:

고관절 통증은 여러 가지 잠재적 원인이 있을 수 있다. 근골격계 임상전문가들은 흔히 패턴 인식(pattern recognition)을 사용하여 통증과 운동 패턴을 신속하게 알아낼 수 있지만, 그들이 진단적 결정을 하기 전에 세운 가설에 대한 연역적 가설 추론(hypothetico-deductive reasoning)을 적용하곤 한다. 이 사례의 경우, 여러 다른 임상증상 중에서도 인구통계학적 자료, 통증의 질과 부위 그리고 특정 신체 정형의학적 검사의 반응에 비추어 몇 가지 다른 병리와 통증의 구조적 원인에 대해 각각 검사하였다. 이러한 추론 과정을 뒷받침하는 지식은 출판된 문헌(예 특정한 진단을 위한 정형의학적 검사방법을 결정하는 연구)과 수년 간의 고관절 문제에 대해 전문성을 인정받은 전문가의 임상적 경험에서 가져온 것이다. 특히 주의해야 하는 것은 예상하는 특정 진단과 관련된 주요 임상소견들의 발생(또는 양성반응) 부재에 대한 인식이다.

트리시의 신체검사 결과로 초기에는 우측 둔근 건병증의 가설이 우세했지만, 각각의 새로운 임상자료를 얻기 위해 개방적이고 편파적이지 않은 방법으로 주의 깊게 평가되었다. 두 번째로 제시된 요통과 고관절 관절 내 병리에 대한 가설도 마찬가지로 엄격하게 검사되었고 그 어떤 단계에서도 이를 완전히 무시하지 않았다. 초기 치료 시도, 이 두 번째 가설은 이어지는 추론으로부터 기각되어 버리지 않고 '기여도가 낮다'로 간주되었으며, 임상전문가는 만약 가설에 대한 치료에 트리시가 반응이 없다면 결정된 진단을 변경할 수 있다는 가능성이 있다고 제안하였다.

추론 질문:

7. 여러분은 포괄적인 신체검사를 수행했습니다. 당신의 추론에 모든 방사선 영상 결과들이 어떤 영향을 미쳤습니까?

추론 질문에 대한 답변:

트리시는 우측 고관절에 MRI와 방사선 사진 촬영이 추천되었다[그림 12.3]. 이러한 정보는 그녀의 초기 평가와 임상적 감별진단을 위해 필요할 수 있다. 우측 고관절의 MRI에서 대둔근과 소둔근에 건증(tendinosis)이 보고되었다. 또 소둔근 건에도 약간의 석회화가 보이고 정지부에 섬유들이 부분 파열되었으며, 소둔근 하부에 있는 점액낭에 부종이 있었다. 그리고 중둔근의 심부 전방부에 있는 정지부 섬유들의 부분적 비후 파열(partial-thickness tearing)과 대둔근 하부(대전자) 점액낭에도 중등도의 파열이 있다는 것이 방사선 전문의에 의해 발견되었다. 관절구조에 관해서는, 관골구 순(절구테두리, acetabular labrum) 상부에 경미한 퇴행성 변화가 있었으나, 관절 삼출(joint effusion)은 없었다. 방사선 사진상에 관절에 경미한 퇴행성 변화가 확인되었고, 대전자의 전방부 주변에서 약간의 석회화와 함께 MRI 소견상 소둔근 근에 석회화가 관찰되었다. Kellgren-Lawrence 척도에서 0은 방사선상 소견이 없고, 4는 매우 심한 관절 변화를 의미하는데, 방사선 전문가는 그녀의 우측 고관절을 1등급[관절 간격이 좁고 골극(osteophytes) 발생이 의심됨]으로 평가하였다.

영상 정보를 이용할 수 있다면, 이 정보는 임상적 감별진단으로 대체하기보다 보완하는 데 매우 중요하다. 고관절 외측부 통증이 없는 사람들의 50%에서 MRI상에 둔근 건병증을 갖고 있었고, 88%에서는 대전자 기형의 양상이나 대전자 주위에서 관련된 증상이 증가하였다(Blankenbaker 등, 2008). 관골구 순 파열은 평균 연령 37.8세(15~66세)인 무증상자 군의 69%에서 나타났고, 이 대상자들에 73%에서 관절의 초기 퇴행성 변화와 관련된 징후들이 나타났다(Register 등, 2012). 이와 비슷하게, 평균 나이가 34세(27~43세)인 젊은 무증상자에서 MRI 소견상 관절순 파열이 80~85%의 대상자에서 발견되었다(Schmitz 등, 2012).

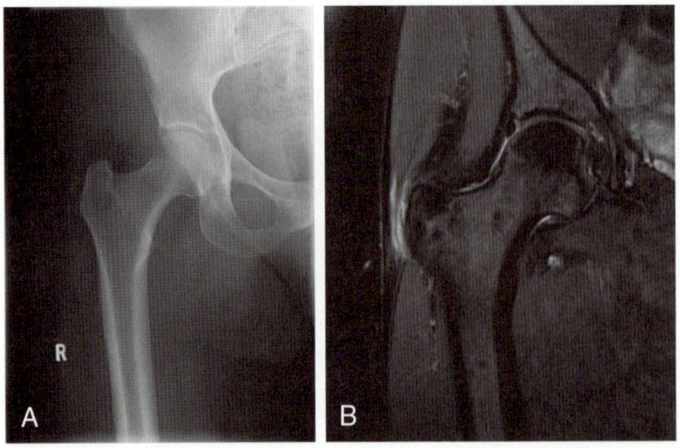

그림 12-3 (A) 우측 고관절의 전후방 방사선 사진으로, 소둔군 건 부착부위에 대전자 전방부에서 경미한 관절 간격의 감소와 미세한 석회화 변화를 보인다. (B) 우측 고관절의 관상면 자기공명영상에서 – 책에 자세히 설명된 대로 대전자 주위 조직에 확실한 변화가 보이고, 대전자 상부를 덮는 연부조직의 높은 신호 강도(high signal intensity)(밝기/백색도)가 보인다.

트리시의 영상 검사 결과는 둔근 건병증의 임상적 진단과 동반되어 발생된 점액낭의 변화를 확인하는 데 도움이 되었다. 또한 그녀가 분명히 석회화와 파열이 발생된 건병증의 퇴행성 단계에 와 있음을 확실히 보여주었다. 이 사례에서 경미한 관절 변화와 관골구 순의 파열은 실시한 감별진단 결과를 기반으로 그녀에 현재의 통증 표현과는 관련이 없다는 것으로 생각된다. 그러나 고관절과 골반의 측부 안정성 기전에 대한 건강과 고관절 외측부 통증 증상을 개선하기 위해 고안된 관리 프로토콜은 고관절 골관절염을 가지고 있는 사람들이 둔근의 결함을 가지고 있기 때문에 관련된 고관절에 유익한 효과를 줄 수도 있을 것이다(Grimaldi 등, 2009a, 2009b).

임상추론에 대한 해설:

여기에 설명된 영상 검사 결과는 임상가에 의해 쉽게 오용될 수 있어 잠재적으로 환자에게 해로울 수 있다. 잘못된 '진단'은 방사선 전문의가 찾아낸 변화를 기초로 너무 간단하게 이루어지기 매우 쉽다. 그러므로 임상가는 무증상자의 방사선학적 변화의 발병률을 설명하는 연구들을 잘 이해하고 적용함으로써, 그리고 트리시의 다양한 신체검사 결과와 그녀가 말한 병력들을 기반으로 해서 영상의 결과/가설을 검사함으로써 이러한 추론적 오류를 잘 피해야 한다.

이러한 사례의 환자에게 해를 주지 않으려면 영상에서 나타난 다양한 변화의 중요성(중요하지 않음)을 잘 설명하고, 또 환자의 다른 실제적 임상소견과 다시 연관시켜 봐야 할 필요가 있다. 실제로 보이는 대로라면 방사선학적 보고서는 트리시로 하여금 쉽게 불필요한 경각심을 가지게 하고 공포 회피 행동(fear avoidance behaviours)과 치료에 대한 부정적인 태도를 유발하였다. 이 사례에서 알 수 있듯이, 서양에서 흔히 볼 수 있는 MRI와 같은 '과학적' 검사법이 명확한 진실을 제공한다는 문화적 믿음은 종종 환자의 관리에 일부로 근골격계 전문가에 의해 적극적으로 다루어져야 할 필요가 있다.

추론 질문:

8. 트리시가 자신의 문제를 해결하는 데 도움이 되는 최적의 접근방법에 대한 당신의 생각은 무엇입니까?

임상추론에 대한 응답:

다음 단원에서는 트리시의 관리 프로그램을 계획 할 때 고려해야 할 주요 원칙에 대해 다루었다.

부하 관리(Load Management)

압박성 부하(compressive loading)는 정지부 건병증(insertional tendinopathy)의 발생에 중요한 병인적(etiological) 기전으로 제시되고 있다(Almekinders 등, 2003; Cook와 Purdam, 2012). 건부착부(tendon enthesis)는 건의 몸통에서 보다 큰 프로테오글리칸스(proteoglycans)의 유병률이 더 높고, 뼈 접촉면(bone interface)에 있는 연골 모양의 세포(cartilage-like cells)로 전이된다. 이러한 특징들은 건 정지부위에 압박성 하중의 발생이 더 높은 반면 건은 높은 장력 부하(tensile loads)에 더 잘 적응할 수 있게 되어 있다(Cook와 Purdam, 2012). 그러나 건이 오랜 시간 과하게 강은 수준의 압박에 노출되면 건 내에서 압박 부하를 조절하는 데 도움이 되도록 근 안으로 더 많은 물을 끌어들이는 더 큰 프로테오글리칸스[예 아그레칸(aggrecan)과 베르시칸(versican) 같은]와, 더 많은 연골세포(chondrocytes)와 골세포(osteocytes)가 분비된다. 점액낭의 비후도 과도한 압박성 부하에 대한 적응과 유사한 반응일 가능성이 있다. 고관절 내전 자세에서 ITB와 대전자 사이에 있는 둔근 건과 관련된 활액낭에 압박성 부하가 발생한다(Birnbaum 등, 2004).

누적성 압박을 일으킬 수 있는 일상의 자세로는 다리를 꼬거나 함께 무릎을 꿇고 앉을 때, 다리를 모으고 한쪽 고관절로 서기, 아래쪽 대전자가 침대 위에 압박되게 옆으로 눕고 위쪽의 고관절은 몸을 가로지르게 굴곡/내전한 자세가 있다. 앉은자세에 엉덩이를 깊이 넣고 앉으면 종종 고관절 통증을 일으키고, 자동차 좌석과 같은 낮은 의자에 앉을 때 더 악화될 수 있다. ITB는 흉배부 근막(thoracodorsal fascia)으로 연장되어 둔근 근막의 후방으로 합쳐지기 때문에, 고관절의 굴곡은 ITB 내에 긴장을 더 증가시킬 수 있으며, 특히 동시에 약간의 내전이 동반될 때 발생한다. 고관절 내전이 10도 일어날 때 대전자 부위에 9배의 압박 부하가 발생할 수 있다(Birnbaum 등, 2004). 자세와 역동적 부하를 주는 습관들의 교정을 통한 부하 관리(load management)는 잘 계획된 중재에 핵심 구성요소이다.

운동치료(Exercise Therapy)

운동치료는 등척성 운동과 시상면에서의 기능적 근력 강화 운동(functional strengthening) 그리고 관상면상에서 외전근에 목표 부하(targeted abductor loading) 등이 포함된 계획적인 중재의 또 다른 핵심 구성요소이다.

등척성 운동(Isometric Exercise) 등척성 운동은 분절성(segmental) 그리고 분절외성(extra-segmental) 하행성 통증 억제 척수로(descending pain inhibitory spinal pathways)를 활성화시키는 것으로 알려져 있다(Kosek과 Ekholm, 1995; Kosek과 Lundberg, 2003). 또한 통증이 없는 사람들에서 고강도의 수축(80% MVIC)과 비교하여 지속적인 저강도의 수축[최대 수의적 등척성 수축(MVIC)의 25%]이 압통 통증 역치값을 높이는 데 더 우수한 것으로 나타났다(Hoeger Bement 등, 2008). 등척성 수축은 현재 건병증의 관리 시 통증 완화에 도움이 되는 것으로 알려져 있으며(Cook와 Purdam, 2013, Rudavsky와 Cook, 2014), 슬개골 건병증을 위해서는 70%의 MVIC 수축을 45~60초 간 4회의 치료를 하루에 수 차례 반복하는 것이 추천되었다(Rudavsky와 Cook, 2014). 그러나 중재 연구에 기초한 과학적 근거들은 여전히 부족하며, 특정 병리적 질환들에 대해서는 아직도 적용방법에 대한 최적 표준(gold standard)이 결정되지 않은 상태로 유지되고 있다.

기능적 근력 강화 운동(Functional Strengthening) 기능적 근력 강화 운동은 운동 조절 재훈련과 시상면상에 과제를 이용한 외전근 부하(abductor loading) 운동과 일반적인 하지 근력 강화 운동를 위한 단계별 플랫폼을 제공하도록 설계되어 있다. 운동들은 좌우대칭 과제로부터 비대칭적인 오프셋 과제(offset tasks)로 옮겨가고, 마지막으로 한쪽 다리 운동을 통해 고관절 내전근이 대퇴골반 정렬을 조절하는 데 단계적으로 더 큰 도전을 하도록 한다. 이 운동들에는 무릎을 세우고 누워 있는 자세에서 단계적으로 엉덩이를 드는 운동과 두 다리로 하는 스쿼트에서부터 다양한 중간 단계를 거치면서 진행해 가며 바로 서게 하는 과제들이 포함된다.

외전근에 목표 부하(Targeted Abductor Loading) 고관절 외전근도 그들의 일차적인 작용면(관상면)에 부하를 제공하는 것이 직접적 목표가 된다. 앞에서 설명한 기능적 근력 강화 운동과 마찬가지로 이러한 운동들은 모두 닫힌운동사슬들이다. 체중부하 운동들은 비체중부하 운동보다 중둔근에 더 큰 활성을 유도하는 것으로 알려져 있다(Bolgla와 Uhl, 2005). 초기에 부하는 외전근에 직접적인 부하에 반응을 일으키기 위해 상대적으로 부하가 적다. 적응에 따라, 부하는 저속도, 고부하 운동을 사용하는 전형적인 근비대 프로토콜(hypertrophy protocol) 쪽으로 진행된다. 고부하 운동은 필라테스에 리포머(reformer) 기구와 같은 스프링-저항 슬라이딩 플랫폼(spring-resisted sliding platform)을 사용하여 감독하에 수행함으로써 양측성 닫힌운동사슬의 부하 외전운동을 제공할 수 있다. 슬라이딩 플랫폼 사용 시 얻을 수 있는 또 다른 장점은 대전자를 지나는 ITB에 의해 전달하는 모든 압박 없이 점진적으로 더 큰 장력을 제공할 수 있으므로, 중립 위치를 지나는 고관절 내전을 완전히 피할 수 있다는 것이다.

치료 Treatment

부하 관리 Load Management

초기 치료 시, 트리시에게 고관절 외측부 통증과 둔근 건병증에 대한 정보와 건에 유발되는 부하를 피하기 위한 방법에 대한 명확한 조언을 제공하였다. 모든 통증이 발생하는 상태에서도, 자세와 움직임 패턴에서의 두려움과 지나친 경계의 유발을 피하는 것이 중요하다. 건의 적응과 유발과 관련된 기전에 대한 이해를 도모함으로써 환자에게 그러한 상황을 이겨낼 수 있다는 느낌을 제공할 수 있다. 건이 압박되는 자세를 최소화하기 위해, 트리시에게 다리를 모으고 앉는 자세를 피하도록 권하였고 운전 중에는 고관절의 굴곡각도를 줄이기 위해 밀도가 중간 정도인 10도의 폼 쐐기 쿠션을 사용하라고 권하였다. 그녀는 자신의 직장에서 흔히 서 있는 자세가 '내전한 상태로 매달려 있듯이' 서 있는다는 것을 알고 있었기 때문에, 의식적으로 양 다리에 체중이 같이 분산되도록 집중할 것을 권하였다. 밤 시간에는 가능하다면 증상이 없는 쪽으로 누워 수면을 취할 것을 권하였고, 필요하다면 양 무릎과 발목 사이에 베개를 끼워 위쪽 고관절의 내전을 최소화하고 부드러운 침대커버를 사용할 것을 제안하였다.

자세 재교육으로 매단 수직선으로 피드백을 받으며 거울 앞에 옆으로 서 있는 것을 포함시켰다. 이상적으로는 수직선이 대전자를 지나 외측상과의 전방부 위에 오게 해야 한다(Peterson-Kendall 등, 2005). 트리시의 수직선은 그녀의 습관적인 골반의 전방 전이로 인해 약 3cm 앞쪽 지점에 매달려 있었다. 트리시는 약간의 지시를 통해 '키를 키우는 생각을 하라'고 하고 골반을 좀 더 중립적인 자세가 되도록 후방으로 가져가라고 했을 때, TFL 근육에서 발생하는 능동적 고정이 경감되는 이점이 있었다. '편안하게 키를 키우는 자세'를 하도록 강조하여 최소한의 근육 힘으로 최적의 정렬을 하게 하고 호흡을 멈추거나 '근육을 잡는' 전략을 피할 수 있게 되었다. 보행 재훈련 후, 먼저 최적의 선 자세를 취할 수 있게 되었고, 짧은 보폭과 부드럽게 내딛는 발걸음을 유지할 수 있게 되었다. 트리시는 첫 번째 시도에서 잘 해냈지만, 새로운 자세와 보행 패턴에 익숙해지려면 시간이 걸릴 것이다.

운동치료 Exercise Therapy

저부하 등척성 외전 부하 운동과 두 가지의 기능적 근력 강화 운동 그리고 한 가지의 동적 외전근 운동을 기본 수준의 운동으로 제공하였다.

등척성 운동 Isometric Exercise

낮은 부하의 등척성 외전 운동을 통증 관리와 외전근의 조기 동원을 최적화시키기 위해 가장 먼저 처방하였다. 트리시에게 25% MVIC 수준의 강도로 바로누운자세에서 저부하 등척성 외전근 수축 운동을 처방하였다. 트리시는 한 다리 부하 과제 시 과도한 내전의 사용 그리고 TFL 작용 수준이 증가(두 가지 모두에서 잠재적으로 고관절 외측부에 압박 부하가 증가될 수 있다)되는 것 모두가 확인되기 때문에 특별한 운동 조절 재훈련이 필요했다. 등척성 운동을 무릎 밑에 베개를 넣고 바로누운자세에서 수행하였으며, 고관절은 10도 외전시키고 허벅지 아래쪽 부위를 벨트로 묶었다.

외전근에 주는 힘은 대전자 부위에 외전근에서 능동적인 긴장이 촉진될 만큼 천천히 '활성화의 경사(ramp of activation)'가 일어나도록 지도하였지만, TFL의 활성화는 없게 하였다. 환자에게 자신의 다리를 외전 방향으로 옆으로 밀면서, 벨트가 팽팽해지도록 하라고 상상해 보도록 하였다. 근 활성은 10초 동안 유지되거나, 만약 더 심부 외전근들의 작용이 분리되지 않은 경우 더 줄인다. 트리시는 가정 운동을 하는 도중에 심부 외전근들에 근 동원이 집중되도록 하기 위해 TFL을 자가촉진하도록 지시하였다. 그녀에게 또한 이 운동을 서서 하는 방법을 가르쳤다. TFL의 작용을 없애기 위해 다리를 약간 회전시키고 서서 골반의 자세를 정확하게 하면서 트리시에게 다시 다리를 옆으로 천천히 밀도록 상상하게 하여 활성화가 부드럽게 이루어지도록 하였다. TFL의 촉진을 통한 자가 모니터링을 다시 바이오피드백 방법으로 사용할 수 있다. 바로누운자세에서 운동을 하루에 두 번씩, 서서하는 버전을 두 번 사용하면 하루에 4회 등척성 건 부하치료를 제공하게 된다.

추론 질문:

9. 등척성 운동을 제공하는 데 있어 최적 표준이 없을 경우, 여러분은 트리시에게 어떤 운동방법이 가장 적합하다고 결정하겠습니까?

추론 질문에 대한 답변:

이러한 중재를 위해 낮은 강도의 운동(약 25% MVIC)을 다음과 같은 이유로 선택하였다. 여러 층의 고관절 외전근 협력근들의 구조와 기능은 모두 하나의 건에 정지되는 대퇴사두근의 기전과는 상당히 다르다. 중둔근과 소둔근은 분리된 건 조직을 통해 대전전에 정지되는 반면, TFL과 UGM과 같은 좀 더 표층의 외전근들은 위에 있는 ITB를 통해 외전력 힘이 발휘된다. 표층근인 'ITB 긴장근(tensioners)'의 과도한 사용은 대전자의 하부에 있는 연부조직에 과도한 압박 부하의 발생 위험 가능성을 증가시킬 수 있다. 고관절을 외전 상태로 유지함으로써 이 위험을 제거해야 하며, 매일 하는 기능적 과제들은 한 다리로 서는 부하를 필요로 하고, 이때 고관절은 반드시 체중 부하의 균형을 위하여 어느 정도에 내전이 필요하다. 고관절 외측부 통증이 있는 환자에서, TFL은 비대해지는(hypertrophied) 것으로(Viradia 등, 2011), 중둔근과 소둔근는 위축되는 것으로 알려져 있다(Pfirrmann 등, 2005). 저강도의 등척성 수축은 환자가 ITB 긴장근보다는 대전자 부위의 외전근들에 근육 동원 수준을 조절할 수 있게 해 준다. 따라서 이 운동은 운동 조절을 개선하고 통증 완화를 제공하는 두 가지 모두를 목적으로 한다.

임상추론 해설:

근골격계 문제를 다루는 많은 진단검사법과 중재방법에 대한 최적 표준은 없다. 임상가는 현재 추론할 수 있는 경험적 그리고 생물학적 근거(임상 추론에 대한 응답 9에서와 같이)들과 자신의 유사한 사례에 대한 개인적 임상경험들을 토대로 의사결정을 내린다. 예를 들어, 선택된 운동의 강도는 다른 해부학적 구조 그리고 기능적 요구가 있는 다른 부위에 임상적 문제에 대해 개발된 단순한 프로토콜을 기반으로 추론하는 것이 아니라 손상받은 고관절의 구조에 대한 특정 해부학을 고려하여 결정된다. 또한 환자의 선호도와 문제를 스스로 관리하고 통증을 스스로 조절하는 목표에 대해서도 보여주었다.

기능적 근력 강화 Functional Strengthening

두 가지의 양측에 부하를 주는 닫힌운동사슬 과제도 처방하였다. 바로 두 다리 교각운동(double leg bridging)과 두 다리로 하는 스쿼트 운동(double leg squatting)이다. 교각 운동 시, 환자는 바로누운자세에서 고관절 신전근을 이용하여 안정된 바닥에서 골반을 위로 들어올리게 하였는데, 트리시는 고관절을 신전시킬 때 그녀의 대둔군 하부보다는 주로 슬괵근을 이용하는 경향을 보였다. 따라서 그녀의 자세를 양 발을 엉덩이에 좀 더 가깝게 가져오도록 하여 슬괵근을 쓰지 못하는 짧은 자세로 가게 하고, 대둔근이 주도적으로 활동하도록 하였다. 그녀는 대전자 후부에서 자신의 둔근 수축을 스스로 촉진하게 가르쳤는데, 이것은 그녀의 발꿈치로부터 시작된 힘이 대둔근 하부까지 활성화되고 골반을 계속 올리거나 내리는 동안 이것이 유지되도록 하였다. 양 다리에 미니 스쿼트(mini-squats)도 가르쳤는데, 이것은 하부로 내려가는 운동사슬에 적절한 패턴을 사용하게 하는 데 중점을 두었다. 스쿼트 패턴은 고관절의 굴곡과 체간의 전방경사로 시작하고, 반대로 체간을 곧게 바로 세우고 무릎이 전방으로 가게 하는 스쿼트은 대둔근에 거의 자극을 주지 않게 된다. 요추는 중립자세를 유지하고 대퇴부의 내전이나 내회전을 피하게 하기 위해 하지의 정렬 조절을 훈련했다. 양쪽에 같은 체중을 부하하도록 하는 것 또한 이 운동에서 중요한 구성요소이다. 통증은 흔히 보호성 부하를 일으키고 결과적으로 사지에 위축 및 근육 지지(muscular support)를 감소시킨다. 거울 앞에서 연습을 한 후에, 트리시는 동일한 체중을 부하하며 적절한 신체정렬을 조절하면서 중간 정도 범위의 양측 스쿼트을 편안하게 수행할 수 있었다. 다시 말하자면, 적절한 둔근 수축을 스스로 촉진하였고, 발뒤꿈치를 밀어 내리는 것이 대둔근 하부의 활성화를 촉진시키는 유용한 방법이 되었다. 지구력은 이상적인 정렬상태로 조절하고 근육 활동전략을 유지하면서 수행할 수 있는 반복 횟수로 평가할 수 있었다.

외전근의 목표 부하 Targeted Abductor Loading

트리시는 다음 주에 시행해야 할 관상면상에서 강한 부하를 제공하게끔 고안된 부드러운 동적 고관절 외전근 운동인 조절된 옆걸음(sidestepping) 운동을 실시하도록 교육 받았다. 운동은 스텝-터치(step-touch) 패턴으로 조절된 옆걸음 운동이 포함되어 있다. 체중을 부하한 쪽에서 반대측으로 작은 걸음으로 조절해서 밀고 딛게 되는 리드측 다리는 과도한 측방 전이나 골반이 아래로 하강되지 않도록 골반을 원심성 조절을 한다. 그 다음 '민 쪽' 다리를 들어올려 다시 고관절을 중립(내전이 아닌)자세로 가져오고, 발을 다시 균형을 잡을 수 있도록 고관절 아래쪽 바닥에 닿게 한 다음, 반대측으로 반복한다. 거울 앞에서 스스로 모니터를 하면 이상적인 골반 조절과 체간의 외측굴곡이나 발을 내딛거나 발 떼기를 할 때 대퇴골이 내회전/내전이 되게 내려가는 것을 피하는 데 유용하다.

트리시는 자신이 하는 운동 중 그 어느 것도 그녀의 대전자 부위에 통증을 자극해서는 안 되며 그 기법을 점검받도록 권하였고, 불편함이 있으면 속도와 운동범위 그리고/또는 힘을 줄이고, 만약 어떤 통증이 유발되면 추가적인 안내를 받으라고 하였다. 반복과 유지시간과 같은 운동과 관련된 세밀한 사항은 [표 12-5]에 요약되어 있다. 트리시는 자신의 상태와 관련된 강의와 부하 관리와 관련된 조언이 들어 있는 문서뿐만 아니라 모든 운동이 포함된 DVD를 제공받았다. 또한 운동 시 예상되는 모든 어려움에 대한 충고와 운동의 순응도 및 의견을 기록할 수 있는 컬러사진으로 프린트한 운동 용지와 소책자도 제공받았다.

치료 2 (1주 후) Treatment 2 (1 Week Later)

두 번째 방문에서 트리시는 평균 통증 수준이 이미 5/10에서 3/10으로 떨어졌으며 그녀는 밤에 더 편안해졌기 때문에 더 나은 수면을 취할 수 있었다고 보고하였다. 그녀는 이러한 반응에 대해 매우 만족하였다. 자세배열의 조절과 보행상태에 대해 재평가하였으며, 그녀가 주의집중을 하지 않고 의식적으로 적절히 자세를 교정할 수 있었지만 그녀의 습관적 패턴으로 쉽게 되돌아갔다. 따라서 이것들이 '기본적인(default)' 패턴이 될 수 있도록 매일 정기적으로 자가교정을 하는 데 중점을 두었다. 첫째 날에 실시한 모든 운동의 기법을 점검하고 운동 조절전략들을 세밀하게 조정하기(fine-tuning) 위한 지침을 제공하였다. 트리시는 운동을 매우 잘하여 반복과 유지시간이 증가한 후에([표 12-5] 참조) 양쪽에 한 다리씩 하는 닫힌운동사슬 운동으로 진행하였다.

기능적 근력강화 진행단계 Functional Strengthening Progressions

오프셋 교각운동(offset bridging)을 추가하였는데, 이것은 한쪽 발은 엉덩이 가까이로 가져가고 다른 한 발은 더 멀게 해서 수행해야 한다. 발을 가깝게 가져간 쪽의 고관절의 신전근(hip extensors)이 대부분의 운동을 하게 되고, 먼쪽 발의 무게는 편안한 상태로 하여 운동을 수행한다. 운동 전반에 걸쳐 골반은 수평위치를 유지해야 하며, 일차적으로 체중을 부하하는 쪽 고관절에 상대적인 외회전을 막기 위해 중둔근 전방부와 소둔근이 내회전근 역할로 작용하도록 활성화시킬 필요가 있다. 이와 비슷한 방식으로 오프셋 스쿼트 운동도 추가하였다. 한 발의 중심부가 일차적인 체중부하 선상보다 약간 뒤쪽에 오게 하는 것을 제외하면 이 운동은 양다리 스쿼트(double leg squat)과 비슷하다. 상지를 이용한 지지는 앞쪽에 있는 다리의 반대쪽에 초기에는 허용하며, 이것의 주 목적은 배열의 조절을 최적화하기 위함이다. '엉덩이를 뒤로 빼고, 몸통은 앞으로 하는' 패턴은 양다리 스쿼트에서도 계속되지만, 골반의 이동이나 고관절 내전으로 경사되는 것을 방지하기 위해 앞쪽 다리의 고관절 외전근에 더 많은 힘이 필요하다. 체간의 측방전이도 반드시 피해야 한다.

치료 3-14 (3-8주) Treatments 3-14 (Weeks 3-8)

트리시의 관리계획은 초기 부하 관리로부터 등척 운동과 근력을 키우기 위해 단계적 부하 단계로 가는 운동조절의 재교육 그리고 둔근의 건이 긴장성 부하를 견딜 수 있는 능력을 향상시키는 운동으로 진행되었다. 다음 6주 동안 트리시는 감독하에 하는 운동수업과 그녀의 가정 운동 프로그램의 추가적인 단계 진행방법을 배우기 위해 매주 두 번씩 치료실에 방문하였다. 그녀는 매일 아침 자신의 운동을 실시했고, 하루 중 남은 시간에 추가적인 등척성 운동을 실시하였다. 화요일과 목요일은 그녀가 병원에 가서 '높은 부하'의 운동을 하였고, 토요일 아침에 그녀는 한 다리에 집중 체중부하 운동을 2세트를 실시하였으며, 그녀에게는 근력을 강화시키기 위해 총 3일 간의 높은 부하 운동을 적용하였다. 자세와 보행 패턴을 정기적으로 점검하여 점차 자동적인 패턴이 되도록 하였는데, 트리시의 경우 여기에 약 4주 정도 소요되었다.

4주 중재 후의 결과 Outcomes After 4 Weeks of Intervention

4주 후 트리시에게 자가보고 설문지를 다시 작성하도록 요청했다. 자세한 내용은 [표 12-1]에 나와 있다. 이 시점에서 그녀의 평균 통증 수준은 2/10이었고 지난 주중에 최대 통증은 5/10이었다. 아마도 더 중요한 것은 통증의 발생 빈도가 80%에서 30%로 떨어졌다는 것이고 밤에 잠을 잘 수 있는 능력이 3/10에서 9/10으로 상승했다는 것이다. 바닥에 앉거나 고르지 않은 바닥을 걷는 등의 환자의 특

표 12-5

가정 운동 프로그램

	운동	1주	2주	3주	4주	5주	6주	7주	8주
등척성 운동 (Isometrics)	바로누운자세에서 정적 외전	1 × 5 bd 5초 유지	1 × 7 bd 10초 유지	1 × 10 bd 10초 유지	1 × 10 bd 10초 유지	1 × 10 bd 10초 유지	1 × 10 bd 10초 유지	1 × 10 bd 10초 유지	1 × 10 bd 10초 유지
	선 자세에서 정적 외전	1 × 5 bd 5초 유지	1 × 5 bd 10초 유지	1 × 10 bd 10초 유지	1 × 10 bd 10초 유지	1 × 10 bd 10초 유지	1 × 10 bd 10초 유지	1 × 10 bd 10초 유지	1 × 10 bd 10초 유지
교각운동 (Bridging)	양다리 교각운동	1 × 7	1 × 10	1 × 10	1 × 10	1 × 10	1 × 10	1 × 10	1 × 10
	오프셋 교각운동		1 × 5	1 × 5					
	한 발 들고 교각운동				1 × 5	1 × 7	1 × 10	1 × 10	1 × 10
기능적 운동 (Functional)	양발 스쿼트	1 × 7 ~45° HF	1 × 10	1 × 10 ~60° HF	1 × 10	1 × 10 ~90° HF	1 × 10	1 × 10	1 × 10
	오프셋 스쿼트		1 × 5 50% BW ~45° HF	1 × 5 70% BW	1 × 5 90% BW ~60° HF	1 × 5 90% BW 지지를 줄임	1 × 5 90% BW 지지하지 않음	1 × 3 90% BW ~90° HF	
	한 다리로 서기			2 × 15초 유지	4 × 15초 유지 지지를 줄임	4 × 15초 유지 지지하지 않음	4 × 15초 유지	4 × 15초 유지	4 × 15초 유지
	한 다리 스쿼트					1 × 3 ~60° HF	1 × 5 지지를 줄인다	1 × 7 ~90° HF	1 × 10 지지하지 않음
	스텝업				1 × 5 12 cm	1 × 5 높이 20 cm	1 × 5	1 × 5 지지를 줄임	1 × 5 지지하지 않음
외전(Abd)	측방 스텝팅	1 × 7	1 × 10	1 × 10	1 × 10	1 × 10	1 × 10	1 × 10	1 × 10
	문쪽 스라이딩			1 × 5 ea 빨간색 밴드	1 × 5 ea 빨간색 밴드	1 × 5 ea 빨간색 밴드	1 × 7 ea 빨간색 밴드	1 × 5 ea 녹색 밴드	1 × 5 ea 녹색 밴드
걷기(Walk)	평편한 바닥, 중간 속도, 짧은 보폭, 부드럽게 디딤				1 × 10분 1 × 10분	1 × 11분 1 × 12분	1 × 13분 1 × 15분 1 × 16분	1 × 20분 1 × 22분	1 × 24분 1 × 26분 1 × 25분

ea, 각각; bd, 하루에 2회; BW, 체중; cm, 센티미터; *Decrease support*, 손으로 가하는 압력을 줄임; HF, 고관절 굴곡; min, 분; *No support*, 손의 지지 제거; *s*, 초.Pain today = pain on 0-to-10 scale, average daily score over last week.

별한 문제 등의 기능도 상당한 수준으로 향상되었다고 보고하였다. 통증 자기효능감 평가지(Pain Self-Efficacy Questionnaire)에서 4주간의 관리 프로그램에서는 큰 변화가 있었는데, 사회활동과 운동, 집에서의 가사활동 그리고 약물 없이 대처할 수 있는 능력 등에 대한 자신감이 12점 정도 향상되었다[표 12-2].

기능적 근력 강화 진행단계 Functional Strengthening Progressions

[표 12-5]에 운동 프로그램의 진행단계와 구체적인 세부사항을 개략적으로 설명하였다. 교각운동은 골반의 높이를 편평한 상태로 유지하면서 한 발을 지지면에 두고 천천히 다른 다리를 들어올려 한 다리로 하는 운동으로 진행하였다. 기능적 체중 부하 운동들은 한 다리로 서서 하기, 한 다리 스쿼트과 스텝업 운동 등으로 진행하였다. 이러한 모든 운동은 먼저 고관절의 내전에 대한 엄격히 조절하는 것을 우선순위였고, 이 목표를 달성하기 위해 상지의 지지는 항상 처음에 이 목표를 용이하게 하기 위해 사용되었으며, 초기에 스쿼트의 범위와 한 스텝의 높이는 낮게 하였다. 대조군에 개선을 위해서도 운동범위를 증가시켰고 상지 지지 정도를 줄여 나가다 결국 제거하였다. 모든 한 다리 운동을 하는 중에 대전자 부위에 발생되지 않게 하였는데, 이러한 통증은 고관절 외측부에 가해지는 압박 부하가 적절히 조절되지 않았다는 것을 의미한다.

외전근에 목표 부하의 단계진행
Targeted Abductor-Loading Progressions

가정에서 목표로 하는 외전근에 부하는 밴드를 이용한 측방 활주 운동으로 진행하였다. 이 운동은 옆으로 서서 문짝에 매달은 탄력성 저항밴드를 발목 부위에 부착하고 한 발 밑에 미끄러운 손 타월을 끼고 고관절이 외전되는 자세 방향으로 활주하는 동작을 한다. 시작 자세는 양다리로 좁게 서서 스쿼트을 하는 자세였다. 한쪽 다리를 외전시키고 무릎은 곧게 펴지게 하지만, 대퇴골이 고관절 외전이 되도록 외측 방향으로 운동하도록 중점을 두었다. 움직이는 다리로 체중을 이동하지 않으며, 골반의 조절은 움직이지 않는 쪽에서 유지되어야 한다. 병원에서 감독을 받는 동안은 스프링를 이용한 저항 슬라이딩 플랫폼[그림 12-4]을 사용하여 더 높은 수준의 외전근 부중을 효과적으로 전달할 수 있었다. 트리시에 의해 실시된 양다리 외전운동은 무릎을 약간 펴진 자세에서 똑바로 서서 하는 운동과 두 다리 모두 스쿼트 하는 자세 모두에서 실시하였다. 각 운동을 3~4회 천천히 수행하였다. 근육의 난이도는 몇 주 동안 단계적으로 증가시켰는데, 예를 들어, 가동범위를 넓히고 내측 범위에서 유지하는 시간을 증가시켰으며 부하가 걸리는 시간을 늘렸다. 스프링의 저항은 준비운동 단계에서는 '가벼운(Borg 11~12)' 수준으로 설정하였고, 느리고 높은 부하의 경우 저항은 초기에는 부하에 대해 24시간 반응이 지속될 때까지 '다소 힘든(somewhat hard)' 수준에서 '힘든(hard) (Borg 13~15)' 수준으로 증가하였고, 그 다음에 '힘든' 수준에서 '매우 힘든(very hard)' (Borg 14~17) 수준으로 증가하였다(Borg, 1982).

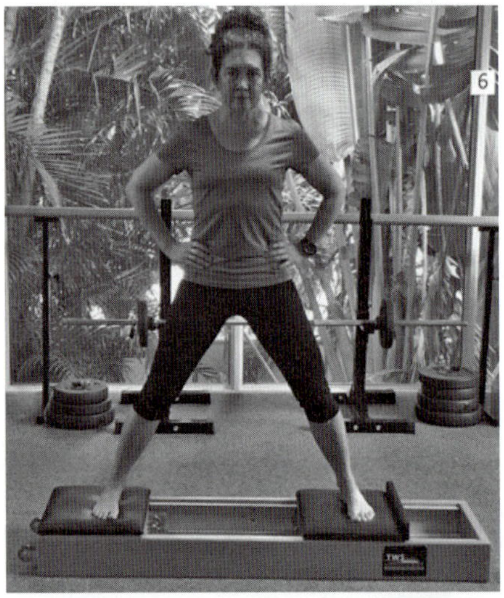

그림 12-4 외전근 부하 운동(abductor loading exercise) – 바로 선 자세에서 외전에 대한 양측성 스프링 저항 운동(때로 '스케이팅'이라고도 함). 환자가 슬라이딩 플랫폼(TWS 슬라이더 또는 필라테스 리포머) 위에 서서 스프링에 저항을 받으며 한쪽 플레이트를 움직이고 양쪽의 다리가 똑같이 외전될 수 있도록 양 다리를 같이 민다. 이러한 방식으로, 고관절 외전근에 무겁고 천천히 부하가 가해지게 하면서 수행할 수 있다. 사용된 프로토콜에 관한 세부적인 사항은 본문 및 표에 제시되었다.

'스쿠터(scooter)'라고 알려진 또 다른 운동을 근력 강화 프로그램의 한 부분으로 포함시켰다. 이 운동에서 환자는 움직이는 판 위에 한 발을 스쿠터를 타는 것과 유사한 오프셋-스쿼트-자세(offset-squat-type posture)로 슬라이딩 플랫폼의 옆에 서게 하였다. 체중을 부하하는 쪽은 고정시키고, 3개의 면 모두에서 고관절과 슬관절의 신전에 대한 저항에 대항하며 움직이는 다리를 뒤로 밀면서 불안정한 부하 아래에서 골반과 하지의 정열을 유지해야 한다[그림 12.5]. 초기에는 지속적인 스쿼트을 상대적으로 좁게 서서 하고, 스쿼트의 깊이는 점진적으로 최대 90도의 고관절 굴곡각도까지 증가하였다. 주로 체중을 부하하는 쪽의 반대쪽 손에 하나의 막

표 12-6

감독하에 실시한 운동 프로그램

	주기	3주	4주	5주	6주	7주	8주
바로 서서 하는 양측 외전 운동	1차	1 × 5; Spr:R 1 × 10; Spr:R+Y 작은 범위	1 × 5; Spr:R 1 × 10; Spr:R+Y 중간 범위, 범위의 증가	1 × 5; Spr:R 1 × 10; Spr:R+Y 완전한 범위, 범위의 증가	1 × 5; Spr:R 1 × 10; Spr:R+Y 완전한 범위에서 5초간 유지를 5–10회 반복	1 × 5; Spr:R 1 × 10; Spr:R+YH 완전한 범위에서 5초간 유지를 5–10회 반복	1 × 5; Spr:R 1 × 10; Spr:R+Y 완전한 범위에서 5초간 유지를 5–10회 반복
	2차	1 × 5; Spr:R 1 × 10; Spr:R+Y 작은 범위	1 × 5; Spr:R 1 × 10; Spr:R+Y 중간 범위	1 × 5; Spr:R 1 × 10; Spr:R+Y 완전한 범위에서 5초간 유지를 5–10회 반복, 유지시간 추가	1 × 5; Spr:R 1 × 10; Spr:R+YH 완전한 범위에서 5초간 유지를 5–10회 반복 스프링 저항 증가	1 × 5; Spr:R 1 × 10; Spr:R+YH 완전한 범위에서 5초간 유지를 5–10회 반복	1 × 5; Spr:R+Y 1 × 10; Spr:R+YH 완전한 범위에서 5초간 유지를 5–10회 반복 스프링 저항 증가
미니 스쿼트 자세에서 양측 외전 운동	1차	1 × 5; Spr:R 1 × 10; Spr:R+Y 작은 범위	1 × 5; Spr:R 1 × 10; Spr:R+Y 중간 범위, 범위의 증가	1 × 5; Spr:R 1 × 10; Spr:R+Y 완전한 범위에서 5초간 유지를 5–10회 반복, 범위 증가와 유지시간 추가	1 × 5; Spr:R 1 × 10; Spr:R+YH 완전한 범위에서 5초간 유지를 5–10회 반복 스프링 저항 증가	1 × 5; Spr:R 1 × 10; Spr:R+YH 완전한 범위에서 5초간 유지를 5–10회 반복	1 × 5; Spr:R 1 × 10; Spr:R+YH 완전한 범위에서 5초간 유지를 5–10회 반복
	2차	1 × 5; Spr:R 1 × 10; Spr:R+Y 작은 범위	1 × 5; Spr:R 1 × 10; Spr:R+Y 중간 범위	1 × 5; Spr:R 1 × 10; Spr:R+Y 완전한 범위에서 5초간 유지를 5–10회 반복, 유지시간 추가	1 × 5; Spr:R 1 × 10; Spr:R+YH 완전한 범위에서 5초간 유지를 5–10회 반복 스프링 저항 증가	1 × 5; Spr:R 1 × 10; Spr:R+YH 완전한 범위에서 5초간 유지를 5–10회 반복,	1 × 5; Spr:RY 1 × 10; Spr:R+YH 완전한 범위에서 5초간 유지를 5–10회 반복 스프링 저항 증가
스쿠터 운동	1차		1 × 5; Spr:R WB HF: ~45° 스틱으로 지지	1 × 5; Spr:R 1 × 10; Spr:R+Y WB HF: ~60° 스틱으로 지지, 깊은 런지	1 × 5; Spr:R 2 × 7; Spr:R+Y WB HF: ~60° 스틱으로 지지, 반복 증가	1 × 5; Spr:R 1 × 10; Spr:R+YH WB HF: ~90° 스틱으로 지지, 스프링의 저항 증가, 깊은 런지, 반복의 증가	1 × 5; Spr:R 1 × 10; Spr:R+YH WB HF: ~90° 지지의 제거
	2차	1 × 5: Spr:R WB HF: ~45° 스틱으로 지지	1 × 5; Spr:R 1 × 10; Spr:R+Y WB HF: ~45° 스틱으로 지지, 반복의 증가	1 × 5; Spr:R 1 × 10; Spr:R+Y WB HF: ~60° 스틱으로 지지	1 × 5; Spr:R 2 × 8; Spr:R+Y WB HF: ~60° 스틱으로 지지, 반복의 증가	1 × 5; Spr:R 1 × 10; Spr:R+YH WB HF: ~90° 지지의 제거	1 × 5; Spr:R 1 × 10; Spr:R+YH WB HF: ~90° 지지의 제거

1×5, 5번 반복하는 1세트; *1×10*, 10번 반복하는 1세트; *HF*, 고관절 굴곡; *R*, 빨강(강한 저항); reps, 반복; res, 저항; s, 초; Spr, 스프링; Y, 노랑(약한 저항); *YH*, 밝은 노랑 (반쪽 짜리 스프링을 이용한 저항 증가); WB, 체중 부하.

대기를 들어 상지를 지지하는 것은 초기에 몇 주간은 허용하였고 훈련의 후반 몇 주간에는 제거하였다. 시간이 지남에 따라 스프링의 저항도 증가하였다. 감독하에 실시한 운동 프로그램의 세부사항은 [표 12–6]에 제시하였다.

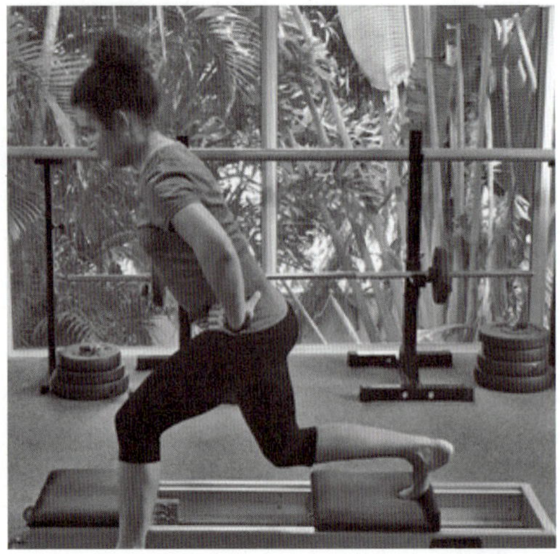

그림 12–5 스쿠터(scooter) 운동. 스프링 저항식 플랫폼의 외측에 서서, 환자는 그림과 같이 한 발을 플랫폼 위에 올려 놓고, 얕은 스쿼트 자세를 취한 다음, 고관절을 신전시키면서 스프링의 저항에 대항하며 플랫폼을 뒤로 밀어낸다. 바닥에 내려 놓은 다른 쪽 다리의 고관절과 무릎과 몸통은 운동하는 동안 고정되어야 한다. 움직이는 다리의 동요(perturbation)는 고정된 쪽 고관절의 다축성 조절이 필요하기 때문에 결과적으로 발생되는 중둔근과 소둔군에 발생된 부하는 전두면과 축 면에서의 대퇴골–골반 운동의 조절에 매우 중요한 역할을 한다.

전신적인 활동 General Activity

전신적인 활동과 관련하여 트리시에게 프로그램 4주째에 10분간 편평한 지면을 다시 걸어도 된다고 권고하였다. 그녀는 밤이나 그 다음날 아침에 부정적인 반응이 없었음을 확인한 후 4주차에 이 거리를 두 번 걸었다. 부정적인 영향이 없었기 때문에 매 시기마다 1~2분씩 그리고 주 2~3회씩 걷는 거리를 천천히 늘렸고, 세션 간에 적어도 하루의 휴식을 취할 수 있게 하였다. 그녀의 걷기의 단계진행은 [표 12–5]에 제시하였다.

8주 후의 결과 Outcomes After 8 Weeks

8주간의 운동과 부하 관리 프로그램 후에 트리시의 통증은 평균 1/10이었고 최대는 3/10 (PNRS)이었으며 이전 주중에는 단지 20%만 나타났다. 그녀의 통증 자기효능감 점수는 그녀의 취미와 여가활동에 대한 즐거움의 향상으로 추가적으로 2점이 더 향상되었다. 8주차에 트리시는 부정적인 결과 없이 총 75분간 걸을 수 있었다. 이러한 성공적인 결과는 최근에 발표된 무작위 통제 임상실험(Mellor 등, 2018)의 결과와 일치하였다.

능동 처짐(active lag) 검사와 등척성 외전근 근력 검사를 통한 신체적 평가도 상당한 개선이 있었다[표 12–3]. 옆으로 누운 자세에서 고관절 능동 외전 범위는 양측에서 17~18도 향상되었고, 능동 처짐 검사는 3~5도 감소되었는데, 이것은 외전근 기능에 대한 탁월한 결과였고 외전근의 단축된 범위에서 대전자 부위 외전근들에 실질적인 효과가 있음을 반영하는 것이다. 고관절 외전근의 등척성 근력은 손상을 받은 우측에서 8주간의 중재기간 동안 약 20% 정도 증가하였고 양쪽에서 거의 같은 근력을 보였다. 고관절 외전근 기능의 최적화는 이제 기능적 한 다리–부하 과제에서도 관찰할 수 있다. 골반의 측면 전이와 경사의 경감은 한 다리 서기 자세와 한 다리 스쿼트 그리고 계단 오르기를 하는 동안 양측 모두에서 분명하게 나타났으며, 이것은 아마도 외전근들에 길이–긴장 관계(length-tension relationship)가 변화되었기 때문일 것이고, 이제는 좀 더 단축된 범위에서 운동 조절을 할 수 있는데, 운동 조절의 재교육 시 인체 배열의 조절에 좀 더 특별한 주의를 해야 한다. 트리시의 대둔근 하부는 이제 고관절을 신전하는 동안 열린운동사슬이나 닫힌운동사슬 모두에서 좋은 수준의 활성화와 작용이 조기에 시작되는 양상을 보였다. 적절한 자세교정과 보행기술이 이제 일관성 있게 나타나고 있다.

추론 질문:

10. 트리시는 당신이 처방한 중재로 중간 결과가 매우 좋은 것처럼 보였다. 장기간의 예후에 대해 어떤 예상을 하고 있습니까?

추론 질문에 대한 답변:

트리시에게 자신의 장기간에 반응을 모니터링하기 위해 3개월과 6개월에 자가보고 설문지를 보냈다(자세한 내용은 [표 12–1] 참조). 프로그램이 끝난 후에도 치료 단계 는 계속 진행되었고, 6개월 후, 그녀는 매일 거의 통증을 느끼지 못했다고 보고하였다. 그녀가 어떤 통증을 느꼈을 때 최대 통증은 2/10(PNRS) 수준이었다. 지금 시점에서 더 이상의 수면장애가 없었으며, 그녀의 환자 특정 기능 척도(PSFS)에서 단지 바닥에 앉거나 고르지 않은 지형을 걷는 항목에서만 3점 수준으로 계속 나타났다. 트리시는 현재 집안에 가사활동과 사교활동 그리고 일과 레크리에이션 활동과 약물 복용 없이 대처하기 등에 다양한 기능을 수행할 수 있는 능력에 대한 자신감을 반영하는 통증 자기효능감 설문지에서 만점을 취득하였다. 트리시는 처음에 걷기를 계속하면서 그녀의 활동 수준을 유지했지만, 6개월이 지나는 동안 강한 신체활동으로 돌아왔고 통증의 악화 없이 일주일에 두 번씩 1시간의 복싱 세션에도 정기적으로 참석하였다. 둔근 건병증의 관리를 위한 교육과 운동 접근법의 장기적 성공에 대한 근거로서 8주 후에 약 80%의 성공률이 있었고, 이것이 12개월간 유지되었다는 높은 수준의 무작위 임상실험이 있었다(Mellor 등, 2018).

이러한 문제의 장기간 관리의 핵심은 자세와 습관적 움직임 조절 그리고 건 내부에 항상성 상태의 유지를 위한 적절한 양의 느린 긴장성 부하를 유지하는 것 등이 포함된 적절한 하중 관리에 있다고 여겨진다. 트리시에게 좋은 자세에 대한 인지와 보행 기법에 대해 그리고 장기간 후에 나쁜 습관으로 되돌아가는 것을 피할 것 등의 경고를 하였다. 트리시에게 또한 일주일에 세 번씩 가정 운동 프로그램을 계속하도록 권하였고, 천천히 부하를 증가시키는 원리에 따라 점진적으로 활동 수준을 높이게 함으로서 건이 적응하는 것과 부하에 대한 24시간의 반응을 모니터링할 수 있게 하였다. 또한 그녀가 만약 질병이나 휴일로 인해 일상적인 일상생활에서 벗어나는 시간을 가졌을 경우 다시 천천히 활동계획에 따라 단계적으로 정상적인 활동으로 돌아갈 수 있도록 건이 적응할 수 있는 시간을 천천히 주라고 조언하였다. 어떤 증상에 악화가 있을 경우 즉각적인 적절한 조절을 통해 조기에 운동 프로그램으로 복귀할 수 있도록 해야 한다.

교육의 중요성은 말할 필요가 없다. 트리시의 근원적인 통증이 시작되었을 때, 그녀의 부하를 줄이지 않았고 그 대신 억지로 통증이 있는 쪽으로 더 밀었으며 걷는 동안 보폭을 더 늘려 문제를 더욱 악화시켰다. 현재 통증에 대한 두려움을 감소하는 방향으로 임상치료를 강조하고 있지만, 근골격계 임상가는 조기에 통각 유발 감각기(nociceptor-driven)의 경고를 들어야 한다는 것을 잊지 말아야 한다. 만약 트리시가 제공받은 장기적 관리 원칙을 준수한다면 미래의 악화를 피하거나 신속하게 해결할 수 있을 것이다.

임상추론 해설:

통증에 대한 교육은 현재 근골격계 분야에서 매우 유행하고 있는 주제이다. 이는 크게 볼 때 주로 척추부의 지속적 통증 환자에 대한 좋지 않은 결과에 대한 대처방안의 결과라고 할 수 있다. 이러한 많은 환자에게 단순한 통각–유발 구조물의 병리나 손상 통증 모델을 적용하는 것은 일반적으로 비만성 환자들을 위한 것이기 때문에 적절하지 않다는 것이 이미 명백히 밝혀졌다. 지속적인 통증 환자의 경우 심리사회적 특성에 대해 적절하게 평가하고 다루어야 한다. 그러나 때때로 Lorimer Moseley(제2장 참조)와 뇌–통증 패러다임의 변화에 대한 다른 영향력 있는 저자들의 메시지가 실제로 부적절하게 적용되고 있는 것은 안타까운 일이다. 첫째, 환자에 신체의 구조적 손상에 대한 두려움에 집중하지 않고 단지 환자에게 손을 대거나 도수치료적 중재를 사용하는 것은 비생산적이다. 그리고 둘째, 환자가 통증 회피 행동(pain-avoidance behaviours)을 하지 않도록 환자의 통증에만 집중해서는 안 된다. 이러한 잘못된 해석이 의미하는 것은, 신체적 손상이 만성 단계에서의 환자의 증상과는 관련이 없으므로 이것에 집중해서는 안 된다는 것이다. 트리시의 경우 18개월간 통증을 경험했음에도 불구하고 그녀는 통증의 원인과 관리방법에 대한 잘못된 이해를 다룬 교육과 근육 조절 그리고 근력에 대한 다양한 손상을 목표로 한 신체적 중재에 매우 잘 적응하였다. 치료사는 트리시가 이러한 장애를 교정할 수 있도록 언어적, 시각적 그리고 '도수적' 또는 촉각적 자극의 조합을 사용하였다. 또한 임상가가 조기에 강조한 것과 같이 '초기에 통각 유발 경고(nociceptor-driven warnings)'를 경청함으로써 트리시의 증상의 시작과 유지에 영향을 받은 행동을 이해하고 최소화할 수 있었다. 트리시는 이러한 행동과 관련 증상에 대해 두려워하지 않았는데, 그 이유는 그녀가 자신의 중요성을 이해하고 자신의 통증을 스스로 관리할 수 있는 교육을 받았기 때문이다.

참고문헌 References

Allison, K., Vicenzino, B., Wrigley, T., Grimaldi, A., Hodges, P., Bennell, K., 2016. Hip abductor muscle weakness in individuals with gluteal tendinopathy. Med. Sci. Sports Exerc. 48 (3), 346–352.

Almekinders, L.C., Weinhold, P.S., Maffulli, N., 2003. Compression etiology in tendinopathy. Clin. Sports Med. 22, 703–710.

Altman, R., Alarcon, G., Appelrouth, D., Bloch, D., Borenstein, D., Brandt, K., et al., 1991. The American College of Rheumatology criteria for the classification and reporting of osteoarthritis of the hip. Arthritis Rheum. 34, 505–514.

Alvarez-Nemegyei, J., Canoso, J.J., 2004. Evidence-based soft tissue rheumatology: III: trochanteric bursitis. J. Clin. Rheumatol. 10, 123–124.

Bird, P.A., Oakley, S.P., Shnier, R., Kirkham, B.W., 2001. Prospective evaluation of magnetic resonance imaging and physical examination findings in patients with greater trochanteric pain syndrome. Arthritis Rheum. 44, 2138–2145.

Birnbaum, K., Siebert, C.H., Pandorf, T., Schopphoff, E., Prescher, A., Niethard, F.U., 2004. Anatomical and biomechanical investigations of the iliotibial tract. Surg. Radiol. Anat. 26, 433–446.

Blankenbaker, D.G., Ullrick, S.R., Davis, K.W., De Smet, A.A., Haaland, B., Fine, J.P., 2008. Correlation of MRI findings with clinical findings of trochanteric pain syndrome. Skeletal Radiol. 37, 903–909.

Bolgla, L.A., Uhl, T.L., 2005. Electromyographic analysis of hip rehabilitation exercises in a group of healthy subjects. J. Orthop. Sports Phys. Ther. 35, 487–494.

Borg, G., 1982. Ratings of perceived exertion and heart rates during short-term cycle exercise and their use in a new cycling strength test. Int. J. Sports Med. 3, 153–158.

Burnett, R.S., Della Rocca, G.J., Prather, H., Curry, M., Maloney, W.J., Clohisy, J.C., 2006. Clinical presentation of patients with tears of the acetabular labrum. J. Bone Joint Surg. Am. 88, 1448–1457.

Byrd, J.W., 2007. Evaluation of the hip: history and physical examination. N. Am. J. Sports Phys. Ther. 2, 231–240.

Cook, J.L., Purdam, C., 2012. Is compressive load a factor in the development of tendinopathy? Br. J. Sports Med. 46, 163–168.

Cook, J.L., Purdam, C.R., 2013. The challenge of managing tendinopathy in competing athletes. Br. J. Sports Med. 48 (7), 506–509.

Cowan, S.M., Bennell, K.L., Hodges, P.W., Crossley, K.M., McConnell, J., 2003. Simultaneous feedforward recruitment of the vasti in untrained postural tasks can be restored by physical therapy. J. Orthop. Res. 21, 553–558.

Fearon, A.M., Scarvell, J.M., Cook, J.L., Smith, P.N., 2010. Does ultrasound correlate with surgical or histologic findings in greater trochanteric pain syndrome? A pilot study. Clin. Orthop. Relat. Res. 468, 1838–1844.

Fearon, A.M., Scarvell, J.M., Neeman, T., Cook, J.L., Cormick, W., Smith, P.N., 2013. Greater trochanteric pain syndrome: defining the clinical syndrome. Br. J. Sports Med. 47, 649–653.

Grimaldi, A., Mellor, R., Nicolson, P., Hodges, P., Bennell, K., Vicenzino, B., 2016. Utility of clinical tests to diagnose MRI-confirmed gluteal tendinopathy in patients presenting with lateral hip pain. Br. J. Sports Med. 51, 519–524.

Grimaldi, A., Mellor, R., Nicolson, P., Hodges, P., Bennell, K., Vicenzino, B., 2017. Utility of clinical tests to diagnose MRI-confirmed gluteal tendinopathy in patients presenting with lateral hip pain. Br. J. Sports Med. 51 (6), 519–524.

Grimaldi, A., Richardson, C., Durbridge, G., Donnelly, W., Darnell, R., Hides, J., 2009a. The association between degenerative hip joint pathology and size of the gluteus maximus and tensor fascia lata muscles. Man. Ther. 14, 611–617.

Grimaldi, A., Richardson, C., Stanton, W., Durbridge, G., Donnelly, W., Hides, J., 2009b. The association between degenerative hip joint pathology and size of the gluteus medius, gluteus minimus and piriformis muscles. Man. Ther. 14, 605–610.

Hardcastle, P., Nade, S., 1985. The significance of the Trendelenburg test. J. Bone Joint Surg. Br. 67, 741–746.

Hoeger Bement, M.K., Dicapo, J., Rasiarmos, R., Hunter, S.K., 2008. Dose response of isometric contractions on pain perception in healthy adults. Med. Sci. Sports Exerc. 40, 1880–1889.

Hoffmann, A., Pfirrmann, C.W., 2012. The hip abductors at MR imaging. Eur. J. Radiol. 81, 3755–3762.

Kosek, E., Ekholm, J., 1995. Modulation of pressure pain thresholds during and following isometric contraction. Pain 61, 481–486.

Kosek, E., Lundberg, L., 2003. Segmental and plurisegmental modulation of pressure pain thresholds during static muscle contractions in healthy individuals. Eur. J. Pain 7, 251–258.

Labrosse, J.M., Cardinal, E., Leduc, B.E., Duranceau, J., Remillard, J., Bureau, N.J., et al., 2010. Effectiveness of ultrasound-guided corticosteroid injection for the treatment of gluteus medius tendinopathy. AJR Am. J. Roentgenol. 194, 202–206.

Lesher, J.M., Dreyfuss, P., Hager, N., Kaplan, M., Furman, M., 2008. Hip joint pain referral patterns: a descriptive study. Pain Med. 9, 22–25.

Long, S.S., Surrey, D.E., Nazarian, L.N., 2013. Sonography of greater trochanteric pain syndrome and the rarity of primary bursitis. AJR Am. J. Roentgenol. 201, 1083–1086.

Mellor, R., Bennell, K., Grimaldi, A., Nicolson, P., Kasza, J., Hodges, P., et al., 2018. Education plus exercise versus corticosteroid injection use versus a wait and see approach on global outcome and pain from gluteal tendinopathy: prospective, single blinded, randomised clinical trial. BMJ. 361, k1662. doi:10.1136/bmj.k1662.

Peterson-Kendall, F., Kendall-McCreary, E., Geise-Provance, P., Rodgers, M., Anthony Romani, W., 2005. Muscles Testing and Function With Posture and Pain. Lippincott Williams and Wilkins, Philadelphia.

Pfirrmann, C.W., Notzli, H.P., Dora, C., Hodler, J., Zanetti, M., 2005. Abductor tendons and muscles assessed at MR imaging after total hip arthroplasty in asymptomatic and symptomatic patients. Radiology 235, 969–976.

Register, B., Pennock, A.T., Ho, C.P., Strickland, C.D., Lawand, A., Philippon, M.J., 2012. Prevalence of abnormal hip findings in asymptomatic participants: a prospective, blinded study. Am. J. Sports Med. 40, 2720–2724.

Reiman, M.P., Goode, A.P., Hegedus, E.J., Cook, C.E., Wright, A.A., 2013. Diagnostic accuracy of clinical tests of the hip: a systematic review with meta-analysis. Br. J. Sports Med. 47, 893–902.

Rudavsky, A., Cook, J., 2014. Physiotherapy management of patellar tendinopathy (jumper's knee). J. Physiother. 60, 122–129.

Schmitz, M.R., Campbell, S.E., Fajardo, R.S., Kadrmas, W.R., 2012. Identification of acetabular labral pathological changes in asymptomatic volunteers using optimized, noncontrast 1.5-T magnetic resonance imaging. Am. J. Sports Med. 40, 1337–1341.

Segal, N.A., Felson, D.T., Torner, J.C., Zhu, Y., Curtis, J.R., Niu, J., et al., 2007. Greater trochanteric pain syndrome: epidemiology and associated factors. Arch. Phys. Med. Rehabil. 88, 988–992.

Tibor, L.M., Sekiya, J.K., 2008. Differential diagnosis of pain around the hip joint. Arthroscopy 24, 1407–1421.

Viradia, N.K., Berger, A.A., Dahners, L.E., 2011. Relationship between width of greater trochanters and width of iliac wings in tronchanteric bursitis. Am. J. Orthop. 40, E159–E162.

요추 수술 후 재활에 대한 통증과학 접근

13

A Pain Science Approach to Postoperative Lumbar Surgery Rehabilitation

Adriaan Louw • Ina Diener • Mark A. Jones / 이완희

주관적 검사 Subjective Examination

병력 History

6개월 전, 59세 남성 댄(Dean)은 상담을 위해 물리치료 클리닉을 방문하였다. 그는 허리 통증 및 오른쪽 다리와 발의 통증을 호소하였다. 그는 구체적인 부상이나 사고를 당한 적이 없다고 했지만 지난 5년 동안 등과 다리의 통증이 오히려 악화되고 있다고 설명하였다. 그는 자신의 첫 번째 허리통증 경험을 회상했고 그 이후 간헐적인 통증을 경험하였다. 그 경험들은 더 자주 그리고 오래 지속되는 것으로 나빠졌고, 궁극적으로 오른쪽 다리의 통증과 무감각이 증가하였다. 증상이 진행되면서 카이로프랙틱, 약물치료(비스테로이드성 항염증 및 근육이완제), 물리치료(스테로이드성 항염증 및 근육이완제), 마사지 치료 등 다양한 보존적 치료를 받았다. 모든 것이 잠시 동안 도움이 되는 것 같았으나 며칠 이상 완화되지는 않았다.

개인적 상황 Personal Circumstances

댄은 결혼했으며 3명의 자녀가 있었다. 그의 직업은 트럭 운전사이며, 장기간 앉아 있고 2~20kg을 들어 올리고 내리는 일을 한다. 직장 밖에서 댄은 다양한 작은 농작물을 심고 가축을 기르는 '취미농부'이다. 그의 증상이 지속되는 것을 고려해 봤을 때, 그의 등과 다리 통증에 어떤 선택이 가능한지 확인하고 전문 척추 치료와 상담을 받기 위해 우리 클리닉에 문의했다.

증상 부위 및 행동 Area and Behaviour of Symptoms

댄은 등과 다리의 통증이 처음 시작되었을 때 통증을 완화시킬 방법을 찾을 수 있었다고 하였다. 그러나 현재 그는 등 아랫부분(L4–S1) 전체에 걸쳐 지속적으로 가변적이며 깊은 통증이 있으며, 오른쪽 다리에 타는 듯한 지속적인 통증이 동반되는 것을 간헐적으로 무감각한 느낌과 함께 설명하였다.

다리통증은 2가지 통증 중 가장 심했다(L5와 S1의 피부절) [그림 13-1]. 댄은 다리 또는 발에 감각이상을 나타내지 않았고 나머지 신체차트는 눈에 띄지 않았다. 다리 증상은 5분 이상 서 있을 때와 10분 이상 걸었을 때 악화되었고, 몇 분간 앉아 있으면 크게 완화되었다. 그는 아침과 오후에는 허리에서 느껴지는 중간 강도의 뻣뻣함, 다리통증으로 밤에 잠을 잘 수 없다고 어려움을 호소하였다. 허리통증은 근무시간에 트럭을 타고 내리는 것뿐만 아니라 앉는 것에서부터 서 있는 것 등 움직일 때 더욱 심해졌다.

전신 건강, 약물 및 오스웨스트리 기능장애 척도 General Health, Medication and Oswestry Disability Index Score

댄의 일반적인 건강상태(약물복용 설문지)는 지난 40년 동안 흡연자였던 것을 제외하고 주요 의학적 문제를 찾아내지 못하였다. 그는 과거에 어떤 중요한 의학적 검사나 치료도 거부했었다. 그가 현재 복용하고 있는 약은 막안정제(membrane-stabilizing drug, Lyrica^{TM})로, 댄은 약이 수면을 어느 정도 도와주었다고 믿고 있었다. 그의 섭취방식에 따르면 오스웨스트리 기능장애 척도(ODI) 점수는 54%(중증장애)이고 통증 등급은 7/10이었다. 위험신호는 감지되지 않았다.

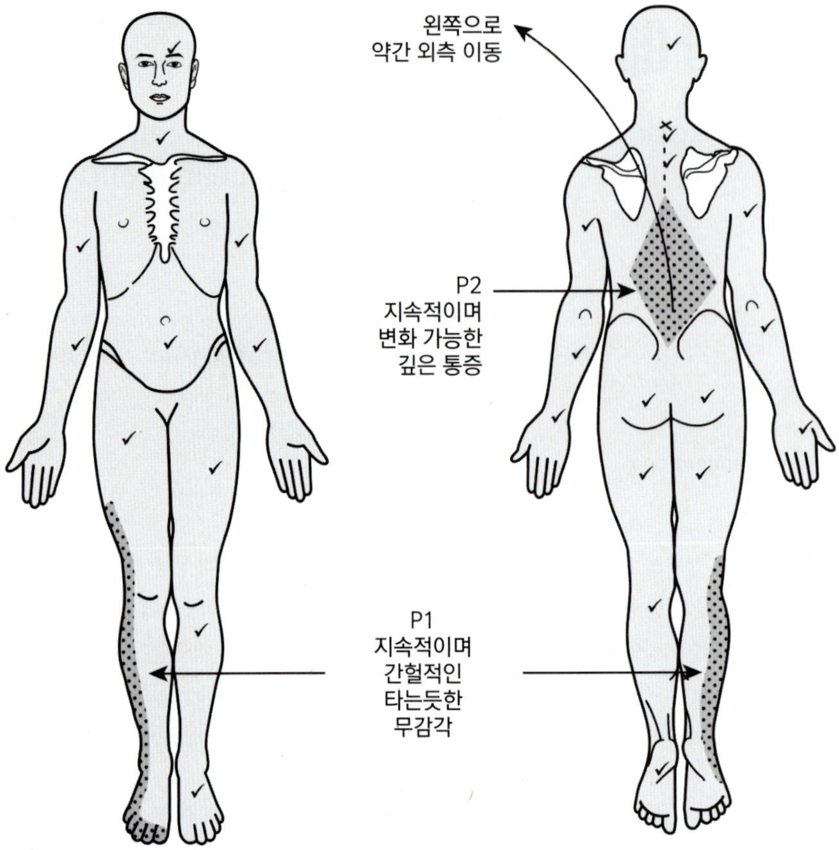

그림 13-1 등과 다리 통증 및 다리 무감각을 표현한 신체차트. 체크 표시는 증상이 없는 곳을 의미한다.

신체검사 Physical Examination

관찰 Observation

- 댄은 약간 구부정하게 걸었고 중간 정도로 괴로워 보였다.
- 서 있는 자세는 요추전만이 감소하면서 가벼운 몸통-전방 굴곡(그는 고통의 완화를 보고했다)을 나타낸다. 댄은 앞으로 구부러진 자세를 바로잡고 좀 더 꼿꼿하게 서 있으라는 요구에 허리 통증이 심해졌다.
- 좌측으로 가벼운 측면 중간 요추 이동이 서 있는 자세에서 뚜렷이 보였다. 허리통증과 다리통증은 모두 측면 이동 교정에 따라 증가하였다.

능동 움직임 검사([그림 13-1]에 따른 휴식 시 증상 – 지속적인 다리 및 허리 통증)

Active Movement Tests (Resting Symptoms as per Fig. 13.1 - Constant Leg and Low Back Pain)

요추의 움직임 범위(예상된 정상 움직임 범위의 추정 백분율)와 통증 반응은 다음과 같았다:

- 굴곡 50%; 보고된 강직 > 통증; 허리통증이나 다리통증의 변화 없음
- 신전 20%; 허리통증 및 다리통증이 8/10까지 증가
- 오른쪽 측방굴곡 20%; 오른쪽 다리 통증 재현 8/10
- 왼쪽 측방굴곡 75%; 통증 없음

신경학적 검사 Neurological Examination (Butler, 2000)

- 감소된 우측 비복근 반사

- 감소된 엄지발가락의 신전(L5) 및 우측 발목 내번(S1)
- 오른쪽 엄지발가락의 등쪽(L5) 및 오른발 측면 경계(S1)의 감각 감소

하지직거상 Straight Leg Raise (SLR) (Butler, 2000)

- 좌측 60도; 증상이 재현되지 않음, 뒷부분 허벅지에서 '근육의 긴장'으로 움직임 정지
- 오른쪽 20도, '다리 통증' 재현 - 배측굴곡, 고관절 내전 및 고관절 내회전 시 증가

추가 검사는 실시되지 않았으며 댄과의 논의(그리고 동의)후 주치의와 상담하였다. 명확한 신경학적 결과를 바탕으로 이전 물리치료의 실패 및 악화로 인해 그의 주치의와 협력하여 댄에게 위험신호를 배제하기 위한 영상 연구를 하기로 결정하였다.

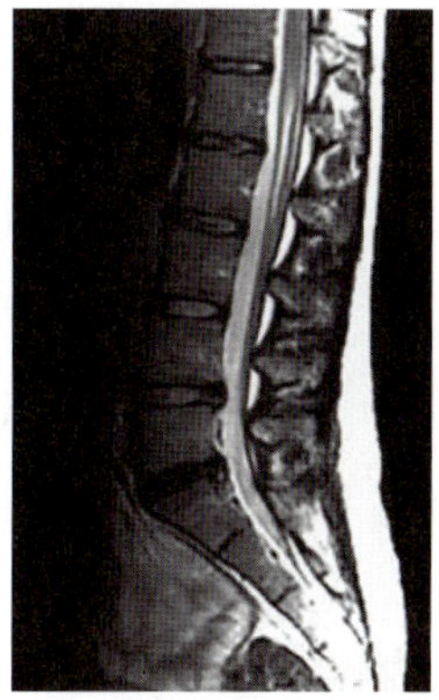

그림 13-2 수술 전 MRI (환자 자기공명영상) 스캔

몇 주 후, 댄은 허리 척추의 MRI 촬영을 했는데, L4 / L5및 L5/ S1 추간공에 심한 퇴행성 척추관 협착이 나타났으며, L5 /S1의 디스크 돌출, L5/ S1에서 낮은 단계의 전방전위증이 나타났다[그림 13-2].

이러한 영상 결과와 진행 중인 고통과 장애를 감안하여 댄은 세 차례 경막외 스테로이드 주사를 맞았지만, 증상이 좋아지지 않았다. 그는 결국 L5/S1 척추 후궁절제술과 추간판절제술을 받았고, L5 /S1에서 척추간 공수합체 융합(transforaminal lumbar interbody fusion, TLIF)과 함께 S1 신경근을 감압하고 퇴행성 변화(Ostelo 등, 2003c)를 제거하였다. 추궁판(lamina)(오른쪽)을 제거하고, 이어서 L5와 S1 신경근 주변에 있는 디스크 물질을 감압하여 제거하였다. 각 레벨(L5 및 S1)에서는 2개의 척추경 나사못을 각 측면의 척추기둥에 삽입한 다음 L4와 L5 사이에 연결막대를 삽입하였다. 댄은 회복을 확인하기 위해 3일간 입원하였고, 입원환자의 물리치료(보행, 이동, 유연한 허리지지대 사용)후, 다음 4주 동안 점차적으로 스스로 벗어날 수 있도록 지시를 받고 퇴원하였다.

수술 4주 후, 댄은 다시 척추외과 의사를 찾았다. 후속 관찰에서 그는 제한된 능동적 요추 운동, 허리통증, L5 및 S1 피부절에서 지속적인 통증(수술 전보다 50% 감소)으로 인한 수면장애를 경험하였다. 이 시점에서 외과 의사는 수술 후 재활을 위해 물리치료를 권하였다. 댄은 다음과 같은 내용의 스크립트를 참조했다: "필요에 따라 평가하고 치료하라"-TLIF / 감압 장치 L5 / S1. 안정화, 통증 조절 및 기능에 중점을 둔다.

추론 질문:

1. 추가 신체검사 및 치료를 포기할 것인지 결정하고 그러한 판단을 내린 주요 특징을 강조하여 댄의 주치의와 상담하시오.

추론 질문에 대한 답변:

댄은 악화되는 신경학적 결손을 보이고 그의 증상을 바꾸는 데 있어서 이전 재활은 제한적 효과를 보여주었다. 징후와 증상은 신경근육에 관여하는 진행성 퇴행성 척추협착증을 나타냈다(Kovacs 등, 2011; Backstrom 등, 2011; Tran de 등, 2010).

- 잠행성 발병
- 자연적 진행
- 오른쪽 측면 L5 및 S1 신경근의 관여와 일치하는 신경학적 징후 및 증상
- 점진적 기능 악화
- 추간공의 공간 증가(굴곡, 기울이기, 앉음)와 관련된 움직임/자세는 증상을 완화시켰다.
- 추간공의 잠긴 위치 및 하중작업과 자세는 그의 증상을 증가시켰다(걷기, 서기, 신전, 관련 측면을 향한 측면 굴곡).
- 다리는 허리보다 증상이 더 나빴다.

그의 점진적인 신경학적 결손, 과거의 보존적 치료 실패, 악화되는 고통과 장애 때문에 보존적 치료는 추가적 도움이 되지 않을 것으로 보였다. 비록 광범위하지는 않지만, 이러한 치료법에는 도수치료와 운동법이 포함되어 있었으며, 척추협착증 환자의 치료에 중요한 요소로 작용하지만 댄의 경우에는 큰 도움이 되지 못했다.

게다가, 그는 진행 중인 악화의 원인을 찾기 위한 어떤 공식적인 방사선 영상도 보고하지 않았다. 방사선 영상을 수행해야 하는 몇 가지 이유는 다음과 같다.

1. 잠재적으로 악화되는 증상의 원인을 진단하는 데 도움이 된다.
2. 모든 빨강 위험신호 판별
3. 추이를 확립하기 위한 미래의 잠재적 방사선 영상과 비교될 그의 척추에 어떤 퇴행적인 변화기준을 제공한다.
4. 수술 및/또는 경막외 스테로이드 주사와 같은 잠재적인 침습적 치료에 필요하다.

댄의 증상은 몇 년 동안 존재해 왔고 신경학적 결손에 특정되어 악화되어 온 것으로 보아, 신경에 영구적인 변화가 나타나고, 그 결과 영구적인 결손으로 이어질 수 있다는 추가 우려가 있었다. 영구적인 변화는 신경조직에 대한 지속적인 자극 및/또는 기계적 간섭으로 발생할 수 있다는 것이 잘 알려져 있다(Lundborg 등, 1983; Lundborg과 Dahlin, 1996).

임상추론 해설:

댄의 주치의와 상담하는 결정을 뒷받침하는 임상적 추론은 제1장에서 논의된 몇 가지 '가설 범주'에 대한 판단을 포함한다. 여기에는 '증상의 원인'과 '병리학'(예를 들어 신경근육에 관여하는 진행성 퇴행성 척추협착증의 임상 패턴 인식), '신체검사 및 치료에 대한 사전 주의와 금기'(예 진행성 신경적 결핍, 상당한 통증 및 장애, 진행성 악화의 원인을 탐색하고 적신호를 배제하기 위한 공식적인 영상자료의 결여, 신경조직의 영구적 변화와 영구적 결손 가능성에 대한 우려), '관리'(예 수술 및/또는 경막외 스테로이드 주사) 및 '예후'(적절한 중재를 통합한 이전의 보존적 치료의 실패). 이러한 판단은 반드시 순차적 또는 선형적 방식으로 이루어지는 것은 아니다(즉, 한 번에 또는 임의의 특정 순서로 고려되는 하나의 가설 범주). 즉, 획득된 정보는 몇 가지 가설을 알려줄 수 있다(예 신경근 침범에 대한 가설을 이끌어 내는 동일한 정보는 '사전 주의', '관리' 및 '예후'에 대한 영향을 미친다). 마찬가지로 임상의는 특정한 초점이나 가설 범주를 염두에 두고 질문하는 것이 일반적이지만(예 출처와 관련 병리학 vs 정신사회학) 환자의 반응은 질문받은 것과는 다르거나 그 이상의 것을 제공하며, 잠재적으로 관련 있는 정보를 놓치지 않도록 추론할 수 있는 유연성이 요구된다(제1장의 '변증법적 추론'에 대한 논의 참조). 실제로 숙련된 임상의는 일반적으로 진전하는 환자 접점의 여러 단계에서 여러 범주에 걸쳐 여러 가설을 고려해야 한다.

수술 후 물리치료 방문 1 (수술 후 5 주)

Postoperative Physical Therapy Appointment 1 (5 Weeks Post-op)

주관적 검사 Subjective Examination

댄은 낮은 등급(3/10)이고 일정하고 가변적인 허리통증뿐만 아니라 L5와 S1 피부절(5/10 NRS)에 해당하는 다리 통증을 나타냈다. 그는 무감각은 없었지만 발 옆면에 간헐적으로 저림 증상이 나타났다고 하였다[그림 13-3]. 그는 원래 수술 전 상담에서 자신의 병력에는 변화가 없으며, 잠을 잘 수 있도록 막안정제를 사용하고 있다고 밝혔다. 그는 진통제의 사용을 중단했었다. 그의 ODI 점수(50%)는 심각한 장애(Hakkinen 등, 2007)를 나타냈으며, 신체활동(FABQ-PA)과 작업(FABQ-W)에 대한 공포 회피 반응 설문지(FABQ-W)는 각각 높은 공포 회피 점수(22점, 35점)를 보였다(Fritz와 George, 2002). 댄은 일을 다시 하지는 못했지만 그의 트럭 운전과 농사를 포함하여 정상적인 활동을 위한 동기부여를 받았다. 그는 하루에 3~4번 1km를 걷고 있었다. 이러한 걸음은 통증을 완화했지만 거리가 1km를 넘으면 통증이 증가하기 시작해서 먼 거리를 걷기보다는 짧은 거리를 자주 걸었다. 더 많은 질문을 받자, 댄은 수술 후 지속적인 통증 수준에 대해 전반적인 불안감과 불확실성을 밝혔다. 어느 정도 통증이 완화됐다고 보고했지만, 그는 수술 후 비교적 '통증이 없을 것'이라는 인상을 받았으며, 시간이 지남에 따라 실제로 통증이 증가할 것을 우려했다.

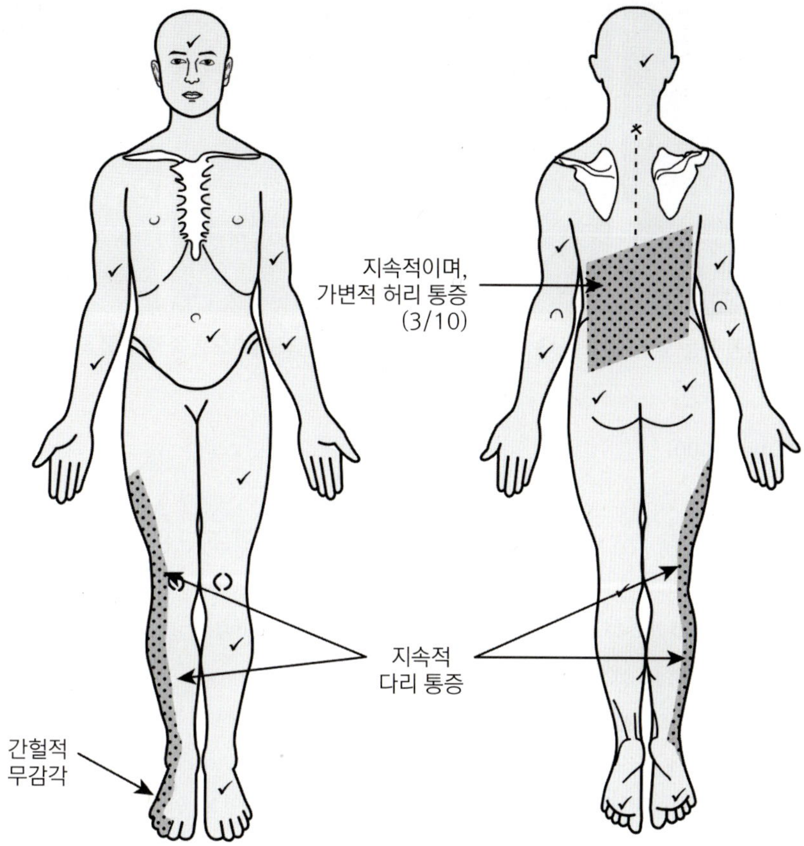

그림 13-3 수술 후 신체차트. 체크 표시는 증상이 없는 부위를 나타낸다.

신체검진 Physical Examination

관찰 Observation

- 몸통이 약간 굴곡된 상태로 걷기
- 서 있기 및 걸을 때 요추전만의 상실
- L2–S2 중앙부에 외과수술 흉터

능동 움직임 검사(휴식 통증 3/10) Active Movement Tests (Resting Pain 3/10)

요추의 움직임 범위(예상된 정상비율) 및 통증 반응[그림13-4] (Maitland 등, 2005):

- 굴곡 75%; 강직 보고에 의해 정지, 통증 보고 없음
- 신전 10%; 허리통증에 의한 정지(최대 7/10)
- 왼쪽 측방굴곡 25% ; 통증 없음
- 오른쪽 측방굴곡 25% ; 통증 없음

신경학적 검사 Neurological Examination

- 좌우 하퇴부(진동, 반사 및 근력)의 검사–양방향으로 온전하고 동일(Butler, 2000)

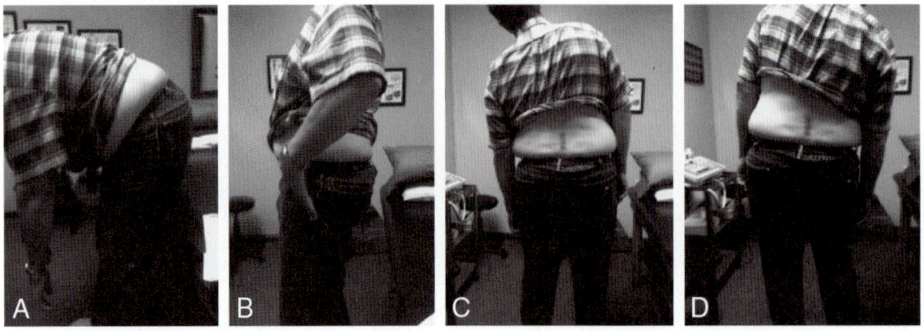

그림 13-4 수술 후 요추 능동 운동 범위. (A) 굴곡, (B) 신전, (C) 왼쪽 측방굴곡, (D) 오른쪽 측방굴곡

하지직거상 SLR (Butler, 2000)

- 왼쪽 60도; 슬괵근의 긴장으로 중지
- 오른쪽 45도; 종아리 중간까지 후 측면 다리의 통증 재현, 다리 배측굴곡의 증가, 고관절 내전과 내회전

고관절 수동 움직임 검사 Hip Joint Passive Range-of-Movement Screening

- 정상적인 한도 내에서 고관절 굴곡, 왼쪽=오른쪽
- 외회전 정상, 유발증상 없음, 왼쪽=오른쪽
- 정상적인 양방향의 50% 내회전, 강직 > 통증, 왼쪽=오른쪽(대전자 주변 통증)
- 굴곡/내전 결합에 압박 더함(예 '사분위' 검사(Maitland 등, 2005): 증상 재현 없음, 왼쪽=오른쪽

경골신경에 대한 Tinnell 검사 Tinnell Test of the Tibial Nerve (Walsh와 Hall, 2009a)

- 오른쪽 경골신경 통증 유발 시 양성(후방 슬관절 중간 선 및 후방 거골 터널)
- 왼쪽 다리 경골신경 촉진에 대한 통증 유발과 민감성 없음

운동 조절 Motor Control (Richardson et al., 2004, Puentedura et al., 2009)

댄은 요추에 대한 스트레스를 최소화하기 위해 무릎을 구부리고 누운 자세로 있는 동안 안정화 메커니즘을 활성화시키는 능력을 평가하기 위해 척추 안정화 '드로우-인' 기법을 시행하였다. 동작 전에, 그는 전후 골반기울기의 최종 범위 위치를 반복하고 양 끝의 중간에서 가장 편안한 위치를 찾음으로써 척추가 중거리에 가까운 가장 편안한 위치에 있는지 확인하였다. 댄이 드로우-인 동작을 하려고 했을 때, 육안으로 검사한 결과 과한 끌기, 표면 근육의 과도한 원치 않는 골반 움직임 등 다양한 보상전략이 드러났다.

추론 질문:

2. 이 단계에서는 발작성, 신경성 및/또는 발작성 통증 유형의 존재에 관한 가설과 뒷받침되는 증거(댄의 표현 및 연구로부터)에 관하여 논하시오.

추론 질문에 대한 답변:

댄의 수술 후 임상 표현은 기계적 민감도(전도 이상 없음)로 인해 L5와 S1 신경근의 지속적인 신경성 통증과 일치했다(Smart 등, 2012a, 2012b, 2012c, 2009). 이러한 해석은 지속적인 높은 수준의 통증, 야간통증의 유무, 걷기를 통한 증상 완화(좌골신경 및 유산소 운동을 위한 자연스러운 '슬라이더 운동')와 SLR 및 Tinnell 검사(Smart 등, 2012a, 2012b, 2012c, 2009; Walsh와 Hall, 2009b)에 의해 뒷받침된다. 생물학적으로 기계적(예 협착증, 골극)과 염증적(예 추간판 탈출증) 메커니즘이 근위 신경근의 탈수초화를 유발하여 노출되고, 민감한 신경근을 형성하고 배근신경절의 활성화가 일어나는 것으로 잘 알려져 있다. 신경계의 이러한 민감성(기계적 및 생리학적)은 요추 수술 후 지속적 통증의 원인으로 알려졌다(Piperno 등, 1997; Ulrich 등, 2007). 댄의 경우 수술로 신경근육이 감퇴되어 약하고 무감각하며 반사작용도 감소하는 등 신경학적 결과가 좋게 나타났다.

추론 질문:

3. FABQ에 대한 댄의 점수와 관리 및 예후와 관련하여 자신의 현재 상태(예 이해, 인지, 감정 / 대처 및 관심/ 동기부여/ 자기 효능감)에 대한 관점에 대한 당신의 해석은 무엇인가?

추론 질문에 대한 답변:

'노랑 위험신호' 연구(Kendall 등, 1997; Grotle 등, 2006)에 따라 두려움 회피에 많은 주의를 기울였고 직장으로 복귀할 가능성에 관해 문턱이 설정되었다. FABQ−W 점수 > 34 및 FABQ−PA 점수 >14는 업무에 복귀하지 않을 가능성이 더 높은 것과 관련이 있다고 제시되었다(Fritz와 George, 2002; Burton 등, 1999). 댄의 경우 그는 일과 신체활동의 하위 기준을 모두 초과해 업무에 복귀하지 않을 위기에 처했다. 트럭 운전과 '취미농사'의 육체적인 요구로 볼 때, 그가 FABQ 점수가 높은 것은 타당해 보였다. 게다가 댄은 수술 후 지속적인 통증을 경험했는데, 그는 그의 기대에 반하는 것으로 보고하였다. 수술 후 예기치 않은 통증은 두려움을 증가시킨(Louw 등, 2009; Toyone 등, 2005). 외과 의사는 수술 후 환자에게 통증이 거의 또는 전혀 없을 거라고 예상하는 경우가 많은 것으로 나타났으며(Louw 등, 2009; Toyone 등, 2005), 이는 현재의 증거와 경험에 반하는 것으로 보인다(Louw 등, 2014b). 댄은 업무와 기능 복귀에 대해 좋은 태도를 보였으며 동기부여가 매우 강한 것처럼 보였지만, 이 '예상치 못한' 고통은 그의 점수에서 FABQ 점수를 증가시켰을 수도 있다. 댄의 관리계획에 따라, 이 정신사회적 문제는 통증, 두려움 및 통증의 파국화가 운동 조절에 부정적인 영향을 미칠 수 있다고 잘 정립되어 있으므로 해결이 필요한 중요한 문제로 나타날 것이다(Moseley와Hodges, 2005, Moseley 등, 2004).

추론 질문:

4. '증상'과 '병리학'의 발생 가능한 원인에 대한 댄의 신체검과 결과에 대해 어떻게 해석했는가? 그리고 그의 활동과 참여 제한에 '기여요소'가 될 가능성이 있는가?

추론 질문에 대한 답변:

댄의 수술 후 신체검사 결과 제한된 움직임, 증가된 민감성 및 신경혈관 구조 감압의 양성이 발견됐다. 적당히 일관되게 통증을 유발하는 신체적 손상의 존재에 의해 뒷받침되는 통각수용 원인은 다음과 같은 가능성이 있다.

- 수술 부위/절개
- 변화된 생체역학 및 인접한 관절과 조직에 대한 하중(위의 척추 수준 및 천장관절 및 고관절과 같은 아래 구조)

말초신경병증성 기전도 다음과 같은 기여를 할 가능성이 있다.

- 지속적인 압박, 화학적 자극 및 탈수초화로 인한 민감한 말초신경의 통증
- 운동 및 혈류 증가와 관련이 있을 수 있으며, 이는 신경 민감성을 증가시킬 수 있다(Butler, 2000).

게다가 공포 회피는 운동 감소와 관련이 있으며, 그의 제한된 운동 및 활동/참여 제한에 대한 중요한 기여요인이 될 수 있다.

임상추론 해설:

수술 전 신경학적 결손 및 관련 병리학의 영상 증거는 신경성 통증에 대한 현대의학적 기준을 충족했을 것이다(Haanpaa 등, 2011; Cruccu 등, 2010; Treede 등, 2008). 그러나 수술 후 특정 치료전략의 선택에 중요한 '신경통 기계적 민감도'의 임상 패턴이 인식되었다.

제4장에서 권고한 바와 같이, 댄의 '관점'(즉, 정신사회적 지위)에 대한 평가는 환자 면담과 검증된 설문지 사용을 통해 얻은 정보를 포함시켰다. 환자의 관점을 이해하는 것이 관리(예 맥락과 관련된 치료 신경과학 교육지도)에 중요하지만 FABQ와 같은 설문지는 업무 복귀와 같은 중요한 고려사항에 대한 예측타당성을 추가하는 양적 평가를 제공한다. 환자의 관점은 긍정적인 것에서부터 부정적인 것까지 연속체를 따라 존재하며 매우 개인적이다(Pincus와 Morley, 2001). 댄의 높은 FABQ 점수는 '합리적'으로 평가되었으므로 스트레스 연속성이 낮고 잠재적으로 수정 가능하다는 것을 의미한다. 댄이 일과 기능 복귀로 좋은 태

도를 취하고 높은 동기부여를 보인다는 판단은 예후를 강화시키는 긍정적인 관점에 대한 중요한 관심을 보여 준다.

주관적 검사의 임상추론은 신체검사 내내 계속되며, 통각수용 및 말초신경통 유형에 관한 이전의 가설에서 명백해진 바와 같이 신체검사 결과의 해석을 통해 뒷받침된다. 가능한 통각의 원인(예 척추관절, 천골관절, 고관절)과 잠재적 기여인자(예 변형된 생체역학 및 하중)가 가설을 세우고, 환자의 관점(예 댄의 공포 회피)이 더욱 뒷받침되고 신체 운동 감소와 관계가 있다.

관리 Management

검사 결과와 댄의 구체적인 목표(복직과 취미농부)에 대한 논의를 거쳐 2단계로 관리하기로 하였다. 첫 번째 단계는 통증 조절에 초점을 맞추고, 두 번째 단계는 운동조절과 기능에 초점을 맞춘다.

1단계: 통증 조절 Phase 1: Pain Control

첫 번째 단계의 주요 목표는 댄의 지속적인 고통과 높은 수준의 공포 회피를 해결하는 것이었다. 그의 통증과 통증에 대한 두려움이 완화되고 통증이 없는 운동과 수면이 향상되면 2단계 재활을 최대한 활용하여야 한다. 신경통 개선 효과를 얻기 위해 치료용 신경과학 교육, 이동범위 운동, 신경조직 동원, 유산소 운동을 포함하여 신경과민 감소에 도움이 되는 것으로 알려진 전략이 활용되었다.

2단계: 운동 조절 및 기능 Phase 2: Motor Control and Function

진료계획은 댄의 고통, 두려움 및 운동능력이 만족스러운 수준으로 개선되는 즉시 운동 조절을 도입하는 것을 목표로 하였다. 허리통증, 높은 수준의 두려움 및 낮은 수준의 척추 안정화 수행에 대한 그의 지속적인 병력을 고려할 때, 특정 수축/근육군을 분리하는 데 과도하게 집중하지 않고 허리-골반근육의 보다 일반화된 공동분석에 초점을 맞추기로 결정하였다(Louw와 Puentura, 2013).

치료 Treatment

평가를 완료하고, 간단한 치료적 신경과학 교육으로 치료를 시작하였다. 최근 개발된 수술 전 신경과학 교육 프로그램/책자의 한 부분을 사용하여 댄이 수술 후에도 통증을 겪는 이유로 과민성 신경계(Louw 등, 2013, 2014a; Louw, 2012) 개념을 설명하는 데 도움을 주기로 결정하였다. 학습 경험을 촉진하기 위해, 그는 급성 통증의 기능과 민감성의 개념을 설명하기 위한 다양한 이미지, 예시, 비유 등을 제공받았다[표 13-1].

이번 첫 번째 신경과학 교육과정은 그의 문제와 그의 두려움-무감각 행동을 뒷받침하는 것으로 보이는 통증에 대한 댄의 확신을 다루기 위한 것이었다. 10분간의 짧은 세션은 다음과 같은 한 가지 메시지에 초점을 맞췄다 치료적 신경과학 교육 세션의 전반적인 목표는 정보에 대한 교육/노출을 적절하게 조절하는 것이었다. 따라서 이 시점에서 그만두고 다음과 같은 과제를 제공하기로 결정하였다.

1. 통증에 구애받지 않고, 계속 걸으면서 2일에 한 번 정도 1~2분을 더하는 것을 목표로 삼는다.
2. 신경과학 교육에 관해 그에게 제공된 정보를 검토하고, 돌아올 때 정보에 대해 가질 수 있는 질문을 한다.
3. 자신의 경우 어떤 요인이(생명, 수술, 직업, 등) 정상적인 휴식 수준으로 돌아가는 것과는 반대로 '경고시스템'이 '과민반응'으로 남아 있었던 이유에 대해 생각해 본다.

퇴원하기 전, 댄은 논의되고 합의된 치료계획에 대한 설명을 제공받았다 -지속적인 치료적 신경과학 교육, 시간이 지남에 따라 안정화, 운동범위 및 유산소-외과 의사의 지시에 따라 주 2회씩 4주간 물리치료를 받을 예정이었고, 그 후에는 외과 의사와 후속 상담을 한다.

표 13-1

급성 통증의 기능과 환자에 대한 민감도의 개념을 설명하기 위해 사용한 표, 예제 및 비유

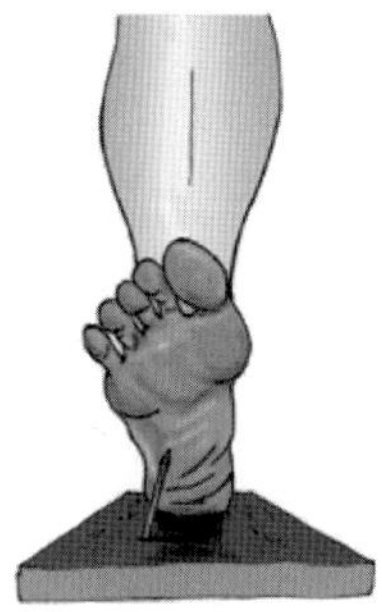

발에 있는 못의 시각적 예

- 녹슨 못을 밟았을 때 무엇을 알고 싶은가? 그 이유는?
  - 도움 받기
  - 파상풍 주사
  - 못 제거
  - 못 주의하기
- 발에 못이 있는지 어떻게 아는가?
- 메시지는 발에서 척수로, 그리고 나서 뇌로 이동한다.
- 뇌는 당신의 주의를 끌기 위해 통증을 유발하고 당신이 문제를 돌보게 한다.

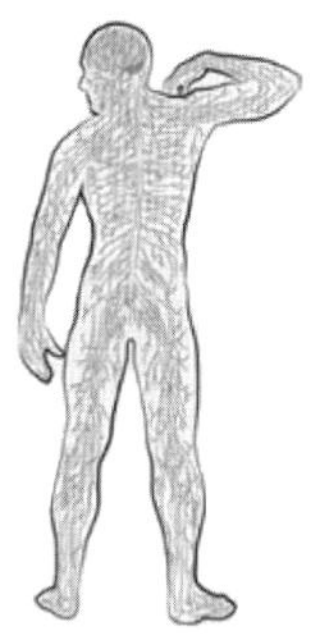

인체신경계

- 이것은 신체의 신경계통이다.
- 400개의 개별신경이 들어 있으며, 길이는 총 70km 이상이다.
- 모든 신경이 고속도로처럼 연결되어 있다.

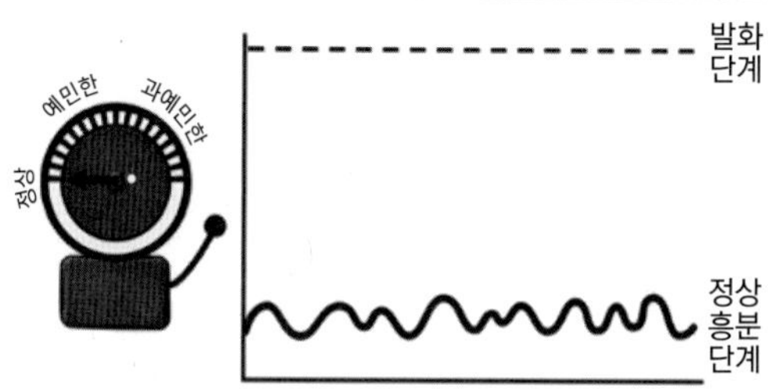

신경계의 전기활동에 대한 경보 비유

- 모든 400개의 신경에는 약간의 전기가 흐른다.
- 이것은 정상이며 당신이 살아있다는 것을 보여준다.
- 신경계는 우리의 경보시스템과 유사하며, 녹슨 못을 밟는 것과 같은 위험이 있을 때 우리에게 위험 메시지를 보내도록 설계되었다.

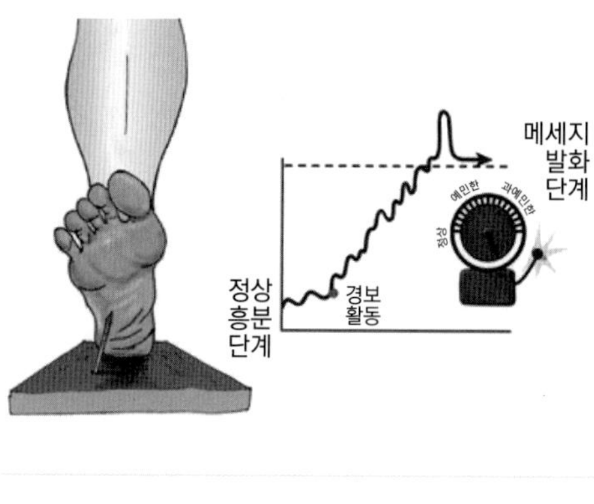

발에 못이 있을 때 경보시스템 활성화

- 녹슨 못을 밟으면 발 안의 경보가 울린다.
- 경보는 당신의 뇌에 위험 메시지를 보낸다.
- 뇌는 당신의 주의를 끌기 위해 고통을 유발하고 문제를 돌보게 한다.

표 13-1

급성 통증의 기능과 환자에 대한 민감도의 개념을 설명하기 위해 사용한 표, 예제 및 비유

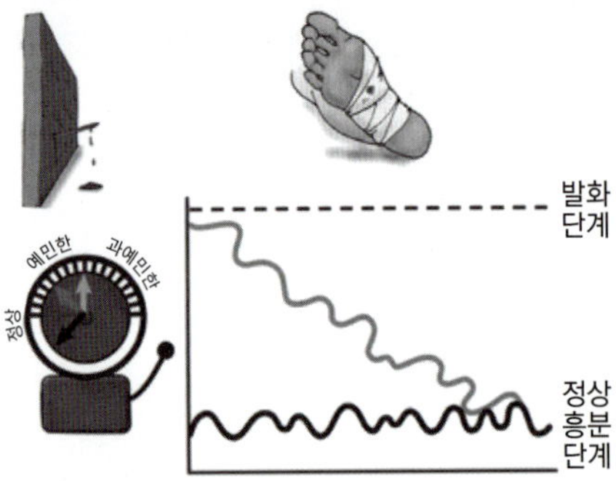

위험 제거 후 경보시스템 진정

- 일단 못을 빼면 경보가 다시 울려야 한다.
- 경보는 천천히 내려간다.
- 하루나 이틀 동안 발에 불편함이나 통증을 느끼기 쉽다.
- 이것은 정상이다.
- 경보가 정상 수준으로 회복되면 다음 위험에 대비할 수 있다.

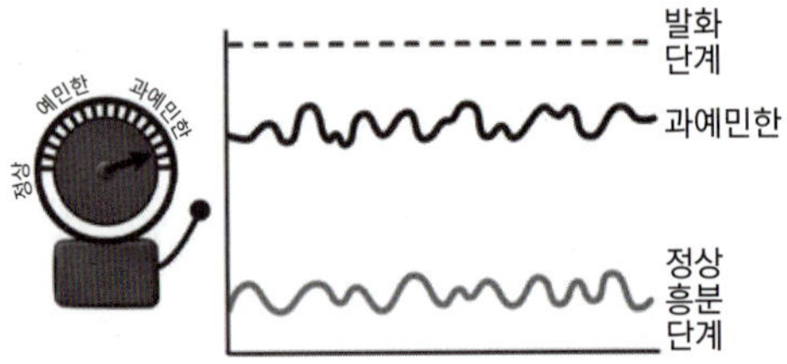

민감성 신경계의 그래픽 예

- 이것이 핵심이다: 대략 4명 중 1명 꼴로 경보가 다시 내려가지 않는다.
- 경보(신경계)는 특별히 민감한 상태를 유지한다.
- 통증이 정상 치유시간 이상으로 지속되는 경우, 추가 민감경보로 인한 것일 수 있다.
- 당신의 과민한 신경계는 당신의 고통, 제한된 움직임, 그리고 민감성의 큰 부분일 수 있다.

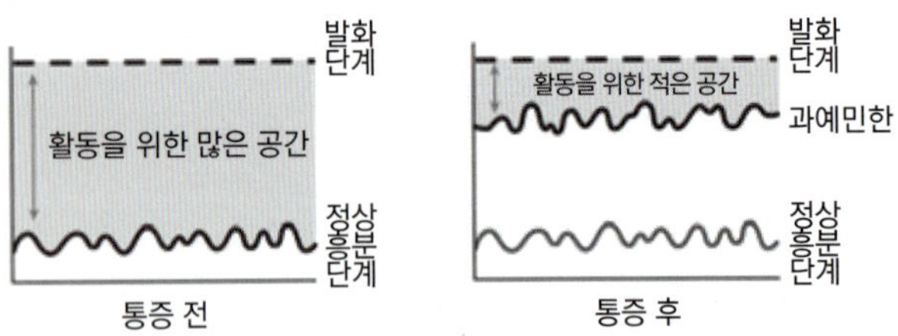

과민성 및 기능 설명

- 특별히 민감한 경보시스템은 당신의 삶에 상당한 영향을 미칠 수 있다.
- 통증이 오기 전 며칠 동안. 당신은 고통을 느끼지 않으면서 움직임과 활동을 할 수 있는 여지가 많았다.
- 통증을 느끼기 때문에 통증을 느끼기 전에 활동이나 움직임이 훨씬 적어진다.
- 제한된 활동과 움직임은 무조건 부상이나 조직 손상에 의한 것이 아니라 특별히 민감한 경보시스템으로 인한 것이다.

추론 질문:

5. 우리는 두려움과 불안이 만성적인 질환에서 지속적인 통증 및 장애에 기여하는 것이 점점 인식되고 있다는 것을 알고 있지만, 수술 후 상태에 대해서는 어떤 것이 알려져 있는가?

추론 질문의 답변:

수술 후 환자들은 통증 없이 살 것이라고 믿는다(Louw 등, 2009; Toyone 등, 2005). 그러나 새로운 증거는 외과 의사 교육과 환자 기대치를 둘러싼 문제를 지적한다(Louw 등,2012). 수술 후 지속적인 통증과 장애로 인해 공포와 불안이 증가한다(Armahani 등, 2013; Badura-Brzoza 등, 2005). 수술 시간이 높은 수준의 두려움과 불안으로 가득 하다는 것은 잘 알려져 있다. 이러한 증가된 두려움과 불안은 결국 수술 결과와 관련이 있는 것으로 나타났다(Toyone 등, 2005; Ostelo 등, 2003a, 2003b). 이것은 수술과 관련된 결과를 개선할 수 있기를 희망하면서 수술 전 환자의 신경계를 진정시키는 것과 관련된 약물의 사용을 조사하는 제약회사의 증가된 활동에서도 명백하다(Yu 등, 2013; Zakkar 등, 2013; Sidi 등, 2014). 댄의 경우 그렇게 보일 수 있다. 수술을 받은 환자, 그리고 기계적인 감압으로 인해 긍정적인 결과(SLR, 힘, 감각 등)가 나왔음에도 불구하고, 그는 높은 수준의 공포, 조직의 민감성, 회복에 대한 불확실성을 보였다.

임상추론 해설:

심리사회적 요인(예 부적절한 두려움 및 불안증과 같은 환자의 시각)은 만성 통증 및 장애와 관련이 있다고 일부 오해하고 있다. 이 답변에서 언급된 연구에 의해 뒷받침된, 이 경우의 댄의 관점에 관한 임상적 추론은 두려움과 불안이 수술 후 통증 및 장애에 미치는 부정적인 영향을 강조한다. 제1, 3, 4장에서 논의한 바와 같이, 부정적인 심리사회적 요인은 급성에서부터 만성까지의 모든 환자 표현에서 통증 및 장애와 관련된 도움이 되지 않는 환자의 믿음, 생각, 감정 및 행동에 기여할 수 있다. 이와 같이, 현대의 근골격계 실행은 임상가가 개인의 실무범위나 능력을 넘어서는 불리한 심리사회적 요인을 고려하는 경우에 대한 경로를 포함하여 심리사회적 평가, 관리, 추론 이론, 지식과 기술을 개발할 필요가 있다.

방문 2 (4일 후) Appointment 2 (4 Days Later)

재평가 Re-assessment

댄의 두 번째 방문은 4일 후였다. 주관적으로, 그는 첫 번째 세션 후에 다소 압도되고 피곤함을 느꼈지만, 그 이후로 '많이 나아졌다'고 느꼈다고 하였다. 그는 불안감이 덜하고, 잠을 더 잘 자고, 통증도 덜 받는 일반적인 느낌을 이야기 하였다. 능동 운동 범위 측정은 변화되지 않았다. 질문을 받자, 그는 걷기, 신경과학 교육 책자 검토, 자신의 '경고시스템'이 지나치게 민감한 상태를 유지하게 한 요인들을 반영하여 가정 운동 프로그램을 완성하였다고 하였다. 그가 통증 교육에 관한 어떤 질문을 했는지 물었을 때, 그는 오직 하나만 답하였다. 어떻게 이런 일이 일어났는지 알고 있습니까? – 왜 그의 신경계가 극도로 민감한지 설명한다. 다음과 같이 답변하였다.

좋은 질문 – 우리가 이것을 판단할 수 있는 몇 가지 방법:

1. 예를 들어 운전, 앉기 등 통증과 수술 전에 꽤 많은 일을 할 수 있다고 했는데, 이제 불과 몇 분 후에 경고시스템이 울릴 것이다.
2. 신체검사 결과 척추와 다리 운동에 매우 민감하다는 사실이 나타났다. 게다가 무릎과 발목 주위를 찔렀을 때가 기억나나? 그것들은 신경이고, 꽤 민감하다. 또한 조직이 치유되고 조직의 민감성이 민감한 경고시스템과 손상된 조직으로 인해 발생할 가능성이 높다는 것을 인식하는 것이 중요하다.
3. 프레가발린(Pregabalin; Lyrica™)은 신경을 진정시키기 위해 고안된 약품이다. 수술로 인한 개선의 일부는 이로 인한 것이며, 우리가 계획한 치료가 신경의 민감성을 진정시키는 데 도움이 될 것이다.

다음 단계는 조직을 민감하게 유지하는 과정에서 그가 확인한 요소들을 검토하는 것이었다. 댄은 그것에 대해 생각했지만 자신의 직업으로 돌아갈 수 있을지 걱정하는 것 외에는 아무 것도 생각하지 않으려 애썼다고 하였다. 이 시점에서 첫 번째 방문을 통해 간략하게 설명된 경고시스템 활성화 개념을 다시 검토하였다.

또한 지속적인 요통(지속적인 통증, 두려움, 직업 문제, 고통에 대한 다양한 설명 등)과 관련된 가장 일반적인 요인(노랑 위험신호)이 논의되어 그의 상황에 적용되었다[표 13–2]. 댄은 이것이 적합한 의미를 가졌음을 인정했고, 왜 그렇게 예민해졌는지 알 수 있었다. 시점에서(10분 후) 이 방문의 신경과학 교육을 마무리하기로 결정하여 움직임 범위 운동을 추가하고 너무 많은 정보로 그에게 부담이 되지 않게 하였다.

이 두 번째 세션의 나머지 부분은 관리계획에 따라 척추와 고관절뿐만 아니라 신경 동적 활주(SLR과 슬럼프)에 대한 다양한 범위의 운동으로 구성되었다(Coppieters와 Butler, 2007).

바로누운자세에서 다음과 같은 운동이 포함되었다.

- 무릎 구부리고 몸통 회전
- 한쪽 무릎 가슴 닿기 스트레칭
- 양쪽 무릎 가슴 닿기 스트레칭
- 이상근 스트레칭(고관절 굴곡/내전 그리고 외회전)
- SLR 활주[그림 13–5]

표 13-2

지속적 허리통증과 관련된 가장 일반적인 요인(노랑 위험신호)

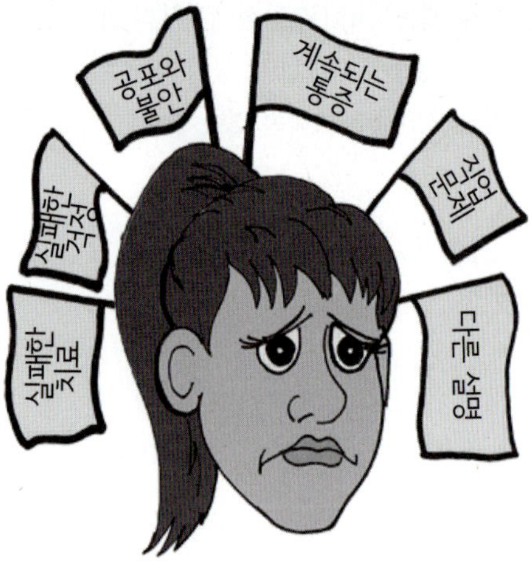

생물심리사회적 노랑 위험신호는 신경계의 과민성을 증가시킨다.

- 경보시스템이 특별히 민감한 이유는?
- 통증 경험 동안 당신이 겪었던 모든 것은 경보시스템을 매우 민감하게 유지시켜 주었다. 예
  - 매일 고통으로 대처하면 스트레스가 가중되고 가정이나 직장에서 문제가 생길 수 있다.
  - 치료가 효과가 없다; 그렇지 않으면, 당신은 여기 없을 것이다.
  - 당신은 당신의 고통에 대해 몇 가지 다른 설명을 들었고, 그것은 혼란을 일으킨다.
- 스트레스, 혼란, 두려움 등을 받는 한, 당신의 경보는 여전히 극도로 민감한 상태를 유지하게 될 것이다.

댄은 강한 스트레칭이나 가벼운 불편함을 느낄 때까지 모든 스트레칭을 수행하도록 지시받았다. 지시는 감각화 대비 조직손상이라는 신경과학 교육 콘셉트를 활용했으며, 댄을 민감한 신경계 때문에 약간의 불편함이 있을 가능성이 있고 조직 손상이 일어나지 않을 것이라는 것을 깨닫도록 격려하였다.

방문을 마치자 마자, 댄은 가정 운동 프로그램을 검토하여 이틀에 한 번 정도 걷기를 1~2분 늘리고, 척추, 고관절, 활주 운동을 하루에 3번 시행하였다. 다시, 그에게 신경과학 교육자료에 대해 생각하고 질문이 있는 경우 돌아오라는 요청을 하였다.

방문 3 (4일 후) Appointment 3 (4 Days Later)

재평가 및 치료 Re-assessment and Treatment

주관적인 재평가에서 댄은 통증과 불안을 줄였으며 아무런 문제 없이 모든 가정 운동을 수행했다는 것을 보여주었다. 그는 여전히 밤에 편안하게 자는 것에 대한 간헐적인 문제들을 보고하였다. 신체 재평가에 있어서 그의 척추 운동범위는 변함이 없었지만 오른쪽 SLR은 45도에서 55도로 상당히 개선되었으며, 통증이 덜하다는 주관적인 보고가 있었다.

댄은 특별한 질문이 없었고 자신의 문제가 어떻게 진행되고 있는지 '잘 이해한다'고 느꼈다. 이해의 깊이를 시험하기 위해 왜 고통을 겪고 있는지 구두로 요약해 보라고 요청하였다. 그렇게 함으로써, 그는 지금까지 제공된 신경과학 교육의 핵심요소를 필요한 약간의 교정만으로 통합할 수 있었다 댄은 운동 범위 연습문제를 검토하고 진행하기 전에, 수술 후 통증에 대한 새로운 이해를 2~3개의 문장으로 요약해서 그 설명을 검토하고 암기하는 다음 신경과학 교육과제를 받았다.

다음으로, 댄의 가정 운동을 검토하여 지시대로 작업을 수행하고 있는지 확인하였다. SLR이 향상되고 있었기 때문에, 단 하나의 운동만 추가되었다: 앉은 자세에서 슬럼프 슬라이더[그림 13-5].

방문 4 (1주후) Appointment 4 (1 Week Later)

재평가 Re-assessment

댄은 4번째 방문에서 전반적인 통증의 감소와 걷기 개선을 보고하였다. 그는 밤에 편안한 자세를 찾기 위해 잠에서 깨지 않았고 수면 지속시간이 확실히 증가했다고 처음으로 보고했다. 그는 현재 하루에 두 번 40분까지 걷고 있었다. 그러나 그는 그렇게 걷고 나서 약간

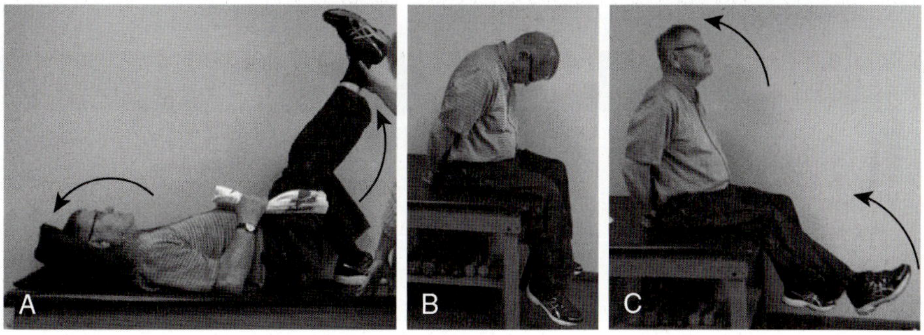

그림 13-5 (A) 하지직거상 슬라이더, (B, C) 슬럼프 슬라이더.

의 통증이 있었으며, 이후에는 매우 아프고 그날 늦게도 아프다고 보고하였다. 그는 가정 운동과 관련하여 아무런 의문이나 염려도 없었다. 그의 신체검사에서 우측 SLR은 55도였고 능동 요추 굴곡은 정상 한계 이내로 개선되었다. 측면 굴곡과 신전은 변함이 없었다.

댄에게 그가 암기한 자신의 통증 경험에 대한 이해를 말로 표현해 달라고 요청하였다.

몇 달 전 나는 허리를 다쳤다. 그 부위의 신경은 나를 보호하고 도움을 받도록 안내하기 위해 경고시스템처럼 깨어났다. 궁극적으로 일부 조직 문제를 교정하기 위한 수술을 받았다. 수술은 성공했다. 그러나 내 등과 다리의 신경은 나를 보호하기 위해 매우 민감한 상태를 유지하고 있었다. 이것은 정상이고 내가 수술 후에도 여전히 허리와 다리에 통증을 느끼는 이유의 큰 부분이다. 나는 지금 회복하고 민감한 신경을 진정시키기 위해 치료받고 있다.

댄은 훌륭한 이해력에 대해 칭찬받고, 그 후 신경과학 교육을 심화하기 위한 계획에 대해 논의하였다.

치료 Treatment

목표는 몇 가지 개념을 검토하고 민감한 신경을 더욱 진정시키는 데 사용할 수 있는 전략에 대한 댄의 이해를 넓혀 이전 신경과학 교육 세션을 구축하는 것이다.

다른 신경과학 교육 세션과 마찬가지로, 학습과정을 용이하게 하기 위해 예시, 비유 및 이미지가 사용되었다. 논의된 핵심 사항과 사용된 이미지는 [표 13-3]에 요약되어 있다.

댄의 현재 진행되는 통증에 대한 설명과 그 이후의 통증의 지연은 그가 너무 일을 많이 하고 난 후 갑자기 재발을 경험하는 '변화가 심한(boom-bust)' 패턴으로 발전하는 위험으로 여겨졌고, 이것은 많은 환자가 너무 적은 반응을 하게 만드는 원인이 된다. 이를 피하기 위해, 페이싱(pacing)의 개념이 도입되었다[표 13-4]. 현재 진행 중인 모든 걷기 세션을 25~30분으로 줄이기로 결정하고(실제로 좋다고 느꼈다) 대신 더 많은 걸음이 추가되었다. 조직 컨디셔닝 운동, 신경과학 교육을 통한 인지적 구조 조정 및 직업에서의 적절한 하중 예방조치를 계속하면서 '변화가 심한' 사이클을 피함으로써 중추신경계 감수성을 감소시켜 신체능력을 점진적으로 향상시킬 수 있을 것으로 기대된다. 그가 계속 회복한다면 걷는 시간은 다시 늘어날 것이다.

장기간 신경과학 교육 세션으로 인해 지금은 추가 운동을 하지 않기로 결정하였다. 댄에게 논의된 새로운 정보에 대해 생각하고 검토하여 질문이 있을 때 돌아오라고 요청하였다. 댄은 현재의 가정 운동 프로그램을 계속하고 설명된 것처럼 걷기 프로그램을 변경하라는 지시를 받았다.

표 13-3

신경계를 진정시키는 데 사용될 수 있는 전략의 이해를 쉽게하는 비유와 이미지, 예

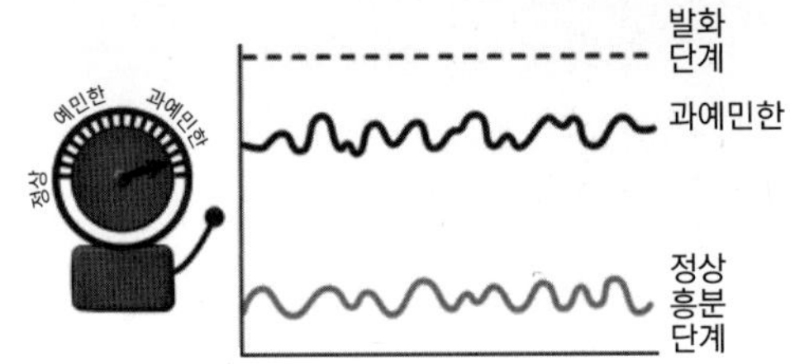

초민감성 알람시스템

- 부상을 입었거나 뇌가 위협이 있다고 생각할 때 신체의 경보 시스템(신경계)이 깨어난다.
- 위협 제거 후 시스템은 일반적으로 다시 진정된다.
- 4명 중 1명꼴로 경보장치가 정상 휴식상태로 복귀하지 않고 민감한 상태를 유지한다. 이는 보통 다음과 같은 이유로 발생한다:
  - 공포
  - 지속적인 통증
  - 실패한 치료법
  - 통증에 대한 다른 설명
  - 다양한 스트레스 요인

이것은 드문 일이 아니며 당신을 보호하기 위한 것이다.

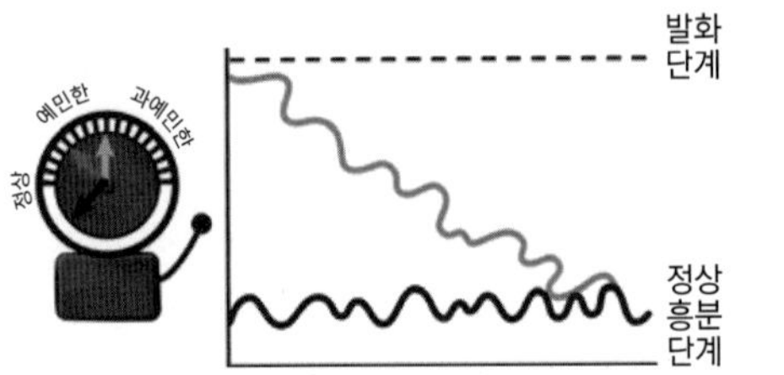

신경계의 진정

- 이제 문제는 어떻게 하면 신경계를 진정시킬 수 있을까이다.
- 어떻게 정상 휴식 수준으로 되돌릴 수 있는가?
- 대답은 회복과정을 이미 시작했다는 것이다.

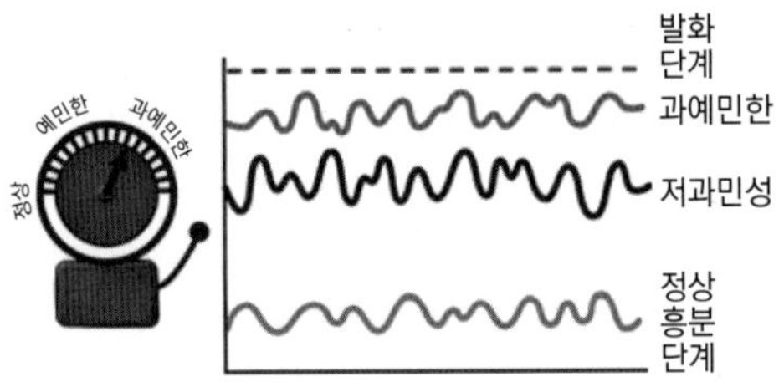

신경계를 둔감시키는 그래픽 표현

- 교육이 치료이다.
- 만약 당신의 고통의 상당 부분이 추가적인 감각신경계통 때문에 일어날 가능성이 있다는 것을 이해한다면, 당신의 경보체계는 진정되기 시작한다.
- 오늘 당신의 통증에 대해 알게 되면 당신의 뇌는 덜 위협적인 것을 보게 될 것이고, 당신의 신경계를 진정시키기 시작할 것이다.
- 시스템이 진정되면 통증은 실제로 완화된다.
- 이것이 갑자기 정상으로 되돌아가지 않는다는 것을 기억해야 한다. 복잡한 경보시스템이고 당신을 계속 보호하기 위해 조금씩 내려갈 것이다.

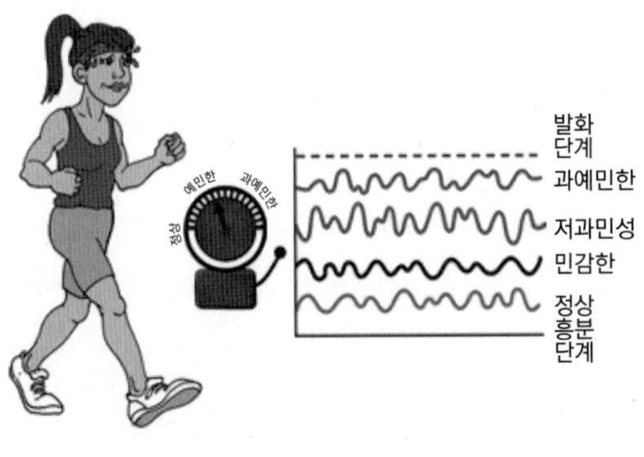

중등도의 유산소 운동이 민감한 신경계에 미치는 진정효과

- 운동은 또한 당신의 신경계를 진정시키는 데 도움을 줄 것이다.
- 학교에서 중요한 시험을 위해 공부하다가 스트레스를 받았던 것을 기억하는가? 가장 좋은 일은 무엇이었는가? 달리기나 자전거 타러 가는 등 약간의 운동을 한 후, 당신은 차분하고 더 편안함을 느꼈을 것이다.
- 피와 산소는 신경을 진정시킨다. 쉽고 부드러운 유산소 운동은 피와 산소를 신경 주위에 펌프질하여 그들을 진정시키는데 도움을 준다.
- 마라톤을 뛰거나 산을 오를 필요가 없음:
  - 일주일에 4~5회 20~30분 동안의 산책이면 충분하다.

표 13-3

신경계를 진정시키는 데 사용될 수 있는 전략의 이해를 쉽게하는 비유와 이미지, 예

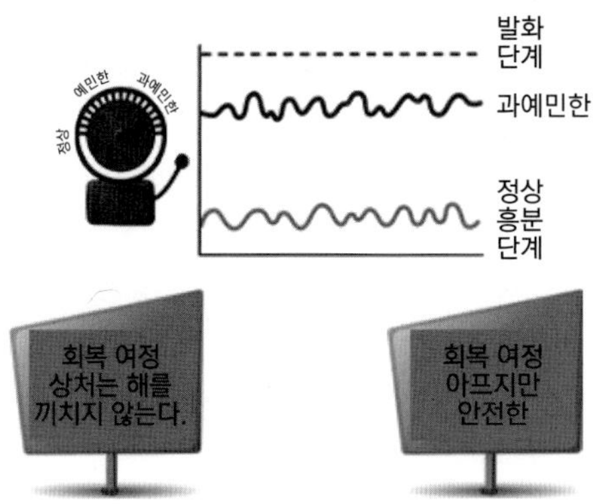

민감한 신경계와 관련된 만트라스(Mantras)

- 운동을 하면 통증이 나타나고 통증이 상해를 의미한다고 생각하기 때문에 많은 사람이 운동을 두려워한다.
- 몇 가지 일반적인 오해를 정리해 보자:
  - 상처는 해를 끼치지 않는다.
  - 몸이 아프더라도 안전하다.
  - 경보시스템이 지나치게 민감하다는 것을 이해하고, 움직이거나 운동을 할 때 경보는 단지 몸이 움직이고 있다는 것을 알려주는 것일 뿐, 부상당한 것은 없다는 것을 이해한다.
  - 이해되고 어느 정도 예상되는 것은 위협이 되지 않으며 실제로 감소하여 결국에는 사라질 것이다.
  - 좋은 운동 후에 느끼는 아픔을 생각해 보라.

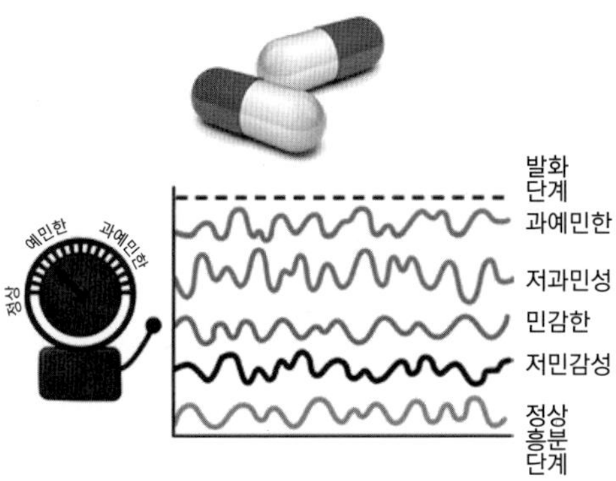

신경계의 감각을 둔화시키는 약물효과의 예

- 신경을 진정시키는 데 도움이 되는 세 번째 방법은 약을 사용하는 것이다.
- 당신의 약에 대한 모든 질문은 의사에게 전달해야 한다.
- 만약 당신의 민감한 감각의 경보시스템이 움직임, 운동 및 치료를 제한하는 경우, 이러한 약물들은 당신의 진전을 시작하게 하는 데 도움이 될 수 있다.
- 시간이 지남에 따라 의사의 도움을 받아 약을 줄여서 중단해야 한다.

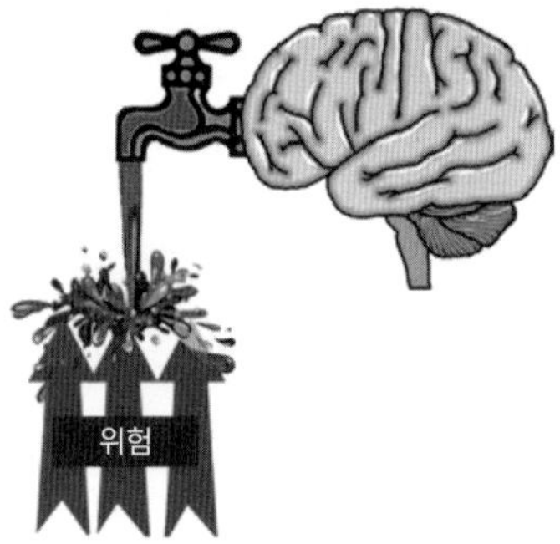

내인성 메커니즘의 '습한 뇌(wet brain)'로 묘사된 통각에 대한 효과

- 뇌가 진통제도 만든다는 것을 아는가?
- 뇌는 세상에서 가장 강력한 약물 캐비닛을 가지고 있다; 우리는 이것을 습한 뇌라고 부른다.
- 습한 뇌는 들어오는 위험 메시지 및 통증 경험을 완화하기 위해 내뿜는 건강한 약물로 가득하다.

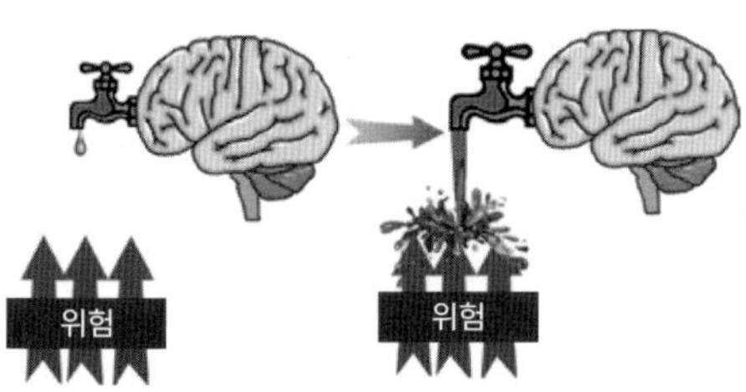

뇌의 내인성 메커니즘을 향상시키는 과정을 묘사하는 그림

- 지속적인 통증이 있는 사람들의 경우, 뇌에 있는 진통제가 말라 버렸다.
- 왜 이런가? 당신을 보호하기 위해서이다. 뇌는 진통제를 떼어내서 좀 더 민감하게 만들어 무엇인가를 하게 한다.
- 건조한 뇌를 어떻게 습한 뇌로 바꾸는가?
  - 지식: 통증의 작동 원리와 실제 통증의 의미 파악
  - 유산소 운동
  - 수면
  - 명상과 휴식
  - 호흡
  - 도수치료
- 당신의 고통을 도와줄 수 있는 많은 것이 있다.

방문 5 (1주 후) Appointment 5 (1 Week Later)

재평가 Re-assessment

댄은 마지막 세션에서 '변화 없음'을 보고했고 다시 신경과학 정보를 아주 잘 이해한다고 느꼈다. 그의 결과 측정은 재조명되었다.

- ODI : 28 % (최초 수술 후 방문 시 50%에서 감소)
- 숫자 등급 척도
  - 허리: 2/10 (최초 수술 후 방문 시 3/10에서 감소)
  - 다리: 1/10 (최초 수술 후 방문 시 5/10에서 감소)
- FABQ
  - 작업 하위척도: 18 (35에서 감소)
  - 신체활동 하위척도: 14(22에서 감소)

신체 재평가 결과 다음과 같은 사실이 밝혀졌다.

- 우측 SLR 60도; 다리에 가벼운 통증이 있는 좌측 SLR과 유사한 가동범위
- 정상 한계 이내의 능동 요추 굴곡
- 능동 요추 측방굴곡 및 신전은 변경되지 않음

치료 Treatment

댄의 진전(통증과 두려움, 움직임과 기능)을 고려해 척추 안정화 운동을 시작하기로 하였다. 이것은 원래 치료계획과 일치하였다. 그의 능동적 움직임을 감안하여 다른 자세에 비해 누운 자세에서 악화 및 완화 요인과 더 나은 수행(척추의 중립자세를 찾아내고 정확하게 안정된 근육을 활성화하는 능력)을 보고, 무릎을 구부린 채 반듯하게 누운 자세로 척추 안정화 운동을 시작하기로 결정하였다. 댄은 운동 조절 대비 근력을 재훈련하고 운동과 기능을 허용하는 것을 목적으로 하는 운동 프로그램으로 척추 안정화 교육을 받았다. 신경과학 교육과 일관되게, 그는 '약하다'거나 '강화해야 한다'는 말을 듣지 않았고, 오히려 그가 움직이고 더 잘 기능하도록 돕기 위한 운동이었다. 동시 수축을 수행하는 동안, 그는 원치 않는 움직임이나 모집 패턴을 인지하고 피하도록 배웠다(예 과도한 영감의 사용 또는 요통–골반 조절의 상실). 댄은 바로 누워서 동시수축을 올바르게 수행할 수 있게 되자, 올바른 호흡과 요추–골반 조절을 유지하면서 앉은 자세로 이러한 동작을 수행할 수 있는지 여부를 검사받았다. 댄은 초기 단계 운동에 이것을 포함시키기에 충분한 통제력을 보였다. 그의 업데이트된 가정 운동 프로그램은 다음과 같다.

- 계속해서 신경과학 교육에 대해 생각하고, 질문이 생기면 다음 세션에서 문의하십시오.
- 걷기 프로그램을 최대 30분까지 계속 진행하고, 시간이 되면 짧은 보행을 추가하십시오.
- 운동범위와 신경역학을 위한 가정 운동을 계속하십시오.
- 척추 안정화 운동 추가; 2시간마다 바로누운자세와 앉은자세 사이에서 10분씩 동시수축을 한다. 항상 먼저 중립 요추–골반 위치를 찾고 정확한 호흡 패턴을 찾는 것으로 시작한다. 댄은 안정화된 근육을 처음으로 동시수축을 하지 않는 한 자신의 휴대전화에 응답하지 않음으로써 스스로 이러한 것들을 자주 연습하도록 했고, 따라서 그것을 그의 일상생활에 반영시켰다.

추론 질문:

6. 운동 조절 재훈련에 관한 다양한 철학과 논쟁을 고려할 때, 댄과 같은 환자에 대한 당신의 접근방식을 간단히 설명해 주십시오.

추론 질문에 대한 답변:

댄의 사례는 통증과 척추 안정화에 대한 우리의 생각을 강조한다. 운동 조절이 통증의 영향을 받는다는 것은 잘 알려져 있다. 우리는 생물학적으로나 임상경험을 통해, 증거의 본체에 근거하여, 댄과 같은 표현의 경우 운동 조절 전에 통증을 조절하고 해결해야 한다고 믿는다. 예를 들어, 통증과 관련된 높은 수준의 두려움과 파국화는 척추 안정화 운동 중 운동 조절에 상당한 영향을 미치는 것으로 나타났다. 게다가 전운동영역과 운동피질은 통증 신경근의 통증 조절에 관여하며, 이는 운동 조절의 실행에 영향을 미친다. 따라서 운동 조절에 집중하기에 앞서 통증 감소, 이와 관련된 두려움과 파국화가 현명한 임상적 움직임이 될 것이라고 추론하였다. 이것은 통증의 부재를 의미하는 것이 아니라 통증의 경험을 점진적으로 줄이는 것을 의미한다. 댄의 통증에 대한 이해와 그에 따른 두려움을 해결함으로써 운동 조절의 회복이 더 성공적 일 것이다.

댄과 함께 통증이 해결되자, 우리는 다음 사항을 다루는 운동 조절 장치를 통합하였다.

1. '중립적인 척추' 자세 찾기

   검사에 설명된 시험과 유사하게, 댄은 과제를 보여주고, 편안한 운동범위의 중간 범위가 척추 안정화 운동을 시작하는 것으로 확인되도록 작업을 반복하였다.

2. 운동 조절 메커니즘의 시작

   댄은 다른 보상근육의 원치 않는 수축이나 숨을 참는 동안 제한된 골반 운동을 하면서 복근과 등근육의 공동수축을 배웠다. 공동수축은 편안한 자세(즉, 무릎을 구부린 상태에서의 누운 자세)에서 수행된 다음, 앉은자세, 네발자세 및 서 있는 것과 같은 다른 정적 자세로 진행되었다. 초기에는 5초 동안 공동수축을 수행하여 지구력에 대한 작업을 더 오래 지속함으로써 진행하였다(Richardson 등, 2004; Puentura 등, 2009). 정적 자세에 초점을 맞추는 결정은 수술 차원에 대한 스트레스를 최소화하고 통증 경험을 과도하게 증가시키지 않기 위한 것이다.

3. 기능적(닫힌사슬) 운동 및 활동

   댄은 과도한 통증이나 부속 운동/전략 사용 없이 다양한 정적 위치에서 공동수축을 수행할 수 있게 되면 작업(트럭 운전 및 농사)과 관련된 기능적 작업이 추가될 것이며, 여기에는 다음과 같은 것이 포함될 것이다.

   - 상지를 사용해 앉기
   - 런지
   - 스쿼트
   - 몸통 움직임
   - 들어올리기

척추 안정화에 대한 현재 논란과 관련하여, 선별된 근육/근육군에 초점을 맞추기보다는 접근법에서 일반적으로 배운 공동수축이 중요하다.

임상추론 해설:

댄과 함께 사용된 치료적 신경과학 교육은 현재의 실무지침(Nijs 등, 2011)과 일치한다. 보다 적응적인 통증 믿음을 촉진하면 두려움이 감소하고 댄이 척추 안정 프로그램으로의 진전을 준비하는 데 도움이 된다. 비록 가르친 안정화 운동은 기존의 운동 조절 이론과 증거를 따르지만, 인지 기반 운동 조절 훈련에 관한 최신 이론도 따른다(예 Nijs 등, 2014). 관리과정 내내, 댄은 다양한 중재의 근거와 목적을 이해하는 데 전적으로 '선상에' 있었으며 단순히 치료의 수동적인 수혜자가 아니라 그의 회복에 적극적인 협력자였음이 분명하다. 그는 성공적으로 자신의 문제에 대처하고 점점 스스로 관리할 수 있는 이해와 도구를 제공받고 있으며, 이는 그의 기능회복과 지속적인 예후의 좋은 전조이다.

예약 6, 7 및 8 (2주 이상 이후) Appointments 6, 7 and 8 (Over the following 2 Weeks)

이후 세션에서, 댄은 통증, 기능, 가동범위와 관련하여 계속해서 개선되었다. 척추 안정화는 기능을 촉진하기 위해 더 많은 닫힌사슬 활동을 포함하도록 진행되었다. 안정화 프로그램의 중요한 요소는 이제 지구력을 위해 공동수축의 기간을 늘리는 것이었다. 기능적인 작업은 그의 트럭 운전 작업을 흉내 내기 위해 선택되었으며, 운동을 조절하기 위한 기준 용량 평가에 기반한 각 기능 연습의 용량은 다음과 같다.

- 앉아서 팔 사용:
  - 무게 없이; 다양한 면에서
  - 무게를 들고; 다양한 면
- 앉아서 다리 사용:
  - 다양한 방향으로 발 이동
- 걸음
- 런지
- 스쿼트
- 들어올리기

8번째 방문이 끝나자, 댄은 외과 의사의 초기 진료에 따라 처방된 치료의 끝에 도달하였다. 진행 상황 보고서를 작성할 수 있도록 재검사가 완료되었다.

- 요통(NRS): 2/10
- 다리 통증 (NRS): 1/10
- ODI: 18%
- FABQ:
  - 작업의 하위척도: 10
  - 신체적 활동 하위척도: 8
- 댄은 밤새 잘 수 있다고 하였다. 그는 아침과 60분 이상 앉아 있을 때에는 여전히 아픔과 강직을 경험하였다.
- 신경학적 증상에 대한 보고 없음
- 댄은 일터로 돌아가기를 간절히 바랐다. 그는 쉽게 운전할 수 있다고 느꼈다. 또(예상대로) 트럭에 타고/내릴 때 문제가 있을 것이라 생각했지만 괜찮을 것이라고 느꼈다.

예약 9, 10, 11 및 12 (다음 4주 후) Appointments 9, 10, 11 and 12 (Over the Following 4 Weeks)

외과 의사는 댄의 진전에 기뻐하였다. X-ray 반복 검사에서 만족스러운 속도로 뼈가 강화되는 것을 볼 수 있었다. 외과 의사는 댄에게 15kg의 들어올리기 제한으로 일을 재개할 수 있도록 하였고, 일주일에 한 번 4주 동안 안정과 기능 훈련을 계속할 것을 요청하였다.

안정화 프로그램은 체중 증가, 지구력 및 기능적 과제를 모방하는 데 초점을 맞추면서, 후속 치료 세션이 계속되었다. 가정 운동 프로그램(운동 범위, 신경 동원, 안정화 운동)은 민감한 신경계를 더욱 완화하고 댄의 기능적 능력을 높이기 위해 유지되었다. 근무일정에 따라, 걷기는 이제 하루에 2번 30분으로 제한되었다. 4주 후에도 댄은 여전히 1~2/10의 요통을 겪었지만 '감도로 인한 정상'이라고 표현했고, 모든 정신측정학 측정 결과 0점을 받았다. 능동적인 요추 운동범위는 정상 범위, 굴곡 50 % (강직 > 통증), 좌우 굴곡 75 % (강직 > 통증) 및 60도의 SLR 및 통증 없는 양측 굴곡을 나타냈다.

댄은 이후 치료가 종료되더라도 가정 프로그램을 계속 진행하도록 권장하였다.

추론 질문:

7. 귀하의 경험과 뒷받침 연구에서 수술 전 환자 교육, 특히 통증 교육이 수술 후 통증 및 장애 경험에 영향을 미쳤다고 생각합니까?

추론 질문에 대한 답변:

직관적으로, 이것은 논리적으로 보인다. 이러한 믿음은 약물, 환자 교육 및 이완을 포함한 통증과 장애를 줄이기 위한 수술전략을 둘러싼 끊임없는 활동으로 인해 가속화되고 있다. 무작위 대조 임상시험(Louw 등, 2014b)에서, 우리는 외과의(일반치료) 또는 외과의들의 교육 및 신경생물학과 신경생리학에 관한 30분간의 수술 전 신경과학을 교육하기 하기 위해 신경병증(댄과 유사) 수술을 받을 준비를 하는 환자를 무작위로 할당하였다. 모든 환자는 허리통증, 다리통증, 공포 회피, 통증 파국화, 기능, 통증 지식, 수술 경험 및 의료 이용과 관련하여 수술 후 1년 동안 관찰되었다. 1년 결과에서 요통, 다리통증, 공포 회피, 통증 파국화, 통증 지식 또는 기능에 관한 통계적 차이는 발견되지 않았다. 그러나 흥미로운 부분은 비슷한 통증과 기능장애에도 불구하고 수술 전 통증과학 교육을 받은 환자들이 다양한 수준에서 훨씬 더 성공적인 수술 경험을 보고했다는 것이다. 또한, 이러한 환자들은 수술 후 첫 해에 유사한 통증과 장애를 가지고 있음에도 불구하고 건강관리(의학적 검사와 치료)에 45%나 덜 썼으며, 이는 진정한 행동 변화를 보여준다.

환자들은 통증에 관심을 갖고 통증의 신경과학을 이해할 수 있으며, 이 전제는 척추 수술 환자들에게까지 확대된다.

임상추론 해설:

임상과 연구 조사에서 치료과정과 관련된 임상적 추론은 모두 변화를 감지하고 실천을 알리기 위한 광범위한 예후조치를 필요로 한다. 비록 환자 교육이 역사적으로 항상 근골격계 임상관리의 일부였지만, 아마도 변화를 일으킬 수 있는 진정한 치료 중재로 항상 사용되지는 않았을 것이다. 환자 인식을 다루는 치료 교육(예 이해, 귀착, 위협 평가, 자기효능감), 건강 및 통증 행동(예 활동 회피 또는 과다, 약물 사용, 생활방식 수정), 운동(예 자세, 운동조절, 기동성, 통증 관리) 및 인체공학/기술(가정, 직장, 스포츠 등)은 교육 메시지 전달의 선택과 방식(즉, 제1장에서 논의한 '지도에 관한 추론')을 알리는 명백한 추론에 의해 뒷받침되어야 한다. 모든 임상실무와 마찬가지로 연구(예 학습 및 통증/생활습관 교육)에 의해 안내받아야 하며, 그런 다음 학습의 재평가와 다른 변화 측정을 통해 개별 환자에게 상황에 맞게 적용해야 한다.

참고문헌 References

Armaghani, S.J., Lee, D.S., Bible, J.E., Archer, K.R., Shau, D.N., Kay, H., et al., 2013. Preoperative narcotic use and its relation to depression and anxiety in patients undergoing spine surgery. Spine 38, 2196–2200.

Backstrom, K.M., Whitman, J.M., Flynn, T.W., 2011. Lumbar spinal stenosis-diagnosis and management of the aging spine. Man. Ther. 16, 308–317.

Badura-Brzoza, K., Matysiakiewicz, J., Piegza, M., Rycerski, W., Hese, R.T., 2005. [Sociodemographic data and their influence on anxiety and depression in patients after spine surgery]. Przegl. Lek. 62, 1380–1383.

Burton, A.K., Waddell, G., Tillotson, K.M., Summerton, N., 1999. Information and advice to patients with back pain can have a positive effect. A randomized controlled trial of a novel educational booklet in primary care. Spine 24, 2484–2491.

Butler, D.S., 2000. The Sensitive Nervous System, Adelaide, NOI Group.

Coppieters, M.W., Butler, D.S., 2007. Do 'sliders' slide and 'tensioners' tension? An analysis of neurodynamic techniques and considerations regarding their application. Man. Ther. 13 (3), 213–221.

Cruccu, G., Sommer, C., Anand, P., Attal, N., Baron, R., Garcia-Larrea, L., et al., 2010. EFNS guidelines on neuropathic pain assessment: revised 2009. Eur. J. Neurol. 17, 1010–1018.

Fritz, J.M., George, S.Z., 2002. Identifying psychosocial variables in patients with acute work-related low back pain: the importance of fear-avoidance beliefs. Phys. Ther. 82, 973–983.

Grotle, M., Vollestad, N.K., Brox, J.I., 2006. Screening for yellow flags in first-time acute low back pain: reliability and validity of a Norwegian version of the Acute Low Back Pain Screening Questionnaire. Clin. J. Pain 22, 458–467.

Haanpaa, M., Attal, N., Backonja, M., Baron, R., Bennett, M., Bouhassira, D., et al., 2011. NeuPSIG guidelines on neuropathic pain assessment. Pain 152, 14–27.

Hakkinen, A., Kautiainen, H., Jarvenpaa, S., Arkela-Kautiainen, M., Ylinen, J., 2007. Changes in the total Oswestry Index and its ten items in females and males pre- and post-surgery for lumbar disc herniation: a 1-year follow-up. Eur. Spine J. 16, 347–352.

Kendall, N., Watson, P., 2000. Identifying psychosocial yellow flags and modifying management. In: Gifford, L.S. (Ed.), Topical Issues in Pain 2. CNS Press, Falmouth.

Kendall, N.A.S., Linton, S.J., Main, C.J., 1997. Guide to assessing psychosocial yellow flags in acute low back pain: risk factors for long term disability and work loss, Wellington, Accident Rehabilitation & Compensation Insurance Corporation of New Zealand and the National Health Committee.

Kovacs, F.M., Urrutia, G., Alarcon, J.D., 2011. Surgery versus conservative treatment for symptomatic lumbar spinal stenosis: a systematic review of randomized controlled trials. Spine 36, E1335–E1351.

Louw, A., 2012. Your Nerves Are Having Back Surgery. OPTP, Minneapolis.

Louw, A., Butler, D.S., Diener, I., Puentedura, E.J., 2012. Preoperative education for lumbar radiculopathy: a Survey of US Spine Surgeons. Int. J. Spine Surg. 6, 130–139.

Louw, A., Butler, D.S., Diener, I., Puentedura, E.J., 2013. Development of a preoperative neuroscience educational program for patients with lumbar radiculopathy. Am J. Phys. Med. Rehabil 92, 446–452.

Louw, A., Diener, I., Landers, M.R., Puentedura, E.J., 2014a. Preoperative pain neuroscience education for lumbar radiculopathy: a multi-center randomized controlled trial with one-year follow-up. Spine 39 (18), 1449–1457.

Louw, A., Diener, I., Landers, M.R., Puentedura, E.J., 2014b. Preoperative pain neuroscience education for lumbar radiculopathy: a multicenter randomized controlled trial with 1-year follow-up. Spine 39, 1449–1457.

Louw, A., Louw, Q., Crous, L.C.C., 2009. Preoperative Education for Lumbar Surgery for Radiculopathy. S Afr. J. Physiother. 65, 3–8.

Louw, A., Puentedura, E.J., 2013. Therapeutic Neuroscience Education. OPTP, Minneapolis, MN.

Lundborg, G., Dahlin, L.B., 1996. Anatomy, function, and pathophysiology of peripheral nerves and nerve compression. Hand Clin. 12, 185–193.

Lundborg, G., Myers, R., Powell, H., 1983. Nerve compression injury and increased endoneurial fluid pressure: a 'miniature compartment syndrome. J. Neurol. Neurosurg. Psychiatry 46, 1119–1124.

Maitland, G., Hengeveld, E., Banks, K., English, K., 2005. Maitland's Vertebral Manipulation. Elsevier, London.

Moseley, G.L., Hodges, P.W., 2005. Are the changes in postural control associated with low back pain caused by pain interference? Clin. J. Pain 21, 323–329.

Moseley, G.L., Hodges, P.W., 2006. Reduced variability of postural strategy prevents normalization of motor changes induced by back pain: a risk factor for chronic trouble? Behav. Neurosci. 120, 474–476.

Moseley, G.L., Nicholas, M.K., Hodges, P.W., 2004. Pain differs from non-painful attention-demanding or stressful tasks in its effect on postural control patterns of trunk muscles. Exp. Brain Res. 156, 64–71.

Nijs, J., Paul van Wilgen, C., Van Oosterwijck, J., et al., 2011. How to explain central sensitization to patients with 'unexplained' chronic musculoskeletal pain: practice guidelines. Man. Ther. 16, 413–418.

Nijs, J., Meeus, M., Cagnie, B., 2014. A modern neuroscience approach to chronic spinal pain: combining pain neuroscience education with cognition-targeted motor control training. Phys. Ther. 94, 730–738.

Ostelo, R.W., De Vet, H.C., Berfelo, M.W., Kerckhoffs, M.R., Vlaeyen, J.W., Wolters, P.M., et al., 2003a. Effectiveness of behavioral graded activity after first-time lumbar disc surgery: short term results of a randomized controlled trial. Eur. Spine J. 12, 637–644.

Ostelo, R.W., De Vet, H.C., Vlaeyen, J.W., Kerckhoffs, M.R., Berfelo, W.M., Wolters, P.M., et al., 2003b. Behavioral graded activity following first-time lumbar disc surgery: 1-year results of a randomized clinical trial. Spine 28, 1757–1765.

Ostelo, R.W., De Vet, H.C., Waddell, G., Kerckhoffs, M.R., Leffers, P., Van Tulder, M., 2003c. Rehabilitation following first-time lumbar disc surgery: a systematic review within the framework of the Cochrane Collaboration. Spine 28, 209–218.

Pincus, T., Morley, S., 2001. Cognitive-processing bias in chronic pain: a review and integration. Psychol. Bull. 127, 599–617.

Piperno, M., Hellio Le Graverand, M.P., Reboul, P., Mathieu, P., Tron, A.M., Perrin, G., et al., 1997. Phospholipase A2 activity in herniated lumbar discs. Clinical correlations and inhibition by piroxicam. Spine 22, 2061–2065.

Puentedura, E.J., Brooksby, C.L., Wallmann, H.W., Landers, M.R., 2009. Rehabilitation following lumbosacral percutaneous nucleoplasty: a case report. J. Orthop. Sports Phys. Ther. 40, 214–224.

Richardson, C., Hodges, P., Hides, J., 2004. Therapeutic Exercise For Lumbopelvic Stabilization. Churchill Livingstone, London.

Saal, J.S., Franson, R.C., Dobrow, R., Al, E., 1990. High levels of inflammatory phospholipase A2 activity in lumbar disc herniation. Spine 15, 674–678.

Siddiqui, N.T., Fischer, H., Guerina, L., Friedman, Z., 2014. Effect of a preoperative gabapentin on postoperative analgesia in patients with inflammatory bowel disease following major bowel surgery: a randomized, placebo-controlled trial. Pain Pract. 14, 132–139.

Smart, K.M., Blake, C., Staines, A., Doody, C., 2009. Clinical indicators of 'nociceptive', 'peripheral neuropathic' and 'central' mechanisms of musculoskeletal pain. A Delphi survey of expert clinicians. Man. Ther. 15, 80–87.

Smart, K.M., Blake, C., Staines, A., Thacker, M., Doody, C., 2012a. Mechanisms-based classifications of musculoskeletal pain: Part 1 of 3: symptoms and signs of central sensitisation in patients with low back (+/-leg) pain. Man. Ther. 17, 336–344.

Smart, K.M., Blake, C., Staines, A., Thacker, M., Doody, C., 2012b. Mechanisms-based classifications of musculoskeletal pain: Part 2 of 3: symptoms and signs of peripheral neuropathic pain in patients with low back (+/-leg) pain. Man. Ther. 17, 345–351.

Smart, K.M., Blake, C., Staines, A., Thacker, M., Doody, C., 2012c. Mechanisms-based classifications of musculoskeletal pain: Part 3 of 3: symptoms and signs of nociceptive pain in patients with low back (+/-leg) pain. Man. Ther. 17, 352–357.

Toyone, T., Tanaka, T., Kato, D., Kaneyama, R., Otsuka, M., 2005. Patients' expectations and satisfaction in lumbar spine surgery. Spine 30, 2689–2694.

Tran De, Q.H., Duong, S., Finlayson, R.J., 2010. Lumbar spinal stenosis: a brief review of the nonsurgical management. Can. J. Anaesth. 57, 694–703.

Treede, R.D., Jensen, T.S., Campbell, J.N., Cruccu, G., Dostrovsky, J.O., Griffin, J.W., et al., 2008. Neuropathic pain: redefinition and a grading system for clinical and research purposes. Neurology 70, 1630–1635.

Ulrich, J.A., Liebenberg, E.C., Thuillier, D.U., Lotz, J.C., 2007. ISSLS prize winner: repeated disc injury causes persistent inflammation. Spine 32, 2812–2819.

Walsh, J., Hall, T., 2009a. Reliability, validity and diagnostic accuracy of palpation of the sciatic, tibial and common peroneal nerves in the examination of low back related leg pain. Man. Ther. 14, 623–629.

Walsh, J., Hall, T., 2009b. Reliability, validity and diagnostic accuracy of palpation of the sciatic, tibial and common peroneal nerves in the examination of low back related leg pain. Man. Ther. 14, 623–629.

Yu, L., Ran, B., Li, M., Shi, Z., 2013. Gabapentin and pregabalin in the management of postoperative pain after lumbar spinal surgery: a systematic review and meta-analysis. Spine 38, 1947–1952.

Zakkar, M., Frazer, S., Hunt, I., 2013. Is there a role for gabapentin in preventing or treating pain following thoracic surgery? Interact. Cardiovasc. Thorac. Surg. 17, 716–719.

편타손상을 입은 변호사

14

A Lawyer With Whiplash

Gwendolen Jull • Michele Sterling • Darren A. Rivett • Mark A. Jones / 김선엽

환자 면담 Patient Interview

엠마(Emma)는 10일 전 자동차 사고로 목에 발생한 통증을 관리하기 위해 일반의(GP)가 물리치료를 의뢰한 38세 여성이다. 그녀는 목의 통증이나 두통에 대한 과거력은 없었다. 엠마는 법률회사의 파트너였으며 정규직으로 일했다. 그녀는 법과 관련된 다양한 분야를 다뤘지만 그녀의 주된 업무는 유언장과 부동산양도법이었다. 그녀는 결혼을 했고 두 자녀(11세와 9세)가 있다.

10일 전, 일하러 가는 중에 아이들을 학교에 내려 준 후 그녀는 빨간불 신호등에 정지하고 있었다. 뒤에서 오는 차가 그녀의 차에 부딪치기 전에 순간적으로 브레이크를 밟는 소리를 들었다. 그녀는 충격을 느꼈고 즉각적으로 목에 쑤시는 통증이 발생하였다. 그녀의 차는 뒤에서 오는 차에 직접 부딪쳤고, 범퍼와 부츠(boot)가 부서졌다. 경찰이 사고를 조사했고 자동차는 정비소로 옮겼으며 경찰은 그녀에게 목을 주의 깊게 검사하라고 당부했다. 엠마는 자신의 목이 그렇게 나쁘지 않았다고 느꼈기 때문에 택시를 불러 회사로 출근했다. 그러나 낮에 목통증이 점차 증가했고 하루가 끝날 무렵에는 두통이 발생했다. 그녀는 집으로 돌아가서 2알의 누로펜(Nurofen)(항염증제)을 복용하고 일찍 잠자리에 들었다.

엠마는 목의 통증으로 편히 쉴 수 없는 밤을 보냈고 목이 뻣뻣하고 매우 아파 잠에서 깨곤 했다. 그녀의 남편은 학교에 갔고, 엠마는 GP와 약속을 잡았다. 그녀의 GP는 그날 하루 쉬는 것이 좋겠다고 하며 오후에 X선 촬영을 처방하였고, 오후에 X선 사진을 가지고 다시 올 것을 요청했다. X선 상에는 어떤 병변이 없는 것으로 밝혀졌으며 GP는 목 부위에 연부조직 손상을 진단하였다. 그는 그녀에게 진통제(2알, 하루에 3번)인 파나돌 오스테오(Panadol Osteo)(파라센타몰, paracetamol)를 며칠 동안 매일 복용하라고 권하였고, 그녀는 계속 일할 수 있다고 했지만 의사는 며칠 더 쉬어야 한다고 하였다. 그는 목통증이 가라앉지 않는다면 1주일 안에 다시 진료를 받아야 한다고 하였다.

엠마는 목통증이 안정되지 않았고 모든 것이 더 악화되었기 때문에 1주 후에 다시 진료를 받았다. 의사는 통증 치료 목적으로 트라마돌(Tramadol)(아편계 진통제)을 처방하였고(2알, 6시간마다) 물리치료를 의뢰하였다.

그녀의 초기 상담 당시, 엠마는 목 전체 부위에서 통증을 느꼈지만 대부분의 통증은 목의 우측 부위에서 느꼈다. 그리고 이 증상이 더 커져서 두통으로 발전하였다[그림 14-1]. 그녀는 통증 강도는 시각적 상사척도(VAS)에서 약 6/10 정도로 평가되었으며, 두통의 강도도 이 수준과 같았다. 엠마는 또한 두통이 나빠졌을 때 그녀는 약간의 어지러움과 휘청거림을 느꼈다.

엠마의 목통증은 지속적이었지만 양상의 변화는 있었다. 그녀가 직장에 있는 컴퓨터 앞에서 움직이지 않고 너무 오랜 시간(30~60분) 앉아 있을 때 통증은 더 증가하였다. 그리고 그녀가 아무 생각 없이 머리를 돌렸을 때 통증은 날카롭게 발생하였다(VAS 8/10). 이 날카로운 통증은 몇 분 안에 가라앉았지만 전체적인 부위에 통증이 나타나면 이것은 쉽게 가라앉지 않았다. 두통은 대개 목에 통증이 발생하는 오후에 나타났다. 두통이 심할 때만 간헐적으로 머리가 어지러워졌다. 이 증상은 단지 몇 초 또는 몇 분간 지속되었지만 매우 괴로웠다. 그녀가 집에 돌아와서 약을 복용하고 뜨거운 핫팩을 하고 30분 정도 누워 있으면 통증이 완화되었다. 그녀는 트라마돌(Tramadol)이 도움이 되었다고 생각했다. 그녀는 눈에 띄는 부작용은 없었다고 보고했으며, 질문을 했을 때 그녀는 어지러운 증상이 트라마돌 복용과는 관련이 있다고 생각하지 않았고, 오히려 그녀는 두통이 있을 때 이것을 느꼈다고 하였다. 그녀는 계속 직장에서 일할 수 있었지만 그녀가 업무를 매우 효율적으로 처리하지 못하고 있다는 것을 알기 때문에 자신의 생산성에 대해 염려하였다. 지난주에는 회사의 법률보조원이 아주 많은 도움을 주었지만 이러한 도움의 정도를 무한정 기대할 수는 없었다.

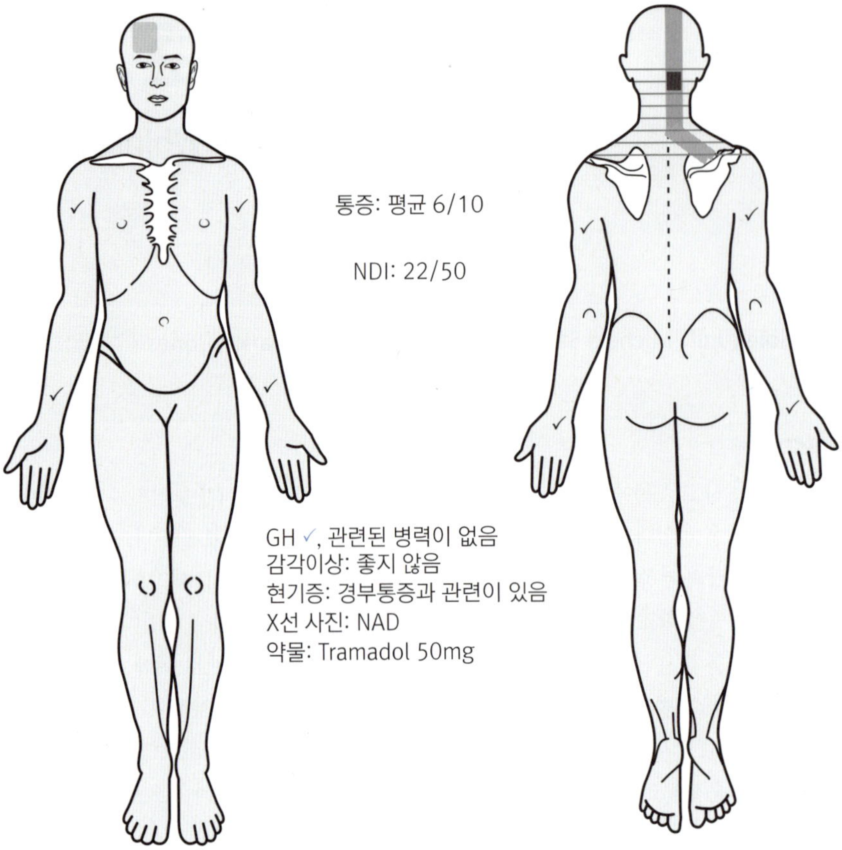

그림 14-1 증상을 묘사한 인체차트. *GH*, 좋은 건강상태; *NAD*, 특별한 장애가 없음; *NDI*, 경부 기능장애 지수; *Tabs*, 약물.

집에서 엠마는 여전히 요리를 하고 있었지만 지난 주말에는 남편과 아이들이 집안 청소와 세탁, 쇼핑을 해 주었다. 수면은 여전히 방해받고 있지만 조금씩 나아지고 있다. 엠마는 두 개의 푹신한 베개를 가지고 옆으로 누워 자고 있다. 엠마는 당한 사고에 대한 몇 가지 꿈을 꿨으며 브레이크를 밟는 소리가 그녀를 깨운다고 말했다. 차가 없을 때 그녀는 택시를 이용해 출근을 하였고 운전기사에게 사고가 났던 교차로가 아닌 다른 경로를 이용해 줄 것을 요청하였다.

엠마는 출산을 했을 때를 제외하고는 건강한 편이었고, 다른 의학적 또는 수술의 병력도 없었다. 그녀는 특별한 스포츠 활동에 참가하지는 않았지만 일주일에 세 번씩 친구들과 걷는 운동을 했다. 주말에는 아이들과 집안일과 사회활동을 하느라 바빴다.

그녀는 개인적으로나 전문가가 판단하는 편타성 손상을 받은 경험은 없었지만 어떤 사람에게는 문제가 될 수 있다고 들었다. 그녀는

표 14-1

초기 평가 시 환자의 경부 기능장애지수(neck disability index)와 환자-특이적 기능 척도(patient-specific functional scale) 점수

경부 기능장애지수(NDI) 점수	22/50
환자 특이적 기능 척도(PSFS) 점수	
머리 돌리기	1
컴퓨터 작업(60 분)	3
음식 만들기(냄비 들기)	5
친구들과 산책하기	0

아직 제3자 보험회사에 청구를 하지 않았지만 차 수리비와 치료비가 처리될 수 있다는 것을 예상하고 있다. 처음 상담 시 엠마의 점수는 [표 14−1]에 나와 있다.

엠마는 선별검사를 통해 편타성 손상 임상예측규칙(Whiplash Clinical Prediction Rule)(NDI 점수 22/50, 연령 38, 과다각성 증상(Hyperarousal Symptoms) 점수 3/6(Ritchie 등, 2015, 2013)에 근거하여 좋지 않은 수준으로 회복될 중간 수준의 위험성이 있다는 결과를 받았다(www.recover.edu.au/recover-clinical/).

추론 질문:

1. 환자와 면담 후에 환자 증상의 근원에 대한 당신의 가설은 무엇입니까? 가설을 지지하거나 부정하는 증거는 무엇입니까?

추론 질문에 대한 답변:

환자의 통증 근원은 통증의 발생 부위와 통증이 머리 부위로 전이되는 것을 고려할 때 상부 경추부일 가능성이 가장 높다. 머리를 돌리는 것에 대한 어려움은 C1−C2의 기능장애를 암시한다. 머리의 약간 어지러움과 휘청거림 증상은 상부 경추부 문제와 관련성이 있지만(항상 일정하지는 않지만), 엠마의 경우에는 목의 통증과 두통은 직접적인 관련성이 있는 것으로 나타났다(Treleaven, 2017). 또한 전정계의 원인이나 뇌진탕의 부작용으로도 나타날 수 있지만, 엠마의 경우 자동차 충돌 시 머리가 의식을 잃거나 머리를 부딪히지 않은 것으로 보고되었기 때문에 후자의 경우는 아닌 것 같다.

어지럼증(dizziness)과 현기증(vertigo)의 증상은 Tramadol 복용으로 인해 생기는 흔한 부작용이므로, 이것이 상부 경추부 손상의 결과로 인한 증상이라는 가설을 무시할 수도 있다. 엠마는 이러한 증상이 Tramadol 복용과 일시적인 관련성이 있는가에 대한 질문을 했으며, 이들 간에 관련성은 없는 것처럼 보였다.

추론 질문:

2. 이 환자의 '통증 유형'[유해수용성, 신경병증성 또는 유해가소성(nociplastic)]에 관한 당신의 생각은 무엇입니까? 이 환자의 경우 급성기에 나타난 특성이 발생된 통증 유형에 대한 당신의 가설에 어떻게 영향을 주었습니까?

추론 질문에 대한 답변:

일차적 가설로, 목통증은 유해수용성(nociceptive)에 의한 것으로 추론되는데, 염증(지속적으로 쑤시는 통증을 기본으로 해서 움직일 때 날카로운 통증이 일어난다)으로 인한 경우가 가장 많다. 움직임이나 자세/활동에 의해 반응하는 급성 통증의 특성과 손상이 8일 전에 일어난 것 사이의 관련성이 이 가설을 뒷받침하고 있다. 그럼에도 불구하고 C2 신경의 침범에 의한 신경병증(강한 통증, 과민성, 지속적 통증, 수면 장애)으로 인한 통증일 가능성도 고려해야 했다.

두통은 중추신경계의 민감성을 예상할 수 있다. 경추부에 있는 유해수용기의 조기 흥분과 민감화(sensitization) 때문에 급성 손상 단계에 중추성 민감화(central sensitization)라고 어느 정도는 예상할 수 있다(Graven-Nielsen과 Arendt-Nielsen, 2010). 엠마의 경우, 그녀의 통증이 극히 국소적으로 나타나고 있고, 그녀가 광범위한 통각과민(hyperalgesia) 증상과 통증이 나타나지 않았기 때문에 이것은 유해가소성은 없는 것으로 보이며, 좀 더 부적절하게 퍼진(maladaptive spreading) 중추성 민감화의 특징을 보이고 있다(Graven-Nielsen과 Arendt-Nielsen, 2010) 두통 발생 시기와 목 손상 사이에 시간적 관련성과 통증과 관련된 두통의 악화는 경추부 두통(cervicogenic headache)을 예상하게 한다. 그럼에도 불구하고 편타성 손상이 편두통과 긴장성(tension-type) 두통을 유발할 수 있다는 근거가 있다(Drottning 등, 2002). 두통의 형태와 관계없이 모두가 중추신경계의 민감화와 관련이 있다. 신체검사에서 이질통(정상적으로 무해 자극에 의해 발생된 통증)의 존재도 또한 중추성 민감화의 존재를 의미한다.

추론 질문:

3. 환자의 면담에서 이 환자의 예후에 대해 걱정이 되는 뭔가가 있었습니까?

추론 질문에 대한 답변:

엠마가 얘기한 일부 내용에는 예후가 나빠질 가능성이 있음을 암시하는 몇 가지 특징이 있었다. 여기에는 높은 목통증 강도

(6/10)와 경부 기능장애 지수(NDI) 점수(22/50)가 포함되어 있다. 또한 그녀는 편타손상 임상예측규칙(Whiplash Clinical Prediction Rule)에 근거해 좋지 않는 회복에 대한 중간 수준의 위험도가 있다고 판별되었다. 게다가 통증이 초기 발생과 두통의 조기 발현 그리고 약간 어지러움(ligh-theadedness) 증상 발생도 비록 근거 수준은 낮지만 예후가 나쁘다는 것을 암시한다. 엠마는 또한 외상후 스트레스(post-traumatic stress)(억누름–사고에 대한 꿈, 타이어 브레이크 소리에 잠 깨기, 회피–자동차 사고가 난 현장을 피해서 가달라고 택시 운전기사에게 요청) 증상도 일부 경험했지만, 각성과민(hyperarousal) 증상의 수준은 낮았다. 이러한 증상들의 발생은 좋지 않은 회복을 예측할 수 있으며(Sterling 등, 2012) 자동차 충돌 사고 후(motor vehicle collision, MVC) 빈번하게 나타나는 증상이다(Sterling 등, 2003). 엠마를 위해, 이러한 증상들은 그녀가 물리치료를 받는 동안 알아낼 수 있다. 긍정적인 측면은 좋지 않은 예후와 관련된 냉각 통각 과민 증상은 나타나지 않은 것이다(Goldsmith 등, 2012).

임상추론 해설:

제1장에 이에 대한 응답과 논의에서 제시했듯이, 통증뿐만 아니라 모든 증상에 대한 잠재적인 '근원'에 대해 가설을 세우는 것이 중요하다. 예를 들어, 상부 경추부와 전정계, 두개내부(intra-cranial)의 기능장애, 뇌진탕이나 약물로 인한 이차적인 부작용들은 모두 엠마의 약간 어지러움과 머리의 휘청거림(unsteadiness)에 잠재적 원인이 된다고 생각할 수 있다. 병력을 통해 시간적으로 증상들 간에 관련성을 분석하고 행동으로 인한 악화와 완화 요인들을 통해 잠재적인 근원에 관한 예비 가설(preliminary hypotheses)을 설정할 수 있다. 이 사례의 경우, 이러한 증상들이 상부 경추부 기능장애 시 일반적으로 나타나는 것이고, 엠마의 목 통증과 두통 사이에 직접적인 관련성이 있으며, 상부 경추부 기능장애의 원인으로 받아들여지지만 자동차 충돌의 결과로 뇌진탕이 일어났다는 것을 지지하지 않는다.

통증의 유형, 급성과 만성 통증의 차이, 연관통 그리고 관련된 신경생리학 등의 통증에 대한 이해는 근골격계 임상가에게는 필수적인 지식이다. 그 이유는 통증 유형에 대한 임상적 판단이 평가와 관리상의 주의점 그리고 관리전략 및 예후 등이 포함된 또 다른 추론적 판단에 영향을 미치기 때문이다. 통증에 대한 주관적 그리고 신체적 임상 양상 모두에 대해 보고된 바 있었지만(제1장과 2장 참조), 2장에서 논의된 것처럼 모든 민감성(sensitization)이 '부적응(maladaptive)'은 아니며, 유해가소성 통증(nociplastic pain)의 생체마커(biomarkers)는 아직 명확하지 않다(Curatolo와 Arendt-Nielsen, 2015). 그럼에도 불구하고 엠마의 경우에 민감성의 임상적 특징을 잘 인지하면 신체검사와 신체관리 중재에 더 적절한 주의를 기울일 수 있을 것이다.

예후는 쉽지 않은 임상적 추론 판단이지만 모든 환자가 어느 정도는 알고 싶어 한다. 임상추론 질문 3에 대한 응답에는 엠마의 목통증의 높은 강도와 경부 기능장애 점수(Walton 등, 2013), 통증의 조기 발병 그리고 두통과 약간 어지러움의 조기 발현, 그리고 외상후 스트레스를 암시하는 증상 등이 포함된 주관적 검사 결과가 좋지 않은 예후를 나타내는 지표를 밝혀졌고, 그녀의 편타손상 임상예측규칙 점수도 그녀가 중등도 수준의 회복 불량에 해당되는 점수였다(Ritchie 등, 2013). 제1장에서 언급한 바와 같이, 각 환자의 수준에서 따라 각각 다른 특성 분류의 예후에 대한 학술적 근거뿐만 아니라 주관적 검사와 신체검사 그리고 지속적인 관리를 위해 다음과 같은 요소들을 고려해야 한다.

- 환자의 시각과 기대(변화에 대한 준비와 자신감, 동기부여 포함)
- 외적 인센티브(예 직장으로의 복귀) 그리고 불이익(예 소송, 고용주의 지원 부족)
- 활동의 범위/참여 제한
- 문제의 본질(예 류머티스 관절염과 같은 계통적 질환 vs 발목 염좌와 같은 국소 인대 문제)
- '병리학'과 신체적 손상의 범위
- 사회적, 직업적 그리고 경제적 상태
- 현재의 주된 통증 유형
- 조직의 치유 단계
- 장애의 과민성(irritability)
- 병력의 기간과 장애의 진행 단계
- 환자의 전반적인 건강 상태, 나이 그리고 이전에 있던 질환

이 응답에서 강조된 바와 같이 환자의 예후는 긍정적인 것과 부정적인 것을 고려하면 도움이 된다. 즉 통증의 즉각적 발생과 두통의 조기 발생 그리고 약간 어지러움, 추가적으로 외상후 스트레스 증상이 있다면 예후가 좋지 않다고 판정되며, 냉자극에 의한 통각 과민 증상이 없는 경우 예후가 좋다는 것을 지지한다.

신체검사 Physical Examination

엠마의 통증에 대해 손상의 원인을 이해하고 조기에 치료를 시작하기 위해 필요한 정보를 충분히 얻기 위해 일부의 신체검사를 계획하였다.

자세 Posture

엠마는 아주 좋은 곧은 자세로 앉아 있었고, 요골반부에서 머리 자세까지의 자세의 곡선은 크게 눈에 띄는 문제는 없었다. 엠마는 우측 목 신전근에서 약간의 근보호 현상을 보이며 머리를 아주 뻣뻣하게 고정하고 있었다. 견갑골의 자세는 약간의 하방회전과 양쪽의 견갑골의 전방경사를 하고 있었다.

능동적 움직임 Active Movements

불필요한 통증의 악화를 피하기 위해 앉은 자세에서 경추부의 운동 검사를 실시한다.

- 굴곡 : 목의 후두부를 '당기는' 동작은 절반의 운동 범위
- 회전(우측) : 10도; 경추 상부에 급성 통증(우측)
- 회전(좌측) : 25도; 경추 상부에 급성 통증(우측)
- 척추를 '이상적인' 직립자세로 만들고 견갑골을 중립자세로 위치시키는 것이 회전의 범위 또는 통증에 아무런 영향을 미치지 않았다.
- 신전 : 5~10도; 통증이 있음, 엠마는 그녀의 머리를 더 뒤로 가져가는 것을 두려워했다.

감각운동 기능 Sensorimotor Function

균형 Balance

- 눈은 감고 발을 좁게 하고 선다–10초 후에 발을 내딛었다.

관절 위치감각 Joint Position Sense

- 검사 결과 부적절하고 지연된 경추 회전범위를 보였다.

경추부 운동감각 Cervical Movement Sense

- 검사를 연기하였다.

눈의 움직임 조절 Eye Movement Control

- 눈 따라가기(eye follow)–특별한 문제가 없었다.
- 시선 고정(gaze fixation)–제한된 범위 내에서 명백한 장애는 없었음; 시선 고정 검사의 결과와는 달리 검사 후에 회전범위와 움직임의 리듬에 약간의 개선이 보였다.
- 부드러운 목의 추적 비틀림 검사(pursuit neck torsion test)–부적절한 경부 회전범위로 인해 검사를 연기함

감각검사 Sensory Testing

압박의 민감성 Sensitivity to Pressure

- 목과 경흉추부 부위의 좌측과 우측 부위에 부드러운 접촉에 과도한 압통 발생–이질통(allodynic)이 (우측)과 (좌측)
- 팔과 다리에는 접촉에 대한 압통은 없었다. 좌측=우측

냉기에 대한 민감성 Sensitivity to Cold

- 목의 우측에 10초간 아이스팩 적용 시–통증 반응 2/10

신경학적 검사 Neurological Examination

- 시행하지 않음

신경조직의 움직임 검사 Examination of Nerve Tissue Movement

- 우선순위가 아니라 검사를 연기하였다.

도수검사 Manual Examination

바로누운자세에서 수동 생리학적 척추 간 움직임 검사 Passive Physiological Intervertebral Movements (PPIVMs) in Supported Supine Lying

- C1–C2에서 양측 방향 회전이 심각한 제한(근경련과 통증)이 있다. C1–C2 부위보다는 덜하지만, C2–C3에서 회전에 제한과 통증 그리고 근경련성 반응이 있었다.

수동 부가적 움직임 검사 Passive Accessory Movement Examination

- 검사를 연기하였다.

신경근 조절 검사 Tests of Neuromuscular Control

두개경추 굴곡 검사 Craniocervical Flexion Test; CCF

- 공식적인 검사는 연기하였다.

CCF 운동의 패턴을 가르쳤고, 무릎을 세우고 바로 누운 자세에서 연습하였다. 엠마에게 CCF 자세에서 부드럽게 유지하도록 가르쳤다.

PPIVM의 재평가: C1–C2에서는 '근경련성' 제한과 통증이 있었고 C2–C3에 회전 운동은 약간의 감소가 보였다.

경부 신전근 검사 Neck Extensor Muscle Testing

- 정식적인 검사는 연기하였다; 견딜 수 있는 범위 내에서 치료와 같이 할 계획이다.

견갑골 근육 검사 Scapular Muscle Testing

- 정식적인 검사는 연기하였다; 기본적으로 치료로 통합할 계획이다.

추론 질문:

4. 당신의 신체검사에는 감각운동시스템에 대한 평가가 몇 가지 포함되었다. MVC 후에 목통증이 있는 환자의 경우 기본적으로 이 검사들을 실시합니까?

추론 질문에 대한 답변:

그렇다. 이 검사들은 편타성 손상을 입은 환자에게 기본적으로 실시한다. 편타성 손상을 당한 환자에게서 빈번하게 경추부의 감각운동 장애(sensorimotor disturbances)가 발생한다는 근거가 있다(Treleaven 등, 2016). 약간의 어지러움과 휘청거림은 경추성 현기증(cervical vertigo) 환자에게 흔한 증상이며 특히 엠마가 묘사한 것처럼 목통증과 두통 사이에 직접적인 관련이 있는 경우에 특히 그러하다. 감각운동 조절 검사는 균형 상태와 눈 움직임에 대한 일부 검사법으로 제한되어 있다. 기타 다른 검사법들은 경추부의 관절가동범위(ROM)가 향상되면 그때 시행할 수 있을 것이다.

엠마의 경우와 같이 통증 수준이 높을 경우, 재활과정 초기에 통증이 유발시키지 않는 것이 바람직하다. 균형 훈련은 목의 통증을 악화시킬 위험이 없을 때 수행해야 하며 따라서 능동적인 재활전략에 초기 구성요소가 될 수 있다.

추론 질문:

5. 증상의 근원과 통증의 형태에 대한 당신의 가설과 관련하여 감각운동 검사의 결과를 어떻게 해석하는가? 비슷한 환자에 대한 당신의 경험과 일치했는가?

추론 질문에 대한 답변:

엠마와 같은 나이의 사람들이 10초 간 좁게 서는 자세 검사에 실패하면 경추성 감각운동 조절에 이상이 있다고 해석한다. 이것은 상부 경추부 근육이 단위 그램당 근방추의 밀도가 몸에 모든 근육에서보다 가장 높다는 것을 감안한다면 상부 경추부 분절의 기능장애라는 가설이 잘 맞는다. 통증 유형에 대한 가설은 감각운동 장애가 모든 통증 유형에서도 발생할 수 있기 때문에 경추부 감각운동 기능장애로 인한 것이라는 해석은 특히 영향을 주지 않는다. 흥미롭게도 특발성 경추성 현기증(idiopathic cervical vertigo)은 목의 통증 없이도 가끔 발생할 수 있다.

추론 질문:

6. 통증을 악화시키지 않도록 조심하는 것 이외에 치료 시 특별히 주의해야 할 구체적 내용이나 금기증을 찾았는가?

추론 질문에 대한 답변:

목통증의 발생은 급성 외상으로 인한 결과였다. 따라서 급성 손상과 관련된 기본적인 주의사항이 있다. 이러한 X선 검사를 통해 골절이 없다는 어느 정도의 확신은 있었지만, 급성기에는 잠재적으로 예를 들어 불안정성과 같은 관련된 어떤 손상이 있는가를 판단하는 것은 불가능하다. 따라서 초기 단계에서는 적절한 주의가 반드시 필요하며 고속도의 도수교정과 같은 기술은 금기증에 해당한다.

추론 질문:

7. 이 단계에서의 진단과 계획된 관리 접근방법에 대한 당신의 생각을 알려줄 수 있는가?

임상추론에 대한 응답:

잠정적 진단은 후위 추돌(MVC)로 인한 편타성 손상이었다. VAS와 NDI는 중등도(moderate)에서 중증(severe) 수준의 통증과 기능장애 수준을 보였다. 생물학적 관점에서 볼 때 C1−C2와 C2−C3 분절에서 통증과 근경련 증상이 있었다. 이러한 고통스럽게 제한된 움직임은 경추부 두통 증상을 설명할 수 있는 가능성이 있다. 후두부 근육에 관련 반응과 관절의 기능장애로 경추부 현기증을 설명할 수 있다. 정신사회적 관점에서 외상후 스트레스와 관련된 일부 증상이 있었고 직장에서 그녀의 역할에 대해 어느 정도의 걱정/불안이 있었다.

우려가 되는 부분은, 엠마의 병력에 예를 들어, 초기에 높은 통증 강도, 높은 목 기능장애 점수, 두통과 외상후 스트레스 증상의 조기 발생과 같은 좋지 않은 일부 예후지표들이 있다는 것이다. 이 초기 단계에서 치료의 초점은 증상(목이 아프고 두통과 가벼운 머리, 비정상적인 느낌)을 완화시키고 정상적인 활동으로 단계적으로 복귀하도록 엠마를 교육하고 이해시키는 데 집중하였다. 일상생활 활동과 치료는 통증 수준에 맞춰 손상의 치료하고 치유되도록 비자극적이어야 한다.

임상추론에 대한 해설:

경추성 현기증과 경추성 두통의 특징들은 임상추론 질문 4와 6에 대한 응답에서 집중적으로 다루었고 이것은 신체검사 계획과 연관되어 있다. 전형적인 근골격계 질환의 임상적 양상에는 특징적인 증상과 전형적인 증상의 양상(예 악화요인과 완화요인) 그리고 병력(예 일반적인 발병기전과 시간에 따른 진행 단계)이 포함된다. '신체검사와 관리에 대한 주의사항과 금기증' 부분에 대한 가설의 추론을 통해 신체검사와 조기 관리 모두에서 감각운동 검사를 통한 균형 평가의 제한과 통증 유발을 피하거나 최소화해야 한다는 것을 명확히 밝혔다.

주관적 검사를 통해 세운 가설은 신체검사를 통해 '평가'되었다. 이것은 임상추론 질문 4 부분에서 분명히 제시하였는데, 상부 경추부 기능장애와 균형 장애의 소견이 감각운동 손상이 이차적으로 상부 경추부 기능장애를 일으켰다는 것과 엠마의 현기증 증상과 균형 손상의 일차적 원인이라는 가설을 뒷받침하는 것으로 판단된다.

임상추론 질문 5는 '신체검사와 치료에 대한 주의사항과 금기증'이란 가설의 범위에 대해 좀 더 연구하는 것을 목표로 하였다. 급성 외상과 구조적 불안정성의 잠재성은 신체검사 시 주의하거나 고속도의 도수교정 시 금기 사항이 되는 중요한 특성으로 강조되고 있다. 제1장에서 논의된 바와 같이, 이 가설 범주에 대한 임상적 판단은 다음을 열거하는 여러 요인에 기초하고 있다.

- 보다 심각한 병리적 상태(예 경추 동맥 기능장애, 척수 기능장애, 암 등)와의 연관성이 있다고 알려진 증상의 발생
- 발병의 기전(예 급성 외상)
- 주된 통증 유형(신경병증과 중추신경계 민감화는 증상이 호전되지 않을 경우 특별히 더 많은 주의가 필요함)
- 환자의 기대(불안, 두려움, 화가 난 환자, 특히 과거의 의학적/물리치료적 치료의 경험이 있는 환자들은 좀 더 많은 주의가 필요함)
- 증상의 심각성(severity)과 민감성(irritability)
- 알려진 병리의 본질(예 류마티스성 관절염 또는 골다공증은 약화된 조직으로 인해 주의가 필요함)
- 양상의 진행(예 급속하게 악화되는 문제는 더 많은 주의가 필요함)
- 기타 다른 의학적 문제가 마치 근골격계 문제 또는 고려나 관찰이 필요한 다른 의학적 상태로 나타날 수 있어 근골격계 중개가 환자의 다른 건강상에 문제(예 심장과 호흡기 상태)를 손상시키지 않도록 해야 함

임상추론 질문 6의 응답에서는 신체적 그리고 심리사회적 '진단'이 그들의 판단(가설)을 뒷받침하는 엠마의 양상에 대한 소견들을 참고하여 논의되었다. 신체적 진단의 추론이 대부분의 임상가의 임상적 판단과 환자의 심리학적 상태에 대한 추론에서 가장 전형적으로 두드러지는 반면, 실제적인 통증과 적절한 물리치료 또는 요인을 해결하기 위한 기타 건강관리 전략들에 도움이 되거나 기여하는 요인들은 덜 명확하다. 제3장에서는 스트레스와 대처방법 그리고 사회적 요인이 통증과 기능장애에 미치는 영향에 대해 논의하였고, 제4장에서는 근골격계 치료 시 심리적 요인에 대한 평가와 추론 그리고 관리에 대해 논의하였다. 제3장에서의 이론과 제4장의 평가전략은 모두 근골격계 분야에서 우리의 심리사회적 추론에 도움이 되는 자료가 된다.

치료 1 Treatment 1

교육과 자신감 Education and Assurance

명확한 의사소통, 관련된 정보의 제공 그리고 의사결정 과정에 환자를 포함시키는 등의 중요한 세 가지 요소로 구성된 환자-중심 관리방법을 채택하였다.

엠마에게 그녀가 이해되지 않는 모든 상태에 대해 그 어떤 것이라도 질문하라고 격려하였다. 그녀는 편타손상에 대해 거의 알지 못했다. 따라서 부상의 특성에 대해 설명하였고, GP의 연부조직 손상 진단을 강조하였으며 발목의 염좌를 예상하였다. 왜 방사선 사진상에 비정상적인 것이 발견되지 않느냐는 그녀의 질문은 신중하게 설명하였다. 엠마는 정상적인 방사선 사진이 골절이 없는 것을 의미한다는 것에 안심하였다. 두통과 가벼운 어지러움, 불안정감 그리고 상부 경추의 염좌 간에 잠재적인 상관관계가 있다는 것을 설명하였다.

신중하게 다루어야 하는 부분은 브레이크의 소리에 그녀가 잠에서 깬다는 것이다. 그리고 엠마는 이것이 이해할 수 있는 반응이라 생각하고 그것은 얼마 후 다시 진정 될 거라고 믿고 있다. 대개 확실하게 회복될 거라는 확신은 있었지만 그녀의 통증 수준을 감안할 때 직장이나 일반적인 생활 그리고 재활기간 동안 통증의 관리가 중요했다. 이 시점에서 목표는 일상활동 중에 과도하게 통증이 악화되지 않아야 하는 것이었다. 그녀의 경우에 '고통이 없으면 얻는 것도 없다(No pain, no gain)'라는 개념을 적용할 수 없지만, 그녀가 스스로 관리할 수 있는 일상적인 활동을 계속하고 몇 가지 특별한 운동을 해야 한다는 필요성이 더욱 강조되었다.

물리치료적 관리를 통한 접근방법, 즉 통증을 관리하고, 목의 움직임을 회복하며 정상적인 기능을 다시 할 수 있도록 근육을 강화시키고, 편타성 손상의 재발 그리고 발목 염좌의 추측 등에 대한 것들을 계속 논의했다. 어지럼증과 불안정한 느낌 그리고 그녀의 불안정한 균형 문제는 특별한 균형 운동뿐만 아니라 목에 대한 국소적 치료로 관리할 수 있다. 그녀는 손상의 치유와 가벼운 활동을 하는 것이 중요했기 때문에 GP가 처방해 준 진통제를 복용하는 것이 좋겠다고 조언했다(그녀가 견디는 수준에 따라). 그녀의 물리치료 관리와 관련된 의사결정 과정에 엠마가 함께 참여하는 것에 주의를 기울였다.

복합적 관리 Multimodal Management

초기 치료는 통증의 악화를 피하기 위한 '자연적인 탐색(exploratory in nature)' 단계였다. 이때의 목표는 통증을 줄이고 목의 움직임과 근육의 기능을 촉진하는 것이었다. 목에 대한 이질통(allodynia)으로 인해 그 어떤 도수치료도 적용을 늦추기로 결정하였다.

움직임과 근육의 촉진 Movement and Muscle Facilitation

첫 번째 예로, 두개경추부 굴곡(CCF) 운동을 시상면상에서 올바르게 회전하도록 하기 위해 수건을 머리 뒤쪽에 넣어 피드백을 사용하고 중립자세를 유지하게 하면서 머리를 지지한 상태로 바로누운자세에서 훈련하도록 가르쳤다. 이 운동은 통증이 없는 상태에서 운동하도록 촉진하고, 심부 굴곡근을 촉진하여 척추소(facet)관절 부위에 통각과민(hyperalgesia) 상태를 감소시키기 위해 경추부 신전근의 상호이완(reciprocal relaxation)을 최대화하고, 두개경부의 굴곡과 신전 시 상부 경추관절이 최대한 가동되도록 하기 위해 사용되었다. 가능한 한 신전과 굴곡 운동의 크기를 최대한 크게 해서 통증으로 인해 제한된 관절의 움직임을 되찾고, 중추신경계로 최대한 통증 없는 구심성 입력을 제공하도록 하였다. 엠마에게 굴곡과 신전 운동을 촉진하기 위해 안구의 움직임을 사용하는 방법을 교육하였다. 그녀는 약 5번 반복 운동을 2세트 실시하였고 그 목표를 달성했다.

앉는 자세에서의 움직임이 제한되고 방어적이 되었기 때문에 운동은 네발기기 자세(four-point kneeling position)에서 할 것을 권하였다. 이 운동은 일반적으로 후두하부에 회전근과 신전근을 촉진시키고, C1−C2 부위를 부드럽게 움직이게 하는 데 목표를 둔다. 운동의 반복은 제한적이었지만 모든 움직임은 매우 편안하게 실시하였다. 엠마는 처음에 '예'(두개경부 신전과 굴곡)라고 말할 때처럼 부드럽게 머리를 끄덕거리는 행동을 취하도록 한 다음, 두 번째로 '아니오'를 하는 것처럼 머리를 좌우로 부드럽게 천천히 돌리도록 하였다. 그녀의 편안하게 머리를 회전하는 동안 그녀의 손 사이에 있는 침대의 한 지점에 시선을 고정하도록 하였다. 엠마는 두 가지 운동을 잘 실시했으며, 이 운동들을 가정 운동 프로그램에도 추가하였다[편타성 손상의 회복 단원 참조−운동에 대한 자가 도움 지침서(Jull과 Sterling, 2016) 참조].

균형 Balance

균형 운동: 30초 동안 눈을 뜨고 양 다리를 좁게 하고 선다. 휴식을 취한 후에 눈을 감고 양 다리를 좁게 하여 훈련하였다.

자세 Posture

엠마에게 요골반부의 중립자세를 취하게 하기 위해 골반을 약간 전방회전하고 견갑골의 끝을 몇 밀리미터 위로 들어올리고 그녀의 가슴 전방부는 부드럽게 앞쪽 가슴을 펼침으로써 어깨를 중립위치에 부드럽게 위치시키기 위해 골반을 조금 더 앞으로 돌리는 방법을 가르쳤다. 자세는 10초 간만 유지하도록 하였다. 그 방법은 목의 자세를 바꾸기 위해 낮 동안에 자주 실시해야 할 중요한 운동이며, 경부 심부 굴곡근의 촉진과 하승모근의 수축을 통해 상승모근과 견갑거근의 상호 억제를 얻기 위한 중요한 전략으로 알려져 있다. 이 시점에서 이러한 운동의 주된 목적은 '환자의 자세를 개선하는 것' 그 자체뿐만 아니라, 움직임을 좀 더 촉진하고, 자세를 바꿔 줌으로써 관절에 가해지는 부하를 줄이며 목/어깨 근육에 긴장과 통증을 예방/완화하는 데 큰 도움이 된다.

가정과 직장 프로그램에 대한 조언 Home and Work Program and Advice

엠마는 이 운동 프로그램의 실시를 강하게 원하였다. 가장 운동 프로그램에는 두개경부 굴곡운동과 두개경부 신전과 및 회전 운동뿐만 아니라 균형 운동도 포함되었다. 초기에는 하루에 두 번 수행하였고 5회 반복으로 2세트 실시하였다. 자세 운동의 중요성을 강조하였고 엠마는 특히 컴퓨터로 일하는 동안 15분마다 이상적인 자세로 교정하는 것을 목표로 삼았다. 그녀에게 적어도 30분마다 서서 자세를 변경하고 움직일 것도 권하였다.

불필요한 신체적 부담을 줄이기 위한 직업이나 가사활동을 수행하는 방법에 대해 논의하고 질문에 답해 주었다. 그녀는 친구가 준 핫팩을 집에서 사용하는 것에 대해 질문하였다. 그녀에게 핫팩의 정확한 사용방법에 대해 충고하였고, 사용 중 안전에 관해서도 상의하였다. 이 시점에서 엠마를 위한 전략은 그녀가 원하는 활동을 수행하면서 통증을 관리할 수 있도록 하고, 다음 며칠 동안 휴식과 활동 사이의 균형을 맞추는 것이었다. 그녀에게 편타손상으로부터 회복하는 방법에 관한 책자도 제공하였다(Jull과 Sterling, 2016).

추론 질문:

8. 당신은 엠마의 문제점을 비유로 설명하고 그녀의 자기관리 방법에 대해 교육하는 데 일부 시간을 할애했다. 이는 전반적인 접근방식에서 분명히 중요한 구성요소이다. 환자가 자기관리에 어려움이 있다면 당신이 사용하는 방법과 전략에 대해 논의할 수 있는가?

추론 질문에 대한 답변:

편타손상은 오해를 자주 받는데 이는 경제적 이득을 받기 위한 꾀병(malingering)이라는 것이다. 꾀병은 비교적 드물지만 숙련된 임상가의 신체검사를 통해 쉽게 발견할 수 있다. 환자의 관점에서 볼 때, 자신의 목통증에 대해 인정받고 타당하다는 사실을 잘 들어 주고 이해받기를 원한다. 이렇게 되지 않을 때 환자는 자신의 문제에 대해 고민하고 걱정할 수 있으며, 이는 회복에 악영향을 미칠 수 있다. 엠마가 신체검사와 교육을 받는 데 쓴 시간은 자신의 목통증을 인지하고 그녀의 부상과 재활방법들을 이해할 수 있는 충분한 정보를 습득하게 하였다. 밤에 사고를 당하는 꿈을 꾸어 깨는 것이 그녀에게 이 시간을 통해 그것을 충분히 이해할 수 있는 양상이라는 것도 확실하게 논의되었다.

자기관리에 어려움을 주는 방해요인으로 낮은 통증 자기효능감(pain self-efficacy) 또는 수동적 대처기술(passive coping skills), 기분이 나쁘거나 개인적인 이유 등의 요소들이 포함될 수 있다. 환자는 그들이 가정 관리 프로그램의 시행을 방해하는 이유로 자신이 인식되는 장벽에 대해 찾아 볼 것을 권고 받을 것이다. 이러한 논의가 이루어진다면 환자는 이러한 장벽을 극복하고 전략을 수립하여 잘 순응할 수 있도록 촉진할 수 있게 될 것이다. 매우 구체적이고 달성 가능하며 측정할 수 있는 목표가 설정되도록 임상가가 환자를 이끌어서 훌륭한 목표를 설정하면 환자가 장애를 극복하는 데 도움이 되고, 환자의 문제해결 능력을 효과적으로 촉진할 수 있다. 환자는 치료에 대한 의사결정 과정에 참여하게 된다면 그 어떤 치료에도 참여하고자 할 가능성이 더 높다.

추론 질문:

9. 예후에 영향을 줄 가능성이 있는 몇 가지 심리사회적 문제에 주목했지만 신체적 증상과는 달리 공식적으로 평가하지 않았다. 이것은 임상에서 기본적인 사항입니까?

추론 질문에 대한 답변:

그렇다. 이것은 일반적인 과정이다. 즉, 첫 번째 만남이 끝나기 전에 환자에게 이러한 심리학적 설문지를 제공하지 않는다. 이번 환자는 겨우 8일 전에 목에 신체적 손상을 입었고, 이러한 근골격계 문제 관리를 위해 물리치료사에게 의뢰된 환자이다. 첫 번째 만남에서 심리학적 설문지를 작성하라는 요청하면 임상가가 그의 상태가 심리적이라고 생각한다는 것을 환자에게 알려 주는 것이라 이것은 환자와 임상가 간에 관계 확립에 대한 신뢰를 파괴할 수 있다.

더 나아가 직장생활과 가정생활에 능동적으로 대처하는 것에 대한 불안과 움직임과 외상후 스트레스에 대한 두려움과 같은 증상들은 이 초기 단계에서 통증과 자동차 충돌 사고에 대한 매우 정상적인 정서적 반응이며, 이는 임상가가 설문지를 사용하지 않고 환자와의 면담을 통해서도 알아낼 수 있다. 공감할 수 있는 임상가는 이러한 감정을 가진 환자에게 도움을 줄 수 있으며, 목 장애가 가라앉을 때 그것들도 대개 같이 가라앉는다는 증거가 있다(Jull 등, 2013).

설문조사는 특정한 심리적 요인, 예를 들어 우울증이나 외상후 스트레스 장애가 증상의 회복에 영향을 미치는 것으로 생각된다면 관리의 후반 단계에서 고려해 볼 수 있다. 환자와 상의한 후에만 환자에게 관련된 설문지를 작성하도록 할 것이다. 설문조사의 결과는 추가적인 치료전략를 위한 기초 자료로서 환자와 함께 상의해 보아야 한다.

임상추론에 대한 해설:

임상추론 질문 7에 대한 응답과 편타손상과 꾀병에 대한 오해와 관련해 저자들은 통증과 기능장애를 인정하고 타당성이 확인되도록 환자의 의견에 귀를 기울이고 이해하는 것이 중요하다는 점을 강조하였다. 임상추론 이론에서 이와 관련된 가설 범주는 '환자의 경험에 대한 그들의 관점'과 관련되며, 예를 들어 다음 요소가 포함된다.

- 환자의 문제에 대한 이해(원인에 대한 특성, 통증과 관련된 인지에 대한 믿음)
- 스트레스를 받는 사람들의 삶에 대한 반응과 임상적 양상 간에 관련성
- 문제와 어떤 스트레스 요인이 관리 프로그램에 참여하기 위한 사고와 감정, 대처방법, 동기부여 그리고 자기효능감에 미치는 영향
- 관리에 대한 목표와 기대

환자의 통증 경험을 잘 들어보면 환자의 기대를 알 수 있을 뿐만 아니라 환자와 임상가 간에 치료적 협력의 결과를 매우 중요하게 만드는 동시에 임상가가 환자의 심리학적 상태의 이해를 더 촉진하는 데 기여한다. 임상추론 질문 8에서 논의된 바와 같이 '공감적(empathetic)' 임상가는 불안정한 감정을 가진 환자를 돕는 동시에 강력한 상호 신뢰관계를 가지게 한다.

심리사회적 요인에 대한 초기 평가는 환자의 면담 시 시행하는 것으로 설명되어 있으며, 심리학적 설문지는 전략적으로 관리과정 중 후반부로 미루라고 권고하고 있다. 제4장, '근골격계 실무에서 심리학적 요소 평가, 추론 및 관리'에서 심리학적 설문지 사용에 대해 논의하였고, 환자 면담을 통해 '환자의 관점'을 이해하고 언제 설문지를 통해 도움이 될 만한 추가적인 정보를 얻을 수 있는지, 그리고 조사할 정보의 범주에 대해 제안하였다. 임상가는 환자의 평가과정에서 언제 어떻게 심리사회적 검사의 평가를 할지 결정할 필요성이 있지만, 심리사회적 특성에 초점을 맞춘 임상적 추론을 하는 것은 매우 중요하고 근거가 없는 정보가 관련이 없다고 가정하는 것은 피해야 한다.

치료 2 (4일후) Treatment 2 (4 Days Later)

재평가 Re-assessment

엠마는 목통증이 계속되었다고 보고했으나, 전반적으로 통증은 다소 감소하였고(VAS ~5/10), 그녀도 조금은 더 나아질 것이라 느끼고 있었다. 두통은 지속되었고 직장에서 퇴근한 후인 저녁에 주로 발생하였다. 그녀는 여전히 머리가 약간 어지러운(ligh-theadedness) 증상을 느끼고 있었다. 그녀는 약을 먹고 있고, 그 약은 도움이 되었으며 어떤 부작용도 없었다. 그녀는 직장에서 자세운동을 하는 것이 도움이 된다는 것을 알고 있고, 그녀는 적어도 한 시간에 두 번씩 그 운동을 하는 것 같다고 하였다. 컴퓨터 작업은 여전히 그녀의 목통증을 악화시켰다. 결과적으로 직장에서 업무를 조금 덜했을 때나 일을 마치는 오후 3시경에는 증상이 감소하였고, 그녀는 이 운동이 도움이 된다고 생각했다.

엠마는 퇴근 후에 집에서 핫팩을 대고 30분에서 1시간 정도 쉰 후에는 큰 문제 없이 저녁식사를 준비할 수 있다고 하였다. 가족들로부터 지지를 받았기 때문에 그녀는 그것에 감사하고 있다. 엠마가 운동을 할 때는 목에 문제가 더 악화되지 않았다. 그녀는 침대에서 자고 아침에는 샤워한 후에 청소를 했고, 오후에는 쉬었다.

신체검사 Physical Examination

- 회전(우측); 10~15도, 우측 상부 경추 부위에 통증 발생

- 회전(좌측) 45도; 우측 상부 경추 부위에 통증 발생
- 균형(눈을 감고 양 발을 좁게 서기); 30초
- 자세 교정: 매우 잘 수행함

치료 Treatment

치료계획: 예상되는 통증 수준에 맞춰 천천히 진행하였다. 도수치료는 통증 완화와 회전 장애 문제를 해결하기 위해 추가 적용하였다. 남아 있는 우측 회전 장애를 치료하기 위해 움직임을 동반한 가동술(mobilization with movement)을 C1-C2 부위에 적용하였다. 통증이 있는 관절과 이질통이 있는 경추 후부에 가능한 한 통증이 없는 도수접촉을 할 수 있도록 주의해서 실시하였다. 치료는 장기적으로 어떤 부작용이 발생하는지 평가하기 위해 5회 반복으로 2세트만 적용하였다. 우측 회전이 약 30도까지 일어났다.

움직임의 성과는 무릎 네발기기 자세에서 두개경부 회전과 굴곡-신전 운동을 연습함으로써 더 증가하였다. 경추부 신전 검사는 이 자세에서 추가적인 방법으로 실시하였다. 엠마는 자신의 양 무릎을 보도록 머리를 낮춰서 목을 굴곡하고 다시 자신의 머리와 목을 뒤쪽으로 젖혀서 양손 사이에 한 지점에 눈을 고정한 채로 목을 뒤로 신전하라고 하였다. 그녀는 통증 없이 중립위치를 넘어 뒤로 머리를 가져갈 수 있었다. 두개경부의 굴곡 운동을 점검하였다. 엠마는 통증 없이 적절한 방법으로 쉽게 운동을 할 수 있었다. 그녀에게 시선을 아래로 고정된 지점에 고정하면서 잘 내려가도록 자극하면서, 두개경추부 굴곡 자세를 유지하라고 교육하였다. 그녀의 첫 번째 운동 시 약 5초간 유지할 수 있었다. 이질통 때문에 압력 생체 바이오피드백 기구를 이용한 기본 검사는 더 연기하였다.

엠마는 일을 하는 중간 중간에 균형 운동을 실시하였는데, 그 이유는 그녀가 컴퓨터 작업을 하다가 쉴 때 쉽게 할 수 있었기 때문이다. 균형 운동은 점점 쉬워졌는데, 그녀는 이제 30초 동안 양발을 모아서 서 있을 수 있고, 대부분 운동 시에 눈을 감을 수도 있었다. 따라서 눈을 뜨고 하는 한 줄로 서기(tandem) 자세로 진행하였고, 눈을 감고도 가능하게 되었다. 자세 운동을 잘 하는지 점검하였고, 이 운동이 중요하다는 것을 강조하였으며, 가정 운동 프로그램에 대해 상의한 후 그날 해야 할 운동들을 업데이트하였다.

치료 3 (4일후) Treatment 3 (4 Days Later)

재평가 Re-assessment

엠마는 목의 통증과 움직임에 대해서는 약간 개선되었고 머리가 조금 어지러운 증상은 약간 감소하였지만 오후에 발생하는 두통은 아직도 계속되고 있다고 표현하였다[표 14-2]. 그녀는 여전히 근무시간을 줄여서 일하고 있고 이렇게 하는 것이 아직은 필요하다고 생각하였다. 그녀의 일반적인 활동은 여전히 제한받고 있지만 일부 일이 조금 쉬워졌다고 하였다. 그녀는 자신이 지금 문제에 대해 잘 대처하고 있다고 느끼며, 그녀가 할 수 있는 일들의 범위를 잘 알고 있고, 절대 지나치게 하지는 않는다고 하였다. 그녀의 차는 수리되었고, 좀 더 넓게 볼 수 있는 거울을 사용하고 있으며 이제 다시 일하러 가기 위해 운전하고 있다. 아직 그녀는 친구들과 같이 걷기 운동을 시작하지는 않았지만 가까운 시일 내에 시도해 볼 것이라고 예상한다.

표 14-2

3번째 치료 후 재평가 점수

시각적 상사척도(VAS)	전체 4 - 5/10
경부 기능장애 지수(NDI) 점수	18/50
환자-특이적 기능 척도(PSFS) 점수	
머리 돌리기	4
컴퓨터 작업(60 분)	5
음식 만들기(냄비 들기)	7
친구들과 산책하기	0

엠마는 잠자는 것과 꿈에 대해 질문을 했다. 그녀는 여전히 잠자는 데 방해를 받고 있고 계속 자동차 사고에 대한 꿈을 꾸고 있지만 매일 밤 그렇지는 않다고 했다. 그녀는 충돌 사고가 발생한 곳으로 아직 운전을 하지 못하고 아직도 그곳으로 운전하는 것이 조금은 주저된다고 시인했다.

신체검사 Physical Examination

- 우측 회전 25도; 우측 상부 경추부 부위에 통증 발생
- 와측 회전 60도; 우측 상부 경추부 부위에 통증 발생
- 균형: 눈은 뜨고 한 줄 서기 30초, 눈감고는 15초
- 자세 교정 √

치료 Treatment

도수치료(MWM C1−C2)를 반복해 시행했다. 치료강도는 이질통을 위해 5회 반복, 4세트로 증가시켰고, 그 증상은 감소되는 중이다. 우측 회전은 45도까지 가능했다.

움직임의 성과는 무릎 네발기기 자세에서 두개경부 회전과 굴곡−신전 운동과 경추부 굴곡, 신전 운동을 연습함으로써 더 증가하였다. 경추부 신전은 통증 없이 중립자세를 넘어 약 5~10도까지 향상되었다.

이질통이 감소했기 때문에, 압력 생체피드백 기구를 이용한 두개경부 굴곡 검사(CCFT) (Jull 등, 2008)를 실시하였다. 엠마는 제4수준(즉, 28mmHg)에서는 두개경부 굴곡을 할 수 있었지만, 제2수준(즉, 24mmHg)에서는 수축을 유지하는 것이 어렵다는 것을 알게 되었다. 결과적으로 엠마는 22mmHg에서 지구력 훈련을 실시하였고, 피드백 기구를 사용하지 않고 집에서 운동할 수 있도록 하기 위해 피드백 기구를 사용해 근육 수축을 유지하는 방법과 느낌을 느끼도록 연습하였다.

균형: 눈을 감고 한 줄 서기 연습을 계속했다. 목표는 30초 동안 지속하는 것이다.

자세 운동: 자세교정의 최종 구성요소로서 목의 뒤 부분을 부드럽게 늘리는 방법을 추가하여 진행하였다. 이 운동은 경추부 심부근을 작동시키는 데 효과적인 운동이라고 엠마에게 설명하였다.

가정 운동 프로그램에 대해 다시 상의하고 이후에 매일 할 운동을 업데이트하였다.

치료 4 (1주후) Treatment 4 (1 Week Later)

재평가 Re-assessment

엠마는 자신의 목 통증은 지속되고 있으나 확실히 감소되었다고 보고하였다(VAS 4/10). 그녀의 두통도 지속되지만 감소되었고 머리의 약간 어지러운 느낌도 줄어들었다. 그녀는 약을 다 먹어서 다시 GP를 방문하였다. 그녀의 증상에 향상을 고려해서 그녀에게 파나돌 오스테오(Panadol Osteo)를 처방하였고 1주나 2주 간 8시간마다 2알을 정기적으로 복용하도록 권하였다. 그녀는 아이들을 다시 학교에 데려다 주기 시작했고 정상적인 경로를 이용해 운전하기 시작하였으며, 길을 따라 가다가 이전에 충돌 사고가 발생했던 교차로를 통과했다. 그녀는 또한 친구들과 함께 산책을 다시 시작했고 점점 나아지고는 있지만 걷기를 한 후에 아주 가끔 조금 아파했다. 엠마는 보험회사에 청구서를 제출했다고 하였다.

신체검사 Physical Examination

- 우측 회전 35도; 우측 상부 경추부에서 통증 발생
- 좌측 회전 75도; 우측 상부 경추부에서 통증 발생
- 신전 10~15도; 우측 상부 경추부에서 통증 발생
- 균형: 눈은 감고 30초간 한 줄 서기(tandem stance) 가능

- 자세 교정 √
- CCFT: 24mmHg에서 5번 반복 가능

경추 ROM이 현재 충분하지 않기 때문에 감각운동 기능 검사는 시행하지 않았다.

관절 위치감각 Joint Position Sense

- 회전 검사 - 어떤 장애도 발생되지 않음(NAD)

경추부 움직임 검사 Cervical Movement Sense

- 무한대(infinity) 그림 추적하기 - 머리에 레이저 포인트를 설치하고 검사, 느리고 부정확함.

눈 움직임 검사 Eye Movement Control

- 느린 추적 목 회전 검사(Smooth pursuit neck torsion test) – NAD

치료 Treatment

도수치료(MWM C1–C2)를 반복했고, 이질통의 감소를 기대하여 치료 강도는 5번 반복으로 4세트로 증가시켰다. 우측 회전은 45도가 되었다.

움직임은 두개경부 회전과 굴곡, 신전 그리고 무릎 꿇고 네발기기 자세에서 경추의 굴곡과 신전 운동을 점검하고 시행함으로써 더욱 더 촉진하였다. 경추부 신전은 통증이 없는 중립위치를 지나 약 15도 정도 향상되었다.

두개경추부 굴곡: 집에서 피드백 없이 운동할 수 있도록 하기 위해 24mmHg의 CCFT 위치에서 피드백을 받으며 유지하도록 진행하였다.

균형 운동: 부드러운 지면에서 한 줄 서기 운동으로 진행하였다. 엠마는 집에서 무한대 표식을 이용해 추적하는 연습을 할 수 있도록 레이저 장비를 빌려 주었다. 그녀는 앉아서 과제를 연습하도록 했다.

가정 운동 프로그램을 점검하였고 그 날 실시할 운동에 대해 업데이트해 주었다.

치료 5 (1주일 후) Treatment 5 (1 Week Later)

재평가 Re-assessment

엠마는 컴퓨터 작업으로 인해 계속 통증이 악화되고는 하지만 목의 통증 수준은 계속 개선되고 있다고 하였다[표 14–3]. 그녀는 과사용하지 않도록 주의를 했고 전반적인 활동은 증가하고 있다. 그녀는 여전히 직장에서 두통을 느끼고 있었지만, 현재 약간 어지러운 느낌은 매우 드물게 나타났다. 그녀는 파나돌 오스테오를 일을 위해 계속 규칙적으로 복용하고 있고 필요한 경우 주말에도 복용하였다. 그녀가 현재 이전보다 더 많은 세탁과 집안일을 하고 있지만 가족들은 계속 그녀를 돕고 있다. 친구들과의 산책은 점점 더 쉬워졌고 다시 즐거워졌다. 그녀는 지금 자신감 있게 운전하고 있으며 그 어떤 걱정이 없다고 하였다. 그녀는 더 이상 차 사고에 대한 꿈을 꾸지 않고 있다.

신체검사 Physical examination

- 우측 회전 50도; 우측 상부 경추부에서 통증 발생
- 좌측 회전 80도; 우측 상부 경추부에서 매우 경미한 통증 발생
- 신전 15~20도; 우측 상부 경추부에서 통증 발생
- 목 부위에 있던 이질통은 해결됨

표 14-3

5번째 치료 후 재평가 점수	
시각적 상사척도(VAS)	전체 3/10
경부 기능장애 지수(NDI) 점수	14/50
환자-특이적 기능 척도(PSFS) 점수	
머리 돌리기	7
컴퓨터 작업(60 분)	6
음식 만들기(냄비 들기)	8
친구들과 산책하기	8

- 균형: 한 줄로 서기, 부드러운 지면, 눈감고 10초 서기 - 계속 도전 중
- CCFT: 어떤 피로감 없이 26mmHg에서 여러 번 반복할 수 있음

치료 Treatment

도수치료: 도수적 검사를 시행하였고, 우측 C1–C2에 후전방 활주 시 C2–C3에서 보다 더 큰 수준의 통증과 근경련이 발견되었다. 도수치료적 관리로 통증이 발생하지 않는 수준에서 MWM (C1–C2과 C2–C3)과 우측 C1–C2와 C2–C3 부위에 후전방 활주 치료를 실시하였다. 우측 회전은 65도가 되었다.

모든 운동의 수행 상태를 점검하였고, 다음과 같은 내용의 가정 운동 프로그램을 실시하였다;

- 회전을 증진시키기 위해 스스로 시행하는 MWM (C1–C2 and C2–C3)
- 28mmHg에서 지구력을 향상시키기 위한 CCF 굴곡 운동
- 신전 운동(무릎으로 네발기기 자세)은 각 운동을 10회 반복하여 3세트로 진행하였다–신전은 수평면을 지나 20도로 향상되었다.
- 목의 신전 동작이 두개경부 신전으로 시작되게 하고, 두개경부 굴곡 동작으로 시작하여 직립자세로 복귀할 수 있도록 하기 위해 앉은자세에서 하는 능동 신전 운동을 프로그램에 추가하였다. 엠마는 신전 동작 시 어떤 통증이 느껴지기 시작하는 지점이 있으면 바로 다시 중립자세로 돌아가도록 한다.
- 레이저 포인터를 이용해 무한대 표식을 따라가게 하는 과제를 바로 선 자세에서 실시하도록 진행한다.
- 부드러운 지지면에서 한 줄 서기 연습을 한다. 30초간 유지하는 것을 3번 반복한다.

치료 6 (1주 후) Treatment 6 (1 Week Later)

재검사 Re-assessment

엠마는 그녀가 제대로 된 방향으로 좋아지고 있다고 느꼈고; 가장 두드러진 차이점은 이제 그녀가 약간 어지러운 감각을 경험하지 않으며 두통도 썩 나쁘지 않다는 것이다. 그녀는 오후에 일을 제대로 하기 위해 점심시간에 일정하게 파나돌 오스테오를 복용하고 있다. 지난 주, 그녀는 전체 근무시간을 일할 수 있게 되었고, 스스로 관리할 수 있었다. 규칙적인 자세교정 운동은 점차 일상화되었고, 그녀는 앉아 있는 자세가 좋지 않다고 생각하여 사무실에서 다른 운동들도 시작하였다.

신체검사 Physical Examination

- 우측 회전 60도; 우측 상부 경추부에서 약간의 통증 발생
- 좌측 회전 √√
- 신전: 통증 없이 20도까지 잘 조절하였다.

- 균형: 한 줄로 서기, 부드러운 지지면, 눈 감고 30초 가능
- CCFT: 피로감 없이 30mmHg에서 유지할 수 있으며 여러 번 반복 가능

치료 Treatment

도수치료 관리: C1–C2와 C2–C3에서 통증이 없는 전후방 활주와 MWM을 적용하였다. 우측 회전이 70도에 도달했다. C1–C2와 C2–C3에 자가–MWM 기법을 실시하였고, 엠마는 이 운동이 스스로 목을 움직이는 데 도움이 되는 좋은 운동임을 알게 되었다.

모든 운동의 수행 상태를 점검하였고, 다음의 가정 운동 프로그램을 진행시켰다.

- 30mmHg에서 두개경부 굴곡근의 지구력 운동을 계속하였다.
- 신전 운동들을(무릎 꿇고 네발기기 자세로) 각각 10회 반복으로 3세트 진행하였다. 가벼운 무게의 자전거 헬멧을 쓰게 해 약간의 저항을 주었다.
- 앉은자세에서 능동적 신전 운동을 증가된 관절범위 안에서 조절할 수 있도록 계속하였다.
- 레이저 포인터를 이용한 감각운동 조절 운동을 한 줄 서기 자세에서 단계적으로 실시하였다.
- 부드러운 지지면 위에서 한 다리로 서서 균형을 잡는 운동을 진행하였다.

치료 7 (2주 후) Treatment 7 (2 Weeks Later)

재평가 Re-assessment

엠마는 자신의 목에 대한 자신감이 좀 더 커졌고, 목통증이 없어지는 때가 분명히 올 거라고 말했지만 일이 끝나는 시간이나 부주의한 움직임을 했을 때는 여전히 아팠다[표 14–4]. 그녀는 파나돌 복용을 중단했다. 두통은 가끔씩 나타났지만 약간 어지러움은 다시 경험하지 않았다.

신체검사 Physical examination

- 우측 회전 75도; 우측 상부 경추부에 경미한 통증 발생
- 좌측 회전 √√
- 신전: 통증 없이 30도가 될 때까지 잘 조절됨
- 균형: 한 줄로 서기, 부드러운 지지면, 눈 감고 30초
- CCFT: 30mmHg에서 피로감 없이 여러 번 반복한다.

표 14–4

6번째 치료 후 재평가 점수

시각적 상사척도(VAS)	1-2/10
경부 기능장애 지수(NDI) 점수	8/50
환자–특이적 기능 척도(PSFS) 점수	
머리 돌리기	9
컴퓨터 작업(60분)	8
음식 만들기(냄비 들기)	10
친구들과 산책하기	10

치료 Treatment

도수치료를 이전과 같이 계속하였다. 우측 회전은 85도에 도달했다.

모든 운동의 수행방법을 점검했고, 가정 운동 프로그램은 다음과 같이 진행하였다:

- 두개경부 굴곡근의 지구력 운동은 1주일에 3번 계속한다.
- 신전 운동들을(무릎 꿇고 네발기기 자세로) 각각 10회 반복으로 3세트 진행하였다. 자전거 헬멧에 200그램짜리 가벼운 무게를 테이프로 고정하였다.
- 앉은 자세에서 능동 신전 운동을 계속하고, 추가적으로 신전의 초기 범위에서 유지하도록 하였다.
- 앉아서 양궁 운동에 목과 몸통의 회전을 추가하였다: 바로 앞에 한 지점에 눈을 집중하고 활로 화살을 쏘는 동작을 한다(좌측과 우측 모두에서); 양쪽에서 각각 5번 반복해 시작한다.
- 좋은 자세를 유지하면서 견갑면상에서 교대로 팔을 들어올리기(10회 반복을 3세트).
- 레이저 포인터를 이용한 감각운동 훈련을 완벽하게 하였기 때문에 중단하였다.
- 수행상태를 유지하기 위해 일주일에 한두 번씩 균형 연습을 했다.

치료 8 (2주 후) Treatment 8 (2 Weeks Later)

재평가 Re-assessment

엠마는 통증이 없는 기간이 증가하고 있고 그녀의 가장 큰 문제는 컴퓨터 앞에 너무 오랫동안 앉아 있을 때 목이 피곤하고 쑤시는 거라고 하였다. 두통은 모두 해결되었고, 지금은 대부분의 일을 정상적으로 하고 있었다.

신체검사 Physical examination

- 우측 회전 85도: 가동범위의 끝 범위에서 약간의 통증 발생
- 좌측 회전 √√
- 신전: √가동범위의 끝 범위에서 약간의 불편감 발생, 조절 상태는 양호(fair)에서 정상(good)
- 균형: √√

치료 Treatment

도수치료를 반복했다. 우측 회전이 통증 없이 완전한 범위로 가능해짐

모든 운동의 수행 상태를 점검했다. 그리고 가정 운동 프로그램을 다음과 같이 진행했다.

- 일주일에 한 번씩 두개경부 굴곡근의 지구력을 점검하였다.
- 앉은 자세에서 벽에 머리를 대고 위로 밀어 올려(두개경부를 굴곡한 자세 유지) 5초간 유지하는(5번 반복, 2세트) 운동을 수행하였다.
- 신정 운동들을(무릎으로 네발기기 자세에서) 각각 10번 반복하여 3세트 진행하였다. 자전거 헬멧에 250그램짜리 가벼운 무게를 테이프로 고정하였다.
- 활쏘기 운동: 각 방향별로 5회 반복; 직장에서 하루에 2~3번 실시하였다.
- 앉은자세에서 능동 신전 운동을 계속했고, 신전하는 범위를 유지하는 것에 집중하였다.
- 좋은 자세를 유지하면서 견갑면상에서 교대로 팔을 들어 올리기(10회 반복을 3세트, 250그램 무게를 들고)
- 일주일에 한 번씩 균형상태를 점검하였다.

엠마가 문제들에 잘 대처하였고 재활과정이 잘 진행되었기 때문에 자가관리를 하는 것에 동의하였고, 한 달 뒤에 추후 평가에 참석하게 하였다.

치료 9 (4주 후) Treatment 9 (4 Weeks Later)

재평가 Re-assessment

엠마는 경부 통증이 경미해졌고 가끔 발생한다고 하였다. 그녀는 모든 활동 수행에 자신감을 가지고 있었지만 여전히 특히 컴퓨터 앞에 의식적으로 너무 오래 앉아 있지 않으려고 한다. 그녀는 2주 전에 보험회사와 합의를 했으므로 이제 모든 것이 정상적인 상태로 돌아갔다[표 14–5].

신체검사 Physical examination

- 우측 회전 √√과압력을 주었을 때 신장되는 느낌이 든다.
- 좌측 회전 √√
- 신전: √조절능력이 좋았고; 엠마가 여전히 끝 범위에서 약간의 어려움을 느끼고 있기 때문에 과압력은 가해 주지 않았다.
- 머리 들기, 조절 능력이 좋다.
- 균형: √√
- CCFT: √√

치료 Treatment

엠마가 장기적으로 '할 수 있다'라고 생각하고 잘 순응하도록 용기를 주기 위해 그녀의 생활방식에 방해가 되지 않는 수준으로 유지하는 관리 프로그램을 고안하는 데 중점을 두었다. 그녀의 목 건강상태를 유지하기 위한 유지 관리 프로그램의 중요성에 대해 설명하였고 좋은 건강상태를 유지하는 방법을 제시하였다.

핵심 요소들은 다음과 같다.

- 직장과 가정에서 자세의 교정과 척추와 목의 자세 변경 그리고 경부 심부 굴곡근의 작용을 촉진하는 운동을 규칙적으로 실시한다.
- 일상활동을 하는 동안 목의 자세는 항상 생각한다.
- 목과 몸통의 회전 관절가동범위를 유지하기 위한 활쏘기 운동을 계속한다.

다음 달에는 운동의 수행상태를 유지하기 위해 다음의 운동들을 한 주에 한 번씩 실시하게 하였다;

- 머리 끄덕이기 운동; 두개경부 굴곡근의 지구력 능력 향상
- 신전 운동(무릎으로 네발기기 자세에서)
- 앉은자세에서 벽에 기대어 머리 위로 밀어 올리기(두개경부 굴곡 자세를 유지하며) 5초간 유지한다(5번 반복하기 2세트)

오랜 시간 후에 엠마가 다시 목이 뻣뻣해지거나 통증이 느껴지면 그녀는 예방 차원에서 운동 프로그램을 특히 목 굴곡근과 신전근 운동을 다시 시작해야 한다.

엠마는 자기관리에 대해 자신감을 갖고 있어 이 시점에서 퇴원하였다.

표 14–5

9번째 치료 후 재평가 점수	
시각적 상사척도(VAS)	0–1/10
경부 기능장애 지수(NDI) 점수	3/50
환자-특이적 기능 척도(PSFS) 점수	
머리 돌리기	10
컴퓨터 작업(60 분)	9
음식 만들기(냄비 들기)	10
친구들과 산책하기	10

추론 질문:

10. 증상의 근원과 통증의 유형에 관한 당신의 초기 가설을 기대하면서 치료가 진행되었습니까?

추론 질문에 대한 답변:

치료는 예상했던 상부 경추 분절에서 통증이 말초성 유해수용성 원인에 대해 진행되었다. 엠마는 초기에 통증과 기능장애 수준이 높은 수준이었으며 회복이 좋지 못할 것에 대한 중간 정도 수준의 위험성을 보였다. 그러나 그녀의 사례에서 보여 주듯이, 그것은 단지 지표일 뿐이며, 처음에 통증이 심한 모든 환자가 회복이 나쁘지는 않을 것이다. 엠마에게 해당되는 비유를 적용하면, 재활 프로그램은 급성 2등급 수준의 발목 염좌에서와 비슷한 수준으로 진행되었다.

추론 질문:

11. 엠마의 회복은 아주 원활하게 진행되는 것처럼 보였다. 당신은 부정적인 심리사회적 특성이 존재함으로 인해 회복에 어떤 영향을 미쳤을 것이라고 생각합니까?

추론 질문에 대한 답변:

외상 후 스트레스와 통증 파국화(catastrophizing) 증상의 증가가 다른 심리학적 특성들의 역할은 불분명하지만 여전히 불량한 예후와 연관될 수 있음을 시사한다. 좀 더 뚜렷한 감정적 반응, 부정적 사고 또는 빈약한 대처 기술의 존재가 회복에 대한 악영향을 줄이기 위해 재활치료 접근법을 변경하게 했다. 앞서 설명된 재활 프로그램 외에도 환자는 스트레스를 관리하거나 통증의 대처기술을 향상시키는 기법들에 대해 논의하고 기법들을 연습하는 게 도움이 될 것이다.

추론 질문:

12. 엠마는 향후 목통증이 재발할 가능성이 얼마나 높다고 생각하는가? 손상과 관련된 통증의 조기 인식과 관리가 장기적인 예후에 어떤 영향을 미쳤다고 생각하는가?

추론 질문에 대한 답변:

불행하게도, 목통증은 외상에 의한 것이나 원인이 특발성인지에 관계없이 재발하는 특성을 가지고 있다. 따라서 미래에 엠마에게 문제가 다시 재발할 것인가를 예측하는 것은 어렵다.

목통증의 재발에 대한 지식은 유지를 위한 운동 프로그램에 대한 조언에 중점을 두었고, 목이 뻣뻣해지거나 고통스러울 경우, 재발의 원인을 제거하거나 줄이기 위한 전략으로 그녀에게 특히 목 굴곡근과 신전근을 위한 운동 프로그램을 다시 시작할 것을 조언하였다.

통증 유형의 조기 인식과 관리는 장기적으로 예후에 결정적인 영향을 미치지 않을 수 있다. 통증의 말초성 유해자극성 근원(peripheral nociceptive source)은 말초성 신경병증성 통증(peripheral neuropathic pain)이나 심각하고 오래된 중추성 민감화(central sensitization)를 동반한 말초성 유해자극성 근원보다 실제적으로 예후에 더 긍정적인 영향을 미치는 것 같다.

임상추론 해설:

저자는 상부 경추 분절에 통증의 말초성 유해자극성 근원이 있음을 예상하고 그에 따라 엠마의 치료를 진행했지만, 이것은 NDI와 환자-특이적 기능 척도(PSFS)를 이용한 가능장애와 활동 및 참여 수준의 평가와, 증상의 심각성 그리고 특정한 신체 손상에 대한 정기적인 관찰 등이 포함된 다양한 평가 결과에 대한 철저하고 체계적인 재평가를 통해 이루어졌다. 이러한 측정 결과의 재평가는 관리의 단계적 진행(예를 들어, 무엇을 계속 진행할 것인가, 앞으로 무엇을 더 추가할 것인가)과 예를 들어 통증 유형, 증상의 원인 그리고 기여요인 등에 대한 이전에 가설에 대한 임상적 추론을 알려주는 데 필수적이며, 지속적으로 수정될 필요가 있다.

임상추론 질문에 대한 응답 12에서와 같이 관리에 관한 임상적 추론이 초기에 통증과 기능장애에 국한되지 않고 재발의 최소화와 향후 손상 관리 등을 다루는 전략도 반드시 다루어져야 한다.

참고문헌 References

Curatolo, M., Arendt-Nielsen, L., 2015. Central hypersensitivity in chronic musculoskeletal pain. Phys. Med. Rehabil. Clin. N. Am. 26, 175–184.

Drottning, M., Staff, P., Sjaastad, O., 2002. Cervicogenic headache (CEH) after whiplash injury. Cephalalgia 22, 165–171.

Goldsmith, R., Wright, C., Bell, S., et al., 2012. Cold hyperalgesia as a prognostic factor in whiplash associated disorders: a systematic review. Man. Ther. 17, 402–410.

Graven-Nielsen, T., Arendt-Nielsen, L., 2010. Assessment of mechanisms in localized and widespread musculoskeletal pain. Nat. Rev. Rheumatol. 6, 599–606.

Jull, G., Kenardy, J., Hendrikz, J., et al., 2013. Management of acute whiplash: a randomized controlled trial of multidisciplinary stratified treatments. Pain 154, 1798–1806.

Jull, G., O'Leary, S., Falla, D., 2008. Clinical assessment of the deep cervical flexor muscles: the Craniocervical Flexion Test. J Manip Physiol Ther 31, 525–533.

Jull, G., Sterling, M., 2016. Whiplash Injury Recovery – A Self Help Guide. Motor Accident Insurance Commission. Available at: https://maic.qld.gov.au/rehabilitation-advice/whiplash-injury-recovery/ (Accessed 14 September 2017).

Ritchie, C., Hendrikz, J., Jull, G., et al., 2015. External validation of a clinical prediction rule to predict full recovery and continued moderate/severe disability following acute whiplash injury. J Orthop Sports Physical Ther 45, 242–250.

Ritchie, C., Hendrikz, J., Kenardy, J., et al., 2013. Development and validation of a screening tool to identify both chronicity and recovery following whiplash injury. Pain 154, 2198–2206.

Sterling, M., Hendrik, J., Kenardy, J., et al., 2012. Assessment and validation of a prognostic model for poor functional recovery 12 months following whiplash injury: a multicentre inception cohort study. Pain 153, 1727–1734.

Sterling, M., Kenardy, J., Jull, G., et al., 2003. The development of psychological changes following whiplash injury. Pain 106, 481–489.

Treleaven, J., 2017. Dizziness, unsteadiness, visual disturbances, and sensorimotor control in traumatic neck pain. J. Orthop. Sports Phys. Ther. 47 (7), 492–502.

Treleaven, J., Peterson, G., Ludvigsson, M.L., et al., 2016. Balance, dizziness and proprioception in patients with chronic whiplash associated disorders complaining of dizziness: A prospective randomized study comparing three exercise programs. Man. Ther. 22, 122–130.

Walton, D., Carroll, L., Kasch, H., et al., 2013. An overview of systematic reviews on prognostic factors in neck pain: results from the International Collaboration on Neck Pain (ICON) project. Open Orthop J 7 (Suppl. 4: M9), 494–505.

아킬레스 정지부 건병증으로 인한 깊은 통증과 기능 결손의 관리

15

Management of Profound Pain and Functional Deficits From Achilles Insertional Tendinopathy

Ebonie Rio • Sean Docking • Jill Cook • Mark A. Jones / 신두철

주관적 평가 Subjective Assessment

인구통계 및 사회적 병력 Demographics and Social History

55세의 폐경기 여성인 주디(Judy)는 13개월간의 우측 아킬레스건 정지부 통증(insertional Achilles tendon pain)을 호소했다. 그녀는 남편과 입구에 계단이 3개 있는 1층짜리 집에 살고 있다. 주디는 풀타임으로 의료상담원으로 일하면서 즐겁게 지냈고 그녀의 평상시 근무는 주로 앉아서 하는 것이었지만 그녀는 또한 사진을 복사하고 파일을 정리하기 위해 자주 일어섰다. 그녀는 이전에 교사였고 직업 변화를 즐겼다. 그녀의 아킬레스 통증 이전에는 매일 3.5km 그리고 매주말에는 5~6km를 걷는 것을 좋아했다. 그녀는 매우 활동적인 사회생활을 하고 일주일에 두 번 필라테스를 했다. 그녀는 아킬레스 통증을 앓은 이후 운동을 할 수 없었으며 약 15kg가 증가했다. 그녀는 운동능력과 체중 증가에 대해 불만스러워했다.

통증양상 Pain Presentation

주디는 오른발에 탈부착식 단단한 워킹 부츠를 착용하고 다리길이의 차이 때문에 다리를 절며 걸었다. 그녀의 통증은 상외측부 종골(calcaneus)에 아킬레스건의 정지부(Achilles insertion)에서 국한되었다. 통증의 퍼짐은 없었으며 한 손가락으로 국소화할 수 있었다[그림 15-1]. 그녀는 감각 변화(저림 감각이나 무감각이 없음: no pins and needles or numbness)가 없다고 보고했다. 주디는 또한 허리 부분에 때때로 통증을 느꼈는데, 그것은 필라테스와 함께 완화되었고 다리로 퍼지지 않았다. 그러나 그녀는 차에서 피트니스 센터로 걸어갈 때 아킬레스 통증을 느꼈기 때문에 필라테스를 그만두어야 했다. 그녀는 허리통증이 아킬레스건과 관련이 없다고 생각했다. 주디는 또한 걷기에는 아무런 영향을 미치지 않고 현재 고통스럽지는 않은 오른쪽 무릎 통증과, 양측에 가벼운 증상을 가진 고관절 외측부 통증을 호소했으며, 밤에는 증상이 악화된다고 하였다. 그녀는 이것이 아킬레스 통증보다 먼저인지 확신하지 못했다.

통증의 시작 Onset of Pain

주디는 증상이 나타나기 전에 그녀의 활동 수준을 변화시키지 않았으며, 시간이 지난 후 과부하(예 : 활동 변화와 관련된 건 부하의 증가) 또는 상대적인 과부하는 보고되지 않았다. 그러나 증상이 시작되기 전에 부하의 변화에 대해 특별히 의문을 제기했을 때, 그녀는 그 시간에 그녀가 걷는 것을 증가시켰지만 가장 중요한 변화는 새로운 신발 구매라고 생각했다. 그녀는 신발이 통증이 있는 영역에서 발뒤꿈치를 문질러 댔다고 느꼈지만, 족부 전문의가 처방했기 때문에 신발을 계속 착용했다. 그녀의 증상이 호전되지 않을 때 족부 전문의는 어떤 효과도 없이 깔창을 4번 변경했다. 주디는 건이나 다른 건 통증이나 파열에서 아킬레스 증상의 과거력을 보고하지 않았다.

증상에 대한 행동 Behaviour of Symptoms

주디는 워킹(walking) 부츠 없이 단 몇 분만 걷고 난 후에 느끼는 통증을 '심한 통증(agony)'이라고 표현했다. 경사를 오를 때 더 길거나, 더 빠른 속도로 걸을 때에는 통증이 더 심해졌다. 아킬레스 통증은 매우 심한 통증으로 묘사되었으며, 통증은 수치 등급으로 9/10으로 평가되었다. 그녀의 통증은 맨발로 걸을 때 더 심했고 편평한 신발을 신으면 발뒤꿈치가 있는 신발보다 통증을 더 많이 느꼈다. 그

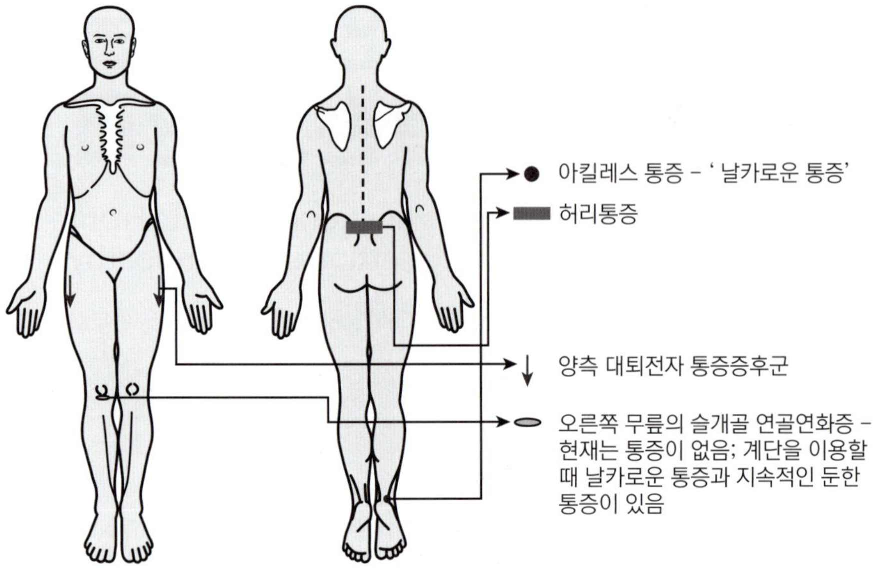

그림 15-1 증상 부위를 자세히 설명하는 신체차트

녀는 통증 때문에 증상이 시작된 것과 관련된 느낌의 신발을 신을 수 없었다. 이 부위의 압박은 고통스러웠다. 특히 발뒤꿈치를 문지르는 신발의 경우 더욱 그랬다. 통증은 활동 중 악화되었지만 그녀가 얼마나 멀리 걸어왔는지에 따라 달랐으며, 그녀는 직장에서도 괴로움을 느꼈다. 더 많은 부하량과 증가된 통증 사이에는 명확한 관계가 있었다. 주디는 그녀의 증상이 조절된 발목 운동(controlled ankle movement, CAM) 워커 부츠(walker boot)에 의해 완화되었다고 보고했으며, 그녀는 이제 그것에 의존한다고 느꼈다.

주디는 아침에 통증과 뻣뻣함이 심했다; 그녀는 아침에 10/10 통증으로 느꼈고 통증에 적응하기까지 몇 시간이 걸렸다. 그녀는 지금 통증의 두려움 때문에 어디를 가도 거의 걷지 않고 있었고, 그녀의 활동이 너무 제한되어 있었기 때문에 거의 집을 떠나지 않는 것으로 보고하였으며, 이것이 그녀의 아침 증상을 완화하는 데 도움이 되었다. 그녀의 증상이 최악이었을 때, 그녀는 야간 통증을 경험했지만 현재 아무런 증상도 보이지 않았다.

휴식은 일시적으로 아킬레스 통증을 완화했지만 그녀가 다시 활동을 시작하면 재발했다. 지난 13개월 동안 그녀는 오랜 기간의 휴식과 활동 감소(최장기 7 주)를 시도했지만 비스테로이드성 소염진통제(NSAID)를 복용했기 때문에 휴식이나 약이 도움이 되었는지 확신할 수 없었다. 그녀는 통증 부위에 글루코코르티코이드 주사로 8주간 완전한 통증 완화를 보였다. 그러나 통증은 같은 수준으로 재발되었다.

환자의 관점 : 기대 / 목표 / 문제에 대한 이해

Patient Perspectives: Expectations/Goals/Understanding of the Problem

주디는 이제 그녀의 활동을 제한하는 통증에 대한 두려움을 보고했다. 그녀는 자신이 더 나아지기를 갈망하지 않았으며, 그녀의 유일한 선택이 수술일 것이라고 우려했다. 주디는 그녀의 건이 약하고 쉽게 끊어질 가능성이 있다고 설명했다. 그녀의 남편은 방사선과 의사였고, 그녀의 건을 여러 초음파 검사로 확인했는데 건이 퇴행성이며 비정상적으로 두껍고 신혈관형성이 있는 것으로 보고되었다. 그녀는 이 모든 것의 의미를 알지 못한다고 했으나 '좋지 않게 들렸다'고 생각했다. 그녀는 워커 부츠 없이는 걸을 수 없다는 것에 대해서도 두려웠다.

일반적인 건강 General Health

주디는 여러 가지 합병증을 앓고 있었고 많은 약물치료를 받았다[표 15-1]. 그러나 이들은 아킬레스 증상이 발병한 이래로 변하지

표 15-1

주디가 현재 복용하고 있는 약물과 건 상태 표시에 대한 가능한 시사점

약물	건강 이슈	주디에게 어떻게 나타나는지	건병증과의 관련성
플라케닐 (Plaquenil) (200 mg/day)	재발성 관절염 (Palindromic arthritis)	주디 오른쪽 발목이 계속 부어서 류머티스 전문의에게 의뢰되었다. 이 상태는 화끈거림에 걸리는 시간과 해결되는 시간이 같이 때문에 팔레드도믹으로 설명된다. 그것은 약으로 완전히 조절되었고, 그녀는 더 이상 화끈거림이 없었다. 그녀의 혈액 검사 결과는 류머티스 질환에 음성이었다. 그 약은 그녀의 아킬레스건을 낫게 하지 못했다.	류머티스 질환은 부착점에 대한 건병증과 관련이 있다.
자렐토 (Xarelto) (20 mg)	심방세동 – 허혈성 사건의 위험을 줄이기 위한 혈액희석제	예방약	알려지지 않음
소탈롤 (Sotalol) (60 mg/day)	심방세동, 비대심근증, 고혈압	예방약 – 베타차단제 주디의 약물 혈압은 정상 범위 안에 있으며, 뇌졸중이나 일시적인 허혈성 이벤트에 대한 기록은 없다.	알 수 없음 – 베타차단제가 교감신경계에 미치는 영향이 있음. 그러나 교감신경계와 건 통증에 대한 관계는 알 수 없음. 잠재적 구조적 영향도 알려지지 않음
토파맥스 (Topamax) (250 mg)	편두통	이 약으로 주디는 더 이상 편두통으로 고통받지 않는다. 그녀가 약을 끊으려고 시도했지만 편두통이 다시 재발했다.	알려지지 않음
크레스토르(Crestor) (5 mg)	고콜레스트롤	저밀도 지방단백질과 전반적인 콜레스테롤 수치는 너무 높았고 식이요법과 운동을 한 후에도 낮아지지 않았다. 아킬레스건 통증은 콜레스테롤 약보다 우선한다.	건의 콜레스테롤 퇴적물 – 건의 콜레스테롤뿐만 아니라 혈청 콜레스테롤도 감소하므로, 약물의 시작과 함께 건 구조에 변화가 있을 수 있다.

않았다. 그녀는 다시 활발하게 활동하고, 체중을 줄이며, 약을 줄이기 위해 정말로 열중했다. 주디는 심각한 병변이 없었다. 예를 들어, 최근에 체중 감소 또는 마미(cauda equina) 증상이 없으며, 또한 지속적인 통증도없었다.

이전 중재들 Previous Interventions

주디는 몇몇 다른 의사에 의해 다양한 중재를 시도했었다. 족부 전문의(podiatrist)의 교정치료가 도움이 되지 않아서 그녀는 관절염을 관리했던 류머티스 전문의에게 도움을 받았다. 류머티스 전문의는 글루코코르티코이드 주사가 문제를 해결할 것이라고 말했고, 주디는 주사를 맞은 후 통증이 다시 돌아오기까지 거의 8주간 통증이 완화되었다. 그녀는 2차 글루코코르티코이드 주사를 시도하기 위해 류머티스 전문의를 다시 찾아갔다. 이번에 주디는 그녀가 특별한 지점을 놓쳤다고 느꼈고 그녀는 주사를 맞을 수 없을 것 같다고 느낀다고 보고했으며, 증상도 완화되지 않았다. 그녀는 이 관리에 대한 신뢰를 잃어버렸고 스포츠 의사가 건이 파열될 수 있기 때문에 어떤 상황에서도 코티존 주사를 하지 말라고 말한 것을 알았다. 스포츠 의사는 혈소판풍부혈장(platelet-rich plasma, PRP) 주사를 권장했으며 환자의 80%가 이 치료법으로 더 좋아졌다고 했다. 주디는 PRP 주사가 그녀의 삶에서 가장 고통스러운 경험이었고 주사 후 2주 동안 완전히 쉬었음에도 불구하고 통증이 더욱 악화되었다고 보고했다.

그런 다음 주디는 물리치료사에게 물리치료를 요청했다. 운동은 매우 고통스럽고 건은 호전되지 않았지만 건을 회복하는 데 필요했기 때문에 통증을 간과하고 무시하라고 했다. 건 통증이 진정되지 않을 때, 그녀는 중심(core)의 안정성이 약하고 필라테스 운동을 처방받았기 때문에 해야 한다고 들었다. 그녀는 또한 수중치료를 시도하라고 권고받았지만 이 모든 것은 아무런 효과를 주지 못하였다. 물리치료를 시작하고 몇 달 후에도 통증은 호전되지 않았다.

주디는 3개월 전에 그녀의 류머티스 전문의를 방문했다. 류머티스 전문의는 자신이 주디를 관리하기 때문에 주디가 다른 사람들을 만난 것에 대하여 불만을 나타냈다. 그녀는 또 다른 코티존 주사를 권고받았다. 그녀는 건파열을 두려워해서 거절했다. 그녀의 류머티스 전문의는 건에 과부하가 걸리고 6주 동안 단단한 워커 부츠를 착용해야 한다고 결정했다. 그녀는 워커 부츠를 제거하거나 활동을 재개하는 시기와 방법에 대해 조언을 받지 못했으며, 13주가 지나갔다. 그녀는 또한 외과 의사에게 Haglund 형태(종골의 상외측부 돌출) 제거를 요청받았다. 주디는 회복이 1년 이상 걸릴 것이라고 조언한 외과 의사의 진료를 받았고 곧 수술을 받아야 한다.

3주 전에, 주디는 그녀가 다른 물리치료사에게 치료를 받을 것이라고 생각했다. 평가에는 제자리 뛰기, 점프, 런지(hopping, jumping, lunging)이 포함된다. 이 운동은 모두 고통스러웠고 3번 시도한 후 3일 동안은 침대에서 나올 수 없어 치료사에게 돌아가지 않았다. 주디는 오늘의 평가가 무엇을 수반할지에 대해 불안감을 느꼈다고 인정했다.

추론 질문:

1. 주관적인 검사를 바탕으로, 가장 가능성 있는 '유해수용성 및 관련 병리의 근원'과 지배적인 '통증 유형'(즉, 유해수용성, 말초신경병증, 유해가소성)에 대한 가설에 대한 '진단적 추론'을 토의하고 가설을 뒷받침하는 임상적 특징에 대하여 강조하십시오.

추론 질문에 대한 답변:

아킬레스 정지부의 통증이 가장 가능성 있는 원천이며, 건병증(tedndinopathy)이 가장 가능성 있는 진단/병리이다(Rio 등, 2015a). 아침 통증과 뻣뻣함은 아킬레스 건병증의 특징이다. 30분 동안 지속되는 것이 일반적이다. 60분 이상이라면 건 통증(특히 염증성 질환)의 전신 원인 또는 원인을 나타낼 수 있다. 아킬레스 건병증의 진단을 뒷받침하는 두 가지 주요 임상 질문이 있다:

- 통증이 어디에 있습니까? 아킬레스건의 통증은 국소화되었으며, 증상의 기간에 관계없이 퍼지지 않는다. 이 경우, 주디는 정지부(nsertion)의 측면 부분에 통증이 있었다. 아킬레스의 통증은 중간 부위에서도 발생할 수 있는데, 환자는 일반적으로 두 개의 손가락을 사용하여 통증 부위를 압박한다.
- 그 통증을 악화시키는 것은 무엇입니까? 아킬레스건 통증은 아킬레스건에 대한 높은 하중과 관련된 활동, 특히 에너지 저장(energy-storage) 부하에 의해 악화된다. 저에너지 저장(lower-energy-storage) 부하 활동에는 활발한 보행이 있으며, 고에너지 저장(high-energy-storage) 부하 활동에는 러닝 또는 방향 변경이 있다. 자전거 타기 및 수영과 같은 활동은 건 부하가 낮으며, 이 활동으로 통증이 악화되는 경우, 임상의는 아킬레스가 통각의 원인이 아니라는 의심을 해야 한다. 건병증은 주디의 말에서와 같이 침해수용체가 있는 것처럼 보이며 항상 부하와 밀접하게 관련되어 있다. 낮은 건 하중 활동이 악화되는 요인인 경우, 신경통이나 아킬레스건막과 같은 다른 통증이 있을 수 있다. 이러한 원인들은 일반적으로 아킬레스건 통증보다 더 확산된 통증 패턴이 있다.

아킬레스 정지부 건병증(insertional achilles tendinopathy)에서 배측굴곡으로의 움직임은 압축 하중을 일으키며, 건은 종골에 대항하여 압박된다. 이것은 통증과 병리를 악화시킬 수 있다(Cook과 Purdam, 2012a). 스트레칭과 같은 활동은 압축 하중으로 인해 통증을 유발할 수 있다. 굽이 낮은 신발이나 맨발로 걷는 것은 일반적으로 굽이 높은 신발보다 더 통증이 심하다. Haglund 돌출은 해부학적 형태이며 변형이 아니다. 아킬레스건을 종골의 위쪽에서 압박하여 종골 원위부(distal calcaneus)의 건 삽입에 대한 부하를 줄인다(Benjamin 등, 2004). 이를 외과적으로 제거하면 정지부가 더 큰 하중에 노출된다. 이러한 하중의 증가는 정지부가 완전한 하중에 적응하지 못하게 한다. 이 형태를 보이는 환자는 수술 없이 재활을 사용하여 성공적인 결과를 얻을 수 있다(Fahlstrom 등, 2003; Jonsson 등, 2008).

주디는 유해가소성 통증 유형(nociplastic pain type)과 관련된 증상을 보고하지 않는다. 그러나 통증의 경험은 개념적(conceptual) 및 맥락적(contextual) 요소에 의해 조절된다는 것은 잘 알려져 있다. 따라서 언어가 주디의 두려움과 통증의 경험에 기여하지 않도록 교육하는 것이 중요하다. 따라서 건병증과 재활과정에 대한 이해를 높이는 것이 긍정적인 효과를 가져올 수 있다.

발목 뒤쪽 통증에는 많은 감별적 진단이 있다(Rio 등, 2015a). 중요한 감별진단은 발목후방부충돌(posterior ankle impingement)이다. 충돌이 있는 환자는 수영을 시작하는 것을 포함하여 완전한 수동적이고 활동적인 저측굴곡(plantar-flexion) 활동에서 통증을 호소한다(일반적으로 아킬레스건을 악화시키지 않음). 후종골점액낭(retrocalcaneal bursa)은 아킬레스 주입 부위의 일부이며, 아킬레스 정지부 건병증의 일부로 관리되어야하므로 별도의 진단을 고려하지 않는다. 국소적인 신경포착 또는 연관통의 경우 통증의 위치가 일반적인 아킬레스 건병증보다 더 넓게 확산된다.

추론 질문:

2. 주디의 '경험에 대한 관점'(예 자신의 상태, 두려움, 스트레스, 대처법 등)에 대한 당신의 해석은 무엇입니까? 이 문제를 해결하기 위해서 당신의 관리방법이 필요할 거라고 예상합니까?

추론 질문에 대한 답변:

주디는 그녀의 고통이 좋아지지 않을 것이라는 점을 염려한다고 했다. 그녀는 예정된 수술을 두려워했다. 그녀는 부츠를 제거하고 검사를 받았기 때문에 임상 평가의 하중에 대해 매우 염려했고, 이는 이전에 그녀의 통증을 악화시켰다. 전반적으로 그녀는 자신의 상태와 증상을 개선하는 가장 좋은 방법에 대해 잘 이해하지 못했다. 앞서 설명한 바와 같이 적절한 교육과 언어가 두려움에 기여하지 않도록 하는 것이 필수적이었다. 병리와 건의 통증은 일관성이 없는 경우가 많기 때문에 남편의 전문성(방사선학자)이 건 손상의 관점에 미치는 영향도 고려하는 것이 적절했다.

추론 질문:

3. 주디의 문제 발달과 지속되는 통증 및 장애의 잠재적인 '기여요인' (내재적 및 외적 요인)을 논의하십시오.

추론 질문에 대한 답변:

폐경기 동안의 에스트로겐 감소는 나이 든 여성의 건 병리 및 통증에 기여할 수 있다. 따라서 폐경기 상태와 기타 때로는 관련된 건강 문제([표 15-1] 참조)에 대한 정보를 고려하는 것이 중요했다.

주디의 체중 증가는 아킬레스에 대한 부하와 내장지방 축적과 관련된 순환계 사이토카인(cytokines)에 대한 영향 모두를 포함하며, 이는 차례로 건병증과 관련이 있다(Gaida 등, 2008). 아킬레스건 통증의 발병은 대개 하중의 변화와 일치한다. 이 경우에는 부위의 직접적인 압박(문지르기)이나 발뒤꿈치 높이가 너무 낮아서 건을 악화시키는 활동 및 신발의 경미한 변화와 일치한다. 이러한 다른 합병증의 존재는 부하의 변화에 대한 증폭된 반응으로 아킬레스건의 통증을 유발할 수 있다.

추론 질문:

4. 당신은 주디의 양상의 모든 측면에서(예 병리, 임상양상, 동반 질환, 약물, 이전 중재) '신체 검사와 치료에서 주의'의 필요성에 대한 신호로 느끼는 것들을 강조해 줄 수 있습니까?

추론 질문에 대한 답변:

주디는 수 개월간의 활동 감소 후 13주 동안 통제된 발목 운동 워커 부츠를 착용해 왔기 때문에 건에 부하가 덜 걸려 있었다. 고강도 하중 활동(예 호핑)이 포함된 신체검사는 이 사례에 적합하지 않으며, 실제로 이전에 고강도 하중 활동을 포함하는 평가에 대한 반응이 좋지 않았다. 평가는 개별 환자의 반응에 따라 계속되어야 한다. 건 통증은 일반적으로 건 하중에 따라 증가한다. 그러나 각 환자에 대해 가능한 모든 검사를 완료할 필요는 없다. 주디는 최근에 체중 감소나 마미(cauda equine) 증상이 없으며 지속적인 통증을 느끼지 않았다. 그녀의 고통은 그것이 하중과 밀접하게 연관되어 있었기 때문에 기계적인 원인으로 보였다.

임상추론 해설:

통증 유형, 잠재적인 통증의 원인 및 관련 병리에 대한 진단적 추론은 주관적 검사에서 시작되며, 신체검사와 지속적인 관리 전반에 걸쳐 계속되고 진단적 가설이 추가로 검사된다. 제1장에서 논의된 바와 같이, 이러한 진단은 확립된(연구 및 경험에 근거한) 임상 패턴에 기초하여 공식화된다. 근골격계 진단의 특이성은 다양한 문제와 진단검사에 따라 다르다. 통각성 및 관련 병리의 특정 원인을 확인하기가 어려울 때(예를 들어 비특이적 요통), 명백한 병리가 존재하지 않거나 임상 진단검사가 침해의 원인을 단정하기에 타당하지 않은 경우, 손상 기반 진단[예 운동 분절 증상 유발(motion segment symptom provocation), 운동성 및 조절]이 중점 사항이 된다. 대조적으로, 정지부 건병증과 같은 문제는 임상 패턴이 더 명확하여 여기에서 논의된 바와 같이 다른 통각 및 병리 근원과 구별될 수 있다. 관리는 손상 기반 추론(즉, 공통 임상 패턴 내에서의 환자의 특정 임상적 표시)에 의해 크게 유도되지만, 보다 정확한 진단분류는 개별 환자에게 맞춤화 될 수 있는 효과적인 관리전략을 식별하기 위한 보다 정확한 표적화된 연구를 가능하게 한다.

주디의 임상 양상은 'nociceptive dominant'로 판단되며 장력과 밀접하게 연관되어 있는 전형적인 건병증이다. 그러나 그럼에도 불구하고 환자의 통증 경험 조절에 대한 개념적·맥락적 영향(예 주디의 건병증 및 관련 두려움에 대한 이해)은 이미 표현된 주디의 두려움에 기여할 수 있는 언어로 교육 및 치료에 관한 관리적 추론과 관련이 있다. 이것은 제1장, 제3장 및 제4장에서 논의된 중요한 사실을 강조하며, 일반적으로 유해가소성 통증과 관련된 도움이 되지 않는 환자의 관점은 모든 환자와 모든 주된 통증 유형에 존재할 수 있다. 따라서 임상 결과를 최적화하고 만성으로 진행될 위험을 잠재적으로 감소시키기 위해 평가하고 관리하는 것이 중요하다.

환자 문제의 발전과 유지에 기여하는 요소는 내재적이거나 외적이며 수정 가능하거나 수정할 수 없는 것일 수 있다. 제1장에서 논의했듯이, 즉각적인 증상과 장애를 줄이기 위해 그리고 재발의 가능성을 최소화하기 위해서, 기여요소의 확인이 관리에서 중요하다. 기여요인에 대해 고려함으로써 또한 가설 범주 '예후'에 관한 판단을 알 수 있다. 이는 합병증 및 그 관리에 대한 의료/일반 건강검진을 실시하는 것이 중요함을 강조하며, 수정 가능한 범위 내에서 다양하게 기여하는 요인을 나타낼 수 있다. 환자 체중, 활동 패턴 및 신발과 같은 다른 요소는 신체검사에서 평가되는 대부분의 신체적 장애(예 이동성, 국소적인 조절/힘, 운동사슬 전체에 걸쳐)와 마찬가지로 관리 추론에 대해 수정 가능하고 중요하다.

마찬가지로, '신체검사 및 치료에 대한 사전 주의와 금기증'이라는 가설 범주는 병적 및 위험 신호, 그리고 예를 들어 증상의 항상성, 심각성 및 자극성과 관련된 환자 개개인의 임상 특징과 공포와 같은 환자 관점에 기초해야 한다.

신체검사 Physical Assessment

관찰 Observation

주디는 오른쪽 종아리(calf)의 가자미근(soleus)과 비복근(gastrocnemius) 모두에서 근육의 심한 손실을 보였다. 그녀는 양쪽 발의 종골 부위에 명백한 Haglund 형태를 보이고 있었으며, 오른쪽 정지부위가 팽창되어 있었다.

보행 Gait

주디는 오리걸음으로 걷고 양쪽 발을 밀지 않았다. 그녀는 보폭(stride length)와 보속(cadence)이 줄어들었다.

무릎에서 벽으로 런지 Knee-to-Wall Lunge

오른쪽–0cm이고 아킬레스 정지부의 끝에서 매우 아프다. 왼쪽–5cm

기능평가 Functional Assessment

주디는 호핑할 때 왼쪽 다리 전체에 힘이 없었다. 그녀는 저하된 조절(poor control), 저하된 거상(poor elevation), 일관된 템포로 도약할 수 없었다. 그녀는 피곤하기 전에 왼쪽 다리에서 16개의 발뒤꿈치 올리기를 완료할 수 있었다[표 15–2]. 오른편은 불규칙한 체중분포(왼쪽 다리에 더 많은 무게가 실림)와 함께 통증(시각적 상사척도[VAS] 4/10)을 생성하는 네 번의 양쪽 다리 뒤꿈치 들기(four double leg heel raises)로만 평가되었다. 통증은 측면 발뒤꿈치에 국한되어 있었고 주디는 손가락 하나로 가리킬 수 있었다. 그녀의 평가를 제한하는 선택은, 첫째로, 건이 부츠에서 하중을 받지 않고, 둘째로, 그녀가 이전 물리치료사에 의해 과소평가된 것에 대한 그녀의 두려움 때문이었다. 그녀는 심한 통증에 대한 두려움 때문에 한쪽 다리 뒤꿈치 들기(single leg heel raise)를 단 한 번도 할 수 없다고 보고했다.

이 시점에서 그녀의 관절에 대한 평가는 통증이 분명하게 건에 있었기 때문에 시행되지 않았다. 초기 치료에 대한 모호한 반응이 있다면 주변 구조물(예 관절)에 대한 추가 평가가 수행된다.

표 15-2

아킬레스에 대한 점진적 부하 검사의 예제(최소 자극에서 가장 큰 자극까지)

부하 검사	설명	주디의 평가
양쪽 다리 종아리 올라기(Double leg calf raise)	발을 평행으로 하여 벽을 지지하고 선다. 두 번째 발가락 중앙 위에 발목 관절의 중간을 두고 두 발로 일어선다.	할 수는 있지만 무게 분포는 고르지 않다. 심한 통증에 대한 두려움 때문에 이 단계에서 오른쪽의 평가가 중단되었다.
한쪽 다리 종아리 올리기(Single leg calf raise)	발을 앞으로 향하게 하여 벽을 지지하고 선다. 두 번째 발가락 중앙에 발목 관절의 중간을 두고 한쪽 발로 일어선다.	왼쪽 다리에 대한 평가가 완료됨
양쪽 다리 점프 (Double leg jumps)		시도되지 않음
한발 뛰기(Single leg hops)	필요에 따라 작은 뛰기에서 큰 뛰기로 진행	시도 되지 않음
한쪽 다리 앞으로 뛰기(Single leg forward hops)		시도 되지 않음

이미지 Imaging

주디는 이전에 아킬레스 이미지 검사를 했지만 UTC(ultrasound tissue tissueization)를 이용한 추가 조사가 건의 구조적 완전성을 정량화하기 위해 제안되었다. UTC는 12cm 영역에서 600개의 지속적인 횡 이미지(contiguous transverse images)를 캡처하여 기존의 초음파를 이용하는 새로운 이미징 모달리티(imaging modality)이다. 이로부터 건의 길이에 대한 픽셀 밝기의 안정성이 4개의 에코 유형으로 정량화될 수 있는 3차원 이미지가 렌더링된다(van Schie 등, 2010). 이전 연구는 말의 병리조직학적 표본(quine histopathological specimens: van Schie 등, 2010)에 대해 이러한 에코 유형을 검증했다. 이것은 건 구조를 정량화하고 반복성이 높기 때문에 건 구조를 모니터링하는 이상적인 도구이다.

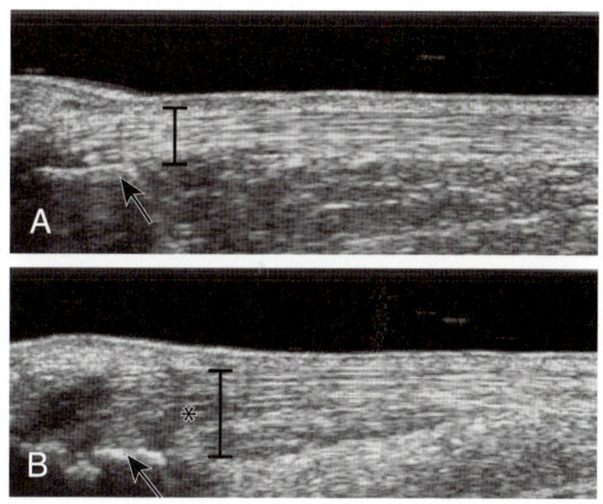

그림 15-2 시상면에서 정상 왼쪽 아킬레스건(A)과 아픈 오른쪽 아킬레스건(B)의 그린 스케일 초음파 검사. 오른쪽 아킬레스건(부착점(바 참조)은 저포화 부위(별표)가 있는 경우)이 현저히 두껍다. 해글런드의 형태학(화살표)은 양쪽 아킬레스건에서 볼 수 있다.

주디의 우측 아킬레스건은 종골의 정지부에 국부적으로 두꺼워 보였으며[그림 15-2], 전반적인 UTC 에코 패턴은 반대편 아킬레스에 비해 손상되었다. 건 내에는 조직이 분산된 영역이 관찰되었고[그림 15-3], 에코 유형 III의 증가, 비정상적인 섬유구조가 나타나고, 에코 유형 IV(무정형 매트릭스를 나타냄)를 특징으로 한다[표 15-3]. 파괴된 영역은 종골의 정지부에 1cm 영역에 국한되어 병리학적 병변의 평균 단면적(CSA)은 횡단 영상의 약 40%를 차지한다. 그녀의 왼쪽 아킬레스는 두꺼워 보이지 않았고 전반적인 에코 패턴은 정상적인 매개변수 내에 있었다.

건 내에 존재하는 파괴된 영역에도 불구하고, UTC 결과는 정렬된 섬유구조에 대한 체적 및 평균 CSA에 초점을 맞추어 주디에게 설명되었다[그림 15-4]. 즉 병리학적 영역과 부적절한 에코 유형(에코 유형 III 및 IV)의 평균 CSA가 증가함에 따라 주디의 오른쪽 아킬레스는 반대쪽 건 및 구조적으로 정상적인 건에 비해 정렬된 섬유소 구조의 평균 CSA가 증가했다. 이전의 연구는 병적인 건(41개의 병적 아킬레스건 중 40개가 정렬된 섬유구조의 CSA가 비슷하거나 더 많음)의 공통적인 특징이라는 것을 보여 주었다(Docking과 Cook, 2015). 병리적 건은 충분히 정렬된 원 섬유구조가 있는지 확인하기 위해 치수를 증가시켜 조직 파괴 영역을 보완한다(Docking과

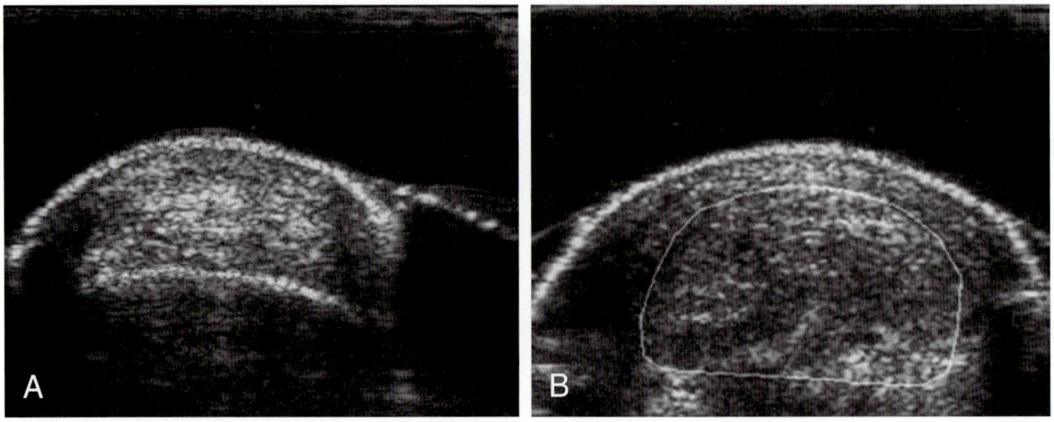

그림 15-3 축면에 있는 정상(A) 및 통증(B) 아킬레스건의 그린 스케일 초음파 및 UTC 영상
(A) 왼쪽 아킬레스건 종골 부착점 (B) 오른쪽 아킬레스건 종골 부착점

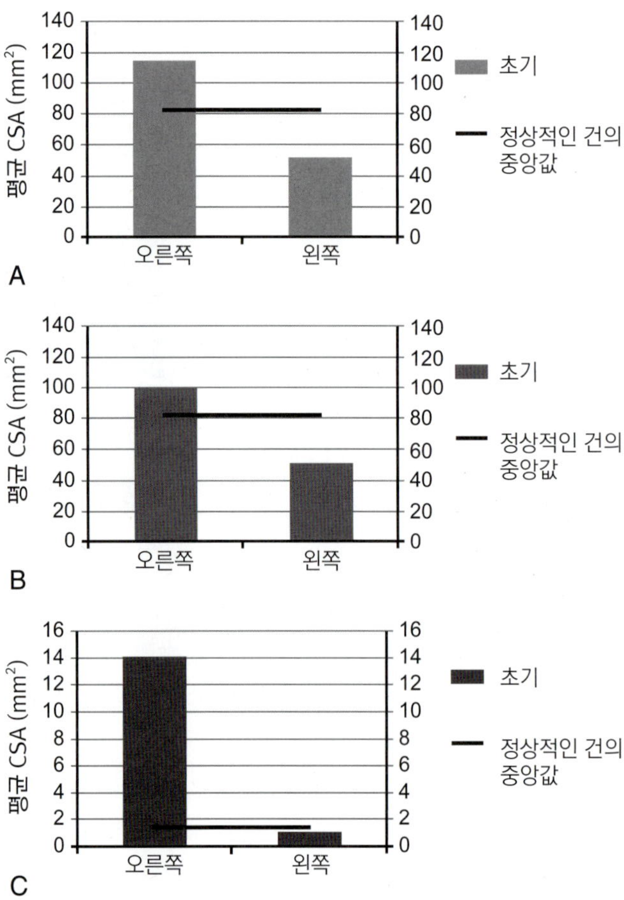

그림 15-4 전체 평균 단면 면적(CSA)과 정상(왼쪽) 및 비조직적인 건 조직, 통증(오른쪽) 아킬레스건을 나타내는 그래프. 아픈 건은 훨씬 더 크고, 조직도 더 흐트러져 있다. 그러나 통증 건에는 구조적으로 정상적인 건(그래프의 검은색 수평선)의 표본과 비교하여 정렬된 섬유구조물의 양이 증가한다. (가) 두 아킬레스건의 총 평균 CSA, (나) 두 아킬레스건의 정렬된 섬유구조물의 평균 CSA, (다) 두 아킬레스건의 비조직 건 구조의 평균 CSA.

Cook, 2015).

이전 영상은 주디의 건에 대한 부정적인 영향을 주었다. 그녀는 건이 하중을 견딜 수 있다는 확신을 주기 위해 UTC 검사를 받았다. 주디에게 그녀가 정렬된 섬유구조를 충분히 가지고 있기 때문에 그녀가 파괴의 정도에 집중해서는 안 된다고 설명했다.

표 15-3

정상(왼쪽)과 통증(오른쪽) 아킬레스건의 서로 다른 에코 유형 비율

에코 유형 백분율

에코유형	우측	좌측
Type IV	2.2%	0.7%
Type III	6.6%	1.4%
Type II	30.3%	19.7%
Type I	60.9%	78.2%

VISA-A Questionnaire

빅토리아 운동 평가 연구소-아킬레스(Victorian Institute of Sports Assessment-Achilles, VISA-A) 점수는 아킬레스건의 통증과 기능을 기록한다(Robinson 등, 2001). 이것은 아킬레스건 중앙부 문제를 위해 개발되었지만 유사성은 변경에 덜 민감할 수는 있지만 아킬레스건 정지부를 포함하는 문제에서 그 유사성을 허용한다. 100점은 통증이 없는 기능이며, 80점은 기능에 영향을 미치기에 충분한 통증을 나타내고, 60점은 기능상 어려움을 나타낸다(Silbernagel 등, 2007). 주디의 VISA-A 점수는 23점으로 심한 통증과 기능적 결핍을 의미한다.

추론 질문:

5. 추론 질문 1에서 주디의 주관적 양상이 아킬레스 건병증과 일치한다는 것을 나타냈습니다. 임상 패턴을 뒷받침하는 신체검사 결과와 통찰력이 지배적인 통증 유형에 관한 이전의 가설을 지지하는지 여부를 강조하겠습니까?

추론 질문에 대한 답변:

건 통증은 종종 부착된 근육(가자미근과 비복근)뿐만 아니라 운동사슬의 다른 부분에서도 근육 부피(muscle bulk)의 손실을 가져온다. 주디의 경우, 근육 부피의 손실은 부츠에 의해 악화될 가능성이 있으며, 이것은 근건 단위에 완전히 부하를 줄인다. 재활에서 근력 운동의 이론적 근거 중 하나는 이러한 근육과 건의 용량을 다루는 것이다.

신체검사에는 건 하중 증가와 함께 통증이 증가할 것으로 예상되는 건 부하 검사(tendon loading test)가 포함된다. 그러나 모든 검사를 완료하는 것이 항상(이 경우가 아니므로) 적절하지는 않다. 따라서 네 번의 양쪽 다리 뒤꿈치 들기에서 그녀의 국소적인 통증의 자극은 건병증과 일치하지만, 건병증의 신체검사 확인은 불가능했다. 유사하게, 이러한 통증의 특정 재생산은 주관적인 검사에서 설명된 그녀의 활동 제한과 일치하고 가정된 통각수용성 우세 통증 유형(nociceptive dominant pain type)과 일치한다.

추론 질문:

6. UTC 영상과 임상 증상 및 징후와의 관계는 무엇입니까? UTC 결과를 어떻게 사용하여 관리자에게 알릴 수 있습니까?

추론 질문에 대한 답변:

UTC는 건 구조를 정량화하지만 임상 증상과 통증은 상관관계가 없다. 건 내의 통증과 구조 사이의 단절은 문헌에 잘 기록되어 있다(Cook 등, 2001; Khan 등, 1996).

교육은 이미지 검사 및 그 활용의 핵심 부분이다. 허리통증에서 이미지의 부적절한 사용은 '과잉 의료', 환자의 건강에 대한 자기 인식 감소, 공포 회피 행동에 대한 기여와 관련이 있다(Flynn 등, 2011). 주디는 이미징 보고서에 사용된 부정적인 단어에 대한 고전적인 두려움 반응을 보였다.

정렬된 원 섬유구조의 부피를 정량화하는 UTC의 능력은 환자가 건에 대해 가질 수 있는 부정적인 이해를 막는 데 도움이 될 수 있다. 건이 정상에 비해 정렬된 섬유소 구조가 유사하거나 증가된 양을 포함하면 환자는 하중을 견딜 수 있을 정도로 정상적인 건 구조를 쉽게 인식하고 부하 관리전략을 수용해야 한다.

임상추론 해설:

주디의 국부적인 통증에 대한 양 하지 뒤꿈치 들기(double leg heel raises)의 자극은 건병증과 일치하는 것으로 간주되지만, 이 대답에서 명백한 추론은 진단 확인을 넘어선 신체검사의 가치를 강조한다. 이 예에서는 주디가 나타내는 두려움을 고려하여 문제의 악화를 피하기 위해 평가가 감소된다. 운동량을 알려주고 진행 상황에 대한 결과를 모니터링할 수 있도록 특정 신체 장애를 확인하고 측정한다(양다리의 뒤꿈치 들기 4번).

건 내의 통증과 구조 사이의 단절은 일반적으로 근골격계 통증과 병리학의 광범위한 단절을 반영한다. 이런 한계에도 불구하고 확인된 병리을 무시해서는 안 된다. 병리학은 검사 및 치료 시 주의사항(예 현저한 퇴화를 나타내는 건에 과도한 하중을 가할 때 주의)과 관리 및 예후를 지원하는 증거를 바타응로 고려되어야 한다. 여기서 UTC는 병리학(예 해체된 부위)이 아닌 정렬된 섬유구조에서 주디에게 건에 대한 자신감을 주고 운동에 대한 동기를 강화하기 위해 강조되는 새로운 교육적 방법으로 사용된다.

치료 Treatment

교육 Education

주디 교육은 다음에 중점을 두었습니다.

1. 근거 없는 믿음이 잘못되었음을 드러내고 주변 말에 대한 두려움을 줄이기
2. 부하의 중요성 이해하기
3. 건에 대하여 언제 어떻게 귀 기울여야 하는지 가르치기

근거 없는 믿음이 잘못되었음을 드러내고 주변 말에 대한 두려움을 줄이기 Debunking the Myths and Reducing Fear Around Language

찢어짐이나 퇴행과 같은 용어는 개인의 부상 인식과 개선 능력에 큰 영향을 줄 수 있다. UTC는 건의 파열에 대한 주디의 두려움을 해결하기 위해 중요하다. 부하에 대한 교육은 운동에 대한 두려움을 줄이고 환자에게 힘을 실어주는 데 도움이 된다. 건 통증이 염증성이 아님을 이해하는 것이 중요하다. 건병증에 존재하는 사이토카인(cytokines)은 세포 신호 전달과 병리 자체에 역할을 할 수 있다. 그러나 힘건병증의 임상 양상에서 그들의 역할은 현재 알려지지 않았다. 임상적으로, 환자와 임상가는 필요로 하는 접근법이 고전적 염증으로 인한 손상과 다르다는 것을 이해하는 것이 중요하다.

부하의 중요성 이해하기 Understanding the Importance of Load

건 하중을 이해하는 것이 중요하다. 환자에게 문제가 되었던 하중과 부하가 환자의 재활에서 가장 중요한 요소이다. 하중 유형에는 여러 가지가 있으며, 각각 건에 다른 효과가 있다. 인장(tensile) 하중은 섬유조직을 유지하고 압축(compressive) 하중은 연골을 형성하거나 유지할 수 있으며, 이러한 하중의 조합은 뼈를 형성하거나 유지할 수 있다(Ingber, 2005).

건에 대한 높은 인장(high-tensile 건) 하중은 어떤 활동에도 존재하고, 에너지를 저장 및 방출하는 건이 필요하다. 아킬레스 건에는 걷기, 달리기, 호핑(hopping) 등이 포함될 수 있다. 그러나 이러한 활동을 완료할 때 건에 다른 하중들이 가해진다. 예를 들어, 오르막 길을 걷는 것은 배측굴곡의 정도를 증가시켜 아킬레스 부착점의 압축 하중을 증가시킨다.

과도한 건 하중으로 건 통증이 증가한다는 것을 환자가 이해하면 증상을 줄이기 위해 부하량을 수정하는 방법을 설명할 수 있습니다. 예를 들어, 주디는 스트레칭과 같은 측방굴곡을 피하고 높은 힐이 있는 신발을 사용하여 압축 하중을 줄이고 건에 낮은 인장(low-tensile) 하중을 증가시켜야 한다.

반대로 건 부하는 건의 통증과 기능을 향상시킬 수 있는 유일한 중재이며 건의 기계적 성질과 구조를 개선하는 유일한 자극이다(Kongsgaard 등, 2010). 우리는 종종 건 또는 운동 사슬 능력을 다루지 못하는 수동 요법에 지나치게 의존하는 의사에게 치료를 받은 환자를 본다. 건은 느리게 하중에 반응한다. 따라서 하중은 매우 신중한 방법으로 진행되어야 한다.

건에 대하여 언제 어떻게 귀 기울여야 하는지 가르치기
Teaching Her When and How to 'Listen' to Her Tendon

재활 중에 때때로 건이 불편할 수 있다. 주디가 부하에 대한 건의 반응을 보는 것이 중요하다. 즉, 우리는 원심성 프로토콜(eccentric protocols) (Alfredson, 2003)에서 보고된 것처럼 고통스러운 재활을 지지하지 않으며, 실제로 등척성 운동과 같은 초기 하중은 건 통증을 즉각적으로 감소시켜야 한다. 활동 후 24시간 안의 건 반응은 진행의 가장 중요한 척도이다. 아킬레스에서는 아침 통증이나 뻣뻣함은 시간 길이를 사용하고 기능 수준이 더 높은 환자는 제자리뛰기를 할 때 통증으로 진도를 측정할 수 있다.

부하에 대한 반응은 다를 수 있으며 부하 프로그램에 영향을 미친다. 만약 통증이 증가하면, 부하(또는 진단)가 잘못된 것이다. 부하가 증가하는 동안 통증 반응이 동일하게 유지되면 이는 허용된다. 예를 들어, 스포츠에서 건에 매우 높은 하중을 가하는 많은 운동선수는 다음날 통증이 전혀 없지는 않지만 훈련과 경기를 완료할 수 있다. 부하 테스트에서 통증이 낮은 수준에서 안정적이라면 건은 부하에 의해 악화되지 않는다. 이상적인 시나리오는 하중을 증가시키고 통증을 줄이는 것이다.

가정 운동 지침 Instruction in Home Exercise

주디는 저측굴곡 상태에서 체중을 지지하는 양다리 종아리 올리기(double leg calf raise) 운동을 처방받았다. 그녀는 한 다리로 시작하기에는 너무 무서웠다. 이것은 병원에서 검사되었고, 근육 뭉침(fasciculation) 없이 관리할 수 있었기 때문에 각 45초의 등척성 유지 운동 5회(각 등척성 유지 운동 사이에 2분의 휴식을 가짐) (Rio 등, 2015b)가 처방되었다. 등척성 운동 후 즉각적으로 재평가했을 때, 주디는 통증 점수 0/10(이전에 4번 들기 시 4/10)으로 양다리 올리기를 25번 할 수 있었다. 주디는 장비가 필요 없기 때문에 직장에서 하루 종일 등척성 유지 운동을 완료하라는 지시를 받았다. 주디는 또한 하루에 두 번 앉아서 한 다리 종아리 올리기 운동을 하였고, 집에서 쉽게 이 동작을 완료 할 수 있도록 앉은 자세의 종아리 올리기 기구(seated calf raise machine) [그림 15-5]를 대여하기로 결정했다.

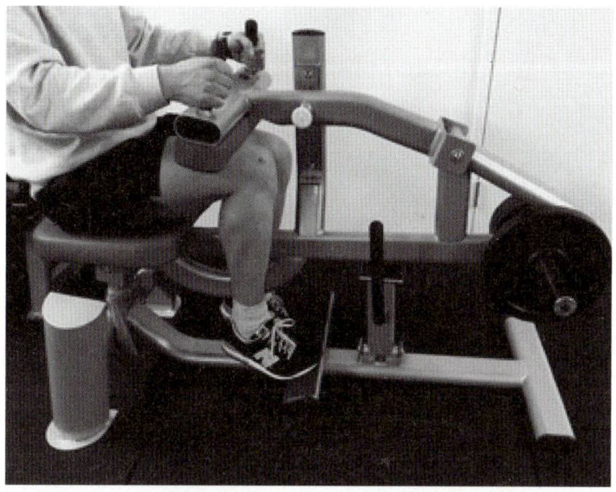

그림 15-5 아킬레스 건병증의 재활에 사용되는 앉은 자세 뒤꿈치 올리기 기구(Seated heel raise machine)

추론 질문:

7. 주디는 과거에는 성공하지 못한 다양한 치료를 받았다. 보다 일반적인 치료 중재의 효과에 대한 연구 증거의 간략한 개요를 제공하고 주디에게 선택한 구체적인 운동과 복용량에 대한 당신의 추론에 대해 토론하십시오.

추론 질문에 대한 답변:

주디는 과거에 근육-건 단위와 운동사슬에서 근력이나 용량을 다루는 데 실패한 수동적인 치료를 받았다. 그녀에게는 아킬레스 정지부 문제가 있었기 때문에 표준적인 원심성 운동 프로그램은 부적절했다(Cook과Purdam, 2012b). 한 단계 위의 원심성 운동은 배측굴곡에서 종골의 압박 때문에 아킬레스 부착점에 대한 건병증에 도움이 되지 않는 것으로 나타났다(Cook과 Purdam, 2012a; Jonson 등, 2008). 주디는 또한 아킬레스 부착점 건병증을 위한 수정된 원심성 운동 프로그램에 대하여 너무 고통스러움을 표현했다(Jonsson 등, 2008).

압박에서 벗어나는 등척성 하중과 같은 적절한 하중 운동은 건 통증에 임상적으로 도움이 되는 것으로 확인되었으며, 슬개골 건에 대한 연구에서 즉각적이고 최소 45분 동안 통증을 줄이는 것으로 나타났다(Rio 등, 2015b). 등척성 하중이 다른 건 통증(슬개골, 슬괵근, 둔근의 건병증)에 도움이 된다는 임상 경험이 뒷받침된다. 하중이 개인에게 적합하다는 것은 중요하다. 기계를 이용한 종아리 거상은 일부 환자의 체중 이하로 시작해서 하중을 늘리는 좋은 방법이다. 일부 높은 수준의 운동선수들은 종아리 올리기를 하는 동안 스미스 기계를 사용하는 등 외부 하중을 추가해야 한다.

글루코코르티코이드 주사는 건세포의 증식과 활동을 감소시키고(Scutt 등, 2006) 통증 완화를 제공한다. 그러나 하중 관리 및 건 재활 없이 단독으로 사용해서는 안 된다. 일부 연구는 치료에 포함될 때 더 나쁜 결과를 나타내지만, 아킬레스에 대한 자료는 제한적이다(Coombes 등, 2010).

PRP는 위약보다 효과적이지 않고(de Vos 등, 2010), 건병증 치료의 표준 기준으로 제시해서는 안 된다.

임상추론에 대한 해설:

여기서 분명히 알 수 있듯이 '관리'에 대한 임상적 추론은 증거에 입각하여 환자의 개별 양상(예 운동 및 용량에 관한)에 맞춤화되어야 하며 효과를 결정하고 진행과정을 안내하기 위해 모니터링(재평가)되어야 한다.

치료 사이 Between Treatments

주디는 방문 사이에 어떤 질문이나 어떤 문제가 있더라도 치료사에게 연락하도록 격려받았다. 건 부하에 대한 교육의 일부분에는 화끈거리는 느낌(flare-up)이 있을 경우 통증을 줄이기 위해 부하(등척성)를 사용하는 방법에 대한 정보도 포함되어 있었다. 아침 통증 점수는 건이 전날의 하중에 어떻게 반응했는지를 나타내기 위해 사용된다. 치료사와 주디가 첫 주 동안 부츠를 계속 신기로 결정한 다음, 걷기를 늘려서(처음에는 집 주변에만 해당) 천천히 부츠를 벗기로 결정했다. 부츠를 오랜 시간 착용하고 있었기 때문에 부츠를 완전히 제거하면 건에 익숙하지 않은 부하가 크게 증가했을 것이다.

두 번째 방문(최초 평가 2개월 후) Second Appointment (2 Months After Initial Assessment)

주관적 평가 Subjective Assessment

주디는 그녀의 건에 대한 두려움을 훨씬 줄이고 더 이상 신발을 신고 있지 않았다. 주디는 부츠 사용을 완전히 중단하는 데 2주밖에 걸리지 않았는데, 이는 예상보다 더 빠른 결과이다. 그러나 그녀는 자신의 건이 신발을 신고 걷는 점진적인 재도입을 견딜 수 있다는 것을 확인하기 위하여 아침 점수를 사용했다. 그녀의 아킬레스는 더 이상 직장에서 그녀를 괴롭히지 않고 있었다. 그녀는 아침의 통증이나 뻣뻣함이 없었다. 맨발로 걷거나 플랫 슈즈를 신거나 그녀의 뒷굽이 문질러지는 신발을 신었을 때(이 시나리오는 그녀의 아침 통증과 긴 시간에 따라 4~6/10의 뻣뻣함을 주었다) 그녀는 여전히 신경이 쓰였다. 그녀는 테니스화를 신었을 때, 3일마다 약 2~3km를 통증 없이 걷고 있었다. 이것은 그녀의 교육에 의하여 만들어진 결과이다. 그녀의 교육에는 구체적인 거리가 제공되지 않았다. 대신 주디는 건에 '귀 기울이고' 그에 따라 하중을 수정하거나 증가시키도록 격려받았다. 일반적인 건강 상태를 보면, 주디는 최근 일상적인 대장내시경 검사를 위해 입원해 있었는데, 그곳에서 그녀의 심장이 안정되지 않은 심방세동이 있었기 때문에 하룻밤 입원했다.

목표 Goals

주디는 3개월 만에 호주 북서부의 Kimberley 지역의 산으로 여행을 계획했고 매일 걸어서 통증 없이 휴가를 즐기고 싶어 했다. 그녀의 새로운 목표는 통증이 없고 정상적인 계단 오르기를 할 수 있는 것이다.

신체평가 Physical Assessment

주디는 정상적인 신발을 신었다. 그녀의 종골에는 발적이 없었으며, 근육의 부피는 개선되었지만 여전히 반대편만큼 크지 않았다. 그녀의 슬관절-벽 검사(kmee-to wall test)에서, 그녀는 왼쪽에 9cm, 오른쪽에 5cm를 기록했다. 다시 말하지만 첫 번째 방문했을 때보다 개선된 결과이다. 그녀의 걸음걸이도 개선되었다. 그녀는 절뚝거리지 않고 양쪽 발을 밀기 시작했다. 기능적으로, 주디는 왼쪽에서 종아리 올리기 운동을 18번 할 수 있었지만, 그녀는 여전히 오른쪽 한 다리 종아리 올리기 운동을 시작하는 것을 두려워했다. 그러나 그녀는 발바닥 굽힘에서 한 번 전신 무게를 견딜 수 있었다(양 다리 올리기 운동을 할 동안 체중이 오른쪽으로 이동하면서). 그녀는 25번 이상의 양 다리 올리기 운동을 할 수 있었다.

이미지 Imaging

주디는 오른쪽 아킬레스에서 후속 UTC 스캔을 받도록 추천되었다. 우측 아킬레스건에 대한 전반적인 에코 패턴은 이전 스캔과 비교하여 향상되었다. 정상적인 건 다발(에코 유형 I)의 비율은 비슷했지만 에코 유형 III 및 IV의 비율이 크게 감소했다. 종골 부착점(calcaneous insertion)에서의 확산된 병리적 영역은 여전히 명백하다. 그러나 평균 CSA(약 40%에서 약 10%)의 감소가 관찰되었고, 길이는 변하지 않았다. 파괴된 조직의 평균 CSA의 감소가 관찰되었으며, 정렬된 섬유소 구조의 평균 CSA는 유사한 채로 유지되었다[그림 15-6].

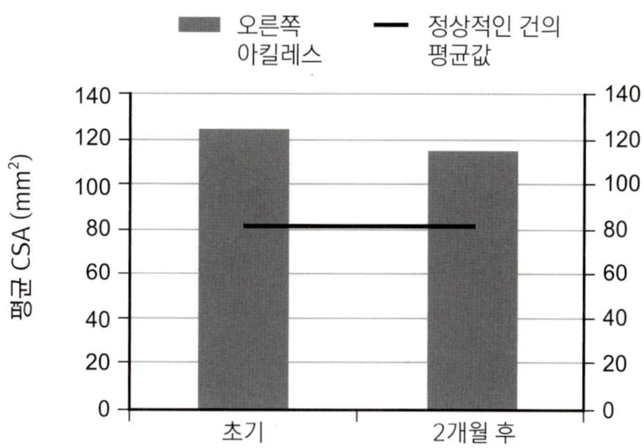

그림 15-6 오른쪽 아킬레스건용 정렬된 섬유구조물의 평균 단면 면적(CSA).
그래프는 첫 번째 방문과 두 번째 방문 사이의 정렬된 건 구조량의 변화를 보여 준다.

VISA-A

그녀의 VISA-A 점수는 100점 만점에 63점으로 증가했지만, 여전히 상당한 통증과 기능 장애를 나타내지만 이전보다 상당히 향상되었다.

치료 Treatment

교육 Education

구두 뒤꿈치가 상당히 올라간 신발을 활용하여 삽입 시 압박을 피하고 천천히 보행하중을 증가시키고 신발과 활동과 일치하도록 하기 위해 신발에 대한 논의를 계속했다. 건은 변화에 잘 반응하지 않기 때문에 재활과 보행 하중의 일관성이 중요하다. 주디는 건에 '귀 기울이는 것'의 가장 중요한 시간이 산책 후 아침이라는 것을 상기시켰다. 건-부하 원칙에 따라 보행복귀계획이 함께 세워졌다.

운동 Exercise

주디의 재활은 진전되고 있다. 그녀는 어느 날 등척성 유지 운동을 끝내고, 그 다음날 오른쪽 다리로 체중 이동과 함께 두 다리 올리기 운동(double leg raise with weight shift to the right leg)을 했다. 또한 크로스오버 강화 효과를 위해 왼쪽 다리 올리기 운동도 완료했다(Kawamoto 등, 2014). 주디가 너무 많이 걸어서 아침 증상의 증가를 경험했다면, 그녀는 낮에 등척성 유지 운동을 완성하는 빈도를 높였다. 주디는 현재의 예약과 다음 예약 사이에 이것들을 스스로 진행하는 방법을 배웠다. 그녀는 또한 일반적인 대퇴사두근과 둔근의 기능을 위한 앉아서 하는 운동을 시작했다. 주디가 완전한 운동사슬을 통해 잘 조절할 수 있는 반복횟수에 대한 평가에 기초해, 그녀는 6회 반복, 4세트로 시작되었고 힘과 지구력 집중을 장려하기 위한 진전에 대한 정보를 제공받았다.

세 번째 방문(7 개월 후; 초기 평가 9개월 후)

Third Appointment (7 Months Later; 9 Months After Initial Assessment)

주관적 평가 Subjective Assessment

주디는 멋진 휴일을 보냈고 하루에 최소 3km를 걸었으며 통증을 느끼지 않았다고 보고했다. 그녀는 맨발로 걷는 것을 피하고 휴일 전에 운동과 걷기를 충실히 했다. 이후 그녀는 운동을 덜 부지런하게 했고 가끔 걷는 통증이 있다고 보고했다. 그녀의 일반적인 건강에는 아무런 변화가 없었고, 최근 류머티스 전문의와 함께 검사한 결과 모든 것이 안정적이었다. 주디는 양쪽 종아리 올리기 운동 끝 동작에서 가끔 통증이 있다고 보고했다. 신발 선택은 여전히 중요했는데, 매우 납작한 그녀의 부츠가 그녀의 통증을 가중시켰기 때문이다. 그녀는 납작한 신발에 대한 두려움으로 여름 동안 새로운 웨지 샌들을 구입했는데, 이 샌들은 과도한 배측굴곡으로 인한 압착이 없도록 하기 위한 외부 발꿈치가 있고, 아킬레스 부착점을 문지르지 않았다. 그녀의 현재 활동은 하루에 2.5km를 걷는 것과 일주일에 한 번의 필라테스 세션으로 이루어졌다.

신체평가 Physical Assessment

주디는 종골에 부종이나 발적이 없었으며 다른 평가 테스트는 이전의 평가와 유사했다. 그녀는 한쪽 다리의 뒤꿈치 올리기(single leg heel raise)를 10번 할 수 있었다. 그러나 그녀의 기술에 대한 평가는 그녀가 운동범위의 끝에서 회외를 하고 있음을 보여 주었다. 이것은 종아리에 대한 부하를 줄이는 '속이는 동작(cheat movement)'이다. 주디는 종아리 올리기를 수행하기 위한 정확한 방법을 배우고 정확한 기술로 6번의 반복을 완료할 수 있었다.

이미징 Imaging

오른쪽 아킬레스의 전체 에코 패턴은 첫 번째 후속 스캔[표 15-4]에 비해 안정적이었다. 대부분의 개선은 첫 번째 방문과 두 번째 방문 사이에 이루어졌으며, 두 번째 방문과 세 번째 방문 사이에는 건 구조가 안정되어 있다. 네 개의 에코 타입은 모두 비슷했고, 건의 길이에 걸쳐 변화가 거의 관찰되지 않았다. 파괴된 확산 영역은 여전히 분명했고, 병리 영역의 크기와 길이는 변하지 않고 있었다.

목표와 기대 Goals and Expectations

주디는 이제 일주일에 두 번의 필라테스 세션과 걷기에서 이전의 부상 수준으로 돌아갈 것으로 예상된다. 그녀는 또한 건이 더 좋아질 것이며 완전한 활동으로 돌아갈 수 있을 것이라고 예상했다.

표 15-4

세 번의 방문에 걸쳐 오른쪽 건이 개선되는 것을 보여 주는 오른쪽 아킬레스건에 대한 전반적인 에코 패턴

에코 유형 백분율

에코 유형	초기	2개월 후	9개월 후
Type IV	2.2%	0.7%	0.7%
Type III	6.6%	2.8%	2.2%
Type II	30.3%	35.9%	33.7%
Type I	60.9%	60.6%	63.4%

치료 Treatment

후방 발목 통증을 피하고 적절한 정렬과 종아리 활성화를 보장하기 위해 종아리 올리기 기법[그림 15-7]의 재교육이 수행되었다. 재교육에는 주디가 볼 수 있도록 비디오를 촬영이 포함되었다. 무릎과 벽 사이의 거리를 늘리기 위해 종아리 연부조직을 시험한 결과 운동범위에는 아무런 변화가 없었다.

주디의 가정 운동은 양쪽에서 그녀의 힘을 증가시키기 위해 (1) 오른쪽으로 체중 이동과 함께 그녀의 양쪽 다리 종아리 올리기(double leg calf raise)를 변경하는 것, (2) 한쪽 다리의 종아리 올리기의 등척성 유지를 추가했으며, (3) 그녀의 도보거리를 계속 증가시키는 것으로 진행되었다.

주디에게 이전에 전달된 모든 교육은 반복되었고 그녀는 악화를 피하는 방법과 실제로 악화를 피하는 방법에 대해 다시 말했다. 그녀는 미래의 자기 관리에 대해 명확하게 밝히고 계속해서 자신의 건을 모니터하고 관리하게 되어 기뻤다.

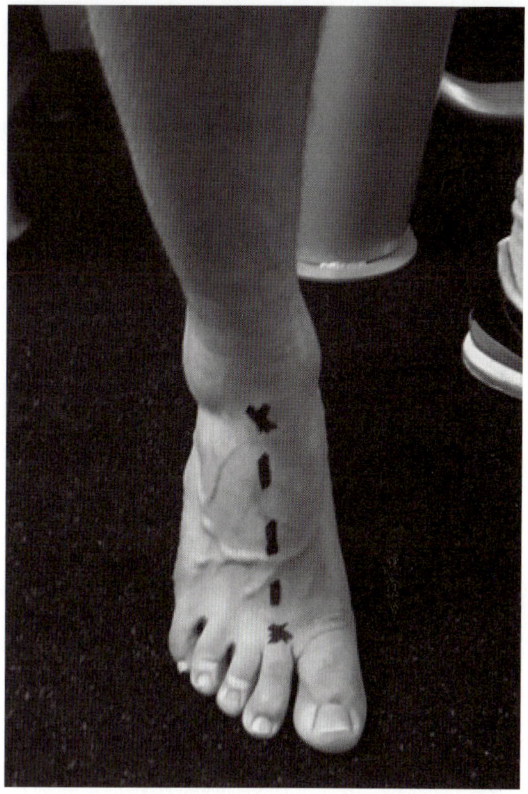

그림 15-7 발의 단순한 표시와 뒤굼치 올리기 움직임 통하여 표시의 정렬의 유지하도록 하는 지침은 질 좋은 움직임이 일어나게 하고 근력이 최대화되게 한다.

추론 질문:

8. 이전에 UTC 이미지가 증상 및 징후와 상관관계가 없음을 지적했다. 임상 개선의 결과 척도로 이미지를 사용하는 것의 가치에 대해 토론해주시겠습니까?

추론 질문에 대한 답변:

재촬영을 할 경우 환자의 기대치를 관리하는 것이 중요하다. 많은 연구에서 건 구조의 개선에 의해 임상적 개선이 매개되지 않는다는 것이 밝혀졌다(de Jonge 등, 2011). 중요한 것은, 환자가 통증이 호전되었더라도 건이 비정상/병리적으로 남아 있을 가능성이 높다는 것을 교육해야 한다는 것이다. UTC로 스캔을 반복할 때 이상적인 시나리오는 통증의 감소와 건 부하의 증가와 일치하는 건 구조의 개선을 보는 것이다. 그러나 똑같이 적절한 결과는 통증의 감소와 건 부하의 증가와 동시에 건의 구조가 안정되게 유지된다는 것이다. 환자에게 건이 정상으로 돌아올 수 있는 능력이 제한되고 건이 평형을 찾을 수 있다는 것을 설명하는 것은 이미징으로 부정적인 심리적 결과를 최소화하는 데 매우 중요하다.

임상추론에 해설:

결과 대책으로서의 이미지의 가치를 명확히 하고, 교육의 자원으로서의 가치를 재차 강조한다. 제1장에서 논의된 '교육에 대한 이유'(즉, 초점)는 '교육은 모든 관리도구와 마찬가지로 환자의 이해(학습) 및 기타 효과(예 변화된 공포와 행동)를 평가하기 위해 개별 환자에 맞춰져야 한다'고 강조한다.

더 이상의 예약은 없었으며 주디는 적어도 일주일에 세 번씩 20번의 한쪽 다리 종아리 올리기를 완료할 수 있다는 목표로 계속 운동을 하도록 권고받았다.

참고문헌 References

Alfredson, H., 2003. Chronic midportion Achilles tendinopathy: an update on research and treatment. Clin. Sports Med. 22, 727–741.

Benjamin, M., Moriggl, B., Brenner, E., Emery, P., McGonagle, D., Redman, S., 2004. The 'enthesis organ' concept: why enthesopathies may not present as focal insertional disorders. Arthritis Rheum. 50, 3306–3313.

Cook, J., Purdam, C., 2012a. Is compressive load a factor in the development of tendinopathy? Br. J. Sports Med. 46, 163–168.

Cook, J.L., Khan, K.M., Kiss, Z.S., Coleman, B.D., Griffiths, L., 2001. Asymptomatic hypoechoic regions on patellar 건 ultrasound: a 4-year clinical and ultrasound followup of 46 건s. Scand. J. Med. Sci. Sports 11, 321–327.

Cook, J.L., Purdam, C., 2012b. Is compressive load a factor in the development of tendinopathy? Br. J. Sports Med. 46, 163–168.

Coombes, B.K., Bisset, L., Vicenzino, B., 2010. Efficacy and safety of corticosteroid injections and other injections for management of tendinopathy: a systematic review of randomised controlled trials. Lancet 376, 1751–1767.

De Jonge, S., De Vos, R.J., Weir, A., Van Schie, H.T.M., Bierma-Zeinstra, S.M.A., Verhaar, J.A.N., et al., 2011. One-year follow-up of platelet-rich plasma treatment in chronic Achilles tendinopathy: a double-blind randomized placebo-controlled trial. Am. J. Sports Med. 39, 1623–1629.

De Vos, R.J., Van Veldhoven, P.L., Moen, M.H., Weir, A., Tol, J.L., Maffulli, N., 2010. Autologous growth factor injections in chronic tendinopathy: a systematic review. Br. Med. Bull. 95, 63–77.

Docking, S., Cook, J., 2015. Pathological tendons maintain sufficient aligned fibrillar structure on ultrasound tissue characterization (UTC). Scand. J. Med. Sci. Sports 26 (6), 675–683. doi:10.1111/sms.12491.

Fahlstrom, M., Jonsson, P., Lorentzon, R., Alfredson, H., 2003. Chronic Achilles tendon pain treated with eccentric calf-muscle training. Knee Surg. Sports Traumatol. Arthrosc. 11, 327–333.

Flynn, T.W., Smith, B., Chou, R., 2011. Appropriate use of diagnostic imaging in low back pain: a reminder that unnecessary imaging may do as much harm as good. J. Orthop. Sports Phys. Ther. 41, 838–846.

Gaida, J., Cook, J., Bass, S., 2008. Adiposity and tendinopathy. Disabil. Rehabil. 30, 1555–1562.

Ingber, D.E., 2005. Tissue adaptation to mechanical forces in healthy, injured and aging tissues. Scand. J. Med. Sci. Sports 15, 199–201.

Jonsson, P., Alfredson, H., Sunding, K., Fahlstrom, M., Cook, J., 2008. New regimen for eccentric calf muscle training in patients with chronic insertional Achilles tendinopathy: results of a pilot-study. Br. J. Sports Med. 42, 746–749.

Kawamoto, J.E., Aboodarda, S.J., Behm, D.G., 2014. Effect of differing intensities of fatiguing dynamic contractions on contralateral homologous muscle performance. J. Sports Sci. Med. 13, 836–845.

Khan, K.M., Bonar, F., Desmond, P.M., Cook, J.L., Young, D.A., Visentini, P.J., et al., 1996. Patellar tendinosis (jumper's knee): findings at histopathologic examination, US, and MR imaging. Victorian Institute of Sport tendon Study Group. Radiology 200, 821–827.

Kongsgaard, M., Qvortrup, K., Larsen, J., Aagaard, P., Doessing, S., Hansen, P., et al., 2010. Fibril morphology and tendon mechanical properties in patellar tendinopathy: effects of heavy slow resistance training. Am. J. Sports Med. 38, 749–756.

Rio, E., Mays, S., Cook, J., 2015a. Heel pain: a practical approach. Aust. Fam. Physician 44 (3), 96–101.

Rio, E., Kidgell, D., Purdam, C., Gaida, J., Moseley, G.L., Pearce, A.L., elt al., 2015b. Isometric exercise induces analgesia and reduces inhibition in patellar tendinopathy. Br. J. Sports Med. 49 (19), 1277–1283. doi:10.1136/bjsports-2014-094386.

Robinson, J.M., Cook, J.L., Purdam, C., Visentini, P.J., Ross, J., Maffuli, N., et al., 2001. The VISA-A questionnaire: a valid and reliable index of the clinical severity of Achilles tendinopathy. Br. J. Sports Med. 35, 335–341.

Scutt, N., Rolf, C.G., Scutt, A., 2006. Glucocorticoids inhibit tenocyte proliferation and tendon progenitor cell recruitment. J. Orthop. Res. 24, 173–182.

Silbernagel, K.G., Thomee, R., Eriksson, B.I., Karlsson, J., 2007. Continued sports activity, using a pain-monitoring model, during rehabilitation in patients with Achilles tendinopathy: a randomized controlled study. Am. J. Sports Med. 35, 897–906.

Van Schie, H., De Vos, R., De Jonge, S., Bakker, E., Heijboer, M., Verhaar, J., et al., 2010. Ultrasonographic tissue characterisation of human Achilles tendons: quantification of tendon structure through a novel non-invasive approach. Br. J. Sports Med. 44, 1153–1159.

16 경추성 두통

Cervicogenic Headache

Toby Hall • Darren A. Rivett • Mark A. Jones / 이용우

주관적 평가 Subjective Examination

42살 여성인 진(Jean)은 집에서 작은 웹사이트를 파트타임으로 관리하고 있는 정보기술자이다. 두 어린 아이를(6살과 4살) 돌보며 이 일을 하고 있는데, 그녀의 아이 중 하나는 초기에 발달지연을 보였지만 지금은 잘 성장하고 있다. 진은 이전에는 운동과 수영을 매우 철저하게 규칙적으로 했었지만, 첫째 아이가 태어나기 전에 멈추게 되었고, 시간 제약 때문에 다시 시작하지 못하고 있다. 지금은 정기적인 운동을 하고 있지 않다. 어린아이들로 인해 밤에 자주 깨는 좋지 않은 수면 패턴이 최근까지 이어졌다.

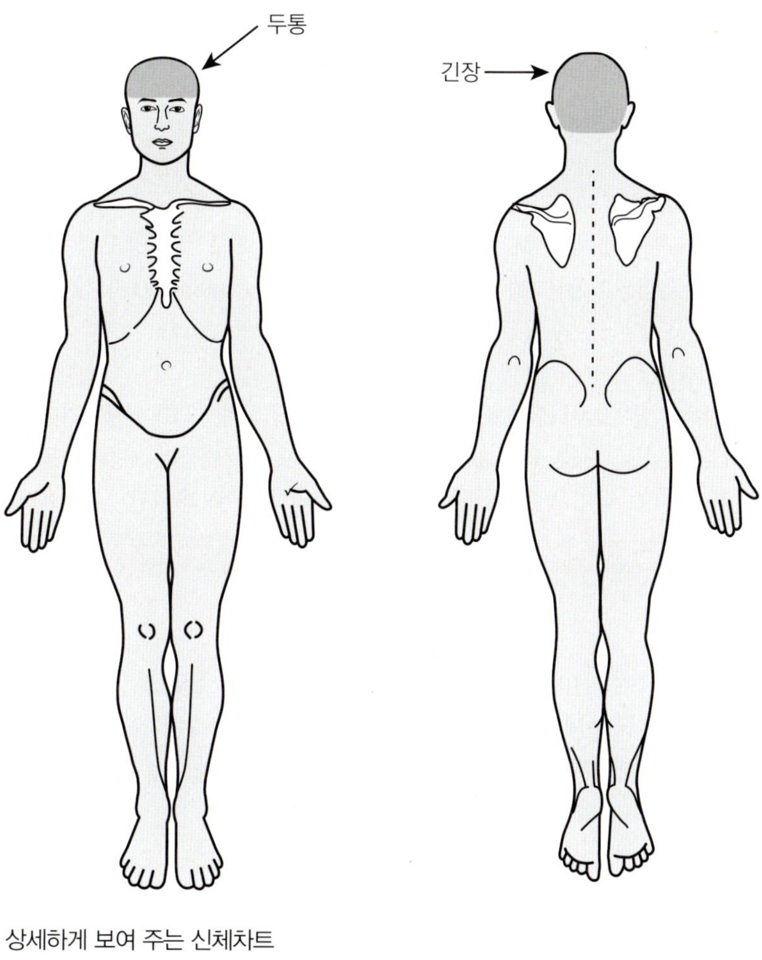

그림 16-1 증상의 위치를 상세하게 보여 주는 신체차트

병력 History

진은 지난 5년간 매일, 좌측 우세의 머리 앞쪽의 조이는 느낌의 비특이성 두통의 병력이 있다[그림 16-1]. 그녀는 10년전 편타성(whiplash) 손상에 의한 경부통이 두통에 앞서 발생하였고 이는 [그림 16-1]에 보여지는 바와 같다. 현재는 두통과 경부통이 함께 나타나고 있다. 증상은 지난 몇 년 동안 변함이 없었고 두통기능장애평가(Headache Disability Inventory) 점수는 58/100점이었으며, 이 점수는 상당한 부담을 나타내는 점수이다. 경부통보다는 두통이 주요 호소증상이고 물리치료 상담을 받게 된 이유이기도 하다.

진은 무릎에 노트북을 올려 놓고 30분 이상 앉아 작업을 하면 두통이 유발된다는 사실을 알게 되었다. 아이들, 무거운 쇼핑백 또는 짐을 들어올리고 운반하는 것 또한 두통을 유발시켰다. 자기보고된 스트레스도 한 요인이었는데, 특히 어린 두 자녀의 육아와 업무를 함께 하는 것이 관련이 있었다. 또한, 어린 자녀의 발달지연도 스트레스의 요인이었다. 남편의 근무시간이 길어 가사나 육아에 도움이 되지 못한다는 점도 요인이 되었다. 전조(aura), 메스꺼움, 광선공포증(photophobia) 같은 특징들은 없었지만, 가끔 어지러움이 있었다. 그러나 특별하게 이를 악화시키는 활동이나 움직임은 찾을 수 없었다. 그것은 자세와 관련이 있는 것 같지 않았고, 현기증 같은 느낌도 아니었다.

의학적 조사에는 5년 전 뇌 컴퓨터단층촬영(CT)과 10년 전 편타성 손상 후 목 엑스레이 촬영이 포함되었다. 그녀의 가정의는 5년 전 그녀를 신경과 전문의에게 의뢰했고, 그는 CT 스캔을 처방했으며 긴장성 두통도 진단했다. 당시 처방을 받았지만, 진은 종종 일상적으로 처방전이 필요 없는 진통제(Panadol)를 복용하였다. 그런데도 두통은 매일 나타날 정도로 늘었으며, 평균 강도는 5/10이었다. 두통 이외에 진은 건강했으며, 가정을 관리하고 집에서 일하면서 겪는 스트레스 외에 위험신호나 심리적 위험신호를 나타내는 다른 특징도 없었다. 턱의 기능에 대한 질문을 했을 때, 턱의 기능이나 턱 운동과 관련된 어떤 어려움도 없다고 하였다.

추론 질문:

1. 지배적인 '통증 유형'(유해수용성, 말초신경병증, 유해가소성)과 관련하여 이 단계에서 당신의 가설은 무엇입니까? 가설을 지지하거나 부정하는 증거는 무엇입니까?

추론 질문에 대한 답변:

지금까지 얻은 정보로, 유해가소성이 지배적인 '통증 유형'으로 보였다. 두통이 형태가 다르지만 공통적이고 근본적인 병리생리학(Cady, 2007; Watson과 Drummond, 2014; Watson과 Drummond, 2016)으로 구성된 스펙트럼이라는 두드러진 증거가 말해 주고 있다. 두통 장애의 일반적인 특징은 삼차신경경부핵 민감화이다(Bartsch와 Goadsby, 2003). 실제로 삼차신경경부핵의 중추성 민감화는 경추 손상으로 두통이 발생하는 데 필수적인 것으로 보인다(Chua 등, 2011). 이 핵은 삼차신경계와 경추에서의 구심성 신경들이 수렴하는 영역이다.

삼차신경경부핵의 과민반응은 말초로부터의 오랜 시간 동안 유해수용성 입력에 의해 발생하기 쉬우므로 말초의 역할은 무시되어서는 안 된다(Fernandez-de-Las-Penas 와 Courtney, 2014). 잠재적으로, 자녀들과 쇼핑백을 들어올리고 노트북 작업 등이 증상을 유발하는 주변부 요인들이다. 아마 말초에서의 입력은 10년 전의 편타손상과 관련된 경추에서 발생했을 것이다. 그럼에도 불구하고 부족한 수면, 상태 악화, 운동 부족 및 스트레스의 존재는 삼차신경경부핵과 두통의 민감화를 이끌 수 있는 유해가소성 통증의 강력한 기여요인들이다(Nijs 등, 2014; Noseda 등, 2014).

임상추론 해설

제2장에서 논의한 바와 같이 중추성 민감화 메커니즘은 모든 통증 유형에 어느 정도 관련되어 있다. 증상 및 장애의 민감화 및 유지에 기여할 수 있는 환경적·심리적·사회적·신체적 요인을 식별하는 중추성 민감화와 유해가소성 통증 메커니즘의 '정상' 메커니즘을 이해하는 것이 이 분석에 반영되는 관리계획 수립의 열쇠가 된다. 답변에서 설명한 바와 같이, 이것들은 제1장에 제시된 가설 범주 프레임워크에서 '기여요인'을 나타낸다.

신체검사 Physical Examination

신체검사에서 진은 후만된 흉추와 요추 그리고 전방 머리 자세로 앉았다. 서 있을 때는 일반적으로 낮은 근육 긴장도의 굽은등(swayback) 자세를 취했다. 견갑골은 양쪽 모두 쇄골과 함께 낮아져 있었는데, 정상 10도보다 훨씬 낮았다(Ha 등, 2013). 견갑골은 양측으로 정상 각도보다 큰 45도 정도 전인(protracted)되어 있었고 전방으로 30도 정도 기울어져 있었다.

골반, 척추, 견갑골, 머리 위치를 바꿔 자세를 교정해 주자 편안함을 느꼈고 두통과 목의 통증도 즉시 줄어들었지만 없어지지는 않았다. 더 나아가, 견갑골과 척추의 위치를 교정하자 목의 측방굴곡과 회전의 가동범위가 증가하였다(Ha 등, 2011).

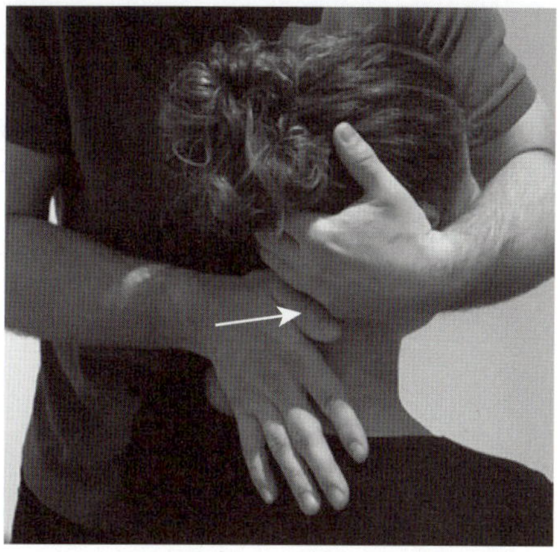

그림 16-2 두통 SNAG 기법: 머리는 C2의 극돌기를 통해 후방에서 전방으로 수평의 압력이 가해지는 동안 고정되어 있다.

멀리건의 두통 SNAG(Hing 등, 2015)를 신체검사 초기에 하기로 결정했다. 멀리건 접근법에 대한 이론적 근거는 증상이 있는 운동 분절에 적용된 수동 활주에 의해 통증을 줄일 수 있는 가이다. 두통 SNAG는 치료사의 한 손으로 C2 극돌기를 새끼 손가락으로 접촉하고 반대편 손의 엄지두덩(thenar eminence)으로 극돌기를 덮고 있는 손가락에 직접 부드러운 수평의 압력을 가한다[그림 16-2]. C2에 지속적인 압력을 가하는 동안 환자의 머리를 안정화시키는 것이 중요하다. 압력은 10초 이상 유지한다. 이 테크닉으로 증상이 즉각적으로 증가했다. 역두통 SNAG (두통 SNAG의 활주 방향의 역방향)는 증상에 아무런 영향을 주지 않았고, C3에서 수정된 두통 SNAG를 수평면에 45도 방향의 압력을 가했을 때 즉시 증상이 감소했다.

추론 질문:

2. 멀리건 평가 기법을 사용할 때 목표에 대해 논의하십시오.

추론 질문에 대한 답변:

멀리건 기법은 두통 장애에 경추가 관여하는 것을 신속하게 확인할 수 있는 유용한 도구이다. 경추성 두통(cervicogenic headache, CGH)이 있는 경우(두통과 관련된 목통증, 두통을 유발하는 신체활동 및 경추 움직임 제한에 의해 여기서 입증됨)는 증상 변경 기법을 시험하는 것이 유용하다. 이는 평가 시 두통이 있는 환자에게 특히 유용하다. 만약 상부 경추에 다른 방향으로 수동적인 힘으로 증상을 바꿀 수 있다면, 이것은 경추의 문제가 두통에 기여했다는 것을 의미한다. 증상이 바뀌지 않는다면 경추관절 구조가 통증의 원인으로서 관여할 가능성이 적음을 나타내는 것이다.

진은 또한 잠재적으로 두통을 유발할 만한 잘못된 자세를 가지고 있었는데, 이것이 멀리건 기법을 시험하는 또 다른 이유였다. 멀리건 두통 SNAG는 적어도 후두부와 C2 사이에 있는 전방 머리 자세를 교정하는 것을 볼 수 있다. 두통 SNAG에 의해 두통이 즉시 발생했기 때문에, 이것은 종종 통증 근원으로서 C2/C3 척추 분절의 이상을 나타낸다. 이는 수평 활주력이 그 수준에서 관절 표면의 경사로 인해 C2/C3 전면 압박 하중을 증가시킨다는 사실에 의해 설명될 수 있다. 또한 수평력은 C0/C1에서 굴곡이 증가하는 효과도 있다. 따라서 이 정보에 기초하여, 이 경우 문제의 적어도 일부는 C2/C3에서 비롯되었을 수 있으며, C0/C1에서도 발생할 수 있지만, 이를 입증하기 위해서는 추가 검사가 필요할 것이다.

임상추론 해설:

이 대답에서 논의된 멀리건 기법의 목적을 제1장에 제시된 임상추론 이론과 관련 지을 때 이 기법들은 두통 유형의 분류와 특정 분절 장애의 식별에 관한 '진단적' 추론을 알려 주는 것으로 볼 수 있다. SNAG의 국소적인 신체적 스트레스에 대한 증상 유발은 '증상의 근원'에 관한 추론을 지원하고 자세교정과 생역학적으로 관련이 있으므로 잠재적인 신체적 기여요인과 관리에 관한 추론(이 경우 자세)도 알려 준다. SNAG를 통한 증상 완화(또는 감소) (즉, C3에서 수정된 두통 SNAG를 수평면에 45도 방향의 압력을 가하면 증상이 즉시 감소됨)가 관리에 관한 추론을 알려 준다.

능동적인 경추의 혼합 움직임
Active and Combined Cervical Movements

상부 경추의 전인과 후인
Upper Cervical Spine Retraction and Protraction

능동적인 머리 후인은 예상 정상 가동범위의 절반으로 감소되었고, 목 통증을 유발하였으며, 이는 후인에 대한 부드러운 과압으로 증가하였다[그림 16-3]. 전인 범위가 증가되었고 또한 증상이 나타났다. 이러한 움직임은 주로 상부 경추에서 발생하며, 후인 중 C0/C1 및 C1/C2에서 전인 중 굴곡과 전인 중 신전으로 최대 이동이 발생한다(Ordway 등, 1999; Takasaki 등, 2010). 따라서 통증 유발은 상부 경추 움직임의 문제에 대한 의심을 증가시킨다.

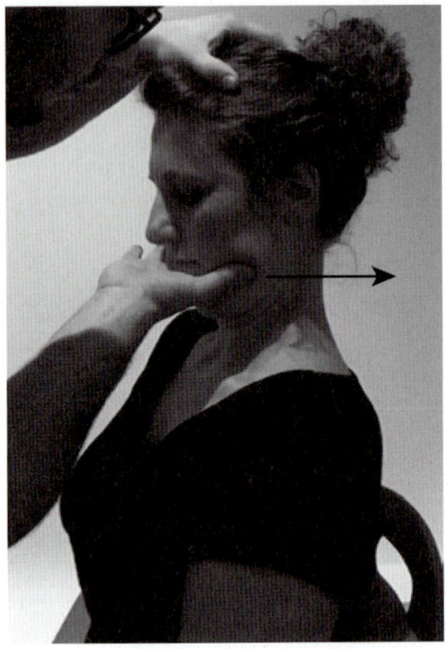

그림 16-3 축하(Subaxial) 분절에서 발생하는 굴곡을 최소화하기 하며 순수한 후인을 보장하기 위해 치료사가 안내하는 능동적인 상부 경추 후인

경추의 굴곡과 신전 Cervical Spine Flexion and Extension

평면 축 경추 움직임도 문제였다. 전체 경추의 신전은 목통증을 국소적으로 유발하였으며, 경흉추 접합부의 움직임 부족과 함께 상부 경추와 중부 경추에 초점을 맞춘 움직임에서 운동 조절능력이 떨어지면서 목이 '붕괴'되는 경향이 있다. 신전하는 동안 머리를 지지해 주고 움직임을 조절하면 신전과 관련된 통증이 줄어들었다. 마찬가지로 척추와 견갑골의 자세를 교정하면 신전 조절을 개선되고 증상이 줄었다.

경추 회전과 측방굴곡 Cervical Spine Rotation and Lateral Flexion

경추의 측방굴곡과 양방향 회전은 목근육이 긴장되어 있는 느낌이었고 범위에 제한이 나타났다. 견갑골과 척추 자세를 교정하면 경추 회전과 측방굴곡의 움직임이 눈에 띄게 전체 가동범위에 가까워지고 통증이 없었다[그림 16-4]. 이 정보는 약한 신전 조절의 증거와 함께 증상이 관절 손상을 배제하지는 않았지만 척추와 견갑골의 운동 조절 문제와 관련이 있을 수 있음을 나타낸다. 경추 분절 운동 장애는 인접한 척추에서의 운동에 의해 보상될 수 있다(Bogduk, 2002). 이것은 4,293명의 성인을 대상으로 한 대규모 설문조사에서 만성 목통증이 있는 사람과 그렇지 않은 사람의 경추 ROM에 차이가 왜 없었는지를 설명할 수 있을 것이다(Kauther 등, 2012).

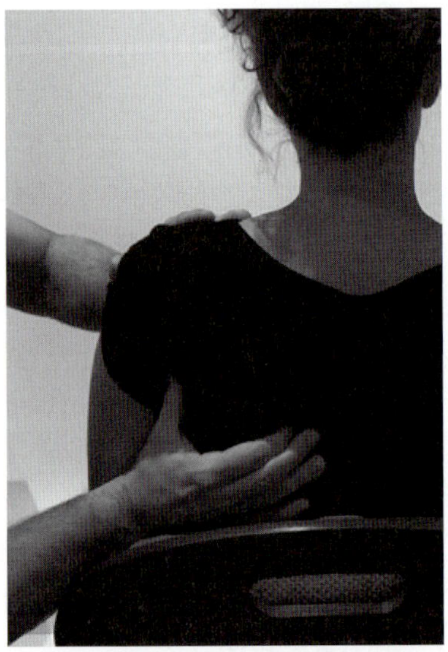

그림 16-4 견갑골 교정을 위한 견봉과 하각의 손 접촉: 교정은 환자 개개인의 증상과 반응에 기반한다.

경추의 연합 움직임 Cervical Spine Combined Movement

상부 경추의 연합 움직임 검사에서 좌측 회전한 상태에서 후인 시 목 통증이 증가했다[그림 16-5A]. 이 움직임은 이 수준에서 시상면 움직임의 우세로 인하여 C0/C1 운동 분절(Edwards, 1992)을 편향시키는 것으로 생각된다(Karhu 등, 1999). 따라서 이 움직임 중 통증 유발은 이 수준에서의 추가 검사의 필요성과 증상 유발 가능성을 나타낸다. 추가 검사를 통해 상부 경추 굴곡의 추가로 C2를 고정하고 왼쪽 회전을 하는 것도 통증을 유발함을 확인했다[그림 16-5B]. C2가 고정된 머리와 상부 경추 회전은 C1/C2에서 우세하게 발생한다(Takasaki 등, 2011; Osmotherly 등, 2013). 따라서 C1/C2에서 발생하는 증상을 평가하기 위해서는 추가 검사가 필요하다. 마지막으로, C3가 안정화되면서 상부 경추 신전과 동측 외측 굴곡의 추가는 또한 목 통증을 증가시켰다. 경추에서 짝운동의 동측 특성으로 인해(Cook 등, 2010) C2/C3 분절 관련 가능성이 더욱 높아졌다.

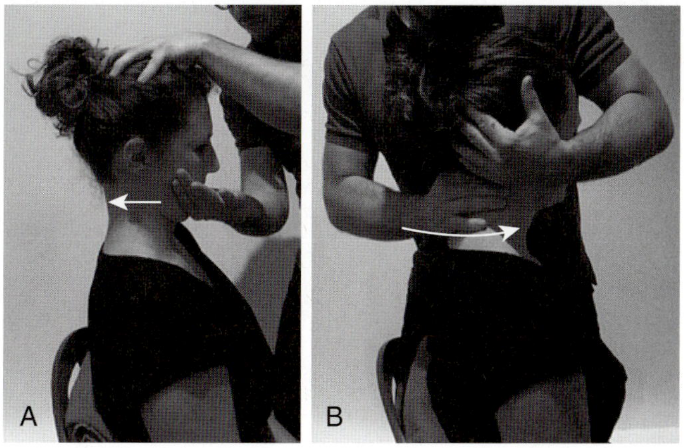

그림 16-5 결합된 움직임 평가
(A) C0/C1의 굴곡과 좌측 회전의 결합된 움직임
(B) C1/C2의 좌측 회전과 굴곡의 결합된 움직임

분절 움직임 및 통증 유발 검사 Segmental Mobility and Pain Provocation Tests

분절 움직임 검사 Segmental Movement Tests

앉은자세에서 C2가 안정화된 상부경추의 왼쪽 회전이 약 5도 감소했다[그림 16-6AB]. 실험실 환경에서 자기공명영상(MRI)을 사용하여 측정한 경우 이 검사의 분절 회전범위는 약 10도로 보고되었다(Osmotherly 등, 2013). 그러나 일반적으로 임상 환경에서 정상적인 회전범위는 각 면에 대해 10~15도로 나타난다. 안정화된 C3 또한 비슷한 회전범위를 나타냈다. C0/C1, C1/C2 및 C2/C3 분절 검사에서 저운동성이 나타났다. 굴곡-회전 검사는 양성이었고, 주관적 평가에서 좌측으로 20도를 나타냈으며, 이것은 각 측면에서 예상되는 44도보다 훨씬 낮은 것이다(Ogince, 2003; Hall 과 Robinson, 2004). 양성 검사는 33도 미만의 범위로 보고된다(Hall 등, 2010). C2 극돌기의 촉진은 중심에서 벗어나지 않고 위치한다는 것을 나타낸다. 편향된 C2 극돌기가 C2/C3 척추분절의 기능 장애를 나타내며 두통과 관련이 있음이 제안되었다(Macpherson과 Campbell, 1991).

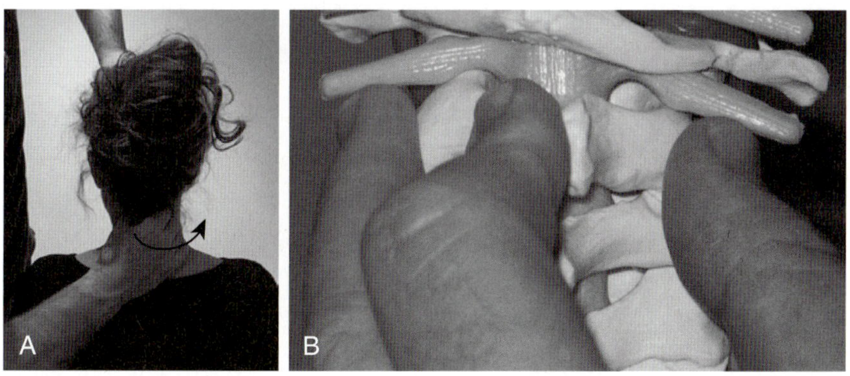

그림 16-6 상부 경추의 축 회전 중 C2 고정을 위한 손 위치

분절 통증 유발 검사 Segmental Pain Provocation Tests

수동 종속 운동은 바로누운자세와 엎드린자세로 수행되었다. 목이 약간 좌측 회전되고 상부 경추가 들임된 자세에서 왼쪽 C1의 후궁을 촉진했을 때 두통이 재발되었다[그림 16-7]. 국소적인 목통증은 C1/C2 및 C2/C3 분절이 통증 유발위치에 있음에도 불구하고 좌측의 C2 및 C3 관절 기둥의 촉진 시 재현되었다. 이는 C1/C2 및 C2/C3에 비해 C0/C1 분절 관련 가능성이 높음을 의미한다. 촉진에 의한 두통의 재발에 대한 해석은 주의가 필요하다. 최근에는 편두통과 긴장성 두통이 있는 사람들에게서 촉진 시 두통이 유발될 수 있음이 밝혀졌다(Watson과 Drummond, 2012).

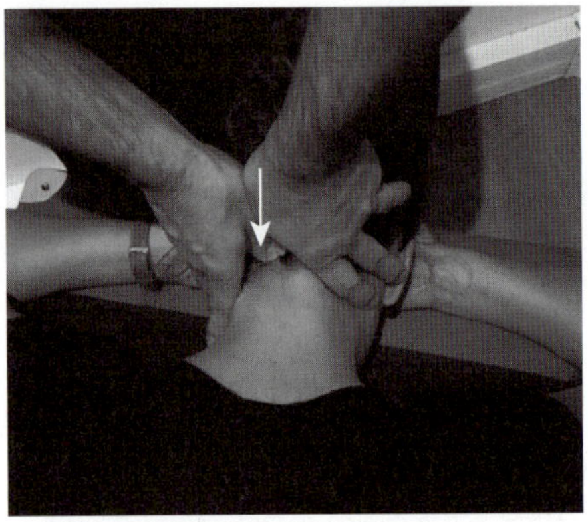

그림 16-7 목 굴곡 시 C1 좌측 후궁 촉진

근육의 기능 Muscle Function

두경부 굴곡 검사 Cranio-cervical Flexion Test

자세와 움직임 조절의 예비관찰에서 환자의 증상에 기여하는 요인으로 운동조절의 손상 가능성을 나타냈다. 두경부 굴곡 검사는 목의 전방부 근육들(anterior neck muscle)의 기능을 측정하는 데 효과적이고(O'Leary 등, 2007) 신뢰할 만하다고(Chiu 등, 2005) 여겨져 왔다. 경부 통증 장애를 가진 환자들에 대한 연구에서 경부성 두통과(Jull 등, 2007) 대조군을 비교하였을 때 두경부 굴곡검사에서 표재굴곡근은 활동이 증가하고 심부 경부 굴곡근의 활동은 감소된 변형된 운동조절이 나타났음이 확인되었다. 진의 경우, 현저한 표재근들의 대체, 특히 설골근(hyoid muscles)과 흉쇄유돌근의 대체와 함께 두경부 굴곡 검사의 수행능력이 감소되어 있었다. 머리의 최소 움직임조차도 부적절한 표재굴곡근의 활동을 유발했다. 목 움직임의 명백한 부족과 상부 경추 촉진 시 통증은 경부성두통을 진단하는 데 매우 유용하다(Jull 등, 2007). 그 연구에서, 이 세 가지 요소의 존재는 편두통, 긴장형 두통 혹은 무증상 대조군에게서 경부성 두통을 확인하는 데 매우 높은 수준의 민감도와 특이도를 나타냈다. 심부 목 굴곡근의 불량한 조절 외에도, 진은 광배근과 능형근의 부절적한 활동 없이 편측 혹은 양측의 견갑골을 적절하게 위치시킬 수 없었다.

근육 길이는 양쪽 후두하 신전근들과 소흉근에서 감소하였고, 두통을 유발하는 압통점이 양측 흉쇄유돌근과 상부승모근 및 견갑거근에 있었다. 경부성 두통을 가진 사람들에게 목근육의 발통점 발생은 드물지 않다. 이들은 긴장성 두통, 편두통 및 군집두통을 포함하여 많은 다른 두통이 생긴다(Calandre 등, 2006, 2008; Alonso-Blanco 등, 2011).

신경역동학적 검사 Neurodynamic Tests

신경역동학적 검사는 앉은자세와 바로누운자세에서 수행하였다. 환자가 앉은 상태에서 상부 경추의 후인은 환자의 무릎을 90도 굴곡시키고 그리고 척추의 슬럼프(slump) 자세에서 무릎을 완전히 신전한 상태로 측정하였다. 후인은 직립 자세에 비해 슬럼프 자세에서 더 제한되고 통증이 심했다. 이 방법은 후인의 제한요소로 신경조직의 기계감각도를 확인하는 유용한 도구이다. 경추 굴곡 시 후인은 경추의 신경뇌수막 경로를 신장시킨다. 그러므로 증가된 신경조직의 기계민감도는 이 검사를 통해 빠르게 확인할 수 있다. 신경조직 통증 장애는 신경역동(neurodynamic) 검사로 확인하며, 상부 경추 신경조직의 촉진 시 통증이 있어야 한다(Hall 등, 2008). 바로누운자세에서 상부 경추의 수동 굴곡 운동범위를 측정하는 동안, 신경 증상 유발자세인 양측 어깨의 90도 외전 자세는 진의 목통증뿐만 아니라 가동범위도 감소시켰다. 그렇지만 두통은 악화되지 않았다. 후두골의 대후두신경은 부드러운 비유해성 기계적 압력에 대해 적당하게 양측이 민감화되었다. 경추성 두통을 가진 사람들의 신경학적 조직의 기계적 민감도(mechanosensitivity)에 대한 유병률은 8%에 달한다(Zito 등, 2006). 그러나 이것 또한 편두통을 가진 사람들에게 나타난다(von Piekartz 등, 2007).

턱관절 Temporomandibular Joint

경추성 두통을 가진 사람들에게 턱관절 장애는 흔하다(von Piekartz 와 Ludtke, 2011). 이러한 장애는 주로 상부 경추의 움직임 장애와 연관된다(Grondin 과 Hall, 2015). 그러므로 두통의 임상적 평가에서 턱 주위의 평가는 중요하다. 턱관절 장애에 대한 평가는 움직임 범위, 촉진 시 턱근육의 민감도와 함께 입을 벌릴 때의 관절음과 증상을 통해 이루어진다. 턱관절과 관련된 증상은 나타나지 않았다.

특수 검사 Special Tests

현기증에 대한 보고 때문에, 혈관성 경추 장애에 대한 검사가 IFOMPT 가이드라인(Rushton 등, 2014)에 따라 시행되었으나 특별한 것은 없었다. 무엇보다 목 외상과 현기증에 대한 과거력으로 인해 두개-경추의 인대 검사를 시행하였으나 비정상은 없었다. 편타손상 후 평균 6년이 지난 사람들 중 1/3이 덮개막, 익상인대, 환추횡인대에 중대한 손상이 있다는 보고가 있었다(Kaale 등, 2008). 원활추종 눈 검사(Smooth pursuit eye tests), 고유수용성 검사, 목 재위치 검사는 시간적 제약으로 인해 다음 세션에 하기로 계획했다.

추론 질문:

3. 진의 두통을 어떻게 분류하는지 토론하고 두통의 유지에 기여했다고 생각되는 신체검사에서 확인된 신체적 요인에 대해 의견을 말해보십시오.

추론 질문에 대한 답변:

두통은 임상 증상이면서 질병이기 때문에 진단이 어려울 수 있다(Dodick, 2010). 증상에만 기초한 감별진단은 어려울 수 있고 종종 오진이 있다(Pfaffenrath와 Kaube, 1990; Moeller 등, 2008). 이를 설명하기 위해, 두통은 일반적인 병리생리학적인 메커니즘을 공유하면서 스펙트럼을 형성한다고 가정되었다(Cady 등, 2002). 경추성 두통(CGH)이 이 스펙트럼의 일부를 구성한다고 제안되어 왔다(Watson 과 Drummond, 2012). 다른 두통 형태의 근본적인 메커니즘에도 불구하고, 물리치료가 모든 형태의 두통에 효과적이지 않은 것으로 나타났다(Biondi, 2005; Bronfort 등, 2010). 도수치료가 긴장성 두통과 경추성 두통에는 효과적일 수 있으나, 편두통에 효과가 있다는 근거는 적다(Chaibi와 Russell, 2012; Sun-Edelstein 과 Mauskop, 2012). 진은 그녀의 만성 두통에 영향을 미치며 물리치료적 중재에 반응해야 하는 여러 가지 문제가 있음이 분명했다. 진단의 공통적인 어려움은 비전조형 편두통과 경추성 두통을 구분하는 것이다. 한 가지 이상의 두통 형태를 가진 환자를 진단하는 것은 더욱 어려운 일이다(Amiri 등, 2007).

진의 경우, 약물 남용 두통과 잠재적인 긴장형 두통과 함께 경추성 두통 진단을 뒷받침하는 실질적인 증거가 있었다. 신체검사에서 확인된 잠재적인 신체적 요인과 관련하여 그녀의 척추와 견갑골 자세 및 목 증상 사이에는 명확한 연관성이 있었다. 이전의 연구들은 자세와 두통에 관한 질문을 제기했는데(Watson과 Trott, 1993; Budelmann 등, 2013), 일부 연구에서는 다른 연구에 의해 입증되지 않은 연관성을 보고했다(Treleaven 등, 1994; Dumas 등, 2001; Zito 등, 2006). 이것에 대한 한 가지 설명은 무증상인 사람들에게 나타나는 다양한 경추의 자세 일 것이다(Miyazaki 등, 2008). 따라서 두통에서는 흔한 자세 이상이 보이지 않는다. 그럼에도 불구하고 진의 자세와 통증의 관계는 교정에 의해 개선된 목의 움직임과 증상을 통해 명확한 연관성이 있음을 알 수 있다. 방사된 머리 통증을 유발할 수 있는 경추 분절의 움직임 손상이 있다는 명확한 증거가 있다(Bogduk과 Govind, 2009). 손상된 움직임 분절들을 촉진하는 것은 목통증과 두통을 유발시키며, 도수치료는 목통증과 두통을 증가시킬 수 있다. 관절과 근막 장애의 증거와 마찬가지로, 신경조직의 기계적 민감도에 대한 근거가 있다. [표 16-1]은 경추성 두통에 대한 국제두통협회의 진단기준을 제시한 것이다(Sjaastad 등, 1998). 이 기준에 근거하여 진은 경추성 두통의 진단에 대한 대부분의 요구사항(Antonaci 등, 2001)을 '개연성 있는' 경추성 두통으로 충족시킨다.

밝혀진 손상 외에도, [표 16-2]에서 정의된 약물 남용 두통의 증거가 있었다(Headache Classification Committee of the International Headache, 2013). 이러한 상황에서, 최우선순위는 두통관리를 위한 방법으로 약물의 빈도를 줄이는 것이다.

약물남용 두통은 종종 인식할 수 없는 만성 두통의 가장 흔한 원인 중 하나이다(Grande 등, 2008). 한 달에 15일 이상 두통으로 정의되는 만성 두통 환자의 50% 이상이 약물 남용 두통을 앓고 있다(Grande 등, 2008; Jonsson 등, 2011). 처방전 없이 처방된 약물(또는 처방 된 두통 약물)을 3개월 연속 매달 15일 이상 복용하면 약물 남용 두통이 진단된다.

추론 질문:

4. 진의 두통에 대한 잠재적인 요인의 수를 감안할 때, 이것이 주관적 검사에 이어 '통증 유형'에 대한 당신의 초기 가설을 어떻게 지지/ 부인합니까?

표 16-1

국제두통협회의 경추성 두통을 위한 진단기준(SJAASTAD 등, 1998)

주요 기준	I. 목 관련 증상 및 징후 a. 비교 가능한 증상의 촉발: 지속된 목의 움직임, 부자연스러운 머리 자세, 상부 경추 혹은 후두부의 외부로부터의 압력 b. 목의 제한된 가동범위 c. 동측 목, 어깨 혹은 팔의 통증 II. 진단용 마취에 의한 확인 증거 III. 이동이 없는 편측성 두통
두통의 특징	IV. 주로 목에서 시작되는 중증, 비박동성 통증 지속기간이 다양하거나 변동이 심한 지속성 통증
일부 중요한 기타 특성	V. 인도메타신(Indomethacin)의 한계 또는 효과 부족 에르고타민(Ergotamine)과 수마트립탄(Sumatriptan)의 한계 또는 효과 부족 여성 머리 또는 간접 목 외상의 빈번하지 않은 이력(대개 중증도 이상)
중요도가 낮은 기타 특징	VI. 다양한 발작 관련 현상(가끔만 존재하거나 존재하는 경우 적절히 나타남) a. 메스꺼움 b. 고성 공포증 혹은 광선공포증 c. 어지러움 d. 동측의 '흐린 시력' e. 연하곤란 f. 동측 부종(대부분 안구주위)

표 16-2

약물 남용 두통의 특징(국제두통협회의 두통분류위원회, 2013)

약물 남용 두통

A. 한달에 15일 이상 두통이 나타남

B. 급성 두통/증상 치료를 위해 취할 수 있는 하나 이상의 약물을 3개월 이상 정기적으로 과용
1. 단순 진통제를 3개월 이상 정기적으로 15일 이상
2. 에르고타민(Ergotamine), 트립탄(triptans), 오피오이드(opioids) 혹은 복합 진통제가 3개월 이상 정기적으로 10일 이상
3. 단일 등급을 혼자 사용하지 않고 3개월 이상 정기적으로 에르고타민(Ergotamine), 트립탄(triptans), 진통제 및/또는 아편 유사제제를 15일 이상 복용한 경우

C. 약물을 남용하는 동안 두통이 발생했거나 현저하게 악화됨

추론 질문에 대한 답변:

초기의 생각은 유해가소성의 '통증 유형'이었다. 왜냐하면 이것이 다양한 종류의 두통을 이해하는 필수 메커니즘이기 때문이다. 예를 들어, 삼차신경경부핵의 민감화는 통증이 있는 C2/C3 후관절로 인해 목에 통증이 있는 환자와 동일한 문제가 있는 사람이지만 두통과 목 통증이 있는 환자를 구별한다(Chua 등, 2011). 이런 이유로 예를 들어, 섬유근통을 고려할 때 유해가소성 통증이 존재하지 않았다. 경추 혹은 구강안면 부위의 촉진에서 넓게 퍼진 민감화의 증거는 없었고, 두통은 오직 매우 구체적인 목의 위치에서 C1의 매우 구체적인 촉진에 의해서만 유발되었으며, 다른 기능장애 수준의 촉진을 통해서는 일어나지 않았다. 게다가 증상은 자세의 변화와 특정 도수치료방법에 의해 수정이 가능했다. 따라서 삼차신경경부핵에 영향을 미치고 경추의 유해자극으로부터

머리에 통증을 유도하기는 하지만 중대한 통증과 널리 퍼진 기계적 이질통증과 통각과민을 일으키기에는 충분하지 않은 중추성 민감화가 있었다.

임상추론 해설:

진단적 추론은 추론 질문 2와 3에 대한 답변에서 분명하다. 진단분류, 특히 병리학 및 병태 생리학과 관련하여, 병리학적 특징이 임상 검사로부터 전형적으로 확인될 수 없다는 인식으로 인해 일부는 덜 강조된다. 병리는 존재할 수 있지만 무증상일 수 있다. 증상은 명백한 병리학 없이 나타날 수 있다. 그리고 증상 병리는 다양한 형태로 나타날 수 있다. 제1장에서 논의했듯이 병리와 장애 집중 추론의 균형에 대한 필요성을 강조하는 유효한 주의사항이다. 그러나 병리학 또는 이 경우 두통 유형 및 관련 병태생리학 및 통증기전에 대한 가설을 세우는 것은 여전히 중요하다. 이것은 추론 질문 2에 대한 답변에서 분명하다. 국제적으로 인정된 기준에 근거한 두통의 분류는 '관리' 및 '예후'와 같은 다른 범주의 판단에 대한 추론을 나타낸다(예 편두통보다는 긴장성 및 경추성 두통에 도수치료의 효과가 더 크다는 근거). 의학적 진단추론이 주로 병리학 및 질병분류에 초점을 맞추는 반면, 근골격계 임상에서의 '진단'은 더 광범위할 수 있으며 증상이 '증상의 원인'(이 경우에는 통각)을 나타낼 수 있고 무증상일 수 있는 잠재적인 관련 신체적 장애에 관한 가설을 포함할 수 있다. 환자의 증상 및 장애의 발달 및/ 또는 유지에 '기여요인'을 반영한다. 임상적 추론의 도전은 예를 들어 자세, 유연성, 근육 조절 및 힘과 같은 무증상 신체적 장애가 환자의 증상에 영향을 미쳤는지의 여부를 확인하는 것이다. 명백하게 그러한 장애는 무증상인 사람들에게 흔하다. 장애는 발현될 수도 있지만 증상이 있는 환자의 양상에 기여할 필요는 없다. 요인의 변경으로 인해 증상이 명확하고 일관되게 변하면 잠재적인 신체적 요인에 대한 가설이 강화된다. 그다음에는 중재의 진행을 보증하기 위한 기능적 제한과 신체적 장애에 대한 재평가를 요구하는 중재가 필요하다. 이 경험적 접근법은 환자의 증상과 장애에서 신체적 요인이 갖는 역할을 단정적으로 확인할 수는 없지만, 각 환자에게 고유한 잠재적 기여요인의 중재 진행과 선택을 위한 체계적인 방법을 제공한다.

이전의 임상추론 해설과 제2장에서 의논했듯이 중추성 민감화의 메커니즘은 정상이거나 많은 통증 발현에서 적응을 한다. 이는 이러한 발현이 '기능장애가 있는 통증'(Woolf, 2011, p. s5) 혹은 좀더 최근의 유해가소성 통증으로 분류된 양상을 구별하려는 것을 의미한다(IASP, 2017). 추론 질문 3의 대답에서 논의된 바와 같이, 이것은 기대되는 유해가소성 통증에 대한 임상적 패턴의 지식을 필요로 한다. 제1장에 제시된 통증 유형의 가설 범주의 분류는 너무 단순하고 현재 임상적으로 확증할 수 없다. 그러나 대부분의 임상추론과 마찬가지로 현재의 사고에 근거하여 가설을 세울 수 있으므로, 가설화된 통증 유형은 그 후 '예방', '관리', '예측'과 같은 다른 임상적 판단에 정보를 제공할 수 있다.

방문 1 Appointment 1

최우선 과제는 약물 사용 빈도를 줄이는 것이었다. 이를 위해서는 약물 남용과 두통 사이의 연관성에 대한 정보를 환자에게 제공해야 한다. 간단히 말해서, 약물 남용 두통이 있는 경우 만성적인 진통제 노출은 중추신경계의 과다흥분성을 유발하여 두통을 지속시킬 수 있으므로 약물 사용의 빈도가 높을수록 문제가 더 많이 발생한다. 그것은 악순환된다. 목표는 환자가 확고한 계획으로 약물 치료를 줄이겠다는 결정을 내리는 것이다. 명백한 권고는 '안전한 수준'만큼 두통약을 줄이는 것이었고, 약 복용 과다 두통은 보통 금단 1~2주 후 증상이 개선되기 전에 악화될 수 있다는 정보도 포함되었다.

약 처방전을 변경하는 것은 물리치료사의 역할이 아니다. 그렇지만 진은 일반의약품을 부주의하게 남용했기 때문에 진의 담당의사에게 의뢰하지 않아서 편안했다. 이것은 환자가 약물을 줄이는 것과 관련된 두통이 단기간의 증가에 대처할 수 없는 경우에 필요할 수 있다. 또한, 환자가 처방약을 과용한 경우 의료상담이 필요하다. 최근 무작위 통제실험을 통해 간단한 권고가 약물 남용 두통에 효과적임을 확인하였다. 이 연구에서 환자들은 일반의에게 일반적인 치료와 짧은 조언을 듣도록 하였다. 만성 두통에 대해 일반적인 치료를 받은 군은 6%가, 간단한 조언을 들은 군은 50%가 해결되었다(Kristoffersen 등, 2016).

이 정보를 제공할 뿐만 아니라 경추 장애를 다루기 위해, 이것이 주된 동인으로 느껴졌기 때문에, 먼저 부적응 자세 조절의 교정을 제안하였다. 앉아 있는 동안 골반, 머리, 견갑골, 척추 자세의 교정을 포함시키고, 기간을 점차 늘렸다. 개인적 경험으로, 이것만으로도 근육 기능의 저하와 통증의 원인이 되며 경추에 부하를 증가시키는 자세의 비정상적인 순환을 깨는 데 충분할 수 있다. 최근의 연구(Beer

등, 2012)에서 앉아서 체간 자세를 개선하기 위한 2주 프로그램만으로도 후속평가에서 목근육 활성화 패턴을 개선하기에 충분하다는 것을 발견했다.

자세 교정뿐만 아니라, 경추근육의 기능을 향상시키기 위해 운동이 처방되었다. 무작위 대조실험을 통해 심부 목굴곡근과 견갑골 축 근육을 위한 특정 운동이 경추성 목통증의 증상을 개선하기에 충분하다는 것이 밝혀졌다(Jull 등, 2002). 이 대규모 멀티센터 실험은 12개 세션에 걸쳐 주어진 다양한 형태의 중재들을 비교하였다. 도수치료와 특정 운동은 일반의의 일반적인 치료보다 효과가 상당히 높아서 도수치료와 특정 운동을 병행하는 것이 더 효과적이었다. 두경부 굴곡과 견갑골 축 제어를 향상시키기 위한 운동이 시간경과에 따라 제공되었다.

이 운동은 두경부 굴곡을 5초 동안 유지하고 5회 반복하였으며, 경추 및 흉쇄 유돌근의 활동을 최소화하면서 심부 경추굴곡근의 활성화를 개선하기 위한 최소한의 움직임에 중점을 두었다.

이 근육들에 대한 제어가 매우 미흡하여 운동은 매우 부드럽게 진행되었다. 첫 치료 세션 동안, 올바른 활성화 패턴을 달성하기 위해 환자에게 경추 및 견갑골의 필요한 수동적인 움직임을 보여 주는 데 상당한 시간이 소요되었다.

개인적인 경험을 바탕으로, 이것은 일반적으로 환자가 운동에서 요구되는 움직임과 부드러운 성질에 대해 더 잘 이해하도록 도와준다. 진은 하루에 두 번 이상 이 운동을 할 것을 권고받았고, 매 시간 5초 동안 체간과 견갑골의 수정된 자세를 유지하고 5회 반복하도록 하였다. 그 목적은 일과 동안 자세를 더 잘 인식하는 것이었다.

방문 2 (1주 후) Appointment 2 (1 Week Later)

다음 치료는 1주일 후에 진행되었다. 진은 진통제 남용에 대한 문제를 수용하고 이해하였다. 그러나 약을 줄임으로 인해 두통 증상이 더 악화됨을 알았지만 단기적으로는 이를 참아낼 준비가 되어 있었다. 두통이 악화되었음에도 불구하고, 자세 교정이 증상을 개선하는 데 도움이 되는 것을 느꼈고, 약의 의존성을 지속적으로 줄이기로 결심하였다. 진에게 진통제의 변화에 대처할 수 없다고 생각이 들면 담당의사의 진료를 받을 수 있다고 조언했지만, 그녀는 이미 그 악순환을 깨는 길로 잘 가고 있었기 때문에 필요 없을 것 같았다. 진은 또한 간단한 도표와 구두 설명을 통해 통증 교육을 받았고, 특히 삼차신경경추핵의 민감화와 두통 사이의 연관성에 대해서는 더욱 그러했다. 또한 컴퓨터 사용 환경의 인체공학에 대한 조언을 받았고 노트북을 무릎 위에 올려 놓고 사용하는 방식을 중단하라고 충고받았다. 불충분한 수면(Kovacs 등, 2014), 스트레스 증가와 운동의 부족이 삼차신경경추핵의 민감화에 미치는 영향에 대한 추가 조언이 주어졌다. 운동을 점차적으로 다시 시작할 것을 권고받았고, 그녀는 자전거 타기를 선택하였다.

부전 관절의 구체적인 가동술이 이 두 번째 세션에서 시작되었다. C0/C1의 가동술을 최우선으로 보았다. 후전방(P to A) 가동술이 상부 경추의 굴곡된 자세에서 시행되었다. 비록 통증이 있었지만, 이 자세에서 두통은 재발되지 않았다. 5번 반복 후 촉진 시의 통증은 사라졌다. 최근 한 연구에서 상부 경추의 촉진기법이 삼차신경경추핵의 민감화를 줄일 수 있다고 보고하였다(Watson과 Drummond, 2014). 그 연구에서 눈 깜빡임 반사(blink reflex)는 촉진을 통한 상부 경추의 유해한 자극 전후에 측정되었다. 반복적으로 자극을 가하면서 눈 깜박임 반사에 의해 측정된 삼차신경목 핵의 민감도와 통증 정도가 점차적으로 감소하였다.

부수적 관절 가동 기법 외에도, 변형된 멀리건 두통 SNAG가 적용되었다. 이 기법은 C3 수준에 자가-SNAG 경추 스트랩을 이용하여 적용되었다. 쿠션 스트랩은 C3 추돌기 아래를 고정하고 진은 양팔로 스트랩을 잡고 있었다. 스트랩은 C2/3 레벨에서 거의 45도로 경추 후관절 면을 따라 위쪽으로 그녀의 눈을 향했다. 진은 C3에 있는 스트랩의 압력에 맞서 머리를 뒤로 젖히라는 지시를 받았다[그림 16-8]. 두통 SNAG를 적용함으로 두통 증상이 완화되었고 이것은 그녀가 일과시간 동안 규칙적으로 운동을 하는 데 긍정적인 영향을 주었다. 그녀는 경추 자가-SNAG를

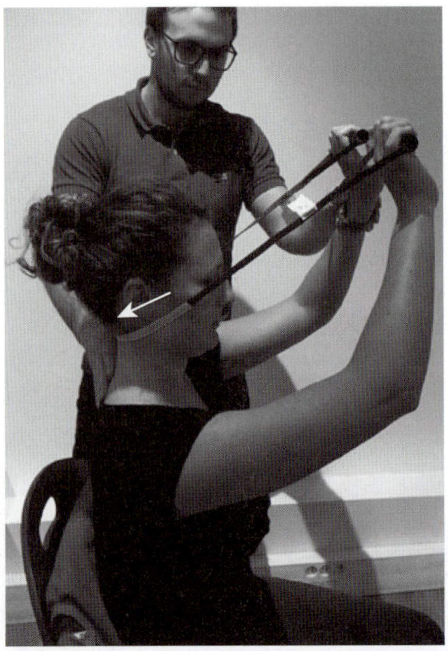

그림 16-8 경추 자가 SNAG 스트랩을 시용한 수정된 자가-SNAG

C3에 부드러운 압력을 10초 동안 유지하면서 하루 동안 5회 반복하도록 지시받았다. 진은 그 운동이 두통 증상을 완화시키기 위한 것이라는 것과 통증이 증가하면 멈추어야 한다는 것을 이해하였다.

이러한 치료 외에도, 첫 번째 치료 세션에서 주어지는 자세교정 훈련을 검토하고 미세조정을 하였다. 두경부 굴곡 운동도 정확성을 체크하였다. 설골근과 흉쇄유돌근의 대체 없이도 상부 경추의 굴곡능력이 약간 증가하였다.

방문 3 (1주일 후) Appointment 3 (1 Week Later)

다음 치료는 1주일 후에 이루어졌다. 진은 두통 정도와 빈도가 개선되었다고 보고하였다. 실제로 그녀의 두통은 치료를 시작하기 전보다 더 낮은 수준으로 줄어들었다. 두통의 빈도는 비슷했으나 강도는 낮아졌다. 그녀는 약의 복용량을 줄이고, 자세를 제어하고 두통 자가-SNAG을 했기 때문이라고 여겼다. 그녀는 또한 치료 접근법의 조합을 통해 자신감을 얻었다. 그녀는 이제 두통을 자신이 더 많이 통제하고 있다고 느꼈다. 또한 남편과 함께 운동 부족에 대해 상의했다. 그들은 진이 주당 3번 자전거를 탈 수 있도록 더 많은 시간을 내기로 동의했다.

경추 관절가동범위 평가에서 생리학적인 상부 경추 후인(retraction)의 범위가 증가하였고 더 이상 통증이 없음을 확인하였다. 복합 움직임 평가는 통증을 덜 악화시켰고 첫 평가와 비교하여 더 큰 움직임이 있었다. 중립자세에서의 C1 촉진은 감수성 감소를 나타냈다. 상부 경추 굴곡과 좌회전한 C1의 촉진은 더 이상 두통을 악화시키지 않았다. 이러한 변화에도 불구하고 고정된 C2 극돌기의 좌회전 범위는 여전히 5도에 머물러 있었다. 굴곡-회전 검사에서는 여전히 증상이 있었고 좌측으로 20도 정도로 감소된 범위를 보였다.

C1 촉진 시 민감도의 증가로 인해, C0/C1 분절 가동술이 좌측 회전을 동반하여 굴곡방향으로 행해졌다. C1/C2 분절에도 부가적인 가동술이 경추 자가-SNAG 스트랩을 사용하여 행해졌다. [그림 16-8]에 묘사된 이 운동법은 굴곡-회전 검사에서 양성반응을 보이고 경추성 두통 양상을 띠는 사람들에게 두통을 감소시키는 데 효과가 있는 것으로 나타났다(Hall 등, 2007). C1 후궁 주위로 스트랩을 배치하는 방법을 보여 주었고, C1/C2의 수평방향의 관절 표면을 따라 입의 모서리를 향해 평행하게 앞쪽으로 장력을 가했다. 스트랩의 다른 한쪽 끝은 아래쪽으로 비스듬히 목 뒤쪽을 지나 복부에 가볍게 고정된다. 스트랩에 너무 많은 장력을 가하지 않는 것이 중요하다. 환자가 좌측으로 능동회전을 함으로서, 스트랩은 왼손과 함께 앞으로 당겨지고, 장력은 부드럽게 지속이 되며, C1을 통과하는 정확한 활주 방향을 보장하기 위해 스트랩이 입의 모서리와 정렬되도록 유지된다. 머리 움직임은 끝 범위까지 수행되어 1~2초간 압력을 가한 후 출발위치로 다시 돌아온다. 이 움직임은 C1/C2 레벨에서 큰 가동범위와 기술이 너무 자주 혹은 너무 과도하게 수행되는 경우 악화될 수 있어 첫 시간에는 두 번 반복되었다. C1/C2 자가-SNAG를 적용하여 굴곡-회전 검사를 반복하여 왼쪽으로의 범위가 거의 35도까지 되는 것을 확인했다. 진에게 집에서 아침, 저녁으로 2회만 반복하도록 하고 증상이 악화되거나 어지러움증 혹은 다른 양상이 나타나면 멈추라고 지시했다.

이러한 치료 이외에도, 자세 교정 운동은 개선된 사항은 유지하고 개선하기 위한 새로운 것을 강조하고 격려하였다. 진은 두경부 굴곡 운동을 하는 동안 목 움직임을 훨씬 잘 조절할 수 있었고 표 근육을 동원하지 않고 더 넓은 상부 경추 굴곡 가동범위를 얻을 수 있었다. 10초 동안 유지하고 5회 반복하도록 지시했다.

방문 4 (일주일 후) Appointment 4 (1 Week Later)

다음 치료 세션은 다시 1주일 후에 시행됐다. 통증의 강도가 줄어들었고 지난주에는 두통이 두 번만 발생하였다. 목통증 또한 첫 세션보다 줄어들었다. 앉은자세와 작업환경이 개선되면서 진은 목통증을 경험하기 전보다 더 오랜 시간 컴퓨터로 작업할 수 있었다. 두통 장애 지수는 42/100으로 줄어들었다. 30점의 변화가 있어야 두통이 개선되었다고 할 수 있다(Jacobson 등, 1995).

경추 능동 관절가동범위가 모든 방향에서 증가되었지만 신전 조절은 여전히 잘 이루어지지 않았다. 연합 움직임 평가 결과 C3가 안정되었을 때 측방굴곡과 결합된 신전 범위가 부족하였다. 굴곡-회전 검사도 이전 치료 세션보다 증가하였다. 이는 C1/C2 움직임의 개선을 의미한다. 중립자세에서 C1과 C2 관절기둥 촉진 시 첫 치료 세션과 비교했을 때 통증이 훨씬 감소하였다. 그럼에도 불구하고, C3의 관절기둥은 여전히 통증이 있었으며, 경사진 머리 쪽으로 압력을 가했을 때 목의 측방굴곡과 신전은 통증이 더 있었으며, 이는 C2/C3 분절의 잠재적인 장애를 의미한다.

현재까지 C2/C3 관절이 가동술과 운동으로 개선되지 않았기 때문에 C2/C3 분절 가동술을 추가하는 결정을 내렸다. 앉은자세에서 C2/C3 회전 SNAG를 적용하기로 하였다. 왼쪽 엄지손가락의 패드를 왼쪽 C3 관절기둥에 위치시킨다. 오른쪽 엄지는 대략 수평면에 45도 경사로 진의 눈을 향해 압력을 가했다. 이 압력을 유지하면서, 진에게 왼쪽으로 경추 회전이 끝까지 일어나도록 지시했다. 이 움직임은 통증이 없었고 6회 반복하고 3세트를 진행했다.

자세 교정 운동을 재검토하였다. 진의 경추 신전 조절을 개선하기 위한 노력으로 더 조절된 신전을 달성하는 방법을 보여 주었다. 그녀는 신전 중에 하부 경추의 좋은 신전 조절을 피드백으로 사용하라는 권고를 받았다. 이를 위해 그녀는 C5의 극돌기를 가운데 손가락 끝으로 촉진하고 후인하면서 손가락 끝으로 극돌기를 계속 누르면서 신전을 한다. 이 피드백으로, 진은 경추 신전 조절을 10도까지 개선할 수 있었다. 이 운동을 한 번에 10번 움직임을 만들고 하루에 여러 차례 하도록 지시했다. 운동 중에 통증이 없었다. 이 운동은 좋은 심부 목 굴곡근 조절이 필요하고 운동의 개선으로 볼 수 있다. 진은 현재 바로누운자세에서 두경부 굴곡 운동을 하고 있다. 통제된 두경부 굴곡 수행능력이 향상되었기 때문에 그녀는 이제 끝 범위까지 굴곡 운동을 수행하거나 혹은 상부 경추 굴곡을 약 15도까지 하도록 하였다.

진은 사실상 모든 약을 중단했다. 두통으로 약을 복용하지 않는 것은 최근 몇 년만에 처음 있는 일이었다.

방문 5-8 (일주일 간격) Appointments 5-8 (Weekly Intervals)

이어진 치료 세션은 일주일 간격으로 지속되었다. 이것은 진이 더 자주 약속을 잡는 데 어려움이 있었기 때문이지만, 치료방법은 주로 자가관리였고 두통의 빈도에 미치는 영향을 평가할 시간이 필요했기 때문에 이것은 문제가 되지 않았다.

진은 다섯 번째 치료 세션에서 두통 빈도가 주당 한 번으로 감소하였다고 보고했으며, 여섯 번째 세션에서 2주에 한번으로 더 감소했다. 그녀는 일주일에 3회 한시간씩 자전거를 타면서 일반 운동 프로그램을 계속했다. 그녀는 또한 더 자주 걷기 위해 운전보다 걸어서 아이들을 등교시키는 등 의식적인 노력을 하고 있었다.

여덟 번째 치료 세션에서 진은 상부 경추의 후인(retraction) 및 전인(protraction)을 포함하여 모든 방향으로 목에 통증 없는 관절가동범위를 보였다. 또한 통증 없이 경추 신전 조절을 향상시켰으며, 움직임을 훨씬 잘 제어하고 더 이상 신전에서 무너지지 않았다.

분절 움직임 검사는 굴곡-회전 검사 동안 왼쪽으로 40도 회전을 나타냈다. 이것은 여전히 우측보다 약 5도 적은 범위였다. 수동적인 생리적 움직임 검사는 C2/C3에서 운동성 저하를 나타냈지만 C0/C1에서는 정상 범위를 보였다. C1 촉진에서는 목의 굴곡과 좌측 회전에서 지속적인 통증이 있었지만, 4번째 치료 세션과 비교하면 증상이 훨씬 적었다. C1의 좌측 굴곡-회전 촉진에서는 더 이상 두통이 재발되지 않았다. 중립 자세에서 C2와 C3의 촉진은 이전과 비교하여 훨씬 통증이 적었다. 그러나 상부 경추의 신전과 왼쪽 측방굴곡 자세에서는 C1과 C2에서의 촉진을 비교할 때 C3 척추가 증상이 가장 확연하게 나타났다.

진은 비록 자세에 대해 상기시켜 줄 필요는 있지만 훨씬 나은 자세를 취할 수 있었다. 집중하지 못할 때 그녀는 잘못된 옛날 자세로 돌아가는 경향이 있었다(하강/전인된 견갑골, 굽은 몸통과 전인된 상부 경추). 그러나 경추 운동 조절이 훨씬 향상되었다. 바로누운자세에서 두개경추(cranio-cervical) 굴곡 검사로 평가한 심부 굴곡근 기능은 전체 범위에서 설골근의 적은 보상작용을 보였다. 바로누운자세에서 10초 동안 상부 경추 굴곡의 안쪽 범위에서 유지할 수 있었으며 보상작용이 보이지 않고 5회 반복할 수 있었다.

신경역동학적 검사와 신경줄기 촉진은 8번째 치료 세션 시작과 동시에 재평가하였다. 슬럼프 위치에서 상부 경추 굴곡에서 더 이상 통증을 유발하지 않았다. 바로누운자세에서 팔을 90도 외전한 상태로 상부 경추의 굴곡은 첫 번째 세션과 비교하여 더 이상 제한되지 않았다. 그러나 대후두신경(greater occipital nerve)의 촉진은 오른쪽과 비교하여 왼쪽이 더 민감했다.

이러한 결과를 토대로, 이 시점에서 취한 조치가 성공적이었음이 분명했다. 진은 더 이상 약이 필요 없기 때문에 이에 대해서 매우 행복했다. 약물 남용 두통은 이제 남아 있는 두통의 원인에서 제외할 수 있었다. 또한, 그녀는 정기적으로 운동을 하고 있었고, 체력이 증가했다. 그녀는 의지대로 자세를 바꿀 수도 있었다. 그러나 앞서 언급했듯이, 주의를 기울이지 않을 때 여전히 올바른 자세를 위해 상기시켜 줄 필요가 있었는데, 이것을 그녀도 문제로 인식하고 있었다. 또한 경추의 관절가동 범위와 상부 경추의 촉진에 대한 민감도가 매우 향상되었다. C1/C2 분절의 회전에 지속적인 작은 손상이 있는 것으로 보인다. C2/C3는 여전히 움직임이 약간 제한되었으며 촉진 시 아직도 통증이 있었다.

이 치료 세션 동안 C2/C3에 자가-SNAG를 소개하였다. 이 테크닉에서 진은 오른쪽 C2 척추 주위에 경추 자가-SNAG 스트랩을 놓고 왼손으로 스트랩을 위로 잡아당기는 방법을 사용했다. 스트랩의 다른 끝은 목 뒤쪽으로 기울어져 있으며 오른손으로 느슨하게 잡았다. 진은 머리를 왼쪽으로 회전하는 동안 왼손으로 스트랩을 당기도록 하였다. C2/C3 분절의 스트랩으로 인한 압력이 좌측 회전력을 만들었다. 이 테크닉은 움직임 중에 통증이 없었다. 진에게 집에서 한 세션에 10번, 하루에 3세트를 수행하도록 지시하였으며, 통증이 악화되면 중단하라고 하였다.

추가 관리 Further Management

진은 총 10회의 치료 세션 동안 좋은 성과를 거두었다. 마지막 상담에서 경부 장애 지수는 10/100으로 떨어졌고 두통 장애의 변화를 반영하는 데 필요한 30포인트보다 훨씬 더 큰 변화였다(Jacobson 등, 1995). 진은 약물치료를 완전히 중단했고 수면 패턴이 상당히 많이 개선되었다. 책상에 앉아서 목통증을 느끼지 않고 장시간 작업할 수 있었고 두통은 2주에 한 번 3/10 수준으로 감소했다. 마지막으로, 하루 두 번 아이들과 함께 학교를 걸어가거나 매주 한 시간씩 친구들과 함께 자전거를 세 번씩 타는 방법으로 운동 프로그램을 늘렸다.

추론 질문:

5. 여러 가지 접근법을 필요로 하는 진의 증상이 다요인적(multifactorial) 성격을 띤 분석을 고려할 때 각 방법을 선택하는 시기에 대해 자세히 설명할 수 있습니까?

추론 질문에 대한 답변

나는 처음엔 진의 두통의 주요 원인으로 진통제 남용과 잘못된 자세라고 결정했다. 약물 남용은 중추성 민감화를 증가시켜 이전의 편타손상에 의해 영향을 받은 경추의 자세 스트레스에 의한 자극을 증가시킬 수 있다. 따라서 이 두 가지 구성요소를 다루는 것이 우선순위라고 생각했고, 이를 쉽게 수정할 수 있었으며 진의 바쁜 생활방식에 통합시킬 수 있었다. 상부 경추 손상을 다루기 위한 도수치료 및 기타 운동은 처음에는 유익한 효과가 있었지만, 일차적인 동인이 다루어지지 않는 한 지속적인 효과를 기대할 수 없었다. 스트레스와 불안뿐만 아니라 수면과 운동 부족의 생활방식과 심리적 기여요인은 추가적인 요소였지만 수정하는데 시간이 걸릴 수 있기 때문에 그렇게 빠른 반응을 보일 것 같지는 않다. 그러나 그 치료는 하나의 측면이 우세하기보다는 '패키지'로 보였다. 각 요소는 아마도 전체 문제의 작은 구성요소를 다루었을 것이다. 이것들을 개별적으로 다루는 것은 큰 영향을 미치지 않았을지도 모른다. 그러나 이러한 요인들이 결합되었을 때, 누적효과는 아마도 증상을 감소시키는 전반적인 효과를 증가시킬 것이다. 이것의 예는 목통증을 가진 환자들에게서 볼 수 있다. 운동과 결합된 교육은 교육 자체보다 더 강력했다(Brage 등, 2015).

추론 질문:

6. 심리사회적 문제가 진의 관리 결과에 어떤 영향을 줄 수 있었는지 의견을 제시할 수 있습니까? 이 문제를 다루기 위해 구체적인 전략을 사용했습니까?

추론 질문에 대한 답변:

진이 자신의 업무 및 가족 상황과 관련하여 약간의 스트레스 요인이 있었다는 정보가 있다. 처음 면담에서 이 사실을 이슈로 밝혔기 때문에, 스트레스와 불안, 수면 부족, 운동 부족이 두통뿐 아니라 전반적인 통증에 상당한 영향을 미칠 수 있다는 의혹을 확인하면서, 이것으로 그녀의 주의를 끌기가 매우 쉬웠다(Noseda 등, 2014). 자세와 인체공학적 변화를 통해 말초 유해수용성 입력을 제어할 수 있을 뿐만 아니라 하향식(top-down) 메커니즘에 대해 의지적 통제를 할 수 있는 기회가 있다고 설명하였다(Nijs 등, 2014). 그녀와 이러한 요소들에 대해 이야기하는 것은 아마도 그녀가 남편과 이러한 문제들을 토론하고 변화를 위한 수단을 찾는 데 있어서 타당성을 갖도록 했다. 그녀의 남편은 가족 내에서 정신사회적 스트레스를 줄이고, 진이 운동을 하도록 하고, 보다 정상적인 수면 패턴을 만들 수 있는 방법을 함께 찾는 데 매우 협조적이었다.

임상추론 해설:

생물학적, 심리적, 사회적 및 환경적 요인간에 가능한 상호작용이 많기 때문에 근골격계 증상, 장애 및 장애의 발병 위험요소를 확인하는 것은 심장병처럼 명확하지 않다. 관리를 어디에서부터 시작할지에 대한 임상적 판단은 이 경우 진의 진통제 남용과 같이 연구를 통해 근거가 뒷받침되는 환자의 증상에서 확인된 요인에 우선순위를 부여해야 한다. 연구 증거가 적지만 진에게 나타난 확실하고 긍정적인 반응을 통해 자세에 대해서도 초기에 관리가 이루어져야 한다. 근골격계 치료의 비용 효율성을 위해서는 관리가 환자의 증상과 상해에 기여하는 것으로 가정된 모든 요인을 다루어야 하만, 시간이 지남에 따라 점진적으로 서로 다른 요인들을 적용하면 각각의 기여에 대한 평가가 어느 정도 가능해진다.

추론 질문 5에 대한 대답은 이 경우의 심리사회적(또는 '임상적') 추론을 반영한다. 근골격계 치료사가 환자의 증상과 장애에 기여하는 심리사회적 요인을 조사하는 정도는 매우 다양하다. 사회적 및 심리적 요인에 대한 평가와 관리에 대한 구체적인 제안은 각각 제3장과 제4장에서 논의된다. 여기서 논의되는 심리사회적 요인의 관리 중심은 교육이다. 교육은 문제와 통증에 대한 인식과 이해, 신념의 개념 변화, 보다 적응력이 뛰어난 대처전략, 자기관리를 촉진하며, 자기효능을 강화하고, 공포와 다른 부정적인 감정을 감소시키며 회복을 촉진하는 것을 포함하여 여러 가지 목표를 가질 수 있다.

이 사례는 두통의 검사와 관리에 대한 근거 중심의, 임상적으로 합리적인 접근법의 가치를 보여준다.

참고문헌 References

Alonso-Blanco, C., Fernandez-de-las-Penas, C., Fernandez-Mayoralas, D.M., de-la-Llave-Rincon, A.I., Pareja, J.A., Svensson, P., 2011. Prevalence and anatomical localization of muscle referred pain from active trigger points in head and neck musculature in adults and children with chronic tension-type headache. Pain Med. 12 (10), 1453–1463.

Amiri, M., Jull, G., Bullock-Saxton, J., Darnell, R., Lander, C., 2007. Cervical musculoskeletal impairment in frequent intermittent headache. Part 2: subjects with concurrent headache types. Cephalalgia 27 (8), 891–898.

Antonaci, F., Ghirmai, S., Bono, G., Sandrini, G., Nappi, G., 2001. Cervicogenic headache: evaluation of the original diagnostic criteria. Cephalalgia 21 (5), 573–583.

Bartsch, T., Goadsby, P.J., 2003. Increased responses in trigeminocervical nociceptive neurons to cervical input after stimulation of the dura mater. Brain 126 (Pt 8), 1801–1813.

Beer, A., Treleaven, J., Jull, G., 2012. Can a functional postural exercise improve performance in the cranio-cervical flexion test? A preliminary study. Man. Ther. 17 (3), 219–224.

Biondi, D.M., 2005. Physical treatments for headache: a structured review. Headache 45 (6), 738–746.

Bogduk, N., 2002. Biomechanics of the cervical spine. In: Grant, R. (Ed.), Physical Therapy of the Cervical and Thoracic Spine. Churchill Livingstone, St Louis, pp. 26–44.

Bogduk, N., Govind, J., 2009. Cervicogenic headache: an assessment of the evidence on clinical diagnosis, invasive tests, and treatment. Lancet Neurol. 8 (10), 959–968.

Brage, K., Ris, I., Falla, D., Sogaard, K., Juul-Kristensen, B., 2015. Pain education combined with neck- and aerobic training is more effective at relieving chronic neck pain than pain education alone – A preliminary randomized controlled trial. Man. Ther. 20 (5), 686–693.

Bronfort, G., Haas, M., Evans, R., Leiniger, B., Triano, J., 2010. Effectiveness of manual therapies: the UK evidence report. Chiropr. Osteopat. 18 (1), 3.

Budelmann, K., von Piekartz, H., Hall, T., 2013. Is there a difference in head posture and cervical spine movement in children with and without pediatric headache? Eur. J. Pediatr. 172, 1349–1356.

Cady, R.K., 2007. The convergence hypothesis. Headache 47 (Suppl. 1), S44–S51.

Cady, R., Schreiber, C., Farmer, K., Sheftell, F., 2002. Primary headaches: a convergence hypothesis. Headache 42 (3), 204–216.

Calandre, E.P., Hidalgo, J., Garcia-Leiva, J.M., Rico-Villademoros, F., 2006. Trigger point evaluation in migraine patients: an indication of peripheral sensitization linked to migraine predisposition? Eur. J. Neurol. 13 (3), 244–249.

Calandre, E.P., Hidalgo, J., Garcia-Leiva, J.M., Rico-Villademoros, F., Delgado-Rodriguez, A., 2008. Myofascial trigger points in cluster headache patients: a case series. Head Face Med. 4, 32.

Chaibi, A., Russell, M.B., 2012. Manual therapies for cervicogenic headache: a systematic review. J. Headache Pain 13 (5), 351–359.

Chiu, T.T., Law, E.Y., Chiu, T.H., 2005. Performance of the craniocervical flexion test in subjects with and without chronic neck pain. J. Orthop. Sports Phys. Ther. 35 (9), 567–571.

Chua, N.H., van Suijlekom, H.A., Vissers, K.C., Arendt-Nielsen, L., Wilder-Smith, O.H., 2011. Differences in sensory processing between chronic cervical zygapophysial joint pain patients with and without cervicogenic headache. Cephalalgia 31 (8), 953–963.

Cook, C., Brown, C., Isaacs, R., Roman, M., Davis, S., Richardson, W., 2010. Clustered clinical findings for diagnosis of cervical spine myelopathy. J Man Manip Ther 18 (4), 175–180.

Dodick, D.W., 2010. Pearls: headache. Semin. Neurol. 30 (1), 74–81.
Dumas, J.P., Arsenault, A.B., Boudreau, G., Magnoux, E., Lepage, Y., Bellavance, A., et al., 2001. Physical impairments in cervicogenic headache: traumatic vs. nontraumatic onset. Cephalalgia 21 (9), 884–893.
Edwards, B., 1992. Manual of Combined Movements: Their Use in the Examination and Treatment of Mechanical Vertebral Column Disorders. Churchill Livingstone, Edinburgh.
Fernandez-de-Las-Penas, C., Courtney, C.A., 2014. Clinical reasoning for manual therapy management of tension type and cervicogenic headache. J Man Manip Ther 22 (1), 44–50.
Grande, R.B., Aaseth, K., Gulbrandsen, P., Lundqvist, C., Russell, M.B., 2008. Prevalence of primary chronic headache in a population-based sample of 30- to 44-year-old persons. The Akershus study of chronic headache. Neuroepidemiology 30 (2), 76–83.
Grondin, F., Hall, T.M., 2015. Upper cervical range of motion is impaired in patients with temporomandibular disorders. Cranio. 33 (2), 91–99.
Ha, S.M., Kwon, O.Y., Weon, J.H., Kim, M.H., Kim, S.J., 2013. Reliability and validity of goniometric and photographic measurements of clavicular tilt angle. Man. Ther. 18 (5), 367–371.
Ha, S.M., Kwon, O.Y., Yi, C.H., Jeon, H.S., Lee, W.H., 2011. Effects of passive correction of scapular position on pain, proprioception, and range of motion in neck-pain patients with bilateral scapular downward-rotation syndrome. Man. Ther. 16 (6), 585–589.
Hall, T., Briffa, K., Hopper, D., 2008. Clinical evaluation of cervicogenic headache: a clinical perspective. J Man Manip Ther 16 (2), 73–80.
Hall, T.M., Briffa, K., Hopper, D., Robinson, K., 2010. Comparative analysis and diagnostic accuracy of the cervical flexion-rotation test. J. Headache Pain 11 (5), 391–397.
Hall, T., Chan, H.T., Christensen, L., Odenthal, B., Wells, C., Robinson, K., 2007. Efficacy of a C1-C2 self-sustained natural apophyseal glide (SNAG) in the management of cervicogenic headache. J. Orthop. Sports Phys. Ther. 37 (3), 100–107.

어깨통증: 수술 또는 비수술?

17

Shoulder Pain: To Operate or Not to Operate?

Jeremy Lewis • Eric J. Hegedus • Mark A. Jones / 신원섭

첫 번째 방문 Appointment 1

주관적 검사 Subjective Examination

환자 정보 Social History

앨리슨(Alison)은 난치성의 오른쪽 어깨 문제에 대해 평가와 관리를 받기 위해 스포츠 및 운동의학 상담사를 만났다. 앨리슨은 결혼한 48세 고등학교 교사로 10대 자녀가 3명 있다. 그녀는 대학에서 역사학 학사학위를 받았다. 하루에 앉아 있는 시간은 대략 8시간 정도이고, 최근 통증이 발생하기 전까지 매주 평균 3~4회 운동을 하였다. 운동은 주로 체육관에서 유산소 및 근력 훈련, 걷기, 정원 가꾸기, 야외 자전거 타기, 테니스 경기 등을 하였다.

증상의 부위와 형태 Area and Behaviour of Symptoms

앨리슨은 신체도표[그림 17-1]에 표시된 증상을 경험했다고 설명했다.

팔이나 다리의 감각상실이나 마비는 없었다. 두통이나 어깨뼈 또는 경–흉추 부위의 증상도 없었다. 오른쪽 어깨 가쪽 깊숙한 부위에 날카로운 통증이 있었으며, 숫자 통증 등급 척도(NPRS)는 10점 만점에 3~4점이었다. 어깨 올리기, 옷 입기(손을 등 뒤로 하는 것 포함) 및 운전(특히 왼쪽으로 회전)과 관련된 활동에서는 통증이 최대 6~7/10까지 증가하였다. 앨리슨은 초기 평가에서 시행한 오른쪽 어깨의 반복된 움직임이 휴식 시 통증을 상당히 발생시킬 수 있으며, 이는 몇 분 또는 몇 시간 또는 그 이상 지속될 수 있다고 하였다. 평소에 그녀는 옆으로 자는 것을 선호했지만, 현재는 왼쪽이나 천장을 보며 자고(천장을 보고 자거나 왼쪽을 보고 잘 때 모두 베개를 사용), 왼쪽으로 잘 때는 그녀가 이전에 권유받았던 대로 베개를 접어 놓고 그위에 오른팔을 올려놓고 잔다.

병력 History

첫 번째 방문 때 앨리슨은 2년 넘게 반복되는 어깨 통증에 시달렸다고 했다. 이 통증 이전에는 경추나 어깨 증상의 병력이 없었다. 그녀는 어깨 통증 발병 이전에 큰 외상의 경험은 없었지만, 첫 어깨 통증이 그녀와 남편이 집 안의 벽지를 벗겨내고 벽과 천장을 수리하고 페인트칠을 하는 데 많은 시간을 보냈던 집 보수기간에 나타났다고 했다. 이 활동을 한 후, 그녀는 10~15분가량 왼손에 드라이기를 들고 오른손으로 빗질을 하며 머리카락을 말릴 때와 때때로 높은 선반에 손을 뻗을 때, 학교에서 필판에 글을 쓸 때 오른쪽(우세 측) 어깨에서 찌릿한 통증을 느꼈다고 했다. 그녀는 이러한 증상들을 가볍지만 거슬린다고 표현했으며, 어떤 약도 복용하거나 치료를 받지는 않았다.

집을 보수한 지 몇 주 후에 그녀는 야외 코트에서 테니스를 쳤다고 했다. 그녀는 테니스 경력이 많은 선수와 경기 이후, 4개월 이상 테니스를 치지 못했다. 그녀는 이 경기가 육체적으로 그녀에게 부담이 컸다고 생각했다. 경기 당일에는 별다른 증상이 없었지만, 다음날 아침에는 일어나자마자 오른쪽 어깨통증이 상당했다고 했다. 그녀는 통증이 휴식시간에 존재하는지 기억하지 못했지만, 옷을 입고 운전할 때와 같이 움직이는 동안 통증이 느껴진다고 확신했고, 처음 차도로 나와 왼쪽으로 방향을 틀 때 심각한 통증을 느꼈다. 이러한 증상은 여러 날 동안 계속되었고, 그녀는 결국 가정의와 약속을 잡았는데, 그녀는 '견봉하충돌증후군'을 진단받고 비스테로이드성 항염증

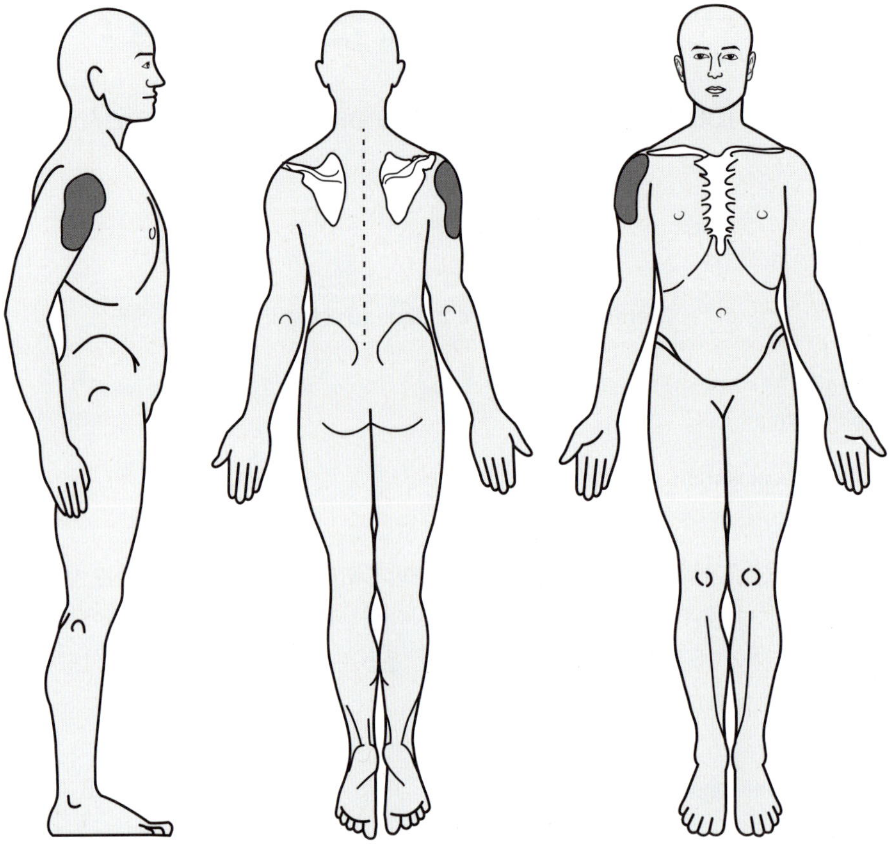

그림 17-1 증상을 보여주는 신체차트

제(NSAIDs)를 처방받았다. 3~4주간의 초기 치료기간 동안 앨리슨의 어깨통증이 20~30% 더 나아졌다고 했지만(이 기간 동안 그녀가 할 수 있는 만큼 자극적인 활동도 피했다), 더 이상의 개선은 없었다. 정체기가 심해지자 그녀의 가정의는 '스테로이드' 주사 치료를 시술했다. 이 주사는 하루 정도 아팠지만 증상을 상당히 감소시켰다. 약 3주 후에는 통증이 거의 100% 감소하였다고 느꼈다. 그녀는 어깨를 오랫동안 사용하지 않을 때 나타나는 오십견이 염려되어(최근에 친구가 경험한), 수영을 하러 갔다. 그녀는 20m 길이의 수영장을 '자유형으로 몇 바퀴' 완주했고, 다시 수영을 하려고 손이 물에 들어간 후 다음 바퀴가 시작되는 순간 오른쪽 어깨에 날카로운 통증을 느꼈다. 그녀는 이러한 증상이 걱정되어 수영을 중단했다. 그리고 테니스 경기 이후의 나타났던 증상과 거의 동일한 증상이 다시 나타났다. 그녀는 NSAIDs 외 다른 처방을 받았는데, 큰 효과는 없었다. 또한 물리치료를 추천받았으며, 뒤이어 정골의학(osteopathy)을 하는 다른 병원으로 옮겨서 치료를 받았다. 치료는 휴식과 어깨에 냉찜질, 연부조직 기술, 테이핑, 침술, 어깨관절 가동술 등으로 이루어졌다.

몇 달가량 시간이 흐르면서 증상은 가라앉았지만, 머리를 감고 말리는 동작과 같이 팔을 들어올렸을 때 오른쪽 어깨에 통증은 지속적으로 느껴졌다. 이 기간 동안 앨리슨은 테니스와 수영을 하지 않았지만, 여전히 일주일에 평균 2~3번 정도 고정식 자전거나 크로스 트레이닝(팔 움직임이 때때로 고통스러울 때 크로스 트레이너에 고정 그립을 유지함), 러닝머신 위에서 오르막길 걷기, 매트 운동을 하였고, 팔 근력 운동이나 팔굽혀펴기와 같은 운동은 하지 않았다. 그녀는 정원에서 일하면서도 무거운 것을 드는 행동과 어깨 위로 움직이는 활동은 피했다.

시간이 흐르면서 그녀는 어깨 증상이 호전되고 있음을 느꼈다. 지금 병원에 내원하기 약 2개월 전에 그녀는 다시 약 30분 동안 테니스를 쳤다. 그녀는 자신이 '약한' 어깨를 가지고 있는 걸 이해하는 친구와 일부러 가볍게 했다고 했고, 그들은 서브도 없이 부드럽게 백핸드와 포핸드 숏만 골라서 경기를 하였다. 그녀는 경기를 했을 때 날씨가 춥고, 코트가 축축했으며, 공이 약간 젖었을 수도 있다고 했다.

테니스 경기 다음날, 그녀는 다시 한 번 상당한 고통을 경험했는데, 이 통증은 이전의 그 어떤 것보다 더 심각했다. 그녀는 추울 때 경기를 한 것이 통증 증가에 원인이 됐을 수도 있다고 했다. 그녀는 '가볍게' 한 경기이지만 경기를 한 자신에게 화가 났고 좌절감을 느꼈다. 통증은 지속적으로 나타났고, 움직임에 따라 증가했으며 밤에 그녀가 오른쪽으로 돌아 누울 경우 잠에서 깨어나곤 했다. 그녀는 다시 잠이 드는 데 보통 15분에서 30분 이상이 소요되며, 그렇게 하기 위해서는 편안한 자세를 찾아야 했다.

그녀는 다시 가정의의 진료를 받았고, 다른 NSAID 치료를 시작했지만, 주사에 집중하지 않았으며 이후 진료 의뢰에 대해 논의했다. 그녀는 초음파 검사 및 방사선 촬영을 위해 정형외과 의사에게 의뢰되었다. 방사선 사진에는 견봉 골극(Type II)이 표시되었고, 초음파 검사에서는 점액낭 유출물과 오른쪽 극상근 건의 염증 확산이 보였는데, 점액낭 측면에 있는 건의 두꺼운 부분이 찢어진 것도 보였다. 장기간의 증상 병력, 주사, 치료 및 기타 비수술적 관리에 대한 그녀의 제한적인 주사 반응, 영상 결과, Neer 징후, Hawkins 검사 및 Jobe 검사의 임상 결과에 근거하여, 회전근개 재건이 가능한 견봉하감압술을 추천받았다. 그러나 수술을 서두르지 않기로 하고 다시 정골요법을 받기로 했다. 얼마 지나지 않아, 한 친구가 그녀에게 스포츠와 운동의학 상담가를 만나라고 추천했고, 그 후 앨리슨은 우리 물리치료클리닉에 방문하였다.

신체적 특성과 의학적 병력 Physical Characteristics and Medical History

앨리슨은 신장은 172cm, 체중은 58kg[체질량지수(BMI) 19.6]이라고 했다. 그녀의 체중은 변동이 없었고, 담배를 피운 적도 없었다. 그녀는 일주일에 평균 1잔에서 2잔의 와인을 마셨고 알레르기가 없으며 균형 잡힌 식사를 했다.

앨리슨은 합병증이나 다른 건강상의 문제가 없었고 최근에 갑상선 질환 검사에서 음성을 받았다. 앨리슨은 여전히 규칙적인 월경을 하고 있었다. 그녀는 수술을 받은 적이 없었고, 막내 아이를 낳은 후 가졌던 약 1개월의 '상당히 심한' 요통을 제외하고는 다른 심각한 근골격계 문제가 없었다. 류머티스 관절염에 대한 가족력은 없었다. 그녀의 아버지(건축가)는 어깨통증의 병력이 길었으며, '오십견'일 수 있었지만 확실하진 않았다.

앨리슨은 어깨통증을 위해 가끔씩 복용하던 파라세타몰(해열-진통제)을 포함한 다른 약들을 거의 복용하지 않았고, 과거에 오메가-3 영양제를 복용했지만, 더 이상 복용하지 않으며 다른 영양제를 복용하고 있지 않는다고 했다.

환자 기대사항 Patient Perspectives

앨리슨은 자신이 불안하거나 우울하다고 생각하지 않았고, 단지 그녀의 오른쪽 어깨문제와 이 지속적인 영향들이 그녀의 삶에 미치는 영향에 대해 매우 짜증났고 걱정됐을 뿐이었다. 물리치료가 도움이 될 수 있을지는 불확실하지만(이전의 기대 이하의 치료효과로 인해) 그녀는 수술을 고려하기 전에 가능한 한 모든 것을 시도해 보고 싶었다. 우리가 그녀에게 초기 치료를 통해, 그리고 이후 물리치료를 통해 어떤 결과를 희망하는지와 그녀에게 어떠한 긍정적인 결과를 고려하는지 물어봤을 때, 그녀의 확실한 목표는 '무엇이 잘못되었는지 이해하는 것'과 '어깨통증 완화와 다시 어깨를 이용한 완전한 활동'을 하는 것이었다.

평가지 Questionnaires

앨리슨은 어깨통증 및 장애 지수(SPADI) (Roach 등, 1991)를 평가하였고, 초기 점수는 68%였다.여기서 100%는 최대 통증과 기능장애를 나타낸다.

추론 질문:

1. 지금까지 앨리슨의 임상적 근거를 바탕으로 가능성이 높은 '통증 유형'(통각수용성, 신경병증성, 유해가소성)과 증상의 근원(sources of symptoms), 병리적 상태와 통증과 증상을 악화시킬 수 있는 기여요인에 대해 가설을 세우고 논의하십시오. 또한 개인/생활 세부사항(예 BMI, 담배 및 알코올 소비, 알레르기, 식이요법, 교육, 좌식/활동 패턴 및 월경 상태와 심리적 건강의 인식을 포함한 일반 건강)에 대한 질문을 하려고 한다. 이러한 질문을 통해 얻은 정보가 어떻게 분석에 도움이 되는지 간략하게 설명하십시오.

추론 질문에 대한 답변:

통증 증상의 지속시간 때문에, 유해가소성 통증(Coronado 등, 2014; Paul 등, 2012) 및 피질 변화 가능성이 보였다(Ngomo 등, 2015). 그러나 이전의 임상 경험(Lewis, 2010; McCreesh와 Lewis, 2013; Lewis, 2014a; Lewis와 Ginn, 2015)을 바탕으로 통증 유형이 통각수용성이라고 느꼈고, 그 이유는 움직일 때 통증이 더 심하고 국소화되었으며, 결정적인 악화와 완화 요인이 있었기 때문이다(Smart 등, 2011). 다른 증상의 잠재적 원인들, 예를 들어 경추와 견쇄 관절과 같은 부위들이 평가되었고, 확실하지는 않았지만 가장 가능성 있는 통각의 원인은 견봉하 점액낭과 회전근개건이었다.

신경요소는 회전근개건, 상완이두근건과 건초, 상완 횡인대 및 견봉하 점액낭 내에서 확인되었다. 앞서 말한 조직과 비교하여 견봉하 점액낭에서 상당히 많은 양의 자유신경종말 섬유가 보고되었다(Soifer 등, 1996). 추가 연구는 어깨통증의 잠재적 원인으로 견봉하 활액낭 조직을 포함시켰다. 이 연구에서, 견봉하 통증증후군으로 진단된 환자는 견봉 성형술 및 점액낭 절제술 또는 단독 점액낭 절제술로 무작위 배정되었으며, 두 그룹에서 모두 동일한 결과가 보고되었다(Henkus 등, 2009). 또 다른 연구에서는, 견봉하 점액낭에 주사를 하였더니 어깨통증이 현저히 감소했다고 한다(Henkus 등, 2006). 이러한 연구들에서 교란요인들이 결과에 영향을 줄 수 있음을 인정해야 한다.

추가 연구에 따르면 봉하 통증이 있는 사람의 견봉하 점액낭에서 물질P와 염증 유발성 사이토카인(IL-1β, TNF-α, VEGF)과 같은 물질이 견봉하 통증이 없는 사람보다 더 많은 농도로 존재함을 확인했다. 게다가 물질P의 농도가 높을 때와 주관적 통증 경험 사이의 상관성이 높게 나타났다(Gotoh 등, 1998, 2002, 2001; Sakai 등, 2001; Yanagisawa 등, 2001; Voloshin 등, 2005).

앨리슨의 통증에 대한 주된 기여요인은 회전근개에 부과된 부하를 충족시키기 위해 조직의 생리적 능력을 넘어선 과부하이다. 회전근개 근육에 가해지는 과부하는 피로를 유발하고, 특히 통증과 함께 발생하면 회전근개 근육의 기능이 억제되므로 상완골두가 위쪽으로 이동하게 되어 점액낭과 회전근개건이 압박된다(Sharkey와 Marder, 1995; Keener 등, 2009; Deutsch 등, 1996; Chen 등, 1999). 활액막 내 및 건 내 속섬유의 마찰이 발생하여 통각수용성 물질이 방출될 수 있다(Backman 등, 2011a, 2011b; Blaine 등, 2005). 그러나 현재 앨리슨에게 발생한 증상을 보면 조직 내에서 일어난 일련의 사건들에 대해서는 확실하지 않다.

우리의 의견으로는 생활방식 요인과 관련된 질문은 필수적이며 환자로부터의 정보의 획득이 문제해결에 도움을 줄 것이다. 근골격계 상태와 관련된 생활방식 요인이 최근 상세히 검토되었다(Dean과 Söderlund, 2015a, 2015b). 과민성 증가와 콜레스테롤이 높은 식단은 건병증의 더 큰 위험과 관련이 있을 수 있다(Gaida 등, 2009; Beason 등, 2014). 흡연 또한 에스트로겐 결핍과 마찬가지로 건 조직에 해로운 영향을 미친다(Frizziero 등, 2014). 장시간 앉아 있거나 활동을 하지 않는 것은 심장병, 당뇨병, 암, 사망의 위험을 포함하여 상당한 건강위험을 초래한다(Blair, 2009; Weiler 등, 2010; Lee 등, 2012; Biswas 등, 2015). 회전근개의 열상 크기, 수축 정도, 찢어진 건의 수는 통증과 상관관계가 없는 것으로 밝혀졌지만, 합병증의 수와 환자의 교육수준은 상관관계가 있었다(Dunn 등, 2014; Unruh 등, 2014).

임상추론 해설:

통증 유형에 대한 임상 평가기준의 검증은 제1장과 제2장에서 논의된 바와 같이 여전히 결정적이지는 않지만 통각수용성, 신경병증성 및 유해가소성 통증 유형과 특징적인 임상 패턴이 일치하고 있다. 신경병증성 통증은 변화되었고, CNS 민감성에 대한 평가가 가능해졌다. 이 답변에서 제시된 바와 같이, 통증 유형에 대한 가설은 관리 및 예후의 가설에도 적용된다.

증상의 특정 원인(이 경우 통각)과 병리는 임상 검사만으로는 확실하게 확인할 수 없다. 이것은 증상과 병력의 원인이며 다른 한편으로는 신체 기능이나 구조와 장애 사이의 추론에서 균형을 유지하는 것이 중요하다는 것을 강조한다. 알려진 병리는 심각하게 고려되어야 하며 알려지지 않은 병리는 안전성(구조적 불안정성과 같은 신체 검사 및 관리에서)과 치료 관리 조건(예 건병증)을 뒷받침하는 관련 연구 증거에 대해 조심스럽게 가설을 세워야 한다.

잠재적 기여요인에 관한 가설은 관리 및 예후를 위해 유의미한 정보를 제공한다. 많은 환자의 지속적인 증상과 장애를 완화할 뿐만 아니라 논리적으로 재발 가능성을 감소시킬 가능성이 있는 요인에 주의를 기울인다. 그러나 기여요인의 관련성은 대개 명확하게 확인할 수 없기 때문에 미리 결정된 잠재적 기여요인을 단순히 이용하는 확인편차 오류를 방지할 수 있도록 주의가 필요하다. 이는 어깨 증상 수정절차(shoulder symptom modification procedure, SSMP)와 같은 절차를 통해 서로 다른 요인의 체계적인 '검사'를 통해 이루어질 수 있으며, 이 경우 나중에 자세히 설명하고 주의 깊은 재평가를 통한 중재를 수행할 수 있다.

여기서 필수사항으로 강조된 생활방식 요인에 대한 평가는 이 답변에서 논의한 바와 같이 관리 및 예후에 추가적인 영향을 미칠 수 있는 관련 정보(예 기타 증상, 기타 악화요인, 합병증 등)를 놓치지 않도록 하기 위한 전략으로서 제1장의 '검사' 논의와 일치한다.

신체검사 Physical Examination

자세 Posture

서 있는 자세는 앞, 뒤, 옆에서 검사했다. 자세 검사에서 유일하게 발견한 중요한 점은 오른쪽 견갑대가 왼쪽보다 상당히 낮게 관찰되었다는 것이다. 쇄골에서 경사각을 측정하여, 측정한 쇄골의 각도는 왼쪽 12도(쇄골의 수평면 기준 측면 끝)와 오른쪽 2도였다. 오른쪽

표 17-1

첫 번째 방문 시 관절가동범위 손상 측정

	왼쪽 어깨			오른쪽 어깨	
	능동적 관절가동범위	숫자 통증 등급 척도 평가 점수 /10	수동적 관절가동 범위	능동적 관절가동범위 숫자 통증 등급 척도 평가점수/10 | 기본 통증 3/10	수동적 관절가동범위
굴곡(긴 레버)	178도	0		60도(통증의 증가 – 6/10) | 민감성 아님* (그 이상 능동적 관절가동범위를 실시하지 않음)	대략 60도+ 10도 (통증 7/10 정도)
굴곡(짧은 레버)				82도(통증의 증가 – 4/10) | 민감성 아님	
외전(견갑골면) (긴 레버)	178도	0		70도(통증의 증가 – 5/10) | 통증호 110도(통증 증가 7/10) | 민감성 아님	통증↑ 수동적 관절가동범위 시도 시에
외전(견갑골면) (짧은 레버)				76도(통증의 증가 – 4/10) | 통증호 100도(통증 증가 6/10) | 민감성 아님	
외회전(팔을 옆에 놓고)	38cm	0		24cm (통증의 증가 – 3/10)	대략 + 6cm (대략 4/10이며 통증 증가)
등 뒤로 손 보내기	흉곽 중간	0		고관절 외측부(통증의 증가 – 6/10) | 민감성 아님	
신전	45도	0		15도(통증의 증가 – 3/10) | 민감성 아님	15도에서 + 8도 (통증 증가 4/10)
수평굴곡	반대쪽 견봉 뒤에 손가락 닿음	0		다른 움직임에 의해 재발현되는 증상 때문에 검사하지 못함	
수평신전				다른 움직임에 의해 재발현되는 증상 때문에 검사하지 못함	

메모: 굴곡과 외전 움직임은 엄지손가락이 천장을 바라보게 만듦

* 문맥 내에서의 이 신체평가 결과, '민감성 아님'은 움직임이 평가 후 휴식 시 통증을 증가시키지 않는 것을 말한다.

표 17-2

첫 번째 방문 시 휴대용 힘측정계를 이용한 근력 측정

	왼쪽 어깨			오른쪽 어깨		
	최대수의수축	통증 발생 반복횟수	피로 발생 반복횟수	최대수의수축	통증 발생 반복횟수	피로 발생 반복횟수
10도 외전	86N			36N	1	검사 안 됨
외회전(팔을 옆에 놓고)	45 N		옆으로 눕기 (5kg) | 10	18N	1	검사 안 됨
내회전(팔을 옆에 놓고)	72N			66N	검사 안 됨	검사 안 됨
90도 주관절 굴곡	108N			112N	1	검사 안 됨
캔 채우기 검사 (Full can test)	검사 안 됨			검사 안 됨	검사 안 됨	검사 안 됨
캔 비우기 검사 (empty can test)	56N			검사 안 됨	검사 안 됨	검사 안 됨
80도 외전상태에서의 외회전	검사 안 됨			검사 안 됨	검사 안 됨	검사 안 됨

검사들(예를 들어. full or empty can)은 Magee(2014)가 설명한 대로 수행되었다.

견갑하와(infrascapular fossa)에서 최소의 근육 위축이 관찰되었다. 촉진 시 결정간 구에서 우측 상완이두근 건의 장두 부위의 압통을 제외하고는 특별한 것이 없었다. 그러나 이 부위는 무증상인 좌측 부위에서도 민감했다.

능동 및 수동 운동범위(ROM) 평가는 [표 17-1]에 제시되어 있다. 수동적인 관절 내 움직임 검사는 시행하지 않았다. 내회전은 단독으로 검사하지 않고, 손을 허리 뒤로 돌리는 기능적인 동작을 통해 평가하였다. 이 단계의 능동적 움직임에서 견갑골 이상운동증(scapular dyskinesis)은 평가하지 않았으나, 나중에 다른 검사단계에서 견갑골의 자세에 따른 영향을 평가하였다. 근력평가는 [표 17-2]에 제시되어 있다.

경추의 능동적 움직임은 완전히 나타나고 국부 또는 연관된 어깨의 증상을 재현하지 못했다. 경추 굴곡과 오른쪽 경추 회전과 왼쪽-오른쪽 경추 측방 굴곡과 경추 신전을 결합한 움직임 중에 동일한 발견은 경추의 생리학적 움직임의 수동적 끝 범위 검사(과압박) 후 기록되었다. 능동적 흉추 신전, 굴곡, 회전, 측방굴곡은 특별한 문제가 눈에 띄지 않았다. 신경학적 결손의 임상적 증거가 없는 것으로 보여 신경학적 검사(감각, 반사, 진동 감각, 근력)는 실시하지 않았다. Neer 충돌 검사, Hawkins 검사 및 O'Brien 능동 압박 검사(Magee, 2014)와 같은 특수 정형외과적 검사는 평가에 포함되지 않았고, 이유는 정형외과적 검사는 해부학적 구조(들)의 문제를 구별하지 못할 수 있다는 우려와 증거들 때문이었다(Lewis와 Tennent, 2007; Lewis, 2009; Hegedus 등, 2012).

촉진 및 움직임 그리고 힘 측정에 이어 SSMP(Lewis, 2009)가 적용되었다. 앨리슨은 반복되는 움직임으로 증상이 악화되어 상당한 민감성을 일으키고, 제한된 어깨 손상 평가 후 휴식 중 통증이 NPRS에서 약 4/10으로 증가했기 때문에 휴식 시 SSMP 구성요소를 검사하기 위한 임상 결정이 내려졌다. 각 자세는 약 20~30초 동안 유지되었다. [표 17-3]은 오른쪽 어깨 통증에 대한 SSMP 반응을 요약한 것이다.

표 17-3

어깨 증상 수정 절차(SSMP)의 선택된 움직임에 대한 환자의 반응

어깨 증상 수정 절차	오른쪽 어깨 휴식 중 통증
흉곽 요인	변화 없음
능동적	검사 안 됨
• 굴곡	검사 안 됨
• 신전	
테이핑 절차	
견갑골 요인(능동적 움직임 이전에 수동적인 재위치)	몇 초간 약간의 통증 감소 후 원래 수준으로 돌아옴
• 상승	통증 상승
• 하강	변화 없음
• 전인	변화 없음
• 후인	몇 초간 약간의 통증 감소 후 원래 수준으로 돌아옴
• 후방경사	
• 전방경사	통증 상승
결합: 거상과 후방경사	개별검사
상완골두 요인	검사 안 됨
• 서 있는 상태에서 능동적인 하강	변화 없음
• 바로누운자세에서 능동적이고 수동적인 내림	검사 안 됨
• 능동적인 하강(외전)	검사 안 됨
• 능동적인 하강(굴곡)	몇 초간 약간의 통증 감소 후 원래 수준으로 돌아옴
• AP 활주	
• PA 활주	더 나빠짐
• 위쪽 경사로를 따라 AP 활주	몇 초간 약간의 통증 감소 후 원래 수준으로 돌아옴
통증 조절요인	
• 팔의 움직임을 동반한 하부 경추 관절가동술(Mulligan, 1999), 오른쪽 어깨 굴곡과 함께 척추의 양쪽에 압박을 가함	시행 후에 휴식 중 통증은 몇 분간 줄어듦 대략 1-2/10, 그러나 4/10으로 돌아옴
• 왼쪽으로 누운 자세(팔은 베개로 받치고 오른쪽이 위로 간 자세), 압력/터치 테크닉 시행	
◦ 경추 부위는 오른쪽 아래 경추방향으로 관절가동술 적용 [Maitland(1986), III등급]	
◦ 상부에서 중앙 흉추 부위는 중앙에서 오른쪽 방향으로 관절가동술 적용(Maitland III등급)	
◦ 견갑골위와 아래 오목부위의 연부조직 기법들	

AP, 전후방; *PA*, 후전방

추론 질문:

2. '통증 유형', '증상의 근원', '병리' 및 '기여요인'에 대한 이전 가설과 관련하여 앨리슨의 신체검사 결과에 대한 분석을 논의하고 일차 가설을 뒷받침하는 소견을 강조하십시오.

추론 질문에 대한 답변:

신체검사는 주로 앨리슨의 어깨가 보다 종합적인 신체평가에 어떻게 반응할 것인지에 대한 민감성과 임상적 불확실성 때문에 제한되었다. 제한된 신체검사 후, 우리는 통증 유형이 주로 통각수용성이며 어깨에 국소적이라는 가설을 세웠다. 경추 부위로부터의 연관통, 신경병증성 통증 또는 유해가소성 통증의 명백한 증거는 없었다. 지속적인 통증이 있었지만, 기계적이고 반복된 동작으로 신체검사에서 증상이 유발되었으며, 이 증상은 통각수용성 통증에 대한 양상과 일치한다(Smart 등, 2011). 또한 긴 지렛대 어깨 굴곡 및 짧은 지렛대 외전 동작으로 어깨 운동을 검사하는 동안 무게 부하를 줄였을 때, 통증이 줄어들고 운동성이 더 증가하는 것으로 나타나 통각수용성 통증이 주요 통증 유형이며 조직 과부하와 관련이 있다는 가설을 강화했다(즉, 움직임 동안 국소적인 어깨 조직에 더 큰 무게 부하가 부과되는 긴 지렛대팔).

이 검사의 주된 목적은 구조나 구조들이 특정 증상의 근원(sources)임을 확인하는 것이 아니었고, 그녀의 증상을 감소시키거나 완화시킬 수 있는 방법을 찾아내는 것이다. 형태학적으로 특정 회전근개건과 다른 회전근개건 및 다른 주변의 국소조직을 구별하는 것이 가능하지 않으며(Clark 등, 1990; Clark와 Harryman, 1992), Jobe검사(일반적으로 캔 비우기 검사로 알려져 있으며, 극상근건의 구조적 완전한 상태를 검사하도록 설계됨)(Jobe와 Moynes, 1982)도 아마 이 건만을 정확하게 테스트할 수 없을 것이다. 또한, 캔 채우기 및 비우기 검사에 대한 침습적 근전도 검사(EMG)를 통해 8~9개의 다른 근육이 극상근과 동등하게 활성화되었음이 입증되었다(Boettcher 등, 2009). 또한 이러한 검사가 위를 덮고 있는 견봉하 점액낭을 스트레칭하고 압박할 수도 있는 일이다(Lewis, 2011).

앨리슨의 병력을 토대로, 오래 지속된 증상에 기여하는 주요 요인은 회전근개와 주변 조직이 견딜 수 있고 항상성을 유지할 수 있는 생리학적 수준을 넘어선, 기계적 부하가 누적된 것이라고 여겨졌다. 가장 최근에 그녀의 증상을 악화시킨 사건은 젖은 코트에서 '가벼운' 테니스를 쳤던 것이었다. '가벼움'은 그녀가 어떻게 경기하고 있는지에 대한 인식이었지만, 젖은 공은 무게가 증가하여 그녀가 코트 반대쪽으로 공을 효과적으로 넘기는 데 필요한 힘이 증가되었고 부과된 부하는 앨리슨의 어깨 조직의 생리적 한계를 넘어섰다. 그녀의 머리카락을 말리는 것과 빗는 것이 어깨통증을 악화시킨다면, 심지어 '가벼운' 테니스조차도 어깨 조직에 생리학적 능력을 초과하는 부하를 가했을 가능성이 크다. 영상 및 임상 검사로 특정 증상의 근원을 확신하며 확인할 수 없기 때문에 어느 한 조직 또는 연관된 조직들을 확실하게 특정하는 것은 불가능하다(Lewis, 2009; Hegedus 등, 2008, 2012; Lewis와 Tennent, 2007). 그러나 높은 수준의 편견(bias)과 교란요인의 위험을 가지고 있음에도 불구하고 선행연구는 앨리슨이 말한 것과 같은 지속적이고, 민감하며, 야간통을 경험하는 사람들의 잠재적인 통증의 근원은 견봉하 점액낭에 연관이 있다고 하였다(Santavirta 등, 1992).

SSMP의 목적(Lewis, 2009)은 (1) 척추 자세, (2) 견갑골 위치 (3) 상완골두 위치 (4) 통증 신경 조절 과정 및 (5) 움직임, 자세, 활동과 관련된 증상에 대한 이들의 조합 등의 잠재적 기여인자의 영향을 체계적으로 평가하는 것이다. 이러한 생리학적 운동이나 활동의 예로는 어깨 굴곡 및 손을 등 뒤에 두기 등의 일상적인 어깨 운동과 수영에서 팔 돌리기, 팔굽혀펴기, 빠른 움직임의 기능 수준이 높은 어깨 운동, 그리고 던지기나 망치질과 같은 폭발적인 어깨 운동들이 포함된다. 그러나 반복된 운동 검사에서 증상이 악화되는 경우 SSMP (1)~(5)는 정적으로 기초 증상에 대한 평가를 할 수 있다. 이 경우 SSMP는 앨리슨의 증상을 유의미하게 감소시키지 못했다.

추론 질문 :

3. 주관적 검사와 신체검사 모두에 대한 앨리슨의 검사 결과를 근거로 하여 '치료관리'에 대한 계획과 관련 근거를 설명하십시오.

추론 질문에 대한 답변 :

일차적 치료의 초기 목표는 앨리슨의 어깨 통증, 특히 자신이 겪고 있던 민감성을 줄여서 기능 회복과 재활이 증상을 악화시키지 않고 효과적으로 진행되도록 하는 것이었다. 이를 달성하기 위해서는 환자 교육 및 조직 부하 관리가 최우선 과제이다.

통증 조절을 목적으로 하는 수많은 임상방법이 제안되었다. 연부조직 마사지, 수동 관절가동술 치료, 침술, 지압, 압통점 치료, 테이핑 및 전기치료가 대표적이다. 이 기술의 대부분은 SSMP의 (4) 섹션(즉 통증 신경 조절 과정 요소)에 있다. 이 절차의 임상적 효과는 명확하게 입증되지 않았으며 많은 사례에서 어려움을 겪어 왔다. 많은 치료사가 이러한 기술을 유용하게 생각하지만, 생존자 편향의 오류가 있을 수 있다. 이러한 절차의 효과를 조사한 연구는 존재하지 않거나 단기간의 결과이고, 편견의 위험이 높고, 모호하며, 치료에 필요한 인원수에 대한 중요한 정보가 빠져 있는 경우가 많았다. 이와 같이, 통증을 조절하기 위해 어떤 치료 기술과 절차를 선택해야 하는지에 대한 임상 연구들은 일반적으로 어려움을 겪는다. 이 경우 SSMP의 4개 부분 모두 앨리슨의 휴식 중 통증과 어깨 움직임과 관련된 통증을 줄이지 못했다. 이 경우에서, 일화적 경험을 통해 통증을 발생시키는 방향으로의 등척성 근수축에 대한 방법이 도움이 될 수 있다고 고려되었다(Parle 등, 2016). 이 방법은 나중에 설명된다.

임상추론 해설

이전 답변에서 강조된 바와 같이, 치료방법의 선택 및 진행에 있어서 근골격계 통증에 대한 치료적 중재를 뒷받침하는 연구가 부족하다면 숙련된 임상추론능력이 중요하다. 높은 수준과 높은 품질의 반복된 연구에 의해 비슷한 결과로 뒷받침될 때, 통계적 유의성과 임상적 의미 있는 효과에 대한 근거가 부족하면 주의해야만 한다. 특히 환자의 임상 증상이 이러한 연구 참여자에 대한 포함/제외 기준과 명확하게 일치하는 경우가 그러하다. 마찬가지로, 제안된 중재는 관련된 연구들의 치료사 기술 수준, 적용 용량 및 일반적으로 연관된 모달리티의 사용 여부 등이 일치해야 한다(예 수동 관절 도수치료 후에 통증이 없는 단순 관절가동범위 운동이나 기능적 가정 운동 처방).

기존 연구의 질이 제한적일 때, 치료관리는 치료사의 개별 임상경험과 전문기술지식을 포함한 가장 유용한 증거와 철저한 재평가, 결과 모니터링을 통한 치료 효과에 대한 비판적 평가에 의해 이루어져야 한다.

몇 분간 휴식을 취한 후 오른쪽 어깨통증 완화 수준을 재측정하고 능동 굴곡(긴 지렛대)과 손을 뒤로 움직이는 동작을 재검사했다. 그 반응은 원래의 평가와 임상적으로 유사했다. 이 재검사 후 오른쪽 어깨 굴곡(긴 지렛대)과 오른손을 등 뒤로 하는 동작범위뿐만 아니라 휴식 중 통증에 대한 외회전의 최대 등척성 수축(3×20초)에 대한 반응을 평가했다. 휴식 중 통증에서는 발견되는 변화가 없었지만, 오른쪽 어깨 굴곡에서 뚜렷한 개선이 있었으며 (60도에서) 통증이 50% 감소하고, 오른손을 등 뒤로 했을 때 통증은 같았지만 요추 부위의 가동범위가 증가했다.

치료 Treatment

첫 번째 평가가 끝나고 앨리슨과 결과를 논의하였다. 어깨 외회전을 일으키는 3개의 회전근개건 손상과 점액낭의 잠재적인 손상에 대해 플라스틱 어깨 모형과 어깨 영상 등을 가지고 의견을 나누었다. 앨리슨은 (1) 정확한 진단이 불가능한 이유와 (2) 초음파 검사 결과는 왜 그녀의 증상을 설명할 수 없었는지를 물어봤다. 또한 초음파 검사에서 확인된 부분 열상(partial-thickness tear)에 대해 논의하고 싶어 했으며, 치료받지 않는다면 더 악화되고 돌이킬 수 없게 되는 장기적인 통증과 기능에 미치는 영향에 대해 걱정하였다. 더 자세한 설명은 외과적 또는 비외과적 중재술의 영상 및 결과에 대한 현재 발표된 연구조사를 참조하여 제공하였다(Girish 등, 2011; Lewis, 2011; Kukkonen 등, 2014).

논의 후에 앨리슨은 자신의 가장 큰 염려는 자신이 겪고 있는 통증이라고 말했다. 통증을 경험했다고 해서 조직이 손상된 것은 아니라고 설명했지만, 그녀는 그것이 가장 큰 염려라는 점을 강조하였으며, 초기 일차적 목표는 통증을 줄이는 것으로 결정했다. 앨리슨은 머리를 말리고 운전을 하는 등 통증을 유발하는 동작을 가급적 피하기로 했다. 통증을 유발하는 움직임을 피하는 것 외에도, 3×20초 동안 어깨의 외회전 등척성 운동을 피로(팔의 피로/떨림)가 발생하지 않도록 하루에 최대 5번까지 수행하였으며, 운동 동안 통증이 발생하면 중단하기로 하였다. 그녀는 3일 동안 이 동작을 계속한 다음 팔꿈치를 굽히고(즉, 짧은 지렛대) 오른쪽 어깨를 약 50도까지 천천히 굴곡시키는 두 번째 운동을 추가하였다. 이 두 번째 운동을 쉽게 하기 위해 그녀는 의자 또는 소파에 약 45도 각도로 다리미판을 단단히 고정시키고 판자 위에 작은 공을 놓고 그 위에 손과 팔을 굴리며 움직임을 수행하였다. 앨리슨이 스스로 할 수 있다고 느낀다면, 다리미판을 제거하고 지지받지 않고 서 있는 동안 저항이 없는 짧은 범위의 어깨 굴곡을 천천히 수행함으로써 이 운동을 진전시킬 수 있을 것이다. 그녀는 3초 동안 50도 각도로 어깨를 굴곡시키고, 1~2초 동안 멈춘 다음, 다시 천천히 시작위치로 팔을 내렸다. 앨리슨은 피로와 통증 반응을 토대로 1분간 휴식을 취한 뒤 이를 2회 더 반복하여 3회를 실시하였다(즉, 각 경우 총 9회 반복, 매일 총 27번의 반복을 목표로 함). 휴식 중 또는 움직임 중 통증은 운동이나 일상적인 활동의 결과로 증가하지 않았다.)

앨리슨은 또한 자신이 수행하고 있는 운동횟수를 스프레드시트에 기록하고 야간통 반응과 운동에 대한 24시간 통증 반응을 기록하도록 요청받았다. 그녀는 일주일 동안 운동과 통증 반응을 기록했고, 그러고 나서 그녀의 진행 상황을 재평가할 것이다. 그녀는 주중에 증상에 대한 걱정이나 문제가 생긴다면 병원에 연락하라는 권고를 받았다.

추론 질문 :

4. 최대하 강도로 외회전 등척성 운동을 20초 수축하여 3회 실시한 이후에 능동 어깨 굴곡 및 손을 등 뒤로 하는 능력이 향상되는 생물학적 메커니즘에 대해 논의하시오. 또한, 생물학적인 근거 또는 앨리슨의 임상 증상에 근거하여 처방된 운동량에 대한 근거를 설명하시오.

추론 질문에 대한 답변 :

질문 2와 3의 추론 질문에 대한 응답에서 논의된 것처럼, 연구설계의 문제에 의해 제한적으로 해석될 만한 연구 결과들에서 (Lemley 등, 2014; Hoeger Bement 등, 2008), 어깨통증을 가진 사람들이 통증 조절을 위해 등척성 운동 시행하여 효과를 본 임상보고서 연구들이 있었다. 건 통증을 조절하는 방법으로서 등척성 운동의 이점은 선행연구들에서 보고되었다(Rudavsky와 Cook, 2014; Rio 등, 2013). 이 연구들에 대한 명확한 생물학적 설명은 현재 유효한 것은 아니며, 현재 이 연구들이 유효한지 여부를 결정하고 이러한 절차가 통증 감소에 도움이 될 수 있는 메커니즘을 확인하기 위한 지속적인 연구가 진행 중이다. 어깨통증을 가진 많은 사람에게 등척성 수축은 항상 이로운 것은 아니며 장기적인 통증 감소와 관련이 없을 수 있다. 그러나 통증 감소에 기여하는 경우에는 효과적인 운동치료를 가능하게 할 수 있다.

추론 질문 :

5. 회전근개 건병증에 대한 수술적 치료와 비수술적 치료 결과에 관한 증거를 설명하시오.

추론 질문에 대한 답변 :

물리치료사뿐만 아니라 회전근개 건병증을 앓고 있는 사람들은 적절하게 구성된 운동치료가 수술 관리로 얻은 결과와 동일한 결과를 이룰 수 있다는 데 상당한 믿음을 가져야 한다. 수술은 1년, 2년 또는 5년 추적 관찰에서 운동치료에 비해 추가적인 효과를 입증하지 못했다(Haahr 등, 2005; Haahr와 Andersen, 2006; Ketola 등, 2009, 2013). Holmgren 등(2012)은 이미 비수술적 치료에 실패한 경험이 있는 환자에게 운동 프로그램을 적용하면 수술의 필요성이 80% 감소한다는 것을 입증하였다. 이 연구에서 중요한 점은 운동은 통증 수준까지 시행(NPRS에서 최대 5/10)하고, 후속 운동 세션에서 통증이 해결되었다면 더 나은 결과를 나타냈다. 통증을 가진, 75% 미만의 극상근건 무외상성 부분열상 환자들의 경우, 물리치료 운동 프로그램은 수술만큼 효과가 있었다(견봉성형술 또는 견봉성형술과 RC수술)(Kukkonen 등, 2014). 이 결과는 회전근개 열상의 수술적 복원을 시도해도 잘 구성된 물리치료 프로그램에 비해 결과가 더 좋아지지 않을 수 있음을 시사한다. 또 다른 연구에서, 2년간의 후속 연구에서는, 비외상성 전층 열상으로 진단받고 점진적 운동 프로그램을 받은 어깨통증을 경험한 사람들의 75%가 외과적 수술이 필요하지 않다고 보고되었다(Kuhn 등, 2013).

이러한 연구의 결과는 잘 구성된 점진적 운동 프로그램이 외상성 부분(Kukkonen 등, 2014) 및 전층(Kuhn 등, 2013) 회전근개 열상뿐만 아니라 견봉하 통증/충돌 증후군 및 회전근개증후군(Holmgren 등, 2012)에 대한 수술과 같은 결과를 낼 수 있다는 것을 의미한다. 이러한 연구에서 보고된 결과를 얻기 위해 환자들은 6~19번의 치료를 받았다. 이러한 결과는 구조적 결함이 확인된 경우에도 비수술적 관리가 외과적 수술만큼 효과적일 가능성이 있음을 시사한다.

수술과 비수술 중재의 연구결과는 비슷한 결과를 보여 주지만, 모든 환자가 증상의 완전한 감소과 정상적이고 완전한 기능의 회복을 할 수 있는 것이 아니라는 점에 대한 강조가 필수적이고, 환자와의 치료에 필요한 횟수와 같은 개념 논의의 중요성과 결과를 더욱 개선하기 위한 지속적인 연구가 필요하다. 환자, 의료제공자(예 물리치료사 및 외과 의사)를 포함한 모든 관련 이해당사자와 함께 수술과 같은 치료법을 고려하기 위한 결정이 언제 이루어져야 하는지에 대한 것과, 무엇이 최선의 평가와 치료를 구성하는지를 결정하기 위해 세심한 치료 경로를 개발하는 것이 적절할 수 있다. 비수술적 치료에 효과가 없는 사람들의 경우 수술을 고려해야 하며, 통증과 증상을 감소시키고 어깨 기능을 회복하는 데 도움을 줄 수 있다. 그러나 수술의 효과 메커니즘에 대한 불확실성은 남아 있다(Lewis, 2011).

흥미롭게도, 회전근개 재건 수술 후에 성공적이거나 실패하거나 모두 임상 결과가 비슷할 수 있다는 연구 결과가 발표되었다(Kim 등, 2012). 플라시보 수술은 다른 근골격계 질환의 구조적 기형을 교정하기 위해 시행되는 수술만큼 효과적인 것으로 나타났으며(Moseley 등, 2002; Sihvonen 등, 2013), 이러한 유형의 연구는 견봉감압술(SAD) 및 회전근개 재건 수술의 이점을 더 잘 이해하기 위해 필요하다. 게다가 회전근개 건병증을 치료할 때, 특히 조직 과민성이 존재하거나 작은 부하에도 증상이 쉽게 발생할 때, 휴식과 느리고 점진적인 장기적인 재활이 중요하게 고려된다(Lewis 2011, 2014a). 견봉감압술과 회전근개 재건 수술 후에는 상당한 휴식기간(McClelland 등, 2005; Charalambous 등, 2010)과 점진적 재활치료가 뒤따른다. 휴식과 느리고 점진적 재활, 조절된 건 재부하 및 움직임 조절 운동을 필요로 하는 수술 후 지침은 실제로 임상적 개선을 촉진하고 대체로 수술 자체가 필요로 하지 않을 수 있다(Lewis, 2015). 이러한 불확실성의 영역을 다루기 위해 적절하게 구성된 연구 조사가 필요하다.

임상추론 해설

이 사례의 경우에 등척성 운동을 적용하는 것은 제안된 효능에 대한 생물학적인 기전은 불명확할지라도, 제한된 연구결과들과 치료사의 임상 경험이 모두 연결되어 있다. 여기에 논의된 전통적 치료에 대한 연구들의 고무적인 결과는, 임상의가 환자치료 조건의 잠재적 이점에 대한 설명을 포함하여 치료방법에 대한 추론에 고려해야 할 관련 증거를 제공한다.

두 번째 방문(1주 후) Appointment 2 (1 Week Later)

앨리슨은 1주일 후에 두 번째 방문을 하였는데, 첫 번째 평가가 끝난 다음날 밤에 평상시보다 더 나빴다고 하였다. 그녀는 적어도 네다섯 번은 깨어났고, 한 번은 어깨가 욱신거리는 통증을 느꼈다고 했다. 이때 다시 잠을 자는 데 1시간이 걸렸고, 파라세타몰과 이부프로펜(NSAID)을 복용한 후에야 잠들 수 있었다. 그녀의 첫 번째 방문 후 둘째 날, 그녀는 외회전 등척성 운동을 시작했다. 그녀는 이 등척성 운동이 도움이 되었다고 느끼지 못했고, 그래서 방문 후 5일째 되는 날, 다리미질판에 어깨 굴곡 운동을 추가했다. 다음날 그녀는 훨씬 더 많은 통증을 느꼈다(휴식과 운동 모두). 앨리슨은 걱정스러워서 수술을 받고 싶다고 했다. 그녀는 또한 어깨 활동 수준을 낮출 수 없었다고 인정했고, 어깨 굴곡 운동을 시작한 날 저녁, 그녀는 뮤지컬을 보기 위해 극장에 가서 몇 곡의 노래에 맞춰 의자에서 박수를 치고 '춤'을 췄으며, 이것이 또한 그녀의 어깨를 악화시켰다고 느꼈다. 그녀의 능동적 움직임은 더욱 고통스러웠으며, 야간통 악화에 대한 걱정을 하였다. 그녀는 수술에 대해 더 논의하기를 원했다. 우리는 많은 사람에게 수술은 고통을 줄이고 기능을 향상시키는 데 매우 효과적이라고 설명했다. 우리는 또한 첫 번째 방문 때보다 약간 더 자세하게 논의했는데, 현재의 연구 결과에서 운동치료의 이점이 두 가지 치료법을 5년간의 추적 관찰과 비교한 연구에서 견봉감압술 수술 결과와 동등하다는 것을 발견했다. 회전근개 부분 파열의 수술적 재건과 운동을 비교한 연구는 1년 추적관찰에서 이러한 중재 간 결과에 차이가 없음을 보여 주었다(Holmgren 등, 2012; Ketola 등, 2013; Haahr와 Andersen, 2006; Kukkonen 등, 2014; Kuhn 등, 2013).

우리는 또한 수술 후, 오랜기간 동안 휴식을 취할 수 있으며(McClelland 등, 2005; Charalambous 등, 2010), 수술의 잠재적인 이점 중 하나는 장기적인 휴식을 취할 수 있으며 빠른 움직임 또는 장기적인 활동을 피하여 점진적 재활을 실행하는 것이라고 논의하였다. 조직 '민감성' 또한 설명하였는데, 확정적인 치료는 아니지만 많은 사람에게 주사는 어깨통증을 줄이고 재활을 더 효과적으로 진행하는 데 도움이 될 수 있다는 사실이었다(Crawshaw 등, 2010). 두 번째 방문에서 그녀의 SPADI 점수는 78%이었다.

우리는 또한 앨리슨이 첫 번째 주사에 대해 매우 긍정적인 반응을 보였지만, 주사로 인해 치료된 것보다 실제로 너무 빨리 활동 수준을 높인 것이 아닌가 논의했다. 그녀는 이전의 활동 복귀가 너무 급했을 수도 있다고 생각했고 두 번째 주사 치료를 받기로 동의했다. 금기사항과 특별한 주의사항을 검토하고 이점 및 위험성을 논의한 후 앨리슨은 주사에 대한 서면 동의를 했다. 그녀는 또한 일주일 동안 운전을 하지 않고, 빠른 움직임, 당기고 밀거나 무거운 물건을 운반하는 활동을 피하기로 했다. 반듯이 누운 상태에서 초음파 확인 하에 우측 견봉하 점액낭에 리도카인(스테로이드가 없는) 5mL를 주사했으며, 주사가 잘 투여되는 것이 보였다. 주사 치료 전과 후의 움직임 손상 측정내용은 [표 17-4]에 자세히 나와 있다. 이 양식은 우리 클리닉에서 사용되는 표준양식으로, 양식에 자세히 나와 있는 모든 동작이 항상 확인되는 것은 아니다. 이것은 주로 환자의 부담을 줄이기 위한 것이다.

앨리슨은 다림질판 위에서 짧은 지렛대 굴곡 동작만 계속하여 하루에 두 번 수행하도록 요청 받았다. 교육의 관점에서, 건 손상은 종종 골절보다 치료하기가 더 어려우며 적어도 같은 취급을 받아야 한다고 설명하였다. 불행히도 '빠른 해결책'은 없으며, 어깨뼈 중 하나가 골절되어 운전하거나 테니스를 치거나 못을 박는 것은 불가능할 것이며, 마찬가지로 근육과 건이 관련된 문제들도 때때로 휴식이 필요하다. 골절과 마찬가지로 건도 점진적인 재활이 필요하며, 주요 차이점은 건은 골절을 치료하는 데 필요한 고정화 단계가 필요하지 않다는 것이다. 우리는 다음 주에 다시 만나기로 했다.

표 17-4

주사 전-후 움직임 손상 측정

능동적인 오른쪽 어깨 움직임	주사 시술 전		수동적 관절가동범위: 적절한 어깨자세	주사 시술 후	
	관절가동범위	숫자 통증 등급 척도 점수		관절가동범위	숫자 통증 등급 척도 점수
굴곡(경사측정기)	60°	7/10	검사 안 됨	70°	3/10
외전(경사측정기)	70°	7~8/10	검사 안 됨	70°	4/10
외회전(줄자)	25 cm	5/10	검사 안 됨	27 cm	3/10
등 뒤로 손 보내기	둔부 바깥쪽	6/10	검사 안 됨	둔부	3/10
수평굴곡	검사 안 됨		검사 안 됨	검사 안 됨	
수평신전	검사 안 됨		검사 안 됨	검사 안 됨	
다른 것					

추론 질문:

6. 생물학적인 메커니즘에 관한 첫 번째 방문 이후 앨리슨의 부정적인 반응에 대해 어떻게 해석했습니까? 또한 견봉하 스테로이드 주사(임상 경험 및 보조 연구 기록)에 대한 적응증에 대해 논의하십시오.

추론 질문에 대한 답변 :

임상적으로 환자의 증상이 악화되는 정확한 이유를 파악하기는 어렵다. 이는 평가 구성요소, 평가 후 환자가 선택한 자세, 평가 전후의 활동, 질병 진행, 심리적 요인 및 이러한 모든 가능성의 조합 결과로 조직에 가해지는 부하가 증가했기 때문일 수 있다. 왜냐하면 앨리슨은 첫 번째 평가한 날 밤에 증상의 상당한 증가를 느꼈고 증상의 증가를 설명할 수 있는 다른 활동상의 변화를 보고하지 않았기 때문이며, 이 증상은 평가의 직접적인 결과로서 어깨 조직에 가해지는 부하 증가로 인한 것이다. 외회전과 다림질판 운동 또는 뮤지컬에 대한 그녀의 '열광적인' 참석에 의해 가해지는 부하가 생리적 과부하를 초래하는 활동의 추가적인 사례일 수 있다.

현재 앨리슨의 어깨 증상의 증가를 설명하는 생물학적 메커니즘은 불분명하다. 이러한 증가는 국소 염증이 증가하거나 통증과 관련된 다른 물질의 변화 때문일 수 있다. 고전적인 조직 염증에 근거하여 앨리슨의 증상의 증가를 설명할 수 있는 증거는 모든 임상 증상과 증상 지속기간에 걸친 이 분야의 연구가 부족하기 때문이다(Fukuda 등, 1990; Sarkar와 Uhthoff, 1983; Santavirta 등, 1992; Millar 등, 2010). 증상의 증가는 조직 염증 때문일 수 있지만, 사이토카인(Sakai 등, 2001)과 신경펩티드(예 물질

P)와 같은 다른 잠재적 화학매개체의 발현이 증가한 결과로도 발생할 수 있다. 어깨 통증의 더 높은 수준은 견봉하 점액낭 내 물질P의 증가된 농도와 긍정적으로 상관관계가 있다(Gotoh 등, 1998). 또한 물질P는 건세포(tenocyte) 수를 증가시키는 것으로 보고되었으며 건병증에 기여할 수 있다(Backman 등, 2011a, 2011b). 치료 관련성의 경우, 운동은 물질P의 발현을 감소시킬 수 있다(Karlsson 등, 2014).

영국에서는 1990년대 중반부터 임상 중재를 지원하기 위해 물리치료사들이 주사를 투여하기 시작하였으며, 최근에는 적절하게 훈련된 물리치료사들이 초음파 유도 주사시술을 하고 있다. 주사치료는 독립적인 의학 처방자가 되기 위해 대학원 교육에 참여할 수 있는 실력과 더불어 통증을 조절하는 새로운 방법으로서 전문적 치료사의 영역을 확대시켜 준다. Crawshaw 등(2010)은 견봉하 코르티코 스테로이드 주사 및 운동이 단독 운동과 비교하여 중등도~중증의 어깨통증 환자에게 1주 및 6주 동안(12주까지는 아님)의 증상을 빠르게 개선할 수 있음을 입증했다.

이 결과는 주사를 맞은 사람들에게 통증 감소가 더 빠를 수 있다는 것을 시사한다. 또한, 치료사가 제공하는 주사는 오직 운동에만 투자하는 것과 비교하여 경제적이고 효율적으로 사용하는 길이며, 의료비용을 낮추고 작업시간을 단축할 수 있다(Jowett 등, 2013). 그러나 코르티코스테로이드 주사가 건 조직에 대한 유해한 영향을 줄 수 있다는 우려가 있다(Dean 등, 2014). 다른 연구결과들은 회전근개 건병증 또는 견봉하 통증증후군을 암시하는 증상을 보이는 환자의 경우, 진통제 단독주사가 코르티코스테로이드와 진통제 주사를 병용하는 것보다 효과적일 수 있음을 시사한다(Alvarez 등, 2005; Ekeberg 등, 2009). 가능한 코르티코스테로이드의 해로운 영향을 잠재적으로 줄이기 위해서는 통증을 줄이기 위한 진통제 단독주사가 먼저 고려되어야 한다.

통증이 있는 건병증은 섬유아세포 또는 가늘고 긴 섬유아세포(tenocytes)로 알려진 건세포의 증가와 관련이 있을 수 있으며(Cook와 Purdam, 2009), 이러한 세포의 증식을 감소시키는 것은 조직의 항상성을 회복하는 데 도움이 될 수 있다. 진통제는 섬유아세포 수를 감소시키는 것으로 보고되었으며(Scherb 등, 2009; Carofino 등, 2012) 이는 긍정적 효과가 될 수 있다. 이 분야에서는 상당히 많은 연구가 필요하다. 이러한 연구들을 종합해서 앨리슨이 코르티코스테로이드가 들어간 진통제 주사가 아닌 그냥 진통제 주사를 맞은 이유이다. 주사요법에 대해서는 여전히 많은 것을 고려해야 하며, 침치료 또는 식염수 전용 또는 생리식염수 주사도 동일한 이점을 가지고 있을 수 있다. 참고로 이부프로펜은 또한 림프구 발현을 감소시킨다고 보고되었고(Tsai 등, 2004), 이 사실은 앨리슨이 이러한 NSAIDs를 복용하는 것이 도움이 된다고 보고한 이유일 수 있다.

임상추론 해설 :

임상추론은 검사 절차 및/또는 치료 여부에 관계없이 중재의 효과를 판단(가정)하기 위해 필요하다. 증상과 기능의 악화와 개선은 이 답변에서 인정된 바와 같이 다양한 이유로 발생할 수 있다. 예를 들어 환자가 증상 악화 또는 개선을 보고하는 경우 의미를 명확히 하기 위해 숙련된 질문이 필요하다. 취합된 정보의 정확성, 완전성 및 관련성을 높이기 위해서는 의미의 명확화가 필수적이다. 의미의 명확화의 중요성에 대한 일반적인 예는 제 1장에서 논한다. 중요한 활동의 변화가 없는 상태에서 최초 주관적 검사에서 얻은 최근의 증상 행동 패턴에 대한 배경정보를 결합하여 첫 번째 평가를 실시한 날 저녁에 앨리슨이 가지고 있는 증상의 양상이 증가한 것에 대한 분석은 판단을 뒷받침하는 의미의 명확화를 보여 준다.

증가된 국소 염증 및/또는 통증과 관련된 물질의 변화는 앨리슨의 증상의 증가를 설명할 수 있는 생물학적 메커니즘으로 제안되며, 증거를 입증하는 물질P가 지목되었다. 개개인의 환자에 대해 그러한 생물학적 메커니즘을 임상적으로 검사하기 위해 화학분석을 이용할 수는 없지만, 건병증의 물질P와 증가된 건세포 수 사이의 연관성을 입증하는 연구, 그리고 운동이 물질P를 감소시킬 수 있다는 가능성을 입증하는 연구는 앨리슨의 증상에 맞춘 치료적 운동의 실험에 대한 논리적인 근거를 제공한다. 앞에서 여러 차례 언급된 앨리슨의 어깨통증에 대한 민감성은 증상 악화의 완화, 증상 유발의 심각성 및 증상이 안정화될 수 있는 유용한 구성으로서 신체검사 및 관리의 바람직한 범위에 관계없이 가이드로 사용된다(Hengeveld와 Banks 2014). 민감성의 임상적 증상을 뒷받침하는 생물학적 과정은 조사되지 않았지만, 여기서 논의한 바와 같이 국소 염증 및/또는 물질P의 변화와 민감도와 관련된 유해가소성 통증의 두 가지 가능성이 있다. 각 프로세스에서의 비슷한 임상양상은 임상적 차별성을 고려해야 한다.

초음파 유도 주사를 견봉하 점액낭에 주입하는 것은 단순히 치료 그 자체로서가 아니라 '재활과정을 지원하기 위한 통증 조절방법'이다. 이것은 대부분의 환자에게 필요한 다방면의 추론과 다차원적인 치료관리에 대한 예시를 보여주고 있다. 오래된 연구에서 흔히 그렇듯이 단순하게 한 가지 치료법을 다른 치료법(예 NSAID, 주사, 도수치료, 운동 등)에 적용하는 대신, 이 경우에서는 주사를 놓은 다음 운동을 시행한 것과 같이 환자의 문제를 해결하기 위한 다양한 추론과 다차원적 치료관리를 보여준다.

세 번째 평가(1주 후) Assessment 3 (1 Week Later)

앨리슨은 그 다음 주에 미소를 지으며 돌아왔고 긍정적인 반응을 경험했다고 보고했다. 주사를 맞은 후, 그녀가 느끼는 변화에 대한 전체적 인식(Global Impression of Change)(Kamper, 2009; Kamper 등, 2009) 점수를 40%라고(약간 좋아짐) 하였다. 게다가 그녀의 SPADI 점수는 36%로 줄어들었다. 그녀는 일상생활을 천천히 수행하라는 지시에 잘 따랐고, 그녀의 노력에 대해 칭찬을 받았다. 앨리슨의 손상평가는 [표 17–5]에 설명되어 있다.

앨리슨은 짧은 지렛대 오른쪽 어깨 굴곡 운동만 계속 하도록 했다. 그녀는 하루에 2~3번씩 5번 반복하도록 했으며, 24시간 동안의 통증과 야간통을 관찰할 예정이다. 이 둘 중 어느 한쪽의 증가는 바람직하지 않다. 그녀는 또한 운동일지를 계속 쓰면서 어깨 굴곡 동작의 범위나 반복횟수를 바꾸려고 시도했지만 둘 다 변경하지 말고 운동에 대한 24시간의 반응을 계속 관찰하도록 하였다.

우리는 또한 하지에서 복부를 거쳐 어깨로 전달되는 에너지 전달의 중요성에 대해 논의했으며, 테니스를 할 때 그녀가 어떻게 서브했는지 설명하도록 요청했다. 이 논의에서는 서브할 때 에너지의 50%가 하지에서 오는 것, 어깨가 20%만 기여하고 고관절–몸통의 힘이 25% 감소하면 어깨에서 힘이 35% 더 필요하다는 것을 입증한 연구가 뒷받침되었다(Kibler, 1995; Sciascia와 Cromwell, 2012, Seroyer 등, 2010). 이것은 하체와 몸통이 서브에 충분하게 기여하지 않으면 어깨에 더 많은 힘이 필요하며, 이로 인해 조기 피로와 잠재적 조직 손상이 이어질 수 있다는 것을 시사한다.

비록 우리가 하지 또는 몸통 ROM, 힘과 지구력을 평가하지는 않았지만, 앨리슨은 그녀의 운동 수준이 실질적으로 감소되었다는 사실이 언급될 필요가 있었다. 그녀는 천천히 그리고 조심스럽게 '신체 휴식(rest of body)' 운동을 시작하기로 동의하였고, 어깨에 악영향이 없도록 한 번에 하나의 변화만을 주었다. 우리는 2~3주 후에 다시 만날 계획이며, 그녀는 이 기간 동안 어떤 문제라도 생긴다면 연락을 취하기로 하였다.

표 17–5

세 번째 방문 시 관절가동범위 측정

	오른쪽 어깨	
	능동적인 관절가동범위 숫자 통증 등급 척도 점수 /10 | 휴식 중 통증 대략 1/10	수동적인 관절가동범위
굴곡(긴 레버)	100°(통증의 증가 – 2/10) | 민감성 아닌	대략 +15°(통증 대략 5/10)
굴곡(짧은 레버)	검사 안됨	검사 안 됨
외전(견갑골면) (긴 레버)	95°(통증의 증가 – 3/10) | 민감성 아닌	검사 안 됨
외전(견갑골면) (짧은 레버)	검사 안됨	검사 안 됨
외회전	26cm(통증의 증가 – 1.5/10)	대략 + 4cm (통증 ↑ 대략 2/10)
등 뒤로 손 보내기	중간 요추 레벨(통증의 증가 – 3/10) | 민감성 아닌	
신전	검사 안 됨	
수평굴곡	검사 안됨	

메모: 굴곡과 외전 움직임은 엄지손가락이 천장을 향하도록 함

네 번째 방문(3주 후) Appointment 4 (3 Weeks Later)

앨리슨은 돌아와서 어깨통증 수준이 향상되었다고 느끼지 못했지만 더 많은 활동을 하고 있고, 휴식 중이나 밤에 어깨통증을 경험하지 않았으며, 좀 더 일반적인 운동을 하고 있다는 사실에 기쁘다고 말했다. 체육관으로 돌아갈 때(런닝머신 걷기, 운동 자전거 타기, 앉은 하지 저항 운동) 외에도, 그녀는 이제 규칙적으로 어깨 굴곡 운동을 하고 있었고, 세트와 세트 사이에 3분씩 휴식시간을 가졌고, 하루에 3번 또는 4번씩 5세트 반복 운동을 정기적으로 수행하였다. 그녀에게 느린 접근법이 장기적으로 더 나은 결과를 가져올 수 있다는 점을 강조했다. 그녀의 SPADI 점수는 근본적으로 변하지 않았다. 그녀는 2주 전에 운전을 시작했지만 대중교통과 엘리베이터를 이용하고 있었다.

오른쪽 어깨 ROM은 세 번째 방문했을 때의 평가기록과 비슷했다. 앨리슨은 SSMP를 반복하는 것에 동의했고, 그녀는 오른쪽 어깨

표 17-6

네 번째 방문 시 어깨 증상 수정 절차(SSMP) 연구 결과 기록 (관절가동 움직임과 통증 수치 평가 점수)

어깨 증상 수정 절차	오른쪽 어깨 굴곡(긴 레버)	오른쪽 어깨 등 뒤로 손 보내기
흉곽 요인	변화 없음	변화 없음
능동적	변화 없음	변화 없음
• 굴곡	검사 안 됨	검사 안 됨
• 신전		
테이핑 절차		
견갑골 요인(능동적 움직임 이전에 수동적인 재위치)	30%까지 줄어든 통증, 통증의 증가 120도	더 나빠짐(어깨 주위에 더 많은 통증)
• 상승	변화 없음	더 나빠짐
• 하강	변화 없음	변화 없음
• 전인	변화 없음	변화 없음
• 후인	20%까지 줄어든 통증, 통증의 증가 120도	더 나빠짐
• 후방경사		변화 없음
• 전방경사	변화 없음/확실치 않음, 더 나빠짐	더 나빠짐(어깨 앞쪽에 더 많은 통증)
• 결합: 거상과 후방경사	통증의 증가 120도(1/10)	
상완골두 요인	변화 없음	확실치 않음, 통증이 대략 10% 감소
• 서 있는 상태에서 능동적인 하강	변화 없음	
• 바로누운자세에서 능동적이고 수동적인 하강	확실치 않음 통증이 대략 10% 감소	변화 없음/확실치 않음, 더 나빠짐
• 능동적인 하강(외전)	변화 없음	변화 없음
• 능동적인 하강(굴곡)	더 나빠짐	변화 없음
• 저항이 있는 내회전을 동반한 굴곡	통증의 증가 150도(1–2/10)	통증의 증가 아래 흉부 부분 (1–2/10)
• 저항이 있는 외회전을 동반한 굴곡	통증의 증가 140도(2/10)	
• AP 활주	더 나빠짐	변화 없음
• PA 활주	통증의 증가 160도(2/10)	더 나빠짐
• 위쪽 경사로를 따라가는 AP 활주	통증의 증가 165도(0.5/10)	통증의 증가 아래 흉부 부분 (1–2/10)
• 저항이 있는 외회전을 동반하고 위쪽 경사로를 따라가는 AP활주		통증의 증가 하부 견갑골 각 (1/10)
통증 조절요인	검사 안 됨	검사 안 됨

요약

저항이 있는 외회전을 동반하고 위쪽 경사로를 따라가는 AP 활주는 오른쪽 어깨 굴곡과 등 뒤로 손 보내기 범위를 상당히 증가시켰고 수반되는 통증의 감소와 연관이 있었다.

AP, 전후방; *PA*, 후전방

굴곡과 등 뒤로 오른손을 보내는 움직임으로 테스트하여 확인했다[표 17-6].

SSMP는 치료 선택을 안내하는 시스템으로 설계되었다(Lewis 등, 2015; Lewis, 2009). SSMP의 결과로, 앨리슨은 어깨고정벨트(www.LondonShoulderClinic.com)를 제공받았으며, 선 자세에서 닫힌 문 위쪽에 고정시켜 오른쪽 어깨(상완와관절)의 전후방(AP)과 위쪽 활주를 실시하도록 하였다. 그녀는 오른손 엄지손가락을 천장을 향하게 한 채 오른손의 손등 표면에 둘 수 있는 노란색(최소저항등급) 저항밴드를 제공받아 왼손으로 밴드를 잡고, 이 자세에서 어깨 굴곡 운동[그림 17-2]을 계속였으며, 3회 반복하고 휴식을 취하는 것으로 하루에 2회씩 3세트로 시행할 예정이었다. 앨리슨은 운동을 계속 반복하여 세트를 쌓아 갔고 한 번에 한 가지 변화를 주며 시행하는 매일 운동으로 발전하였으며, 24시간 반응을 기록해 나갔다. 이런 운동을 하는 동안 그녀는 통증 없이 스스로 벽을 칠하고 머리를 빗거나 테니스를 치는 모습을 상상하며 용기를 얻었다. 그녀는 또한 그녀의 운동 프로그램을 계속할 예정이었다.

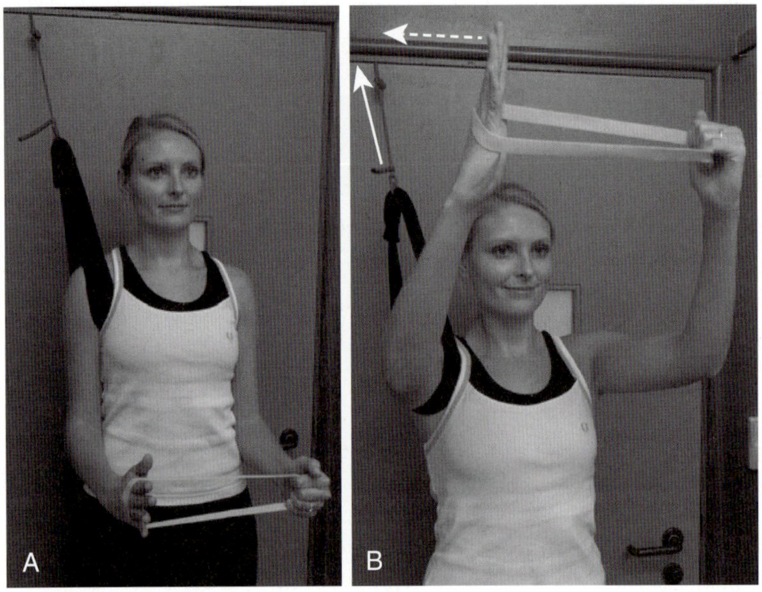

그림 17-2 어깨 굴곡 운동 동안 등척성 어깨 외회전(점선화살표)을 동반한 위쪽 경사로(실선화살표) 따라가는 전후방 활주

추론 질문:

7. 당신이 견갑골 운동이 필요하다고 생각한다면, 견갑골 운동에 대한 상완관절와 운동을 포함해서 SSMP결과에 대한 해석에 대해 논의하십시오. 또한 앨리슨의 운동에서 당신이 선택한 뒷받침할 만한 증거(경험 기반 및 연구)를 강조하겠는가?

추론 질문에 대한 답변:

SSMP는 치료 선택을 안내하도록 설계되었다. 그런 다음 환자에 의해 확인된 자세와 움직임 및 활동에 유익한 효과을 미치는 기법을 치료로 사용한다. 물론, SSMP에 통합된 치료기술이 증상에 효과가 없을 수 있고, 치료를 선택하는 데 사용되지 않을 수 있다. 마찬가지로 하나 이상의 치료기술이 부분적인 영향을 미치거나 증상을 완전히 해결할 수도 있다. 이 경우에서와 같이, 때때로 다수의 치료과정(견갑골 거상과 두 개가 결합된 상완골두 기법)에서 유익한 효과(즉, 증상 감소)를 확인할 수 있었다.

결합된 상완골두 기법이 통증의 증상을 거의 완전히 감소시키고 완전한 ROM을 회복시켰기 때문에 이것을 치료에 먼저 사용하기로 임상적 결정을 내렸다. 또한 어깨고정벨트를 이용한 AP 상방 활주기법 중 상방 활주 구성요소는 증상을 부분적으로 줄이는 데 도움이 되는 견갑골 상승의 요소를 제공했을 가능성이 있다. (1) 대부분의 환자가 여러 운동을 일상생활에 접목시키는 데 어려움을 겪고 있으며, (2) 여러 가지 운동은 환자가 치료의 호전반응 또는 유해반응을 보고하지 않을 경우 임상적 추론의 혼동을 초래할 수 있다. 이와 같이 SSMP에 의해 확인된 가장 유익한 절차가 먼저 적용되었다. 이것이 견갑골 위치 변경 절차라면, 이것은 처음부터 적용되었을 것이다. 실제로 모든 운동은 어깨 등척성 운동, 어깨 움직임 운동, 전통적인 회전근개 운동, '전신 운동' 또는 특정 견갑골 운동과 같은 일정 수준의 어깨근육 활동을 수반한다. 특정 운동은 근육을 우선적으로 동원하는 것으로 알려져 있다(Boettcher 등, 2010; Wattanaprakornkul 등, 2011).

움직임 시각화 또는 움직임 형상화는 무용수, 음악가 및 운동선수들의 퍼포먼스를 향상시키는 데 사용되어 왔으며, 통증 감소, 힘 생성 및 움직임 증진과 함께 어깨통증 관리에 있어 역할을 할 수 있다(Hoyek 등 2014; Franceschini 등, 2012; Tamir 등, 2007; Ranganathan 등, 2004; Porro 등, 2007).

임상추론 해설:

종종 그렇듯이, 검사를 통해 잠재적으로 관련성이 있는 많은 신체적 장애와 많은 심리사회적(환자 관점) 사례 문제를 확인했을 때 치료를 어디서부터 시작해야 하는지에 대한 임상적 판단은 어렵다. 서로 다른 근골격계 임상의들은 치료를 시작해도 다르게 진행할 것이며, 실제로 여러 가지 효과적인 방법이 있을 수 있다. 규범적인 임상예측규칙 연구는 일부 근골격계 문제에 대해 비교적 치료효과를 쉽게 나타내기 위한 유용한 증거를 제공할 수 있으며(제5장 참조), 이는 특히 더 복잡한 경우 및 초보 의사에게 치료 선택을 안내하는 데 도움이 될 수 있다.)

그러나 연구가 주어진 증상에 대한 최적의 치료에 대한 결정적인 지침을 제공하지 않는 한, 임상추론의 관점에서 필수적으로 필요한 것은 관리가 환자의 개별 증상에 맞춤화하며, 단기 및 장기 유용성을 측정하기 위해 비판적으로 모니터링(재평가)되어야 한다는 것이다. 초기 통증 조절 목적은 앨리슨과 협력적으로 도달한 것이며, SSMP를 사용하여 여러 절차의 잠재적 유용성을 체계적으로 평가함으로써 초기 임상 시험 중에서 증상이 최대한 완화된 조합 절차를 찾아냈다.

다섯 번째 방문(3주 후) Appointment 5 (3 Weeks Later)

앨리슨은 자신의 변화에 대한 전체적 인식(Global Impression of Change) 평가가 '매우 개선됐다'(최소 80% 향상)고 말했고, 그녀의 SPADI 점수는 현재 13%로, 낮은 수준의 고통/장애(0%는 통증과 장애가 없음을 의미)를 가지고 있다고 말했다. 비록 그녀는 가정의가 시행한 첫 번째 주요 부위 주사 후 그다지 좋지 않다고 느꼈지만, 그녀는 지난 몇 달 동안의 어느 때보다도 상당히 나아졌고, 만약 그녀의 진전이 계속된다면 수술이 필요하지 않을 수도 있다는 확신이 들었다. 그녀는 테니스를 치는 것을 포함한 '완전한 일상생활'로 돌아가고 싶다는 바람을 되풀이했다. 이 경우에 대한 그녀의 손상 측정은 [표 17-7]에 자세히 설명되어 있다.

표 17-7

다섯 번째 방문 시 관절가동범위 측정

	오른쪽 어깨	
	능동적 관절가동범위 숫자 통증 등급 척도 점수/10 | 기본 통증 0/10	수동적 관절가동범위
굴곡(긴 레버)	165도 (0.5/10) | 비민감성	대략 + 10도 (1/10) | 비민감성
굴곡(짧은 레버)	검사 안 됨	
외전(견갑골면) (긴 레버)	170도 (1/10) | 비민감성	
외전(견갑골면) (짧은 레버)		
외회전	34cm (0.5/10)	대략 + 2cm (통증의 증가는 없다)
등 뒤로 손 보내기	흉부 중간 부분(1/10)	
신전		
수평굴곡	반대편 어깨 위쪽(0.5/10)	약간의 cm 증가, 통증 증가 1–2/10 | 비민감성

메모: 굴곡과 외전 움직임은 엄지손가락이 천장을 향하도록 함

8-14주 Weeks 8-14

이후 6주(약 8~14주) 동안 앨리슨은 운동 프로그램을 점진적으로 오른쪽 원심성 어깨 외회전, 구심성 및 등척성 운동으로 바꾸면서 주관절을 몸의 측면에서 10cm 떨어진 곳에서 시작하여 최대 80도 외전 방향으로 향했다. 처음에 외전에서 도움을 받았고, 점차 도움을 받지 않게 되었다. 그녀의 운동 프로그램에는 힘과 지구력 및 속도 운동 이렇게 세 가지 조합이 포함되어 있었다. 운동을 진행(예 속도 또는 무게 증가)할 때마다 처음에는 한두 세트만 수행하고 증상이 악화되지 않도록 3일마다 프로그램을 반복했다. 또한 다양한 속도로 그녀의 체중을 뒤에서 앞으로 옮기는 하체 움직임을 점진적으로 이 운동들과 통합시켰다. 그녀는 1~2주마다(이메일이나 전화를 통해) 보고하면서 자기주도적인 방식으로 이러한 운동들을 수행했다.

앨리슨은 움직이는 동안 통증이 증가했고 적어도 두 차례의 문제를 보고했다(휴식 중이나 밤 동안은 아니었음). 그녀는 악화가 발생할 경우 우리가 이전에 논의한 전략을 사용했는데, 이는 운동에서 2일간 휴식을 취한 후 운동일지에 기록한 악화 직전의 수준으로 다시 시작하는 것이다.

여섯 번째 방문(14주) Appointment 6 (Week 14)

앨리슨의 '변화에 대한 전체적인 인식 점수'는 훨씬 향상되었고(90%), 여전히 그녀는 순간적이기는 하지만 때때로 날카로운 '무작위' 통증을 경험했기 때문에 그녀의 SPADI 점수는 9% 정도였다. 능동적이고 수동적인 움직임의 범위는 완전하고 통증이 없었으며, 뒤쪽 어깨 긴장과 같은 추가적인 손상에 대한 증거는 없었다. 뒤쪽 어깨 긴장은 이번 세션 동안 검사되었지만 평가 및 관리 과정에서 이전에 똑같이 검사되었다. 그녀는 걱정 없이 머리를 감고 말리고 있었다. 그녀는 또한 여러 차례에 걸쳐(자발적으로든 비자발적으로든) 오른쪽 어깨쪽으로 잠을 잤으며, 그녀가 그렇게 잤다면 오전에 약 10분 동안만 오른쪽 어깨의 '뻣뻣함(stiffness)'을 경험한다고 했다.

그녀의 운동 프로그램은 진전되고 있었고, 그녀는 런닝머신에서 달리면서 팔을 움직이는 크로스 트레이너를 사용했으며, 여러 가지 줌바(Zumba) 수업을 시도했다. 앨리슨은 또한 팔굽혀펴기를 10번 할 수 있었고, 7kg의 무게를 양팔로 들어올릴 수 있었다(짧은 지렛대로 견갑골 외전면에서 90도까지, 즉, 주관절을 20도 굴곡하고 엄지손가락이 위로 가는 자세). 또한 그녀는 현재 '잔디 깎기 운동'(Kibler 등, 2008)을 하고 있었는데, 그녀는 오른쪽 어깨를 굴곡과 내회전을 하고 왼발 앞 작은 휴대용 발판에 놓인 5kg의 아령을 들어올려서 오른쪽 몸통 회전과 어깨 올림과 외회전을 함께 진행하고, 주관절이 거의 펴진 상태로 아령을 발판 쪽으로 내렸다[그림 17-3]. 그녀는 이전에 정한 규칙을 따라 이러한 움직임을 보다 더 느린 속도 또는 더 빠른 속도로 변화시켰다. 앨리슨은 또한 프리 웨이트 풀리 시스템을 사용하여 백핸드와 포핸드 테니스 동작을 모두 따라하고 있었다.

비록 그녀의 재활상태에 변동이 있었지만, 그녀의 능력은 상당히 향상되었으며, 우리는 재활 프로그램을 최종적이고, 보다 기능적인 수준으로 진행하기로 하였다.

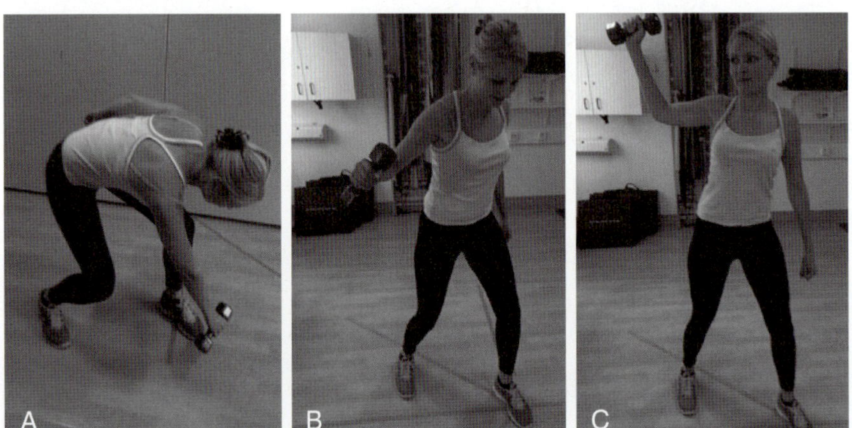

그림 17-3 '잔디 깎기' 운동

재활의 마지막 단계에는 다음과 같은 조합과 진행과정이 포함되었다.

1. 안정적이고 불안정한 표면에 대한 체중 부하 운동
2. 비체중 부하 어깨의 위치 조정, 추적 및 유지를 용이하게 하는 감각–운동(sensory-motor) 운동, 포인팅 작업 및 복잡성과 속도가 증가하는 레이저 포인터 사용(예 [그림 17-4]).

마지막 단계에는 테니스 라켓을 이용한 운동도 포함되었다. 처음에 앨리슨은 라켓을 천천히 움직이며 다양한 테니스 샷을 하도록 놔두었지만 서브의 마지막 동작은 피하도록 했다. 일단 이것에 대한 자신감을 갖게 되자, 그녀는 실내 코트에서 연습하기 시작했다. 그녀는 함께 훈련하기 위해 테니스 코치를 고용했고, 진전을 위한 공동계획을 수립하기 위해 3자 회담을 실시했다. 운동시간은 5분(처음에는 매주 2회)부터 시작하여, 점차 증가하였다. 증가된 ROM과 속도는 점차적으로 움직임과 서브속도에 적용할 것이다. 서브 및 끝 범위 백핸드 및 포핸드 움직임은 초기에 주의 깊게 조절되었고, 프로그램에 통합되었을 때 최대 한두 번의 동작만 허용했다. 이 후 6주간의 운동시간 동안, ROM, 속도 및 반복은 점차 증가하였다. 앨리슨이 무섭다고 묘사한 순간적인(예민하지 않은) 날카로운 통증을 경험할 때도 있었지만, 그것은 야간통이나 24시간의 통증 증가와는 관련이 없었다. 재활을 시작한 지 약 32주 지난 후, 앨리슨은 처음으로 그녀의 테니스 경기를 치렀다. 상대적으로 부드러웠고, 가끔 통증이 느껴지기도 했지만, 그녀는 시합을 마쳤고 지속적인 악영향은 없었다.

그녀의 재활이 끝나갈 무렵 테니스나 정원 가꾸기와 같은 활동에 공백이 생겼기에 그 활동이 중단되기 전에 수행했던 강도와 지속시간으로 다시 시작하는 것은 현명하지 않다는 것을 그녀에게 설명했다. 그녀는 항상 그러한 활동을 평소보다 낮은 수준에서 다시 시작하여 지속시간, 속도 및 강도를 줄이고 원하는 수준으로 천천히 증가시켜야 한다. 이 규칙은 벽에 페인트칠을 하는 것과 같은 다른 활동에도 적용되도록 하였다.

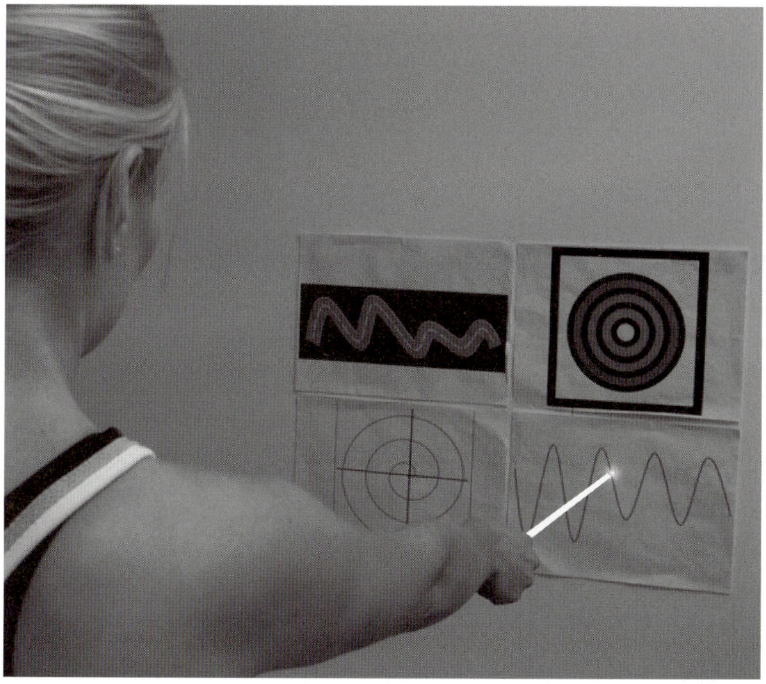

그림 17-4 레이저 포인트를 이용한 감각–운동(sensory–motor) 운동

일곱 번째 방문(치료 시작 후 34주 경과) Appointment 7 (34 Weeks After the Start of Treatment)

마지막 방문에서 앨리슨은 자신의 변화에 대한 전체적인 인식 점수는 훨씬 개선되었고(95%), SPADI 점수는 3%에 불과했다고 전했다. 그녀가 공항 수하물 컨베이어 벨트에서 무거운 여행가방을 들어올릴 때 순간적으로 날카로운 어깨통증을 느꼈기 때문에 지난 주 4/10에 경험했던 최악의 통증 수치를 기록했다. 이 시점에서 앨리슨은 이 치료 프로그램에서 퇴원했으며, 상태가 나빠질 때 보고하는 것뿐만 아니라, 어떤 걱정이나 질문이 있을 때 언제든지 전화를 하거나 이메일을 보내 알리도록 전했다. 현재까지 치료 종료 후 12주가 넘도록 연락을 하지 않고 있다.

추론 질문 :

8. 앨리슨의 '예후'에 관한 임상추론에 대해 논의하고, 그녀의 증상에서 긍정적이고 부정적인 특징에 대해 논하십시오.

추론 질문에 대한 답변 :

앨리슨의 초기 증상, 병력, 증상기간, 초기 통증 점수, 초기 장애 점수, 비수술적 치료의 잠재적 효과에 대한 불확실성, 구조적 문제에 대한 우려, 정형외과 의사의 권고 및 비교적 높은 수준으로 복귀하고자 하는 욕망은 예후를 나쁘게 하였다. 반면 그녀의 동기, 교육 수준, 신체 건강 및 적은 합병증은 좋은 예후를 갖게 했다.

주사치료에 대한 앨리슨의 초기 긍정적 반응과 주사 후에 이어지는 운동에 대한 소개 시 부정적인 반응으로 인해 그녀가 물리치료에 반응할 가능성이 낮았기 때문에 예후가 좋지 않다고 생각했다. 그러나 평가 이후에 SSMP에 과정 동안 참을성 있게 하고, 활동에 대한 어깨 증상의 반응(진전 또는 휴식)과 변화를 관찰하려는 그녀의 긍정적인 의지는 예후를 좋게 하였다.

임상추론 해설:

'예후'는 가설 범주로서 제1장에서 논의된다. 결국 환자는 임상가가 자신을 도울 수 있다고 생각하는지, 그리고 얼마나 오래 걸릴지 알고 싶어 한다. 대체로 환자의 예후는 환자가 가지고 있는 문제의 성격과 정도, 그리고 환자의 영구적인 장애 내에서 환자가 회복 또는 삶의 질 향상을 촉진하기 위해 필요한 변화(예 생활습관, 심리사회적 기여요인, 신체적 요인)를 얼마나 만들어 낼 수 있는지에 대한 능력과 의지에 의해 결정된다. 중요한 것은, 예후에 대한 단서가 지속적인 관리뿐만 아니라 주관적 검사나 신체검사를 통해서도 나타날 수 있다는 것이다. 이 답변에서 강조된 바와 같이, 환자들은 일반적으로 음성 및 양성 예후지표가 결합되어 나타난다. 이러한 지표에 대한 의식적이고 균형 잡힌 고찰과 그들의 수정 가능성은 예후 가설을 형성하는 데 도움이 된다. 초기 및 수정된 평가에 대한 반영과 함께 시간이 지남에 따라 후속 조치가 비판적으로 이루어진다면, 근골격계 물리치료사는 예후 추론을 개선할 수 있다.

참고문헌 References

Alvarez, C.M., Litchfield, R., Jackowski, D., Griffin, S., Kirkley, A., 2005. A prospective, double-blind, randomized clinical trial comparing subacromial injection of betamethasone and xylocaine to xylocaine alone in chronic rotator cuff tendinosis. Am. J. Sports Med. 33, 255–262.

Backman, L.J., Andersson, G., Wennstig, G., Forsgren, S., Danielson, P., 2011a. Endogenous substance P production in the Achilles tendon increases with loading in an in vivo model of tendinopathy-peptidergic elevation preceding tendinosis-like tissue changes. J. Musculoskelet. Neuronal Interact. 11, 133–140.

Backman, L.J., Fong, G., Andersson, G., Scott, A., Danielson, P., 2011b. Substance P is a mechanoresponsive, autocrine regulator of human tenocyte proliferation. PLoS ONE 6, e27209.

Baumgarten, K.M., Gerlach, D., Galatz, L.M., Teefey, S.A., Middleton, W.D., Ditsios, K., et al., 2010. Cigarette smoking increases the risk for rotator cuff tears. Clin. Orthop. Relat. Res. 468, 1534–1541.

Beason, D.P., Tucker, J.J., Lee, C.S., Edelstein, L., Abboud, J.A., Soslowsky, L.J., 2014. Rat rotator cuff tendon-to-bone healing properties are adversely affected by hypercholesterolemia. J. Shoulder Elbow Surg. 23, 867–872.

Biswas, A., Oh, P.I., Faulkner, G.E., Bajaj, R.R., Silver, M.A., Mitchell, M.S., et al., 2015. Sedentary time and its association with risk for disease incidence, mortality, and hospitalization in adults: a systematic review and meta-analysis. Ann. Intern. Med. 162, 123–132.

Blaine, T.A., Kim, Y.S., Voloshin, I., Chen, D., Murakami, K., Chang, S.S., et al., 2005. The molecular pathophysiology of subacromial bursitis in rotator cuff disease. J. Shoulder Elbow Surg. 14, 84S–89S.

Blair, S.N., 2009. Physical inactivity: the biggest public health problem of the 21st century. Br. J. Sports Med. 43, 1–2.

Boettcher, C.E., Ginn, K.A., Cathers, I., 2009. The 'empty can' and 'full can' tests do not selectively activate supraspinatus. J. Sci. Med. Sport 12, 435–439.

Boettcher, C.E., Cathers, I., Ginn, K.A., 2010. The role of shoulder muscles is task specific. J. Sci. Med. Sport 13, 651–656.

Carbone, S., Gumina, S., Arceri, V., Campagna, V., Fagnani, C., Postacchini, F., 2012. The impact of preoperative smoking habit on rotator cuff tear: cigarette smoking influences rotator cuff tear sizes. J. Shoulder Elbow Surg. 21, 56–60.

Carofino, B., Chowaniec, D.M., Mccarthy, M.B., Bradley, J.P., Delaronde, S., Beitzel, K., et al., 2012. Corticosteroids and local anesthetics decrease positive effects of platelet-rich plasma: an in vitro study on human tendon cells. Arthroscopy 28, 711–719.

Charalambous, C.P., Sahu, A., Alvi, F., Batra, S., Gullett, T.K., Ravenscroft, M., 2010. Return to work and driving following arthroscopic subacromial decompression and acromio-clavicular joint excision. Shoulder & Elbow 2, 83–86.

Chen, S.K., Simonian, P.T., Wickiewicz, T.L., Otis, J.C., Warren, R.F., 1999. Radiographic evaluation of glenohumeral kinematics: a muscle fatigue model. J. Shoulder Elbow Surg. 8, 49–52.

Clark, J., Sidles, J.A., Matsen, F.A., 1990. The relationship of the glenohumeral joint capsule to the rotator cuff. Clin. Orthop. Relat. Res. 29–34.
Clark, J.M., Harryman, D.T., 2ND, 1992. Tendons, ligaments, and capsule of the rotator cuff. Gross and microscopic anatomy. J. Bone Joint Surg. Am. 74, 713–725.
Cook, J., Purdam, C.R., 2009. Is tendon pathology a continuum? A pathology model to explain the clinical presentation of load-induced tendinopathy. Br. J. Sports Med. 43, 409–416.
Coronado, R.A., Simon, C.B., Valencia, C., George, S.Z., 2014. Experimental pain responses support peripheral and central sensitization in patients with unilateral shoulder pain. Clin. J. Pain 30, 143–151.
Crawshaw, D.P., Helliwell, P.S., Hensor, E.M., Hay, E.M., Aldous, S.J., Conaghan, P.G., 2010. Exercise therapy after corticosteroid injection for moderate to severe shoulder pain: large pragmatic randomised trial. BMJ 340, c3037.
Dean, B.J., Lostis, E., Oakley, T., Rombach, I., Morrey, M.E., Carr, A.J., 2014. The risks and benefits of glucocorticoid treatment for tendinopathy: a systematic review of the effects of local glucocorticoid on tendon. Semin. Arthritis Rheum. 43, 570–576.
Dean, E., Söderlund, A., 2015a. Lifestyle factors and musculoskeletal pain. In: Jull, G., Moore, A., Falla, D., Lewis, J.S., McCarthy, C., Sterling, M. (Eds.), Grieve's Modern Musculoskeletal Physiotherapy, fourth ed. Elsevier, London.
Dean, E., Söderlund, A., 2015b. Role of physiotherapy in lifestyle and health promotion in musculoskeletal conditions. In: Jull, G., Moore, A., Falla, D., Lewis, J.S., McCarthy, C., Sterling, M. (Eds.), Grieve's Modern Musculoskeletal Physiotherapy, fourth ed. Elsevier, London.
Deutsch, A., Altchek, D.W., Schwartz, E., Otis, J.C., Warren, R.F., 1996. Radiologic measurement of superior displacement of the humeral head in the impingement syndrome. J. Shoulder Elbow Surg. 5, 186–193.
Dunn, W.R., Kuhn, J.E., Sanders, R., An, Q., Baumgarten, K.M., Bishop, J.Y., et al., 2014. Symptoms of pain do not correlate with rotator cuff tear severity: a cross-sectional study of 393 patients with a symptomatic atraumatic full-thickness rotator cuff tear. J. Bone Joint Surg. Am. 96, 793–800.
Ekeberg, O.M., Bautz-Holter, E., Tveita, E.K., Juel, N.G., Kvalheim, S., Brox, J.I., 2009. Subacromial ultrasound guided or systemic steroid injection for rotator cuff disease: randomised double blind study. Br. Med. J. 338, a3112.
Franceschini, M., Ceravolo, M.G., Agosti, M., Cavallini, P., Bonassi, S., Dall'armi, V., et al., 2012. Clinical relevance of action observation in upper-limb stroke rehabilitation: a possible role in recovery of functional dexterity. A randomized clinical trial. Neurorehabil. Neural Repair 26, 456–462.
Frizziero, A., Vittadini, F., Gasparre, G., Masiero, S., 2014. Impact of oestrogen deficiency and aging on tendon: concise review. Muscles Ligaments Tendons J. 4, 324–328.
Fukuda, H., Hamada, K., Yamanaka, K., 1990. Pathology and pathogenesis of bursal-side rotator cuff tears viewed from en bloc histologic sections. Clin. Orthop. Relat. Res. 75–80.
Gaida, J.E., Ashe, M.C., Bass, S.L., Cook, J.L., 2009. Is adiposity an under-recognized risk factor for tendinopathy? A systematic review. Arthritis Rheum. 61, 840–849.
Galatz, L.M., Silva, M.J., Rothermich, S.Y., Zaegel, M.A., Havlioglu, N., Thomopoulos, S., 2006. Nicotine delays tendon-to-bone healing in a rat shoulder model. J. Bone Joint Surg. Am. 88, 2027–2034.
Girish, G., Lobo, L.G., Jacobson, J.A., Morag, Y., Miller, B., Jamadar, D.A., 2011. Ultrasound of the shoulder: asymptomatic findings in men. AJR Am. J. Roentgenol. 197, W713–W719.
Gotoh, M., Hamada, K., Yamakawa, H., Inoue, A., Fukuda, H., 1998. Increased substance P in subacromial bursa and shoulder pain in rotator cuff diseases. J. Orthop. Res. 16, 618–621.
Gotoh, M., Hamada, K., Yamakawa, H., Yanagisawa, K., Nakamura, M., Yamazaki, H., et al., 2002. Interleukin-1-induced glenohumeral synovitis and shoulder pain in rotator cuff diseases. J. Orthop. Res. 20, 1365–1371.
Gotoh, M., Hamada, K., Yamakawa, H., Yanagisawa, K., Nakamura, M., Yamazaki, H., et al., 2001. Interleukin-1-induced subacromial synovitis and shoulder pain in rotator cuff diseases. Rheumatology 40, 995–1001.
Haahr, J.P., Andersen, J.H., 2006. Exercises may be as efficient as subacromial decompression in patients with subacromial stage II impingement: 4-8-years' follow-up in a prospective, randomized study. Scand. J. Rheumatol. 35, 224–228.
Haahr, J.P., Ostergaard, S., Dalsgaard, J., Norup, K., Frost, P., Lausen, S., et al., 2005. Exercises versus arthroscopic decompression in patients with subacromial impingement: a randomised, controlled study in 90 cases with a one year follow up. Ann. Rheum. Dis. 64, 760–764.
Hegedus, E.J., Goode, A., Campbell, S., Morin, A., Tamaddoni, M., Moorman, C.T., 3rd, et al., 2008. Physical Examination tests of the shoulder: a systematic review with meta-analysis of individual tests. Br. J. Sports Med. 42, 80–92, discussion 92.
Hegedus, E.J., Goode, A.P., Cook, C.E., Michener, L., Myer, C.A., Myer, D.M., et al., 2012. Which Physical Examination tests provide clinicians with the most value when examining the shoulder? Update of a systematic review with meta-analysis of individual tests. Br. J. Sports Med. 46, 964–978.
Henkus, H.E., Cobben, L.P., Coerkamp, E.G., Nelissen, R.G., Van Arkel, E.R., 2006. The accuracy of subacromial injections: a prospective randomized magnetic resonance imaging study. Arthroscopy 22, 277–282.
Henkus, H.E., De Witte, P.B., Nelissen, R.G., Brand, R., Van Arkel, E.R., 2009. Bursectomy compared with acromioplasty in the management of subacromial impingement syndrome: a prospective randomised study. J. Bone Joint Surg. Br. 91, 504–510.
Hengeveld, E., Banks, K., 2014. Maitland's Vertebral Manipulation Management of Neuromusculoskeletal Disorders – Volume One, eighth ed. Churchill Livingstone Elsevier, Edinburgh.
Hoeger Bement, M., Dicapo, J., Rasiarmos, R., Hunter, S., 2008. Dose response of isometric contractions on pain perception in healthy adults. Med. Sci. Sports Exerc. 40, 1880–1889.
Holmgren, T., Bjornsson Hallgren, H., Oberg, B., Adolfsson, L., Johansson, K., 2012. Effect of specific exercise strategy on need for surgery in patients with subacromial impingement syndrome: randomised controlled study. BMJ 344, e787.
Hoyek, N., Di Rienzo, F., Collet, C., Hoyek, F., Guillot, A., 2014. The therapeutic role of motor imagery on the functional rehabilitation of a stage II shoulder impingement syndrome. Disabil. Rehabil. 36, 1113–1119.
Jobe, F.W., Moynes, D.R., 1982. Delineation of diagnostic criteria and a rehabilitation program for rotator cuff injuries. Am. J. Sports Med. 10, 336–339.
Jowett, S., Crawshaw, D.P., Helliwell, P.S., Hensor, E.M., Hay, E.M., Conaghan, P.G., 2013. Cost-effectiveness of exercise therapy after corticosteroid injection for moderate to severe shoulder pain due to subacromial impingement syndrome: a trial-based analysis. Rheumatology 52, 1485–1491.
Kamper, S., 2009. Global rating of change scales. Aust. J. Physiother. 55, 289.
Kamper, S.J., Maher, C.G., Mackay, G., 2009. Global rating of change scales: a review of strengths and weaknesses and considerations for design. J. Man. Manip. Ther. 17, 163–170.
Karlsson, L., Gerdle, B., Ghafouri, B., Backryd, E., Olausson, P., Ghafouri, N., et al., 2014. Intramuscular pain modulatory substances before and after exercise in women with chronic neck pain. Eur. J. Pain 19 (8), 1075–1085.

Keener, J.D., Wei, A.S., Kim, H.M., Steger-May, K., Yamaguchi, K., 2009. Proximal humeral migration in shoulders with symptomatic and asymptomatic rotator cuff tears. J. Bone Joint Surg. Am. 91, 1405–1413.

Ketola, S., Lehtinen, J., Arnala, I., Nissinen, M., Westenius, H., Sintonen, H., et al., 2009. Does arthroscopic acromioplasty provide any additional value in the treatment of shoulder impingement syndrome?: a two-year randomised controlled trial. J. Bone Joint Surg. Br. 91, 1326–1334.

Ketola, S., Lehtinen, J., Rousi, T., Nissinen, M., Huhtala, H., Konttinen, Y.T., et al., 2013. No evidence of long-term benefits of arthroscopic acromioplasty in the treatment of shoulder impingement syndrome: five-year results of a randomised controlled trial. Bone Joint Res 2, 132–139.

Kibler, W.B., 1995. Biomechanical analysis of the shoulder during tennis activities. Clin. Sports Med. 14, 79–85.

Kibler, W.B., Sciascia, A.D., Uhl, T.L., Tambay, N., Cunningham, T., 2008. Electromyographic analysis of specific exercises for scapular control in early phases of shoulder rehabilitation. Am. J. Sports Med. 36, 1789–1798.

Kim, K.C., Shin, H.D., Lee, W.Y., 2012. Repair integrity and functional outcomes after arthroscopic suture-bridge rotator cuff repair. J. Bone Joint Surg. Am. 94, e48.

Kuhn, J.E., Dunn, W.R., Sanders, R., An, Q., Baumgarten, K.M., Bishop, J.Y., et al., 2013. Effectiveness of physical therapy in treating atraumatic full-thickness rotator cuff tears: a multicenter prospective cohort study. J. Shoulder Elbow Surg. 22, 1371–1379.

Kukkonen, J., Joukainen, A., Lehtinen, J., Mattila, K.T., Tuominen, E.K., Kauko, T., et al., 2014. Treatment of non-traumatic rotator cuff tears: a randomised controlled trial with one-year clinical results. Bone Joint J. 96-B, 75–81.

Lee, I.M., Shiroma, E.J., Lobelo, F., Puska, P., Blair, S.N., Katzmarzyk, P.T., 2012. Effect of physical inactivity on major non-communicable diseases worldwide: an analysis of burden of disease and life expectancy. Lancet 380, 219–229.

Lemley, K.J., Drewek, B., Hunter, S.K., Hoeger Bement, M.K., 2014. Pain relief after isometric exercise is not task-dependent in older men and women. Med. Sci. Sports Exerc. 46, 185–191.

Lewis, J.S., 2009. Rotator cuff tendinopathy/subacromial impingement syndrome: is it time for a new method of assessment? Br. J. Sports Med. 43, 259–264.

Lewis, J.S., 2010. Rotator cuff tendinopathy: a model for the continuum of pathology and related management. Br. J. Sports Med. 44, 918–923.

Lewis, J.S., 2011. Subacromial impingement syndrome: a musculoskeletal condition or a clinical illusion? Phy. Ther. Rev. 16, 388–398.

Lewis, J.S., 2014a. Management of rotator cuff tendinopathy. In Touch - Journal of the Organisation of Chartered Physiotherapists in Private Practice 149, 12–17.

Lewis, J.S., 2015. Bloodletting for pneumonia, prolonged bed rest for low back pain, is subacromial decompression another clinical illusion? Br. J. Sports Med. 49, 280–281.

Lewis, J.S., Ginn, K., 2015. Rotator cuff tendinopathy and subacromial pain syndrome. In: Jull, G., Moore, A., Falla, D., Lewis, J.S., McCarthy, C., Sterling, M. (Eds.), Grieve's Modern Musculoskeletal Physiotherapy, fourth ed. Elsevier, London.

Lewis, J.S., McCreesh, K., Roy, J.S., Ginn, K., 2015. Rotator cuff tendinopathy: navigating the diagnosis-management conundrum. J. Orthop. Sports Phy. Ther. in press.

Lewis, J.S., Tennent, T.D., 2007. How effective are diagnostic tests for the assessment of rotator cuff disease of the shoulder? In: Macauley, D., Best, T.M. (Eds.), Evidenced Based Sports Medicine, second ed. Blackwell Publishing, London.

Magee, D., 2014. Orthopedic Physical Assessment. Elsevier, Philadelphia.

Maitland, G.D., 1986. Vertebral Manipulation. Butterworths, London.

McClelland, D., Paxinos, A., Dodenhoff, R.M., 2005. Rate of return to work and driving following arthroscopic subacromial decompression. ANZ J. Surg. 75, 747–749.

McCreesh, K., Lewis, J., 2013. Continuum model of tendon pathology - where are we now? Int. J. Exp. Pathol. 94, 242–247.

Millar, N.L., Hueber, A.J., Reilly, J.H., Xu, Y., Fazzi, U.G., Murrell, G.A., et al., 2010. Inflammation is present in early human tendinopathy. Am. J. Sports Med. 38, 2085–2091.

Moseley, J.B., O'Malley, K., Petersen, N.J., Menke, T.J., Brody, B.A., Kuykendall, D.H., et al., 2002. A controlled trial of arthroscopic surgery for osteoarthritis of the knee. N. Engl. J. Med. 347, 81–88.

Mulligan, B.R., 1999. Manual Therapy "Nags", "Snags", "MWMs" etc. Plane View Services, New Zealand.

Ngomo, S., Mercier, C., Bouyer, L.J., Savoie, A., Roy, J.S., 2015. Alterations in central motor representation increase over time in individuals with rotator cuff tendinopathy. Clin. Neurophysiol. 126, 365–371.

Parle, P., Riddiford-Harland, D.L., Howitt, C., Lewis, J.S., 2016. Acute rotator cuff tendinopathy: does ice, low load isometric exercise, or a combination of the two produce an analgesic effect? Br. J. Sports Med. http://dx.doi.org./10.1136/bjsports-2016-096107.

Paul, T.M., Soo Hoo, J., Chae, J., Wilson, R.D., 2012. Central hypersensitivity in patients with subacromial impingement syndrome. Arch. Phys. Med. Rehabil. 93, 2206–2209.

Porro, C.A., Facchin, P., Fusi, S., Dri, G., Fadiga, L., 2007. Enhancement of force after action observation: behavioural and neurophysiological studies. Neuropsychologia 45, 3114–3121.

Ranganathan, V.K., Siemionow, V., Liu, J.Z., Sahgal, V., Yue, G.H., 2004. From mental power to muscle power–gaining strength by using the mind. Neuropsychologia 42, 944–956.

Rio, E., Kidgell, D., Moseley, L., Pearce, A., Gaida, J., Cook, J., 2013. Exercise to reduce tendon pain: a comparison of isometric and isotonic muscle contractions and effects on pain, cortical inhibition and muscle strength. J. Exerc. Med. Sport 16, e28.

Roach, K.E., Budiman-Mak, E., Songsiridej, N., Lertratanakul, Y., 1991. Development of a shoulder pain and disability index. Arthritis Care Res. 4, 143–149.

Rudavsky, A., Cook, J., 2014. Physiotherapy management of patellar tendinopathy (jumper's knee). J. Physiother. 60, 122–129.

Sakai, H., Fujita, K., Sakai, Y., Mizuno, K., 2001. Immunolocalization of cytokines and growth factors in subacromial bursa of rotator cuff tear patients. Kobe J. Med. Sci. 47, 25–34.

Santavirta, S., Konttinen, Y.T., Antti-Poika, I., Nordstrom, D., 1992. Inflammation of the subacromial bursa in chronic shoulder pain. Arch. Orthop. Trauma Surg. 111, 336–340.

Sarkar, K., Uhthoff, H.K., 1983. Ultrastructure of the subacromial bursa in painful shoulder syndromes. Virchows Arch. A. Pathol Anat Histopathol. 400, 107–117.

Scherb, M.B., Han, S.H., Courneya, J.P., Guyton, G.P., Schon, L.C., 2009. Effect of bupivacaine on cultured tenocytes. Orthopedics 32, 26.

Sciascia, A., Cromwell, R., 2012. Kinetic chain rehabilitation: a theoretical framework. Rehabil. Res. Pract. 2012, 853037.

Seroyer, S.T., Nho, S.J., Bach, B.R., Bush-Joseph, C.A., Nicholson, G.P., Romeo, A.A., 2010. The kinetic chain in overhand pitching: its potential role for performance enhancement and injury prevention. Sports Health 2, 135–146.

Sharkey, N.A., Marder, R.A., 1995. The rotator cuff opposes superior translation of the humeral head. Am. J. Sports Med. 23, 270–275.

Sihvonen, R., Paavola, M., Malmivaara, A., Itala, A., Joukainen, A., Nurmi, H., et al., 2013. Arthroscopic partial meniscectomy versus sham surgery for a degenerative meniscal tear. N. Engl. J. Med. 369, 2515–2524.

Smart, K.M., Blake, C., Staines, A., Doody, C., 2011. The discriminative validity of "nociceptive" "peripheral neuropathic" and "central sensitization" as mechanisms-based classifications of musculoskeletal pain. Clin. J. Pain 27, 655–663.

Soifer, T.B., Levy, H.J., Soifer, F.M., Kleinbart, F., Vigorita, V., Bryk, E., 1996. Neurohistology of the subacromial space. Arthroscopy 12, 182–186.

Tamir, R., Dickstein, R., Huberman, M., 2007. Integration of motor imagery and physical practice in group treatment applied to subjects with Parkinson's disease. Neurorehabil. Neural Repair 21, 68–75.

Tsai, W.C., Tang, F.T., Hsu, C.C., Hsu, Y.H., Pang, J.H., Shiue, C.C., 2004. Ibuprofen inhibition of tendon cell proliferation and upregulation of the cyclin kinase inhibitor p21CIP1. J. Orthop. Res. 22, 586–591.

Unruh, K.P., Kuhn, J.E., Sanders, R., An, Q., Baumgarten, K.M., Bishop, J.Y., et al., 2014. The duration of symptoms does not correlate with rotator cuff tear severity or other patient-related features: a cross-sectional study of patients with atraumatic, full-thickness rotator cuff tears. J. Shoulder Elbow Surg. 23, 1052–1058.

Voloshin, I., Gelinas, J., Maloney, M.D., O'Keefe, R.J., Bigliani, L.U., Blaine, T.A., 2005. Proinflammatory cytokines and metalloproteases are expressed in the subacromial bursa in patients with rotator cuff disease. Arthroscopy 21, 1076. e1–1076. e9.

Wattanaprakornkul, D., Halaki, M., Boettcher, C., Cathers, I., Ginn, K.A., 2011. A comprehensive analysis of muscle recruitment patterns during shoulder flexion: an electromyographic study. Clin. Anat. 24, 619–626.

Weiler, R., Stamatakis, E., Blair, S., 2010. Should health policy focus on physical activity rather than obesity? Yes. BMJ 340, c2603.

Yanagisawa, K., Hamada, K., Gotoh, M., Tokunaga, T., Oshika, Y., Tomisawa, M., et al., 2001. Vascular endothelial growth factor (VEGF) expression in the subacromial bursa is increased in patients with impingement syndrome. J. Orthop. Res. 19, 448–455.

18 자전거 사고로 인한 외상 후 목통증, 두통 및 무릎의 통증

Post-Traumatic Neck Pain, Headache and Knee Pain Following a Cycling Accident

Rafael Torres Cueco • Darren A. Rivett • Mark A. Jones / 김선엽

첫 번째 방문 주관적 평가-파트1 First Appointment Subjective Assessment - Part 1

모니카(Monica)는 31세 여성으로 3개월 전 가을에 자전거를 타다 사고를 당한 후 물리치료실에 내원하였다. 모니카는 관광여행을 마치고, 동료 학생이 우리 클리닉을 추천해 방문하였다. 모니카가 상담을 하면서 중요하게 생각한 내용은 다음과 같다. 그녀의 목이 통증 때문에 어떤 방향으로도 움직이지 않으며, 우측 후두부 쪽이 더 심하다. 우측 전측두엽에 두통은 때때로 머리 전체에 영향을 미친다. 또한, 우측 안면부에 통증과 우측 상승모근 부위의 둔한 통증, 현기증, 메스꺼움 및 불안정한 느낌을 호소하였다.

사고는 모니카가 구시가지의 좁은 거리를 자전거를 타고 돌아다닐 때 발생하였다. 그녀는 빠른 속도로 커브를 돌고 있는 상태에서 주차된 차를 보았고, 갑자기 브레이크를 밟아 넘어졌다. 그녀는 넘어질 때 좌측 어깨를 바닥에 강하게 부딪혔으며, 매우 짧은 시간 찌르는 듯한 통증이 우측 경추 부위에 있었던 것을 기억한다. 그녀는 넘어졌을 당시 목이 어떻게 움직였는지 구체적으로 알지는 못하지만, 머리가 땅에 부딪치지 않았다는 것은 확신하였다. 넘어졌을 때 그녀는 오직 좌측 어깨만 다쳤지만, 그 속도로 차와 부딪히면 죽었을 수도 있다고 생각하여 많이 떨렸다.

사고 3~4시간 후, 그녀는 목 부위에 통증을 느끼기 시작했다. 특히 우측 후두하 부분에서 발생하며, 마찬가지로 전측두엽 부위의 경미한 두통이 동반되었다. 취침 시 통증이 심해졌으며, 아세트아미노펜(acetaminophen) 1g을 복용하였다. 아침에 일어났을 때 목이 어느 정도 뻣뻣함을 느꼈고, 2시간 후 목에 통증과 두통이 나타났다. 어깨는 멍이 들었지만 통증이 심하지는 않았다. 그때 놀랄 정도로 그녀의 우측 무릎에 통증이 나타났다. 그녀는 이 통증을 묘사하기를 그녀의 무릎 앞쪽이 불타는 느낌이라고 이야기했다. 그녀는 그녀의 남자친구와 사고 당시, 무릎의 통증 원인 혹은 무릎이 땅에 부딪히거나, 넘어질 때 다른 상황에 대하여 상의했지만 그녀는 사고 당시 무릎을 부딪히지 않았다고 확신했다. 그녀는 더 자세한 내용을 밝히지 않고, 무릎이 좋지 않다고 이야기했다.

사고 다음 날 그녀는 진료를 받았으며, 목에 방사선(X-ray) 촬영을 하였다. 방사선 촬영 결과 경추부 전만이 편평해져 있는 것을 확인하였다. 의사는 그녀에게 경추부 염좌와 구축이 통증을 일으킨다고 이야기했다. 또한 그녀의 무릎 통증은 무릎이 부딪혔다는 기억이 없었음에도 불구하고, 멍이 들었다고 진단받았다. 그녀는 이부프로펜(ibuprofen) 400mg 1정을 12시간마다 복용하고, 물리치료를 처방받았다. 몇 차례의 물리치료 후 얼굴통증, 불안정 및 메스꺼움과 같은 다른 증상이 몇 주 후에 점차 나타났다.

모니카는 사고 후에 자신의 집에서 남자친구 집까지의 거리가 짧음에도 불구하고, 길을 따라 걷거나 자전거를 타는 것을 피하려고 애썼다. 실제로 1개월 후 그녀의 남자친구는 특이한 양상을 나타낸다고 생각하여, 그녀에게 이전과 같이 오라고 말하였다. 사고 후 3주 동안, 그녀는 매우 괴로웠기 때문에 사고에 대하여 생각하는 것을 피했다.

처음에 모니카는 매주 2회씩 6주 동안 물리치료를 받았다. 처음 2주 동안은 경부의 수동적 관절가동술과 그녀의 구축에 대한 스트레칭 운동으로 물리치료를 시행하였다. 모니카는 물리치료 후에 증상의 개선을 느끼지 못하였으며, 오히려 목이 더 아프고, 두통이 더욱 심해졌다고 하였다. 그녀는 잘못된 진단으로 인하여 아마 올바른 치료를 제공하지 못했을 것이며, 이에 문제를 악화시켜 증상의 개선이 없었다고 주장하였다. 물리치료를 통하여 증상의 개선이 없었다는 점을 고려하여, 그녀는 아마 사고로 인한 경추부 불안정성에 문제가 있을 것이라고 했다. 그래서 이전의 수동적 치료와 등척성(isometric) 경추부 운동을 매일 3회씩 하도록 처방받았다. 모니카는 그녀의 목에서 부러질 것 같은 소리가 나서, 그녀의 어머니와 불안정성에 대하여 논의하였다. 그녀는 처방된 운동을 시행했지만, 문제가 악화될까 봐 두려워했다. 게다가 그녀는 운동을 하려고 할 때 통증과 현기증도 느꼈다.

한 달의 치료를 하였지만, 모니카의 증상은 더욱 나빠졌다. 그녀는 매일 두통에 시달렸으며, 특히 1시간 이상 앉아 있을 때 하루 종일 약간의 현기증을 느꼈다. 그녀는 어지럽고 쓰러지는 것을 대비하여 목을 빠르게 움직이기를 두려워하였다. 무릎 통증은 점점 심해졌으며, 무릎의 손상으로 계단을 오르내리는 것을 두려워하였다. 모니카는 앉아 있으면 어지럽고, 많이 움직이면 어지럽고, 무릎의 통증 때문에 거의 아무것도 할 수 없다고 느꼈다. 이로 인하여 그녀는 일상적인 활동을 하거나 공부를 할 수 없었다. 모니카는 자신의 활동이 매우 제한적이기 때문에, 그녀가 불행해졌다고 하였다.

모니카는 주치의에게 다시 진료를 받았다. 자기공명영상(MRI) 촬영 결과 다른 병변이 없는 C5−C6 돌출이 나타났다. 의사는 추간판탈출증이 그녀의 목통증과 두통의 원인이라고 진단하였다. 의사는 추간판탈출이 악화되는 것을 막기 위하여, 팔로 몸무게를 지탱하거나 머리 위에서 팔로 저항하는 활동을 하면 안 된다고 권고하였다. 의사는 처음에는 아무 처치도 하지 않지만, 한달 안에 개선이 없으면 수술을 권장한다고 말했다. 의사는 물리치료를 그만두고, 무리하지 않는 범위의 등척성 운동을 계속하도록 추천하였다. 통증 완화를 위하여 이부프로벤(600mg)과 프리가발린(pregabalin), 리리카(Lyrica)(75mg)를 하루 2회, 4주 동안 처방하였다.

상담 끝에 모니카는 '이제 나는 팔을 사용할 수 없다. 그밖에도 무릎과 목, 또는 팔에 무리를 줄 수 없다. 나는 거의 아무것도 할 수 없다'고 하며 불만을 나타내었다. 모니카는 이제 그녀가 모든 사람에게 부담이 되는 것처럼 느껴졌다. 그녀는 집에서 어머니를 도울 수 없었고, 그녀의 남자친구에게 끊임없이 화를 냈다. 그는 나가서 활동을 하고 싶어 했지만, 모니카는 그녀의 부상이 악화되는 것을 두려워했으며, 통증과 어지러움 때문에 무슨 일이든 매우 민감하게 짜증을 냈다. 남자친구가 그녀에게 너무 과민반응을 보이고 그 정도로 많이 다치지 않았다고 말하자 그녀는 남자친구에게 화가 났다. 모니카는 그녀가 회복하지 못하는 삶에 대하여 생각하며 두려움에 사로잡혔다. 그녀는 필사적으로 해결책이 필요했다.

모니카는 인터넷에서 추간판탈출증을 겪은 환자 경험담에 대한 블로그를 찾아보았다. 경추 추간판탈출증으로 인하여 사지마비를 겪은 사람이 있었으며, 수술 후 많은 사람이 악화됨을 확인하였다. 모니카는 점점 더 무서워졌다. 그녀가 찾은 모든 정보에서는 그녀의 문제가 심각하며 더 심해질 수 있다고 하였다. 그녀는 그들이 그녀를 잘 알고 있지 않다고 생각하였기 때문에, 운동을 중단하였다. 그녀는 휠체어를 타는 것을 피하기 위하여 끊임없이 생각하였다.

어머니 친구 중 한 명의 조언에 따라, 그녀는 다른 물리치료사를 방문하기로 결정했다. 그는 목의 통증은 관절의 부상으로 인한 것이고, 두통은 목근육의 발통점(trigger points)에 의한 것이라고 말했다. 또한 무릎통증은 내측광근(vastus medialis)의 근막 발통점 때문이라고 진단하였다. 첫 번째 치료는 주로 경추의 수동적 관절가동술과 승모근에 부드러운 마사지를 시행하였다.

그녀는 마사지를 하는 동안 약간의 불편함을 느꼈지만, 며칠 동안 증상의 개선을 경험했다. 두 번째 치료에서 그녀는 훨씬 강한 도수치료와 우측 상승모근에 건침(dry needling)을 받았지만 목의 통증과 두통은 훨씬 심해졌다. 치료사는 내측광근에 침(needling)을 제안했지만 모니카는 거부하였다. 그녀는 세 번째 치료에 참석했지만 치료 초반에 메스꺼움, 떨림, 후부두 아래쪽의 불편한 이상감각과 우측 얼굴 부분에 통증을 느끼기 시작했다. 두 번째 물리치료에서 발생한 손상 이후, 그녀는 목에 한기를 느꼈기 때문에 집에서도 스카프를 착용해야 했다. 그 후 그녀는 마찰되는 느낌이 매우 불쾌하여, 셔츠 칼라가 그녀의 목에 닿는 것에도 불편함을 느꼈고, 핸드백을 우측 어깨에 올리지 못했다. 그녀는 결국 증상의 악화로 인하여 물리치료를 중단하기로 결정하였다. 두통은 거의 매일 생겼고, 얼굴 우측에 불편한 느낌을 받았다.

모니카는 그녀가 받은 여러 진단을 실제로 이해하지 못했으며, 치료에 대해서 거의 확신하지 못했다. 그녀는 치료가 매우 고통스러웠으며, 너무 공격적이었고, 아마 문제를 악화시켰을 것이라고 생각했다. 모니카는 침은 이해가 되지 않았다. 도수치료는 아팠고, 왜 침을 맞아야 하는지 이해할 수 없었다. 그녀는 물리치료에 대해 매우 불만족했다. 그녀는 목에 조금도 도움이 되지 않는다고 생각하여, 그녀의 어머니와 이야기를 하여 치료를 중단하기로 결정했다. 이전의 의사는 그녀에게 추간판탈출이라고 말했다. 비록 그녀가 확신하지는 못했지만, 만약 그것이 맞는다면 이 치료법이 어떻게 도움이 되는지 알 수 없었다. 모니카는 물리치료를 포기하고, 목과 무릎에 긴장을 피하고 휴식을 취하였다.

모니카는 목의 통증과 두통으로 인하여 수업에 집중할 수 없기 때문에, 수업에 한 달 이상 참석할 수 없었다. 그녀는 현재 상황에 대해 저녁 때 매우 피곤함을 느끼며 학습능력이 저하되었다고 하였다. 그녀는 목과 무릎의 통증으로 인해서 일을 수행할 수 없다고 생각하여, 호텔 직원이 제안한 취업제안서를 거절했다.

모니카는 자신이 즐기는 일을 더 이상 할 수 없었기 때문에 매우 불행하다고 느꼈다. 공부를 할 수 없으므로 무기력해졌고, 흥미를 가진 직업의 제안을 거절해야 하는 상황에 실망감을 느꼈다. 그녀는 회복하지 못할 것이라고 점점 확신하였고, 지금부터 무엇을 해야 할지 몰라 우울해졌다. 그녀는 매일 일어날 때마다 목에 통증이 있다고 생각했다.

그녀는 물리치료가 목의 부상을 악화시켰을지도 모른다고 걱정했다. 그녀는 동료 학생을 따라 우리 병원에 왔다. 그러나 그녀는 추가로 치료를 받는 것을 두려워했다.

추론 질문:

1. 당신의 임상추론 과정 중에서 가장 중요하게 생각하는 양상은 무엇입니까? 어떤 걱정을 이야기하거나 적당한 예후를 제안했습니까?

추론 질문에 대한 답변:

발병이 급성 혹은 진행성이며 외상인지 아닌지에 관계없이, 처음에 증상이 나타나는 날짜를 확인하는 것이 중요하다. 외상 후 통증은 비외상성 목통증 혹은 잠행성으로 발생한 통증보다 더 철저하게 알아 보아야 한다. 사고가 발생한 방법과 환자가 보고한 첫 증상은 모두 관련성이 있다. 사고가 발생한 방식은 부상의 기전을 이해하는 데 도움을 줄 수 있지만, 손상의 심각성을 결정하기 위한 목적과 관련이 있다. 그녀의 머리가 땅에 부딪히지 않았다는 사실은 뼈나 인대에 심각한 손상 가능성을 줄였다.

초기 예후를 확립하기 위해서는 환자가 경험한 초기 증상이 매우 중요하다. 불안한 예후의 지표로는 심각한 경부 통증, 사고 직후 나타나는 통증 혹은 심한 두통을 동반한 경부 통증이다. 신경학적 증상의 발생은 심각한 신경혈관 손상을 나타낼 수 있다(입 주위에 감각이상, Horner 증후군, 보행 장애, 현기증 등). 분명히 의식상실, 사고 후 수일 간의 연하곤란 등, 많은 위험신호가 있을 수 있다.

사고 당시의 정서적 고통 또한 중요하다. 모니카가 심하게 떨렸고, 심각한 부상을 입었을 때 증상이 악화되어 발생할 수도 있다. 이 경우 우리는 외상후 스트레스 증후군과 뚜렷한 공포 회피 반응을 확인할 수 있다. 외상후 스트레스 장애는 회상으로 인하여 자주 불안해하기 때문에 사건에 대하여 기억하는 것을 기피한다. 또한, 외상 후 1개월 이상 사건에 대한 과민반응이 지속된다(American Psychiatric Association, 2013). 현재 환자가 외상후 스트레스 장애와 관련된 증상을 나타낸다면, 이전에(특히 어린 시절에) 외상적 사건을 경험한 적이 있는지 신중하게 질문해야 한다.

추론 질문:

2. 지금까지의 통증 유형과 관련된 주관적 검사의 특징에 대해 설명해 줄 수 있습니까(통각수용기성, 말초신경병성, 유해수용성)? 당신의 신체검사와 치료 계획은 무엇에 의미를 두고 있습니까?

추론 질문에 대한 답변:

사고 3개월 후 모니카의 증상은 호전되지 않고 점차 악화되었다. 비정상적 통증을 암시하는 패턴이 있었는데, 그녀의 목에 닿는 셔츠 칼라의 불편함과 극도로 불편하게 문지르는 느낌 때문에 우측 어깨에 핸드백을 메지 못하는 촉각에 대한 이질통증이 이를 증명하였다. 또한, 집중에 대한 어려움은 중추성 과민상태를 가진 환자들에게 흔하게 나타나는 인지장애이다. 모니카는 도수치료와 건침으로 이전의 통증이 아닌 강렬한 통증이 유발된 상당한 부작용을 경험했다. 이는 중추성 민감화에 기여하여 나타난 것으로 보인다. 나의 경험상 과도하게 지나친 기술은 절대 적용되어서는 안 된다. 모니카는 치료를 두려워했으며, 이런 부정적인 생각은 성공적 치료에 큰 장벽이 된다. 이런 생각은 우리가 검사와 치료 시 매우 신중해야 할 필요가 있다는 것을 암시한다.

추론 질문:

3. 평가의 첫 부분에서 당신의 생각은 어떠했습니까? 정보가 당신의 임상적 추론 가설과 맞습니까?

추론 질문에 대한 답변:

모니카는 편타성 손상 장애와 많은 유사성을 가진 복잡한 임상 양상을 보였다. 그녀의 두통은 두경부 손상과 관련이 있을 수 있다. 두통에 대한 감별진단을 위한 질문을 하는 것이 중요했다. 전측두엽 외상 후 두통은 경추성 두통을 포함하여 다른 원인일 수도 있다. 또한, 우리는 그녀의 우측 얼굴의 통증 원인을 확인해야 했다. 현기증, 메스꺼움, 불안정한 느낌은 편타성 손상 장애에서 흔히 나타나는 증상이다. 그러나 다른 원인을 제거하는 것이 중요했다. 특히 주의해야 할 점은 모니카의 사고 중 충격을 받지 않은 우측 무릎의 통증이다.

사고 발생 첫 동안 외상후 스트레스 장애와 연합된 증상이 있을 때 심한 고통을 호소하였고, 이는 좋지 않은 예후를 보였다. 그러나 자동차 사고의 2차적 부상이 없다는 것과 계류 중인 소송이 없다는 사실은 긍정적이다. 왜냐하면 증상 및 장애 표시를 혼동시킬 수 있기 때문이다. 중요한 점은 모니카가 이전 물리치료사의 치료 때문에 후속 치료를 두려워한다는 것이다. 이 시점의 주관적 평가와 적절한 치료계획은 좋은 결과를 위해 무엇보다 중요하다.

첫 번째 주관적 평가에서는 두 가지가 이루어졌다. 첫째로, 귀납적 또는 경험적 추리에 근거한 임상적 가설을 세울 수 있었다. 이 추론은 사건과 전후 관계에 알맞은 임상 패턴에 맞는 관련된 인식에 기반한다. 주관적인 평가의 초기 단계에서 수집된 정보를 바탕으로 전문가가 보다 더 효율적인 평가방법을 세운다. 또한, 환자의 신념, 기대, 감정, 상황 및 환자의 문제 중요성에 대한 초기 정보를 제공하며, 환자의 관점(사건 추리)을 강조하여 초기 평가를 설명한다. 이런 정보의 초기 노출은 두 번째 주관적 평가 시 더 자세한 내용을 얻을 수 있게 만들어 준다.

임상추론 해설:

모니카의 경우 외상후 스트레스 장애와 공포회피 반응과 관련이 있어 보이기 때문에, 발병 기전 및 초기 증상의 기전에 관한 체계적이고 철저한 병력을 확인하여, 잠재적 상해 및 예후의 중증도에 관해 설명하면서, 발병 시 연관된 감정에 중점을 둔다. 이것은 자발적으로 나타나지 않는 추가 증상(감정 포함)에 대한 검사로 나타낸다. 이는 제1장에서 논의되었듯이 '당신이 보는 것이 전부다'라는 가정의 추론 오류를 최소화하는 빠른 핵심 전략이다(Kahneman, 2011, p. 86).

또한 제1장에서 논의된 바와 같이, 여러 분야의 임상 패턴에 대한 지식이 귀납적 가설 설정, 후속 가설 테스트 및 연역적 임상 결정을 돕는다. 예를 들어, 비정상적 통증에 대한 구성요소의 임상 패턴을 인식할 수 있다.

임상적 추론은 어떤 하나의 '가설 범주'에서 판단을 내리는 것 이상을 요구할 뿐만 아니라, 한 범주의 판단이 다른 범주의 판단에 어떻게 영향을 미치는지 인식해야 한다. 가설 범주 추론의 상호연결은 논란이 있는 통증 유형에 관한 가설이 환자의 관점(예 모니카의 치료에 대한 두려움과 과거의 치료에 대한 부정적인 기대), 예후(예 성공적 치료를 위한 장벽이 될 수 있음)와 예방조치(예 이런 기대는 검사와 치료 중 극도로 조심해야 함을 의미)에 대한 분석과 관련이 있음을 분명히 한다.

패턴은 편타성 손상 장애와 더욱 유사하게 입증된다. 두통, 현기증, 메스꺼움 및 불안정한 증상은 감별진단이 필요하다. 또한, 외상후 스트레스 장애와 연합된 증상인지 확인해야 한다.

첫 번째 방문 주관적 평가-파트2 First Appointment Subjective Assessment - Part 2

이 사례의 병력에 두 번째 부분에서 우리는 두 가지 유형의 질문을 하였다. 첫째는, 임상적인 증상을 알아 보기 위해 통증 발생 특성과 발통요인(trigger factors), 통증 리듬, 진행 단계, 이전에 받았던 치료, 추가적으로 한 검사 등과 같은 일반적인 질문들이 필요했다. 또한 배제해야 할 다른 진단적 가설을 위한 감별진단을 하기 위해 특정 목표를 대상으로 한 질문을 하였다.

현재 증상 Current Symptoms

우리는 중요한 순서대로 환자의 증상을 하나씩 알아보고 그것들에 번호를 부여하였다. 우리는 통증과 증상의 양상, 이전 과거력 그리고 현재의 임상적 패턴 양상으로 변화 등을 알아보기 위해 일련의 필수적인 질문들을 하였다. 통증의 특성에는 부위, 기간, 리듬, 규칙성(regularity), 질(descriptors, 설명자), 강도, 민감성(irritability), 통증 행동(pain behavior), 관련 증상들이 포함되었다.

증상 지도 Map of Symptoms

환자가 증상을 경험하고 있는 부위를 정확하게 결정하기 위해서는 신체차트(body chart)에 통증이 발생하는 위치를 그리도록 한다 [그림 18-1]. 환자가 통증을 느낀 부위를 환자가 표시하는 방법은 통증의 원인에 대한 어느 정도의 단서를 제공할 수도 있다. 환자가 종종 그림 위에 증상을 표현할 수 없기 때문에 치료사가 증상이 발생하는 부위를 그리는 것도 이상적이다. 그러나 이와 다르게, 특히 만성

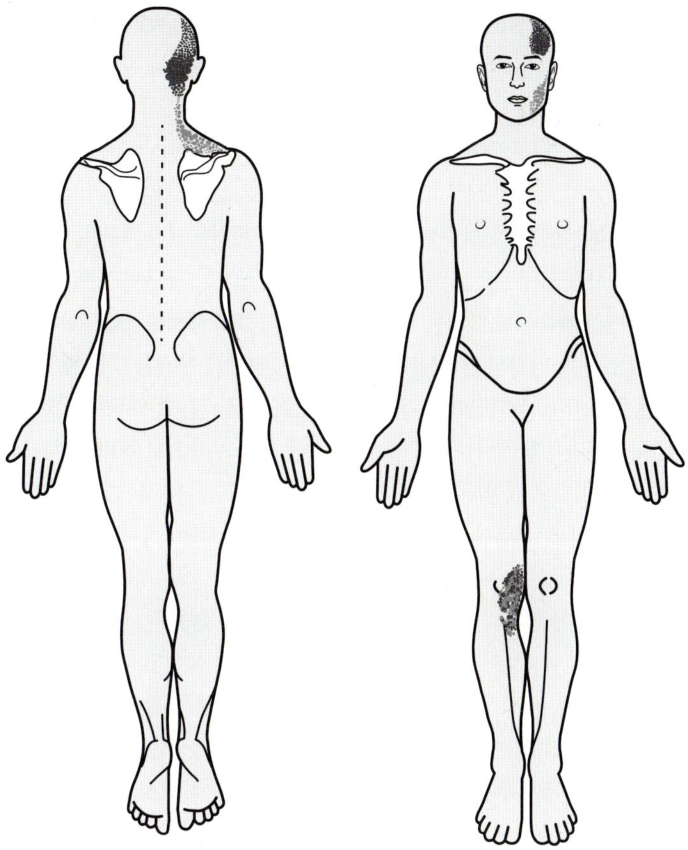

그림 18-1 통증 부위를 보여주는 신체차트

통증 환자의 경우 환자가 자신의 증상을 그릴 수 있다는 것이 흥미로울 수 있다. 붉은 색은 통증을 나타내고, 노란색은 이상감각(paresthesia) 또는 감각이상(dysesthetic) 증상을 나타내는 것처럼 색상코드가 유용할 수 있다. 더 심한 통증이 있는 부위에는 진한 색이 적절하고 통증이 덜 심한 부분은 희미한 색으로 표시한다.

일단 그림이 완성되면, 환자에게 자신의 증상이 정확하게 표현되었는지 다시 확인하도록 요청한다.

증상의 빈도 Frequency of Symptoms

모니카는 매일 우측 무릎 통증을 경험할 뿐만 아니라 경부통, 두통, 어지러움, 메스꺼움(nausea)과 불안정감(unsteadiness)을 느꼈다고 보고하였다. 반면 그녀의 얼굴에 발생하는 증상은 일주일에 2~3일을 경험하고 있다. 통증은 현재 하루 종일 느껴지지만 수행하는 활동에 따라 더 나빠졌다. 두통과 얼굴에 증상은 항상 목통증이 증가될 때 나타났다.

증상의 특성, 통증의 설명자와 통증 양상 Symptom Characteristics, Pain Descriptors and Pain Behavior

경부통과 두통 Neck Pain and Headache

모니카은 후두 하부(sub-occipital)의 통증을 심부에 둔한 통증으로 표현하였고, 좀 더 심할 때는 같은 쪽에 후두부와 전두–측두부(fronto-temporal) 통증이 동반되었다. 우측의 극상와(가시위오목, supraspinous fossa) 부위의 통증도 목통증과 관련이 있어 보이며, 공부하기 위해 오랜 시간 앉아 있은 후에는 거의 항상 발생하였다. 우리는 그녀에게 증상의 강도를 1에서 10까지의 척도에서 등급을 정하도록 요청하였다. 먼저 우리는 지난 2주 동안에 평균 통증 강도(NRS [A])를 얻었고, 그 다음에 가장 심했던 증상의 등급을 평가하도록 요청하였다(NRS [S]).

모니카는 평상시 후두하부 목통증은 7/10 NRS[A]였고, 좀 더 강했을 때는 9/10 NRS[S]에 도달했다고 대답하였다. 그녀는 매일 통증이 있었지만 하루 종일 통증이 지속되는 것은 아니었다. 그녀가 아침에 일어날 때와 저녁에 통증이 더 심했다. 우리는 유발(trigger)요인과 악화되는 증상에 대해 물었다. 그녀는 오랜 기간 앉아 있을 때 통증이 나타났고, 머리를 우측으로 회전하는 동작이나 경부 신전을 같이 할 때 더 심해졌다고 답하였다. 그녀는 또한 등을 대고 누워 있을 때 베개에서 머리를 들어 올릴 수 없다고 하였고 그 이유는 그녀가 더 이상 힘이 없다고 느꼈기 때문이라고 하였다. 이것은 그녀의 손으로 자신의 머리를 들어 올릴 때만 가능했다. 그녀는 또한 자신의 베개 문제에 대해 말했고 때로는 베개의 위치를 계속 변경하였다. 목통증이 시작되면 그녀는 베개를 접었고 그러면 통증이 완화되지만 잠시 후 다시 불편해지고 그녀는 베개를 다시 제거하였다. 통증은 짧은 시간 동안은 완화되지만 잠시 후에 다시 통증이 심해졌다. 어느 날 밤에는 계속해서 베개를 넣고 빼고를 계속했고 때로는 방을 가로질러 베개를 던지기도 했다. 목통증은 목 밑에 핫팩을 대로 바로 누워 있을 때 약간의 완화되나, 오랫동안 그 자세를 유지할 수는 없었다.

그녀는 미용실에 갔다 온 후에 통증이 더 심해졌다고 기억했는데, 그곳에서 그녀는 머리를 감기 위해 목을 신전시킨 자세로 유지했었다. 그녀는 며칠 동안 심한 목통증과 두통에시달렸고, 그 날 이후에 목을 우측으로 돌리는 데 큰 어려움을 겪었다.

모니카는 자신의 두통을 둔한 통증이라고 표현하였다. 일반적인 강도는 목통증의 정도에 따라 매우 다양했다. 보통은 6/10이었으며, 더 심각할 때는 약간 악화되었다(7/10). 두통은 편두통처럼 고동치거나(pulsating) 두근거리지는(throbbing) 않았고, 삼차신경-자율신경성 두통처럼 심하지 않았다. 통증의 본질은 통증의 유형이 통증 기간이 매우 짧고 감전되는 것처럼 날카롭기 때문에 후두부 신경통(occipital neuralgia)과 일치하지는 않았다. 우리는 모니카에게 가끔 후두부에서 다른 감각, 즉 이상감각(무감각)이나 멍한 감각(numbness)를 느끼는지, 흔히 후두부 신경통과 동반되는 증상이 느끼는지를 물었고, 그녀는 아니라고 하였다. 그녀는 두통이 있을 때 집중하는 데 어려움을 호소했지만, 두통은 편두통이 있을 때와 마찬가지로 일상생활의 정상적인 활동을 제한하거나 악화시키지 않았다. 또한 그녀는 후두부하 통증이 악화되었을 때만 두통이 있었다고 답하였다. 시간적 패턴 또한 매우 다양하며, 아주 심한 경우 하루에 두 시간 정도 아팠다고 하였다. 그녀에게 두통이 메스꺼움(nausea), 소리공포증(phonophobia), 광선공포증(photophobia), 눈물흘림(lacrimation) 또는 콧물(rhinorrhea)을 동반했는지 질문에 그녀는 사고 이후에 빛과 시끄러운 소음에 더 민감해졌고 메스꺼움으로 고통을 받았다고 대답하였다. 이런 증상들은 하루 종일 지속되었으나 두통이 있을 때 더 심해지지는 않았다.

얼굴에 증상에 대해 물었을 때 모니카는 '참담했던' 물리치료를 받은 후에 나타난 것으로 기억하였다. 얼굴 통증은 일주일 간 지속되었지만, 현재 그 얼굴 증상은 거의 드물고 두통이 심하거나 민감해졌을 때만 나타났다. 모니카는 이에 대한 이야기를 할 때 얼굴 통증이 심해졌다. 그녀는 현재에 느낌에 대해 설명하기 어렵다고 하였고, 얼굴에 무언가를 붙인 것처럼 느껴지고 그 부위가 멍하고 하였다. 우리는 그 부위에서 이전에 어떤 증상들을 경험했는지 그녀에게 물었다. 그녀는 우리에게 약 10년 전에 질긴 고기를 먹었었는데 그때 그녀의 귀 안에 칼로 찌르는 듯한 느낌을 받았으며 그 부위에 통증이 2주간 지속되었다고 하였다. 현재 그녀는 가끔 '귀 안쪽에서' 딸깍하는 소리가 나고 때때로 '턱뼈가 탈구되는 듯한' 느낌이 들지만 통증은 느끼지 않는다고 하였다. 현재 그녀가 느끼는 통증은 비록 어느 정도 비슷하지만 그때와 정확히 똑같지는 않다고 하였다.

모니카는 그녀가 겪고 있는 어지럽고 불안정한(unsteadiness) 느낌은 '그녀를 그렇게 심하게 상처를 입힌' 그 특별한 물리치료 세션 후에 나타났다고 주장하였다. 우리는 그녀의 어지러움에 대해, 빠르게 돌아가는 듯한 어지럼증인지 막연한 불안정하게 어지러운 느낌인가를 구별해 보라고 요청했다. 모니카는 그것이 메스꺼움과 함께 술에 취했을 때나 불안정할 때 느끼는 것과 같다고 하였다. 어지러움증이나 불안정감, 메스꺼움과 같은 증상들은 항상 목을 움직일 때 나타나고, 특히 목을 신전하거나 머리를 우측이나 좌측으로 빨리 돌릴 때 나타났다.

우리는 모니카에게 물리치료 시 넓은 가동범위에서 또는 신전범위에서 어떤 경추부 관절가동술을 받았는지 또는 고속도의 도수교정술을 받았는지 등 어떤 종류의 치료를 받았는지 설명할 수 있는가를 물어 보았다. 모니카는 넓은 범위의 움직임은 없다고 했지만 물리치료사가 손가락으로 매우 강한 압력을 가했고 그때 엄청나게 아팠다고 답하였다. 또한 침치료는 엄청나게 끔찍했는데, 그 이유는 그녀가 늘 침을 두려워했기 때문이다.

모니카는 사고를 당한 후로 진한 향수의 냄새를 견디지 못한다고도 하였다. 그 다음에 우리는 빛이나 소음 또는 온도 변화와 같은 자극이 그녀의 증상을 유발할 수 있는지를 물었고, 그녀는 사고 이후로 강렬한 소음에 대한 내성이 줄어들었고 추운 온도는 통증을 증가시켰다고 하였다.

추론 질문:

4. 당신은 두 번째 단계의 주관적 평가에 대한 임상적 추론에 대해 어떤 의견을 줄 수 있습니까? 통증에 대한 자세한 설명에 관심을 가지는 이유를 설명할 수 있습니까? 그 정보를 어떻게 사용할 것입니까?

추론 질문에 대한 답변:

진단적 추론(diagnostic reasoning)을 목표로 한 평가에서 이 부분은 감별진단을 위한 임상적 가설(clinical hypotheses)과 대안 가설(alternative hypotheses)을 세우는 것을 가능하게 한다. 이 진단적 추론에서는 환자의 여러 가지 다른 임상적 상태와 관련된 증상, 징후들에 특성의 분석을 통해 '어떻게(how)?'를 이해하는 것이 필요하고, 여기에는 그것들과 관련되어 '왜(why)'가 포함되어야 하는데, 이것은 발병기전과 증상들의 양상 모두를 이해해야 한다. 중요한 것은, 두 번째 단계 이후에 신체검사의 계획으로 이어질 수 있는 정보를 얻어야 하는 것이다.

통증에 대한 설명자(descriptors)는 발생되는 통증의 기전을 결정하는 데 중요한 이슈 중 하나이다. 그것은 통증이 체성(somatic), 염증성, 신경병증성 또는 복합성인지를 결정하는 핵심 정보를 제공한다. 환자는 자신의 통증을 설명하기 위해 설명자를 사용할 수 있도록 요구했다. 통증의 질은 무딘, 타는 듯한, 찢어지는 듯한, 발작성(paroxysmal), 압박성 통증 등으로 정의되며, 통증의 질은 통증의 유형과 이와 관련된 병태생리학적 기전에 대한 관련 정보를 제공한다. 환자에게 특정 단어를 제안하지 않는 것이 중요하며, 후자가 통증의 설명자를 찾는 데 어려움이 있을 경우, 그것은 무엇과 비슷한가? 당신은 그것을 무엇과 비교할 수 있는가?와 같은 같은 질문을 한다.

추론 질문:

5. 모니카가 경험하고 있었던 두통과 얼굴 증상과 관련하여 진행해야 할 감별진단 과정은 무엇입니까?

추론 질문에 대한 답변:

두통의 감별진단을 위해서는 두통의 특성, 시간적 패턴(time pattern)(발생빈도와 지속시간), 강도, 부위, 유발 요인 그리고 관련 징후와 증상과 같은 6가지 영역의 질문이 필요하다. 또한 국제두통학회(International Headache Society; ICHD-III) (Headache Classification Committee of the International Headache Society, 2013)에서 제시한 현재 두통 진단기준에 대해 이해하는 것도 중요하다. 감별진단에 도움이 되는 이러한 기준 외에도 경추성 두통의 특성을 더 잘 알 수 있기 때문에 경추성 두통 국제 연구그룹(Cervicogenic Headache International Study Group, CHISG)(Sjaastad 등, 1998)의 기준을 알아 두면 유용하다.

이 환자의 경우, 두통의 특징과 유발요인 그리고 리듬이 경추성 두통으로 여겨진다. 그러나 신체검사에서 발견할 수 있는 특정한 신체적 기능장애가 반드시 있어야 한다. 통증 발생 부위가 후두부 신경통으로 예상될지라도, 통증설명자가 신경병성 통증과 일치하지 않아 이러한 유형의 두통 특징으로 보이지는 않았다.

목통증과 두통 간에 직접적인 관련성을 반드시 알아 봐야 할 필요는 없다는 것을 주의해야 한다. 외상 후에 두통과 목통증이 발생했다는 사실만으로 두통이 경추성이라는 것을 확인하기에는 충분하지 않다. 외상은 실제로 두통 유형(긴장성, 편두통 또는 경추성 두통)에 관계없이 두통의 특성과 빈도, 강도를 증가시키는 민감성 기전(sensitizing mechanism)일 수 있다.

안면 증상은 일시적일 수도 있지만 신체검사를 하는 동안 주의 깊게 평가해야 한다. 이러한 증상들은 중추성 민감화(central sensitization)와 연관이 있을 수 있다. 그러나 말초신경병증을 배제할 필요가 있고, 악관절(TMJ)로부터 전이되는 증상이 아니라는 것을 확인할 필요가 있다.

추론 질문:

6. 이전에 받은 물리치료에 대해 관심이 있었습니까? 그리고 이것이 당신이 관련된 통증기전에 대한 평가와 임상적 추론을 하는 데 어떤 영향을 미쳤습니까?

추론 질문에 대한 답변:

주관적 평가 시 그녀의 증상을 크게 악화시킨 물리치료 세션에서 어떤 일이 있었는지를 확인하는 것이 매우 중요했다. 모니카는 8~9세션 후에 물리치료사가 진행이 매우 느려서 치료를 좀 더 강하게 해야 한다고 말했다고 하였다. 물리치료사는 그녀에게 얼굴을 아래로 하고 눕게 하고 오랫동안 목의 아픈 부위를 손가락으로 눌렀고 결국 통증이 더 심해졌다. 그 후 같은 자세에서 치료사는 그녀의 '어깨'에 침을 놓았다. 그녀의 목을 누르거나 침으로 인해 통증이 더 심해졌다. 치료 세션이 끝날 무렵 그녀는 매우 아프고 조금 현기증이 났지만 몇 시간 지속되지 않았다. 그러나 목통증과 두통이 점점 심해졌고 메스꺼운 느낌을 느끼기 시작했다. 그리고 그녀의 얼굴과 목의 좌측 부위에 이상한 느낌이 들기 시작했다. 모니카의 설명에 의하면 그녀의 증상에 악화는 잠재적으로 손상을 입을 수 있는 치료를 받은 것과는 관련이 없지만, 오히려 치료과정에서 경험한 통증과 관련이 있다.

치료 후에 증상이 불균형적으로 악화되면 유해가소성(nociplastic) 통증 유형의 지표가 된다. 중요한 것은 중추성 민감화(central sensitization)가 있는 환자에게 과하게 강력한 치료나 환자의 증상을 악화시킬 수 있는 치료는 금기증이라는 점이다(Nijs와 Van Houdenhove, 2009). 이 환자의 경우 후반부에서 논의되는 바와 같이 취기공포증(osmophobia), 빛공포증(photophobia), 냉감각에 대한 내성 감소는 중추성 민감화의 지표가 된다. 또한 그녀가 말한 인지적 결함(cognitive deficits)도 만성 통증 환자에게서는 극히 일반적인 특성이다.

추론 질문:

7. 모니카는 현기증은 그녀의 증상 중 하나라고 하였다. 당신은 이 어지러움을 어떻게 해석하고 있는지 말해 주십시오.

추론 질문에 대한 답변:

가짜현기증(pseudo-vertiginous) 감각은 경추부 병리나 기능장애와 관련되어 나타나는 흔한 증상이다. 임상가의 첫 번째 어려움은 현기증이란 느낌으로 나타나는 다양한 명칭을 대하는 것이다. 이러한 용어에는 현기증, 균형 소실 또는 불안정감과 같은 단어이며, 이것들은 환자의 증상을 해석하는 데 어려움을 준다. 따라서 첫 번째 단계는 현기증과 관련된 용어를 명확히 하는 것이다.

현기증은 주변 환경에 대한 대상자의 움직임 또는 대상자에 대한 주변 환경의 움직임에 대한 잘못된 감각이라고 정의할 수 있다. 가장 흔한 말초성 전정계 현기증(peripheral vestibular vertigo)은 양성 발작성 자세성 현기증(benign paroxysmal positional vertigo, BPPV)으로, 갑작스러운 회전에 의해 유발되는 현기증으로 시작되고 대개 30초 미만으로 지속되며, 머리의 위치 변화에 의해 유발된다. 이런 유형의 현기증은 갑자기 머리를 움직이는 것과도 관련이 있다.

어지러움증(dizziness)은 객관적으로 균형을 잃지 않은 상태에서 불안정감을 느끼는 주관적 감각으로 설명되는 좀 더 모호한 용어이다. 환자는 불안정감(unsteadiness)과 흔들리거나 약해지는 느낌이 들며 종종 메스꺼움을 동반한다. 모니카의 가짜현기증 증상에 대한 설명을 바탕으로 우리는 전정계나 중추성 발원의 진성 현기증(true vertigo)을 배제할 수 있다. 따라서 전정계 기능을 평가하기 위한 검사를 수행할 필요는 없었다.

증상들은 경추성 현기증을 암시하고 있다. 신체검사는 불안정감이 주관적인지(객관적으로 균형 문제가 없는) 아니면 객관적인 균형 감각과 관련이 있는지를 구분해야 한다.

임상추론 해설:

제1장에서 언급했듯이 진단적 추론에서 '무엇을', '어떻게' 그리고 '왜'를 이해하고 연결성에 대한 설명은 Boshuizen과 Schmidt(2008)의 패턴 인식(pattern recognition)에 대한 구성과 일치하며, 전문가들로 하여금 장애와 전조(predisposing) 요인, 병리생물학적, 심리사회적 과정과 결과적으로 발생된 결과나 장애들을 통합하게 한다:

- **가능한 상태:** 질병이나 문제 발생 시 나타나는 상태나 장애로, 여기에는 개인적·사회적·의학적·유전적·환경적 요인들이 포함된다.
- **장애(fault):** 병리생물학적, 심리사회학적 과정은 주어진 질병이나 장애와 관련된다.
- **장애의 결과:** 특정한 문제의 징후나 증상뿐만 아니라 환자의 삶에 영향을 미치는 기능적 영향

이것은 두통의 감별진단에 필요한 정보에 대한 논의 부분에 대한 예시이다.

슬관절 통증 Knee Pain

평가의 다음 부분은 슬관절 통증에 대한 것이다. 모니카는 우측 무릎의 전내측 부위에 통증과 타는 듯한 통증을 호소하였고, 무릎이 뜨거워지면 그 통증은 때때로 허벅지까지 퍼지는 것 같다고 하였다. 사고 후 즉시 통증이 나타나지 않았지만 몇 시간 후에 통증이 나타났다. 우리는 혹시 넘어질 때 무릎으로 떨어졌는지 다시 물었고 그녀는 그렇지 않았다고 했다.

우리는 그녀가 언제 무릎이 아픈가에 대해 물었고 그녀는 소파에 누워 TV를 볼 때 특히 하루 일과를 끝낼 때라고 답하였다. 어떤 움직임을 할 때 무릎의 통증을 유발되는지 묻자 그녀는 계단을 내려가거나 30분 이상 누워 있을 때라고 답하였다. 그러나 통증이 가장 심한 때는 하루 일과를 끝내고 '소파에 앉아 있을 때'라고 하였다. 우리는 걷기나 계단 오르기, 달리기 등과 같은 기능적 활동의 영향에 대해 물어 보았고, 그녀는 특히 계단을 내려갈 때 무릎이 아팠다고 하였으며, 무릎 때문에 넘어질까 봐 두렵다고 하였다. 또한 아픈 쪽 다리에 체중을 실을 때 다리가 아프거나 주저앉게 될까 봐 두려워했다.

그녀에게 왜 '안 좋은 무릎(bad knee)'이냐고 묻자, 그녀는 무릎 문제에 대해 오래된 이야기가 있다고 하였다. 2001년에 그녀는 전십자인대의 완전파열로 인해 수술을 받았었다. 수술 직후 기간 동안 무릎통증이 매우 심했으며 상태는 나아지지 않았고 수술 후 3주쯤에는 증상이 더 악화되었다. 결국 그녀는 병원에 다시 갔고, 활액의 검사를 통해 수술 전의 감염이 있었다는 것을 밝혀 냈다. 관절경 시술과 항생제 치료 후 몇 주 이내에 재활을 시작하였다. 물리치료에도 불구하고, 무릎에 심각한 강직이 발생했고, 무릎의 관절가동술을 적용할 때마다 매우 극심한 통증이 나타났다. 6개월 후에, 그녀는 가동성을 개선하기 위해 두 번째 관절경 시술을 받았다. 그럼에도 수술 후 거의 1년이 될 때까지 통증과 강직은 개선되지 않았다.

2003년에 우측 무릎이 계속 아파 다시 수술을 받았다. 큰 합병증 없었지만 다시 심한 통증이 있는 강직이 발생하여 그녀는 6개월 이상 집중적인 물리치료가 필요하였다. 사고 당시에 그녀는 무릎에 통증이나 무릎과 관련된 기능 손상은 없었다.

그 시점에 대한 대화에서 모니카는 텔레비전에서 운동선수가 무릎에 손상을 입는 것을 볼 때마다 그녀의 무릎도 바로 아팠고, 실제적으로 무릎은 항상 아팠다고 하였다. .

영상진단 검사 Imaging Tests

영상진단 검사는 감별진단에 도움이 될 수 있다. 이 사례의 경우, 우리는 경추부의 심각한 구조적 손상이나 경추부 불안정성으로 진행된 증거를 알아내는 데 관심이 가지고 있다. 모니카는 사고 당일에 찍은 X선(경추 전후방 및 측면상)을 가지고 왔는데 그 영상은 완전히 정상이었고, MRI는 사고 후 보름 뒤에 찍었다. MRI에는 T2에서 신호강도(signal intensity)의 감소와 함께 C5 추간판이 넓게 돌출되어 보였다. 경추부에서는 뼈나 인대 손상의 징후는 없었고 경추부 불안정성도 보이지 않았다.

정서, 가족력, 수면의 질 Mood, Family History, Sleep Quality

우리는 모니카에게 어떤 기분이냐고 물었고, '만약 그녀 자신이 너무 성급하지 않았다면 자신에게 이런 일이 일어나지 않았을 것이라고 말했고 자신에게 화가 난다고 하였다. 그녀는 낙담하고 있었는데, 그 이유는 한 학년을 놓치고, 취업을 하지 못했으며, 목과 무릎 통증이 만성화가 될 것 같은 두려움으로 인한 걱정이었다.

그때 그녀는 자신의 남자친구에 대해서도 화가 났었다고 하였다. 그는 그녀가 통증에 대해 망상에 빠져 있다고 하였고 떨어질 때 그녀가 그렇게 심하게 다치지 않았을 거라고 하였다. 그는 아마추어 사이클 그룹에 소속된 많은 사람이 넘어진다고 하면서 그게 그렇게 위험하진 않다고 하였다.

이 시점에서 우리는 가족 중 누군가가 만성 통증증후군(chronic pain syndrome)을 경험한 사람이 있는지 물었고, 그녀의 어머니가 평생 편두통을 앓았지만 어머니의 삶에 그것이 크게 지장을 주었는지에 대해서는 기억이 없다고 하였다. 우리는 그녀의 사고 전 기분 상태에 대해 물었고, 그녀는 괜찮다고 말하였다. 우리는 그녀가 잠을 잘 자는지 물었고, 그녀는 때로 목통증 때문에 밤에 잠에서 깨어나고 때로는 아침에 일어날 때도 목통증과 두통이 있다고 하였다.

현재의 약물치료 Current Pharmacological Treatment

모니카는 현재 두통이 심할 때만 하루에 두 번 프레가발린[pregabalin (Lyrica)] 75mg과 이부프로펜(ibuprofen) 600mg 또는 아세트아미노펜(acetaminophen) 1g을 복용하고 있다.

추론 질문:

8. 이 사례의 경우에 무릎통증은 조금 이상해 보인다. 이것에 대한 당신의 생각은 어떻습니까?

추론 질문에 대한 답변:

모니카의 무릎통증 양상은 독립된 유해수용성 근원(isolated nociceptive source)과 일치하지는 않았다. 계단을 내려 가거나 앉아 있을 때 더 악화되는 기계적인 특징이 있었지만, '손상'에 대한 기전과는 명확하지 않았으며, TV에서 무릎이 손상되는 단순한 영상을 봤을 때 자신의 무릎통증이 유발되었다는 것을 보아 중추성 과흥분성(central hyperexcitability)의 증가로 인해 '통증기억(pain memory)'이 활성화되었을 가능성이 있다고 여겨진다.

추론 질문:

9. 당신은 주관적 평가를 통해서 많은 정보를 수집하였다. 이 사례에 영향을 줄 수 있는 다양한 영역(domains), 믿음(belief), 감정 그리고 모든 개인적·외적 요인에 대해 당신은 어떻게 요약할 수 있습니까?

추론 질문에 대한 답변:

이 사례의 기록에 의하면, 모니카는 WAD와 많은 유사성을 가진 복잡한 임상 양상을 확실히 보이고 있다. 이 시점에서 손상의 3가지 영역, 활동의 제한(activity restriction) 그리고 참여 제한(participation restriction)을 구분하기 위해 모니카의 임상적 상태를 확인할 필요가 있다. 또한 우리는 관련된 개인적 요인과 외적 요인을 파악할 필요가 있으며, 믿음과 행동(behaviors)을 평가할 때가 되었다[표 18-1].

추론 질문:

10. 당신은 이 사례와 관련되어 있다고 믿는 통증기전에 대해 언급했었다. 평가과정 중 이 단계에서 이에 대해 자세히 설명하십시오.

추론 질문에 대한 답변:

통증기전의 인지(recognition)는 임상적 평가와 환자 관리에서 가장 중요한 부분이다. 고전적으로, 통증은 유해성, 염증성 그리고 신경병성 통증 유형으로 분류될 수 있다. 그러나 이러한 분류에 포함되지 않은 통증 유형이 있다. 즉 복합성(complex) 통증 또는 유해가소성(nociplastic) 통증 유형이 있다. 복합성 통증은 구심성 입력(또는 어떤 입력 자극 없이)에 의해 시작되어 중추성 과흥분성(central hyper-excitability)을 일으키는 통증으로 정의할 수 있고, 유해수용성 입력이 제거되었음에도 불구하고 중추성 흥분성이 유발되고 스스로 지속된다.

다른 유형의 통증은 유해수용성 원인과 환자의 임상적 표현이 일관성 있게 나타내지만 복합성 통증은 그렇지 않기 때문에 이러한 유형의 통증에 대한 인지는 매우 중요하다. 통증의 패턴은 손상의 심각성에 비해 불균형적이나 모든 인지할 수 있는 임상적 패턴과는 일치하지 않는다. 복합성 통증을 식별하지 못하면 종종 환자가 반대되는 설명을 듣고 불필요한 시도와 효과가 없는 치료를 받게 된다. 유해수용성 통증의 경우, 유해수용성 근원이나 관련된 기여요인에 대한 치료가 필요하지만, 복합성 통증의 경우는 중추성 조절기전(central modulation mechanisms)에 초점을 맞추어야 한다.

우리는 세 가지 기준(Nijs 등, 2014)에 기반한 알고리즘 형태에서 유해가소성 통증 패턴을 식별할 수 있는 도구를 개발하였다.

- 기준 1: 손상이나 병리의 본질(nature)과 범위(extent)에 불균등한 통증의 경험
- 기준 2: 확산된 통증의 분포, 이질통증(allodynia) 그리고 통각과민(hyperpargesia)
- 기준 3: 근골격계와 무관한 감각의 과민성(hypersensitivity)

만약 첫 번째 기준에 기준 2 또는 기준 3이 추가적으로 해당하면, 환자는 유해가소성 통증 유형에 해당한다.

통증기전에 의하면 후두하부(suboccipital)의 목통증은 체성(somatic) 통증이고, 극상와 부위 통증은 체성 관련통(somatic referred pain)으로, 머리 우측 두통도 상부 경추관절로부터 발생한 체성 전이통으로 나타난 것으로 보인다. 모니카는 중추성 민감화를 보였다. 전이통과 촉각성 이질통은 민감화에 의한 현상이다.

안면부 통증은 유해가소성 민감화로 인한 TMJ 기능장애 또는 말초신경병증성 통증 또는 복합성 통증과 관련되어 나타날 수

표 18-1

범위, 신념, 감정, 행동과 개인적 및 외적인 요인

임상적 양상	주요 문제		
범위	신체적 기능장애 (Physical dysfunction) • 우측 후두하부 목 통증 • 우측의 두통 • 우측 얼굴과 이상감각 증상 • 현기증 • 기능장애로 인한 우측 무릎 통증	장애(Disability) • 경추의 빠른 움직임 • 경추의 신전과 경추 좌측 회전의 제한 • 계단 내려가기	핸디캡/참여 (Handicap/ participation) • 그녀는 집중이 어려워 공부를 할 수 없다. • 그녀는 구인 제안을 거부했다. • 그녀는 친구들을 만나지 않는다.
관련 요인	개인적 요인 • 외상후 스트레스 장애(PTSD) • 친척 중 만성 통증을 가진 병력이 없음		외적인 요인 • 진행 중인 소송은 없음
신념	• 그녀는 자신의 무릎이 악화될까 두려워한다. • 그녀는 자신의 문제를 이해하지 못한다. • 그녀는 자신의 회복을 확신하지 못한다. • 그녀는 그것이 진심으로 심각하다는 것이 확실하다고 생각한다.		
감정적 상황	• 감정적인 고통 • 그녀는 끔찍하게 불행하다고 느낀다. • 외상후 스트레스 장애(PTSD) • 그녀는 통증으로 인하여 사기가 저하된다고 느낀다. • 그녀의 남자친구는 그녀의 통증을 이해하지 못한다.		
양상	• 그녀는 공포 회피 반응을 보이며, 현기증과 통증을 두려워 머리가 움직이는 것을 피한다. • 그녀는 오래 산책을 하는 것을 두려워하며, 특히 계단 오르내리는 것을 두려워한다. • 그녀는 구인 제안을 거부했다. • 그녀는 친구들을 외출하지 않는다.		

있다. 우측 무릎의 통증은 복합성 통증 그리고 환자의 과거 통증에 대한 기억의 활성화로 나타날 수 있다.

모니카의 증상은 중등도 수준으로 심각하나 높은 수준의 과민성(irritability)을 보였다. 신체검사는 간단해야 하고 증상을 다시 유발하게 해서는 안 된다.

추론 질문:

11. 당신은 관련된 통증 유형이나 기전에 주의를 기울이며 이 환자에게 상세한 주관적 평가를 수행했습니까? 다음 단계의 평가계획과 이 단계에서 얻게 될 정보에 대해 대략적으로 설명할 수 있습니까? 이 정보가 어떻게 예후에 영향을 줄 수 있습니까?

추론 질문에 대한 답변:

주관적 평가에서는 모니카의 증상에 대한 잘못된 해석, 완전히 긍정적이지는 못한 치료에 대한 기대, 파국화된 사고(catastrophic thoughts), 기분의 저하, 낮은 자존감 그리고 낮은 공포 회피 반응 수준과 같이 예후에 부정적으로 기여했을 수 있는 인지적·감정적 측면을 보여 주었다. 우리는 좋은 치료 결과를 얻기 위해 이러한 각 문제들을 다룰 때 특히 다음 사항들을 고려해야 했다:

- 후두하부 목통증의 패턴은 척수후관절 그리고/또는 두개경부관절(C0-C1, C1-C2)의 손상과 일치할 수 있다.
- 초기에 안면부 통증이 악관절 기능장애로 인한 것으로 보이지는 않았지만, 이 관절에 대한 평가 시 그 가능성을 배제하는 것이 좋다.

- 무릎 전방부 통증은 통증에 대한 기억과 관련이 있을 수 있지만, 관련된 신체적 장애와 유해감각 장애를 배제하기 위한 신체검사를 해야 한다.
- 모니카가 경추부에 운동조절능력에 결함이 있는지 여부를 평가하는 것이 중요했다. 이것을 평가하기 위해 몇 가지 검사가 필요하였다.
- 현기증과 불안정감(unsteadiness) 증상에 대한 평가는 반드시 이루어져야 했다. 이러한 증상들은 경추부 운동감각의 변화, 경부 운동 조절 패턴의 변화, 바로 선 자세의 균형 장애, 안구 운동과 목-시각 협응능력에 변화와 같은 감각운동시스템의 여러 가지 객관적 징후들과 연관될 수 있다. 이러한 모든 손상에 대해 반드시 평가해야 한다.

이 첫 번째 방문에서 먼저 환자의 가설적 유해가소성 통증 유형이란 점과 두 번째로는 치료에 대한 부정적인 기대를 하고 있기 때문에 매우 짧고 통증을 유발하지 않는 신체검사를 해야 할 필요가 있다. 첫 번째 평가에서, 우리는 일차적으로 가동성 패턴을 평가하고 체성 감각(somatosensory)과 균형-조절 장애가 있는가를 확인하는 검사의 시행을 목표로 했다. 그러므로 검사는 매우 짧아야 하고, 그후 가장 중요한 것은 환자에게 주요 결과에 대해 설명하고 관리방법을 제안하면서 그녀의 자신감을 높이고 치료에 잘 참여하도록 격려하는 것이다. 모니카가 문제를 이해하고 자신의 치료에 적극적으로 참여하기로 결정하면 신체적 장애로 좋지 않은 예후가 그녀에게 가능한 한 나타나지 않을 것임을 의미한다.

결과에 관한 예후는 주로 모니카의 표현에서 인지적·감정적 요인의 평가에 의해 광범위하게 결정되었다. 회복을 촉진하는 데 중요한 것은 잘못된 통증의 인식과 파국화된 사고, 질병에 대한 인식, 정서적 스트레스, 공포회피 반응, 회복에 대한 기대 그리고 자기효능감 등에 대해 다루는 교육이다(Burns 등, 2003). 편타성 손상 이후 회복에 영향을 미치는 중요한 예후요인은 환자의 회복에 대한 기대라 할 수 있다(Carroll 등, 2009). 회복에 대한 기대와 실제 회복 정도 간에 연관성은 강한 일관성을 보이며, 자기효능감, 믿음에 의해 영향을 받을 수 있다(Carroll 등, 2009; Glattacker 등, 2013).

임상추론 해설:

임상추론의 오류를 최소화하기 위한 전략은 특정한 패턴에 맞지 않는 단서(예 '부정적' 특성이 있는지)를 기록하는 것이다. 무릎 통증에 대한 양상에서 나타난 비기계적 특징(예 다른 사람의 무릎 손상을 볼 때 증상 발생)은 모니카의 무릎 통증에 대한 명확한 기계적 유해수용성 원인(mechanical nociceptive source)과 일치하지 않음은 모니카의 무릎통증에 대한 저자의 추론 질문 1에 대한 대답에서 분명히 나타났다.

그녀의 손상, 활동의 제한 그리고 참여의 제한[건강 및 장애에 대한 국제사회 기능분류, 장애 및 건강(ICF)과 건강과 장애에 대한 생체심리사회적 틀(세계보건기구, 2001)과 일치]의 모니카의 임상적 표현과 일치시킨 임상추론 질문 2에 대한 대답은 저자의 생물심리사회적 관점을 강조하고 있다. 임상추론은 실무에 대한 당신의 패러다임에 의해 많은 영향을 받으며, 잠재적인 개인적·환경적 영향에 대한 인식은 그녀의 통증/장애에 대한 경험과 그녀의 양상에 대해 전체적으로 이해하는 데 필요한 지식과 임상적 추론의 범위를 강조하고 있다.

임상추론 3에 대한 답변으로, 첫 번째 저자는 이 가설 범주 내에서 임상가의 패턴 인지를 돕기 위해 병력과 병리, 증상 발생 부위, 증상의 양상, 신체검사 등의 기준을 통합한 유해가소성 통증을 식별하기 위한 알고리즘을 공유하였다.

마지막으로, 임상추론 4에 대한 답변에서 저자는 예후에 영향을 미치는 주요 기능과 신체검사에 대한 영향을 모니카의 양상에서 중요한 특징으로 강조하였다. 대체로 환자의 예후는 문제의 본질과 범위 그리고 회복 촉진과 삶의 질 향상(예 생활방식, 심리사회적 기여요인, 신체적 기여요인)의 변화를 위한 그녀의 능력과 의지에 따라 달라진다. 제1장에서 논의된 바와 같이, 이러한 단서들은 주관적 검사와 신체검사 시 그리고 다음과 같은 지속적인 관리 전반에 걸쳐 사용될 수 있다:

- 환자의 관점과 기대(변화를 위한 준비, 동기 의식 그리고 자신감 포함)
- 외적 인센티브(예 직장으로의 복귀) 그리고 불이익(예 소송, 고용주의 지원 부족)
- 활동 범위/참여 제한
- 문제의 본질(예 류마티스성 관절염과 같은 전신 장애 대 발목 염좌와 같은 국소 인대 손상)
- 병리의 범위와 신체적 손상
- 사회적, 직업적 그리고 경제적 상태

- 지배적인 통증 유형
- 조직의 치유 단계
- 장애의 민감성(irritability)
- 병력의 기간과 장애의 진행
- 환자의 전반적인 건강상태, 나이 그리고 기존의 장애

객관적 평가 Objective Assessment

모니카는 약간의 척추전만(swayback) 자세를 보였지만 그녀의 목 정렬에 눈에 띄는 문제는 없었다. 바로 선 자세에서 좌우측 무릎 사이에 유의한 차이는 없었다. 그러나 우측 허벅지가 약간 더 얇았다.

우리는 척추의 가동범위를 평가하였다. 굴곡은 정상이었지만 신전을 하는 그녀는 경추부 신전을 하는 것을 확실히 두려워했다.

그 다음 우리는 자세 Romberg 검사를 실시하였다. 그녀는 눈을 감는 것을 약간 두려워했지만, 모니카는 자세가 크게 흔들리지 않으면서 완벽한 균형을 유지했다. 그 다음 우리는 한 줄 서기(tandem stance) 검사를 두 번 반복해서 실시했지만 모니카는 30초 이상을 한 줄 서기 자세로 자세 안정성을 유지할 수 없었다(Treleaven 등, 2005; Field 등, 2008).

다음 방문 시 불안정감이 객관적인지 또는 주관적인지 여부와 자세 조절 결함을 정량화하기 위해 동적 자세측정(dynamic posturography)을 실시해야 한다고 제안하였다. 자세측정기는 전산화된 동력학적 플랫폼(dynamometric platform) 위에서 자세의 기울어짐(postural body sway)을 기록하는 것이다. 자세측정기는 자세의 진동을 정량화할 수 있으며, 수행하는 검사의 조건에 따라 자세 제어와 관련된 각 감각시스템(전정, 시각 그리고 고유감각)의 상대적 기여도를 알아볼 수 있다.

우리는 모니카에게 먼저 양팔의 굴곡(Comerford와 Mottram, 2012) 검사를 수행한 후 각각의 팔에서도 굴곡(Sahrmann, 2011) 검사를 수행하도록 요청했고 바로 선 자세에서 검사를 마쳤다. 이 검사는 모니카가 자신의 추간판 탈출을 더 악화시킬까 두려워서 팔을 드는 것을 피하기 때문에 수행되었다. 또한 경추부 운동 조절 기능장애를 평가하기 위해 운동 조절 검사도 할 수 있다. 능동적인 양쪽 팔의 굴곡 검사에서 모니카는 머리를 전방으로 가거나 경추부가 신전되는 보상작용 없이 양쪽 팔을 들어 올릴 수 있었다. 그러나 팔을 올리는 끝 범위에서 확실하게 머리를 후인(retraction)시키는 모습을 관찰할 수 있었다. 이것은 모니카가 무의식적으로 목을 신전시키는 것을 피하려는 것을 의미한다.

모니카는 우측의 편측 팔 굴곡 검사 시 경추를 우측으로 20도 굽히고, 팔을 드는 동안 머리를 약간 후인시키는 보상작용이 명확히 보였다.

경추부의 능동 운동 Active movement of the Cervical Spine

앉아 있는 자세에서, 우리는 모니카에게 통증이 나타나는 다른 부위에 대해 말해 달라고 요청하였다. 그녀는 손가락으로 우측 후두하부위가 아프다고 지적하였고, 반대로 같은 쪽 전두–측두부 부위를 그녀의 모든 손가락을 이용해 지적하였다. 그녀는 자신의 손 전체로 오른쪽 상승모근과 얼굴 부위를 지적하는 모습을 취하였다.

우리는 모니카에게 네 가지 단계(Jull 등, 2008)에서 목의 굴곡과 신전을 하라고 요청했다: (1) 중립자세에서 굴곡으로, (2) 굴곡에서 중립자세로, (3) 중립자세에서 신전자세로, 그리고 (4) 신전자세에서 중립자세로.

처음 두 단계에서는 아무런 문제가 발견되지 않았지만 3단계에서는 기능장애가 눈에 띄게 나타났다. 모니카는 실제로 신전이 10도를 넘을 수 없었는데, 움직임 제한의 이유는 통증 때문이었고, 특히 움직임에 대한 불안감이 눈에 띄었다. 신전자세에서 중립자세로의 실제적인 움직임이 없었기 때문에 4단계의 평가는 할 수 없었다.

우리는 그 다음에 목의 좌우측 회전을 검사하였다. 좌측 회전은 40도까지로 제한되어 있었고 중등도 수준의 우측 후두하부에 통증이 나타났다. 우측 회전의 움직임은 겨우 20도였으며, 같은 부위에서 상당한 수준의 통증이 나타났다. 모니카는 이 움직임을 매우 천천히 그리고 몸을 보호하면서 움직였기 때문에 이 움직임을 하는 것을 두려워하는 것이 확실했다.

경추부의 도수적 평가 Cervical Spine Manual Assessment

증상의 수준을 확인하기 위한 모든 검사를 수행하기 전에 앉은 자세에서 상승모근과 목의 후부 근육들을 부드럽게 촉진하였다. 모니카는 상승모근에 부드러운 촉진에도 매우 고통스러워 했고 극도로 불쾌해 했다. 그녀는 우리가 우측 승모근 위에 손을 얹었을 때 작은 회피적 움직임과 통증이 느끼는 얼굴 표정을 지었다. 우리는 이것이 평가에 대한 환자의 명백한 '과잉반응(overreaction)'이라고 느꼈다. 우리는 면봉을 사용하여 피부에 민감도를 평가하기로 했다. 우리는 모니카에게 그녀의 얼굴 양쪽과 양측 상승모근 부위를 면봉으로 비빌 때 느끼는 감각을 묘사해 보라고 하였다. 우리는 그녀에게 감각이 확실히 감소된 부분이 있었다면 우리에게 말해야 한다고 하였다. 모니카는 양측 승모근 위를 면봉으로 문지를 때 불쾌감을 느꼈고, 우측에서 좀 더 불편해 했다. 면봉으로 그녀의 우측 얼굴을 문질렀을 때, 그녀는 좌측과 아무런 차이가 없었다고 하였다.

앉은 자세에서 우리는 목의 우측과 좌측 관절기둥(articular pillars) 위를 촉진했고, 반대쪽으로 약간의 회전 움직임을 일으켰다[그림 18-2]. 우측 C2−C3와 우측 C1−C2의 관절기둥 촉진 시 모니카는 우리가 더 이상 계속하지 못하도록 그녀가 우리의 손을 꽉 움켜쥘 만큼 극도로 고통스러워 했다.

우리는 모니카가 두려움과 스트레스 그리고 민감성에 대한 표현을 했기 때문에 더 이상 경추부에 분절(segmental) 또는 부가적(accessory) 운동에 대한 도수적 검사를 지속하지 않기로 결정했다.

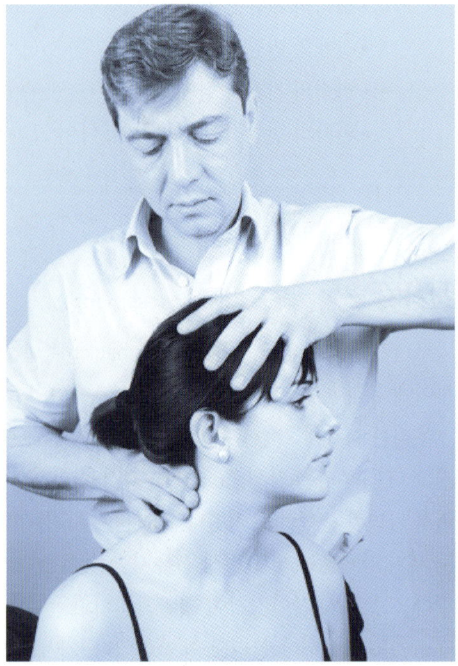

그림 18-2 작은 범위의 좌측회전 동작과 목의 우측 관절기둥에 촉진

우측 슬관절 평가 Right Knee Assessment

우리는 모니카에게 양측 다리의 스쿼트(squat)를 해 보라고 했고, 그녀는 두려움에도 불구하고 굴곡하고 다시 신전자세로 돌아오는 동안 그 어떤 증상이 재현되지 않았다. 또한 우리는 그녀가 염발음(crepitus)이나 통증을 평가하기 위해 스쿼트를 하는 동안 슬개골을 압박했고(Waldron 검사), 이때 어떤 염발음이나 통증이 나타나지 않았다. 원심성 내딛기 검사(eccentric step test)(Nijs 등, 2006) 시 통증은 없었지만 경미한 외반(valgus) 움직임과 상당한 불안감을 보였다.

온도 변화 또는 숨겨진 삼출물의 변화를 평가하기 위해 두 무릎을 촉구하는 것은 눈에 띄지 않았다. 그러나 모니카는 무릎의 앞쪽 부위를 손으로 접촉할 때 매우 불쾌했다고 하였다. 슬개골의 위치는 정상이었지만 우측 대퇴사두근에 전반적인 위축이 관찰되었고 특히 내측광근이 좀 더 심해 보였다. 슬개골의 내외측 그리고 두개−미측(cranio-caudal) 활주 시 염발음이 나타나지 않았다. 슬개골의 하부극에 관절면(patellar facets)과 호파 지방패드(Hoffa's fat pad)의 촉진 시에도 마찬가지로 증상이 나타나지 않았다. 슬개골이 불안(apprehension) 검사도 음성이었다. 바로누운자세에서 우리는 우측 슬관절에 수동적 굴곡과 신전 검사를 했을 때 완전한 범위를 보였고 통증도 없었다. 우리는 통증 없이 완전히 굴곡한 자세에서 경골의 내측과 외측회전을 할 수 있었다.

모니카의 증상이 높은 민감성(sensitiveness)을 보였기 때문에, 더 이상의 신체검사를 실시하지 않았으며, 무릎과 경추에 대해서도 추가적인 검사는 실시하지 않았다. 우리는 다음 방문 시에 TMJ를 평가하는 계획을 세웠다.

추론 질문:

12. 당신의 초기 평가 결과를 요약할 수 있습니까? 평가에서 모니카의 행동에서 통증기전에 관한 당신의 가설과 어떻게 부합되었습니까? 이에 대한 직접적 치료는 어떻게 이루어집니까?

추론 질문에 대한 답변:

신체검사에 대한 소견은 다음과 같다.

1. 경추부의 신전과 양측 회전에서 능동적 가동성에 심각한 제한이 있었고, 우측 회전이 가장 현저하게 나타났다.
2. 경추부 신전과 우측 회전 시에 가장 심하게 불안해 했다. 움직임 시 확실한 보호반응이 나타났다.
3. 우측 경추-견갑골 부위에 천층부 촉진 시 가장 심각한 이질통증이 나타났다.
4. 우측 관절기둥 부위 촉진 시와 신전과 우측회전을 같이 할 때 증상이 재현되는 것은 같은 쪽 두개-경추부에 증상을 동반한 관절 기능 장애가 있음을 의미하는 것이다. 또한 그 부위는 모니카가 문제가 있다고 생각하는 영역이기도 하다.
5. 한 줄 서기 검사에서 균형 조절에 문제가 있음을 시사하였다.
6. 무릎은 이전의 수술로 인한 위축을 제외하고는 의미 있는 증상을 보이지 않았다. 무릎의 앞쪽 부위에 촉각성 이질통증이 분명히 있었다.

치료를 계획할 때는 몇 가지 필수적인 고려사항이 있다. 그녀의 이전 병력을 고려해 볼 때, 모니카는 그녀의 목에 하는 수동적 관절가동술 치료를 두려워했다. 이런 접근법에 대한 이전의 부작용으로 인해 경추부에 도수치료를 초기에 적용하는 것을 배제했다. 모니카는 경추부를 움직이는 것뿐만 아니라 계단을 오르거나 30분 이상 앉아 있을 때 우측 무릎에 발생하는 통증에 대한 공포 등 모든 것에 대해 명확한 공포 회피 반응을 보였다.

명백한 유해가소성 통증을 보이는 이러한 임상적 상황에서 가장 중요한 부분은 모니카의 통증에 대한 이해를 수정하는 것이었다. 첫 번째 전략은 경험하는 통증에 대해 재해석하는 것이다. 우리의 목표는 활성화된 유해성 근원이 있지만 중추신경계가 그 통증을 증폭시키고 있다는 것을 모니카가 이해할 수 있도록 돕는 것이다. 두 번째 전략은 모니카가 '손상'에 대해 집중하는 것을 중단하도록 하고, 공포 회피 반응이 그녀의 상황에 부정적인 영향을 미치는 것을 그녀가인식하도록 돕는 것이다. 모니카가 자신의 치료에 가장 중요한 부분이 경추부와 무릎 기능의 개선을 얻는 것임을 이해하도록 하는 것이다. 목의 가동성 향상이 그녀의 증상을 감소시킬 수 있다는 사실을 깨닫게 해야 하고, 무릎을 정상적으로 사용하기 시작하기 위해 무릎을 둔감(desensitize)하게 하는 것이 가장 좋은 방법이라는 것을 인식하게 해야 한다.

그녀에게 발생한 중추성 민감화를 고려할 때, 특히 첫 번째 치료 세션 기간 동안 운동의 진행은 과한 통증 발생을 절대로 피해야 할 것이다.

임상추론 해설:

신체검사의 요약에는 신체검사의 '진단적' 추론으로 예상되는 운동 손상(예 경추부 신전과 회전의 제한), 촉진(예 관절기둥의 촉진 시 통증 유발) 그리고 기능(예 한 줄 서기 시 균형 조절)을 강조하였다. 그러나 신체검사 결과는 신체검사를 통한 임상적 추론이 단순히 신체적 진단과정이 아니고, 환자의 관점(예 경추부 신전과 회전 시 눈에 띄는 불안감, 관절기둥 촉진 시에 모니카가 쉽게 아파함)에 대한 특성들은 심리적 상태(환자의 관점)에 대한 중요한 단서가 될 수 있기 때문에 문서화시키는 데도 이용할 수 있다.

주관적 검사에서 공식화된 유해가소성 '통증 유형'에 대한 저자의 임상추론 가설은 거기에서(예 '검사된') 고려되었고, 신체검사(예 촉각성 이질통)에 대한 추론 분석에서도 계속 지지되었다.

관리의 계획 단계에서 초기에 초점은 모니카의 관점이나 통증 경험에 대해 다루는 것이었다. 논의된 두 가지 전략은 자신의 독특한 통증/기능장애 경험(예 통증 이해, 손상에 대한 과민, 공포 회피 행동)을 기반을 하고 있으며, 모니카의 심리사회적 평가에서 나타난 특정한 손상이나 도움이 되지 않는 문제들과 관련된 명시적 추론에 근거한 교육에 대한 '관리' 가설을 제시하고 있다.

치료 1 Treatment 1

초기 평가 후, 집에서 해야 할 세 가지 운동을 처방하였다. 처음 두 가지 운동은 바로누운자세에서 시행하였는데, 모니카의 머리를 접은 수건 위에 올려놓고 경추부를 약간 굴곡시킨 자세를 유지하게 해 그녀가 그 운동들을 수행하는 것에 대한 두려움을 줄이도록 하였다.

- 첫 번째 운동: 첫 번째 운동은 바로누운자세로 고개를 끄덕이는 모양이다. 이 자세에서 모니카는 통증이 없는 범위에서 머리와 목의 굴곡과 신전을 수행하였다. 모니카에게 중립 자세에서 굴곡하는 운동과, 굴곡 자세에서 다시 중립 자세로 끄덕이는 움직임을 하도록 요청했다. 우리는 그녀가 머리가 후인(retraction)되지 않게 할 것을 강조하였다. 이 운동은 과하게 빠른 움직임과 과도하게 느리

고 보호하는 움직임을 하지 않도록 편안한 속도로 통증이 없는 범위에서 실시해야 한다.

- 두 번째 운동: 바로누운자세에서 모니카는 머리를 우측과 좌측으로 돌렸다. 경추부를 약간 굴곡된 자세를 유지시키므로, 이러한 움직임을 할 때 통증 없는 범위가 더 증가되기를 기대하였다. 앞에서 실시한 운동과 마찬가지로, 이 운동은 가능한 한 최대로 통증 없는 범위에서, 편안한 속도로 수행되어야 하고 쾌적함을 느끼면서 운동할 필요가 있다. 그녀에게 운동을 하는 동안 그녀가 원한다면 목 뒤에 핫팩을 놓을 수도 있다고 말하였다.
- 세 번째 운동: 세 번째 운동은 앉은자세에서 수행되었으며, 목의 움직임 없이 눈을 최대폭으로 상하좌우로 움직이게 하였다. 이 운동을 하루에 여러 번 수행하도록 하였다. 이 운동을 수행할 때 견딜 만한 약간의 현기증이 생겼다면 이것은 그녀가 매우 빨리 적응하고 있다는 것으로 예상할 수 있다. 우리는 이러한 운동들이 목근육을 단계적으로 다시 '깨우고' 현기증을 개선하는 데 매우 중요하다고 강조하였다.

추론 질문:

13. 첫 번째 치료 세션에 주된 목표는 무엇이라고 생각합니까? 이 세션에서 모니카의 상태, 특히 비정상적인 통증 양상과 증상의 심각성(severity)에 대해 어떻게 설명하겠습니까?

추론 질문에 대한 답변:

모니카에게 운동법을 가르쳐 주었고, 첫 방문에서 우리가 가장 중요한 부분이라고 생각되는 진단 소견과 치료의 계획 그리고 예후에 대해 그녀에게 설명하였다. 우리는 모니카에게 그녀의 손상이 점차적으로 발병할 수 있고, 흔히 PTSD의 징후와 관련될 수도 있으며 WAD와 많은 유사점을 보인다고 설명하였다.

X선과 MRI에서 볼 수 있듯이 통증이 있음에도 불구하고 손상이 크게 심각하지 않다는 사실을 그녀가 이해하는 것이 매우 중요했다. 우리는 그녀의 우측 두개경부(cranio-cervical) 관절에 발생한 장애는 '염좌(sprain)'와 유사하다고 강조하였다. 우리는 그녀의 두통이 중추성 과흥분성(central hyperexcitability)에 의해 증폭된 두개경부 관절로부터 전이된 통증이라고 설명하였다. 이것은 심각한 목통증을 가진 환자에게서 흔히 발생하는 증상이기 때문에 심각한 손상으로 여기지는 않는다. 또한 우리는 이러한 목관절들이 자세의 조절(postural regulation)과 관련이 있다고 설명하였다. 따라서 현기증이나 불안정감(unsteadiness)의 인식 그리고 불균형과 같은 증상들이 매우 흔히 나타난다.

우리는 그녀의 경추부 통증이 목을 움직이는 것에 대한 두려움과 관련이 있다는 것을 강조하였고, 그녀는 단지 통증을 악화시키는 움직임 패턴을 사용하고 있었다. 두려움 없는 목의 움직임을 회복하기 위해서는 통증을 없애는 것으로 충분할 것이다. 우리는 목근육의 근력을 강화시키는 운동이 더 안전하고 통증 없는 움직임을 할 수 있게 할 것이라고 설명하였다. 우리는 그녀에게 증상이 남아 있음에도 불구하고 그녀의 예후는 좋을 것이라고 제시하였다. 그 이유는 병리 상태가 심각하지 않고 장기간에 지속될 가능성이 있기 때문이다(Leaver 등, 2013).

첫 번째 세션의 두 번째 목표는 모니카가 통증과 증상들의 심각성을 이해하고 이것들이 중추성 과흥분성 상태와 관련되어 점차적으로 발현된다는 것을 이해하는 것이다. 우리는 중추신경계가 위협적이거나 잠재적으로 위험할 수 있다고 인식되는 상황에 우리의 민감성이 어떻게 높아지는지에 대해 설명하였으며, 이것은 그녀의 경우에서처럼 종종 증폭된 통증으로 나타난다. 우리는 이질통(allodynia) 현상에 대해 설명하고 아프지 않아야 하는 촉각 자극이 어떻게 아프고 불쾌하게 느껴지는지를 설명하였다. 이러한 측두부와 안면부로부터 발생하는 통증과 같은 다른 증상들도 또한 중추부 민감화에 해당하는 것이다. 예를 들어, 경미한 수준의 손상을 입은 발목 염좌 시 때로 다리 전체와 발에 통증을 유발할 수 있다. 유해가소성 통증의 또 다른 지표로는 강한 향수 냄새와 같은 특정 냄새에 대해 참을 수 없는 것과 냉자극에 대한 민감성 증가가 있다. 우리는 그녀의 '비참했던 물리치료' 세션이 실제로 손상을 더 악화시키지는 않았을 것이라고 믿는다고 설명했다. 유해가소성 통증이 있는 대상자에서 과하게 강한 치료는 손상을 악화시키지 않더라도 통증 수준을 현저하게 높일 수 있다. 문제는 그녀의 치료사가 그녀의 중추성 민감화 상황에 대해 알지 못했다는 것이다.

그녀가 우측 무릎통증에 대해 다시 생각해 보는 것도 중요하다. 그녀는 때로 통증이 특히 심각하게 오랫동안 지속될 경우 뇌에 하나의 기억으로 남는다는 것을 이해할 필요가 있다. 그녀의 오래되고 고통스러운 무릎의 병력이 그러한 통증 기억에 대한 좋은 예이다. 중추성 과흥분성의 단순한 증가만으로도 고통스러운 기억을 불러 일으킬 수 있었다. 그녀의 통증이 신체검사에서 알게 된 무릎통증에 대한 그 어떤 변화와 서로 관련이 없다고 설명하면서 그녀를 안심시키는 것이 중요했다. 그것은 복합성 통증의 한 예이었다. 통증 행동(pain behavior)은 대부분 휴식기에 가장 아프기 때문에 일관성이 없었으며, 무릎 자체에 활동성인 질환이 없었기 때문에 통증이 복잡하다. 누군가가 무릎을 아파하는 것을 보았을 때도 나타나는 그녀의 통증은 민감해진 CNS에 매우 흔하게 나타나는 현상이라는 것을 이해하는 것도 중요했다.

이 시점에서 모니카는 중추성 민감화와 어떤 요인들이 연관되어 있는지를 이해할 필요가 있다. 통증은 예상치 못한 외상의 결과였고, 그 당시에는 거의 피할 수 없는 운명이란 느낌을 받았다. 이러한 특징을 가진 외상은 중추성 민감화와 PTSD와 관련이 깊다. 모니카에게 우리의 설명을 잘 이해했는지 그리고 그녀가 그것이 그녀의 경험과 일치한다고 생각하는지에 대해 질문하였다.

치료 2 Treatment 2

환자의 통증 인지에 대한 재평가 Re-assessment of Patient Pain Cognitions

3일 후에 다시 방문한 모니카는 걱정을 했고 우리가 설명한 중추성 민감화에 대해 잘 이해하지 못했다. 그녀는 첫날에 처방해 준 운동만 했고 두통이 아주 심해져서 두 번째 날에는 포기하고 다시 시도하지 않았다고 하였다.

모니카는 자신이 너무 큰 고통을 겪었고, 그녀의 문제는 적절히 치료되지 못한 손상과 관련이 있다고 주장하고 있으며, '민감화'가 무엇인지 그녀의 뇌가 자신의 문제와 관련이 있다는 것을 이해하지 못했다. 그녀는 자신이 진짜 손상을 받았고 자신의 문제는 심리학적이지 않다고 주장했다. 또한, 그녀는 그 하나만으로도 충분히 중요한 경추 추간판탈출증 진단을 받았었다. 그녀는 경추부 탈출증은 반드시 주의해서 치료받아야 한다는 인터넷 기사를 읽었기 때문에 물리치료 세션이 자신의 문제를 악화시켰다고 여전히 믿고 있다. 그녀는 이전의 물리치료사가 아주 신중하지 않았다고 믿었다. 모니카의 첫 번째 방문 시 분명히 그녀는 매우 괴로워했었다. 아마도 우리는 그녀에게 너무 많은 정보를 주었던 것 같고, 그녀는 그 정보를 수용하지 않았다.

우리는 그녀가 자신의 문제를 더 잘 이해할 수 있도록 모니카에게 거의 모든 세션 동안 이야기하는 시간이 필요했다. 만약 우리가 통증에 대한 그녀의 생각을 바꾸지 못했다면 치료 프로그램을 우리와 함께 하지 않을 것이다. 우리는 MRI에서 경추부 탈출증이 보이지는 않았고 광범위하게 추간판이 돌출되었지만 이것은 일반적으로 증상을 보이지 않고, 그녀의 통증 패턴과는 관련이 없다고 설명하였다. 물론 우리는 그녀의 통증이 진짜라고 이야기했고, 그녀가 목에 확실한 손상을 입었으며 그녀의 통증은 심리적이라고 말했다. 그녀가 중추성 민감화가 심리적인 문제가 아니라 오히려 그녀가 경험한 사고와 같은 심각한 문제와 관련된 상황에 대한 과장된 반응임을 이해하는 것이 매우 중요했다. 중추성 민감화는 신경생물학적(neurobiological) 현상이며 심리학적 현상이 아니다. 우리에 생각을 보완하기 위해 우리는 많은 여성이 생리기간 중 호르몬의 변화를 경험하며 그 결과로 민감도가 더 증가될 수 있다는 예를 제시하였다. 이것은 냄새에 대한 내성의 감소, 소음에 대한 민감성의 증가, 일반적인 흥분성에 증가 등으로 표현할 수 있으며, 이러한 민감성의 변화는 신속하게 중단될 수 있다. 또한 우리는 많은 환자에서 통증의 심각성과 심각한 손상 간에 상관성이 있다고 생각하는 것이 문제라고 설명하였다. 이러한 잘못된 해석은 통증이나 재발에 대한 두려움 때문에 그들의 활동을 감소시켜 더 악화시키게 된다.

우리의 관리전략은 사고 이전의 활동 수준으로 두려움 없이 그녀가 활동할 수 있도록 그녀의 활동을 점진적으로 증가시키는 것이었다. 우리는 신체검사와 영상진단검사 모두에서 심각한 손상이 없다는 것을 알아냈다고 주장하였다. 우리는 또한 기질적 통증과 정신적인 통증을 구별하는 것은 잘못된 생각이라고 설명하였다. 통증과 그에 대한 지각에는 조직들의 변화, 손상이 발생된 상황 그리고 그 이전에 경험 등 여러 가지 측면이 있다. 이러한 모든 측면은 경험하는 통증을 조절할 수 있게 한다.

이 시점에서 민감성이 문제화될 수 있으며, 이것이 움직임을 시작하고 가능한 한 빨리 능동적이 되는 데 도움이 될 수 있다는 점을 다시 한 번 강조하였다. 이 시점에서 모니카는 움직임이 자신의 문제를 더 악화시키지 않을까라는 질문을 하였다. 분명한 것은, 이것은 그녀가 가장 걱정하는 것 중 하나라는 것이다. 우리는 그녀에게 운동이 도움이 되고, 절대 운동으로 문제가 더 악화되지 않는다고 알려 주었다. 우리는 그러한 활동이 그녀의 상태를 더 개선시킬 것이라고 했고, 결코 손상을 입히지 않을 것이라고 하였다. 모니카는 우리의 설명에 대해 차분하게 듣는 것처럼 보였다.

두 번째 세션이 끝날 무렵, 우리는 바로누운자세에서 머리를 타월 위에 올려 놓고 고개를 끄덕이고 머리를 회전하는 운동을 다시 설명하였고, 그녀가 보호성 움직임(guarded movements)을 절대 피해야 한다고 강조했다. 운동은 완전히 통증 없이 해야 하며 반드시 편안하게 느껴져야 한다고 하였다. 반복해서 전달한 메시지는 '통증 없는 움직임이 통증을 제거한다'는 것이다.

또한 어지러움을 줄이면서 목의 심부 근육들을 다시 깨워야 한다고 강조하면서 안구의 가동성 운동(ocular motility exercises)에 대해 상기시켰다. 우리는 1주일 안에 모니카를 다시 검토할 계획을 세웠다.

치료 3 Treatment 3

공포 회피 반응 Fear-Avoidance Behaviors

모니카는 평온했고 통증은 거의 그대로였지만 그다지 큰 걱정을 하지는 않았다. 바로누운자세에서 하는 목의 가동성 운동과 안구 가동성 운동은 느낌이 좋았지만, 약간 어지럽게 만들었고 통증을 더 악화시키지는 않았다.

우리는 대부분의 세션 동안 공포 회피 반응(fear-avoidance behaviors)에 대해 이야기하는 시간을 가졌다. 우리는 이것이 모든 만성화된 통증에서 가장 중요한 요소라고 설명하였다. 우리는 통증에 대한 두려움이 통증 그 자체보다 더 해롭다고 설명했다. 그것은 통증을 감소시키기보다는 오히려 증가시키고, 기능장애성 운동 패턴의 발생에 영향을 준다.

우리는 결과적으로 무해한 자극에 의해 통증이 유발될 수 있기 때문에, 조직의 내성을 점진적으로 감소시키기 위해 일상생활 활동의 수준을 감소시켰다. 상태 악화(deconditioning) 증후군으로 발전되면 환자는 더 취약해진다. 또한 그녀의 경우처럼 일상의 업무와 레크리에이션 활동을 방해하기 시작한다. 그러면 사회적으로 스스로를 소외시키기 시작할 수 있다. 이 모든 것이 우리의 기분에 영향을 미치고 점점 더 낮은 기분 상태에 빠지게 하여 우리의 삶을 스스로 통제할 수 없다는 느낌을 받게 한다. 우리는 이것이 악순환의 고리, 즉 '파멸로 가는 길(the road to ruin)'이라고 설명했다. 통증과 파국적 사고(catastrophic thoughts)는 두려움에 대한 인식을 증가시키고 내 몸을 약화시킨다. 그것은 증상에 대한 지나친 경계(hypervigilance) 반응을 증가시키고 통증에 대한 불안감을 증가시키며 활동을 점차 감소시켜 궁극적으로 우울증을 유발하고 장애 수준을 증가시키며 폐용성 증후군(disuse syndrome)을 일으키고 사회적으로 스스로를 소외시키게 만든다.

그녀가 지금까지는 통증이 허용되는 정도에 따라 활동을 수행했음을 이해해야 한다. 이런 태도는 그녀를 통증의 노예로 만들었고 결국 이것이 그녀의 몸을 움직이게 하는 것이었다. 앞으로 자신의 통증보다는 세워 놓은 목표를 기반으로 활동을 수행해야 한다고 가르쳤다.

그녀는 수동적인 대처방식(coping mechanism)에서 능동적 대처 방식으로 이 문제를 이겨내야 한다. 아픈 역할(sick role)을 중단하고 그녀의 회복과정에서 주된 촉진제가 되어야 성공을 확신할 수 있을 것이다. 우리는 그녀가 이 과정을 가속화할 수 있는 전략을 찾는 데 도움을 주어야 할 것이다.

우리는 모니카에게 Vlaeyen의 도식화된 공포 회피 모델(Vlaeyen 등, 2012)을 보여 주었다. 이 모델은 보호-행동 학습과정(protective-behavior learning process)의 결과로 어떻게 통증 기능장애와 정서적 통증과 신체적 미사용(disuse)이 발생하는지 설명하고 있다. 이것은 손상, 회피(avoidance) 그리고 대립(confrontation)에 대한 두 가지 반대적인 행동 반응(opposing behavioral responses)이 있음을 쉽게 설명하는 방법이다. 회피 행동은 통증과 관련된 두려움, 지나친 경계(hypervigilance), 회피를 일으키고 기능장애와 우울증 그리고 미사용을 더 악화시키는 악순환으로 이어진다. 두려움과 대립 행동을 없애는 것이 회복으로 가는 유일한 길이다.

우리는 모니카에게 이 그림의 복사본을 주었고, 그녀는 자신의 통증 경험 내용을 채워서 다음 치료 세션에서 우리에게 전달하겠다고 하였다. 또한 우리는 인지적·감정적 그리고 행동 장벽(behavioral barriers)과 개인적·사회적 결과들을 고려하여 그녀가 완전히 회복하는 데 방해가 될 수 있는 내용을 적을 또 다른 서류를 주었다.

자세측정기 Posturography

우리는 경추부에 대한 검사는 하지 않기로 결정하였고, 전산화된 동역학(dynamometric) 플랫폼에서 자세측정을 실시하였다. 자세측정기는 몸의 흔들림에 대한 동요 면적(sway area)과 경로 길이(path length)와 같은 매개변수를 사용하여 전반적인 자세 수행

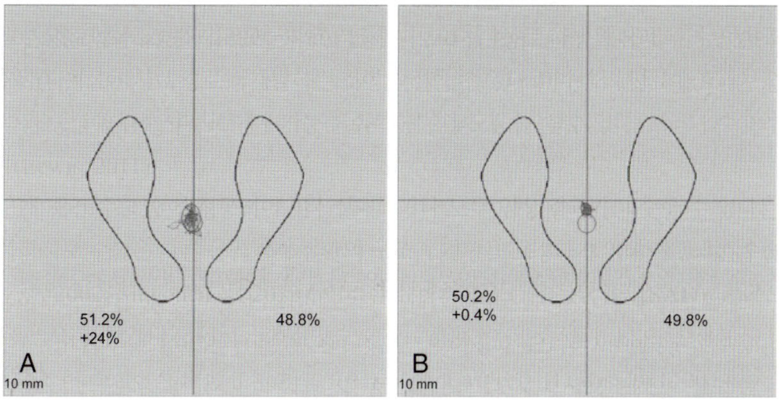

그림 18-3 몸의 동요 면적(sway area)과 경로 길이(path length). (A) 눈 떴을 때, (B) 눈 감았을 때

능력에 대한 정보를 제공한다.

우리는 견고한 면 위에서 눈을 뜨고 또 눈을 감은 채로 2번의 정적 상태를, 시상면과 전두면으로 진동이 일어나는 움직이는 플랫폼 위에서 4회의 동적 상태를 먼저 눈을 뜨고 하고, 그 다음 눈을 감고 하는 총 6회의 검사를 수행하였다. 견고한 면 위에서 눈을 떴을 때 동요 면적은 467.6mm^{2}이었고 경로 길이는 331mm였다. 두 값 모두 정상 범위[동요 면적 91(39/210), 경로 길이 245(180/310)]를 초과하였다. 그러나 눈이 감았을 때 흔들림의 동요 면적과 경로 길이 값은 완전히 정상 범위였고, Romberg 계수는 0.82[정상값 2.88(1.12/6.77)][그림 18-3]로 정상값보다 낮았다. 몸의 동요 감소가 항상 자세 조절에 대한 좋은 전략이 된다는 것을 의미하는 것은 아니다. 실제적으로, 이러한 감소는 환자가 주관적으로 불안정하다고 느끼고 지나치게 경직되어 있다는 상태라고도 할 수 있다(Carpenter 등, 2001). 일부 환자는 '자세성 실명(postural blindness)'이라고 칭하는 상태를 보인다. 이 환자들은 눈을 떴을 때보다 눈을 감았을 때 더 작은 변위를 보이는데, 그로 인해서 Romberg 계수는 정상(2.88)보다 더 낮게 나타난다(Gagey와 Toupet, 1991).

이 자세성 실명은 자세 조절 결함이 있는 환자에서 시각적 정보 통합 실패의 징후로도 해석되며, 이것은 불안정감을 느끼고 눈을 감을 때 넘어질 것 같아 두려워하는 환자에게서 흔히 볼 수 있고, 지나친 경계(hypervigilance) 전략의 결과일 수도 있다.

자세측정기 평가로 얻은 자료를 이용해 모니카에게 그녀의 균형 조절전략이 기능적 장애였고, 어지럽거나 균형을 잃는 것에 대한 두려움이 과하고 지나친 경계전략과 관련이 있음을 설명해 주었다.

치료 4 Treatment 4

공포 회피 반응 재평가 Re-assessing Fear-Avoidance Behaviors

우리는 모니카에게 마지막 방문 이후에 어떻게 지냈는지에 관해 이야기했다. 모니카는 더 행복해 보였고, '파멸로 가는 길(the road to ruin)'에 대한 설명이 더 설득력 있게 들렸다. 그녀는 공포 회피 반응에 대한 설명에 대해 많은 것을 생각해 보았고, 그녀가 통증에 의해 정말로 제약을 받고 있었으며, 자신이 좋아하는 일을 그만 두게 했고 그녀를 정말로 슬퍼지게 만들었다고 말했다. 그녀는 공포 회피 반응과 장애 평가 시트를 작성하였다[그림 18-4]. 그녀는 자신의 신념과 공포 회피 반응, 부정적인 감정 그리고 미래의 장애 사이의 관계를 이해했다.

그다음 우리는 그녀와 공포 회피에 대한 그녀의 모든 문제점에 대해 논의했다. 그녀가 지금 희망이 있고 회복이 가능하다는 것을 이해했고, 그녀는 자신의 '기능장애'에 대해 더 이상 참기 어려웠기 때문에 회복할 수 있는 모든 것들을 하기로 결심했다. 모든 세션이 시작될 때 지나친 의심과 두려움을 극복하기 위해 그녀와 이야기하는 것이 매우 중요했다. 회복의 방법은 통증의 재개념화(reconceptualization)와 매우 밀접하게 관련되어 있다.

목의 가동성 평가 Assessing Neck Mobility

이 시점에서 경추부에 대해 좀 더 자세히 평가하는 것이 적절해 보였다. 바로 앉은 자세에서 우리는 모니카에게 우측과 좌측으로

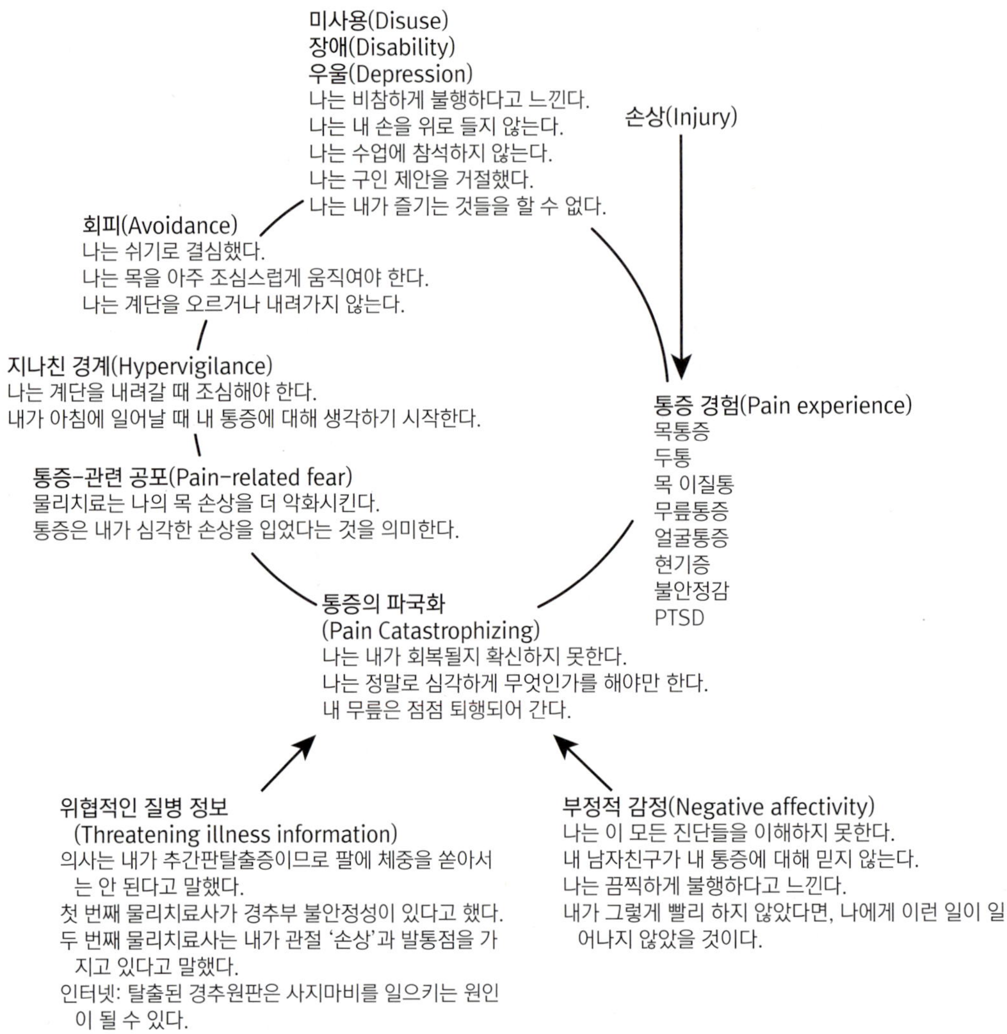

A

장벽(Barriers)	
인지적(Cognitive)	통증에 대한 오해 (Misconceptions about pain)
감정적(Emotional)	PTSD 감정적 고통 (Emotional distress)
행동적(Behavioural)	공포회피 행동 (Fear-avoidance behaviours)

B

그림 18-4 (A) 모니카의 공포회피 시트, (B) 회복–장벽 시트

회전하도록 하였다. 좌회전 각도는 70도였고, 우측 후두하 부위에서 약간의 팽팽한 느낌만 나타났다. 우회전은 어느 정도 개선되었고, 통증을 유발되었지만 40도 정도 목을 돌릴 수 있었으며, 더 움직이는 것에 대해 두려워하지 않았다. 승모근을 부드럽게 촉진할 때 약간의 불쾌감이 있음에도 불구하고 회피하려는 반응은 나타나지 않았다. 경추부 신전은 여전히 심한 제한이 있었고, 그녀는 여전히 움직임에 대해 상당한 불안감을 보였다. 우리는 이번 세 번째 세션에서 경추부에 도수적 평가를 하지 않기로 결정했다.

TMJ 평가 TMJ Assessment

이 세션에서 우리는 TMJ를 평가해 보기로 결정했다. 먼저 우리는 개구범위가 정상적인 30mm이었고 휘어짐은 없었으며, 5mm의 돌출(protrusion)과, 11mm의 우측편위(laterality)와 12mm 좌측편위가 있다고 기록했다.

우리는 그녀에게 입을 최대한 벌려 보라고 요구하였고, 우리는 부드럽게 힘을 주어 입을 54mm까지 벌리도록 했다. 그녀는 두려워했지만, 통증을 느끼지는 않았고, 벌림은 어떠한 편향 없이 정중선에서 일어났다.

모든 관절의 소리를 기록하기 위해, 우리는 먼저 양 검지손가락을 양쪽 관절융기(condyles)에 올려놓고, 그 다음에는 하악각(mandibular angles)에 놓은 상태로 기능적인 하악의 움직임을 반복해 보도록 요청했다. 우측에서 통증이 없었고, 20mm 벌린 위치에서 매우 약한 클릭 소리가 감지되었다.

TMJ의 부하(load) 검사는 바로누운자세에서 시행하였다. 하악각 위에 두측(cranial) 압박을 가하는 동안, 우리는 그녀에게 돌출(protrusion)과 좌우 편위(laterality) 그리고 벌리기 동작을 해 보라고 요청했다. 우측 TMJ는 열리는 동안에만 클릭 소리가 났다. 구강 내 집기(intraoral grip)를 하고 우리는 관절융기를 상방과 전방, 후방으로 활주를 시켰다. 그다음 우리는 다시 관절융기를 상방과 전방, 후방 쪽으로 활주시켰다. 이 검사 결과는 음성이었다. 우리는 눈에 띌 만한 것이 없었기 때문에 TMJ 평가를 더 이상 계속하지 않기로 결정했다.

TMJ의 검사 결과로 관절원반에 작은 무증상적인 기능적 변위가 있었으며, 얼굴에 증상과는 관련이 없었다. 따라서 우리는 그녀에게 임상적으로 큰 의미는 없지만 약간의 과운동성 원반(hypermobile disc)을 가지고 있다고 설명하였다.

신경운동 조절 평가 Sensorimotor Control Assessment

모니카가 현기증이 있다고 했기 때문에 우리는 또 다른 감각운동 조절 장애에 대해 평가하기로 결정했다. 우리는 광범위한 경추부 회전을 필요로 하지 않기 때문에 느린-추적 목 비틀기(smooth-pursuit neck torsion) 검사를 선택하였다[그림 18-5]. 눈으로 계속 추적을 하면서 몸통을 좌측으로 돌리면(경추가 상대적으로 우측회전이 됨), 그녀가 우측으로 보게 될 때마다 크게 심각하지는 않지만 작은 단속성 안구운동(saccade movement)이 관찰되었고, 모니카는 어지럽고 약간의 구역질이 나는 느낌이 들기 시작했다.

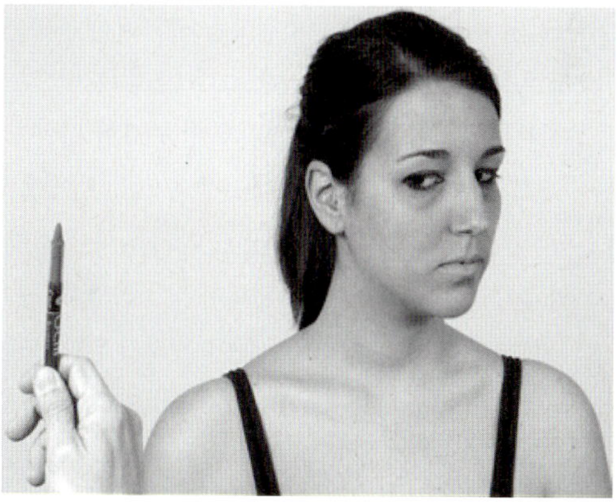

그림 18-5 부드럽게-추적하는 경추 비틀기

모니카가 목이 허약해지지 않는다는 것을 인식하기 시작했다는 것이 중요했다. 우리는 그녀가 자신의 목이 약하고 근력 강화 운동이 필요하다고 생각한다는 사실을 이용해, 네발 무릎서기 자세에서 하는 몇 가지 운동조절 운동을 하기로 결정하였다.

우리는 그녀에게 네발 무릎 꿇기 자세에서 능동적 경부 신전 운동방법을 가르치기 시작했다(Jull 등, 2008). 그녀는 두개경부를 중립으로 유지하면서 경추를 완전히 굴곡한 상태에서 약 20도 신전 상태까지 신전시키라고 요구하였다. 첫 번째 시도에서 모니카는 확실하게 머리를 후인하는 모습을 보여주었다. 우리의 양 손으로, 우리는 그녀가 정확한 자세를 이해할 수 있도록 도와 주었고, 두 번의 시도 후에 그녀는 쉽게 자세를 취할 수 있었다. 이 운동은 또한 목의 근력 강화에 대한 주관적 인식을 발전시키는 데 도움이 되었다.

앉은자세에서 하는 두 번째 운동은 경추 회전과 함께 주시 안정성(gaze stability)과 관련이 있다. 우리는 그녀에게 한 지점을 보고 머리를 우측과 좌측으로 편안하게 돌릴 때 눈을 그 지점에 고정시키라고 했다. 또한 경추부 신전 시 그녀의 불안감을 줄이기 위해 그녀의 목 아래에 말은 수건을 넣고 바로누운자세에서 고개를 끄덕이고 경추부 회전 운동을 하라고 가르쳤다.

그녀는 무릎에 익숙하지 않은 통증에 대해 걱정하고 있기 때문에, 우리는 무릎을 강하게 만들 계획을 세우고 매일 30분씩 걷는 것이 좋겠다고 충고하였다. 또한 그녀가 테이블에 앉을 때마다 그녀가 여러 번 앉았다가 서는 운동을 반복 수행해야 한다고 하였다. 이 운동은 그녀의 무릎에 부하를 가하는 방법을 인식하게 하는 것을 도울 수 있다.

치료 5 Treatment 5

능동 운동을 이용한 둔감화의 증가 Increasing Desensitization With Active Exercises

모니카는 자신의 증상이 호전되었다고 하였다. 그녀의 목에는 아직 적지만 통증이 있고, 움직이는 것이 크게 두렵지 않았다. 그녀는 목에 약간의 통증이 느껴지지만 운동의 느낌이 좋으며 아직은 어지러움을 약간 느낀다고 하였다. 오후에는 우측 무릎에 통증이 없을 때가 있지만 그녀는 그 통증이 좀 더 강해졌다고 생각했다.

그 다음 우리는 능동적인 경추부 신전을 치료해 보기로 결정했다. 그녀에게 더 큰 확신을 주기 위해, 우리는 그녀의 턱 아래에 손을 얹고, 다른 한 손은 그녀의 머리 뒤를 고정하였다. 우리는 그녀에게 천천히 목을 신전하라고 했다. 약 20도 정도 신전했을 때, 우리는 그녀가 자신의 머리무게를 조절할 수 있다는 것을 알게 되었다. 우리는 그녀가 중립자세로 되돌아가는 것을 도왔다. 우리의 목표는 그녀의 움직임에 대한 두려움을 줄이는 것이기 때문에, 다시 그녀에게 경추부 신전을 하도록 요청하고 그녀가 자신의 머리무게를 인식하기 어려울 때 우리의 손으로 그녀를 도와주었다[그림 18-6]. 신전을 하는 동안 30도가 되었을 때, 그녀가 더 이상 자신의 머리를 지지할 수 없다는 것을 알게 되었고, 우리는 가능한 한 자신의 목을 이완하고, 그녀의 얼굴이 거의 수평이 될 때까지 수동적으로 완전히 신전하라고 하였다. 우리는 그녀의 머리를 수동적으로 다시 중립자세로 되돌려 놓았다. 모니카는 움직임에 도움을 받았을 때 통증이 전혀 느껴끼지 않는다는 것에 매우 놀랐다. 우리는 이 운동을 반복했다. 이 운동은 두 가지 목적으로 수행하였다. 첫째는, 목이 신전할 때 움직임에 대한 두려움이 줄이는 것이고, 두 번째는 목에 통증을 완화시키기 위한 중요한 전략이 근력 강화 운동이었다는 것을 보여주는 것이었다.

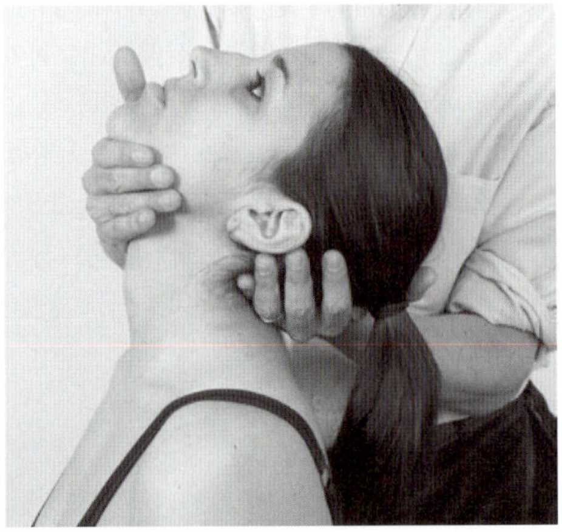

그림 18-6 보조적 경추부 신전

그다음 우리는 2시간마다 운동을 하는 방법을 처방하기로 결정했다. 운동은 5가지의 굴곡과 신전 운동으로 이루어져 있고, 앉아 있는 자세에서 그녀의 양손으로 머리 뒤쪽에서 깍지를 끼고 머리를 잡게 하였다. 우리는 그녀에게 편안하고 자신감을 가지고 최대한의 횟수까지 할 수 있도록 노력하라고 하였다.

그녀가 베개에서 머리를 들어 올리기 위해 계속 힘쓰고 있을 때, 우리는 압력 생체피드백(Jull 등, 2008)을 이용한 두개-경추 굴곡 검사(cranio-cervical flexion test, CCFT)를 하기로 결정했다. CCFT 검사는 무릎을 세우고 바로누운 자세에서 수행하였다. 우리는 먼저 5가지 진행 단계에 두개-경추 굴곡 검사를 시행하였다. 모니카는 처음 두 단계(20에서 22까지 그리고 20에서 24까지)에서는 이 운동을 올바르게 수행할 수 있었다. 그다음 우리는 두 단계로 등척성 수행능력(isometric capacity)을 분석하였는데, 첫 번째 단계에서 그녀가 수축을 하려고 할 때 목을 후인하기 시작했다. 우리는 압력 피드백을 이용한 운동을 시작하지 않기로 결정하였고, 그녀의 머리의 굴곡-신전 운동을 하는 동안 심부 굴곡근을 활성화시키기 위해 약 10초간 자신의 발을 보며 유지하라고 하였고, 그리고 그다음에 굴곡-신전 조절 운동(flexion-extension controlled-movement)을 진행하였다.

다섯 번째 세션에서 우리는 몇 가지 도수치료 기법을 적용하기로 결정하였다. 이 기법은 조직에 대한 도수적 접근이지만, 특별히 주의해서 통증 없이 적용했을 때, 우리는 환자의 두려움을 줄일 수 있었다. 이것은 우리가 이어진 세션에서 그녀의 관절상태를 더 평가할 수 있게 하였다.

우리는 우측과 좌측 측방굴곡 자세에서 전체 경추에 관절가동술을 적용하고 추가적으로 작은 진폭의 수동적 목 회전을 추가하기로 결정했다. 그런 다음 우리는 매우 부드럽게 측방-활주(side-glide) 분절 관절가동술을 적용하였다. 이러한 관절가동술을 적용한 후 우리는 양손의 손가락을 후두하 부위에 올려놓고 매우 가벼운 리듬과 진동성 압력을 가해 주었다. 이것의 목적은 말초성 신경변조(peripheral neuromodulation)를 유도하기 위해 후두하 부위의 조직을 부드럽게 자극하는 것이다. 각각의 치료 에 목표로 하는 손상이 개선되었는지 즉시 재평가하였다.

우리는 도수치료에 많은 시간을 할애하지 않았다. 그 이유는 우리가 너무 많이 하면 모니카가 이전 물리치료사에 의해 받은 치료를 다시 기억하여 두려워할 수 있기 때문이다. 그녀의 스트레스가 두려움을 일으키고 결과적으로 통증을 증가시킬 수 있기 때문에 치료를 받는 동안 편안하게 느껴야 할 필요가 있다.

치료 세션이 끝난 후 우리는 그녀가 왜 운동을 해야 하는지 상기시켜 주었고, 그녀의 집 근처에 강가에 있는 산책로를 따라 30분간 자전거 타는 것을 걷는 것으로 바꾸는 것에 동의하였다. 우리는 일주일 간 모니카를 더 지켜보는 계획을 하였다.

치료 6 Treatment 6

관절의 수동적 가동성 평가의 수행 Joint Passive Mobility Assessment Is Performed

모니카는 행복해 보였다. 이전의 치료 세션은 그녀에게 불편함을 유발하지 않았고, 그녀는 자신의 목에 대해 더 큰 자신감을 느꼈다. 우리가 재평가한 첫 번째 일은 우측 경추 회전이었고, 지금은 거의 80% 정도되며, 운동의 끝 범위에서 국소적인 통증이 있었다. 경추부 신전은 아직도 제한이 있었는데 그 이유는 여전히 목을 신전하는 것을 두려워했기 때문이다.

우리는 우리의 손으로 도움을 주면서 신전을 하는 운동을 3번 반복했으며, 그녀는 꽤 잘 견뎌냈다. 우리는 앉은 자세에서 그녀가 큰 범위의 운동에서 목에 굴곡과 신전을 시작하도록 했고, 이때 통증이 전혀 느끼지 않게 해야 한다고 결정했다.

우리는 관절의 기능장애 상태를 평가하기로 결정하였다. 먼저 우리는 머리를 전인한 상태에서 두개-경추부 신전 상태를 평가하였고, 모니카가 이 운동을 할 때 우측 부위에서 통증을 유발되었다.

우리는 신중하게 두개-경부에 신전, 측방굴곡 그리고 우측회전을 결합한 검사를 실시하기로 결정하였다. 이 검사 시 즉각적으로 그녀의 우측 후두하부에 통증을 불러 일으켰다. 모니카는 우측 두개-경부 관절에 명확한 잠김 패턴(closing pattern)을 보여주었다.

우리가 첫 번째로 수행한 분절 가동성(segmental mobility) 검사는 C1에 굴곡-회전이었다. 우측회전 시 통증이 있었지만, 움직임에 어떤 심각한 제한은 감지하지 못했다. 그 다음 우리는 후두부 활주(occipital glide)를 평가했는데, 우측에서 신전 상태에서 활주 시 불편함이 나타났지만 제한되었다는 증거는 없었다. 그다음 C2-C3의 분절 가동성을 평가하였다. 신전 시 우리는 우측 관절기둥(articular pillar)에서 제한을 감지했고 모니카는 우리에게 이 움직임이 통증을 일으켰다고 말했다. 우리는 우측 측방굴곡을 평가하고 동일한 반응을 얻어냈다. 우리가 좌회전을 평가했을 때 모니카는 우리가 손가락으로 우측 관절기둥 부위를 단지 접촉만 했을 때 매우 고통스럽다고 바로 말했다. 그러나 수동적 좌측회전은 단지 몇 도 정도만 제한되었다. 우측회전을 평가할 때 완전한 회전은 제한되지 않았고 통증성 저항(painful resistance)이 감지되었다.

우리는 엎드린자세에서 편측 후전방(postero-anterior, PA)를 이용해 부가적 가동성(accessory mobility)을 평가하기로 결정했다. 이는 우측 C2-C3에서 뻣뻣함과 함께 같은 통증 반응이 나타나는지를 알아보기 위함이다. 우측 C2-C3에 관절 기능장애가 증상의 주요 원인으로 나타났으며, 기계적으로 관절면(facet joint)의 제한(관절면의 불일치)인 것처럼 작용하였다.

우측 관절기둥에 민감성과 압통을 감안할 때, 우리는 그녀가 아파하는 부위에 접촉과 끝 범위를 피하며 좌우로 회전하면서 광범위한 가동술을 적용하기로 결정하였다. 우리는 우측 측방굴곡 자세에서 두개-경추에 가동술과 마지막으로 약간의 좌측회전 상태에서 경추에 PA 활주를 하는 방법으로 우측 C2-C3에 부드러운 진동성 관절가동술을 적용하였다. 잠시 후에 우리는 우측 경추 회전을 재평가하였고 회전범위가 증가된 것을 확인하였다. 이 치료는 매우 짧았지만, C2-C3의 잠김[척추후 관절에 짝 하방경사 움직임(coupled downslope movement)에 제한]제한을 가진 모니카의 관절 기능장애에 도움이 되었고, 척추후 관절에 작은 외상후 변화에 기인되었다는 것을 확인하는 데 도움이 되었다.

우리는 단계적으로 두개-경부 굴곡 검사를 반복하였다. 모니카는 제3단계(26)에 도달했을 때 심부 두개-경부 굴곡근에 정확한 작용을 할 수 있었고, 제1단계(20-22)에서도 보상작용 없이 10초간의 등척성 수축을 10회 간 유지할 수 있었다. 그다음 우리는 집에서 그녀가 이 운동을 더 잘 수행할 수 있도록 압력 생체피드백을 이용하게 하였다. 처음에 1, 2, 3(각 단계에서 3번씩) 단계에서 순차적으로 운동을 수행하게 한 다음, 첫 번째 단계에서 10초 간 등척성 수축을 10회 반복 수행하게 하였다.

그녀의 기능을 향상시키고 경추부 신전에 대한 두려움을 줄이기 위해 두 가지 운동을 가르쳤다. 첫 번째는 굴곡/신전 시 눈의 주시

안정성(gaze stability)이었다. 그녀의 시선을 한 지점에 고정하게 하면 신전 운동을 더 잘 조절 할 수 있게 될 것이다. 두 번째 운동은 수건으로 도움을 주는 3단계 수준의 경추부 신전 운동이었다. 모니카를 앉히고, 그녀에게 수건의 가장자리를 잡고 C2의 극돌기 근처를 지나 후두부를 가로지르도록 접게 하였다. 이 상태에서 수건을 전방과 머리쪽 방향으로 누르면서 그녀에게 3번 목을 신전하도록 했다. 우리는 중부 경추와 하부 경추 부위로 압력을 바꿔가면서 같은 운동을 반복하게 하였다.

그녀에게 운동 후에 어떤 불쾌감을 느낄 수는 있지만 목이 빨리 회복될 수 있기 때문에 이 운동을 계속해야 한다고 말했다. 눈 운동은 중단하기로 결정하였다.

치료 7 Treatment 7

모니카는 특히 목의 신전 운동을 한 후에 목에 약간의 통증이 있었다고 했다. 그러나 그녀가 조언을 받았기 때문에, 그녀는 이것을 큰 신경을 쓰지 않았다. 그녀의 자신의 목이 '더 자유로워졌다고' 느껴졌고 때로는 머리를 빠르게 움직일 때 조금은 어지러워졌지만 그녀는 움직이는 것을 두려워하지는 않았다. 그녀는 우측 어깨로 가방을 매고 다니는 것을 여전히 걱정하고 있는데, 그 이유는 그 후에 그것이 목을 자극하기 때문이다.

그녀는 무릎이 '훨씬 더 강해진 것 같이 느껴진다'고 했다. 그녀는 자전거 탈 때 통증이 나타나지는 않았고, 앉거나 서서 운동을 하는 것을 잊었다고 했다. 우리는 그녀가 무릎이 더 강해졌다고 느끼는 것이 중요하다는 것을 상기시켰고, 며칠 후에 계단 오르내리는 운동으로 진행할 것이다. 공부할 때 매시간 여러 번 앉고 선 자세에서 운동을 천천히 해야 한다고 제안했다.

우측 회전을 평가한 결과 그녀는 현재 완전한 범위로 움직이지만 끝 범위에서 약간의 통증을 느꼈다. 경추부 신전에 대한 평가는 전체 범위 중 중간 부위에서 머리의 조절을 잘 수행하는 능력이 있다는 것을 보여주었다.

우리는 도수치료를 계속하기로 결정했다. 먼저 전반적인 관절가동술을 비특이적(non-specific) 기법을 이용해 처음에는 좌측에서, 그 다음에는 우측에서 거의 전 범위에서 시작하였다. 우측 C2-C3관절을 열리게 하는[척추후관절의 짝 상향 방향(coupled upslope)]에서 진동치료를 적용하였고, 그다음 경추를 약간 우측회전시킨 자세에서 실시하였다. 우측 척추후관절은 하향(downslope) 방향으로 가동술을 적용하였다. 모니카는 후자의 가동술이 약간의 불편감을 만들었다고 했다. 우리는 우측회전에 대해 재평가하였고, 회전의 큰 범위에서 약간의 불편감이 나타났지만 통증이 있지는 않았다.

CCFT를 재평가하였고 4번째 단계(28)에서 심부 두개경부 굴곡근이 적절히 작용하는 것을 확인하였으며, 두 번째 단계(24)에서는 머리의 전인 없이 10초간 등척성 수축을 10회 유지할 수 있었다. 이번 세션에서 우리는 그녀에게 1단계에서 4단계(각각 3 회)로 순차적인 운동을 계속 하도록 하고, 그다음에 두 번째 단계에서 10초 동안 10회의 등척성 수축을 계속하라고 요청하였다. 그녀는 다음 주에 약속을 다시 잡았다.

치료 8 Treatment 8

환자의 안심과 감각운동 장애의 감소 Reassuring the Patient and Improving Sensorimotor Deficits

이번 방문 시 모니카는 상태가 좀 더 나빠졌다고 하였다. 그녀는 목 때문에 괴로웠고, 약 2일 전부터 두통이 있었다. 이번 주 초에는 기분이 좋고 활력이 넘쳐 다시 직장을 잡기 위해 두 곳의 호텔을 방문하기로 결정했다. 그녀는 기차로 이동해야 했는데, 2시간의 여행과 열차의 덜컹거리는 소리가 그녀의 증상을 악화시켰다. 창문을 통해 씽씽 지나치는 풍경을 보는 것도 그녀를 매우 어지럽게 만들었다. 이러한 증상들은 경추부 감각운동 손상에 보다 더 주의를 기울여야 한다는 것을 의미한다. 그러나 중요한 것은 모니카에게 이러한 증상들이 정상적인 반응이며, 유발시키는 움직임을 피하는 것이 그녀의 회복을 촉진함을 알려 주어 그녀를 안심시키는 것이었다. 우리는 그녀에게 공포 회피와 미사용의 악순환을 일깨워 주었고, 그녀의 신경계를 무감각하게 만드는 것이 가장 좋은 방법이며 정상적인 생활로 가능한 한 빨리 되돌아가는 방법임을 알려 주었다.

감각운동 손상의 개선 Improving Sensorimotor Deficits

우리는 Roren의 관절 위치 오류 검사(joint position error test)로 경추부 운동(kinesthetic) 감각을 평가하기로 결정했다[그림 18-7]. 목표물에서 90cm 떨어진 곳에 앉아서 머리 위에 레이저 포인터를 부착한 다음 그녀에게 가능한 한 멀리 좌측으로 돌리게 하였다가 다시 레이저 포인터가 목표물의 중앙부를 가리킬 때까지 되돌아가라고 요청하였다. 그녀는 이것을 두 번 반복하고 그다음에 눈을 감은 채로 다시 해보았다. 그러고 나서 우측회전을 해달라고 했고, 눈을 감고 시도할 때마다 레이저 포인트가 항상 목표점을 지나치는 것을 관찰하였다. 우리가 같은 검사를 신전 시 시도했을 때, 그녀는 눈을 감고 목표점 중앙부로 되돌아갈 수 없었다. 우리는 그녀에게 집에서 하루에 한 번씩 이와 같은 운동을 할 것을 권고하였다. 이 운동은 그녀의 목 증상을 잘 느끼지 못하게 하고 목표점에 집중하게 하는 장점이 있다. 이 운동에 추가하여 우리는 모니카에게 회전과 굴곡 그리고 신전 시 눈-경추(oculo-cervical)의 분리(dissociated) 운동을 가르쳤다. 이러한 운동들은 어지럼증 증상을 충분히 개선시킬 수 있다.

우리는 CCFT를 재평가하였고 4번째 단계(28)까지 경추부 심부 굴곡근이 적절히 활성화되는 것을 관찰하였고, 머리에 후인 동작 없이 3번째 단계(28)에서 10초간 등척성 수축을 10회 유지할 수 있었다. 이번 세션에서 우리는 3번째 단계에서 10초 간의 등척성 수축을 10회만 수행하라고 하였다.

경추부 회전을 향상시키기 위해, 우리는 그녀에게 수건을 사용한 회전 운동방법을 가르쳤다. 이 운동은 증상이 있는 C2–C3 분절 위에 수건의 가장자리를 대고 좌측으로 3회 회전시키고 다시 우측으로 3회 회전하도록 하였다[그림 18-8]. 그녀는 수건을 눌러서 각각의 회전 끝에 도움을 주었다.

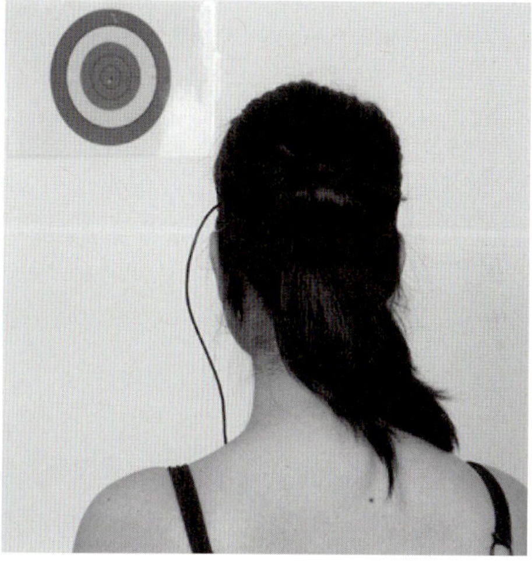

그림 18-7 Roren의 관절 위치 오류 검사

우리는 4발 무릎 서기 자세(four-point kneeling)에서 능동 경추부 신전 운동을 재평가하였고, 그녀는 어떤 어려움 없이 그 운동을 할 수 있었으므로 더 이상 그 운동을 매일 할 필요가 없다고 모니카에게 말했다.

우리는 또한 이 세션에서 경추에 도수치료를 적용하였다. 우리는 먼저 좌측회전을 한 다음 우측회전에 대한 비특이적 광범위한 관절가동술을 적용하기 시작했다. 우리는 진동기법을 계속 사용하였으며, 처음에는 우측 C2–C3 척추후관절 부위에 하향 움직임을 적용한 다음 상향 움직임을 적용하였다. C2–C3에 생리학적 운동(physiological movements)을 이용하며 치료를 마쳤고, 여기에 우측회전의 끝 범위에서 부드러운 유지-이완(hold-relax)을 추가적으로 적용하였다.

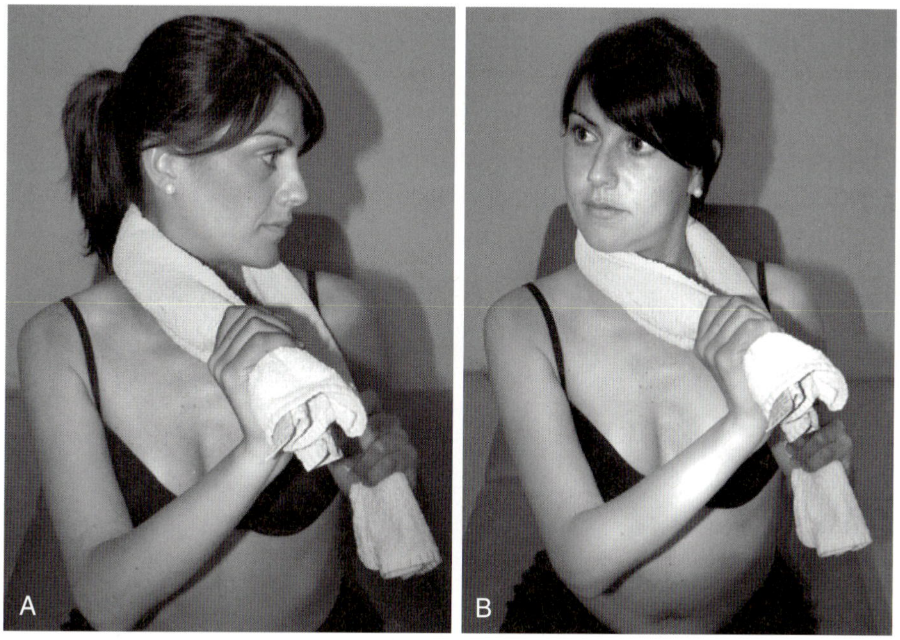

그림 18-8 C2–C3에 보조적 회전 관절가동술

'안 좋은 무릎'에 무감각화 Desensitizing the 'Bad Knee'

이번 주에 모니카는 계단 오르기와 내리기 운동을 실시하였다. 우리는 모니카에게 첫 주에는 계단을 이용해 올라가고(그녀는 4층에 살고 있다) 승강기를 이용해 내려오는 활동을 적어도 하루에 세 번씩 수행하라고 하였고, 그다음 주는 계단을 이용해 오르내리기를 원했다.

우리는 다음 방문을 2주 후로 계획했다.

치료 9 Treatment 9

기능적 운동 Functional Exercises

처음 방문 후 7주가 지나자 모니카는 이전의 자신처럼 느껴지기 시작했다고 하였다. 지난 2주 동안 그녀는 훨씬 더 나은 느낌이 들었다. 그렇지만 그녀는 한 여자가 지하철역 계단에서 넘어지는 모습을 우연히 보았을 때 자신의 우측 무릎에 바로 찌르는 듯한 통증을 느꼈다고 말했다. 그녀는 약간 놀랐지만 자신에게 계단을 내려가는 것에 대해 더 이상 두려워하지 말라고 말했고 잠시 후 통증이 사라졌다. 그녀는 또한 자신이 공부하는 데 약간의 스트레스를 받았고, 더 이상 운동을 할 시간이 없었다. 그녀는 더 이상 매일 30분씩 자전거를 탈 수 없었다.

모니카의 긍정적인 진전과 운동을 할 시간이 더 이상 없었기 때문에, 우리는 더 이상 시간을 두지 않고, 하루 종일 할 수 있는 더 기능적인 운동을 처방하기로 결정했다. 따라서 우리는 표적에 대한 관절 위치 오류 훈련(joint position error training)을 중단하였다. 우리는 엎드린자세에서 베개 없이 편안한 자세를 하고, 그녀의 머리를 5초 간 최대한의 회전으로 좌측으로, 그다음 우측으로 가져가서 유지하라고 권하였다. 이것은 회전 시 최대 원심성 자세에서 나타나는 두려움을 없애 준다.

낮에 공부할 때는 앉아서 공부할 것과, 회전과 신전 자세에서 매시간 또는 2시간마다 여러 번의 경추-안구 분리 운동(cervico-ocular dissociation exercises), 자신의 팔꿈치를 식탁에 올려놓고 턱에 손을 댄 채로 몇 차례의 저강도 등척성 굴곡 수축 운동을 권하였다. 또한 그녀에게 하루에 2~3번 서서 양발을 한 줄 서기로(tandem)한 자세로 하고 회전과 굴곡 그리고 신전 자세에서 경추-안구 분리 운동을 해야 한다고 하였다.

우리는 엎드린자세에서 부가적 가동성을 평가하기 위해 도수치료 방법을 시도하였다. 우측 C2-C3 관절기둥 위에 편측 PA 부가적 움직임을 실시한 결과 좌측에 비해 좀 다른 저항을 보여 주었고 약간의 통증도 발생하였다. 우리는 먼저 좌측 측방굴곡 자세에서 C2-C3에 편측 PA를 먼저 실시해서 같은 분절에 좀 더 큰 부가적 움직임을 얻는 데 초점을 맞추기로 결정하였다. 그다음 약간 사선방향의 내측 도수교정을 하면서 우측 측방굴곡을 시켰다. 모니카는 후자의 기법을 불편해 했지만 참을 수는 있다고 하였다. 마지막으로 우측 C2-C3 척추후관절을 벌리기 위해 도수교정 기법을 사용하였다. 우리는 불편함이 없는 상태로 매우 작은 범위의 움직임을 이용하였다[그림 18-9].

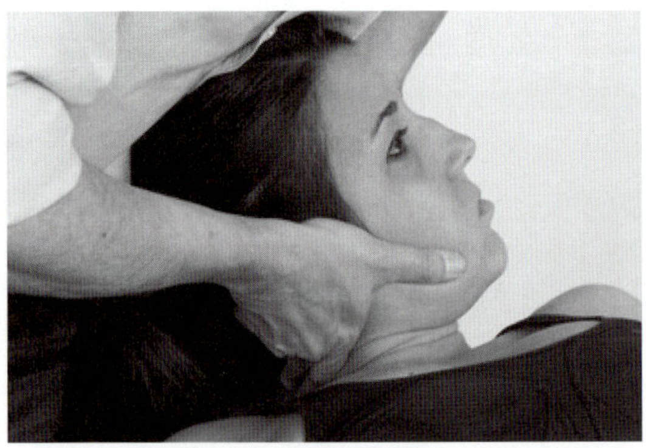

그림 18-9 우측 C2-C3 척추후관절에 관절 벌리기(gapping)를 이용한 도수교정 기법

3주 후에 만날 것을 모니카와 약속했고, 주말 동안에는 그녀가 좋아하는 스포츠 활동(카누 타기)을 해 보라고 권하였다. 우리는 또한 그녀에게 집에만 머물지 말고 친구들과 즐거운 시간을 보낼 것을 권했다.

치료 10 Treatment 10

능동적 대처 전략의 개발 Developing Active Coping Strategies

모니카는 우리를 만나자마자 자신이 지난 2주 동안 노를 저을 수 있었고 이것을 거의 믿을 수 없었다고 말했다. 그녀는 경기를 하는 중이나 그후에도 전혀 목에 통증이 없었다. 그녀의 무릎에 대해 물었을 때, 그녀는 심지어 무릎에 대해 생각조차 하지 않았다고 했다. 이 사실이 보여 주는 것 중 하나는 모니카가 자신의 문제를 이해하고 있으며, 자신만의 대처전략을 개발할 수 있는 능력이 이미 있다는 것이다.

그녀는 지난 2주 동안 후두부하 통증이나 두통을 앓지 않았으며, 오랜 시간 공부할 때에도 우측 승모근에 약간의 긴장만이 있었다고 느꼈다. 그녀는 우측으로 목을 최대한 회전시키고 침대에 엎드려 누워 있을 때만 약간의 불편함을 느꼈다. 그녀는 앉거나 서 있을 때 생각날 때마다 운동을 했고 운동으로 자신감을 더 갖게 되었다.

현재 모니카는 목을 움직이는 것을 두려워하지 않았으며, 그녀의 불편함은 매우 산발적으로 느껴졌다. 그녀는 어지럼증이 없었고 정상적인 활동을 하기 시작했다. 지금 그녀의 집에서 기차로 30분 떨어진 호텔에서 인턴십을 시작했으며, 기차 창문을 바라보았을 때 때때로 현기증이 나기는 했지만 이러한 증상은 경미하여 걱정하지 않았다.

우리는 능동적 움직임을 재평가하기로 결정했고, 양쪽에서 대칭적인 회전을 관찰하였다. 모니카는 우측회전에 대한 과압력을 주었을 때만 약간 불편해 했다. 중립자세에서 신전까지의 움직임은 정확한 패턴으로 수행되었다. 완전히 신전한 자세에서 중립자세로 가는 움직임에서, 그녀는 움직임을 시작할 때 약간의 턱을 내미는 움직임을 하였다.

우리는 두개-경추 신전과 회전 그리고 우측 측방굴곡의 연합 움직임을 검사하였고, 모니카는 과압력을 가했을 때만 불편함이 느껴진다고 하였다.

우리는 C2-C3 회전 시 분절에 가동성을 평가했으며, 운동의 끝 범위에서 약간의 저항이 여전히 감지되었다. C2-C3에서 PA 부가적 움직임을 검사했을 때, 모니카는 우리의 엄지손가락을 접촉했을 때 여전히 불편함이 느껴진다고 보고하였다. 우리는 우측 측방굴곡을 하면서 C2-C3에 PA를 실시했고 그녀는 불편함에도 잘 견디었다. 바로누운자세에서 우리는 그녀의 머리를 우측회전시키고 C2-C3에 척추후관절의 면을 따라 여러 번 진동운동을 수행하였다.

우리는 그녀에게 가끔 그녀의 우측 후두부 부위에서 약간의 압통이 있을 수 있지만 결국 사라질 것이라고 말해 주었다.

우리는 모니카에게 얼마 동안은 운동을 계속할 것을 권했지만, 대부분 스스로 할 수 있게 되었다.

우리는 모니카의 동의하에 치료를 중단할 수 있었고, 시간이 지나 결국 그녀의 증상들이 완전히 해결될 것이라 확신하였다. 그러나 우리는 그녀가 더 이상 문제가 없다는 것을 확인하기 위해 몇 달 안에 다시 우리를 방문할 것을 권했다.

추론 질문:

14. 이 사례에 대한 당신의 생각과 당신의 임상적 추론을 어떻게 요약할 수 있습니까?

추론 질문에 대한 답변:

모니카의 이야기는 드문 일이 아니다. 그녀의 사례에서 가장 중요한 두 가지 내용은 외상 후 목통증과 우측 무릎통증이었다.

사고로 자전거에서 떨어졌음에도 불구하고, 여러 가지 장애, 즉 목 통증, 두통, 현기증, 감각운동 장애 그리고 균형 조절 장애 그리고 다양한 손상을 동반한 WAD의 특성이 나타났다. 이 모든 증상은 명확한 중추성 과흥분성에 의해 더 증폭되었다.

모니카의 무릎통증은 통증에 대한 기억의 확실한 예였다. 통증 행동은 계단을 내려갈 때 아팠기 때문에 일관성이 없었고, 하루 중 가장 최악의 시간은 소파에 누워 있을 때였다. 그녀는 촉진에 대해 이질통을 경험했지만, 무릎 검사를 통해 활성화된 유해수용성 원인을 밝혀 내지 못했다.

모니카의 관리상 핵심 요소는 손상에 대한 그녀의 신념을 재구성하는 것이었다. 철저하고 포괄적인 검사와 영상진단 검사 등을 통해 많은 증상이 명확하게 복합성 통증 때문임을 알아냈고 우리에 대한 모니카의 확신도 강해졌다. 이러한 유형의 사례에서는 환자를 다루는 건강전문가들에 의해 전달된 잘못된 해석을 제거하는 데 많은 시간을 할애하게 된다. 이번 사례에서도 모니카의 통증이 유해가소성 통증 감각화(nociplastic pain sensitisation)로 인해 많이 발생하였고, 그녀의 공포 회피 행동이 통증 문제의 중요한 부분이라는 것을 설명하는 데 상당한 시간을 할애해야 했다.

운동은 관절의 문제와 감각운동 조절 장애를 치료하기 위한 것이었지만, 점진적으로 조절하는 요소로 이용하기 위한 것이기도 하다. 따라서 주 목적은 움직이는 것에 대한 모니카의 두려움을 줄이는 것이었다.

또 다른 주요 사항은 일상활동을 재개하고 사회적 자기배제를 피하도록 하는 가장 좋은 방법이라는 것을 강조하는 것이었다. 그녀의 인지능력과 자기효능감 그리고 기분을 개선하는 것이 일상생활의 기능적 요구를 충족시키는 것만큼이나 중요했다.

임상추론 해설:

전반적인 관리와 특별한 치료는 환자의 특별한 임상적 양상과 개인적 목표와 관련된 명확한 목표를 가지고 있어야 한다. 여기에는 손상에 대한 모니카의 신념에 재조정을 촉진하기 위한 관리에 대한 강조와 검사를 통해 요약된 특정 손상에 대한 근거가 제시되었다.

움직임에 대한 두려움을 줄이기 위해 증상을 유발하는 자극에 단계적으로 노출시키는 보다 광범위한 목표를 가지고, 관절의 문제와 감각운동 조절 장애를 치료하기 위해 단순히 손상된 부위만을 목표로 하는 것이 아닌 광범위한 도수치료와 운동 중재를 사용하였다. 이것은 손상에 대한 가설적 재평가로 여전히 간주될 수 있는 좀 더 복합적인 추론적 관리계획을 보여 주고 있으며, 모니카의 신념과 두려움 그리고 활동/참여가 이루질 수 있는 관리 단계를 제시하였다.

참고문헌 References

American Psychiatric Association, 2013. Diagnostic and Statistical Manual of Mental Disorders, fifth ed. American Psychiatric Association, Arlington, VA.

Burns, J.W., Glenn, B., Bruehl, S., Harden, R.N., Lofland, K., 2003. Cognitive factors influence outcome following multidisciplinary chronic pain treatment: a replication and extension of a cross-lagged panel analysis. Behav. Res. Ther. 41 (10), 1163–1182.

Carpenter, M.G., Frank, J.S., Silcher, C.P., Peysar, G.W., 2001. The influence of postural threat on the control of upright stance. Exp. Brain Res. 138 (2), 210–218.

Carroll, L.J., Holm, L.W., Ferrari, R., Ozegovic, D., Cassidy, J.D., 2009. Recovery in whiplash-associated disorders: do you get what you expect? J. Rheumatol. 36 (5), 1063–1070.

Comerford, M., Mottram, S., 2012. Kinetic Control. The Management of Uncontrolled Movement. Churchill Livingstone, Australia.

Field, S., Treleaven, J., Jull, G., 2008. Standing balance: a comparison between idiopathic and whiplash-induced neck pain. Man. Ther. 13 (3), 183–191.

Gagey, P.M., Toupet, M., 1991. Orthostatic postural control in vestibular neuritis: a stabilometric analysis. Ann. Otol. Rhinol. Laryngol. 100 (12), 971–975.

Glattacker, M., Heyduck, K., Meffert, C., 2013. Illness beliefs and treatment beliefs as predictors of short-term and medium-term outcome in chronic back pain. J. Rehabil. Med. 45 (3), 268–276.

Headache Classification Committee of the International Headache Society, 2013. The International Classification of Headache Disorders, 3rd edition (beta version). Cephalalgia 33 (9), 629–808.

Jull, G., Sterling, M., Falla, D., Treleaven, J., O'Leary, S., 2008. Whiplash, Headache, and Neck Pain: Research-Based Directions for Physical Therapies. Churchill Livingstone (Elsevier, Edinburgh.

Kahneman, D., 2011. Thinking, Fast and Slow. Allen Lane, London.

Leaver, A.M., Maher, C.G., McAuley, J.H., Jull, G., Latimer, J., Refshauge, K.M., 2013. People seeking treatment for a new episode of neck pain typically have rapid improvement in symptoms: an observational study. J Physiother 59 (1), 31–37.

Nijs, J., Torres-Cueco, R., van Wilgen, C.P., Girbes, E.L., Struyf, F., Roussel, N., et al., 2014. Applying modern pain neuroscience in clinical practice: criteria for the classification of central sensitization pain. Pain Physician 17 (5), 447–457.

Nijs, J., Van Geel, C., Van der Auwera, C., Van de Velde, B., 2006. Diagnostic value of five clinical tests in patellofemoral pain syndrome. Man. Ther. 11 (1), 69–77.

Nijs, J., Van Houdenhove, B., 2009. From acute musculoskeletal pain to chronic widespread pain and fibromyalgia: application of pain neurophysiology in manual therapy practice. Man. Ther. 14 (1), 3–12.

Sahrmann, S., 2011. Movement System Impairment Syndromes of the Extremities, Cervical and Thoracic Spines. Elsevier, St. Louis.

Sjaastad, O., Fredriksen, T.A., Pfaffenrath, V., 1998. Cervicogenic headache: diagnostic criteria. The Cervicogenic Headache International Study Group. Headache 38 (6), 442–445.

Treleaven, J., Jull, G., Lowchoy, N., 2005. Standing balance in persistent whiplash: a comparison between subjects with and without dizziness. J. Rehabil. Med. 37 (4), 224–229.

Vlaeyen, J., Morley, S.J., Linton, S.J., Boersma, K., De Jong, J., 2012. Pain-Related Fear. Exposure Treatment of Chronic Pain. IASP Press, Seattle.

World Health Organization, 2001. International Classification of Functioning, Disability and Health. World Health Organization, Washington, DC.

치아 부정교합과 안면만곡증의 복합적 현상이 있는 환자의 구강안면, 비강호흡 및 하지 사반부 증상

19

Orofacial, Nasal Respiratory and Lower-Quarter Symptoms in a Complex Presentation With Dental Malocclusion and Facial Scoliosis

Harry J. M. von Piekartz • Mariano Rocabado • Mark A. Jones / 이용우

주관적 검사 Subjective Examination

개인 프로필 Personal Profile

플로어(Floor) 27세 미혼 여성으로 직업이 없으며, 독일의 함부르크에 살고 있다. 경제학 전공으로 4년 전에 학사학위를 취득했으나 지속적으로 겪고 있는 문제로 인해 취업을 할 수 없었다. 그녀에게는 미국에 살고 있는 언니가 있다. 부모는 8년 전에 이혼했으나, 부모님 두 분 모두와 좋은 관계를 유지하고 있다. 플로어는 자신의 아파트에서 살고 있다. 경제적으로는 그녀의 어머니에게서 일부분 지원을 받고, 조부모님으로부터 받은 유산이 있다. 플로어는 달리기, 바이킹과 수영을 좋아하지만 현재의 문제들로 인해 이런 활동을 포기해야 했다. 이 밖에도 긴장을 풀기 위해 음악감상을 즐기기도 한다.

플로어는 머리 부위와 하지 사반부의 복합적 증상을 보였다.

구강안면 및 머리 부위 증상 Orofacial and Head-Region Symptoms

플로어의 주요 호소증상은 편측 오른쪽 이명과 양측 두통(우측이 좌측보다 심함), 그리고 혀가 당겨지는 듯한 압박감과 위치가 바뀐 듯한 느낌이다[그림 19-1]. 그러나 씹거나 말을 할 때 턱의 힘과 조정이 감퇴되지 않았으며, 맛에도 변화가 없다고 밝혔다.

플로어는 두 가지 각기 다른 교합(턱 정렬)을 일상적으로 경험한다고 설명했다. 식사를 하고 말을 하고 씹을 때면 그녀는 스스로 "안 좋은 교합" (추후 함몰 하악골로 판명)이라 밝힌 현상이 증가하고, 다른 증상들과 더불어 이러한 구강안면 기능에 영향을 미치는 것으로 느꼈다. 특히 이것은 두통과 이명을 악화시켰으며, 혀에 이상한 "압력"과 같은 느낌도 강화시켰다. 또 다른 교합은 "이완된 교합"이라고 설명했는데, 이것은 주로 그녀가 반듯이 누운 자세로 편하게 있을 때 나타났다(추후 교차교합 및 수직겹침 위치로 판명). 교차교합은 한쪽 치열에 있는 1개 이상의 치아와 반대편 치아 또는 다른 치열의 치아 사이의 비정상적 관계를 말하며, 치아 위치의 이탈 또는 비정상적 턱의 위치에 의해 발생한다. 수직겹침은 치아의 부정교합으로, 위쪽 앞니와 송곳니가 아래쪽보다 튀어나온 것이다(수직중복이라고도 함). 플로어는 자신의 이완된 교합을 다음과 같이 설명했다. "내 척추가 더 이완되기 때문에 누워 있을 때 내 턱의 위치가 바뀐다." 플로어는 치과의사 및 악구강 외과의에게 진료를 받은 경험으로 인해 이들을 각기 다른 교합으로 설명할 수 있는 수준의 이해력을 갖추고 있었다.

플로어는 자신의 구강안면 증상(두통, 이명, 혀의 압박 느낌, 불량교합 느낌)이 모두 함께 발생하며, 말하거나 먹기를 시작한 지 10분 만에 증가한다고 하였다. 두통과 이명이 가장 심한데, 시각적 상사척도(VAS)에서 10점 만점 중 7~8점까지 증가했다. 그러면 말하기나 먹기를 멈추고 휴식을 취하거나 누워야 했다. 또한 컴퓨터나 TV시청을 하면서 60분 이상 앉아 있으면 두통과 이명이 심화된다고 말했다. 달리기, 바이킹, 수영 등의 보다 신체적인 활동 또한 이러한 현상을 증가시켰으며, 결과적으로 6년 전에 이런 신체적 활동들을 중단했다.

이러한 구강안면 증상은 20분 동안 누워 있거나 밤새 잠을 자고 나면 호전됐으며, 대개 이완 교합 위치에서 똑바로 누워 있을 때 턱을 꽉 쥐는 방식으로 피부를 자극함으로써 향상되기도 했다. 이 방식은 문제가 있었는데, 피부가 빨갛게 변하고 출혈이 생기기 때문이다. 이런 일들이 최소한 일주일에 3번 이상 발생했다. 플로어는 이러한 문제점을 알고 있었으며, 이로 인해 화가 나고 창피하게 느끼기도 했다. 더 이상 자신의 얼굴을 보고 싶지 않아서 거울을 피하기까지 한다고 말했다.

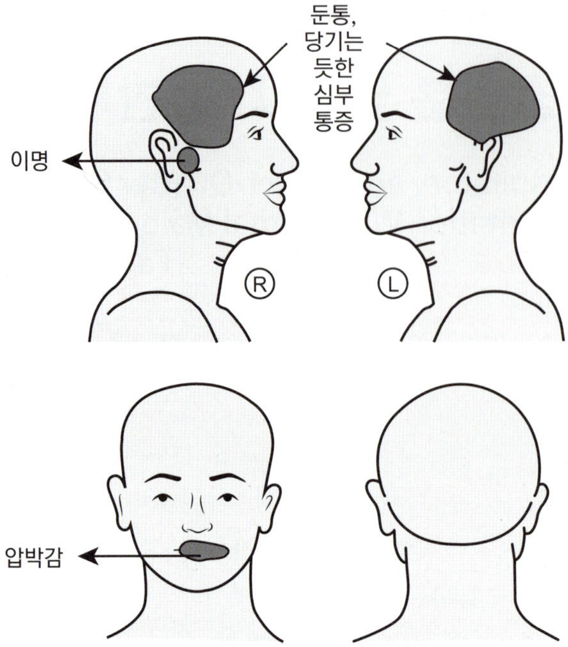

그림 19-1 플로어의 머리 주위 증상 표시 차트

척추, 고관절 및 무릎 부위 증상 Spine, Hip and Knee-Area Symptoms

나아가, 플로어는 둔한 심부 요통을 설명했으며[그림 19-2], 이 통증은 종종 오른쪽 서혜부와 오른쪽 고관절 앞의 심부로 방사된다고 말했다. 오른쪽 고관절의 모든 방향으로의 움직임이 뻣뻣하게 느껴졌다. 오른쪽 무릎 전방의 둔통은 또한 요추와 고관절 부위 통증과 함께 발생했다. 하지 사반부 호소증상은 구강안면 증상과 어떤 관계가 있었는데, 이들 모두 낮 시간에만 발생하기 때문이다. 허리, 고관절 및 무릎의 증상은 서 있거나 20분 이상 걷거나 10분 동안 조깅을 하면 악화되곤 했다. 이러한 활동들을 멈추면 통증들은 모두 줄어들다가 15분 이내에 사라졌으며, 누울 경우 더 빨리 사라졌다. 장시간 앉아 있으면 5~10분 동안 아래쪽 허리와 오른쪽 고관절이 경직됨이 느껴졌고, 서거나 걸으면 완화됐지만, 그러고 나면 하지 사반부 통증이 나타났다. 플로어는 또한 허리와 고관절 통증이 생리 전 이틀 동안 평소보다 더 (쉽게) 악화된다고 말했다.

다른 요추, 천장관절, 고관절, 무릎의 잠재적 악화요인을 선별검사한 결과, 각기 다른 방향으로의 특정 요추의 움직임(앉아 있을 때 지속적 굴곡 제외), 침대에서 돌아눕기, 계단(이미 오랜 시간 서있을 경우 제외), 그리고 고관절 또는 무릎의 움직임(다리를 꼬고, 웅크리고, 무릎을 꿇는 것 포함)에서는 아무런 문제도 드러나지 않았다.

플로어는 다른 부위에서의 무감각이나 저림 또는 쇠약, 잠재적 경부동맥 기능장애 또는 척수나 마미(cauda equina)와 관련된 증상에 대해서는 언급하지 않았다.

환자의 관점 Patient Perspectives

구강안면 증세에 대한 생각을 물었을 때, 그녀는 이 모든 증상이 그녀의 치아 교합 및 하지 사반부 증상과 직접적으로 연관돼 있다고 굳게 믿고 있었다.

그녀의 문제들이 삶에 미친 영향 및 어떻게 견뎌 왔는지에 대한 초기 면담에서 왜곡된 자아개념과 사회적 위축이라는 분명한 주제가 도출됐다. 플로어는 외모에 대해 부끄러워하고 스스로 매력이 없다고 느꼈다. 그녀는 가중된 얼굴의 비대칭으로 인해 여러 사람과 함께 만나는 것을 싫어했고, 이로 인해 사교적인 활동을 줄이게 됐다. 가능하다면 언제나 자신의 왼쪽 얼굴을 남들에게 보여주려 했는데, 그녀는 왼쪽을 "덜 못생긴" 측면이라고 불렀다. 그녀는 "젊고 예쁜 여인이라고 생각되지 않는다."라고 단언했고, 그녀의 생각에는 이것이 그녀가 파트너를 만나기 어려운 원인이라고 했다. 그녀는 그 누구도 이러한 문제점들을 가지고 있는 여성에게 관심을 가지지 않는다고 확신했다.

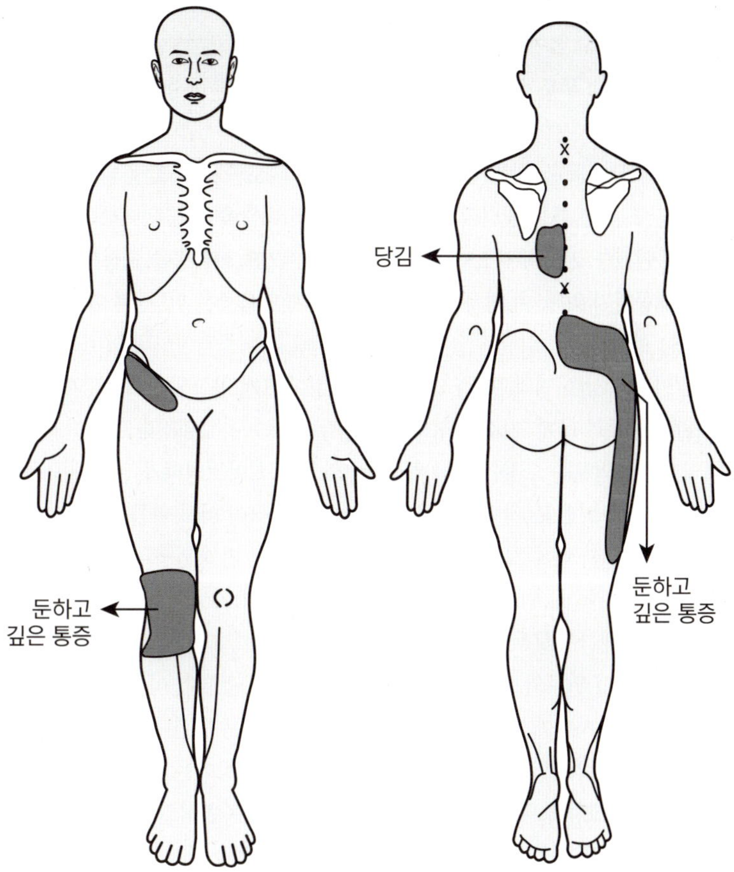

그림 19-2 플로어의 척추, 골반 그리고 무릎의 증상 표시 신체차트

일반적 건강검진 General Health Screening

플로어의 전반적인 건강은 좋은 것으로 나타났다. 그녀에겐 전신성 질병이나 내장 문제 및 알 수 없는 체중 감소 등의 문제는 없었다. 혈액검사는 음성으로 나타났고, 알레르기, 중이염, 부비동염 또는 안질환도 없었다. 그녀의 얼굴, 목 또는 하지 사분의 일 부위에 어떠한 외상도 없었고, 자신 또는 가족의 병력에 암 질환도 없었다. 그녀의 비뇨생식 기능은 항상 정상이었으며, 척수와 관련된 불균형이나 보행 장애도 없었다. 수면은 문제가 된 적이 한 번도 없으며, 아무런 문제 없이 밤에 7~8시간 정도 수면을 취한다고 하였다. 현재 복용 중인 약도 없었다. 20세와 22세 사이에 자신의 호소증상에 따라 항우울제(일일 50mg의 아미트립틸린)와 파라세타몰(50mg)을 복용했다. 두 가지 모두 별 도움이 되지는 않았다.

병력 History

11세 때에 플로어는 6mm 이상의 수직겹침으로 인해 교합 간 장치를 처방받았다. 수개월 후 그녀의 오른쪽 귀에 이명 현상이 나타났고, 비강호흡(nasal respiration)이 감소함에 따라 입으로 숨을 더 많이 쉬게 됐다. 이때쯤 그녀의 어머니가 심해진 안면비대칭을 처음으로 알아차리게 됐다. 17세가 될 때까지 플로어의 치과교정 치료가 계속됐다. 치과교정 전문의는 결과에 '만족스러워' 했으나, 플로어와 그녀의 어머니는 전혀 그렇지 않았는데, 이때에 이르러서는 그녀가 지속적인 이명과 정기적인 두통에 시달리고 있었기 때문이다. 플로어는 성형외과 의사와의 상담을 결심했고, 21세에 코와 턱 재건 수술을 받았다. 그럼에도 호흡기능은 향상되지 않았고, 두통이 더 악화됐다. 혀에서의 이상한 "압박" 느낌이 시작됐고, 이러한 증상들은 수술 후 5년 동안 점차 악화됐다. 그녀는 호소 증상과 관련하여 다른 의사, 치과의사 및 물리치료사를 찾기 시작했지만, 아무도 그녀에게 도움을 주지 못했다.

그녀의 요추, 고관절 및 무릎 통증은 어떤 분명한 지엽적 선행요인도 없이 22세의 나이에 갑자기 시작됐고, 현재 수준까지 점진적으로 악화됐다. 그녀는 정형외과 의사 및 또 다른 물리치료사와 상담을 결심했고, 이들 모두 척추 측만증이라고 진단했는데, 이것이 허리와 고관절 및 무릎 통증의 원인이 될 수 있다고 설명했다. 그녀는 허리에 대한 도수 치료를 받았고, 6개월 동안 자세를 위한 운동을 했다. 이러한 중재적 시술은 그녀의 등과 고관절 및 무릎 통증을 경감시켰으나, 통증 이완은 2~3일 정도만 지속됐고, 안면증상은 전혀 개선되지 않았다.

23세에 턱관절(TMJ) 외과 전문의가 왼쪽 볼록 안면만곡증(오른쪽으로의 과도한 상악 회전 및 하악골 이동)와 함께 '과도한 전 악골 이상(frontal dysgnathia)(즉, 입을 닫고 있을 때도 윗니와 아래턱이 서로 닿지 않을 만큼 위아래 앞니 모두가 앞으로 밀려 나왔음)'과 '하악골 후퇴(함몰 하악골)'이라고 진단했다. 23세부터 25세까지 플로어는 치열의 비대칭을 교정하기 위한 수술 전 치과교정 치료와 턱 확대술(안면구조의 향상된 균형을 제공하기 위해, 이 경우에는 플로어의 안면만곡증을 위한, 뼈 이식을 통한 턱의 외과적 재건)을 받았다. 8개월 후에는 그녀의 비강호흡을 향상시키기 위한 수술적 양악 골절단술과 비중격비성형술(비중격의 외과적 구조 변경)이 뒤따랐다. 이 수술 이후, 플로어는 자신의 안면 증상(이명과 두통) 및 안면 비대칭이 크게 향상됐다고 느꼈다. 또한 호흡 패턴과 흉추측만증도 크게 향상됐으며, 감소된 하지 사반부 통증과 함께 "자신의 척추와 고관절"에서 자유로워졌다고 느끼게 됐다.

'양악 골절단술'을 받은 뒤 14일째에 하악운동 교정을 돕기 위해 2개의 고무 치아고정띠가 왼쪽과 오른쪽 상악골와 하악골의 어금니에 설치됐다. 12일 후에는 입을 약간 열 수 있었고, 강력한 외력으로 인해 하악골이 다시 함몰됐다. 그녀는 곧바로 하악골의 위치가 달라졌음을 느꼈고, 곧바로 그녀의 원래 얼굴과 하지 사반부 증상이 돌아왔다. 악안면 외과 의사와 치과교정 전문의와의 상담 시 그녀는 무시당하는 느낌이었고, 이들은 외과적 재건술로 인한 명백한 변화가 없으므로 더 이상 할 수 있는 것이 없다고 말했다. 점차 그녀의 호소증상들, 특히 두통과 이명 및 비강호흡 제한이 모두 돌아왔고 또 악화됐다.

지난 2년 동안 그녀는 3명의 악안면 외과 전문의, 2명의 치과교정 전문의와 상담했다. 이들 누구도 그녀의 '이완된 교차교합(cross-bite)'이란 이야기를 믿지 않았다. 바로누운자세에서의 이러한 '이완된 교차교합'은 또한 치과교정 전문의가 처음에는 미시간(Michigan) 부목으로, 6개월 후에는 고정기로 그녀의 교합을 교정하려 했던 위치이다. 플로어는 이것이 해결책이라고 믿지 않았고, 이들은 합의에 이를 수 없었다. 결국 그녀는 그녀의 교합을 바로잡고 정상적인 비강호흡을 복원시킬 목적으로 다시 수술을 해줄 외과 의사를 찾아냈다. 이를 위해서는 하악골에서 나사를 제거하고[그림 19-3], 교합의 프로그램을 다시 만들기 위해(신경근육체계를 바람직한 교합으로 다시 훈련시키는 것) 최소한 1년 동안 수술 전 교정치료가 뒤따르는 작업이 요구된다.

두 번째 양악수술에 대한 그녀의 목표는 우선 호흡문제와 특히 이명과 '이상한' 혀의 느낌 등의 구강안면 증상을 해결하는 것이며, 그다음으로는 첫 번째 수술로 달성됐던 얼굴의 대칭을 되찾는 것이다. 현재 그녀의 수술 전 치과교정 치료는 3~4개월 내로 계획돼 있지만, 실행 여부는 그녀의 재정 상태에 달려 있다. 이러한 사전 치과교정 치료와 계획된 양악 재건의 비용을 지불하기 위해서 그녀는 아파트를 팔아야 한다. 그러는 사이 그녀는 자신의 지역 치과의사가 추천한 구강안면 근골격계 물리치료사(제1저자)와 상담하기로 결정했다.

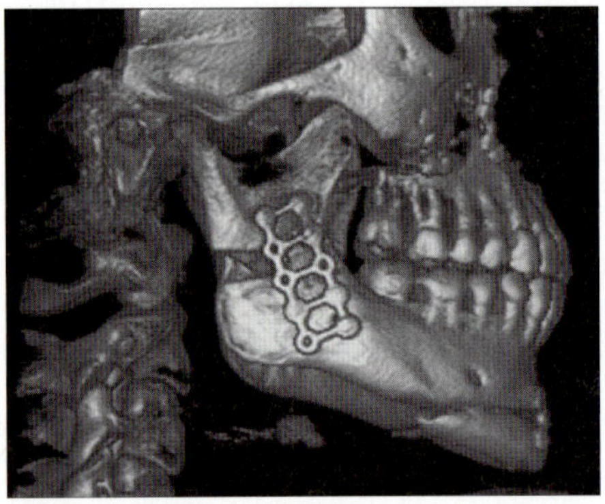

그림 19-3 플로어의 첫 양악 골절단술 2주후 촬영된 3차원 단층촬영. 수술(23세)을 통해 강제적인 하악의 전인을 만들어서 두부교합(head-bite)(앞니의 직접적 접촉) 그리고 양측의 개방교합(습관적인 교합 시 이가 접촉하지 않음–이 경우 오른쪽 상악과 하악의 마지막 세 개의 어금니)을 주목하라.

과거력 Past History

플로어는 정상적인 출생, 정상 발달과정, 정상적인 유년기 건강을 보여 왔으며, 중이염이나 장기적인 부비동염도 없었다. 첫 번째 치과교정 치료 이전에는 문제가 전혀 없었다. 그녀의 사춘기는 일찍 시작됐으며(약 10세), 이에 따라 그녀의 신체는 악안면 골격보다 더 빨리 자라게 됐다. 이것은 하악골이 더 짧고 비정상적으로 함몰됐기 때문에 그녀의 탈락치아에 충치가 많았다는 점에 근거한 판단이다. 치과교정 전문의에 따르면, 이것은 유전적인 것이 아니며 그녀의 빠른 성장원인은 알려지지 않았다.

추론 질문:

1. 수직겹침을 바로잡기 위한 '교합 간 장치(interocclusal splint)'의 적용 이후 플로어가 이명, 비강호흡 장애, 두통, 비정상적인 혀의 느낌 및 심지어 하지 사반부 증상의 원인일 수도 있는 신경생리학적 메커니즘 또는 구조 메커니즘에 대해 설명해 줄 수 있습니까?

추론 질문에 대한 답변:

플로어의 여러 증상은 각기 다른 메커니즘과 관련될 수 있다. 문헌에 고찰된 이명과 교합의 관계를 뒷받침하는 가능한 메커니즘에는 TMJ와 중이 사이의 해부학적 연결 및 신경처리 변성이 포함된다. 추골-원반 인대(discomalleolar ligament)는 고실(tympanic cavity)의 추골(malleus), 관절원반, TMJ의 주머니를 연결한다. 중이와 TMJ의 이러한 해부학적 관계로 인해 교합 변성은 추골을 기계적으로 압박하게 함으로써 이명과 같이 턱관절의 기능 장애(TMD)와 관련된 청각증상을 유발한다(Cohen과 Perzez, 2003; Hardell 등, 2003; Rowicki과 Zakrzewska, 2006).

국소조직(예 TMJ 관절낭, 근육 및 말초신경 조직)의 장기적 통각을 동반한 플로어의 다양한 악안면 수술과 함께 그녀의 지속적인 이명은 특히 뇌줄기 수준에서 부적응 중추신경계 처리에 영향을 미쳤을 수도 있다(Levine 등, 2003). 뇌간의 동측 후방 와우핵(cochlear nucleus) 탈억제(disinhibition)는 뇌에서 음향정보 인식을 변경시킨다고 가정되며, 이것이 이명으로 해석될 수도 있다. 이 모형에서 두개턱-경추(cranioman-dibular-cervical) 부위에서의 변경된 구심성 입력은 잠재적으로 이명의 강도와 빈도를 변경시킬 수 있다(Abel과 Levine, 2004; Kaltenbach 등, 2004).

플로어의 비강호흡 부전은 양악 골절단술와 비중격비성형술 이후 그녀의 비강호흡이 크게 향상되었듯이 상악골 안면구조의 구성과 관련될 가능성이 컸다. 고무밴드에 대해 입을 너무 크게 벌려 교합이 이전의 위치로 돌아왔다는 그녀의 생각에 대해 입을 크게 벌리는 것이 교합을 물리적으로 바꾸지는 않겠지만, 고무밴드의 추가적인 힘이 상악골-안면구조와 관련 비중격에 전해지는 힘을 통해 그녀의 코 공기역학에 영향을 주기에 충분했을 가능성도 있다. 편측이지만 단측으로 우세한 측두부 두통(temporal headache)의 국소화는 경추성 두통에 해당한다(Vincent, 2010). 다만, 증상의 양상이나 상부 경추 관련을 뒷받침하는 병력에는 아무 것도 없다. 이 두통은 구강활동에도 함께 연관되는 이명과 동시 이환된다. 이에 근거하여 우리는 TMJ 내부 또는 관절주위 통각이 투동과 관련될 수 있다는 가설을 세울 수 있다.

혀는 4개의 뇌신경에 의해 지배되며, 체성감각피질에 가장 크게 투사되는 기관이다(Okayasu 등, 2014). 플로어는 정상적인 미각을 가졌다고 했으며, 구강안면 활동의 협조능력은 정상적이므로 안면, 혀인두, 혀밑 뇌신경의 기능을 정상적인 것으로 보인다. 혀의 감각기능은 하악신경과 삼차신경의 세 번째 가지가 담당하며, 이들 신경들은 함께 중이의 구조도 담당한다. 플로어의 경우, 그녀의 이명, 단측 우세 두통 및 '이상한(weird)' 혀의 느낌은 동시 이환함으로써, 중추신경계로의 하악신경의 구심성 입력 변성이 혀의 위치이상 및 압박 느낌 등을 포함하여 그녀의 신체 지각 변화에 기여했을 수도 있음을 시사한다(Avivi-Arber 등, 2010).

수직겹침을 교정하기 위해 교합 간 장치를 적용한 후 플로어의 하반부 증상이 개선되었고 나중에 후인된 위치로 돌아왔다고 느꼈을 때 증상이 다시 나타나는 것은 하악 위치와 척추 사이의 인지되는 관계와 관련이 있을 수 있다. 과거 연구를 통해 수직겹침과 하악 이탈이 있는 환자에게 경추의 형태 변화 및 위치 변화가 나타난다는 점이 확인됐으며, 하부집단에서는 기능성 척주측만증과 체간의 균형 변화를 나타낼 수도 있다(Saccucci 등, 2011; Zhou 등, 2013). 플로어의 사례의 경우, 교정된 중심 맞물림(이것은 그녀의 습관성 기능적 교합이 아님)은 그녀의 운동체성 반사시스템에 크게 영향을 미쳤을 수 있으며, 이로 인해 그녀의 체간과 고관절 부위에 유해수용성 허혈성 통증 반응으로 인해 발생한 그녀의 변경된 자세가 나타났다.

추론 질문:

2. 플로어의 안면만곡증(facial scoliosis)이 그녀가 받았던 수술이 필요한 구조적 변형이었다고 생각하는지, 아니면 그녀의 교

합변성의 기능적 결과였던 것인지 간단히 설명해 줄 수 있습니까? 또한 고무밴드를 단 채 입을 너무 크게 벌리는 무해 유발로 인한 것으로 보이는 플로어의 증상 재발을 어떻게 설명할 수 있습니까?

추론 질문에 대한 답변:

'양악 골절단술(bimaxillary osteotomy)' 및 '비중격비성형술(septo-rhinoplasty)'과 더불어 13개월 동안의 수술 전 치과교정 치료와 턱 확대술(chin argumentation)은 플로어의 얼굴 대칭을 향상시켰는데, 이것은 젊은 성인들에게서 여전히 가능한 일이다(Proffit, 2006). 턱 확대술은 단지 미용 목적으로 수행된 것이다. 플로어의 상황에서 치과의사, 치과교정 전문의 및 악안면 외과의사 등은 두 가지 주요 목적을 가지고 있었다:

- 최대 교두 감합(intercuspation): 양 치열의 치아의 융기가 반대 치열 치아의 융기에 완전히 끼어드는 하악의 교합 위치
- 중심 교합: 관절융기의 머리가 하악와 내에서 최대한 전방으로 또 위로 자리하도록 하악이 중심 관계에 있을 때 반대편 치아의 교합

이 두 가지 목적은 아마도 수술 이후 이뤄질 수 있었을 것이다. 확실하게 알 수는 없지만, (강제적으로) 입을 여는 동안 고무밴드의 견인력이 상악-하악 정렬에 충분한 힘을 가함으로써 그녀의 호소증상과 밀접하게 관련된 수술 전 상태로 되돌아오게 했을 수도 있다(예 감소된 비강호흡, 두통, 하-사분위(lower-quarter) 증상).

추론 질문:

3. 증상의 정도, 안면 및 교합 부정렬의 병력, 플로어의 왜곡된 자아개념과 사회적 위축 등을 포함한 주관적 검사에 근거하여, 어떤 '통증 형태(예 유해수용성, 신경병성 및/또는 유해가소성)가 우세했는지에 대한 당신의 초기 인상(가설)은 무엇입니까?

추론 질문에 대한 답변:

현 상태에서는 유해수용성 및 유해가소성 통증 형태 모두 임상적 특징이 있다(Okeson, 2014). 플로어의 주요 호소증상 중 유해수용성 요소는 분명한 편측 증상 분포와 구강안면 및 목의 자세와 움직임과 관련된 증상 행위의 예측 가능한 형태이다(예 씹기, 말하기, 자전거 타기, 수영 등). 다만 유해가소성 유도 증상에 있어서, 그녀의 증상이 11세에 시작되고, 이런 증상들을 설명할 수 있는 특정 외상, 명백한 과사용이나 유발 없이 하지 사반부로 퍼졌으므로, 플로어의 문제는 분명히 만성적이다. 중요한 것은 플로어가 자신의 안면비대칭과 관련된 부정적인 자아상을 공개적으로 이야기한다는 점이다. 중재의 실패 및 그녀가 만났던 일부 의사들과의 갈등 등과 함께 지속적인 통증 경험 또한 매우 부정적이다. 이렇듯 분명하게 부정적인 인지와 감정들은 일정 수준의 비적응성 중추신경계 민감화에 기여했을 가능성이 높다(Maísa Soares와 Rizzatti-Barbosa, 2015).

임상추론 해설:

플로어는 환자 증상이 진단분류와 정확하게 맞아떨어지지 않는다는 것을 보여주는 좋은 예이다. 이러한 상황에서의 진료는 확정적인 원인과 결과에 대한 설명을 피하고 진단 인과관계 추론을 가설의 범주로 한정시켜야 한다. 다만 여기에서 발생한 것처럼 잠재적 인과관계 메커니즘의 식별은 임상적 추론에 있어서 여전히 중요한데, 수립된 해부학적, 생역학적, 신경 조절 과정이 매우 특이한 증상을 잘 이해할 수 있게 해 주고, 새로운 평가와 관리 절차의 논리적 탐구에 도움을 줄 수 있다.

본 답변서에 기술된 추론에서 분명하게 나타난 것은 근골격계 물리치료사들이 신체검사에서 비롯된 자신들의 장애 기반 추론과 자신들의 병리학 기반/구조 기반 추론(즉, 플로어의 확인된 부정교합, 수술적 및 치과교정학적 수정 등) 사이에서 지속적으로 균형을 유지할 필요가 있다는 점이다. 신체는 결과적으로 통각 없이 병리학과 구조적 기능장애에 적응하는 놀라운 능력을 가지고 있지만, 병리해부학적 변화는 통각에도 기여할 수 있다. '통증 형태', '증상의 근원' 및 '병리학의 임상적 추론 가설 분류(제1장 참조)는 이러한 분류에 관련된 임상적 형태의 이해와 인식을 도모하려는 시도이다. 통증 형태는 '유해가소성' 통증/증상이 부분적으로 특정 병리학이나 조직의 통각을 모방하고, 이해하지 못했을 경우 관리를 잘못할 수 있기 때문에 특히 중요하다. 다만, 임상적으로 통증 형태를 확정하는 것은 여전히 불가능하며, 여러 통증 형태들의 조합도 공존할 수 있다(제2장 참조). 그럼에도 (여기에 그러했듯) 이러한 가설들을 배합한다면 신체검사를 통해 '통증 형태' 우세성과 '증상의 근원' 및 '병리학'과 특정 신체장애와의 관계에 대한 추가적인 '검사'의 진행이 가능하다.

신체검사 Physical Examination

임상적 관찰 Clinical Observation

안면 Face

처음 봤을 때, 명백한 안면비대칭(측만증)을 관찰할 수 있다. 오른쪽이 더 작아 보이며, 다음과 같은 이상들도 관찰된다:

1. 더 깊은 코입술 오류[그림 19-4A]
2. 왼쪽보다 오른쪽이 더 작은 안와 간격[그림 19-4A]
3. 왼쪽보다 오른쪽이 더 편평한 콧구멍[그림 19-4A/B]
4. 윗입술과 아랫입술이 닿지 않음[그림 19-4A]
5. 왼쪽보다 오른쪽에서 더 적은 정신적 결함(mental fault)(턱의 피부에 작은 자국)[그림 19-4A]
6. 안면의 아래쪽 3분의2에서 피부 변화(발적)[그림 19-4A/B]

작은 상부 경추의 신전 움직임 동안(20도) 머리가 왼쪽으로 치우치는 것이 관찰되며, 변경된 콧구멍(비강)도 확인할 수 있다[그림 19-4B]. 똑바로 누웠을 때, 턱과 콧날이 왼쪽으로 치우치는 것이 확연하며, 콧날의 비대칭(오른쪽보다 왼쪽이 더 평평함)도 눈에 띈다. 머리는 약간 왼쪽 옆으로 굽어지는 자세가 된다.

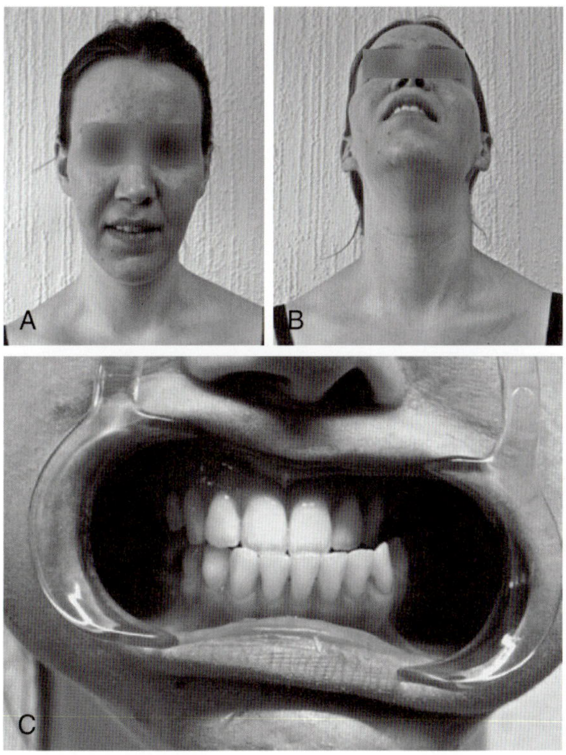

그림 19-4 (A) 플로어의 안면 형태를 보여주는 정면상(주요 모습은 내용을 참조). (B) 얼굴의 수평선에서 30도 각도로 촬영한 바로누운자세에서의 두개-복측 영상. 하악에 대한 콧등의 편차를 주목하라. (C) 플로어의 습관적인 교합. 앞니의 두부교합(head-bite)과 교차교합으로 인한 명확한 하악의 좌측 외측편위를 주목하라. 또한 앞쪽의 (작은)큰 어금니 부위의 좌우측 개방교합을 주목하라.

구강 내(바로누운자세에서 평가, 플로어의 이완된 습관적 교합 위치)

Intraoral (Assessed in Supine Lying, 플로어's Relaxed Habitual Occlusion Position)

앞서 설명된 바와 같이 왼쪽으로의 열린 맞물림과 교차교합을 관찰할 수 있다[그림 19-4C]. 왼쪽으로 향한 하악의 명백한 돌출과 외측방 위치 또한 분명했으며, 플로어가 이것을 최대 교두감합으로 교정한다면(예 하악 외측방과 돌출의 교정으로 윗니와 아랫니가 서로 닿게 함), 그녀는 증가된 이명 및 두통과 함께 부분적인 불편함을 느끼게 된다. 관찰된 마모(예 이상 기능 활동에 따른 치아의 마모 및 손상)는 없었다[그림 19-4C].

비강호흡 Nasal Respiration

치료사가 한 번에 한쪽 콧구멍을 막기 위해 부드러운 압력을 가하면서 플로어에게 천천이 숨을 들이쉬도록 했다. 왼쪽 콧구멍을 통한 들숨을 오른쪽보다 더 오랜 기간(6초) 동안 낮은 피치로 수행하도록 했으며, 이것은 '오른쪽 귀 압력(VAS에서 6/10)과 오른쪽 관자 압력(4/10)과 함께 더 짧은 시간(2.5초)에 걸쳐 더 높은 피치를 생성시켰다.

척추 Spine

상부 경추가 굴곡된 자세를 가지고 있었다. 위를 보면서 자세의 이탈을 교정하라고 주문했을 때, 그녀는 목에 무거운 느낌을 받았으며 유지하기 힘들어 했다. 두개안면치료 아카데미 디지털 경사계 프로그램 버전1.06(www.physioedu.com)을 사용하여 측정한 두개경수 각도가 분명하게 감소했다(45도; 정상=51도). 후방관찰을 통해 오른쪽으로 머리가 최소한으로 돌아가고 왼쪽을 향해 옆으로 굽혀지며 왼쪽 어깨가 위로 올라가고 왼쪽 고관절 높이가 증가하는 것이 드러났다[그림 19-5].

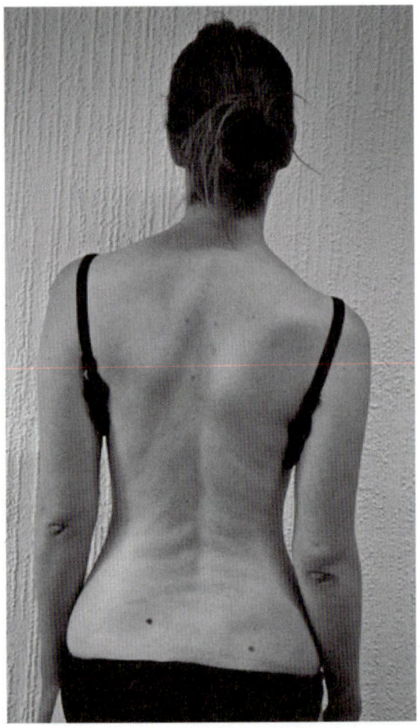

그림 19-5 플로어의 선 뒷모습. 머리와 목의 측방굴곡과 회전의 비대칭과 왼쪽 어깨와 골반의 높이를 주목하라.

무게중심 Centre of Gravity

다기능 힘 측정판(Zebris Medical GmbH, 독일)으로 플로어의 무게중심을 측정했다. 플로어의 지지기반과 관련하여, 무게중심 평가는 신체질량 위치결정에서의 기타 변화(즉, 오른쪽 발의 압력이 체중의 59%였으며 왼쪽에는 41%였다)와 함께 후방(41mm) 및 오른쪽 이동(2.6mm)이 있음을 밝혀냈다.

TMJ 평가 TMJ Assessment

치아의 접촉 없이 능동적으로 교정하여 곧게 선 자세이다(von Piekartz, 2007).

TMJ 능동움직임 평가(UPPM으로 수동적으로 교정된 하악으로 수행)
TMJ Active Movement Assessment (Performed with the Mandible Passively Corrected to the UPPM)

VAS에서 이명 2/10을 제외한 가운데 휴지 증상은 없었다.

- 중등도의 과도한 압박이 가해질 때까지 증상이 없는 가운데 개구(억제)는 46mm(정상 = 45~60mm)였으며, 이것은 씹기근육에 '당김(pulling)', 오른쪽 귀에 당김(VAS의 3/10), 오른쪽 관자부위에 압력(3/10)을 유발했다.
- 최소한의 과도한 압박이 가해질 때까지 증상이 없는 가운데 왼쪽으로의 외측방운동(laterotrusion)은 10mm (정상 = 12mm)였으며, 이것은 씹기근육에 '당김'을 유발했다.
- 오른쪽으로의 외측방운동은 6mm였으며, 두통(오른쪽 > 왼쪽, VAS로 3/10)과 오른쪽 귀에 압박느낌을 일으켰다. 이명은 4/10까지 증가했다. 약간의 과도한 압박을 가했을 때, 이명의 추가적인 증가(6/10)와 함께 저항의 급격한 증가가 발현으로부터 끝 범위까지로 느껴졌다.
- 돌출은 5mm (정상 = 5mm)였으며, 딸깍하는 소리는 3mm에서 시작됐다. 하악이 오른쪽으로 약간 이동하면서 오른쪽 귀에 '스트레스'와 '국부 통증'이 유발됐으며, 이동이 교정될 경우 '귀에 당김'(2/10)이 있었다. 중등도의 과도한 압력은 씹기 근육에 '당김'을 초래했으며, '귀의 당김'은 5/10으로 증가했다.
- 중등도의 과도한 압박이 가해질 때까지 증상이 없는 가운데 후퇴는 3~4mm (정상 = 3mm)였으며, 이것은 오른쪽 귀에 국부 압

력 느낌과 머리에 통증을 유발했다(오른쪽 > 왼쪽, 3/10).

TMJ 수동적인 생리학적 움직임 평가 TMJ Passive Physiological Movement Assessment

왼쪽으로의 극적 외측방운동은 근골격 징후와 증상을 다시 발생시키므로, 이것은 '운동 도표'로 평가되고 표현됐다(Hengeveld와 Banks, 2014) [그림 19-6]. 왼쪽으로의 수동적 외측방움직임은 두통과 오른쪽 귀에 4mm의 압력 느낌(VAS로 2/10)을 초래했고, 이명은 6mm에서 시작됐다. 운동의 '한계'는 저항의 발현(R2)에서 결정됐으며 6mm에서 정지됐는데, 두통이 5/10으로, 귀의 압력이 3/10으로, 이명이 7/10으로 증가했기 때문이다. 이 경우, 수동적 움직임은 실제 R2(예 저항으로 인해 추가적인 수동적 움직임은 없었음) 또는 P2(통증에 따른 환자의 요청으로 수동적 움직임 중단)로 제한되지 않았다. 그 대신, 치료사는 증상의 증가 및 문제의 성격과 관련된 자신의 판단–이 경우에는 과민성 출현–그리고 증상을 더 이상 증상을 증가시키지 않으려는 자신의 결정 등에 따라 운동을 중지하기로 결정했다.

상부 경추 굴곡 상태에서 좌측의 측방돌출과 좌측으로의 측방굴곡을 수행함으로써 하악신경의 두개신경 민감도를 검사하는 수동적 신경동역학 평가를 수행했다(Geerse와 von Piekartz, 2015; von Piekartz, 2007). 상부 경추 사전 위치 없이 수행된 외측방운동과 비교했을 때 명확한 차이는 없었다.

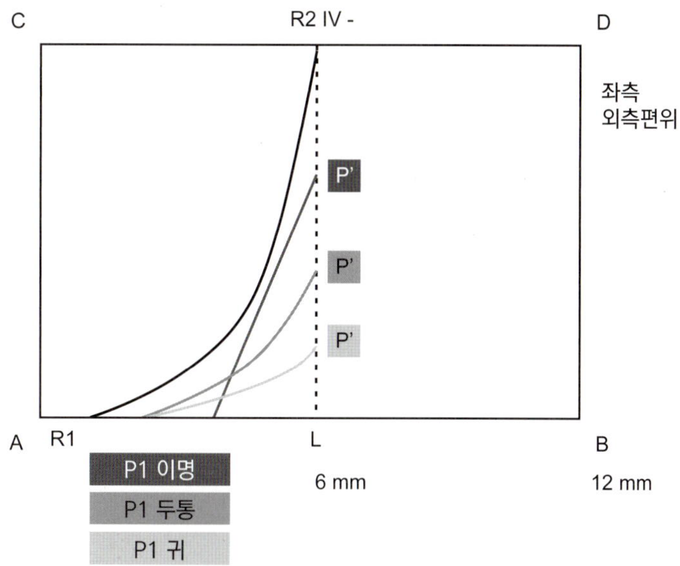

그림 19-6 하악골의 수동 좌측 외측편위에 대한 반응의 움직임 도해. AB선은 수동 외측편위 후 이동한 평균최대 범위(12mm)를 나타낸다. AC선은 그려지는 요소의 질, 특성 또는 강도를 나타낸다(이 경우 저항, 두통, 귀 압력 및 이명). R1은 수동 움직임 중에 검사자가 느끼는 첫 번째 저항이다. 이 경우 R2는 검사자가 사용 가능한 저항(6mm)의 25%로 추정되는 Grade 4에 도달했을 때 움직임이 제한되는 곳이다. 이 경우, 두통이 5/10, 귀의 압력이 3/10으로, 이명이 7/10으로 증가했기 때문에 더 강한 움직임을 하지 않기로 결정했다. 각 증상들(두통, 귀 압력, 이명)은 수동 움직임을 통해 처음 증상이 발생하는 지점(P1)과 움직임 검사가 멈춘 지점의 강도 수준(P')이 있음에 주목하라. 또한, 세 가지 모두 저항의 증가에 비례하여 어느 정도 증가한다는 점에 유의하여, 외측편위 움직임과 관련이 있고 이 운동에 대한 저항과도 관련이 있는 증상을 뒷받침한다.

TMJ 부가 움직임 평가 TMJ Accessory Movement Assessment

- 내측과 외측으로 하악의 수동적 횡단 운동은 모두 왼쪽에 비해 오른쪽이 50% 이상 제한된 것으로 주관적 판단이 내려졌다. 특히 측방 횡행 활주는 이명을 낮은 톤으로 변화시켰으며, 오른쪽 콧구멍을 통한 플로어의 호흡을 약 15초 동안 향상시켰다.
- 수동적 신연(distraction), 전후방 활주, 후전방 활주는 각각 증상의 변화 없이 최소한으로 제한됐다.

씹기근육 평가 Masticatory Muscles Assessment

씹기근육의 긴장도, 민감도, 통증 유발 및 지속력(endurance)에 대해 검사했다:

- 교근의 촉진, 내측 익상근(medial pterygoid), 측두근(temporalis) 및 흉쇄유돌근에서는 오른쪽에 비해 왼쪽으로 증가된 긴장도가 나타났다.
- 기계적 통증 역치는 왼쪽에 비해 가장 민감한 부위에서 기계적 압통측정기(Wagner Instruments, Type FDK5, www.wagnerforce.com)를 이용해 측정됐다:
  - 오른쪽 교근(0.4kg/cm^2); 왼쪽 교근(2.8kg/cm^2)
  - 오른쪽 측두근(0.2kg/cm^2); 왼쪽 측두근(3.1kg/cm^2)
  - 흉쇄유돌근의 오른쪽 위측 쇄골 부분(1.2kg/cm^2); 흉쇄유돌근의 왼쪽 위측 쇄골 부분(3.2kg/cm^2)
  - 해당 근육 검사에 대한 신뢰성 부족으로 인해 내익상근 촉진 민감도는 평가되지 않았다(de Leeuw와 Klasser, 2013).
- 참을성 및 협응: 경도의 수동 저항(0.5kg 미만)에 대한 입 열기와 닫기를 10회 반복하는 동안, 운동의 비대칭이 없었으며, 통증 유발도 없었고, 강도는 쇠퇴하지 않았다.

경추 평가 Cervical Spine Assessment

능동적 생리학적 움직임 검사 Active Physiological Movements Assessment

능동적 운동은 과도한 압력 없이 경부의 관절가동범위 측정기(Sammons Preston Basic CROM, www.rehabmart.com)로 측정했다(VAS로 2/10의 이명을 제외한 가운데 어떠한 휴지 증상도 없었다):

- 굴곡은 65도였으며(C7−T4 부위에서 더 적은 운동이 관찰됐다), 증상의 변화가 없었다.
- 신전은 46도였으며(상부경추 움직임이 없었고, 중간 경부 운동이 증가됨), '목에 무거운 느낌'이 있었다.
- 왼쪽 측방굴곡은 22도였으며, 증상의 변화가 없었다.
- 오른쪽 측방굴곡은 9도였으며, 목의 오른쪽 아래 측에 '당김' 감각(3/10)을 유발했다.
- 왼쪽 회전은 78도였으며, 목의 우측과 오른쪽 귀에 '압력 느낌'이 있었다.
- 오른쪽 회전은 60도였으며, 증상의 변화가 없었다.

굴곡/회전 검사 Flexion/Rotation Test

목을 완전히 굽히고 바로누운자세에서, 디지털 각도계(HALO Medical Devices, 호주)로 측정한 왼쪽으로의 수동적 회전은 43도였으며, 오른쪽으로의 회전은 28도였다.

수동적 생리학적 척추간 움직임 평가 Passive Physiological Intervertebral Movement Assessment (PPIVM)

바로누운자세에서의 촉진 동안, C1의 가로 돌기는 오른쪽에 비해 왼쪽에서 더 두드러졌으며, C1의 가로돌기 끝과 유양돌기 사이의 거리는 오른쪽에 비해 왼쪽이 더 컸다. C2의 가시돌기는 오른쪽으로 치우쳤다.

- 후두골−C1
  - 왼쪽으로 측방굴곡, 움직임 없음; 오른쪽으로는 2~3도
  - 왼쪽으로 회전, 움직임 없음; 오른쪽으로는 2~3도
  - 굴곡 5도
  - 신전 < 5도, 후두하부 및 목 통증
- C1−C2
  - 굴곡 4~5도
  - 신전 < 5도
  - 측방굴곡 왼쪽=오른쪽(2~3도)

- 왼쪽으로 회전, 15도; 오른쪽으로는 30도

수동적 보조 운동 평가 Passive Accessory Movement Assessment (PAM)

- 우세 장애는 국소적 목 통증을 재발시키는 C1과 C2 모두에서의 오른쪽 편측 후전방 운동이었으며, 저항에 의해 제한된 운동과 함께 왼쪽에 비해 50% 제한되었다.
- 오른쪽으로의 30도 회전에서 동일한 수동적 보조 운동 평가를 사용한 C1−C2와 C2−C3의 감별 평가는 통증의 근원이 C1−C2임을 뒷받침했다.

두개안면 부위 Craniofacial Region

신경두개골 Neurocranium

수동 움직임을 통한 '저항 반발(resistance rebounce)'(예 두개골의 순응도 수준의 반응)과 감각 반응(예 환자의 주관적 인식)을 검사하는 표준 두개안면 평가 시 명백한 기능장애가 발견됐다. 오른쪽 후두골에서 대각선으로 왼쪽 전두엽 쪽과, 시상면 주변에서 오른쪽으로 후두의 회전과 함께 횡단면 주변의 측후방 회전과 결합된 운동에서도 분명했다[그림 19-7]. 각각의 운동은 감소된 저항(반발)을 보였으며, 플로어의 양측 두통(VAS에서 6/10), 오른쪽 이명(4/10) 및 최소한의 귀 통증(2/10)을 초래했다. 기타 표준 운동(von Piekartz, 2007)은 음성이었다. 본 수동적 두개안면 평가 이후, 플로어는 자신의 오른쪽 콧구멍을 통해 숨쉬기가 편해졌다고 말했다. 오른쪽 콧구멍을 통한 들숨의 재평가에서, 감소된 '오른쪽 귀 압력'(2/10) 및 존재했던 관자통증의 완전한 해소와 더불어 최고 3초 동안 낮은 음으로 나타나는 단기적인 향상을 보였다.

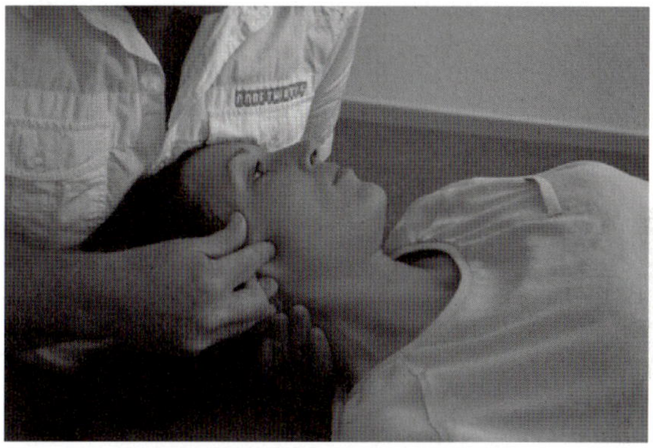

그림 19-7 신경두개골의 도수적 평가의 예. 횡단면 주위의 우측 측두골의 후방 회전과 시상면 주위의 우측을 향한 후두의 회전의 조합이 설명되어 있다. 이 수기 절차는 저항력이 증가하고 반동이 감소하여 플로어의 세 가지 증상을 모두 자극시켰다.

내장두개골 Viscerocranium

플로어는 자신의 얼굴에 수행되는 모든 수동적 기법을 두려워했으며(예 그녀는 이런 기법들이 자신의 상악을 그릇된 방향으로 더 움직이게 할까 두려워했다), 자신의 얼굴뼈에 어떠한 수동적 평가도 받기를 원치 않았다.

두개신경계의 신경동역학

경추 슬럼프 검사(Butler, 2000)를 통한 평가 이후 장축의 기계민감도에 대한 전반적인 인상은 완전한 운동 범위 및 증상의 발발 없이 정상이었다.

추론 질문:

4. 귀하의 주관적 및 현재 이러한 신체적 결과들을 근거로 할 때, 당신의 가설과 다음에 대한 현 과정에서의 관련된 추론에 대해 설명할 수 있습니까?

a. 플로어의 다른 증상의 가장 유력한 '근원'으로 고려하는 것은 무엇입니까?

b. 그녀의 문제들의 발생 및/또는 지속에 기여했을 것으로 생각되는 신체적 또는 비신체적 요인과 관련된 당신의 가설은 무엇입니까?

추론 질문에 대한 답변:

능동적 및 수동적 하악 운동에 따른 플로어의 이명과 두통의 지속적인 재발은 이런 증상들의 '통각수용성' 요소를 뒷받침한다. 관련 조직과 함께 TMJ를 이러한 증상의 '통각수용성' 근원이 되는 구조로 고려해야 할 것이다. 다만, 인지된 턱관절 기능장애 형태들과 관련하여, 플로어의 신체적 징후는 분명한 관절 내 디스크 탈출 또는 명백한 신경병증 양상을 뒷받침하지 못한다. 앞선 추론 질문의 답변에서 언급된 바와 같이, 하악 운동에 따른 추골원반[핀토의(Pinto's)] 인대에 대한 스트레스는 이명과 두통 모두를 촉발할 수 있다. 비강호흡이 하악이 아닌 신경두개골에 수행한 검사에 의해 향상됐기 때문에, 이것은 비강호흡의 정도에 대한 신경두개골의 연관성을 뒷받침하며, 플로어의 병력과도 일치한다.

장기적인 안면 증상은 TMJ 움직임의 변화 및 안면과 씹기근육 기능(예 감소된 지구력, 협응, 증가된 근육 긴장도 등)과 관련된 '신경두개골' 및 '내장두개골(viscerocranial)(예 안면골격)' 정렬 변화와 동시 이환될 수 있다(Joshi 등, 2014). 신체적 장애가 플로어의 장기 증상의 결과인지 또는 이들이 선행원인의 일부인지를 알 수는 없다. 이와 유사하게, '못생겼다'고 느끼는 플로어의 인식과 관련된 위축된 자아상 같은 플로어의 비신체적관점 또한 그녀의 지속적 증상과 신체 장애에 대한 인지적 및 감성적 기여요인일 수도 있다. 다시 한번, 이들 관점이 그녀의 현행 증상을 촉발시켰는지 아니면 그 결과인지를 알 수는 없는 일이지만, 분명히 그녀의 장애 경험의 중요한 일부분이며, 추가적인 평가와 관리시 고려해야 한다(Lumley 등, 2011). 따라서 그녀의 감정적-인지적 상태 검사, 신체도해 방해 및 감정 인지 등은 이들의 관련여부 확인과 이와 관련된 모든 관리전략의 필요성을 지원해 줄 것이다.

임상추론 해설:

'증상의 근원', '병리학', '기여요인'이라는 가설 분류는 제1장에서 다루었다. 통각수용성 통증 종류에 대해 이해한 바와 일치하는 가운데, 하악의 능동적·수동적 평가를 통한 플로어의 증상의 반복된 재발은 TMJ와 관련 조직이 통각(두통을 말하며 이명은 아님)의 근원일 수 있다는 점을 뒷받침한다. 비록 식별 가능한 특정 병리학(즉, 관절 내 디스크 탈출 또는 신경병증성)이 명확하지는 않지만, 국소조직 압박이나 부하가 특히 스트레스와 같은 비신체적 요인과 공존할 경우 통각을 유발하기에 충분할 수도 있다. 플로어의 외모에 대한 부정적인 관점의 인식은 이것이 단순히 그녀의 안면비대칭의 결과가 아닐 수도 있지만 지속적인 증상에 기여요인일 수도 있다는 점을 시사한다. 어떤 경우이던, 이것은 특정 표적관리의 필요성을 이해하고 판단하기 위해 보다 정밀한 평가가 필요한 그녀의 장애 경험의 실질적인 특징인 것이다.

편측화 및 감정 인식 평가(Lateralization and Emotion Recognition Assessment)

이것은 두개안면 치료 아카데미(Cranial Facial Therapy Academy, RAFTA) 안면 편측화–감정 인식 검사(www.physioedu.com 또는 www.trainyourface.com참조)를 사용하여 수행됐다.

결과:

- 편측화: 제시된 48장의 사진 중에서 플로어는 왼쪽 얼굴 사진을 평균 3.6초에 그리고 오른쪽 얼굴 사진을 평균 1.9초에 46장 알아봤으며, 이것은 정상적인 해석을 나타내지만 오른쪽 얼굴 인식과 관련하여 더 느린 판단력을 마타냈다(평균 기준 가치 속도는 2.60초).
- 감정 인식: 플로어는 행복에 있어서 100%, 놀라고 역겨움에 86%, 공포와 슬픔에 17%를 기록했다. 전체적으로 32%를 정확히 대답했으며, 10%는 제 시간 내에 대답하지 못한 가운데(결정 > 5초), 평균 판단속도는 3.92초(기준치 3.60초)였다.

설문지

3개의 설문지가 채택됐는데, 감정표현불능 평가 설문지, 기능적 상태 설문지, 우울증 평가 설문지 등이다:

- 토론토 감정표현불능증 척도 26(Toronto Alexithymia Scale 26) (Kupfer 등, 2000)은 감정표현불능의 3개 주요 특징(예 감정의식)을 측정한다: 감정식별 어려움(척도 1), 감정 설명의 어려움(척도 2), 외부 지향적 사고방식(예 분석적 사고의 정도와 방식, 척도 3) 등이다. 플로어의 총점은 2.21으로 척도 1의 경도 감정표현불능 및 척도3의 뚜렷한 감정표현불능을 나타냈다.

- 목 기능 장애지수(Vernon, 2008)는 기능적 상태 설문지이다. 플로어는 총점 100점 중 62점을 기록했으며, 이것은 중증도의 목 관련 장애를 나타내는 가운데, 특히 독서와 운전 중 집중 및 자유시간 활동 중에 나타난다(문제 4, 6, 8, 10의 답변).
- Beck 우울증 장애지수 II(Beck Disability Index II, BDI; Beck 등, 1996)는 우울증을 측정한다. 플로어는 21개 평가항목에서 총점 63점에서 21점을 기록했는데, 이것은 최소에서 가벼운 우울증을 나타낸다.

추론 질문:

5. 플로어에게 안면 편측화–감정 인식 검사와 토론토 감정표현불능 척도 26 설문지를 포함시킨 귀하의 이론적 근거는 무엇인가? 또한 그녀의 사례에 이러한 정보를 어떻게 사용할 것인가?

추론 질문에 대한 답변:

플로어의 장기적인 부정적 자아상과 자신의 얼굴 외모에 대한 부정적 감정으로 인해, 두개 안면 치료 아카데미 안면 편측화–감정 인식 검사(Leake, H., 2012)를 이용하여 좌우 편측화와 감정 인식 평가가 수행됐다. 무시된 운동 이미지가 만성 통증 상태를 감소시키는 좌우 인식 작업에 크게 관련된 것으로 보인다(Bray 와 Moseley, 2011). 안면통증은 최소한 부분적으로나마 피질성 감정 처리(cortical emotion processing)의 붕괴보다는 피질 운동 처리의 붕괴에 의해 지지되는 것으로 보고되고 있다(von Piekartz 등, 2014). 즉, 단지 환자가 좌우 인식 문제를 가지고 있다고 해서, 환자가 감정–인식 문제도 함께 가지고 있다고 추정할 수는 없는 것이다. 따라서 이들은 별개로 평가되어야 한다. 편측화와 감정 인식에서 이러한 장애를 식별하는 것은 또한 이러한 사항들과 플로어의 감정표현 불능을 정확하게 표적관리할 수 있는 기회를 가져다 준다.

추론 질문:

6. 일부에서는 우울증의 평가와 관리가 근골격계 임상의의 업무 외적인 것이라고 주장한다. Beck의 우울증 장애지수 사용에 대한 귀하의 관점과 '최소 내지 경미한 우울증'을 나타내는 플로어의 결과가 심리학자에게 의뢰해야 할 사안인지의 여부에 대한 당신의 관점에 대해 설명할 수 있습니까?

추론 질문에 대한 답변:

턱관절 기능장애 및 통증, 두통, 이명, 난청(특정 주파수와 소리 음량에 대한 과민성) 등을 가진 환자들이 높은 수준의 우울증과 강력한 동시 이환을 보인다고 연구를 통해 밝혀진 바 있다(Hilgenberg 등, 2012). 측두하악장애 진단에 대한 연구 기준은 우울증과 신체화(somatization)에 대한 임상의의 평가를 지지한다(Dworkin과 LeResche, 1992; Manfredini 등, 2010). 성공적인 결과를 가져오지 못한 플로어의 오랜 수술 병력, 그녀의 자신에 대한 부정적인 감정과 Beck 우울증 장애지수 결과를 감안할 때, 플로어는 심리학자에게 상담을 받도록 권고될 것이다.

추론 질문:

7. 편측화, 감정 및 우울증 평가를 포함해 신체검사에서 확보된 추가 정보가 어떻게 '통증 종류'(통각수용성, 신경병증성, 부적응 중주신경계 민감화)에 대한 당신의 초기 가설을 뒷받침했습니까?

추론 질문에 대한 답변:

만성(안면) 통증은 신체 이미지에 부정적 영향을 줄 수 있으며(편측화에서 일부 반영되었듯), 운동 반응에도 영향을 줄 수 있다(Berryman 등, 2014). 이것은 편측화 검사에서 플로어의 명백하게 감소된 편측 정확성 및 반응 시간, 그리고 현저하게 비대칭된 (부정적인) 슬픔과 두려움의 감정의 낮은 정확성에서도 잘 나타난다. 장기적인 통각은 우울증에서 나타나는 감정상태도 변화시킬 수 있다(Taylor와 Corder 2014). 종합적으로 이것들은 플로어의 통증, 장애 경험 및 삶의 질에도 기여했을 수 있다.

임상추론 해설:

특화된 편측화, 감정 인식 및 감정표현불능 평가의 사용은 플로어의 증상에 대해 더 자세한 이해를 가져다준다. 근골격계 임상의가 전통적으로 이학적 검사와 진단에 대하여 잘 훈련돼 있지만, 인지 및 감정 평가와 관리에 대해서는 상대적으로 이해가 부족하고 충분히 갖춰지지 않았다고 볼 수 있다. 여기에서와 같이 입증된 평가는 객관적으로 이들 장애를 식별하고 도움이 될 수 있는 추가적인 관리 전략에 대한 추론을 알려주는데 있어서 중요한 것이다.

제3장에서의 권고사항과 마찬가지로, 근골격계 임상의에 의한 우울증 및 기타 '주황색 위험신호(orange flag)'에 대한 검사는 정식으로 우울증을 진단하는 것이 그 목적이 아니다. 오히려 그 목적은 우울증이 상담을 고려할 필요가 있는 경우와 외과의사나 심리학자에게 의뢰해야 할 시점인지를 식별하는 것이다. 이들 데이터는 재평가에 사용될 수 있다.

제1장과 2장에서 논의된 바와 같이, '통증 종류'에 대한 임상적 '진단'은 주관적 및 신체적 증상 모두의 공통적 특징을 식별하는 것으로 제한된다. 스스로의 장애 편측화(lateralization)와 감정 인식은 부적응성 중추신경계민감화 통증 형태'를 확인시켜주지 않지만, 이미 나타난 기타 특징과 함께 이러한 장애가 고려될 경우(예 증상의 만성, 부정적 '환자 관점'), 확장된 계획이 부적응성 중추신경계민감화를 뒷받침할 수 있게 된다.

1차 방문 치료(1일 차) First Appointment Treatment (Day 1)

주요 검사 결과의 설명과 단기 및 장기 관리 목적에 대한 논의로 치료가 시작됐다. 얼굴과 목 그리고 하분위의 관계가 신경, 생역학적 및 통증 메커니즘의 영향과 관련하여 광범위하게 설명됐다. 플로어의 증상 병력과 오른쪽 TMJ의 종속 전위 움직임 평가 이후 명백한 TMJ, 두개골과 목 징후, 향상된 이명과 호흡을 감안할 때, 오른쪽 TMJ를 겨냥한 치료 세션들을 시작하기로 논의됐고 또 결정됐다.

측면으로 오른쪽 TMJ의 수동적 횡행 가동술(Maitland에 의해 제시된 통증 유발 없는 4등급)가 약 90초 동안 적용됐다(Hengeveld와 Banks, 2014). 재평가를 통해 다음의 변화들이 드러났다:

- 관찰:
  - 일어선 자세: 측방굴곡과 머리의 회전 감소, 그리고 왼쪽 어깨와 왼쪽 골반의 상승 감소[그림 19-8]
  - 능동적 돌출: 과도한 압력 시 씹기 근육에서 이전에 느껴지던 '당김' 느낌이 완전히 멈추고, 하악의 이동과 교차교합의 증가
- 능동적 하악 외측방이 오른쪽으로 10mm (이전에는 6mm) 향상됐으며, 오른쪽 귀에 압력 느낌에는 변화가 없었으나 이명은 감소(VAS에서 2/10, 이전에는 4/10). 약간의 과도한 압력이 가해질 경우, 정상적인 저항(이전에는 강력한 저항이 느껴짐)이 다른 쪽에 비해서 느껴졌으며, 플로어는 증가된 이명을 경험하지 않았음
- 수동적 TMJ 측방 횡행 활주의 향상(감소된 저항)
- 비강호흡은 변화 없음
- C1−C2 오른쪽 편측 후전방 수동적 보조운동평가의 향상(감소된 국소 통증 및 저항)
- 28도에서 35도로 오른쪽으로의 굴곡/회전 검사 향상
- 씹기근육 촉진에서 '긴장도'나 통증 임계치에는 변화 없음

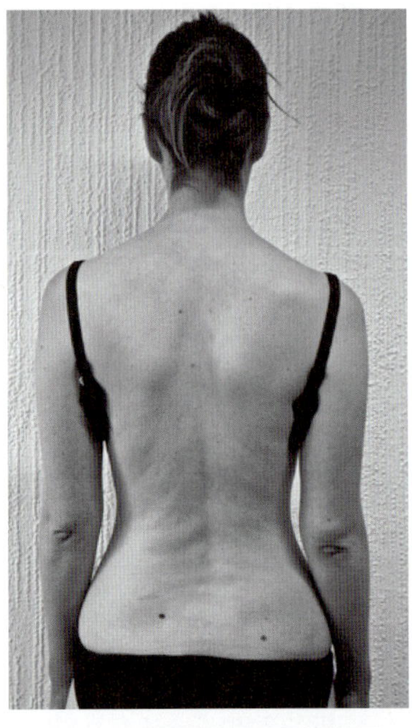

그림 19-8 첫 번째 치료 후 뒷면에서 관찰한 플로어의 자세. 두 경부의 위치와 어깨와 골반 대칭의 명확한 변화(개선)에 주목하라.

플로어 증상의 복합성을 감안할 때, 자체 관리전략은 해당 단계에서 개시되지 않았다. 플로어가 여행해야 하는 거리문제(3시간)로 인해 다음 세션의 기간은 60~90분으로 계획하여 자기관리 전략이 포함될 있도록 했다.

2차 방문(8일 이후) Second Appointment (8 Days Later)

플로어는 1차 검사와 치료 이후 치료에 따른 동통이나 증상 패턴에 변화가 없었다고 보고했다. 내원에 대한 계획들이 논의되고 합의됐으며, 여기에는 다음과 같은 그녀의 주요 신체적 결과에 대한 재검사가 포함됐다: 척추, 고관절, 무릎에 대한 추가 평가; 효과 여부를 판단하기 위한 그녀의 증상의 2차 잠재적 근원 및 신경두개골 치료 등

신체적 재평가 Physical Re-assessment

TMJ와 상부 경추 징후의 재평가에서 1차 내원 치료 이후 재평가와 비교했을 때 어떠한 변화도 나타나지 않았다.

흉추와 요추, 고관절, 무릎의 추가 검사

Additional Screening of the Thoracic and Lumbar Spines, Hips and Knees

흉추의 수동적 생리학적 분절 가동성 평가 및 수동적 보조운동 평가에서는 신전 시 및 후전방 방향으로 각각 T4–T8 분절에서 가벼운 뻣뻣함만을 나타냈다. 요추, 고관절, 무릎의 검사는 증상의 유발 없이 상대적으로 정상적 범위의 움직임을 보여줬다.

치료 Treatment

신경두개골 가동술을 진행하였다. 이것은 접형골/측두엽 교합에 대한 수동적 가동술로 구성되며, 두통의 최소 발생과 함께 5분 동안의 이명에는 변화가 없고, 7~10초의 리듬으로 천천히 가동술 압력을 IV단계로 증가시키고 나서 천천히 압력을 줄이는 것이다. 임상 경험에 미뤄 볼 때, 매우 느린 리듬이 두개골 조직의 순응도를 향상시키는 데 보다 효과적이다.

재평가에서 다음의 사항들이 나타났다:

- 오른쪽으로의 능동적 하악 외측방이 향상(10mm에서 12mm)됐으며, 중증도의 과도한 압력에도 오른쪽 귀의 압력이나 이명이 없었다.
- 오른쪽 콧구멍을 통한 비강호흡의 향상(소음 감소 및 4초 동안의 더 긴 시간), 그리고 귀와 측두엽의 '압력' 감소(VAS에서 4/10)
- 경추 징후에는 변화 없음
- 흉추부 측만증과 골반경사의 미세한 향상

추론 질문:

8. 첫 두 번의 치료에 대한 당신의 해석에 대해 설명해 주십시오. 신경두개골의 가동술은 신체 다른 부분에서의 가동술만큼 익숙한 것이 아니기 때문에, 이러한 시술의 목적에 대한 간단한 설명과 그 효능에 대한 현 상태의 증거에 대한 의견 제시도 해줄 수 있습니까?

추론 질문에 대한 답변:

수동적 두개가동술이 비정상적 구강안면 움직임의 감소로 이어지고 통증을 완화시킬 수 있다는 임상적 증거가 있다(Chaitow, 2005; von Piekartz, 2007; Schueler 등, 2013).

두개 교정기법이 어떻게 징후 및 통증, 이명, 현기증과 같은 안면감각 반응을 변화시킬 수 있는지 설명한 다수의 모델들이 있다(Schueler 등, 2013). 플로어에게 사용된 표준화된 두개가동술 절차는 치과교정의학과 두개 성형수술의 (임항적) 증거와 관련된 실용적인 기능적 접근에 기반한다(Zöller, 2005; Proffit, 2006). 부정교합, 턱관절 디스크 탈출 및 상악안면장애와 같은 두개하악–안면 치아 부전(craniomandibular-facial dental dysfunctions)은 비정상적이고 상호작용하는 뼈 장력(bone tension)을 일으킬 수 있다. 이러한 현상은 (비정상적) 두개안면 성장과 두개골 장력을 초래할 수 있으며, 이것은 씹기근육과 안면근육 등의 연부조직 기능뿐 아니라 기관과 연부조직에서 뼈에 이르는 상호 영향과 함께 눈, 귀, 코, 혀의 안면장기 기능에도 영향을 미칠 수 있다(Linder-Aronson과 Woodside, 2000; Oudhof, 2001; Joshi 등, 2014). 두개안면 불균형은 또한 비정상적인 구심성 입력 및 통각에 기여할 수도 있다(Proffit, 2006; Schueler 등, 2013).

플로어의 사례에서, 그녀의 두개안면 왜소증(craniofacial microsomia)(예 출생 이전에 두개 및 안면의 발달에 주로 영향을 미치는 비정상의 범위)은 특정 머리기관(head organ) 기능장애 또는 거대외상에 직접적으로 연관되지 않았다. 오히려 그녀의 치과교정 전문의가 제안했듯, 이것은 유전적이거나 그녀의 급속한 사춘기 이전 신체 발육에 의해 기인됐을지도 모른다(Heike와 Hing, 2009). 플로어의 경우, 그녀의 안면비대칭 및 교합력과 관련된 이러한 비정상적인 스트레스–변환 메커니즘은 그녀의 얼굴뼈와 뇌두개골뼈 그리고 지속적인 이명, 감소된 편측 호흡(Kluemper와 Spalding, 2001), 비정상적 운동 반응(즉, 흉쇄유돌근, 교근과 관자근에서 증가된 근육 긴장도)에 기여하는 관련 연부조직에 지속적으로 영향을 미칠 수 있으며, 이것은 그녀의 전반적인 근육으로 인한 두통을 설명할 수 있을 것이다(Palazzi 등, 1996).

임상추론 해설:

연구 증거가 존재하지 않는 가운데, 임상의들은 건전한 건강수칙에 수립되는 중요한 이론적 명제를 이끌어내야 한다(예 치과교정학과 두개 성형외과). 이러한 외전추론('abductive' inference)이나 최상의 설명에 대한 추론(외전이라고도 불림; 제1장 참조)은 명백한 연역이 존재하지 않을 경우 사용되는 창의적인 설명이다. 임상적으로는, 당초 서로 다르고 불분명한 정보나 상황으로 제시되는 것들을 설명하려고 할 때 이것이 필요하다. 이것은 마치 범죄를 둘러싼 증거들을 설명할 수 있는 최상의 해설을 제공해야만 하는 수사관들처럼, 본질적으로 임상적 결과를 가장 잘 설명할 수 있는 증명되지 않은 해석상의 가설인 것이다. 이러한 설명을 비판 없이 받아들이는 것은 추론의 확인 편견 오류로 이어질 수 있는 반면, 조심스러운 외전은 임상적이자 실험적인 추가 '검사'를 알려주는 완전한 사고의 실질적인 일부가 된다.

3차 방문(2주 이후, 21일차) Third Appointment (2 Weeks Later, Day 21)

플로어는 향상된 호흡이 3일 동안 유지되었다고 보고했다. 또한 호흡이 더 수월할 때, 이명과 두통이 (특히 오른쪽에서) 감소한다는 것을 확인했다(시각적 상사척도 10점 만점 중 2점).

신체적 재검진 Physical Re-assessment

플로어의 오른쪽 콧구멍을 통한 더 낮고 긴(5초) 비강 흡입 소리(높낮이)와 경미한 귀 압력(시각적 상사척도 10점 만점 중 3점) 및 일시적 '압력'을 제외하고 두 번째 상담 종료 시와 비교해 명확하게 신체적으로 확인된 변화는 없었다 저작근 긴장도와 지구력은 동일했지만 기계적 통증 역치 검사가 변경되었다.

- 우측 교근 2.1kg/cm², 이전 0.4kg/cm²
- 우측 전측두근 1.7kg/cm², 이전 0.2kg/cm²
- 흉쇄유돌근의 오른쪽 쇄골 상부 2.7kg/cm², 이전 1.2kg/cm²

치료 Treatment

그녀의 두개골의 비정상적인 압박이 비강호흡에 영향을 미칠 가능성이 있으며 이로 인해 이명과 두통이 유발될 수 있지만 턱과 TMJ 문제 가능성도 있다고 플로어에게 설명했다. 이를 바탕으로 한 신경두개골과 TMJ에 대한 연합된 도수 치료 계획에 대해 논의했고 합의했다.

우측 TMJ의 수동 가동술을 5분 동안 횡행 아치 주위에서 측두골의 후방 회전하여(저항 증가, 반동 감소 및 이명 감소 효과로 인해) 진행했다. 즉각적인 재검사에 따르면 두 번째 치료 후와 동일한 패턴이 나타났다. 단, 다음 경우는 예외이다:

- 교차교합이 다시 줄어 들었다(편안한 자세에서).
- 비강호흡이 명확하게 향상되고 좌우 콧구멍의 흡기음이 같고 동일한 시간(6초) 동안 지속되며 귀에는 최소한의 압력과(시각적 상사척도 10점 만점 중 2점) 일시적인 '압력'이 없었다.

또한 외측 후방-전방 움직임을 경직으로 만들어(오른쪽으로 30도 회전한 상태에서 1분간) 3분 동안 오른쪽 C1-C2 분절을 시범 치료했다.

재검사 Re-assessment

- 중등도 이상의 압력에서 이명을 유발하지 않으며 오른쪽으로 (현재 13mm) TMJ의 능동 측방전위 증가

- 돌출 시 딸깍 소리 제거
- 교차교합 감소
- 흉추측만증과 골반경사 감소
- 무게중심: 체중 변화(오른쪽 다리 압력이 59%에서 54%로 감소)에 반영했듯이 후부(41mm에서 5mm)와 오른쪽(26mm에서 16mm까지) 이동이 명확하게 변경
- 비강호흡은 변화 없음

플로어는 두개–턱관절(cranio-temporomandibular)과 목 병행 치료가 현재까지 최상의 변화를 가져왔고 그녀의 허리와 고관절 불편함까지 감소되었다고 느꼈다. 다음과 같은 집에서 할 수있는 운동 처방이 있었다:

- **TMJ의 측방전위 운동**: 플로어에게 왼손 검지 손가락을 왼쪽 턱에 대고 오른손으로 측두골을 후부로 회전시켜 수동 스트레칭을 하며 오른쪽 측방전위로 하악을 능동적으로 움직이도록 안내하였다. 하루에 6 ~ 10세트로 6회 반복하도록 했다. 증상이 심각해지는 경우를 제외하고 운동을 지속하며 직접 측방전위 움직임과 비강호흡을 재검사하도록 했다.
- **호흡 운동**: 플로어는 비강–안면 부비동–귀 부분의 공기 역학을 훈련하기 위해 변경한 발살바기법(Valsalva maneuver)을 배웠다. 여기에는 플로어가 폐쇄된 기도에 약간 더 강하게 숨을내쉬는 것이 포함된다. 재채기를 막으려고 하는 것 같이 입을 다물고 코를 막은 상태에서 숨을 내쉬는 것이다. 천천히 압력이 가해지면 유스타키오관이 귀에 압력이 더 높아질 수 있다. 플로어가 귀의 깊은 곳에서 압력을 느끼면, 입과 코를 막은 상태로 침을 삼키도록 했다. 이렇게 할 경우 내이와 유스타키오관에 음압이 높아진다. 그녀가 증상을 악화시키거나 비강 흡입의 질을떨어 뜨리지 않고 하루에 3번, 이 운동을 2–3분 동안 하도록 했다.

4차 방문(2주 뒤, 34일차) Fourth Appointment (2 Weeks Later, Day 34)

주관적 재검사 Subjective Re-assessment

플로어는 지난 상담 이후 이명이 감소하고(시각상사척도 10점 만점 중 2점) 심지어 몇 시간 동안 이명이 완전히 없다는 사실에 매우 놀랐다. 또한 비강호흡 역시 훨씬 향상되었으며 이런증상 개선에 매우 기뻐했다. 일시적인 두통과 하사분위 증상도 치료 후 최초 3일간 감소했다. 플로어는 8일 후 이명, 두통, 감소된 비강호흡이 모두 돌아왔지만 전체적으로 약 50% 향상된 것으로 느꼈다고 보고했다.

이학적 재검사 Physical Re-assessment

집에서 할 수 있는 운동 Home Exercises

- 플로어는 두 가지 집에서 할 수 있는 운동을 완벽하게 재현했고 두 가지 운동 모두 수행하는 동안 이명과 호흡이 향상되었다고 보고했다.

비강호흡 Nasal Respiration

- 3차 상담 종료 시와 비교해 변화 없음
- TMJ
  - 오른쪽 수동 하악 외측–가로 활주의 차이가 왼쪽과 비교하여 더 감소
  - 중등도 압력에서 이명을 유발하지 않으며 오른쪽 12mm로 능동 측방전위

신경두개골 Neurocranium

- 대각 후두골 우측–좌측 정면 – 가로 아치 주변 측두골 회전 및 좌측으로 후두 회전이 여전히 플로어씨에게 양측 두통(시각적 상사척도 10점 만점 중 2점)과 우측 이명(시각적 상사척도 10점 만점 중 2점)을 유발했지만 IV 등급의 압력을 6회 반복한 뒤에만 나타났고 각각 5–10 초간 지속되었다.

상부경추 Upper Cervical Spine

- 오른쪽으로의 굴곡/회전 테스트에서 회전은 33도(처음에는 28도) 였다.
- C1–C2에서 후전방 부수적 움직임은 여전히 좌측보다 움직임이 50% 낮았고 부분적인 목 통증이 나타났다(시각적 상사척도 10점 만점 중 5점).
- C2에서 등급 IV의 오른쪽 외측 후전방 부수적 움직임과 이명(시각적 상사척도 10점 만점 중 4점)을 유발한 왼쪽 TMJ 측방전위 위치를 동시에 검사하였다.

교합 운동감각 민감화 테스트 Occlusal Kinaesthetic Sensitizing Test

이는 이전 검사(von Piekartz, 2007)에서 제안된 것과 같이 경추 및 TMJ 움직임과 증상 간에 관계가 존재할 때 수행되는 추가 검사이다. 작은 종이나 호일(1mm 두께)을 치아 사이에 놓고 환자가 물지 않고 살짝 치아가 접촉하도록 한다. 하악 위치가 유지되는 동안 상부 경추의 능동 생리학적 및 수동 부수적 움직임을 재검사한다. 플로어의 경우는 다음과 같다:

- 신전–정상적인 머리–목 움직임(60도, 이전 46도)
- 우측 외측 굴곡–15도 '당기지 않음' (이전에는 시각적 상사척도 10점 만점 중 5점, '당김' 9도)
- 우측 회전 – 76도(이전 60도)
- 굴곡/회전 검사 – 우측 회전 42도(이전 33도)
- 수동적 보조움직임 평가:
  - C1–C2에서의 외측 후전방 부수적 움직임은 경직이 50% 이상 감소하였고, 중립(시각적 상사척도 10점 만점 중 2점)과 30도 우측 회전(10점 중 3점)에서 수행 시, 경미한 목 통증만 나타났다.
  - 하악의 최대 능동 측방전위에서 수행 한 C1–C2에서의 우측 외측 후전방 부속적 움직임은 어떠한 이명도 유발하지 않았다(시각적 상사척도 10점 만점 중 4점).

치료 Treatment

구강안면 부위와 상부 경추 사이의 신경생리학적 연결을 플로어의 이명과 두통과 관련해 가능한 메커니즘으로 그녀에게 간략하게 설명했다(하악의 왼쪽 측방전위에서 수행한 C1–C2에 대한 수동 외측 압력과 교합운동감각 테스트 결과와 관련해 논의). 신경두개골 테크닉은 공기 흐름의 증가가 이명 감소에 기여하면서 비강 저항을 줄이기 위해 제안되었다. 이와 같이 다음과 같은 작업이 수행했다:

- 능동 측방전위 범위 끝의 하악을 좌측으로 C1–C2에서 우측 수동 부수적 후전방 움직임
- 안면 증상 없이 수동 내측두 움직임을 (IV 등급) 5~8분 유지하고 가로 아치 주변에서 8분 유지

이학적 재검사 Physical Re-assessment

비강호흡 Nasal Respiration

- 흡입음은 증상 유도 없이 5초 동안 좌측과 우측에서 동일했다.

TMJ

- 우측 능동 측방전위가 13mm있었고 과도한 압력으로 인한 증상 유발은 없었다.
- 우측 수동 측방전위는 좌측에 비해 경직을 나타내지 않았으며 증상 유발은 없었다.

신경두개골 Neurocranium

- 이전 상부 경추 검사 중 경미한 징후와 증상 및 신경두개골의 강력한 치료로 인해 신경두개골은 재검사하지 않았다.
- 교합운동감각 테스트 중 확인된 동일한 패턴은 나타나지 않았으며 치아 간 교합위치 유지 없이 상부 경추 움직임만 향상된 가동범위로 유지되었다.
- C1–C2에서 우측 수동 외측 부수적 움직임은 75%의 경직도 향상과 중립에서 수행할 때 국소 통증 유발 없이 30도 우측 회전에

서 수행 시 경미한 통증(시각적 상사척도 10점 만점 중 1점)만을 나타냈다

- 상담 종료 시, 플로어에게 동일한 양으로 측방전위와 호흡 운동을 계속하되 시간은 각각 50% 이상 늘리도록 말했다.

5차 방문(2주 뒤, 47일차) Fifth Appointment (2 Weeks Later, Day 47)

주관적 재검사 Subjective re-assessment

지난 상담 후 단 한번의 두통과 이명이(시각적 상사척도 10점 만점 중 2점) 있었다고 보고했고 2일 동안 경미한 감기와 관련이 있다고 말했다. 감기가 사라진 뒤 두통과 이명 모두 즉시 사라졌다. 이제 교차교합(여전히 존재함)에 대해 덜 걱정하고 '더 많은 공기'를 마실 수 있는 비강호흡 향상에 만족한다고 말했다. 플로어는 또한 지난 14일 간 어떤 하지 사반부 증상도 없었다고 보고했다.

플로어는 두 번째 양악수술 취소에 대한 자신의 생각을 논의 했다. 여전히 비용을 고민했고 최근 치료로 증상이 크게 완화된 것에 대해 인정했지만 얼굴이 매력적이지 않다고 생각했고 수술 진행을 아직도 고려하고 있었다. 가족이 수술 취소를 조언했다고 말했다.

신체적 재검사 Physical Re-assessment

TMJ 및 상부 경추 TMJ and Upper Cervical Spine

- 습관적 교합 – 좌측 교차교합이 여전히 존재
- 좌측과 우측에서 동일하게 비강호흡
- 능동 및 수동 TMJ 움직임이 비교적 동일해지고 증상 유발 없이 정상 가동 범위가 되었다.
- 상부 경추 능동 및 수동 움직임 검사 역시 증상 유발 없이 비교적 정상 가동 범위가 되었다. 단, IV 등급 압력으로 국소적인 목 통증(시각적 상사척도 10점 만점 중 3점)을 유발하는 하악 우측 측방전위에서 수행되는 C1–C2에서의 오른쪽 능동 외측 후전방 부수적 움직임은 예외이다. 오른쪽 굴곡/회전 테스트는 40도(이전 4 회 치료 후 42도)였다.

두개안면 부분 Craniofacial Region

- 대각 후두 우측–좌측 정면–가로 아치 주변 측두골 회전 및 좌측 후두 회전이 여전히 플로어에게 두통과 이명을 유발했다. 이 움직임의 저항과 반동 특성은 이제 왼쪽과 같다.
- 두개안면 검사에서 확인된 유일한 이상은 5~8초간 5회 반복된 IV 등급 측두–접형골 부수적 움직임과 이명 유발(시각적 상사척도 10점 만점 중 2점) 이었다.

척추 및 자세 Spine and Posture

- 3차 상담 종료 시, 자세 평가와 무게중심의 객관적 검사에서 보고된 향상은 더 이상 변화가 없이 유지되었다.
- 두개경추 각도는 이제 49도(최초는 45도, 정상은 51도)로 측정되었다.

이 재검사 후, 그녀의 현재 이해도를 평가하기 위해 체계적인 반영 과정이 함께 수행되었다. 다음 내용이 논의되었다.

- 그녀의 증상은 모두 해결된 것으로 보였으며, 이는 다른 신체적 기능 장애(TMJ, 상부 경추, 신경두개, 하지 사반부)의 개선과 관련이 있을 가능성이 크다.
- 하사분위에 증상은 그녀의 안면 및 목 문제의 신체적 보상으로 인한 가능성이 있다.
- 일부 기능 장애는 조직 자체의 경직 때문일 수도 있지만, 많은 문제가 일생 동안 획득한 목과 턱의 움직임 패턴으로 인한 것이고 이 두 부분은 신경 생리학적인 연관성이 있다.
- 이러한 신경 생리학적 연관성 때문에 증상의 재발을 최소화하기 위한 장기간 관리 계획을 세우는 것이 중요하다.
- 또한 계획된 양악 수술의 가치에 대한 추가적인 의견과 여러 전문 분야적 합의가 있는 것이 좋다.

플로어의 증상과 징후의 현저한 감소를 고려해 설문지와 안면 편측화–감정 인지 검사(Face Lateralization-Emotion Recognition Test)의 평가가 다음 설문지와 같이 수행되었다.

- 토론토 감정표현불능증 척도 26 = 2.19 (이전에는 2.21) (이는 명확한 변화를 나타내지는 않음).
- 목 기능장애 지수 = 34 (이전에는 63) (명백한 변화를 시사함)
- Beck 우울증 장애 지수 II = 12 (이전에는 18) (이는 약간의 감소를 나타냄)

편측화 및 감정인지 검사 Lateralization and Emotion Recognition Assessment

- **편측화**: 제시된 사진 48개 중 플로어는 왼쪽 얼굴 사진의 경우 평균 2.8초(이전 3.6), 오른쪽 얼굴 사진의 경우 평균 1.4초(이전 1.9)로 정확하게 파악했다. 이는 이해력이 유지되고 올바른 얼굴 인식 등 판단의 속도가 평균 2.2초(이전 2.6)로 향상되었음을 보여준다.
- **감정 인식**: 플로어는 행복은 100 %, 놀라움과 혐오는 86%, 두려움과 슬픔은 21% (이전에는 17%)를 기록했다. 총 오답 비율은 26% (이전 32%) 였고 평균 응답 속도는 3.75초(이전 3.92) 였고 8% (이전 10%)는 제시간에 응답하지 못했다(결정에 5초 이상 소요). 감정 인식은 여전히 정상적인 기준 값보다 낮다. 여기서 플로어가 여전히 부정적인 개인의 자아상과 관련이 있는 감정 인식 장애에 영향을 줄 수 있는 (얼굴) 신체 이미지가 여전히 남아 있다고 결론 지을 수 있다.

다음과 같은 다면적 장기 관리를 제안했다:

- 경미한 신경근 골격 손상을 추가적으로 줄이는 치료를 지속하고(예, 4~6주에 1회) 집에서 할 수 있는 운동을 진행
- 달리기, 자전거 타기, 수영, 가능하면 일 등 플로어의 일상 활동을 자극하는 단계별 활동 프로그램
- 명시적 그리고 결국에는 암시적 이미지 인식과 자아상 역시 향상하기 위해 매일 가정용 컴퓨터에서 안면 운동상과 안면–감정 훈련
- 심리학자가 개인적인 자아상과 관련된 인지 및 정서적 상태와 악안면 외과의사가 여전히 오직 얼굴의 대칭성만을 위해 고려하는 수술의 가능성을 논의와 관련해 여러 전문 분야적 상담을 진행

치료 Treatment

그녀의 신경근 골격 손상이 상대적으로 경미하기 때문에 이 단계에는 주로 치료에서 '손을 뗀다'.
추가적으로 집에서 할 수 있는 활동을 처방했다:

- **목 운동**: 누워서 하는 오른쪽 굴곡/회전 검사를 설명했다. 플로어가 머리 뒤쪽에 양손을 대고 눕도록 했다. 이 자세에서 치아 접촉 없이 상부 경추 굴곡으로 고개를 끄덕이는 능동적 동작을 한다. 다음으로 이 지지된 상부 경추 굴곡 위치를 유지하고 움직임이 가능한 수준까지 오른쪽으로 경추를 회전하도록 했다. 여기서 어떤 안면 증상도 유발되어서는 안 되지만 상부 경추에서 '당김'이 느껴질 수 있으며 이는 자연스러운 현상이다. 이 운동을 6~10회 반복하고 그녀가 이미 하고 있는 TMJ와 안면 운동을 추가한다.
- **단계별 활동 프로그램**: 플로어는 예전에 달리기를 즐겼다. 매일 45분 달리는 것을 좋아했지만 두통을 악화시키고 호흡을 제한했기 때문에 20분 밖에 뛰지 못했다. 단계별 달리기 활동으로 달리기 노력을 20% 낮추고 15분 간 매일 달리도록 했다. 7일 후 별 문제가 없고 증상이 악화되지 않을 경우 최대 18분 까지 시간을 20% 늘리고 노력 역시 증가할 수 있다. 3주 뒤 최대 22분까지 추가 20%의 기간을 늘릴 수 있다. 이 프로그램 이행 중 그녀가 매일 반응을 확인하고 이를 기록해 다음 상담 시 검토하도록 했다.
- **편측화 훈련**: 플로어의 무너진 신체(얼굴) 이미지와 관련하여, 편측화 운동은 특별 평가 및 컴퓨터 운동 프로그램으로 시작되었다(CRAFTA Face Lateralization–Emotion Recognition Program; www.physioedu.com 또는www.trainyourface.com 확인). 프로그램은 사진 당 3초 간 총 72장의 무작위 얼굴과 목 사진이 포함된다. 플로어가 편한 시간에 매일 10분씩 이를 연습할 수 있도록 했다.

또한 플로어가 외상 후 수술 전문 임상 심리학자를 방문하도록 제안했다. '심리적 문제'가 없다고 느끼기 때문에 이 제안에 처음에는 놀랐으나 부정적 감정에 대해 추가적 논의를 하고(특히 외모 관련) 감정이 신체 과정과 기능에 영향을 미칠 수 있는 수준에 대해 설명을 들은 뒤(예, 통증뿐만 아니라 이명 및 호흡) 시도해 볼 만하다고 동의했다.

6차 방문(4주 이후, 72일차) Sixth Appointment (4 Weeks Later, Day 72)

주관적 재검사 Subjective Re-assessment

오른쪽 외측 이명은 지난 상담 이후 단 두 번 만 유발 되었고 매번(시각적 상사척도 10점 만점 중 4점) 약 30~45분 동안 지속되었다. 추가 질문에서 두 번의 이명 모두 자신이 쉽게 통제할 수 있는 경미한 스트레스를 받는 상황과 연관시켰다. 구강 활동(말하기, 먹기) 또는 자세/활동(앉아 있고 달리기)으로 인한 두통은 없었고 생리전 두통만 있었다(시각상사척도 10점 만점 중 2점). 또한 달리기 할 때만 약간 인지될 뿐 호흡이 크게 향상되었다고 보고했다. 그녀는 개방교합과 하악 움직임이 개선된 것을 느꼈고 치아 접촉이 향상된 것을 인지했다([그림 19-8] 습관성 교합 참조). 지난 상담에서 추가된 새로운 굴곡/회전 테스트 운동 등 운동을 잘 하고 있는 것으로 보고했다. 어떠한 불편함도 없이 달리기 시간을 주 5회 45분으로 늘릴 수 있었다. 3주 간 편측화 운동을 했지만 너무 쉬워졌고 어떤 도움이 되는지 알 수 없어 빈도를 줄였다.

심리학자 상담 Visit to the Psychologist

심리학자와 두 번째 상담에서, 그녀는 경미한 '신체변형공포증(Dysmorphophobia)'이 있는 것으로 진단 받았다. 신체변형공포증은 신체 이미지를 부정적으로 왜곡하는 신체 이형 장애(body dysmorphic disorder)(Buhlmann 등, 2013)이다. 이것은 그녀의 인지된 두개안면 결함 및 외관상의 불완전한 인식과 관련이 있다. 이것은 충동적 거울 외모 확인, 강렬한 자의식, 사회적 회피, 격리 및 우울증으로 이어질 수 있다(Enander 등, 2014). 플로어는 신체추형 증상목록(Buhlmann 등, 2013)에서 7점으로 경미한 상태였다. 이 목록은 신체 이형 장애에 대한 유효하고 신뢰할 수 있는 측정도구이다. 총 점수가 0에서 64까지로 18개 항목을 자체보고 하는 목록이다(Buhlmann 등, 2013). 심리학자는 그녀가 지속적으로 편재화와 감정 인식 훈련을 할 것을 권고하고 추가 인지-행동 치료는 필요하지 않을 것으로 보았다.

악안면 외과의사 상담 Visit to the Maxillofacial Surgeon

물리치료를 통한 개선으로 인해 지금 상태에서는 수술을 원하지 않는 다고 그녀가 의사에게 전했다. 외과 의사는 동의했지만 8개월 전 방문 시 있었던 동일한 악안면 변형이 여전히 있기 때문에 왜 여전히 습관성 교합이 왼쪽으로 덜 이동하고 개방교합이 줄어들었는지 설명할 수 없었다. 지속적으로 치료는 받지만 재평가를 위해 5년 동안 매년 방문할 것을 조언했다.

신체적 검사 Physical Re-assessment

1차 상담에 비해 플로어의 교합에 큰 차이가 있었다[그림 19-9].

5차 상담 시 확인한 주요 신체 기능 장애의 재검사는 변화가 없음을 보여주었다. 집에서 한 운동 성과의 재검사에 따르면 그녀의 이해도와 기술이 높은 것으로 나타났다.

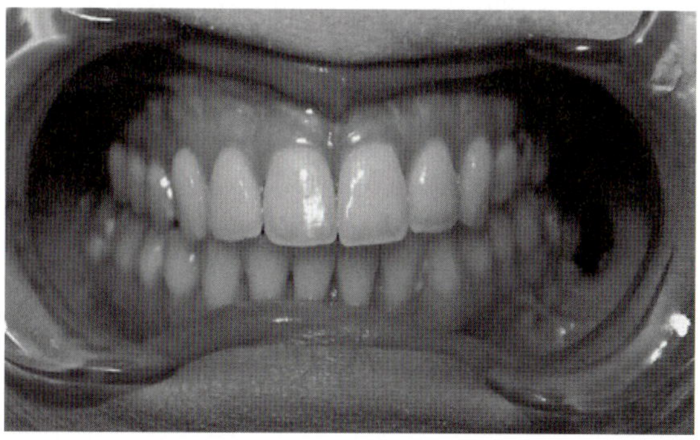

그림 19-9 첫 번째 평가[그림 19-4C]와 비교하여 72일째 플로어의 일반적 교합. 왼쪽의 축소된 하악골 이동과 축소된 개방교합에 주목하라.

편측화 테스트 Lateralization Test

왼쪽 얼굴 사진은 평균속도 1.5초(첫 번째 치료에서는 3.6초), 오른쪽 얼굴 사진의 경우 평균 1.3초(이전 1.9초)로 사진당 평균 1.6초(이전 2.2초) 총 48장의 사진을 정확하게 파악했다.

치료 Treatment

편측화와 감정인식 훈련 Lateralization and Emotion Recognition Training

감정 인식과 표현은 운동 과정에서의 기능 장애를 반영할 수 있기 때문에 다음과 같은 편측화 운동과 감정 인식 및 표현 훈련을 했다(von Piekartz 등, 2014):

- 더 나은 정확성과 속도를 위해 좌우 안면 활동 진행과 마지막 치료에서 설명된 대로 편재화 운동. 좌측 목과 손 사진은 좌우 정확성 차이가 없기 때문에 통합했고 속도는 (거의) 동일했다(<0.5 초 차이). 단계별 운동이미지(Graded Motor Imagery) (Moseley 등, 2012)의 원칙에 기술된 것과 같이 기사 또는 책에서 사진을 보면 플로어씨가 좌측 vs 우측 머리 회전을 하도록 했다.
- 감정 인식 테스트의 정확성이 95 % 이상이고 평균 시간이 0.5초 미만이므로 감정 인식 훈련을 그녀가(행복, 놀라움 혐오감) 쉽게 인식하는 감정으로 시작했다. 그녀의 훈련은 75%의 인식하기 쉬운 이러한 감정과 25%의 좀 더 어려워하는 두려움, 슬픔과 같은 감정으로 시작했다. 더 어려운 사진의 비율은 일주일 후에 늘릴 수 있다. 모든 감정을 90%의 정확도로 인식할 수 있으면 감정 상상력(암시적 훈련)과 감정 표현(명시적 훈련)과 얼굴 미러링을 함께 도입한다. 이 두 가지는 두개안면치료 아카데미 얼굴 거울 프로그램에 통합되어 있다(von Piekartz와 Mohr, 2014; Mohr 등, 2015).

이런 관리의 가설은 이 훈련이 (만성적)통증과 플로어의 신체 이형 장애를 개선할 잠재력이 있는 지각 장애와 감정표현불능증(Glaros, A.G., Lumley, M.A., 2005)을 향상시킬 수 있다는 것이다. 플로어가 300 km 떨어진 곳에 살기 때문에 이 얼굴 훈련 프로그램을 온라인으로 계속하기로 동의했다(von Piekartz와 Mohr, 2014).

7차 방문(2개월 뒤, 91일차) 및 8차 상담(3개월 뒤, 109일차)

Seventh (2 Months Later, Day 91) and Eighth (3 Months Later, Day 108) Appointments

두 상담 모두 온라인으로 진행했으며 플로어의 상태와 집에서 하는 운동 및 편측화 및 감정 훈련 검사에 집중했다.

8차 상담에서 설문지와 편측화 및 감정 테스트를 재검사하고 일상 활동에 대해 논의하고 다음과 같은 결과를 얻었다.

설문지(1차 상담과 비교)

- 목 기능 장애지수 = 2 (64)
- Beck 우울증 장애지수 II = 8 (21)
- 토론토 감정표현 불능증 척도 26 = 21.28 (2.21).

편측화 및 감정 테스트

- 온라인 표준 편측화 테스트 정확성 100% (좌측 평균 1.0초, 우측 1.3초)
- 감정 인식
  - 행복감 100% (1차 상담 시 100%)
  - 놀람 100% (86%)
  - 혐오 92% (86%)
  - 두려움과 슬픔 92% (17%)

부정확한 답의 비율은 4% (32%) 시간 내 답하지 못한 경우는 없었고 (10%) 평균 판단 속도는 1.3초 (3.92) 였다. 감정 인식은 이제 플로어의 (얼굴) 몸 이미지와 감정 인식 기능이 복원된 점을 반영해 정상적인 기준치 이내였다.

일상 활동: 플로어는 아무 불편 없이 일주일에 세 번, 45분 동안 달리기와 일주일에 두 번 수영을 하고 있다. 또한 지난 2주 동안 은행에서 주 20시간 일하기 시작했고 지금까지 어려움이 없다고 보고했다. 그녀는 또한 더 이상 수면 장애가 없다고 말했다.

증상과 기능이 이렇게 크게 개선된 상태에서 더 이상의 상담은 필요하지 않다는 데 동의했다. 플로어에게 편측화 및 감정 인식 훈련을 중단할 수 있다고 권고했지만 정기적인 운동은 지속할 것을 권장했다. 증상이 재발할 경우 연락하도록 권했다.

참고문헌 References

Abel, M.D., Levine, R.A., 2004. Muscle contractions and auditory perception in tinnitus patients and nonclinical subjects. Cranio. 22 (3), 81–191.

Avivi-Arber, L., et al., 2010. Neuroplasticity of face sensorimotor cortex and implications for control of orofacial movements. Jpn. Dent. Sci. Rev. 46–56.

Beck, A.T., Steer, R.A., Brown, G.K., 1996. Beck Depression Inventory: Manual, 2nd ed. Harcourt Brace, Boston.

Berryman, C., et al., 2014. Do people with chronic pain have impaired executive function? A meta-analytical review. Clin. Psychol. Rev. 34, 563–579.

Bray, H., Moseley, G., 2011. Disrupted working body schema of the trunk in people with back pain. Br. J. Sports Med. 45 (3), 168–173.

Buhlmann, U., Winter, A., Kathmann, N., 2013. Emotion recognition in body dysmorphic disorder: application of the Reading the Mind in the Eyes Task. Body Image 10 (2), 247–250.

Butler, D., 2000. The Sensitive Nervous System. Noigroup, Adelaide, Australia.

Chaitow, L.A., 2005. A brief historical perspective. In: Cranial Manipulation. Theory and Practice, 2nd ed. Elsevier, Edinburgh, pp. 1–13.

Cohen, D., Perez, R., 2003. Bilateral myoclonus of the tensor tympani: a case report. Otolaryngol. Head Neck Surg. 128, 441.

De Leeuw, R., Klasser, G., 2013. Orofacial Pain. Guidelines for Assessment, Diagnosis and Management, 5th ed. Quintessence, Chicago.

Dworkin, S.F., LeResche, L., 1992. Research diagnostic criteria for temporomandibular disorders: review, criteria examinations and specifications, critique. J. Craniomandib. Disord. 6, 301–355.

Enander, J., et al., 2014. Therapist-guided, Internet-based cognitive–behavioural therapy for body dysmorphic disorder (BDD-NET): a feasibility study. BMJ Open 4 (9), 1–11.

Geerse, W., Von Piekartz, H., 2015. Ear pain following temporomandibular surgery originating from the temporomandibular joint or the cranial nervous tissue? A case report. Man. Ther. 20 (1), 212–215.

Glaros, A.G., Lumley, M.A., 2005. Alexithymia and pain in temporomandibular disorder. J. Psychosom. Res. 59 (2), 85–88.

Hardell, L., et al., 2003. Vestibular schwannoma, tinnitus and cellular telephones. Neuroepidemiology 22 (2), 124–129.

Heike, C., Hing, A., 2009. Craniofacial Microsomia Overview. In: Pagon, R.A., et al. (Eds.), Gene Reviews. University of Washington, Seattle, pp. 1993–2014.

Hengeveld, E., Banks, K. (Eds.), 2014. Maitland's Peripheral Manipulation, 5th ed: Management of neuromusculoskeletal disorders, vol. 2. Churchill Livingstone, London, pp. 88–142.

Hilgenberg, P.B., et al., 2012. Temporomandibular disorders, otologic symptoms and depression levels in tinnitus patients. J. Oral. Rehabil. 39 (4), 239–244.

Joshi, N., Hamdan, A., Fakhour, W., 2014. Skeletal malocclusion: a developmental disorder with a life-long morbidity. J. Clin. Med. Res. 6 (6), 399–408.

Kaltenbach, J.A., et al., 2004. Activity in the dorsal cochlear nucleus of hamsters previously tested for tinnitus following intense tone exposure. Neurosci. Lett. 355 (1–2), 121–125.

Kluemper, G.T., Spalding, P.M., 2001. Realities of craniofacial growth modification. Atlas Oral Maxillofac. Surg. Clin. North Am. 9 (1), 23–51.

Kupfer, J., Brosig, B., Brähler, E., 2000. Testing and validation of the 26-Item Toronto Alexithymia Scale in a representative population sample. Z. Psychosom. Med. Psychother. 46 (4), 368–384.

Leake, H., 2012. Investigating cortical proprioceptive maps in people with neck pain: a left/right neck rotation judgment task [Honours]. University of South Australia.

Levine, R.A., Abel, M., Cheng, H., 2003. CNS somatosensory-auditory interactions elicit or modulate tinnitus. Exp. Brain Res. 153 (4), 643–648.

Linder-Aronson, S., Woodside, D., 2000. Excess face height malocclusion. Etiology 1–35.

Lumley, M.A., et al., 2011. Pain and emotion: a biopsychosocial review of recent research. J. Clin. Psychol. 67 (9), 942–968.

Maísa Soares, G., Rizzatti-Barbosa, C.M., 2015. Chronicity factors of temporomandibular disorders: a critical review of the literature. Braz. Oral Res. 29 (1).

Manfredini, D., et al., 2010. Chronic pain severity and depression/somatization levels in TMD patients. Int. J. Prosthodont. 23 (6), 529–534.

Mohr, G., Konnerth, V., Von Piekartz, H., 2015. von Piekartz, H. (Ed.), Lateralitätserkennung und (emotionale) Expressionen des Gesichts – Beurteilung und Behandlung in Kiefer, Gesichts - und Zervikalregion Neuromuskuloskeletale Untersuchung, Therapie und Mangagement. Thieme, Stuttgart, pp. 505–522.

Moseley, L., et al., 2012. The Graded Imagery Handbook. Noigroup Publications, Adelaide, Australia.

Okayasu, I., et al., 2014. Tactile sensory and pain thresholds in the face and tongue of subjects asymptomatic for oro-facial pain and headache. J. Oral Rehabil. 41 (12), 875–880.

Okeson, J., 2014. The Neurophysiology of Nociception. The Dorsal Horn in Oral and Facial Pain, 7th ed. Quintessence, Chicago, pp. 16–156.

Oudhof, H., 2001. Skull growth in relation with mechanical stimulation. Craniofacial Dysfunction 2001, 1–22.

Palazzi, C., et al., 1996. Body position effects on EMG activity of sternocleidomastoid and masseter muscle in patients with myogenic cranio-cervical-mandibular dysfunction. Cranio. 14, 200–207.

Proffit, W.R., Fields, H.W., Jr., Sarver, D.M., 2006. Contemporary Orthodontics. Elsevier Health Sciences, pp. 18–34.

Rowicki, T., Zakrzewska, J., 2006. A study of the discomalleolar ligament in the adult human. Folia Morphol. 65 (2), 121–125.

Saccucci, M., et al., 2011. Scoliosis and dental occlusion: a review of the literature. Scoliosis 6, 15.

Schueler, M., et al., 2013. Extracranial projections of meningeal afferents and their impact on meningeal nociception and headache. Pain 154 (9), 1622–1631.

Taylor, B.K., Corder, G., 2014. Endogenous analgesia, dependence, and latent pain sensitization. Curr. Top. Behav. Neurosci. 20, 283–325.

Vernon, H., 2008. The Neck Disability Index: state-of-the-art, 1991-2008. J. Manipulative Physiol. Ther. 31 (7), 491–502.

Vincent, M.B., 2010. Cervicogenic headache: a review comparison with migraine, tension-type headache, and whiplash. Curr. Pain Headache Rep. 14 (3), 238–243.

von Piekartz, H.J.M., 2007. von Piekartz, H. (Ed.), Craniomandibular region – clinical patterns and management. Craniofacial Pain: Neuromusculoskeletal Assessment, Treatment and Management, first ed. Elsevier, Edinburgh, pp. 214–243.

von Piekartz, H.J.M., et al., 2014. People with chronic facial pain perform worse than controls at a facial emotion recognition task; but it's not all about the emotion. J. Oral Rehabil. 1–7.

von Piekartz, H.J.M., Mohr, G., 2014. Reduction of head and face pain by challenging lateralization and basic emotions: a proposal for future assessment and rehabilitation strategies. J. Man. Manip. Ther. 22 (1), 24–35.

Zhou, S., et al., 2013. A correlational study of scoliosis and trunk balance in adult patients with mandibular deviation. PLoS ONE 8 (3), e59929.
Zöller, J.E., et al., 2005. Kraniosynosthosen in Kraniofaziale. Chirurgie. Diagnostik und therapie kraniofazialer Fehlbildung. Thieme Stuttgart 3–25.

신경학적 결손이 있는 경추 신경근병증

20

Cervical Radiculopathy With Neurological Deficit

Helen Clare • Stephen May • Darren A. Rivett / 신원섭

병력 History

피터(Peter)는 55세의 TV뉴스 편집자이다. 그의 일은 여섯 개의 텔레비전 스크린을 보고 컴퓨터를 사용하여 영상을 편집하는 것이다. 점심시간에도 자리를 떠나기가 어렵고 텔레비전 모니터의 높이나 위치를 조정할 수 없다. 일하지 않을 때도 집에서 노트북으로 하루 2~3시간을 일을 한다. 그는 또한 출근하는 데 자동차로 30분이 걸린다. 피터는 정기적으로 운동을 하지는 않지만 여름에는 낚시를 하고 때때로 수영을 즐긴다.

피터는 간헐적인 우측부 목통증에 대해 불편을 느꼈으며, 이는 삼각근 뒤섬유 부위, 아래팔의 뒷부분과 손 안쪽으로 방사되었다. 그는 엄지손가락과 집게손가락에 지속적으로 따끔거림을 느꼈지만 감각이 감소한 부위는 없다고 하였다[그림 20-1]. 피터는 0 (통증 없음)에서 10 (상상할 수 있는 최악의 통증)까지의 통증 수치범위에서 목과 상지 통증을 5/10, 아래팔 통증을 8/10으로 평가했다.

피터는 4주 전에 목의 우측에 통증이 있고 목 움직임이 제한적이었다. 그는 원인을 전혀 짐작할 수 없었지만 과거에 비슷한 경우에는 보통 치료 없이 2~3일 지나면 나아지고는 했다. 특히 그는 이 통증을 발생시키거나 장기적으로 발생시킬 만한 생활방식이나 인간공학적 문제를 떠올릴 수 없었다. 그 후 3주 동안 증상은 악화되어 오른쪽 팔에 방사되는 통증이 있었고, 2주 전에는 오른손이 쑤셨다. 위팔과 아래팔의 통증이 진행됨에 따라 목통증이 완화되고 목 운동이 약간 개선되었다.

증상을 악화시키거나 완화시키는 동작과 자세 Aggravating and Easing Activities and Postures

피터는 앉아 있을 때, 컴퓨터 작업 시 마우스를 사용할 때, 운전할 때, 팔의 증상이 악화되었다. 머리를 오른쪽으로 돌릴 때 그리고 머리를 올려 무언가를 볼 때 목이 아팠다. 팔통증은 퇴근 무렵에 심해졌으며, 특히 업무가 많은 날에 훨씬 심해졌다. 일반적으로 피터의 증상은 아침과 팔을 움직일 때 더 괜찮았다. 밤에는 왼쪽으로 돌아눕거나 바른 자세로 누워 있으면 오른쪽 상지와 아래팔의 통증 때문에 자다가 깨었다. 증상은 오른쪽으로 누우면 사라졌다. 피터는 이전에 편안함을 느꼈던 라텍스 베개를 사용했다고 했다. 걷거나 서 있을 때 팔을 옆에 두면 팔의 증상이 악화되었고, 팔꿈치를 그의 다른 팔로 받쳐 줌으로써 증상을 완화시켰다. 그는 오른팔을 들어 올려서 운반하는 것을 피했지만 그 활동이 실제로 자신의 증상을 악화시키는지는 확실하지 않았다.

피터는 목 장애지수 기능성 질문지를 작성하여 28/50점을 받았으며, 이는 중등도 수준의 기능 장애이다.

일반적 건강사항과 의학적 관리 General Health and Medical Management

피터의 일반적인 건강상태는 다른 합병증이 없었으며, 체중 감소는 보고되지 않았다. 그는 어지럼증, 메스꺼움 또는 이명을 경험하지 않았다. 또한 자신의 보행의 문제나 어색한 느낌이 또는 오른손을 사용할 때 힘의 감소를 발견하지 못했다. 그러나 그는 수면을 방해받았다. 이는 목의 위치와 관련이 있으며, 목의 위치를 바꾸어 통증이 줄어들면 다시 수면을 취할 수 있었다.

피터는 일이 남아 있더라도 집에서 컴퓨터를 사용하는 시간을 줄이고 운전시간을 제한하려고 했다. 그는 알레콕시브 알약(항염증 치료제)을 처방받아 3주 동안 정기적으로 복용하고 있었지만 증상에 큰 차이를 느끼지 못했다. 또 통증 완화를 위해 일당 2~3회 파라세타몰(진통제)을 복용하고 있었다. 그의 일반의는 경추부의 자기공명영상(MRI) 스캔을 의뢰했는데, C5/C6에서 우측 중앙 주변에 디스크 돌출(protrusion)이 발견되었고, 이는 오른쪽 C6신경 뿌리를 압박하였으며 오른쪽 신경이 지나는 구멍을 좁히고 있었다[그림 20-2].

일반의는 증상의 원인이 목에 있는 신경을 누르고 있는 디스크라고 생각했고, 보존적인 치료가 도움이 되지 않는다면 척추외과 의사에게 의뢰할 것이라고 했다. 그는 수술만 권하지 않았으며 수술을 고려하기 전에 모든 보존적 치료를 할 수 있다고 말했다.

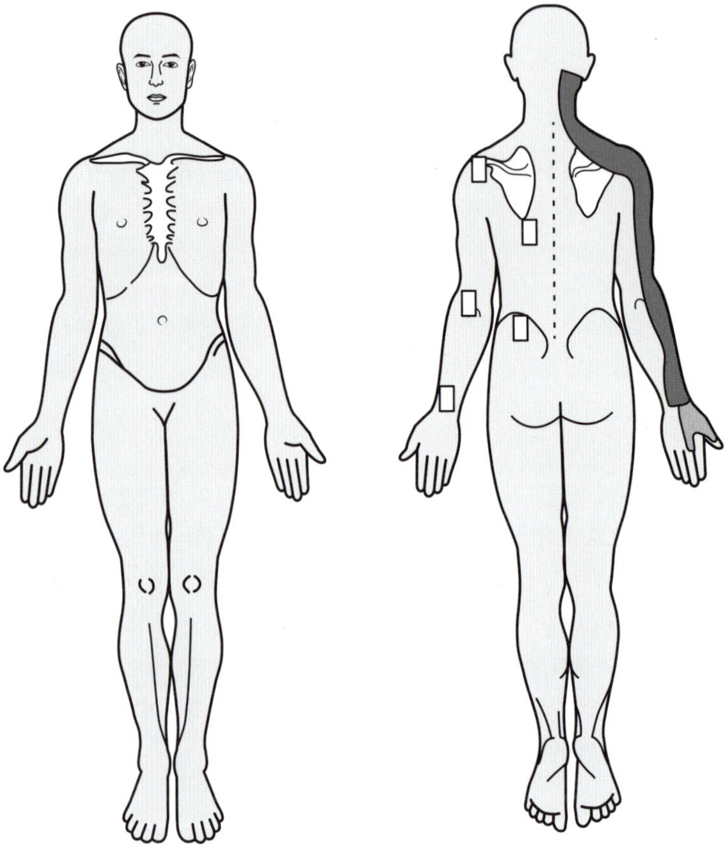

그림 20-1 증상의 위치가 표현된 신체차트. 짙은 회색음영은 통증을 나타내고, 옅은 회색음영은 저림증상을 나타낸다.

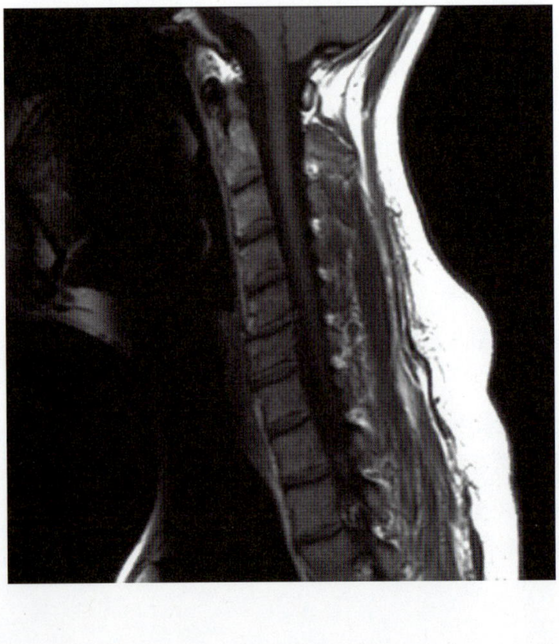

그림 20-2 오른쪽 중심 옆으로 C5/C6 디스크가 돌출된 것을 볼 수 있는 자기공명영상

추론 질문:

1. 피터의 증상설명에 대한 당신의 초기 생각은 어떠했습니까? 특히, 지금 시점에서 '신체검사와 치료에 대한 주의증과 금기증', 그리고 '잠행성 발병에 대한 기여요인'에 관한 가설을 세웠습니까?

추론 질문에 대한 답변:

신체검사 실시에 대한 초기 주의증과 금기증은 없는 것으로 보인다. 병력으로 볼 때, 증상이 자세와 위치에 반응했으며, 긴 시간 앉아 있으면 증상이 더 나빠져서 이는 피터가 움직임에 관련된 치료에 효과가 있을 것 같다는 긍정적인 신호로 여겨졌다. 가설상으로는 증상의 근원(source)이 신경근과 관련이 있을 수 있지만 원인을 밝혀내는 것은 움직임 치료에 반응하는지 여부를 결정하는 것보다 임상적인 관련이 더 적다.

추론 질문:

2. 피터의 주된 호소는 분명한 통증이다. 이 단계에서 우세한 '통증 유형'(통각수용성, 말초신경 병증성, 유해가소성)에 관한 당신의 가설은 무엇입니까? 가설을 뒷받침하거나 부정적인 증거는 무엇입니까?

추론 질문에 대한 답변:

이 경우에 수행된 임상추론 과정은 통각수용성인지, 말초신경병증성인지 또는 유해가소성인지에 관계없이 통증의 출처 또는 '통증 유형'을 확인하는 데 크게 중점을 두지 않았다. 피터의 통증은 움직임과 관련된 통증이었으며, 통증 과민성을 일으키는 중추신경계 내의 증가된 신경전달의 문제(Woolf, 2010)인 중추신경계에 부적응된 통증으로 발생하는 심리적(psychological) 요인과는 거리가 멀었다. 증상의 위치와 기계적 자극에 대한 일관된 반응은 통증이 통각수용성 경부 통증과 말초신경병증성 통증이 혼합되어 있었고, 말초신경 증상이나 말초신경이나 신경의 손상으로 인한 손목 따끔거림을 보였다(Wright, 2002). 그러나 신경근 통증과 근골격계 통각수용성 통증의 임상적 차이는 간단하지 않다. 체성신경은 원위부로 뻗어갈 수 있고(Bogduk, 2002), 피부 통증 패턴은 신경통의 진단에 유용하지 않은 것으로 밝혀졌다(Murphy 등 , 2009). 신경병증성 구성요소의 추가 검사로는 신경학적 검사가 필요하다.

임상추론 해석:

제1장에 제시된 '가설 범주'의 틀이 모든 근골격계 접근법에 통합되어 있지는 않지만, 여전히 McKenzie 치료 접근법에 제시한 임상적 추론 과정을 반영한다. 환자의 단서(예를 들어, 증상의 양상으로 인한)는 악화되거나 완화시킬 수 있는 움직임과 관련된 기계적 패턴으로 인식되며, 통각수용성 및 말초신경병증성 통증 유형을 지지하고 예후를 좋게 할 수 있다.

임상의는 피터의 증상을 말초화시킬 수 있는 어떠한 절차도 수행하지 않았을 가능성이 있다. 결과가 좋지 않을 수도 있고 그것은 또한 더 많은 '신경' 자극/손상과 관련될 수 있기 때문이다. 즉, 임상의는 증상의 '근원'에 집중하고 있다. 또한, 의사가 행동 패턴에 기초하여 목 증상과 팔 증후를 연관시킨다는 사실은 팔 증후가 목 구조에서 발생한다는 판단이 내려질 가능성이 있음을 의미한다. 이것 역시 '증상의 근원'에 대한 고려이다. 이것은 임상추론이 반드시 근골격계 접근법 전반에 걸쳐 보편적인 것은 아니지만 임상적 추론의 실제 과정과 실제 가설 판단은 많은 공통점을 가지고 있음을 반영하는 것으로 볼 수 있다.

가설은 경험적 연구와 경험적 지식뿐만 아니라 개인적이고 직접적인 임상 경험으로부터 터득한 지식에 기초하여 인간의 사고와 문제 해결을 위한 정상적이고 일반적인 요소로서 세워진다. 임상가들이 일반적으로 훈련 후 채택하기를 선호하는 근골격계 관리에 대한 어떤 접근방식이든 일반적으로 다른 임상의와 유사한 바탕을 이루는 임상추론 과정을 채택할 것이다. 단, 단순히 상상을 기반으로 미리 결정된 프로토콜을 따르는 것이 아니다. 환자의 특정 임상적 양상에 대한 정보를 얻을 수 있다.

신체검사 Physical Examination

자세 Posture

병력에 대한 검사 동안 피터는 요추와 흉추를 굴곡시키고 머리를 앞으로 내미는 자세로 의자에 앉아 있었다[그림 20-3A]. 이런 자세로 앉았을 때, 그는 오른쪽 아래팔 통증을 6/10 정도로 보고했다. 올바른 앉은자세의 교정으로 아래팔 통증의 강도가 3/10으로 감소했지만 오른쪽 견갑골 통증이 나타났다. 요추부를 지지해 주고, 치료사가 손으로 촉진하여 경추를 똑바로 세울 수 있도록 자세교정을 시행하였으며, 피터는 이 두 척추 구성요소 간의 상호관계에 대한 설명을 들었다[그림 20-3B].

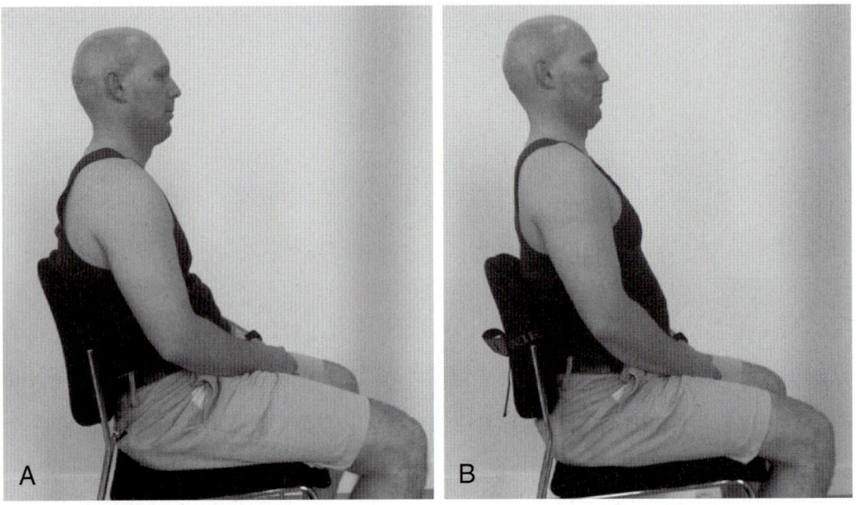

그림 20-3 (A) 습관적인 앉은자세 (B) 교정된 올바른 앉은자세

신경학적 검사 Neurological Examination

피터의 팔 증상에 대한 방사 분포와 오른쪽 엄지손가락과 집게손가락에 지속적으로 따끔거림이 있었기 때문에 신경학적 검사를 수행하였다. 우측 상완삼두근 반사 검사에서 최소한의 움직임만 있었고 우측 상완삼두근 근력은 5등급 만점에 2등급이었다(중력 제거상태에서 운동 가능). 오른쪽 엄지와 검지에 가벼운 터치감각이 감소되어 있었다.

신경운동성 Neurodynamics

수정된 상지긴장검사(modified upper limb tension test)는 오른팔을 45도까지 벌리고 팔꿈치를 똑바로 하고 아래팔을 펴고 앉아서 수행되었다. 그다음 교대로 경추 굴곡과 좌측방굴곡이 추가되었다. 이러한 목의 운동 시에도 피터의 오른쪽 팔 증상은 변화하지 않았다.

움직임 검사 Movement Testing

경추 Cervical Spine

피터는 목을 후인(retraction)하거나 신전(extension)하는 데 제한이 있으며, 이 두 움직임 시 오른쪽 견갑골 부위에 통증이 발생하였다. 턱이 그의 흉골에 닿도록 목을 구부릴 수 있었지만, 오른쪽 팔에 통증을 유발했다. 우회전은 35도(우측 목통증은 6/10으로 나타남)로 제한되었고, 왼쪽으로 45도 회전(왼쪽 및 오른쪽 경부 통증이 4/10으로 나타남)되었다. 피터는 오른쪽 상지 통증을 유발하는 오른쪽 측방굴곡의 가동범위가 크게 감소하였으며, 오른쪽 목통증만 발생시키는 왼쪽 측방굴곡의 가동범위 제한은 적었다.

우측 어깨 Right Shoulder

다음으로 피터의 어깨 움직임을 검사하였다. 그는 오른쪽 어깨를 80~120도 정도 외전했을 때, 삼각근 부위의 통증이 있었다고 했다. 오른쪽 팔을 앞으로 들어올릴 때 120도에서 삼각근 부위에 통증이 발생하였고, 더 올릴수록 통증이 증가하였다. 팔꿈치를 구부리고 몸 옆에 붙인 자세에서의 외회전은 오른쪽 상완부 통증에 의해 50% 범위(왼쪽과 비교하여)로 제한되었다. 수동적 움직임에서는 모든 방향으로 통증 없이 움직일 수 있었다. 등척성 저항을 이용한 근력 검사에서, 오른쪽 어깨의 외전과 외회전은 통증이 있었으며 약하게 나타났다.

반복적 움직임 검사 Repeated Movement Testing

앉은 자세에서 경추의 반복 움직임 검사가 수행되었다. 시작하기 전에 피터는 4/10 수준의 오른쪽 전완부 통증과 오른쪽 엄지손가락과 검지손가락에 저림증상을 보고했다. 그는 경추 후인 동작을 15번 했다. 다섯 번의 움직임 후에 그의 오른쪽 전완부 통증이 사라졌고, 그의 오른쪽 삼각근 부위의 통증이 생겼지만 이내 사라지고 강한 견갑골 통증이 나타났다. 피터는 팔 증상을 증가시키지 않는 정도로 후인운동을 더 진행하도록 하였다. 15번의 반복적인 수축운동 후에 저림 증상은 크게 줄었으며, 오른쪽 전완부 통증은 사라졌지만 지금은 6/10 수준의 우측 견갑골 통증을 경험하고 있다. 그의 경추 가동성은 시각적으로 재평가되었으며, 양쪽방향 회전과 신전의 범위가 50% 증가하였다. 능동적인 오른쪽 어깨 외전을 다시 검사한 결과 120도가 되어야 통증이 느껴졌고, 피터는 팔을 좀 더 자유롭게 움직일 수 있었다고 했다. 신경학적 결손을 포함한 다른 시작 시 문제들은 변하지 않았다.

추론 질문:

3. 경추의 반복적인 움직임을 검사하게 된 동기와 그 검사에서 발견한 결과에 대한 당신의 해석은 무엇입니까?

추론 질문에 대한 답변:

피터의 증상은 반복적인 수축(하부 경추의 신전과 상부 경추의 굴곡을 포함)의 반응으로 방향성 선호(directional preference)를 보였다. 처음에는 앉은 자세가 수정되어 머리와 목을 당김 위치에 놓았을 때, 그는 그의 전완 통증(가장 먼쪽)의 감소와 오른쪽 견갑골 통증(그것이 그가 경험했던 것보다 더 중심적인 통증위치)이 나타난다고 보고했다. 이 반응은 반복적인 경추 후인 운동 검사가 유용할 수 있음을 시사했다. 피터가 반복적인 후인 운동을 수행했을 때 증상과 움직임 개선이 모두 이루어졌다. 그가 가지고 있는 통증의 중심화는 그의 오른쪽 통증이 사라지고 중심 견갑골 통증이 발생했으며, 중요한 것은 후인 운동이 중단된 후에도 이러한 변화가 남아 있다는 것이다. 그의 움직임을 재평가하였을 때, 경추의 회전이 증가했으며 통증이 시작되기 전에 어깨 외전 범위가 증가하였다.

따라서 앉은 상태에서 반복적인 경추 후인 운동을 통해 증상의 중심화가 이루어졌으며, 증상과 움직임 모두에서 급격한 변화가 관찰되었다. 이러한 결과는 McKenzie 분류 프로토콜(McKenzie와 May,2006)에 따라 '장애(derangement)'의 분류와 일치하는 양상이다. 장애는 다음과 같이 정의된다.

- 치료적 부하에 반응하여 증상의 집중화, 소멸 또는 감소
- 시간이 지나도 유지되는 것
- 그리고 운동범위와 기능의 회복 수반(McKenzie와 May, 2006).

이러한 중심화 반응은 반복적인 후인 운동이 잠재적인 치료방법임을 나타낸다. 요추의 경우, 방향성 선호도와 관련된 운동으로 치료받은 환자가 방향성 선호와 반대방향으로 운동을 하거나 일반적 운동으로 치료한 환자보다 더 나은 결과를 나타냈다는 증거가 있다(Long 등, 2004, 2008; Browder 등, 2007; Fritz 등, 2003). 경추부의 방향성 선호 운동에 대한 연구의 결과는 많지 않지만, 요추에서는 일반적으로 많이 연구(Werneke 등, 1999)되었으며 임상적 경험으로 볼 때 효과는 비슷하다.

첫 번째 치료 Management Day 1

환자관리는 교육요소와 운동요소라는 두 가지 요소로 구성된다.

교육적 요소 Educational Element

피터에게 C5/C6에서 오른쪽 중앙 주변의 디스크 돌출부가 기계적 부하를 받아 목통증이 유발될 수 있으며, 때때로 C6 신경근이 자극을 받아 팔의 통증과 손의 저림증상이 유발된다고 설명하였다. 또한 증상이 간헐적이고 특정 활동에 의해 악화되고 다른 활동들에 의해 완화되는 것을 고려할 때 그의 치료는 이러한 명백한 방향 선호도를 이용할 수 있다고 말했다.

관리의 중요한 측면은 피터에게 그의 증상의 더 이상 악화되는 것을 피할 수 있는 방법을 교육하는 것이다. 여기에는 특히 퇴근할 때, 직장에 있을 때, 운전할 때, 집에서 컴퓨터를 사용할 때 등 머리 자세를 유지하려고 노력하는 것에 관한 교육이 필요했다. 이 목적을 달성하기 위해 그의 작업장에 대한 인체공학(책상, 의자 및 컴퓨터 관계)이 논의되었다. 피터는 텔레비전 모니터의 높이나 위치를 조정할 수 없었지만, 자신의 앉은 자세를 바꿀 수 있고 컴퓨터의 위치를 조정할 수 있다고 생각했다. 운전할 때와 집에서 컴퓨터로 작업할 때 앉는 자세도 고려하였다.

피터는 허리 전만을 유지하면 머리를 후인시키는 것이 더 쉬워지므로 앉아 있을 때 허리 지지대를 사용했다.

잘 때는 목의 중립적인 위치를 유지하기 위한 목적으로 취침용 경추 롤(roll)을 사용하였다. 이것은 피터가 자신의 수면 시 왼쪽이나 뒤로 몸을 돌리면 잠이 깬다고 하였기 때문에 제공되었다.

운동요소 Exercise Element

피터는 오른쪽 전완부의 증상을 최소화하기 위해 자주 앉아 경추 후인 운동을 하도록 지도받았다. 그는 컴퓨터 앞에 앉아 있을 때, 매시간 시행할 정도로 빈번하게 해야 된다고 하였다. 그가 수행해야 할 반복횟수는 그의 전완 증상을 없애고 오른쪽 견갑골 통증을 일으키는 데 얼마나 많은 횟수가 필요한지에 따라 달라진다. 즉, 그의 증상을 중심화하는 데 달렸다.

일상생활 지도 Guidelines for Daily Living

방문 사이 사이에, 피터는 그의 오른팔 증상의 위치와 강도를 모두 모니터링하도록 요청받았다. '신호등'이라는 개념을 사용하여(녹색은 진행을 나타내고, 빨간색은 정지함을 나타내며, 노란색은 주의하여 진행함을 나타냄) 피터는 오른쪽 전완 통증이나 저림증상을 생성하거나 증가시키는 활동은 '빨간불'이라는 조언을 받았고, 그 자세나 활동을 피하거나 제한해야 한다. 견갑골 통증이 있고 오른팔 증상이 최소이거나 없는 경우, 이것은 '녹색불'이며 그가 수행한 자세, 움직임 또는 활동이 적절하다는 것을 의미한다. '노란불'은 증상에 영향을 미치지 않는 움직임이나 자세를 나타내므로 이를 피하거나 특별히 수행할 필요가 없었다.

궁극적으로 피터에게 자신의 증상이 어떻게 나타났는지를 관찰하게 하기 위한 것이었지만, 자신의 증상을 스스로 관리할 수 있도록 교육과 지식을 제공하는 것은 치료사의 책임이다. 후인 연습을 정기적으로 하고, 악화되는 활동을 제한하거나 피하는 것이 중요하다는 점을 강조했다. 마지막으로 피터와 증상과 제공받은 정보와 지시사항에 대해 질문하는 시간을 가졌다.

추론 질문:

4. 피터의 통증에 영향을 미치는 심리사회적 요인이 있다고 생각했습니까?

추론 질문에 대한 답변:

다음과 같은 이유로, 아니라고 얘기하고 싶다. 그의 병력에서 피터는 활동과 운동에 대한 두려움 회피 형태를 보이지 않았다. 그는 자신의 증상을 악화시켰음에도 불구하고 일을 지속하고 있었으며, 적절한 양의 진통제를 복용하고 있었다. 목 장애지수에 대한 그의 점수는 또한 정상적이지만 적절한 수준의 인지기능장애를 나타냈다. 피터의 증상이 사실상 움직임의 영향을 받는 것으로 보였을 때(병력에 근거하여), 신체검사는 반복적인 움직임에 대한 방향성 선호도를 우선적으로 결정하는 것을 목표로 했으며, 그 결과는 심리사회적 요인이 중요한 요인이 아니라는 초기 가설을 뒷받침하였다. 그럼에도 분명한 움직임에 대한 양상과 반응이 있었음에도 불구하고, 피터에게 병원을 떠나기 전에 MRI 스캔과 일반의의 진단에 대해 우려되는 부분이 있는지 물어보았는데, 그는 아니라고 하였다.

추론 질문:

5. 추론전략으로서의 교육은 피터의 문제를 치료·관리하고 이 문제를 이해하게 하는 데 있어서 매우 중요했다. 아마도 이전의 임상 경험 및 관련 보조문헌을 참조하며 피터의 치료에 대한 교육을 왜 강조했는지 자세히 설명하시오.

추론 질문에 대한 답변:

환자의 문제와 증상을 줄일 수 있는 방법에 대한 환자 교육은 치료관리의 핵심이다. 환자는 자신의 치료관리에 '같이 동참하여' 지시사항을 준수하게 된다. 환자 만족도에 대한 연구에 따르면 문제에 대한 설명과 자신의 치료에 대한 참여가 물리치료의 만족도를 올려 주는 주요 요인이라고 하였다(Hush 등, 2011). 피터의 경우에는 자세의 역할, 증상을 악화시키는 활동과 운동, 가장 중요한 증상을 완화시키는 활동에 대한 교육이 중요했다.

임상추론 해석:

이 경우 지금까지 역학적 움직임 검사와 움직임 치료에 중점을 두었음에도 불구하고, 임상 양상과 치료관리와 관련된 심리적·사회적 고려사항이 없는 외부와 단절된 상태에서는 발생하지 않았다. 제1, 3, 4장에서 논의된 바와 같이, 근골격계 심리사회적 평가는 종종 신체적 평가보다 덜 정형적이고 체계적이지 못하다. 연관된 정보가 모집되지 않은 상태에서의 가정은 주의가 필요함에도 불구하고(제1장에서 논의된 바와 같이 '선별검사'의 중요성), 심리사회적 요인의 고려사항이 적은 것은 공포 회피 반응이 적었고, 지속적인 일과 적절한 약물을 복용하며 손상에 대한 적절한 인식을 가지고 있기 때문에 분명하다.

임상 관리에 대한 명확한 교육요소, 구체적으로 자기관리에 중점을 두고 환자를 치료에 참여시키고 임상 결과에 대한 책임을 최소한 공유할 수 있게 하는 것이 중요하다고 말한다.

두 번째 방문(24시간 후) Second Appointment (24 Hours Later)

피터는 첫 번째 평가 1일 후에 재평가를 받았다. 왜냐하면 그의 통증 분류를 확인하는 것이 중요했기 때문이다. 또한 신경학적 결손이 있었기 때문에 증상을 자주 모니터링하는 것이 필수적이었다.

주관적 재평가 Subjective Re-assessment

평가 결과, 피터는 오른손의 저림 강도와 빈도가 크게 감소했으며, 오른쪽 전완의 통증 강도와 빈도도 상당히 감소했다고 보고했다. 그는 전완 통증의 강도가 10점 만점에 2점이라고 보고했다.

신체적 재평가 Physical Re-assessment

평가에서 피터의 습관적인 자세가 향상되었고, 그는 후인된 머리 자세를 유지하려고 노력했다. 능동적 후인과 신전에서 모두 경추의 가동성이 증가하여 약간의 제한만 있으며, 견갑골의 통증이 아니라 국소적 목의 통증을 보이고 있었다. 능동적인 우회전은 40도까지 증가했으며 왼쪽으로는 50도 회전했다. 오른쪽 측방굴곡은 움직임 손상이 컸는데, 이제는 중간 정도로 호전되었다. 어깨의 가동성과 근력 모두 향상되었다.

신경학적 검사에서 상완삼두근 근력의 증가가 있었는데, 이번에는 4등급이 매겨졌다(평가자에 의한 약간의 저항에 대한 운동 가능). 오른쪽 엄지손가락과 검지부위의 가벼운 터치감각은 줄어 있지만 오른쪽 상완삼두근 반사는 확실한 반응을 보였다.

증상이 호전되고 움직임의 향상이 뒷받침해 주었기에 같은 치료접근법을 지속해야 하는지 확인하기 위한 더 이상의 신체검사를 실시하지 않았다.

치료 Treatment

동일한 치료관리가 계속되었으며 피터는 후인 끝 범위까지 더 시행할 것을 권고받았다. 그는 자신의 운동으로 끝 범위를 달성했는지 확인하기 위해 '과압력(over-pressure)'을 스스로 적용하는 법을 철저히 배웠다[그림 20-4]. 자세 교정방법과 증상 악화를 피하는 자세에 대한 교육을 강조하였다.

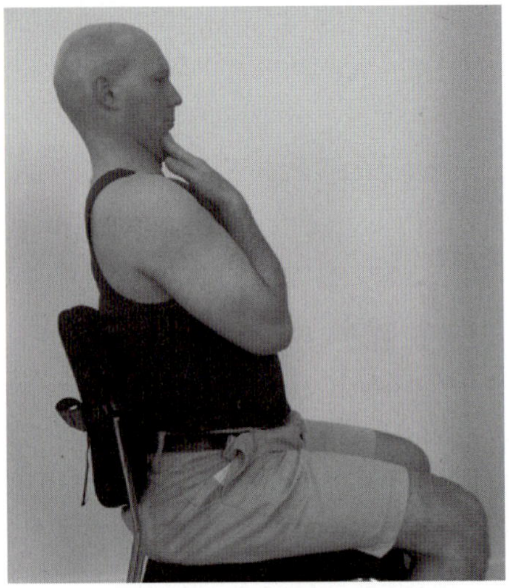

그림 20-4 과한 압력 운동을 동반한 환자의 자가 후인 운동

세 번째 방문(두 번째 방문 이틀 후)
Third Appointment (2 Days After the Second Appointment)

주관적 재평가 Subjective Re-assessment

피터는 전반적으로 약 60% 향상되었다고 보고했다. 그는 간헐적인 오른쪽 목과 견갑골 통증을 겪고 있었는데, 통증 강도는 10점 만점에 4점으로 나타났다. 오른쪽 팔에 저림, 가끔은 오른쪽 전완에 통증이 있었다. 그는 이러한 증상을 느낄 때마다 머리 자세를 교정함으로써 그 증상을 없앨 수 있었다.

피터는 주로 직장에서 앉아 있을 때 통증을 경험했다고 말했다. 그는 조정할 수 없는 텔레비전 모니터의 위치 때문에 일할 때 머리가 앞으로 나가지 않도록 하는 것이 어렵다는 것을 알고 있다고 하였다. 피터는 회사에서 안전보건 담당자들과 상담하고, 업무공간 대해 인체공학적 작업장 평가를 수행하기로 하였다. 그는 이 평가가 수행되고 그의 업무공간이 인체공학적으로 변경되면 자신의 증상이 더 쉽게 조절될 것이라고 확신했다.

피터는 경추목받침을 베갯잇에 넣어 더 이상 밤에 잠에서 깨어나지 않고 왼쪽과 오른쪽 모두에서 편안하게 잠들 수 있었다. 그는 더 이상 어깨 운동 중에 통증을 느끼지 않았지만 그의 오른팔이 예전만큼 강하지 않다는 것을 알았다. 피터는 자신의 차에서 허리지지대를 사용하고 있다고 했으며, 대부분의 경우 운전 시 증상이 최소화되었다고 하였다. 그는 또한 5분 안에 오른쪽 팔의 통증뿐만 아니라 오른쪽 손의 저림증상이 발생한다는 사실을 알았기 때문에 야간에 업무를 위해 앉아 있을 때 노트북으로 작업해서는 안 된다는 사실을 깨달았다고 덧붙였다.

신체적 재평가 Physical Re-assessment

검사에서, 피터는 이제 머리를 부분적으로 후인한 바로 세운 자세로 습관적으로 앉았다. 오른쪽 삼각근 근력은 5에서 4로 등급이 매겨졌고, 상완삼두근 반사는 왼쪽의 50%로 나타났다. 오른쪽 엄지손가락과 검지의 가벼운 터치감각은 왼쪽과 비교할 때 거의 차이가 없었다.

능동적인 경추 후인과 신전 동작은 최소 손실이 있었으며 두 운동 모두 국소적인 목통증만을 유발했다. 경추 굴곡은 전체 관절범위가 나왔고 흉부 상부 영역에서만 스트레칭되는 느낌이 있었다. 능동 우회전은 좌회전보다 10도 적었고 오른쪽으로 가동범위의 제한과 통증을 느꼈다. 능동적 오른쪽 측방굴곡은 이제 왼쪽 측방굴곡과 같은 범위로 통증 없이 움직였다.

피터의 어깨 움직임을 재평가하였다. 이제 오른쪽 어깨의 모든 능동적·수동적인 움직임에 통증이 없었다. 오른쪽 어깨에 저항을 준 45도 외전동작에 삼각근부위 통증이 발생하였지만 근력은 왼쪽과 같았다.

치료 Treatment

스스로 적용하는 과한 압력으로 경추 후인을 수행하는 피터의 운동방법을 검토했다. 그의 방법은 적절했고, 각 운동이 끝날 때 하부 경추의 중앙 부위에 통증이 발생하였다. 그는 경추 후인을 15회씩 2세트를 시행하였지만 이 말단부 통증을 없앨 수 없었다. 피터가 후인 운동을 수행하는 동안[그림 20-5] 임상의에 의해 과한 압력이 가해졌고, 이로 인해 그가 느꼈던 최종 범위의 통증이 감소되어 이 절차를 반복하였다.

재평가를 받는 동안, 능동적 경추 후인 운동 시 예전에 느꼈던 통증은 사라졌다. 그러나 경추 신전의 감소와 움직임 끝부분의 통증은 여전히 남아 있었다. 피터는 중간 정도의 후인 자세에서 경추 신전을 수행하는 법을 배웠다. 그는 자신의 오른팔에 어떤 증상이 말초화되는 것을 주의하라는 경고를 받았다. 그러나 반복을 통해 증가된 끝 범위에서 중앙 부위 목통증이 발생한다면, '녹색불'은 계속되는 것이다.

피터는 2~3시간마다 또는 증상 완화를 위해 필요 시 경추의 후인 운동 시행 후 후인과 신전 운동을 10~15회 동안 스스로 하도록 지시받았다. 또한 앉을 때 직립 자세 유지에 계속 집중할 것을 권고받았다.

추론 질문:

6. 우세한 '통증 유형'(통각수용성, 신경병증성, 유해가소성), 통증의 출처가 될 수 있는 조직, 특정 병리학 및 예후와 관련하여 세 번째 방문 후에 진전된 가설을 논의하시오. 당신의 추론을 뒷받침할 수 있는 피터의 (재)평가에서 얻은 특별한 결과는 무엇입니까?

추론 질문에 대한 답변:

피터의 증상 형태는 체성 통각수용성 경부 통증이라고 할 수 있다.

신경지배를 받는 섬유륜의 바깥층들이 목통증의 원인이 되었을 가능성이 있다(Bogduk, 2002). 팔 증상들은 C6 신경근의 자극에 대한 신경병증성, 속발성일 가능성이 높다.

흥미롭게도, 어깨의 가동성과 근력은 모두 치료를 통해 향상되었다. 임상적 경험을 바탕으로 원위부에 발생되는 척추 문제의 이차적인 결과들은 척추를 직접적으로 치료하면 개선되기 때문에 재평가되었다. 따라서 이 반응은 어깨 움직임 시 발생하는 통증과 약화는 어깨 자체의 문제라기보다는 경추부의 통증과 병리적 문제로 인한 이차적 문제일 것이다.

증상과 움직임 개선은 McKenzie 분류에서 팔꿈치 아래의 비대칭적 편측과 관련된 '장애'를 지지해 준다. 무엇보다 중요한 것은 피터의 증상이 후인에 대한 방향성을 보여주고 특정 움직임 힘의 적용에 신속하게 반응한다는 것이다. 그는 증상의 중심화와 초기 움직임 상태의 향상은 초기 평가에서 그의 증상이 움직임과 관련된 치료 시에 효과가 있을 것이라는 점을 뒷받침하였으므로 수술적 고려는 필요하지 않을 것이다.

임상적으로 말초증상의 감소는 중추 증상의 일시적인 증가를 동반할 수 있음을 잘 이해하고 있다(McKenzie와 May, 2003). 그러나 중심화는 다른 나라들의 많은 연구에서(May와 Aina, 2012), 일관적으로 좋은 예후를 보여주었고, 요추에서는 이것이 유일하게 알려진 근거에 기초한 신체검사의 예측인자이다(Chorti 등, 2009). 중심화는 다른 임상적 추론에 대한 판단을 위해서뿐만 아니라 환자의 예후를 결정하는 요소로 특별히 중요한 임상적 반응이다.

네 번째 방문(3번째 방문 이후 6일 후) Fourth Appointment (6 Days After the Third Appointment)

주관적 재평가 Subjective Re-assessment

피터는 현재 80%가 개선되었다고 보고했다. 그는 목 장애지수 평가를 2회 시행하였으며, 이 경우 8/50점으로 초기 점수(28/50)보다 상당히 낮아졌다. 목의 중앙 부위 통증은 간헐적으로 있었지만, 오른팔에는 증상이 전혀 없었다. 그는 목 통증이 퇴근할 무렵에 재발하는 경향이 있다는 것을 알고 있었는데, 피곤하고 자세에 주의를 기울이지 못한 경우에 특히 그러했다. 그는 정상적인 모든 기능적 활동을 재개했으며 목과 어깨의 움직임을 회복했다고 느꼈다.

작업장 평가가 수행되었으며 텔레비전 모니터의 높이와 위치를 조정하여 경추가 앞으로 나가는 것을 줄이게 되었다. 피터가 모니터와 더 가깝게 앉을 수 있는 요추지지대가 들어간 새로운 의자가 제공되었다.

신체적 재평가 Physical Re-assessment

평가에서 피터는 통증이 없는 범위의 능동적 경추 움직임을 할 수 있었다. 초기 평가에서 있었던 신경학적 결손이 회복되었고, 그의 오른쪽 어깨는 통증 없는 완전한 움직임을 보였다.

이 시점에서 피터는 스스로 자신이 경험할 수 있는 목 증상을 효과적으로 관리할 수 있다고 확신했다. 그는 또한 작업장에서 인체공학적 변경이 이루어지면 작업 중 자신의 증상을 보다 효과적으로 조절할 수 있다고 확신했다. 그는 '새로운' 바로 세운 자세가 더 이상 이상하지 않다고 느꼈고 목 운동을 수행하는 것이 규칙적인 일상처럼 되었다고 말했다.

치료 Treatment

피터는 과한 압박 운동과 후인/신전 운동을 동반하는 경추 후인 운동을 4~6주간 하루 4~5회씩 또는 그가 경험했던 목통증을 관리하라고 지도받는 기간에 한해서 운동을 계속하라고 권유받았다. 재발을 막기 위해, 그는 앉아 있는 자세를 계속 인식하는 것이 중요하다는 권고를 받았으며, 특히 작업시간이 길어져서 오래 앉아 있을 때 더욱 그러했다. 경추 후인 및 신전 운동을 계속하여 장기적으로 경추의 가동성을 유지하는 것이 중요하다는 점도 설명했다. 피터에게 일단 증상이 없어지면 운동횟수가 줄어들 수 있다고 설명했지만, 그의 평소 생활자세가 목이 앞으로 나가는 자세를 만들었기 때문에 '역곡선(curve reversal)' 운동을 정기적으로 수행하는 것이 중요했다.

피터는 퇴원했지만 자기 치료관리가 어려울 경우 연락하라고 지도받았다.

추론 질문:

7. 피터는 MRI 소견을 고려할 때 증상이 합리적으로 빠르게 회복되었지만 비슷한 문제를 가진 일부 환자는 종종 반응이 좋지 않다. 왜 당신은 자신이 처방한 자기 관리 프로그램이 그에게 잘 반응했다고 생각하는 지와 그는 장기적으로 그의 증상 개선을 유지할 것이라고 생각합니까? 이 예후 가설에 도달할 때, 어떤 긍정적이고 부정적인 예후인자를 고려했습니까?

추론 질문에 대한 답변:

피터는 간헐적인 증상을 호소하였으며 움직임과 관련된 부하에 대한 방향성을 보였다. 이 두 연구 결과는 임상적으로 움직임 치료에 대한 긍정적인 반응과 관련이 있다(McKenzie와 May, 2003). 반면 MRI 소견과 선택된 치료중재와 임상적 평가결과(방사선 양성 소견에도 불구하고 움직임 평가를 통한) 사이에는 약한 상관관계가 있었다(You 등, 2012; Wassenaar 등, 2012).

또 다른 주요한 예후인자로는 피터가 제공된 지침을 따르고 필요한 생활습관을 변경할 수 있었기 때문에 이 문제를 자가관리를 할 수 있다는 것이었다. 그는 공포 회피를 보이지 않았고 수술을 피하는 데 의욕을 보여주었다. 평가 중에 자세에 변화가 있었고 목 움직임의 수행으로 증상이 감소하고 자세가 바뀌었음을 보여주었을 때 더 많이 동기부여되었다. 가장 중요한 것은 임상의가 그에게 성취하도록 요구하지 않았지만 스스로 이러한 변화를 달성할 수 있다는 것이다. 이것은 임상경험을 통해 자기관리를 장려하는 매우 강력한 교육도구이다.

목통증의 전형적인 병력은 재발이며, 초기 코호트의 6%만이 비재발성 단일 에피소드(목통증)를 보고하였다(Picavet와 Schouten, 2003). 앉는 것과 목 굴곡과 목통증 사이에 양의 상관관계가 있다고 연구되었다(Ariens 등, 2001). 피터의 직업은 앉은 자세로 일하며 간헐적인 목 굴곡을 포함하기 때문에 간헐적인 목증상이 나타날 가능성이 높다. 그러나 자세를 악화시키는 데 대한 새로운 정보를 알고 정기적으로 교정 운동을 하는 것을 통해 그는 향후 통증을 예방할 수 있다. 자기 자신을 관리하는 그의 경험은 증상이 다시 생기면 목에 통증을 관리하는 데 자신감을 줄 것이다.

피터는 일반적으로 장기간에 걸쳐 자신의 개선을 유지하고 장래에 목통증이 있는 경우 관리에 능동적이어야 한다.

임상추론 해석:

가르치는 사람으로서 근골격계 임상의의 역할은 점점 더 만성적이거나 반복적인 상태를 성공적으로 관리하는 데 필수적인 것으로 인식되고 있다. 'Dr Google'의 건강 조언에 대한 접근성이 증가되었음에도 불구하고 임상의의 교육적인 역할은 감소하지 않았으며, 실제로 만성 또는 재발성 근골격계 문제를 관리하는 데 있어 그 중요성이 높아졌다.

피터라는 환자의 사례를 보면, 상호 관련된 목표이지만 임상의의 역할에서 세 가지 분명한 것이 있다.

1. 환자와 관련있는 개인맞춤식 지식을 교육하고 스스로 할 수 있도록 함
2. 환자가 자신의 관리에 대한 통제와 책임을 지도록 동기를 부여함으로써 의사에게 의존하는 것을 줄임
3. 환자가 스스로 노력하고 결과에 대한 두려움(및 다른 비생산적인 감정)을 줄이면, 긍정적인 결과를 얻을 것이라는 자신감을 증진시킴

흥미롭게도, 이 세 가지 목표는 '자세의 변화와 목의 움직임으로 인해 증상이 감소하고 통증 위치가 변했다는 것을 피터에게 입증 한' 때에 해결되었다. 즉, 환자의 통증 및 기타 증상에 대한 직접적인 경험(의사의 지도하에)은 장기간에 걸쳐 재발하는 경향이 있는 질환에서 자가 치료관리를 유지하는 데 도움이 된다.

참고문헌 References

Ariens, G.A.M., Bongers, P.M., Douwes, M., Miedema, M.C., Hoogendoorn, W.E., van der Wal, G., 등, 2001. Are neck flexion, neck rotation, and sitting at work risk factors for neck pain? Results of a prospective cohort study. Occup. Environ. Med. 58, 200–207.

Bogduk, N., 2002. Innervation and pain patterns of the cervical spine. In: Grant, R. (Ed.), Physical Therapy of the Cervical and Thoracic spine, third ed. Churchill Livingstone, New York.

Browder, D.A., Childs, J.A., Cleland, J.D., Fritz, J., 2007. Effectiveness of an extension-oriented treatment approach in a subgroup of subjects with low back pain: a randomized clinical trial. Phys. Ther. 87, 1608–1618.

Chorti, A.G., Chortis, A.G., Strimpakos, N., McCarthy, C.J., Lamb, S.E., 2009. The prognostic value of symptom responses in the conservative management of spinal pain. A systematic review. Spine 34, 2686–2699.

Fritz, J.M., Delitto, A., Erhard, R.E., 2003. Comparison of classification-based approach to physical therapy with therapy based on clinical practice guidelines for patients with acute low back pain: a randomized clinical trial. Spine 28, 1363–1371.

Hush, J.M., Cameron, K., Mackey, M., 2011. Patient satisfaction with musculoskeletal physical therapy care: a systematic review. Phys. Ther. 91, 25–36.

Long, A., Donelson, R., Fung, T., 2004. Does it matter which exercise? A randomized control trial of exercise for low back pain. Spine 29 (23), 2593–2602.

Long, A., May, S., Fung, T., 2008. Specific directional exercises for patients with low back pain: a case series. Physiother. Can. 60 (4), 307–317.

May, S., Aina, A., 2012. Centralization and directional preference: a systematic review. Man. Ther. 17, 497–506.

McKenzie, R., May, S., 2003. The Lumbar Spine: Mechanical Diagnosis and Therapy. Spinal Publications Ltd, Waikanae, New Zealand.

McKenzie, R., May, S., 2006. The Cervical and Thoracic Spine: Mechanical Diagnosis and Therapy. Spinal Publications Ltd, Waikanae, New Zealand.

Murphy, D.R., Hurwitz, E.L., Gerrard, J.K., Clary, R., 2009. Pain patterns and descriptions in patients with radicular pain: does the pain necessarily follow a specific dermatome. Chiropr. Osteopat. 17, 9.

Picavet, H.S.J., Schouten, J.S.A.G., 2003. Musculoskeletal pain in the Netherlands: prevalence consequences and risk groups. Pain 102, 167–178.

Vernon, H., 2000. Assessment of self-reported disability, impairment and sincerity of effort in Whiplash-Associated - Disorders. J. Musculoskelet. Pain 8 (1–2), 155–167.

Vernon, H., Mior, S., 1991. The Neck Disability Index: A study of reliability and validity. J. Man. Manip. Ther. 14, 409–415.

Wassenaar, M., van Rijn, R.M., van Tulder, M.W., Verhagen, A.P., van der Windt, D.A.W.M., Koes, B.W., 등, 2012. Magnetic resonance imaging for diagnosing lumbar spinal pathology in adult patients with low back pain and sciatica: a diagnostic systematic review. Eur. Spine J. 21, 220–227.

Werneke, M., Hart, D.L., Cook, D., 1999. A descriptive study of the centralization phenomenon. Spine 24, 676–683.

Woolf, C.J., 2010. What is this thing called pain? J. Clin. Invest. 120, 3742–3744.

Wright, A., 2002. Neuropathic pain. In: Strong, J., Unruh, A.M., Wright, A. Baxter, G.D. (Eds.), Pain. A Textbook for Therapists. Churchill Livingstone, Edinburgh.

You, J.J., Bederman, S.S., Symons, S., Bell, C.M., Yun, L., Laupacis, A., 등, 2012. Patterns of care after magnetic resonance imaging of the spine in Primary care. Spine 38, 51–59.

국제 하키선수의 요실금

21

Incontinence in an International Hockey Player

Patricia Neumann • Judith Thompson • Mark A. Jones / 오재섭

주관적 평가 Subjective Assessment

개인 프로필과 주요 문제 Personal Profile and Main Problem

사라(Sarah)는 23세의 국제 하키선수였다. 그녀는 15세 때부터 엘리트 수준의 스포츠에 참여했다. 처음 요실금(urinary incontinence, UI) 문제로 물리치료를 받았을 때, 8개월과 30개월된 두 명의 아이가 있었다. 그녀는 두 번째 아이를 출산한 지 5개월 만에 훈련을 마친 후 소변 누출로 인해 괴로워했다. 사라는 처음에는 패드를 착용하여 요실금에 대처했으며, 회복기가 되면서 향상될 것이라고 생각했지만, 3개월이 지난 후 문제는 더욱 악화되었다. 그녀는 하키 경기 및 훈련 동안 젖음이 증가하는 현상이 불편했고 누출을 막기 위해 패드를 착용해야 했다. 그녀는 어머니가 젊었을 때 질 탈출증을 앓았고 수술을 받았었기 때문에 자신의 더 악화될까 봐 걱정했다. 사라는 국제시합을 준비 중이었고 훈련을 중단하고 싶지 않았다. 첫 번째 진찰에서 포괄적인 평가는 국제 자문 요실금(International Consultation on Incontinence, ICI) 안내서(Abrams 등, 2013)에 따라 수행되었다.

요실금의 병력과 의학적 정보 History of Incontinence and Medical Details

사라는 첫 아기의 출산 후 재채기나 격렬한 기침 시 요실금 증상이 나타났지만 신체 운동 시에는 요실금 증상이 나타나지 않았다. 주목할 만한 것은, 그녀에게 식이요법 및 최고 단계에 하키 훈련을 할 때 요실금이 유발되지 않았다는 것이다. 첫 아기 출산 이후에는 대장 기능이 정상이었고 스포츠 이후의 무거움이나 질 내부의 덩어리나 팽창감과 같은 골반장기탈출증(pelvic organ prolapse, POP) 증상이 없었다(Jelovsek 등, 2007). 그녀의 골반저근육 관련 증상이 경미하고 스포츠에 영향을 미치지 않아 UI에 대해 산부인과 의사는 6주 검진에서 평가하지 않았다. 사라는 출산 후 정상적이었다는 소견을 들었기 때문에 많은 생각을 하지 않았다.

최근 몇 년 동안 사라는 방광을 비우기 위해 화장실에 자주 갔지만, 두 번째 임신 이후에는 '많이 흐르는' 및 화장실로 가는 도중에 가끔씩 젖음이 생기는 문제[예 요실금 증상(urinary urgency, UU), 빈뇨(frequency, F) 및 가끔 일어나는 절박성 요실금(urge urinary incontinence, UUI), 긴급성에 관련된 비의도적 소변 유출에 대한 불만(Haylen 등, 2010)]의 요절박 문제가 있었다. 그녀는 수분을 대부분 물로 섭취하지만 주스, 우유 및 커피(섭취량 2L + 다른 수분 1L)도 마신다고 말했다. 그녀는 배뇨 시 소변을 완전히 비웠으며 소변의 흐름은 강하고 지속되었다고 느꼈다. 그녀는 소변 줄기를 중단할 수 있었다. 두 번째 출산 후, 사라는 여전히 질벽이 무거워지거나 질벽이 부풀어 오르는 느낌이 없었으며 만약 있었다면 이것은 탈출증을 암시할 것이다. 그녀는 매일 큰 노력 없이 부드러운 대변을 배출하며, 항문괄약근의 양호한 상태를 함께 보고했다.

사라는 야뇨증이나 재발성 요로감염과 같은 어린 시절의 방광 문제가 없었으며, 방광 문제의 가족력은 없다고 보고했다. 그녀는 골반이나 다른 신체 부위의 통증이 있었음을 부인했으나 임신 중에는 문제가 되지 않았다. 그녀는 부인과적, 신경학적 또는 혈관 증상이 없었으며 천식을 앓고 있는 것 이외에 자신의 신체를 '아주 잘' 조절한다고 설명했다.

약물 Medications

사라는 경구피임약을 규칙적으로 단기간 복용했다. 그녀는 정기적으로 코르티코스테로이드 흡입 및 기관지 확장제를 훈련 및 시합 전에 필요에 따라 사용했다.

산과 병력 Obstetric History

사라는 첫 번째 분만시간이 길었고(1기는 30시간, 2기는 110분), 그녀의 아들 톰(Tom)의 출산은 경막외 마취제 및 겸자의 도움을 받았다. 아들의 출생 체중은 4,080g (약 9파운드)이었고 머리 둘레는 90cm였다. 회음절개술과 광범위한 봉합이 이루어졌다. 그녀는 성관계가 고통스러웠으며 출산 후 회복이 길어져 약 12주에 걸쳐 천천히 회복되었다고 설명했다. 그녀는 회음절개술의 치유에 오랜 시간이 걸려서 질 삽입 시도가 불편하고 질이 건조해졌다고 느꼈다. 사라는 처음 3개월 동안 톰을 완전히 모유수유했으나 톰이 5개월 된 후 하키를 위한 훈련을 다시 시작하기 위해 모유수유를 중단하였다. 8개월 후, 두 번째 임신을 했다.

사라의 두 번째 임신기간 동안 그녀는 하키를 계속했고 임신 12주 전까지는 방광 문제가 없었다. 그녀는 강도 높은 달리기와 빠른 움직임 시 '꽤 젖음'이 지속되었다고 하였다. 그녀는 요실금으로 지나치게 마음이 상하진 않았다. 그녀는 임신 5주가 지나서 경기를 계속하기 위해 패드를 사용하기 시작했다. 그녀는 하키경기를 그만두었지만 둘째 올리비아(Olivia)가 태어날 때까지 수영과 임산부 요가를 계속했다. 두 번째 출산은 정상적인 질 분만이었으며, 1기에 7시간 2기에 50분이 걸렸다. 분만 시 작은 상처가 있으며 봉합이 필요하지 않았다. 사라는 처음 3개월 동안 올리비아를 모유수유하고 나서 주말 훈련 캠프로 가는 교육 프로그램으로 돌아갈 수 있게 되었다.

이전 관리 Previous Management

사라는 첫 아기 출산 후 골반저근육(pelvic floor muscle, PFM) 운동에 대한 안내책자를 받았지만 골반근육을 내부적으로 평가한 적은 없었다. 그녀는 골반저근육을 쥐어 짜내면서 운동을 시도했지만, 운동을 제대로 하고 있는지 확실하지 않았다. 그녀는 자신이 절대로 그것을 느끼지 못했고 포기한 적이 없다고 말했다.

그녀의 운동-유도된 UI가 시작된 후, 사라는 그녀가 방광 조절을 향상시키기 위해 화장실에 갈 것을 촉구하는 '매달리기'를 연습하라고 조언한 그녀의 이전 물리치료사와 상담했다. 그녀는 또한 누운 자세로 수행된 실시간 횡복부 초음파(real-time transabdominal ultrasound, TAUS)로 PFM을 평가했으며 방광 기반의 상향 운동이 없었기 때문에 PFM을 수축할 수 없는 것으로 나타났다. 그녀는 골반저근육이 '매우 약하다'는 진단을 받았다. 사라는 TAUS를 사용하여 두 번의 바이오피드백을 받았지만 여전히 그녀가 해야 할 일을 확신하지 못했다. 그 당시, 그녀는 골반저와 '코어' 근육을 향상시키기 위해 일주일에 두 번 필라테스 수업에 참여했다. 또한 그녀는 '그녀의 흐름을 멈추라'는 지시를 받았다. 그녀의 비뇨기 증상은 다음 3개월 동안 계속 악화되었으며, 그 시점에서 그녀는 전문가인 여성과 남성의 골반건강 물리치료사(Women's, Men's & Pelvic Health Physiotherapist, WMPHPT)에게 의뢰되었다.

사라의 목표는 다음과 같다.

1. 요실금을 향상하기 위해('경미한' 요실금은 허용될 수 있다. 즉, 가끔 약간의 요실금을 위해 라이너가 필요하다)
2. 3개월 후 국제 토너먼트 선발을 위한 교육을 계속하려면
3. UI의 수술 교정을 피하기(그녀는 엄마의 부인과학적 병력과 수술을 함으로써 문제를 '해결'하라는 조언을 염두에 두었지만, 자신의 훈련계획을 방해하고 싶지 않았다)

소변 검사 및 배뇨후잔뇨 검사 Urinalysis and Post-Void Residual Tests

다음 테스트는 ICI 지침[International Consultation on Incontinence (ICI) guidelines](Abrams 등, 2013)에 따라 수행되었다. 첫째로, UI를 재발시킬 수 있는 원인인 요로감염이 선별되어 배뇨장애를 나타내는 불완전한 방광 배출이 조사되었다.

선별검사에는 다음이 포함된다.

1. **딥스틱(diapstick)을 이용한 소변 검사:** 백혈구, 아질산염 또는 혈액이 검출되지 않아 멸균된 소변(즉, 이상이 검출되지 않음)으로 판정되었다.
2. **배뇨후잔뇨 검사:** 방광 용량 측정을 위한 비뇨기과 프로그램 설정을 사용하여 배뇨 후 방광에서 잔류 소변을 TAUS로 평가하였고 0mL로 추측되었다.

방광일기와 2개의 설문지는 사라에게 이메일로 보냈고, 적절한 시기에 임상진단을 용이하게 하기 위해 첫 약속시간에 그녀가 작성한 방광일기와 설문지를 가지고 왔다.

방광일기 Bladder Diary

3일 방광일기는 방광 기능을 평가하는 진단도구로 사용되었으며, 배설시간, 배설된 양, 누출 에피소드, 누출에 대한 계기, 요절박 및 수분 섭취량, 유체의 기한과 종류를 포함된다. 그녀는 순응을 용이하게 하기 위해 훈련이 없는 날에 방광일기를 완료하도록 요청받았다.

방광일기는 사라와 함께 평가되고 해석한다: 방광 용량: 700mL, 평균 요량: 450mL, 빈도: 8, 야간 빈뇨: 1, 24시간당 총 소변량: 4.00L. 야간시간의 빈 시간은 아기로 인해 잠에서 깨어난 후 나타났다. 그녀는 UUI의 두 가지 에피소드를 보고했는데 둘 다 화장실로 가는 도중에 절박함을 보였다[표 21-1].

수분 섭취량과 관련하여, 객관적으로 사라는 엘리트 운동선수에게 적절한 수분량이었고 다른 수분은 계산되지 않았음을 이해하면서 2.2L의 물에 추가로 1.6L의 다른 수분(스포츠음료, 우유 및 커피)을 마셨다. 그녀는 훈련이 있는 날에 더 많이 마셨다. 그녀는 톰의 모유수유에 어려움을 겪었을 때 수분 섭취량을 증가시켰다. 그녀는 또한 많은 물이 독소를 제거하고 변비를 예방하는 데 좋다고 믿었다.

그녀의 체중은 56kg이었고, Haylen 등에 의해 정의된 공식(> 40mL / kg / 24시간)에 따라 다뇨증과 함께, [무게 × 24mL / kg 체중 / 24시간] 공식에 기초하여 24시간당 예상되는 적절한 수분 배출량은 1400mL로 추정했다(즉, 사라의 경우 2240mL).

표 21-1

24-시간 방광일기

시간 (*일어날 때/잘 때)	배뇨량(mL)	소변 유출 (축축함, 적음, 흠뻑 젖음)	계기 (기침, 재채기, 활동, 절박)	유체 유형 (지정되지 않은 시간)	유체의 양(mL)
*6.30 am	700			물	450
9.00 am	400			커피/주스/우유	700
11.20 am	350	축축함	절박	물	400
2.30 pm	480			차	250
4.45 pm	450			물	450
6.30 pm	500	축축함	절박	물	500
8.50 pm	460			차	300
*11.00 pm	350			주스	300
3.15 am	310			물	400
합계	4000			합계	3750

환자보고 결과 평가 Patient-Reported Outcome Assessment

사라와 함께 다음과 같은 설문지를 평가하고 의논했다.

1. 요실금을 위한 ICI 설문지-짧은 형식(ICI Questionnaire for Urinary Incontinence – short form, ICIQ UISF) (Avery 등, 2004)은 골반저근육 증상, 증상의 심각도 및 삶의 질(quality of life, QoL)에 미치는 영향을 평가하기 위해 사용했다.

   결과: 총계 = 11/21이며, 점수가 높을수록 증상의 중증도가 높음을 나타낸다. 그녀는 QoL에 대한 영향으로 자신을 7/10으로 평가했다.

   사라는 스트레스성 요실금을 암시하는 다음과 같은 질문에 긍정적인 반응을 보였다[SUI; 활동 또는 신체활동(예 스포츠 활동), 재채기 또는 기침에 대한 비의도적 소변 손실에 대한 문제(Haylen 등, 2010)].

- 기침이나 재채기를 할 때 누출
- 신체활동 / 운동 중과 과민성 방광증후군을 암시하는 누출
- 화장실에 가기 전에 누출

2. PFM 기능의 9가지 핵심 측면에 대한 질문이 있는 골반저근육(Pelvic Floor, PF) 불편 설문지(Peterson 등, 2010)가 시행되었다. 결과는 주관적 평가와 일치하는 탈출, 통증 또는 장 증상을 나타내지 않았다. 질문 9가지는 4점 척도로 그 여성이 성적으로 활발한지 여부와 성관계에 통증이 있는지 여부를 물었다. 사라의 반응은 그녀가 성적으로 활발했으며 성교 시에 고통이 없었다고 나타냈다. 골반저근육 불편 설문지 점수는 4/9, 점수가 높을수록 더 많은 불편을 나타낸다. 사라는 소변 유출이 2/4 (SUI의 암시), 긴급상황의 경우 1/4, 화장실로 가는 도중 소변 유출의 1/4 (과민성 방광증후군을 암시함)을 얻었다.

환자의 관점 Patient's Perspectives

사라의 이해를 더 깊이 살펴보면서 그녀는 특히 어머니의 이력에 비추어 그녀의 악화되는 증상을 우려했다. 수분에 대한 그녀의 믿음은 현재의 수분 섭취가 방광 조절에 부정적인 영향을 줄 수 있다는 것을 이해하고 현재의 증거 자료를 반영하도록 도전받고 이상적으로 재구성되어야 했다. 마찬가지로 신체검사가 끝나면 스포츠에 계속 참여한다는 목표는 고려해야 한다.

추론 질문:

1. 획득한 구체적인 정보에 대한 이론적 근거와 그 방법이 감별진단, 신체검사 및 관리에 대한 예방조치/금기사항 및 환자별 '관리'에 대한 정보를 제공하는 방법에 대해 논의하십시오.

추론 질문에 대한 답변:

사라는 처음에는 UI가 의외인 것처럼 보일 수 있는 젊은 엘리트 운동선수이지만 UI 발달을 위한 알려진 위험요소인 질 분만을 두 번 경험했다(MacLennan 등, 2000). 엘리트 운동선수들이 높은 강도의 신체활동을 하는 동안 UI의 높은 발생률이 보고되었다(Bø, 2004; Bø 와 Borgen, 2001). 그녀의 요실금에 대한 질문은 임신과 출산 전에 방광과 골반저근육의 기능을 조사하는 데 도움이 되었다. 어린 시절의 문제는 성인기까지 지속될 수 있어 보다 복잡한 병리학을 제안한다(Feldman와 Bauer, 2006). 그녀의 어머니는 더 젊었을 때 질 탈출증이 발생하여 콜라겐 결핍을 통한 유전적 연결 가능성을 제시했다(Chiaffarino 등, 1999).

임신은 골반저근육 기능장애와 관련이 있는 활발한 호르몬 및 근골격계 변화의 시기이다(Landon 등 1990). 이러한 요인은 두 번째 출산 전에도, 특히 첫째인 톰을 분만한 후 골반저근육이 손상되었을 가능성이 있는 경우에 더 많은 증상의 시작을 설명할 수 있다(DeLancey 등, 2008). 또한 그녀의 임신은 첫 번째 출산 이후 짧은 시간에 이루어졌기 때문에 모든 손상에 대한 불완전한 해결에 영향을 미쳤을 수 있다.

사라의 출생경력은 골반저근육 기능장애의 발달에 대한 근거를 제공한다. 출산은 요실금(Person 등, 2000)과 POP (Hendrix 등, 2002)의 발병 위험인자이다. 질 분만과 기계적 분만은 각각 전방 골반저근육 손상의 위험이 증가하고 편측성 또는 양측성 치골결합과 치골지로부터 치골내장근의 찢김과 관련된 POP 발전과 관련이 있다(Dietz 와 Simpson, 2008) [그림 21-1A, B].

또한 겸자 분만(집게 분만)은 어머니의 항문괄약근 손상을 일으키는 원인이 되기도 하지만(Sultan, 1999), 사라는 항문 실금이나 절박감의 증상이 없었다. 사라는 처음에는 SUI의 전형적인 증상(재채기 및 운동으로 누출)을 보고했지만 두 번째 출산은 SUI 운동-유발의 명백한 증상을 촉진했다. SUI 증상 이외에도 UU 및 UUI의 증상은 과활동성 방광증후군(젖음) (즉, 요실금을 초래하는 긴급성)의 전형적인 증상이다.

이 증상은 소변 검사의 부정적 결과나 수분 섭취에 대한 잘못된 믿음으로 인해 21세기에 흔한 여성 현상인 과다음증(polydipsia)으로 배제된 요로감염과 관련될 수 있다(Valtin, 2002). 젊은 여성의 다른 감별진단에는 방광괄약근 운동장애를 일으키는 다발성 경화증 및 저농축 배뇨근(방광근)으로 인한 배뇨장애가 있으며, 두 가지 모두 불완전한 방광 배출을 유발할 수 있는데, 사라의 경우 배뇨가 없기 때문에 배제되었다. TAUS 평가에서 다발성 경화증은 신경증상이 없는 높은 수준의 스포츠를 하는 젊은 여성에서는 발생하지 않을 것으로 여겨졌다. 저긴장성 배뇨근은 출산 후의 급성 유지 에피소드로 인해 생길 수 있지만, 사라의 출

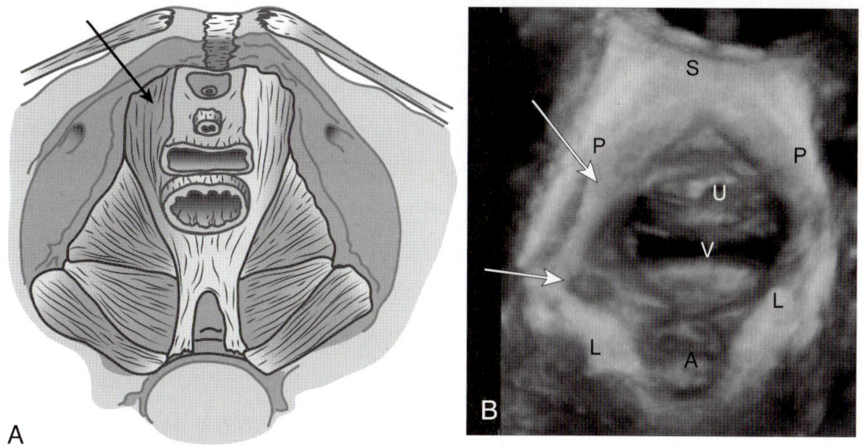

그림 21-1 (A) 항문거근, 찢어진 분만 외상 부위가 화살표로 표시되어 있다. 이 그림에는 치골지의 후면에서 근육 분리가 있는 부위에 표시되어 있다.
(B) 제시된 양과 축은 전형적인 우측 방향의 찢어진 손상이다. 골반 측벽이 비어 있다는 것은, 즉 문서상으로 형태학적으로 비정상적인 치골근 삽입의 '찢어짐'을 분명히 알 수 있다. 위쪽 화살표는 아래 치골지의 찢어진 위치를 나타낸다; 아래쪽 화살표는 수축된 치골근의 여백을 나타낸다. A, 항문; L, 항문거근; P, 아래 치골지; S, 치골결합; U, 요도; V, 질. (A, Redrawn with permission from Netter [2010]. B, Modified from Dietz [2009] with permission.)

생 이력에는 보고되지 않았으며, 배뇨 이후에 잔류가 없을 경우에도 이러한 가능성은 거의 없다. 따라서 전문가 추천이 필요한 위험신호는 확인되지 않았다.

3일 방광일기는 수분 섭취와 방광 기능에 대한 객관적 증거를 제공하여 24시간 동안 과도한 총 섭취량과 높은 방광량을 확인했다. 사라의 많은 수분 섭취에 대한 이유는 양성으로 보였으나, 수면증은 요붕증이나 당뇨병으로 인한 것일 수 있다. 수분 섭취를 정상화한 후에도 지속적인 갈증이 있으면 의사의 진찰을 받아야 한다.

PF Bother 설문지는 다른 골반장기에 증상이 나타나지 않았으며 습관성 긴장을 동반한 변비가 골반저근육에 가해지는 압력에 영향을 미치지 않는다는 점에서 주관적인 결과를 뒷받침했다. 질문 9는 그녀가 성적으로 활동적이었고 성적인 통증이 없다는 것을 확인했다. 통증의 존재는 감염 또는 염증 상태 또는 성병과 같은 다른 가능한 병리학의 위험신호였으므로 추가 조사를 위해 그녀의 의사로부터 내과 검사에 절대 금기사항이 아니었지만 보다 신중한 평가를 제안했을 것이다. 이전에 확인되지 않은 경우 질 검사는 트라우마를 만들고 환자가 분리(즉, 검사 중 정신적 외상을 다시 경험)할 수 있으므로, 임상가는 통증 보고가 없는 경우에도 성적 학대 이력을 배제하는 것이 중요하다. 사라는 출산 후 성교를 통해 통증을 호소했으나 이것은 회음절개가 치유되는 시간과 질 내 건조를 유발하는 출생 후 저에스트로겐 생성(hypooestrogenization)의 영향과 일치했다.

사라는 이전에 PFM 운동으로 소변 흐름을 멈추라고 권고받았다. 그러나 요도괄약근 기능 검사는 가능해야 하지만 방광과 요도 사이의 복잡한 신경학적 상호작용을 담당하는 배뇨반사 작용을 방해할 수 있으므로 골반저근육을 위한 운동을 권장하지 않았다(Bø와 Mørkved, 2015). 요도괄약근은 요도신경(부종신경이 S2–S4 신경근의 직접 분지와 비교)으로부터 분리된 신경이 공급되므로 한 구조의 작용이 다른 구조의 활동을 예측하지 못한다.

또한 사라는 방광의 소변 억제능력을 키우기 위해 소변을 '멈추고 있도록(hang on)' 권고받았다. 이 지침은 방광 용량을 감소시킬 수 있는 방광 용량과 관련하여 긴급한 사람에게 적절하다. 그러나 방광일기가 없으면 물리치료사는 조언이 부적절하고 잠재적으로 해롭다는 것을 알 수 없었다. 왜냐하면 사라의 방광용적이 정상 범위(최대 700mL)의 상단에 있었기 때문에 과도한 스트레칭으로 인한 배뇨근의 잠재적인 손상 가능성이 있다.

그녀의 골반저근육 기능을 평가하기 위해(즉, 방광 기초의 움직임을 시각화함으로서) TAUS가 수행되었으며, 이것은 아무런 활동도 나타내지 않았다. 사라는 골반근육이 약해서 근육 강화가 어려워졌다고 들었다. 그러나 TAUS를 사용할 때 다른 요인이 관련될 수 있기 때문에 방광 기초의 움직임 양은 골반저근육 수축의 힘을 반영하지 않았다. 그러므로 골반저근육이 완전히 이완될 수 있는지 여부를 고려하는 것이 중요하다(Dietz와 Shek, 2008a, Messelink 등, 2005). 그리고 복부-골반강 주변의 다른 근육의 활동이 복강내압을 증가시키는지 여부를 고려하는 것이 중요하다(Junginger 등, 2010; Neumann과 Gill, 2002; Thompson 등, 2006a; Thompson 등, 2006b). 약한 PFM에 대한 가설을 확인하기 위해 디지털 질 평가가 필요하다.

사라는 또한 그녀의 '코어'근육과 골반저근육을 향상시키기 위해 필라테스를 하도록 권고받았지만 그녀는 골반저근육에 대한 인식이 없었으며 기능적으로 활성화시킬 수 없었다. 반복적인 코어 복부 운동의 결과로 골반저근육 기능적인 결핍은 복강내압을 증가시켜 기능장애를 악화시킬 수 있다(Bø 등, 2009). PFM 기능장애를 해결하기 위해서는 먼저 복부 골반강 주위의 동원 및 신경근 조절에 대한 일반적인 패턴을 훈련하는 것이 바람직할 것이다(Sapsford 등, 2001; Thompson 등, 2006b) [그림 21-2].

이 단계에서 SUI의 진단은 높은 수준의 운동과 극단적인 기침 및 재채기가 있는 경우 가끔 발생하던 그녀의 누출 이력으로 내려졌을 가능성이 크다. 이 주관적 발견은 기침이나 점프로 발생하는 복부내압의 갑작스러운 상승과 같은 객관적인 UI를 증명하기 위해 표준화된 방광 충전으로 수행한 EPTT (Expanded Paper Towel Test) (Neumann 등, 2004)와 같은 객관적 스트레스 테스트에 의해 뒷받침될 수 있다.

비뇨기의 긴급성 및 빈도 증상은 과도한 체액량 4.0L로 설명할 수 있다. 방광 도표는 수분 섭취를 위한 정상적인 방광 용량과 빈도를 확인한다.

임상추론 해설:

사라의 체계적이고 철저한 주관적 평가는 그녀의 완전한 증상 제시가 밝혀지고 이해되도록 하기 위해 그리고 잠재적인 원인과 원인을 탐구하는 데 사용되었다. 이것은 사라의 제시와 관련이 있을 수 있는 임상패턴에 대한 필요한 지식과 결합하여 차별진단을 고려하고 더 테스트할 수 있다. 환자가 관련성, 당혹감을 느끼지 못하거나 단순히 기억하지 않는 등 여러 가지 이유로 관련 정보를 생략하는 경우가 있기 때문에 완벽한 증상 제시를 하는 것이 필수적이다. 철저함을 최적화하고 임상 가정을 최소화하기 위한 '선별 질문' (제1장에서 제시)에는 다음이 포함된다.

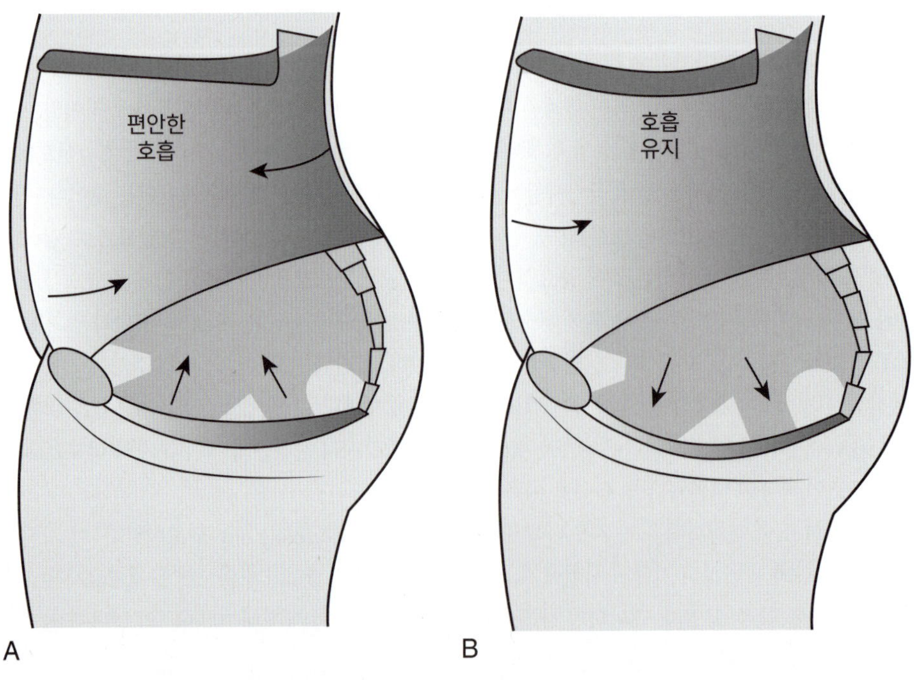

그림 21-2 (A) 올림, 하복근 공동활성화, 정상호흡으로 정확한 골반저근육 활동
(B) 상복부 활성화, 골반저근육의 하강방향, 항문거근 하강에서의 잘못된 활동
(Redrawn with permission. 이미지 제공: Continence Foundation of Australia [continence.org.au])

- 자발적으로 자원하지 않은 추가 증상이나 문제에 대한 검사(예 사라의 PF Bother 설문지)
- 추가 활동 및 참여 제한 및 자원해서는 안 되는 기능에 대한 검사(예 성관계와 관련된 증상에 대해 선별)
- 환자의 관점(즉, 심리사회적 요인)과 임상적 표현과의 관계(예 사라의 이해도, 체액 및 골반저근육에 대한 믿음, 문제에 대한 대처 전략)
- 일반적인 건강 합병증 및 위험신호에 대한 검사

활동 프로파일; 증상의 행동; 산과적, 방광, 골반저근육, 출생 및 가족 역사는 모두 사라의 요실금에 대한 잠재적인 원인 또는 원인의 확인에 도움이 된다. 예를 들어 소변 검사와 방광일지와 같은 초기 객관적 검사는 차별진단을 위해 다음과 같은 신체검사와 함께 사용할 필수 정보를 제공한다. 철저한 선별검사를 통해 구조화된 평가를 실시하면 신체검사에서 추가로 검사할 수 있는 진단 가설을 수립할 수 있다. 예를 들어, 스트레스 요실금은 주관적으로 높은 수준의 신체활동과 관련되어 EPTT로 더 테스트할 수 있다. 구조화된 평가는 또한 문제에 기여할 수 있고 교육을 통해 관리에 주의를 기울여야하는 비진단가설(예 환자의 관점)을 나타낼 수 있다.

교육 Education

사라는 과거 PFM 운동을 하는 데 어려움을 겪었기 때문에 관련 해부학에 익숙했다. 분리 가능한 PFM이 있는 뼈 골반 모델은 지지층으로서 항문거근의 구조 및 기능을 보여주고, 요도, 질 및 항문관을 수축시키는 메커니즘으로 사용되었다. 좌골결절 측부와 치골결합 및 치골의 전방 및 후방으로 각각 식별하기 위해 자신의 뼈 표식을 촉진하고 그녀는 골반 출구 주변으로부터의 위치에서 항문거근을 시각화할 수 있었다([그림 21-1A], [그림 21-3]). 그녀의 골반 해부학에 대한 이해와 올바른 PFM 수축방법을 이해하고 검사의 피드백을 보다 잘 통합하기 위해 신체검사 전에 교육이 제공되었다.

신체평가 Physical Assessment

관찰 Observation

누운 자세에서 사라의 복부 벽 평가는 중간 정도의 선을 보여주었으며 복직근 이개는 없었다.

요골반부 심부 근육의 활성화 Lumbar-Pelvic Deep Muscle Activation

SLR시도에서, 사라는 아래쪽 복부 벽이 부풀어 오르고 숨을 멈추게 하면서, 아래쪽 복부 근육보다 위쪽이 선택적으로 사용되었다. 처음에는 옆으로 눕거나 무릎을 구부리고 바로 누운 자세에서, 사라는 하복부 벽을 분리 및 수축하도록 교육받았다. 그녀는 편안한 횡격막 호흡과 골반의 움직임 없이 골반 중앙 위치를 찾아서 유지하면서 침대에서 오른쪽 발을 10cm 들어 올렸다. 시험은 왼쪽 발을 사용하여 충분히 반복했다.

골반저근육 평가 Pelvic Floor Muscle Assessment

신체검사의 이 부분은 이전에 완전히 성적 학대의 대상이 아니었는지에 대한 충분한 정보, 서면동의, 명확한 확인을 통해 수행되었다. 사라는 라텍스 장갑이나 윤활제 젤에 대한 알레르기 반응을 부인했다.

외부 관찰에 따르면 외음부와 전정의 피부(vestibular skin)는 분홍색이며 건강한 것으로 나타났다. 오른쪽 엉덩이 깊숙한 쪽의 흉터는 첫 번째 기기를 이용한 출산에서 보고된 외상과 일치했다. PFM 수축 시도에서, 회음부의 가벼운 하강, 생식기 틈의 확장, 상부 복벽의 과도한 활성화, 하부 복벽의 부풀기 및 호흡 유지와 같은 잘못된 활성화 패턴(긴장 노력)이 있었다.

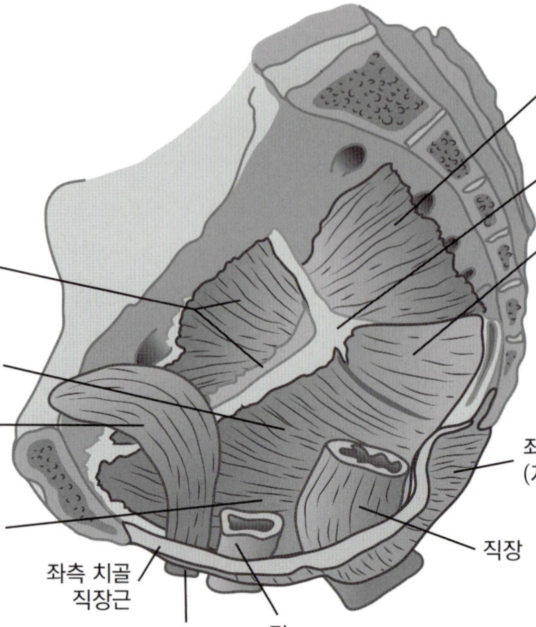

그림 21-3 우측 골반 측벽에 있는 폐쇄근막에서 시작하여 중간선에 결합하는 항문거근의 우측

음순을 분리하고 강하게 두 번 기침할 것을 요구하자 소변 유출은 입증되지 않았지만 생식기 틈이 넓어지고 질 전벽의 경미한 하강이 관측되었다. 동일한 관찰이강하게 긴장하는 경우에 반복되었다(발살바).

촉진 시, 정상적인 외음부 감각이 장갑을 낀 손가락으로 가볍게 닿았음이 확인되었다. 내부 질 검사에서 항문거근의 촉지[그림 21-4]는 과활동(즉, 좌판이 짧게 유지됨)과 기침으로 약한 반사작용을 나타내지만 PFM 신호에 자발적인 활동이 없음을 나타냈다.

사라는 고유수용감각이 좋지 않아 요청에 따라 항문거근을 이완할 수 없었다. 사라는 PFM 수축 지시로 '짜내고 질을 안쪽으로 들어 올리며 앞뒤로 조여준다', '소변이나 바람을 건네주는 것처럼 긴장을 풀고 배가 헐렁해지도록 하라'는 요청을 받았다. PFM 수축을 시도한 결과, 복부 벽이 부풀어 오르지만 올림판의 원하는 높이가 아니라 이완된 노력으로 상복부 근육의 강한 수축이 나타났다. 발살바 압력에서 방광경부, 즉 전방 질벽에 처녀막이 몸 중심부 쪽의 3cm 지점이 내려갔다.

오른쪽 항문거근은 치골결합 앞([그림 21-1A/B] 참조)으로 광범위하게 벌어졌으며 근육 부착은 요도의 2~3cm 가쪽에 대한 오른쪽 치골지를 통해 촉지할 수 없으며, 자발적인 활동이나 나머지 항문거근의 기침에 대한 반사활동이 없었다(즉, 우측 장미골근). 시도된 수축은 이쪽에 있는 항문거근의 하강과 함께 전체적으로 긴장된 노력을 만들어냈다.

무릎을 구부리고 누운 자세에서 경회음 초음파(transperineal ultrasound, TPUS)를 사용하여 기침과 발살바 조작 동안 방광경부의 하강을 입증했다. 사라는 시각적인 TPUS 바이오피드백에도 불구하고 방광경부의 올림을 보여주지 못했다.

추론 질문:

2. 과거의 감별진단 및 '관리', '주의사항' 및 '예후' 가설과 관련하여 PFM 평가 결과에 대한 당신의 해석을 의논하십시오(특히 벌어진 오른쪽 항문거근에 관한사항).

추론 질문에 대한 답변:

사라의 도구를 이용한 출산에 대한 이력은 임상의에게 항문거근 외상의 가능성을 경고해야 하며(Shek와 Dietz, 2010), 이는 실제로 신체검사에서 확인되었다. 외음부의 외부 관찰은 올림판을 들어올릴 수 없는 PFM 장애가 있는 여성에서 문서화된 글로벌 패턴의 상복부 벽 활성화와 관련된 회음부 하강을 드러내 보였다(Thompson 등, 2006b).

내부 평가는 사라의 골반저근육과 관련하여 복잡한 상황을 보여주었으며, 각 측면의 항문거근의 다른 요구와 대항 중재에 대한 발견이 있었다. 골반저근육의 왼쪽이 과도하게 활동하는 이유에 대해서만 추측할 수 있다. 그녀는 골반저근육 운동을 할 수 없었기 때문에 첫 임신보다 먼저 과잉 활동 가능성이 있다. 그러나 그녀는 방광이나 장을 비우기가 어렵거나 성교에 고통이 따르는 것과 같은 PFM 기능장애의 증상이 없다고 보고했다. 그녀는 스포츠 선수로 골반저근육을 잘 조절했으며, 골반 주변의 강한 근육 발달은 엘리트 하키 선수에게 예상할 수 있다. 과음 습관은 방광 용적이 증가함에 따라 외부 괄약근 활동 및 골반저근육을 상향 조절할 가능성이 있다(Kamo 등, 2003).

TAUS가 아닌 TPUS가 골반 정중선의 모든 장기와 구조를 직접 시각화하므로 PFM 활동을 평가하기 위해 TPUS가 선택되었다. TAUS는 대조적으로 방광 기초의 시각화만 제공하며, 그 가정된 위치는 복벽의 움직임에 의해 혼란스러울 수 있다. 따라서 TPUS는 보다 정확하고, 바이오피드백과 치골결합의 뼈에서 정확한 측정을 위해 명확한 이미지를 제공하는 선호되는 방법이다.

항문거근 외상에 대한 평가는 디지털 검사(Dietz와 Shek, 2008b)는 이 경우와 같이, 또는 3/4D TPUS (Dietz 등, 2012; Kruger 등, 2014; van Delft 등, 2015a)를 사용하여 임상적으로 수행할 수 있다. 우측의 치골지 안으로 치미골근의 삽입에 대한 완전한 찢김이 확인되었다. 오른쪽에 있는 항문거근의 나머지 측면과 후방 부분은 근육의 부피를 줄이고 뚜렷한 활동을 하지 못하며, 힘든 출산 중에 지속되는 근육 손상과 일치한다. 그러나 기능장애를 일으키는 글로벌 운동 패턴이 이러한 활동 부족에 영향을 미쳤을 수 있으며, 적절한 훈련을 통해 기능을 향상시킬 수 있다.

SUI에 대한 골반저근육 훈련(pelvic floor muscle training, PFMT)에 대한 Level 1A 근거가 있지만 사라의 복잡한 제시(강박관념)와 잘못된 근육의 고유수용감각으로 PFMT 강화 프로그램을 즉시 시작할 수 없었다.

신체검사가 끝나면 기능적 골반저근육이 없이 높은 복부내압이 발생하면서 스포츠를 계속하는 것의 의미에 대해 보호 근육의 수축 없는 상태에서 골반결합조직을 손상시킬 실제적인 잠재력이 있었기 때문에 사라와 함께 의논했다. 그러나 그녀는 어떤 상황에서도 훈련이나 경기를 그만 두지 않을 것이라고 단언했다.

관리

따라서 관리계획에 관한 임상적 추론과 관련하여 고려해야 할 몇 가지 사항이 있다:

1. 사라는 근육 및 결합조직 유지가 부족하여 POP를 촉진하고 SUI가 악화시킬 수 있는 힘으로부터 골반조직을 보호하는 대신 팀 선택에 적절한 체력을 달성하기 위해 훈련을 계속하기를 희망
2. 영향력이 큰 스포츠를 계속 함에도 불구하고 요실금 증상, 절박-관련 및 스트레스-관련 증상을 완화시킬 필요성
3. ICI 가이드라인에 따라 PFM 기능을 향상시키는 것뿐만 아니라 골반저근육의 각 면에 근육 기능장애의 대조적인 표현을 제시할 필요성

현재, 단기간 또는 장기간에 항문거근 찢어짐을 관리하기 위한 가이드라인이 없으므로 골반지지 구조를 보호하는 데 중점을 두는 것이 생물학적으로 가장 합당한 조치이다. 항문거근 찢어짐 부상은 PFMT 프로그램을 수행하는 장애물이 아니라는 것이 밝혀졌다(Hilde 등, 2013). 격렬한 운동은 POP 발전의 위험을 증가시키지 않는 것으로 보이지만(Braekken 등, 2009) POP 발전에 대한 국제 수준 스포츠의 극단적인 신체적 요구의 영향은 조사되지 않았다.

POP 발전의 가능성에 대한 적절한 조언과 충고는 사라에게 가족력이 중요한 것으로 생각된다. 증가된 복강내압(예를 들어, 장기간의 기침 또는 고강도 스포츠)에 대해 질 내 유지장치(즉, 질 좌약)의 사용을 제안할 수 있다(Neumann, 2015).

이러한 추론을 기반으로 다음 SMART(specific, measurable, achievable, reasonable, time-based; 특정, 측정 가능, 달성 가능, 합리적인, 시간 기반) 관리목표를 사라와 함께 논의한다.

1. 다음 6개월 동안 요실금을 줄인다(Episodes of Incontinence Diary, EPTT) (요실금일지 기록).
2. 소변 산출량을 표준화한다(방광일기에서 측정).
3. 골반저근육 기능장애의 점진적인 예방, 특히 결합조직 구성요소의 스트레칭(발살바 운동 조건에서 POP 단계로 측정)
4. PFM 안정 시 긴장도를 정상화하고 완전한 이완으로 골반저 수축 올림 활동을 정확하게 가르친 다음 디지털 질 검사로 PFM 강도와 지구력을 향상시킴으로써 PFM 기능을 향상한다(PFM 이완 및 강도를 위한 국제요실금학회(International

Continence Society, ICS) 척도 사용) (Haylen 등, 2010).

5. 복강내압 상승 직전에 PFM의 자발적인 수축을 가르치고('요령'이라고도 함), TAUS 또는 TPUS를 사용하여 평가된 기능 활동에 PFM 사전 수축을 통합한다.
6. 복벽 동원 패턴 향상(예상 복부와 PFMs와 함께 협력 수축 전 하복부 동원이 우선). 올바른 활성화 패턴이 달성되면 복근 훈련이 진행된다. 또한, 그녀의 행동 원인을 이해하고 가능한 대사질환을 배제하면서도 체액에 대한 사라의 신념을 탐색하는 것이 중요하다.

예방조치

PFM 기능장애를 고려하지 않고 지속적인 피트니스 훈련을 받으면 증상이 악화되고 물리치료에 대한 반응에 부정적인 영향을 미칠 수 있다. 신체의 노력은 복부내압을 증가하는 것으로 알려져 있지만, '손상'의 발단은 어떤 개인에게도 알려져 있지 않다(Tian 등, 2017). 그럼에도 불구하고, 그녀의 하키 피트니스 코치와의 연락은 다음과 관련하여 그녀의 훈련요법을 수정하는 것이 중요하다고 생각한다 :

- 깊은 런지나 무게가 있는 스쿼트와 같은 높은 복강 내 압력을 유발하는 특정 활동을 피하시오(O'Dell 등, 2007).
- 머리와 어깨를 웅크리는 심한 복부 운동을 중지하시오(Simpson 등, 2016).
- 일부 PFM 기능이 확립될 때까지 낮은 수준의 복부근육 훈련을 하시오.

예후

회복을 위한 긍정적인 예후지표에는 사라의 동기부여와 그녀의 하키 피트니스 코치의 도움이 포함되었다. 부정적인 예후지표에는 (1) 외과적 치료 가능성이 확립되어 있지 않은 PFM에 대한 광범위한 손상과 어쩌면 사라가 나이가 들수록 PFM 기능장애 위험에 노출될 수 있음; (2) 그녀의 강도 높은 스포츠; (3) PFM 재활을 위한 시간을 낭비하지 않기로 한 그녀의 결정. 최근의 연구에 따르면 3개월에서 12개월 사이에 자연 회복이 일어날 가능성이 있음에도 불구하고 근육 손상으로 인해 골반저근육의 재활이 제한적이었다(van Delft 등, 2015b). 단기간에 페서리(pessary)를 사용하여 비뇨기 증상이 호전되고 탈출증이 예방되었다. 장기적으로 최적의 PFM 기능, 전반적인 체력 및 체질 유지가 더 나은 예후에 도움을 줄 것이다. 지속적인 기침이나 트램폴린과 같은 복강내압을 높이는 활동은 예후에 부정적인 영향을 미친다.

임상추론 해설:

신체평가는 주관적인 평가를 통해 공식화된 진단 가설을 '시험'하고 관리에서 다루기 위한 특정 병리학 및 장애를 밝히기 위해 사용된다. 증거에 기반한 사례(연구 및 경험을 통한)가 증상의 설명, 행동 및 과거력으로부터 가능한 관리전략을 인식할 수는 있지만, 신체적 장애(예 사라의 이탈된 오른쪽 항문거근 및 과활동적인 왼쪽 올림근)의 다양하고 복잡한 제시는 병리학적 균형과 장애를 기반한 추론의 가이드 관리가 필요하다. 즉, 연구가 특정 조건(예 SUI)에 대한 특정 관리전략을 지원할 수 있지만 숙련된 주관적 및 신체적 평가를 통해 얻은 각 환자의 특별한 제시에 대한 지식을 바탕으로 연구 지원 관리가 수행되는 방법이 결정된다.

예후는 어려운 판단이며, 모든 환자는 임상의가 환자를 도울 수 있는지 여부에 대한 자신의 의사의 의견을 알고 싶어 한다. '예후'에 대한 가설을 세울 때 고려해야 할 요소의 예는 제1장에서 다루었으며, 여기에 나타난 바와 같이 긍정적·부정적 지표의 무게는 결정에 비판적으로 도달하는 효과적인 수단이다. 초기 예후와 그 이론적 근거에 대한 추후 검토는, 특히 부정확한 것으로 밝혀지면, 미래의 의견에서의 경험과 향상으로부터 학습을 촉진한다.

소견 및 관리에 대한 논의 Discussion of Findings and Management

사라의 목표에 따라 다음 관리계획이 그녀와 함께 논의되었다.

1. 요실금 : 하키 경기 및 훈련을 위한 방광경부 유지장치로 즉각적인 증상 관리[그림 21-5]
2. POP : POP의 발전을 예방하기 위해 복강 내 압력을 높이는 활동을 하는 동안 유지장치 사용
3. PFM 재교육 :
   a. 도수 이완(근막 이완) 기법을 사용하여 왼쪽 항문거근에서 안정 시 긴장도를 표준화하고 위치 인식 및 PFM 내림-훈련을 사용하여 자발적 조절을 설정한다(PFM 수축 후 연장된 이완 단계, 예를 들어, 6초의 이완 단계에 의한 2초 수축을 사용함).
   b. 왼쪽 항문거근의 정상화 후, 목표는 오른쪽 항문거근에서 PFM 자발적인 활동을 확립하는 것이다. 이것은 오른쪽 항문거근의 위치 인식, 빠른 스트레칭과 같은 도수 이완(근막 이완) 기법, 긴장도/긴장을 증가시키는 진동, 그리고 아마도 근전도(electromyography, EMG) 바이오피드백이나 전기자극을 통해 달성된다.
   c. 그 후 힘, 속도 및 기능을 훈련한다(Bø와 Aschehoug, 2015).
4. 복벽 훈련 :
   a. 훈련의 초점은 아래/심부 복근의 동원과 PFM과의 공동 활성화에 있다. 처음에는 PFM 수축 시 심부 복부 동시 활성화에 대한 평가를 옆으로 눕거나 서서 시작하고, PFM과 하복부 벽의 사전 수축에 중점을 두고 등급화된 복근 훈련으로 진행되었다. 이것은 TAUS나 TPUS로 평가할 수 있으며, 바이오피드백을 사용한다. 그 후, 머리 또는 다리 들기와 같은 기능적 활동을 도입할 수 있다. 상부 및 하부 복부 근전도를 이용하여 추가로 진보한 훈련이 필요한 경우 원하는 공동 활성화 패턴을 강조할 수 있다.
5. 수분 섭취량 및 방광량 정상화 : 비뇨기 증상의 원인으로 다뇨증을 치료하기 위해 2200mL / 24시간을 넘지 않는 소변 배출량을 위해 수분을 줄이는 교육 및 조언

방광일지에서 다음증(polydipsia)을 바탕으로, 음료에 대한 사라의 신념은 도전받았다. 과량의 수분 섭취는 요실금에 영향을 미쳤을 수 있으며 전해질 불균형뿐만 아니라 전해질 손실을 유발할 수 있다. 과도한 수액과 그에 따른 절박성은 사라가 항상 '보류'해야 하기 때문에 그녀의 PFM의 과잉 활동에도 기여했을 수 있다. 적절한 수분 공급에 대한 근거 자료에 대한 교육이 제공되었으며(Valtin, 2002), 수액을 줄이기위한 공동접근법이 탐구되었다. 사라는 몸을 더 듣고 갈증을 일으키는 생리적 요인에 반응하여 술을 마시고, 수액을 강요하지 않기로 동의했다. 우리는 경기 중 적절한 수분 공급 요구를 충족시키고 주변 온도를 고려해야 할 때 섭취량을 늘릴 필요성에 대해서도 논의했다. 그녀의 극단적인 수액 섭취가 그녀의 하키 코치의 추천이 아니었지만 인기 있는 매체에서 얻은 정보를 기반으로 적절한

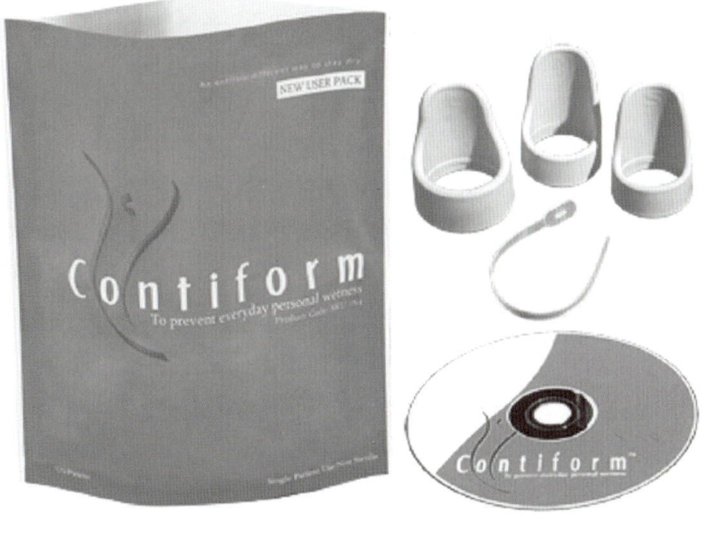

그림 21-5 제거를 위한 스트랩이 있는 3가지 크기의 컨티폼(Contiform) 방광경부 유지장치

것이 무엇인지에 대한 그녀의 인식에 기반을 두었다.

사라는 가정 프로그램에 관해서 현재의 증거에 맞게 수액을 수정하고 방수량, 시간 및 요실금 증상이 있는 방광일기를 3일과 밤에 추가로 완료하기로 동의했다. 이것은 다음 상담 전에 증상 정상화의 영향을 재평가하는 데 도움이 된다.

복부내압이 증가한 상황에서 방광 조절을 객관적으로 테스트하기 위해 다음에 EPTT를 수행할 준비가 되어 있었고(Neumann 등, 2004), 이에 따라 서면 지침이 제공되었다. 이번 방문을 준비하면서 그녀는 약속 2시간 전에 방광을 비우고 250mL의 물을 마시며 약속 전에 비우지 않았다.

두 번째 상담(2주 후) Second Consultation (2 Weeks Later)

사라는 수분 섭취를 줄였으며 방광일기는 24시간에 1600~2200mL를 생산했음을 보여주었다. 그녀는 목이 마르지 않은 것에 놀랐다. 그녀는 긴박성이 거의 즉각적으로 해결되었으며, 또한 요실금도 덜 중요하다는 점을 지적했다. 그녀의 마지막 방문 이후 절박감과 관련된 실금 증상은 없었으며, 하키 훈련 시 패드가 축축해졌을 뿐이다. 그녀는 이것이 현저한 향상이라고 느꼈고, 이는 이 요법을 계속할 동기가 되었다.

EPTT는 속옷의 가랑이에 접은 종이타월을 사용하며 선 자세로 수행되었다. 그녀는 세 번의 기침, 다리를 벌린 채 세 번의 점프, 다섯 번의 동시 기침과 점프를 했다. 종이타월을 육안으로 검사했지만 소변이 유출된 징후는 발견되지 않았다. 이 발견은 체액 섭취 감소로 기능성 방광 조절이 향상되었고 잠재적으로 소변을 유추하기 위해 더 많은 도발적인 활동이 필요함을 시사했다.

사라의 증상이 직립 자세에서 나타났기 때문에 사라가 서 있는 상태에서 PFM 수축을 수행할 수 있는지 평가했다. 복부 골반 질 활성화에 대한 육안 평가는 PFM 수축을 시도하면서 사라의 복벽을 노출시키고 전신거울에서 보았다. 상복부 근육이 과도하게 동원되었고, 하복부 벽이 부풀어 오르면서 누운 자세로 동원 패턴과 유사했다. 그녀는 하복부 벽의 수축과 함께 편안한 복부 상부의 바람직한 패턴으로 지시받았으며, 그녀의 치골결합을 촉진하는 동안 소변 흐름을 막을 수 있는 신호를 보냈다. TAUS를 선 상태에서 호흡을 유지하지 않고 올바르게 상승하는 수축을 찾았다. 특히 전체적인 반응을 피하기 위해 2초 동안 부드러운 동원을 강조한 후 복벽과 PFM을 10초 이상 완전히 이완했다.

질 내 방광경부 유지장치의 이점과 관리에 대한 토론 후 사라는 스포츠 중 소변을 제어하기 위해 방광경부 유지장치([그림 21-5] 참조)를 장착했다. 이 장치는 또한 충격이 심한 활동 중에 잠재적으로 손상되는 스트레칭 힘으로부터 골반 결합조직을 보호할 수 있다. 그녀는 스스로 삽입, 제거 및 세척하는 법을 배웠다. 계획은 체력훈련 및 경기를 위한 시도를 통해 그녀가 누출에 대한 두려움 없이 또는 골반지지 인대에 더 많은 손상을 입히지 않고 신체적으로 활발하게 활동할 수 있도록 했다. 현장시험에서 장치를 사용한 TPUS 스캔은 강력한 발살바 방법 및 복부 윗몸 일으키기 운동 동안 질벽에 대한 우수한 지지를 나타냈다. TPUS 스캔은 또한 PFM 활동과 그녀의 질 내부에서 장치를 빨아 올리는 아이디어를 표시하는 데 사용되는 반면, 일부 견인은 제거를 위해 제공되는 끈을 놓고 화면에서 PFM 활동을 보는 동안 사용된다. 사라는 항문괄약근의 적절한 두뇌 활동을 화면에서 볼 수 있었다.

가정에서 운동과 관련하여 사라는 자신의 회음부에 대한 인식을 높이기 위해 타월을 작게 말아서 똑바로 앉은 상태에서 PFM을 운동해야 했다–그녀는 적어도 하루에 두 번 이 운동을 하기로 동의했다. 타월에서 회음부를 들어 올리는 감각에 집중하고, 그녀의 소변 흐름을 멈추고 상복부(활동 감소를 위해)와 하복부(부드러운 수축 권장)를 촉지했다. 또한 그녀는 화장실 거울 앞(예를 들어 5회 반복의 두 세트, 10초의 이완을 2초간 유지)에서 하루에 두 번씩 선 자세로 동원을 연습하고, 그녀가 제대로 하고 있다고 확신한다면 서 있을 때 동원을 연습하기로 동의했다.

결과 측정을 위해, 사라는 12주간의 요실금 증상 일기(요실금일지)를 제공하여 요실금 증상, 중증도(습기, 축축함 또는 젖은 상태) 및 침강 증상(절박함, 하키, 기침, 재채기 등)의 어떤 에피소드를 기록했다.

추론 질문 :

3. 골반저근육 수축에 대한 지시의 효과는 환자마다 다양하지만 일반적으로 효과적인 지시 및 부정확한 활성화 패턴을 유도하지 않도록 지침이 필요한 경우에 대한 경험 기반의 증거를 토의하십시오.

추론 질문에 대한 답변 질문 :

PFMT의 첫 번째 단계의 목표는 올바르게 올려진 PFM 수축과 완전한 이완을 설정하는 운동 학습이다. 강조점은 둔부와 내전근과 같은 크고 강한 바깥 골반근육으로부터 뚜렷한 골반저근육에 대한 특정 조절을 설정하는 것이다. 이 큰 근육들은 골반저근육의 덜 분명한 느낌과 함께 협력 수축하지만, 무시할 수 있다. 골반 모델과 자신의 뼈 골반의 촉진은 근육 인식과 고유수용력을 증가시키는 데 도움을 줄 것이다. 자세와 지침은 보다 작고 덜 분명한 내부 골반근육의 인지와 조절을 촉진한다. 골반 기울임이나 골반 들기(브릿지)는 골반저근육 수축과 자주 혼동되며, 흡입 및 호흡 유지 중 PFM 수축은 일반적이며 부정확하다(Bø와 Mørkved, 2015). 많은 여성이 서면 또는 간단한 구두 지시가 주어지면 올림판을 억압하거나 내려놓는다(Bump 등, 1991; Thompson과 O'Sullivan, 2003). 이 패턴은 무증상 여성에서 관찰되었지만 골반저근육 기능장애(예 UI 또는 POP)가 있는 여성에서 발생하기 쉽고 상복부 수축, 하복부 벽의 부풀어 오름 및 골반저근육 하강으로 '전체적인' 긴장감을 유발한다(Thompson 등, 2006b) ([그림 21-1] 참조). 따라서 잘못된 패턴을 계속해서 연습하여 올림판과 장기의 기능저하를 만드는 UI 또는 POP의 발전을 가속화할 수 있기 때문에 PFM 및 동원 패턴의 평가 및 구체적인 재교육이 다루어져야 한다.

다음 단서와 지시사항은 운동 학습 단계에서 도움이 될 수 있다 :

- UI가 있는 환자의 지시의 목적은 항문거근과 치골직장근뿐만 아니라 줄무늬 요도괄약근을 동원하는 것이므로 소변 흐름을 멈추는 것처럼 골반저근육을 조이는 지침이 유용하다(Bø 와 Mørkved, 2015). 요도 주위를 조이는 것뿐만 아니라 환자는 또한 하복부 벽 활동과 함께 질 및 항문이 수축되는 것을 인지해야 한다. 상복부 벽 수축 또는 호흡 유지는 국소적인 전략이 아니라 전체적으로 과도한 노력과 관련이 있음을 나타낸다.
- 골반저근육 수축을 느낄 수 없다면, 올바른 동작을 느끼기 위해 인식 운동으로 소변의 흐름 멈추기를 실제로 시도해 볼 수 있다. 이것은 배출이 완료될 때까지 골반저근육을 이완시키는 자연적인 배출 패턴을 방해할 수 있기 때문에 모든 배출이 함께 이루어져서는 안 된다(Bø와 Mørkved, 2015).
- 질과 항문 주위의 근육이 상대적으로 더 크고 더 멀리 움직이고 더 큰 고유감각 잠재력이 있으므로, 가능한 한 전체 PFM 수축으로 진행하면서 각 통로를 개별적으로 수축시키는 지침을 찾아내는 것이 처음에는 도움이 될 수 있다.
- 이 지침에 따라 회음부의 끌어당김을 보기 위해 거울에서 회음부를 관찰하면 올바른 방향(즉, 두개골 방향)의 움직임에 대한 강력한 시각적 바이오피드백이 제공된다.
- 매우 작은 국소 수축을 수행하기 위한 지침은 내전근, 둔부 및 복부와는 분리된 수축을 촉진할 수 있다. PFM의 고유수용감각 수준이 떨어지는 환자에게 과도한 노력을 하면 전체적으로 반응할 수 있으며, 결과적으로 골반저근육의 하향 당김은 수축으로 인식된다.
- 복벽과 호흡 패턴을 관찰하면 여성이 호흡을 유지하지 않고 골반저근육과 하복부 벽에 수축을 분리할 수 있는지 확인한다. 고유감각 신호는 치골직장근이 부착된 회음부 또는 치골결합의 상부 가장자리를 만지는 것을 포함한다. '골반 내부 들어올리기' 방법으로 복부 골반 밑 부분으로 수축을 제한하는 것과 같은 적절한 구두신호가 도움이 될 수 있으며 간단히 '들어 올리거나' 잘못된 방식으로 '배꼽으로 들어 올리는' 것은 아니다.
- 리프트가 올라가는 '엘리베이터' 운동의 아이디어가 도움이 될 수 있지만, 과도한 노력과 상복부 및 가슴 근육의 원치 않는 공동 수축을 피하면서 노력이 골반 내에서 국한되어야 한다.

임상추론 해설 :

근골격계 관리는 개별 환자의 이해 및 장애 수준에 따라 전형적으로 수정되어야 하는 다양한 중재방법을 포함하는 제안의 연구-정보 지식과 비제안적 기술 지식의 결합에 의해 정보가 제공된다. '교수법에 대한 추론'은 제1장에서 다음과 같이 설명하는 임상추론 전략이다:

개념적 이해를 위한 교육(예 의학 및 근골격계 진단, 통증), 신체적 수행을 위한 교육(예 재활 운동, 자세 교정, 스포츠 기술 향상) 및 행동 변화를 위한 교육을 포함한 개별화되고 상황에 민감한 교수법의 계획, 실행 및 평가의 추론이 연관된다.

여기에 강조 표시된 골반저근육 훈련에 대한 지시 및 신호의 변형은 추론을 통해 다양한 신호가 표시되고 주어진 환자에게 가장 효과적인 것으로 인식해야 하는 교수법과 관련된 기술 지식의 예시이다.

3차 상담(2주 후) Third Consultation (2 Weeks Later)

사라는 훈련을 위한 방광경부 지지대 착용으로 요실금 증상이 없었음을 보고했다. 그녀는 방광경부 유지장치를 잘 관리하고 있었으며 에너지로 자신감을 갖게 되었다. 그녀의 요실금 일기는 매일 작성하였고 그녀의 보고서를 확증했다.

그녀의 동의를 얻은 후, PFMs는 질 검사에 의해 재검토되었다. 그녀의 PFM 장애 관리는 과활동적인 왼쪽 치골미골근과 장미골근을 아래로 훈련하면서 유도된 이미지를 사용하여 사라가 긴장을 풀도록 도와주었다.

지하로 내려가는 엘리베이터 이미지 또는 20초 이상 처진 트램폴린 이미지는 항문거근의 머리쪽 표면에 디지털 질 압력으로 수행되고([그림 21-4] 참조) PFM 이완을 촉진하기 위해 자발적인 복벽 이완(힘 없이 팽창)을 동반한 부드러운 근막 이완을 동반했다.

마치 소변을 보고 있는 것처럼 또는 개인적인 장소에서 바람이 통과하듯이, 탐폰이 빠지듯이 다른 구두 지시들도 주어졌다. PFM의 수축을 촉진하기 위해 빠른 스트레칭 촉진 및 하복부 수축이 사용되었다. 활동의 대뇌피질 위치 측정를 돕기 위해 촉각 자극은 치골결합에 그녀의 손가락 압력에 의해 달성되었다.

훈련은 긴장도/긴장(tension)를 약간 감소시켰고 요실금 환자의 좌측의 약한 자발적인 활동을 자극했다.

이중-채널 질 내(intravaginal)와 복부(외복사근) EMG 바이오피드백 훈련은 컴퓨터 화면에 질내 촉각자극(EMG 센서)과 시각적 피드백을 제공하는 데 사용되었다. 양측 갈비뼈 아래 상복부에 전극은 활동을 모니터하고 낮추는 훈련을 할 수 있었다. 휴식과 수축 단계 사이의 분명한 차별화가 강조되며, 행동을 부드럽게 수행하고 복부를 바닥으로 통(barrel)으로 분리하고 길고 완전한 이완 단계를 보장하는 데 중점을 둔다.

가정 운동에 관해서, 사라는 아이들이 잠자리에 들었을 때와 잠자리에 들기 전에 매일 저녁 집에서 이 운동을 수행하기로 동의했다. 그녀는 손이 상복부 근육 활동을 모니터링하거나 치골결합 압력을 제공하면서 그녀가 느낄 수 있고 협응(coordinate)할 수 있는 만큼 여러 번 동안 완전한 이완과 부드러운 2초 수축에 중점을 두었다. 그녀는 거울 앞에 이상적(ideally)으로, 하루 동안 배출 후 서서 연습했다.

4차 상담(2주 후) Fourth Consultation (2 Weeks Later)

동의 후 행해진 질의 검사는 왼쪽 항문거근의 안정 시 긴장도/긴장이 여전히 정상보다 높았음에도 불구하고 감소했으며, 사라는 그 편에서 약한 자발적인 활동을 확립했다. 이완과 근육 근막의 이완 기술을 반복하여 강하게 수축시키고 숨을 멈추지 않고 3초간 유지할 수 있었다. 목표는 조용한 호흡으로 부드럽고 분리된(isolated) 수축을 만드는 것이다. 중요성은 수축의 질(quality)에 있었다. 스트레치 촉진은 오른쪽 항문거근의 활성화를 위해 질 디지털(digitally per vaginum) 방식으로 수행되었다.

사라가 하복부 벽의 수반되는 활성화에 집중할 때 약간의 약한 자발적인 활동이 유발되었다. 이 기술은 거울을 사용하여 서서 복부 전체의 벽을 보았고, 수축은 치골결합의 가쪽 및 하복부에 국한(localizing)했다. 그녀의 촉각을 자극하는 손가락으로부터 고유수용감각에 의한 도움을 받았다. TAUS는 그녀의 항문거근의 내부 올림 동작을 볼 수 있도록 서서 사용되었다. 감소된 톤과 약한 자발적인 활동이 양측에 있었다면, 질 내 근육 자극기의 사용은 처음에는 선택의 치료였을 것이나 왼쪽의 과활성으로, 이것은 초기 단계에서 지적되지 않았다.

2주 간격으로 진행한 다음, 3회의 세션은 다음과 같이 PFMT 프로그램 진행에 중점을 둔다:

- PFM 수축은 초기에 국한적인 작용을 촉진하기 위해 낮은 강도로 수행되었다(즉, 상복부 및 호흡 유지 없이 정확한 수축을 생성하는 최선의 노력).

- EMG 바이오피드백은 상복부 근육 활동 없이 고유 감각 및 분리된 조절을 촉진시키는 데 사용되었다.
- PFMT는 완전한 휴식을 촉진하기 위해 10초의 긴 이완기 단계를 사용하여 6초 동안 최대 지속 수축을 통합하여 격일로 8회 반복하여 2세트로 증가했다(Bø와 Aschehoug, 2015).
- PFM 평가(Bø와 Sherburn, 2005)의 PERFECT[power, endurance, repetitions, fast, elevation, co-contraction, timing(with cough)]; 힘, 지구력, 반복, 빠름, 상승, 공동 수축, 타이밍[기침]) 시스템에 따라, 훈련은 최적의 PFM 기능을 위한 이러한 모든 요구사항을 협응을 통해 강조하였다.
- 일단 신뢰할 수 있는 자발적인 조절이 확립되면 훈련은 가장 기능적인 자세로 우선적으로 서서 완료되었다.
- 복강내압이 상승하기 전에 PFM과 하복부의 사전 수축에 대한 훈련은 TPUS를 방광경부에 커서(cursor)를 두고 사용하여 무릎을 구부린 누워 있는 자세로, 작은 기침[요령(the knack)] 동안 이 자세를 유지하며 배웠다. 일단이 기술이 숙달되면, 운동은 서 있는 것으로 진행되었다. PFM 수축을 유지하면서, 예를 들면 작은 기침 전에 사전 기침, 일련의 기침, 그 자리에서의 작은 점프, 점프 횟수의 증가가 있기 전에 점진적으로 기능을 조절하는 것이 어려웠다.

추론 질문 :

4. 요실금과 근막 이완과 같은 특정 절차와 관련하여 PFM 재훈련의 연구 증거를 강조합니까? 임상 연구에서 이 연구에 기반한 증거와 임상 경험 증거를 어떻게 통합합니까?

추론 질문에 대한 답변 질문 :

현재 골반저근육 기능장애(PFD), 특히 SUI 및 POP에 대한 PFMT의 효과에 대한 높은 수준의 증거를 제공하는 우수한 무작위 통제연구(RCT)가 많이 있다(Bø 등, 1999; Braekken 등, 2010; Dumoulin 등, 2004; Hagen 등, 2014). PFMT의 기전은 주로 근육 비대와 관련된 결합조직(즉, 강도 트레이닝 프로토콜을 사용하여)과 근육의 뻣뻣함(즉, 팽창성이 적음)을 증가시키는 것으로 보인다.

이 증거를 적용하여 PFM을 교육하기 전에 PFM 수축 기술을 효과적으로 적용하는 것이 필수적이다(Bø와 Mørkved, 2015, pp.111－112).

정확한 기술을 수행하기 위한 운동 학습 후, 훈련 프로그램은 골격근의 강도 훈련에 대한 알려진 요구사항을 기반으로, PFM의 최대 수축 수행에 의해 비대를 개발하는 것을 목표로 한다(DiNubile, 1991).

훈련은 올바른 근육, 즉 PFM을 목표로 삼아야 하며, 근육 형태(예를 들어 단면적, 근육의 긴장도 및 뻣뻣함 증가)의 변화를 주기 위해 충분한 시간(즉, 4~6개월) 동안 규칙적으로 수행되어야 한다. 집중 강도 훈련의 근거는 더 강한 PFM이 골반 내에서 더 높은 위치에 배치되고 복강내압 상승으로 인한 하강에 저항하여 골반장기의 구조적 지지에 기여한다는 것이다. 사실, POP를 가진 여성에서 집중적인 PFMT 프로그램은 항문거근의 두께를 상당히 증가시키고, 거근 틈(levator hiatus, 구멍 올림근)의 범위를 줄이고 골반 내에서 골반장기를 올리는 것으로 나타났다(Braekken 등, 2010). 이러한 PFMT는 용량 반응 문제, 특이성, 과부하, 지속 시간 및 진행과 같은 근골격 강화 훈련의 일반적인 원리를 모두 준수해야 한다(Bø와 Aschehoug, 2015).

또한 작은 RCT에서 여성에게 복부 압박, 특히 기침이 일어나기 전에 PFM을 미리 수축하는 방법을 가르치면 1주 이내에 여성의 소변 유출을 줄일 수 있다(예 근육 비대가 달성되기 훨씬 전에)(Miller 등, 1998). 이것은 '숙련된' 또는 '기능 훈련'이라고 불리지만, 현재까지 '독립형' 치료와 같은 훈련을 뒷받침할 강력한 증거는 없다(Bø, 2015). 이 기능 훈련을 위해서는 환자가 방광경부나 다른 골반장기(직장 및 자궁)의 하강을 예방하는 상승작용으로 PFM을 올바르게 수축할 수 있어야 한다. 질 디지털 촉진이나 TPUS에 의한 평가는 임상가에게 그 행동이 정확하고 충분하다는 것을 확인해야 한다.

PFM 과활성이 일어난 곳에서는 PFM 강도 훈련에 대한 증거를 즉시 적용할 수 없다. 이 경우, 첫 번째 단계는 근육 섬유의 길이를 늘리고 완전히 이완한 다음 전체 범위에서 수축을 수행하는 것이다. 뻣뻣하고 짧아진 근육을 강화하려고 시도하는 것은 적절하지 않으므로 근막 이완과 같은 긴장도를 정상화하기 위한 특별한 기술이 필요하다. 그것은 어떤 경우에는 주먹을 꽉 쥐거나 강하게 눌러진 턱에 긴장을 푸는 것처럼 과활성과 그 긴장을 풀기 위한 법을 단순하게 인식하는 것으로도 충분할 수 있다. 하복부, 둔부, 내전근 및 골반저근육과의 상호작용에 대한 인식과 이러한 골반근육 주변의 특정 이완 연습은 PFM 긴장의 이완 및 '재설정'을 도와준다. 근육 신연을 돕고 완전한 이완을 장려하는 부드러운 디지털 '과압력'을 지닌 내부 기술이나 질 EMG를 이용한 시각적 바이오피드백이 도움될 수 있다(Fitzgerald 등, 2012; Oyama 등, 2004).

골반저근육과 복근 사이의 상호작용은 여러 연구에서 입증되었지만(Bø 등, 2003; Madill과 McLean, 2006, 2008, Neumann과 Gill, 2002, Sapsford와 Hodges, 2001; Thompson 등, 2006a), 복부 근육 훈련이 PFD을 가진 여성에게 하는 역할은 더 엄격한 연구가 필요하다(Bø와 Herbert, 2013). 복부 근육이나 필라테스를 통해 골반저근육을 훈련하는 것과 같은 선택적인 비특정 운동 프로그램이 여성의 SUI 감소에 효과적이라는 강력한 증거는 현재 없다(Bø와 Herbert, 2013). Sapsford(2004)는 긴장성 요실금은 공동 활성화 패턴에 의존하는 깊은 복부 근육을 훈련함으로써 교정될 수 있다고 가정하고, 비록 이 생각이 골반저근육의 수축을 촉진시키는 장점이 있지만, SUI에 대한 이러한 유형의 훈련은 임상 시험을 받지 않았다. Dumoulin 등(2004)은 SUI를 가진 출산 후 여성들을 위해 PFMT에 복근 훈련 프로그램을 추가한 결과에 대해서는 아무런 이득을 얻지 못했다. 그러나 신뢰구간이 넓어서 여성의 하위 집단이 이득을 볼 수 있음을 생각한다. 예를 들어, 기능장애적인 협응 패턴을 가진 여성의 하위 그룹은 PFM 활성화를 촉진하기 위해 정확한 동원 명령을 수립하기 위해 특정 복근 훈련이 필요할 수 있다. Hung 등(2010)은 요실금이 있는 모든 여성에게 추가적인 복근 훈련의 이점을 제안했다. 임상적으로 하부 복벽의 수축은 잘못된 PFM 인식을 가진 여성이 골반저근육 수축을 촉진하는 데 사용될 수 있다. 일부 여성에서는 공동 수축이 없을 수 있으며, 개별적으로 평가해야 한다.

임상추론 해설:

근골격계 관리를 가진 사례들은 자주, 관리의 일부 측면은 다른 것보다 우수한 연구 증거를 가지고 있다. SUI와 POP에 대한 PFMT의 사용에 대한 강력한 증거가 있는 반면 과도한 근육을 이완하는 도수(manual) 치료와 골반저근육 기능을 향상하기 위한 복근 훈련 프로그램 추가의 이점은 추가 연구가 필요하다. 관리 프로그램에서 사용된 절차가 효과가 입증되었는지 여부에 관계없이 이 사례에서 입증된 임상 적용은 진행중인 추론 및 관리 진행을 알리기 위해 대상으로 하는 손상(예 PFM 수축, 근육 과활성) 및 주요 기능 결과(즉, 요실금) 에 대해 신중하게 재평가해야 한다.

복부근육 훈련 Abdominal Muscle Training

이 문헌은 다양한 활동 중에 복강 내 압력 증가에 대한 통찰력을 제공한다(Tian 등, 2017). 깊은 스쿼트(deep squat)과 무거운 다리 밀기(heavy leg press)로부터 무게를 들어 올리는 것을 제외하고, 압력을 가하는 기침과 재채기, 대부분의 신체활동은 압력이 초과하여 상승한다(O'Dell 등, 2007). 따라서 그녀의 피트니스 코치와 상의하면서 사라의 훈련 요법은 초기에 이러한 활동을 배제하도록 수정되었다. 상부와 하부 복부 사이의 불균형을 해결하기 위해 PFMs과 하부 복벽의 우선으로 활성화를 촉진하는 선택적인 복부 운동이 시행되었다. 평가에서 발견된 골반저근육의 보호 반사 수축의 부족과 과도한 상복부 활성화로 인한 부적응의 활성화 패턴을 보여주었다(Thompson 등, 2006b).

근육의 불균형 문제를 해결하기 위해 사라의 복부 벽 프로그램은 상복부 근육을 연결하기 전에 하복부 근육을 선택적으로 동원하는 데 중점을 두고 다음 단계를 거쳐 진행되었다.

- 네발 자세와 높은 카운터에서 팔을 지지하는 앞으로 기대는 자세에서 복벽의 이완은 저강도의 PFM 수축과 하복부 벽 활성화로 이어진다. 마지막으로 완전한 휴식이 강조된다. 이 같은 활성화 순서는 또한 공(fit ball)에서 실행된다.
- 필라테스는 방광경부 유지장치와 함께 제자리에서 훈련한다. 사라의 필라테스 강사와 접촉은 PFM으로 시작하여 복벽 활성화 이전에 하복부 벽을 공동 활성화한 올바른 활성화 순서를 강조했다. 이것은 복부내압 상승 전에 PFM의 정상적인 수축을 촉진하는 것이다. 올바른 패턴을 반복하면 운동 학습이 촉진된다. 훈련은 초기에 저강도로 수행되어 그녀가 상복부 벽의 이완을 유지할 수 있게 했지만 보다 높은 강도로 진행되었다. 각 수축 후에 PFM 이완을 강조하고, 충분한 시간을 허용하는 것이 중요하다는 것이 강사와 함께 강조되었다.

- 윗몸 일으키기(또는 복부 구부리기)와 '플랭크(plank)'는 조기 교육 프로그램에 포함되지 않았다. 이 운동은 골반저근육의 하락에 대한 가능성을 가진 상복부를 선택적으로 동원하기 때문이다. TPUS에 대한 평가는 하락이 처음에는 확인되었지만, 3개월간의 훈련이 끝난 후 사라의 조절이 점진적으로 그녀의 프로그램에 포함될 수 있도록 개선되었다.

사라는 달리기를 포함한 다른 모든 훈련 활동을 계속했다. Braekken 등(2009)은 활발한 신체활동이 POP의 경향으로 이어지지는 않지만 국제적-수준의 하키와 같은 극단적인 신체활동이 POP 발달에 미치는 영향에 대한 연구는 임상 실습의 지침이 될 수 없다고 제안했다. 훈련 중 사라는 방광의 인대 및 근막 지지를 보호하고 스트레스성 요실금을 완화하기 위해 방광경부 유지장치를 착용했다.

결과 Outcomes

1. 6개월 후 사라는 UI가 없는 국제적-수준의 하키선수로 복귀하겠다는 목표를 달성했지만 완전히 자제가 될 방광경부 유지장치가 필요했다.
2. 반복 방광일기는 방광 용적, 배뇨 빈도 및 24시간당 총 소변량이 정상 범위 내에 있음을 보여주었다.
3. 방광경부 유지장치의 규칙적인 사용은 스트레스성 요실금을 감소시켰고 또한 질의 결합조직에 대한 보호적인 지지 역할을 했다. 지난 3개월 동안 요실금 일기에는 UI 에피소드가 기록되지 않았다.
4. 사라는 PFM에 대한 자발적인 조절은 얻었으나 좌우측 불균형은 6개월 동안 지속되었다. 오른쪽은 계속 약해졌고(ICS 척도의 1/3) (Haylen 등, 2010), 계속 약간의 긴장이 증가하고 왼쪽에는 강한 수축(3/3)이 나타났다. 그녀는 디지털 및 TAUS/TPUS 평가에서 기능적 과제(예 능동적인 한 다리 뻗어 들기 및 머리 들기)에서 방광경부가 올려진 위치를 유지할 수 있었지만 이 기술은 하키를 할 때 전환되지 않았을 수 있다.
5. 복부 근육의 긴장도가 향상되고 상복부와 하복부 벽 사이 동원과 균형이 좋아졌다. 모집은 측면에서 서서 시각적으로 평가되었으며, 상복부 벽 수축 전 아래에 나타났다. 복부 근력은 정상화되었고, 휴식 시에도 하복부 지지가 좋아졌다.
6. ICIQ UISF의 반복된 관리: 0/21.
7. 환자의 전반적인 향상 효과: 더 좋아짐('매우 좋음 (0)'에서 '매우 나쁨 (7)'까지의 7점 척도에서 2점). 그러나 방광경부 유지장치를 사용해야 하는 지속적인 요구는 그녀에게 귀찮은 것이었다.

지속적인 관리 Ongoing Management

사라는 골반장기에 대한 최적의 방광 조절 및 근육 지지를 유지하기 위해 진행 중인 PFMT 프로그램을 받았다. 그녀는 POP의 증상이 없었으며, 스포츠 및 급성 기침에 대한 질 내 장치를 사용하여 그녀에게 수술을 피할 수 있는 잠재적인 및 보호를 제공했다. 올바른 항문거근의 영구적인 약점은 영구적인 근육 손상일 가능성이 높았으므로 가정 운동 프로그램을 통한 지속적인 자체 관리, 일반적인 운동요법의 일환으로 필라테스를 계속하고 3개월 만에 임상 검토를 계획했다. 추적 평가는 사라가 근육 기능장애 또는 POP 징후의 진행이 없었으며 UI의 증상이 적절한 수분 섭취로 잘 조절되었다고 판단했다.

참고문헌 References

Ariens, G.A.M., Bongers, P.M., Douwes, M., Miedema, M.C., Hoogendoorn, W.E., van der Wal, G., 등, 2001. Are neck flexion, neck rotation, and sitting at work risk factors for neck pain? Results of a prospective cohort study. Occup. Environ. Med. 58, 200–207.

Bogduk, N., 2002. Innervation and pain patterns of the cervical spine. In: Grant, R. (Ed.), Physical Therapy of the Cervical and Thoracic spine, third ed. Churchill Livingstone, New York.

Browder, D.A., Childs, J.A., Cleland, J.D., Fritz, J., 2007. Effectiveness of an extension-oriented treatment approach in a subgroup of subjects with low back pain: a randomized clinical trial. Phys. Ther. 87, 1608–1618.

Chorti, A.G., Chortis, A.G., Strimpakos, N., McCarthy, C.J., Lamb, S.E., 2009. The prognostic value of symptom responses in the conservative management of spinal pain. A systematic review. Spine 34, 2686–2699.

Fritz, J.M., Delitto, A., Erhard, R.E., 2003. Comparison of classification-based approach to physical therapy with therapy based on clinical practice guidelines for patients with acute low back pain: a randomized clinical trial. Spine 28, 1363–1371.

Hush, J.M., Cameron, K., Mackey, M., 2011. Patient satisfaction with musculoskeletal physical therapy care: a systematic review. Phys. Ther. 91, 25–36.

Long, A., Donelson, R., Fung, T., 2004. Does it matter which exercise? A randomized control trial of exercise for low back pain. Spine 29 (23), 2593–2602.

Long, A., May, S., Fung, T., 2008. Specific directional exercises for patients with low back pain: a case series. Physiother. Can. 60 (4), 307–317.

May, S., Aina, A., 2012. Centralization and directional preference: a systematic review. Man. Ther. 17, 497–506.

McKenzie, R., May, S., 2003. The Lumbar Spine: Mechanical Diagnosis and Therapy. Spinal Publications Ltd, Waikanae, New Zealand.

McKenzie, R., May, S., 2006. The Cervical and Thoracic Spine: Mechanical Diagnosis and Therapy. Spinal Publications Ltd, Waikanae, New Zealand.

Murphy, D.R., Hurwitz, E.L., Gerrard, J.K., Clary, R., 2009. Pain patterns and descriptions in patients with radicular pain: does the pain necessarily follow a specific dermatome. Chiropr. Osteopat. 17, 9.

Picavet, H.S.J., Schouten, J.S.A.G., 2003. Musculoskeletal pain in the Netherlands: prevalence consequences and risk groups. Pain 102, 167–178.

Vernon, H., 2000. Assessment of self-reported disability, impairment and sincerity of effort in Whiplash-Associated - Disorders. J. Musculoskelet. Pain 8 (1–2), 155–167.

Vernon, H., Mior, S., 1991. The Neck Disability Index: A study of reliability and validity. J. Man. Manip. Ther. 14, 409–415.

Wassenaar, M., van Rijn, R.M., van Tulder, M.W., Verhagen, A.P., van der Windt, D.A.W.M., Koes, B.W., 등, 2012. Magnetic resonance imaging for diagnosing lumbar spinal pathology in adult patients with low back pain and sciatica: a diagnostic systematic review. Eur. Spine J. 21, 220–227.

Werneke, M., Hart, D.L., Cook, D., 1999. A descriptive study of the centralization phenomenon. Spine 24, 676–683.

Woolf, C.J., 2010. What is this thing called pain? J. Clin. Invest. 120, 3742–3744.

Wright, A., 2002. Neuropathic pain. In: Strong, J., Unruh, A.M., Wright, A. Baxter, G.D. (Eds.), Pain. A Textbook for Therapists. Churchill Livingstone, Edinburgh.

You, J.J., Bederman, S.S., Symons, S., Bell, C.M., Yun, L., Laupacis, A., 등, 2012. Patterns of care after magnetic resonance imaging of the spine in Primary care. Spine 38, 51–59.

사무보조원의 목과 팔 통증: 그 문제의 원인은 어디에 있는가?

22

Neck and Upper Extremity Pain in a Female Office Assistant: Where Does the Problem Lie?

Jodi L. Young • Joshua A. Cleland • Darren A. Rivett • Mark A. Jones / 이상빈

병력 History

켈리(Kelly)는 27세 여성으로 3개월간 목과 왼팔에 통증을 호소하다가 물리치료사에게 의뢰되었다. 그녀의 주요 증상은 왼쪽 어깨의 앞쪽에 나타나는데, 왼쪽 주관절 외측부에 쑤시고 얼얼한 방사통이 있다. 그녀의 목통증은 경추 5~6번 왼쪽 부위에 있으며 경추의 좌측 회전 동작과 측방굴곡 동작을 할 때 왼쪽 어깨뼈 중간 부근에 방사통이 있다[그림 22-1].

어깨통증은 3개월 전부터, 팔꿈치 증상은 지난 달부터 서서히 나타났다. 그녀의 목 증상은 5개월 전부터 시작되었고, 뻣뻣한 느낌이 아침에 일어났을 때 현저했으며, 최근 몇 주에 걸쳐 목통증으로 진행되었다. 목의 뻣뻣함은 켈리가 움직이거나 일상생활을 시작한 후 1~2시간 뒤에는 완화되었다. 그래서 그녀는 목에 나타나는 증상에 대해 별로 주의하지 않았다. 그러나 그녀는 어깨의 통증과 함께 오는 목의 뻐근함과 통증이 지난 3주 동안 점점 더 악화되었고, 또한 집이나 직장에서 그녀의 증상을 악화시킬 만한 다른 것은 전혀 하지 않았다고 하였다. 어깨와 팔꿈치 통증은 그녀가 직장에서 팔을 사용할 때 가장 분명하게 나타났고, 요리, 청소, 빨래를 개는 등의 활동을

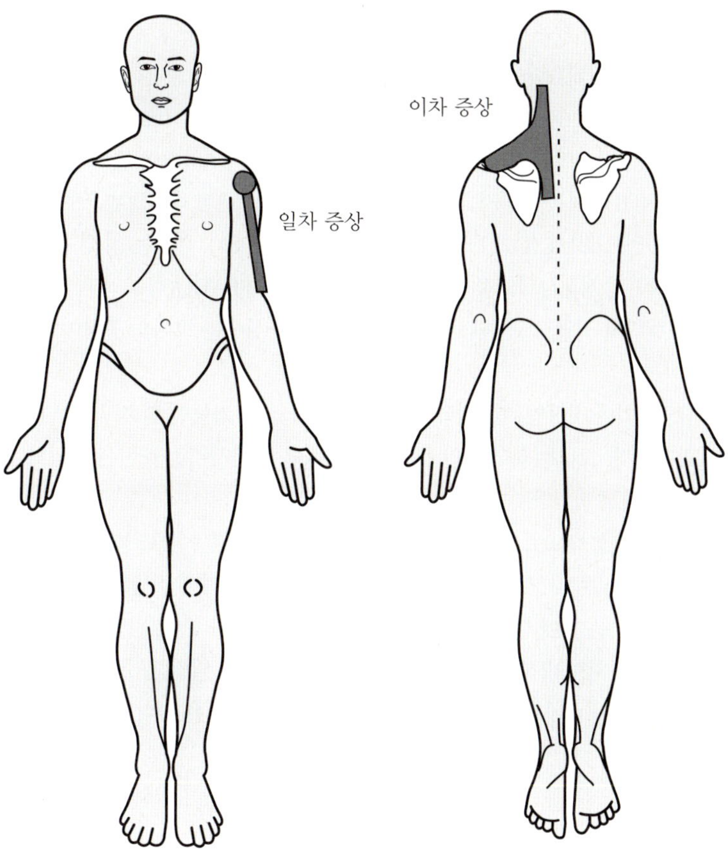

그림 22-1 켈리의 신체차트

집에서 할 때도 나타났다. 켈리는 사무직원으로 일했고 하루 업무시간 8시간 중 대부분을 책상에 앉아 타자를 치거나, 전화통화를 하거나 컴퓨터 작업을 했다. 그녀가 파일 정리를 위해 연장근무를 해야 할 때는 왼팔을 과도하게 사용해야 했다. 켈리는 여가활동으로 1주일에 3~4일, 1~5마일을 달렸다. 달리기를 1마일 정도 하면 어깨와 팔꿈치 통증이 발생하였고, 15분가량 휴식을 취하면 통증은 금방 사라졌다. 기록을 보면 증상은 켈리의 왼손에 두드러지게 나타났다.

켈리의 증상은 아침에 목의 뻣뻣함과 함께 나타났고, 앞에서 언급했듯이 이 증상은 걷기 시작한 후 1~2시간 내에 완화되었다. 그녀는 원래 목통증은 많지 않았지만, 특별히 왼쪽으로 목을 돌리거나 왼쪽으로 굴곡할 때 뻣뻣함이 있었다고 했다. 켈리의 통증 정도를 확인하기 위해 숫자 등급 통증 척도로 측정하는 NPRS가 사용되었다. 그녀는 0 (통증 없음)−10 (극심한 통증)까지의 11개의 등급 중 '현재의 통증', '가장 통증이 심할 때', '가장 통증이 약할 때'를 각각 표시하도록 하였다. NPRS를 통해 MCID (최소 임상적 중요 차이, minimal clinically important difference) 2점을 나타냈다(Cleland 등, 2008b). 그녀는 운전 중 왼쪽으로 돌릴 때의 통증이 최근 악화되어 NPRS 4/10의 정도로 나타나기 시작했다. 켈리는 그녀의 왼쪽 어깨와 팔꿈치 통증은 활동 수준에 따라 다양하게 나타난다고 하였다. 주말에 일을 하지 않을 때는 어깨와 팔꿈치 증상은 1/10으로 현저하게 줄어들었고, 오직 1시간 이상 요리, 청소, 빨래 개기의 활동을 할 때만 발생하였다. 그녀가 30분 정도로 짧은 시간 동안 이러한 활동을 할때는 증상은 나타나지 않았다. 통증이 4/10 정도로 나타나는 것은 그녀는 이러한 활동을 1시간 이상 지속할 때라고 하였다. 그녀가 이러한 활동을 멈추면, 그 통증은 15~20분 사이에 완화되었다. 그녀는 직장업무가 그녀의 증상을 가장 많이 유발시킨다고 했고, 그녀가 책상에 앉아 일반적인 업무를 2시간 이상 할 때 그녀의 왼쪽 어깨와 팔꿈치의 통증 수준이 6/10까지 올랐고, 지난 몇 주간 그녀의 목통증은 4/10 정도를 보였다. 켈리가 일어서거나, 걷거나, 쉬었을 경우 그녀의 어깨와 팔꿈치 증상은 약 15분 후 2/10으로 떨어졌었다. 특히 목통증은 일어서거나 움직이기 시작한 후 몇 분만에 줄어든다. 우리는 인간공학적 평가에 대해 논의하였는데, 켈리는 이미 그녀의 고용주을 통해 이 평가를 받았고, 한달 전 그녀의 책상 배치를 바꿨지만 증상은 나아지지 않았다.

켈리는 왼쪽 팔과 목에 증상이 있었기 때문에, 그녀에게 두 가지 기능 결과 측정; UEFI (상지 기능지수, the Upper Extremity Functional Index)와 NDI(목 기능장애지수, Neck Disability Index)을 받도록 하였다. UEFI는 환자에게 20가지 기능작업을 실행하도록 하고 동작의 난이도 등급을 Likert-type scale 0 (극도로 어려움, 불가능함) −4 (어려움 없음)로 표기하게 한 것이다. 각 수치를 모두 더하여 80점 중 총점을 계산한다. 그 계산된 값은 0과 80 사이의 점수를 나타내고, 점수가 낮을 수록 장애가 더 심각한 것이다. UEFI의 신뢰도는 0.95이고 MCID는 9점으로 확인되었다(Stratford 등, 2001).

NDI는 목통증을 호소하는 환자에 대해 특정한 장애 척도로 가장 넓게 사용되며, 기능의 다양한 측면을 나타내는 10가지 항목으로 구성되어 있고, 각각 0~5점, 총점은 50점이다. 이 점수는 곱하기 2를 하여 환자의 장애인지도의 퍼센트로 해석된다. 더 높은 점수일수록 장애수준이 높음을 의미한다. NDI는 목통증 환자의 신뢰도 및 유효성 있는 결과 측정방법으로 입증되어 왔다(Hains 등, 1989; Riddle과 Stratford 1998). NDI는 19점으로 MCID를 나타냈다(Cleland 등, 2008b). 켈리는 첫 방문 때 UEFI가 46/50점, NDI가 56%였다. 또한 켈리는 그녀의 증상과 관련된 정신사회학적 연관성을 평가하기 위해 FABQ(공포 회피 반응 설문지, Fear-Avoidance Beliefs Questionnaire)를 작성하였다. 켈리의 직업 및 신체적 활동과 관련된 평균점수는 그녀의 증상이 정신사회학적 요소와 관련이 있다고 나타내지는 않았다.

켈리는 그녀의 통증 수준과 상관없이 직장업무를 계속 할 것이라고 하였고, 가능한 한 자리에서 자주 일어나거나 걷는 것과 같은 변화를 주기 위해 노력할 것라고 하였다. 그녀는 하루 동안 통증이나 증상을 악화시키는 패턴은 없었고, 오직 그녀의 직장 또는 집에서의 전반적인 활동 수준만이 영향을 준다고 하였다.

그녀는 왼쪽으로 누워서 잘 때 어깨통증으로 대략 3~4번 잠에서 깼었다. 그러나 바로 눕거나 오른쪽으로 자세를 바꾸면 몇 분 안에 잠들기 때문에 이것은 크게 문제되지 않는다고 하였다. 켈리의 과거병력에는 심각한 질병, 부상, 입원에 대한 특이사항은 없었고, 그녀의 가족력 또한 특이점이 없었다. 그녀는 팔에 감각이상이나, 상지 및 하지에 약화 증상, 원인불명의 체중감소 경험도 없었다. 또한 경동맥 기능부전을 나타내는 어지러움, 겹쳐보임(복시), 조음장애, 연하곤란, 쓰러짐 발작, 안진증, 메스꺼움 또는 무감각증도 보이지 않았다(Sizer 등, 2007). 마지막으로 어떠한 손가락 기능 감소 또는 걷는 중 절뚝거림은 없다고 하여 경추척수증(cervical myelopathy)의 가능성을 배제하였다(Cook 등, 2009).

켈리는 현재 문제에 대해 의사가 항염제를 처방하기 전까지 최근까지 어떠한 약도 복용하지 않았다. 그러나 그녀는 그 약이 자신의 증상에 어떤 변화도 주지 않는 것 같고 위장과민을 발생시키는 것 같아 1주일 후 약 복용을 중단하였다고 했다. 지금까지 켈리의 왼쪽 어깨와 팔꿈치의 증상이 어깨로부터 발생한 것으로 볼 수 있지만, 최근 목과 어깨 통증이 설명할 수 없는 이유로 증가되었기 때문에 경추가 여전히 켈리의 증상에 대한 1차 원인으로 고려된다.

추론 질문:

1. 켈리의 증상이 두 부위에서 발생하고 그중 경추가 주된 원인이라고 분석한 당신의 추론에 대해 논의하십시오.

추론 질문에 대한 답변:

켈리의 이력을 확인한 후, 신체검사에서 확인해야 할 몇 가지 가능성 있는 병증이 있음이 분명했다. 주된 가설은 켈리의 증상의 동작에 근거한 기계적 목통증(mechanical nexk pain)이다. 켈리의 어깨와 팔꿈치 통증뿐만 아니라 목통증과 뻣뻣함 역시 최근에 증가하였기 때문에 이 두 증상의 위치가 연관된 것으로 보인다. 주관절 외측부 통증과 관련된 경흉추 부위(cervicothoracic region)의 기능장애에 대한 근거(Berglund 등, 2008)가 있고, 어깨 증상 환자에게 흉추(Strunce 등, 2009)와 경흉추(Mintken 등, 2010)에 치료중재를 했을때 긍정적 결과가 있다는 근거가 있기 때문에 경추가 켈리 증상의 주요 원인이라고 생각된다. 그러나 켈리의 어깨와 팔꿈치의 증상은 무시될 수 없는데, 예를 들면 견봉하 충돌(subacromial impingement) 또는 회전근개 병증을 역학적으로 고려한다면 통각수용기에 국소적 원인이 있을 수 있기 때문이다. 앞쪽 어깨에 쑤시는 듯한 통증과 둔한 감각은 회전근개 병증 또는 견봉하 충돌이 있을 때 일반적으로 나타나고, 주관절 외측부로 뻗치는 방사통 또한 이러한 환자들에게서 볼 수 있다.

켈리의 어깨와 팔꿈치에 있는 방사통은 경추신경근 병증(cervical radiculopathy)과 신경역동성(neurodynamic)의 문제를 고려하게 한다. 목 증상이 있는 사람들이 경추신경근 병증과 신경운동성 이상을 갖고 있을 수 있지만 켈리와 같은 증상을 갖는 것은 일반적이지 않다. 목에서 시작된 증상은, 켈리처럼 목의 증상이 어깨뼈 중간으로 뻗치는 대신, 어깨 앞쪽과 주관절 외측부로 뻗치는 증상을 보일 가능성이 더 크다. 이런 이유로 이것들이 검사되어야 할 가설들이긴 하지만 가능성이 적어 보였다.

추론 질문:

2. 경추 및 어깨 증상에 대해 가장 가능성이 높은 '통증 형태'[통각수용성(nociceptive), 신경병증(neuropathic), 유해가소성(nociplastic)]에 관한 당신의 가설은 무엇입니까? 두 부위에 대한 가설이 똑같습니까?

추론 질문에 대한 답변:

휴식 시와 활동 시 모두 경추와 왼쪽 어깨의 통증에 대한 켈리의 설명에 근거하여 통각수용성 통증으로 가설화할 수 있다. 그녀는 어깨와 팔꿈치에서 둔한 통증이 있었다고 했고, 어떤 체성 관련통이 그녀의 경추 증상과 함께 있었다. 이것은 통각수용성 통증에서 일반적이다. 켈리는 증상을 악화시키는 특정 활동을 설명할 수 있었고, 특히 집과 직장에서 왼쪽으로 목을 회전하거나 측방굴곡하려고 할 때 어깨와 팔꿈치 증상이 양성으로 나타났다. 그녀는 또한 경추와 팔에서의 증상을 완화시키거나 줄이기 위해 그녀가 할 수 있는 특정 활동들을 설명했는데, 이 또한 통각수용기성 통증임을 가리킨다(Smart 등, 2012a). 켈리는 말초신경병증 통증과 관련된 무감각이나 저리는 증상은 없다고 했고, 타는 듯한 통증, 쏘는 듯한 통증, 날카로운 통증 또는 전기충격과 비슷한 통증은 느껴본 적이 없다고 하였다. 켈리의 증상에 대한 심각성(sensitivity) 및 과민성(irritability)은 비교적 낮거나 보통인데, 반면 신경병증이 있는 환자들은 심각성과 과민성이 높다(Smart 등, 2012b). 그렇기 때문에 신경병증 통증으로 판단될 가능성은 낮았다.

유해가소성 통증에 관해서, 켈리의 증상이 시간이 지남에 따라 악화되었지만 그녀가 목과 팔에 증상이 나타난 것은 단지 3개월밖에 안 되었고, 일반적으로 예상되는 치료기간이 있기 때문에 그녀의 증상이 더 빨리 회복될 것이라고 기대하기는 힘들다. 그녀는 지속적이고 꾸준한 통증은 없었다고 진술하였고, 비록 그녀가 왼쪽으로 누워 잘 때 수면에 어려움이 있다고 하였지만, 이것이 가장 신경 쓰이는 부분는 아니라고 하였다. 그녀는 목, 어깨, 팔꿈치 증상의 위치가 분명했고, 통증 부위가 넓거나 유해가소성 통증을 가진 환자와 같이 극도로 민감하지 않았다. 무엇보다 중요한 것은, 켈리는 어떤 활동과 자세가 그녀의 증상을 발생시키고 완화시키는지 명확하게 알고 있었다. 유해가소성 기전을 가진 사람들에게서는 악화시키거나 완화시키는 요인들을 명확하게 찾기 어렵다(Nijs et al., 2010). 켈리의 사례에서 유일하게 통각가소성 기전이라고 볼 수 있는 요인은 팔꿈치 증상이 이차적인 통각과민(hyperalgesia)의 결과일 수 있다는 가능성이지만, 이 역시 신체검사에서 확인이 필요하다.

임상추론 해설:

'증상의 잠재적 원인'과 관련된 임상추론은 신체부위(예 경추와 어깨복합체)와 특정 구조물(예 모든 경추 운동분절 중 C4–C6와 같이 구체적 분절, 후방추간관절 및 추간판 또는 어깨의 견봉하 조직 및 회전근개, 견봉하 점액낭, 상완이두근 등과 같이 경추의 특정 구조물)과 관련된 가설을 포함할 수 있다. 비록 증상은 분명한 질환 없이 존재할 수 있지만, 증상과 관련된 병증에 대한 가설은 전형적인 임상적 패턴을 인지하여 세워질 수 있다. 그러나 보통 조직의 '원인'와 증상과 관련된 '병증'에 관련된 가설은 임상검사를 통해 확정할 수 없기 때문에, 장애에 초점을 맞춘 추론을 통해 조직과 병증을 고려하여 진단적 추론에 균형을 맞추는 것이 중요하다(예 어깨굴곡이 제한된 증상, 특정 경추의 생리학적 또는 부가적 움직임이 제한된 증상).

이 단계에서, 켈리의 증상은 통각수용성이 유력한 원인인 것으로 가설을 세울 수 있다. 제1장에서 논의한 것과 같이, 임상적 징후와 병증에서 확인한 바, '통증 형태'에서 임상 패턴이 있었다. 현재는 임상적으로 통증 형태는 확정할 수 없지만, 전문가에 의해 일치된 전형적인 임상 패턴이 있었고, 유력한 통증유형이나 통증유형과 결합된 가설을 세울 수 있게 되었다. 우리의 진화된 추론의 초점은 '주의점', '관리', '예후'와 같은 임상적 결정의 다른 범주에 대해 중요한 암시를 하고 있기 때문에 중요하다.

추론 질문:

3. 켈리는 그녀가 하는 업무가 그녀의 증상을 가장 잘 발생시키는 이유라고 생각한다고 했다. 당신은 이것이 전적으로 신체적 관점(예 자세)만이 원인이라고 생각하는지 또는 또 다른 사회정신적 요인이 있을 것인지에 대해 견해를 밝힐 수 있습니까?

추론 질문에 대한 답변:

켈리가 물리치료사에게 왔을 때, 그녀의 목증상에 대해 수정된 형태의 공포–회피 반응(FABQ)이 주어졌고, 이 설문은 현재 임상에서 일반적으로 사용되는 것이다. 이 설문은 요통 환자들을 위해 Waddell 등(1993)이 개발한 것이지만, 최근 목통증 환자에 대한 심리측정적 속성에 대한 연구가 진행되었고(Cleland 등, 2008a), 상당한 검사–재검사 신뢰도가 있으며 내부적 일관성이 높음을 밝혀냈다. FABQ는 신체적 활동과 업무라는 두 가지 부척도로 나뉘어 있다. 몇몇 질문은 특정 활동이 어떻게 그 통증을 악화시키는지에 대한 환자의 생각에 대해 알아보는 것이고, 만약 총점이 두 부척도에서 모두 낮게 나오면 정신사회적 요인이 환자의 전반적인 증상과 물리치료 과정에 영향을 줄 가능성이 적은 것이다. 켈리의 경우, 신체활동 부척도에서 24점 중 4점을 받았고, 업무 부척도에서는 42점 중 16점을 받았다(Waddell 등, 1993). 또한 켈리는 업무나 삶에서 그녀의 전반적인 정신적 및 신체적 건강에 영향을 미칠만한 스트레스를 받는 일은 없다고 하였다. 이러한 이유들 때문에, 켈리의 목과 팔 증상들이 잘못된 자세와 경흉추 및 어깨관절의 제한된 운동성을 포함한 신체적 장애로 발생한다고 여겨졌다.

임상추론 해설:

모든 평가(면담, 신체검사, 결과 재평가)에서와 같이, 어떤 것을 명확하게 평가하지 않고 어떤 원인이 없음을 가정하는 것은 추론에 대한 오류이다. 제1장에서 논의되었던 선별검사(다른 증상과 공존 이환 질병에 대한 검사, 다른 악화/완화 요인에 대한 검사, 정신사회적 요인에 대한 검사)는 빈틈을 없애고 편향성 오류를 최소화하기 위한 전략으로 논의되었다. 이 경우에서 진행된 것과 같이 환자의 통증이나 장애 경험에 대한 정신사회적 요인의 잠재적인 연관성에 대한 명백한 검사를 하는 것은 생물심리사회적 틀에서 추론하고 직접 실습하기 위해서 필수적이다. 제3장과 제4장에서의 정신사회적 요인 검사와 설문 논의의 중요성, 환자면담 시 질문에 제안된 범위에 대해 뒷받침하는 이론을 참고한다.

신체검사 Physical Examination

관찰 Observation

켈리는 가벼운 전방머리자세(forward head posture)를 보였고, 그녀의 자세를 개선시키려 할 때 중립적 자세를 보일 수 있었다. 그녀는 회사에서 스스로 좋은 자세를 유지하려고 노력했지만 화면을 더 잘 보기 위해 컴퓨터로 점점 더 다가가게 되어 다시 전방머리자세가 되는 것을 종종 발견하였다고 말했다. 그녀의 흉추는 경흉추 연접지역인 T2에서 약간의 굴곡을 보였고, T3에서 T6까지 상대적으로 흉추가 편평했다.

경추 관절가동범위 Cervical Range of Motion

능동 경추 굴곡, 오른쪽 굴곡과 회전 통증 없이 완전한 관절가동범위를 보였다. 정상 관절가동범위와 통증이 없는 동작에서 과압력을 가했는데, 어떠한 증상도 나타나지 않았다. 능동 신전, 좌측 굴곡과 회전에서는 모두 뻣뻣하고 켈리가 최근 경험한 목통증이 유발되었다. 켈리는 목의 신전 동작에서 정상 가동범위를 보였지만 끝 범위에서 2/10 정도의 통증과 상당한 뻣뻣함을 느꼈다고 했다. 왼쪽 측방굴곡과 회전에서도 비슷한 증상을 경험했지만 경사계(bubble inclinometer)(측방굴곡)와 일반적인 관절가동범위 측각기(goniometer)(회전)를 사용하여 측정한 동작에서 각각 약 20도 정도 제약이 있었다. 왼쪽에 대한 수동 사분위 검사(quadrant test)에서 켈리의 목통증이 유발되었고, 왼쪽 어깨뼈 중간에 뻗치는 통증이 있었다. 왼쪽 측방굴곡과 회전에서 켈리는 주관절 외측부로 방사통을 동반한 어깨 앞쪽 통증이 증가함을 느꼈고, 이것은 그녀가 물리치료사를 방문하게 한 증상과 유사했다.

어깨/팔꿈치 관절가동범위 Shoulder/Elbow Range of Motion

켈리의 오른쪽 어깨 능동 관절가동범위와 왼쪽 어깨의 신전과 외회전에서 통증 없이 정상 가동범위를 보였다. 그러나 그녀의 내회전과 외전 동작이 60도로 평가될 때, 왼쪽 어깨 굴곡 140도, 왼쪽 어깨 외전 120도, 내회전은 45도로 동작이 제한되었고 한 손을 등 뒤로 하는 검사에서는 L4까지 닿을 수 있었다. 이 동작들 모두 주요하게 켈리의 어깨와 팔꿈치 통증을 유발하였다. 관절가동범위 동작에 앞서 그녀의 자세를 개선시키는 동작을 지시했을 때, 그녀의 능동 관절가동범위는 어께 굴곡과 외전에서 약 5도 향상되었지만 어깨와 팔꿈치 통증은 계속되었다. 수동검사에서는 외전이 60도로 평가되었을 때 왼쪽 어깨 굴곡 155도, 외전 130도, 내회전에서 50도를 나타냈다. 그녀의 오른쪽 어깨의 수동 관절가동범위는 능동 관절가동범위 평가 결과에서 예상했듯이 모든 면에서 정상 가동범위를 보이고 통증이 없었다. 모든 정상 가동범위와 통증이 없었던 능동 동작에 대해 양측에 모두 과압력을 가했지만 증상이 재발되지 않았다. 수동 관절가동범위 이후 왼쪽 어깨의 굴곡과 외전 동작에 과압력을 가했을 때는 끝 범위에서 어깨와 팔꿈치에 통증이 유발됐다고 하였다.

추론 질문:

4. 견갑상완부(scapulohumeral)의 역학, 특히 능동 어깨움직임에서 비정상적인 근육 활동/ 동원에 대한 견해를 밝힐 수 있는가?

추론 질문에 대한 답변:

능동 어깨 굴곡과 외전 동작을 하는 동안, 켈리는 상승모근과 견갑거근의 주된 사용을 통해 견갑골을 올리는 대신 견갑골(전거근/상승모근과 하승모근)의 상방회전(upward rotation)이 감소됨을 보여 왔다. 그녀는 또한 능동적으로 신전 또는 외전 동작을 한 자세에서 중립 자세로 돌아올 때 하방회전과 하강 동작이 늦게 일어났다. 그녀는 근력 검사를 하기 전부터 이미 견갑골의 생역학적 관찰을 통해 어깨 움직임을 하는 동안 견갑골의 상방/하방 회전과 하강을 돕는 모든 근육, 전거근, 대/소능형근, 중/하승모근의 약화가 있었다(Ludewig과 Braman, 2011). 이러한 결과들은 더 나아가 어깨충돌증후군에 대한 가능성을 시사하였고(Ludewig과 Braman, 2011), 이러한 이상은 잠재적인 진단 리스트에 계속 남아 있게 되었다. 그러나 '장애와 관련 없어 보이는 먼 거리에 있는 해부학적 구조물이 환자의 주요 증상에 영향을 미치거나 연관성이 있을 수 있다는 개념'(Wainner 등, 2007)으로 정의된 부위 상호의존성에 대한 견해는 현재로서 가장 유력한 추론이었다. 켈리는 사실 왼쪽 어깨와 팔꿈치 증상이 더 많아졌고, 그녀의 경추 통증과 뻣뻣함도 역시 마찬가지였다. 부위 상호의존의 개념과 일관되어 어깨와 팔꿈치의 손상이 경추와 관련있다는 것은 여전히 믿어졌다.

임상추론 해설:

손상된 어깨위팔 역학에 대한 인지는 견갑골 조절을 담당하는 근력들이 약해졌다는 추론을 할 수 있게 하고, 견갑골의 조절능력 저하는 견봉하 문제를 일으키는 '기여요소'일 수 있다. 이러한 가설은 근력에 대한 도수근력 및 기능 검사를 통해 확인할 수 있으며 견갑골의 역학적 움직임을 수정하는 치료중재가 어깨 증상과 움직임 손상에 대해 영향을 주는가를 평가하여 확인이 가능할 것이다. 특히 환자 평가 초기에 추론에 대한 임상적 판단의 중요성은 환자의 장애에 대해 가능한 다양한 설명이 귀납적으로 상정될 수 있고, 그다음에 신체검사와 지속적인 관리–재평가 과정을 통해 확인될 수 있다.

관절가동성 Joint Mobility

관절가동성은 경추, 흉추, 어깨, 팔꿈치에 대해 평가되었다. 팔꿈치 관절가동성은 양측 모두 정상이었고, 왼쪽 주관절 가동성 검사 시 어떠한 증상도 유발되지 않았다. 흉쇄관절과 견봉쇄관절에서도 양측 다 정상 움직임을 보였다. 팔을 들어 올린 자세에서 왼쪽 상완관절와관절의 미측과 후방 쪽으로 활주시켰더니 켈리의 주요 어깨 및 팔꿈치 증상이 유발되었다. 증상 유발과 함께 활주 시 뻣뻣함이 있었다. 경추 중앙부에서 후전방 활주(central cervical posterior-anterior glide)를 했더니 C4−C6부위에서 뻣뻣함이 나타났고, 목과 어깨 증상 또한 유발되었다. C4−C6경추의 왼쪽에 편측 후전방 활주(unilateral posterior-anterior glides)를 했을 때 또한 켈리의 목과 어깨 증상을 발생시켰다. 경흉추 연접부에서의 가동성은 중앙부 후전방 활주에서 저가동성(hypomobile)을 보였지만, 켈리의 주요증상이 유발되지는 않았다. 흉추의 움직임 평가는 T1−T7까지 중심 및 편측 모두에서 뻣뻣함이 없는 것으로 나타났다.

추론 질문:

5. 경추와 어깨관절 움직임 검사에서 모두 어깨통증이 재발되었다. 이 결과의 중요성과 통증의 원인과 관련된 초기가설이 어떻게 관련이 있는지에 대한 견해를 밝힐 수 있습니까?

추론 질문에 대한 답변:

초기에는 켈리 증상에 대한 가설에 역학적 목통증뿐만 아니라 견봉하 충돌증후군 또는 회전근개 병증과 연관된 어깨부위 구조물 또한 포함되었었다. 상완관절와관절의 꼬리쪽 및 뒤쪽 활주를 했을 때 왼쪽 어깨와 팔꿈치에 발생된 증상들을 보았을 때, 어깨의 문제가 있다는 추론이 좀 더 뒷받침되었고, 켈리는 증상과 관련하여 경추와 어깨 구조물에 모두 원인이 있다고 추정된다. 그러나 경추와 어깨 관절의 움직임 검사에서 같은 증상이 재발된 것은 주요 원인이 경추에 있음을 암시하고 있다.

그러나 더 생각할 것은 C4−C6로부터 나오는 말초신경에 의해 신경지배된 어깨 부위, 그 어깨 부위에 증상을 가지고 있으며 경추통증과 뻣뻣함이 있는 환자가 어깨의 병적 문제를 보이는 것만이 아니라, 실제로는 경추로부터 발생한 증상일 수 있다는 것이 여전히 논리적이다. 팔꿈치 통증이 있으며 경추에 질환이 있는 사람들(Berglund 등, 2008)에 대한 연구와 경흉추 부위의 치료에 잘 반응한 어깨통증 환자들(Strunce 등, 2009; Mintken 등, 2010)에 대한 초기 논의를 바탕으로, 지속적인 어깨와 팔꿈치 통증을 가진 역학적 목통증이 가장 유력한 가설이다. 그러나 이 가설은 오직 추가적인 객관적 검사와 도수치료를 통해서만 확인될 수 있을 것이다.

임상추론 해설:

이전에 언급된 내용에 따르면, 신체검사는 환자의 신체상태를 확인하고, 주관적 검사(과거력)에서 세워진 가설을 명확하게 '확인'할 수 있는 기회를 제공한다. 여기에서 어깨의 움직임과 관련된 증상을 보인 신체장애는 그 문제가 국소 어깨 구조에 있음이 인정된다. 어깨의 신경지배와 켈리가 묘사한 경추 장애가 같은 경추 수준이라는 것은 어깨조직의 과민성이 어깨와 경추의 체성 연관성에 있다는 역학적 관계를 설명한다. 이것은 앞서 내린 결론을 제거하는 데 매우 중요하고, 현 증상에 대한 다른 구조물을 '지지'함으로서 신체적 소견들을 고려한 근거중심 추론을 통해 더 확장된 가설의 가치를 강조한다. 이러한 경우, 경추와 어깨 구조물 모두가 원인으로 인정되기는 하지만 비록 하나의 추론이 더 가능성이 있는 것으로 판명되었어도 시험적 치료중재를 진행함에 따라 추가 검사가 이루어질 때까지 추론의 가능성을 계속 열어 둔다.

근력평가 Strength Assessment

경추, 어깨, 팔꿈치가 포함되어 있기 때문에, 특정 근육들은 도수근력 검사를 통해 검사되었다. 켈리는 왼쪽 어깨의 외회전과 중승모근/능형근에서에서 4/5, 양측 하승모근에서 3/5, 그리고 양측 전거근에서 4/5의 근력을 보였다.

켈리의 전방머리자세가 상지교차자세증후군(upper cross-postural syndrome)의 가능성과 경추 증상8에 영향을 줄 수 있다는 것에 기초하여 심부 경추 굴곡근의 지구력테스트 역시 평가되었다(Harris 등, 2005). 켈리는 심부 경추 굴곡근지구력 검사에서 단 18초 간 실행할 수 있었는데, 보고된 정상 소견은 38초 이상이었다(Harris 등, 2005).

신경학적 검사 Neurological Assessment

신경학적 연관성을 배제시키기 위해, 상지근절(myotome)이 평가되었고, 양측 다 정상 결과를 보였다. 가벼운 자극을 통한 피부절검사와 요상완근, 상완이두근 그리고 상완삼두근의 근신장반사 검사 또한 양측 모두 정상이었다.

기타 검사 Other Tests

켈리가 상부 경추인대 불안정성이나 경추 동맥 기능장애를 가지고 있다고 의심할 이유는 없었으나, 초기 소견에 근거하여 켈리를 위한 중재는 경추 도수치료이기 때문에 샤프–펄서(Sharp-Purser), 익상인대 스트레스 검사(alar ligament stress test), 전방전단력 검사(anterior shear tests)가 진행되었으며, 운동 손상이나 증상의 재발은 없었다(Mintken, 2008). 낮은 민감도와 특이도 때문에 경추 동맥 기능장애를 진단하기 위한 특별한 검사는 수행되지 않았다(Kerry와 Taylor, 2009). 또한 Kelly는 어지럼증, 겹쳐보임, 구음장애, 연하곤란, 쓰러짐 발작, 안구진탕, 메스꺼움 또는 무감각에 대한 어떠한 증상도 호소하지 않았다(Sizer 등, 2007). 그러나 도수치료가 켈리의 치료계획에서 실행될 가능성이 있었기 때문에 지속적인 좌우 끝 범위 경추 회전 동작을 실행하였는데, 켈리는 어지럼증, 구역질, 안구진탕 등과 같은 우려할 만한 증상은 보이지 않았다(Rivett 등, 2006). 견봉하 충돌(subacromial impingement)과 회전근개 병증에 대한 검사에서, 견봉하 충돌 및 회전근개 전체 파열(full-thickness rotator cuff tears), 두 가지 검사항목군을 모두 포함하는 니어 충돌검사(Neer impingement test)를 실행하였지만, 켈리가 이 검사에 필요한 충분한 능동 또는 수동 굴곡 가동범위를 갖고 있지 않아 명확한 결과를 얻는 것이 어려웠다. 견봉하 충돌을 배제하기 위해, 통증호의 존재, 외회전의 약화, 니어 충돌 검사의 음성 여부가 평가되었다(Michener 등, 2009). 켈리는 통증호를 보이지 않았고 니어 충돌 검사에 필요한 충분한 수동적 어깨 거상 동작을 할 수 없었다. 그녀는 외회전 동작에 통증 없는 약화가 있었지만 양쪽 모두에서 발생하여 고려하지 않았고, 이것은 특정 병리상태와는 무관한 외회전 동작의 일반적인 약화로 생각되었다. 테스트를 통해 얻은 검사항목군 결과를 바탕으로, 견봉하 충돌은 배제되었다. 켈리는 또한 팔 떨어뜨리기 검사에서 양성반응을 보이지 않았는데, 이를 통하여 전층 회전근개 찢어짐이 배제되었다(Park 등, 2005).

경추신경근 병증(cervical radiculopathy)을 배제하기 위해 경추신경근 병증의 임상적 예상법칙이 사용되었다. 여기에는 4가지 변수가 있다: 스펄링 검사(Spurling's test), 신연검사(distraction test), 정중신경검사를 통한 상지긴장검사(upper limb tension test), 능동 경추 회전. 특수 검사가 양성이고 침범된 쪽의 능동 경추 회전 동작이 60도 미만인 경우 양성 우도비(positive likelihood ratio)는 30.3이고 사후 검사에서 경추신경 병증을 진단받을 가능성이 90%이다(Wainner 등, 2003). 스펄링 검사는 켈리를 먼저 수동으로 오른쪽 측방굴곡한 다음 평가자의 손으로 약 7kg의 부하를 축 방향으로 가함으로써 평가되었다. 오른쪽에서 증상의 유발 없이 이 검사를 수행한 후 켈리의 머리를 수동으로 왼쪽 측방굴곡시키고 7kg까지 축 방향으로 부하를 가했다(Wainner 등, 2003). 켈리는 왼쪽 측방굴곡에서 어깨뼈 중앙에 불편함이 있었지만 어깨와 팔꿈치 증상은 없었다. 경추신경 병증군 검사가 계속 진행되었고, 누운 자세에서 진행된 신연 검사에서는 증상의 변화가 없었다. 상지긴장 검사는 어깨와 팔꿈치 복합 증상이 잠재적인 신경운동성(neurodynamic) 문제와 연관되어 있음을 제외시키고, 또한 경추신경 병증의 존재 여부에 대한 평가를 마치기 위해 평가되었다. 주관절 외측부로 뻗치는 앞쪽 어깨의 통증에 대한 켈리의 설명은 요골신경의 운동성 문제 때문일 수 있을 것이라는 생각을 하게 했다. 정중신경, 요골신경과 척골신경 편향에 대한 상지긴장도 검사는 양쪽 모두 음성이었다.

추론 질문:

6. 어깨 검사에 따라 견봉하 충돌을 배제했다고 하였다. 상완와관절의 가동성이 어깨와 팔꿈치 증상을 재발시킨 경우 어떤 다른 어깨 진단을 고려할 수 있습니까?

추론 질문에 대한 답변:

어깨 검사에 따라 견봉하 충돌 및 회전근개의 완전파열도 제외되었다. 이때 어깨와 팔꿈치 증상이 경추로 인한 결과인 것처럼 보였지만 켈리가 회전근개 건병증(rotator cuff tendinopathy)을 가지고 있을 가능성도 있다. 그러나 견봉하 충돌 및 회전근개 건병증이 어떤 원인으로 발생하는지(즉, 건병증을 일으키는 충돌 또는 건병증으로 인한 충돌) 명확하지 않기 때문에 가능성이 큰 가설은 아니었다. 견봉하 충돌에 대한 검사 항목들이 음성이었기 때문에(Michener 등, 2009), 회전근개 건병증은 의심되지 않았다. 어깨와 팔꿈치 증상을 둘 다 일으킬 수 있는 다른 가능한 가설은 석회성 힘줄염(calcific tendinitis)이나 견봉하 점액낭염(subacromial bursitis)이지만, 영상촬영이 없다면 이러한 병증이 존재하는지 확인하기 어려울 것이다. 관절순 파열이나 상완관절와의 불안정성은 주관적인 검사 후에 제외되었다. 그 이유는 캘리는 어깨가 빠지거나 딸깍거림, 뚝뚝거리는 느낌이 없었기 때문이다(Mazzocca 등, 2011; Dodson와 Altchek, 2009). 마지막으로 가능한 어깨병증은 상완관절와 관절염이지만, 켈리는 이 연령대에 적합하지 않으며 조기 관절염을 일으킬 수 있는 외상의 과거병력이 없었다. 또한 켈리는 어깨와 경추 관절 움직임 모두에서 동일한 어깨와 팔꿈치 증상이 나타나기 때문에 경추가 장애와 기능 제한의 주요 원인이라고 추측된다.

추론 질문:

7. 신체검사가 끝나는 시점에서, 당신의 가설은 주관적 검사 이후의 생각과 일치했습니까?

추론 질문에 대한 답변:

견봉하 충돌, 회전근개 병증, 경추신경근 병증 및 신경운동성 문제는 신체검사 후 배제되었다. 켈리의 주요 증상과 2차적 증상의 유발과 검사에서 얻은 결과를 토대로 역학적 목통증과 같은 경추의 원인이 켈리의 증상을 일으킬 가능성이 명확했고, 그 치료중재는 척추에 직접적으로 실시되어야 했다. 그러나 관절가동범위와 관절 운동성의 제한 역시 유사한 증상을 일으키기 때문에 어깨를 무시할 수는 없었다. 이전에 논의된 바와 같이 목에 통증이 있는 환자에게서 팔꿈치 증상을 함께 발견할 수 있다는 것은 팔꿈치를 지배하는 신경이 C5–C6임을 고려하면 이해될 수 있다. C4–C6는 팔꿈치와 함께 어깨부위 신경을 지배한다. 켈리는 C4–C6에 대한 편측 후전방 활주와 중심부 후전방 활주를 할 때 증상이 유발되었다. 그녀는 특정 어깨와 팔꿈치 병증에서 음성 결과를 받았기 때문에, 경추가 어깨와 팔꿈치의 원인일 가능성이 가장 높았다. 이와 상관없이, 켈리는 제한된 능동/수동 관절가동범위와 어깨의 관절가동성 평가에서 뻣뻣함이 있었다. 그렇기 때문에 비록 경추가 증상의 원인이고, 어깨 병증과 유사한 증상을 보인다고 생각되지만, 치료중재는 경추뿐만 아니라 어깨관절 복합체도 직접 하게 될 것이다.

임상추론 해설:

의학적 '진단'은 전형적으로 질병, 병증 또는 임상 증후군의 범주화를 지칭한다. 이전의 해설에서 논의된 바와 같이, 근골격계 치료에서 관리를 위해 오직 진단적 범주화에 의존하여 병증 중심의 추론을 하는 것은 병증과 장애 사이에 연관성이 부족하거나 임상적 검사를 통해 증상적 병증을 확정짓는 것이 어려울 경우 오류가 많을 수 있다. 제1장에서 언급된 '진단적 추론'이라는 넓은 범위의 관점은 통증 유형, 조직적 병증 그리고 잠재적 기여요소에 대한 여지를 고려함으로써 신체적 그리고 운동 장애와 기능적 제한과 관련된 근골격의 실질적 진단을 뒷받침하는 추론이었다. 이는 어깨와 팔꿈치 증상이 유발되었지만 특정 병증이 확인되지 않은 경우에도 '장애'를 진단하기 위한 경추 및 어깨 평가의 제한과 관련이 있다고 답변한 보고서의 결과와 일치한다.

첫 번째 방문 Appointment 1

경추와 어깨 장애뿐만 아니라 흉추 장애를 치료하기 위해 흉추에 도수교정이 시행되었다. 누운 자세 및 굴곡 자세에서 도수치료는 T3−T4와 2차적으로는 경흉추 접합부에 사용되었고 바로누운자세에서도 시행되었다. 재평가에서, 켈리는 왼쪽 어깨 또는 목의 신전, 좌측 측방굴곡, 좌측 회전 동작의 능동 가동범위에 아무런 변화가 없었다. 켈리는 흉추 도수치료에서 긍정적인 반응을 이끌어 내지 못했기 때문에, 켈리의 증상에 변화가 있을 때까지 왼쪽 상완관절와관절에 후방측과 미측 방향으로 등급 3 또는 4의 활주를 사용했다. 수차례 활주를 한 후, 켈리는 어깨와 팔꿈치에 뻣뻣함과 통증이 감소되었다고 하였고, 왼쪽 어깨의 능동 굴곡 동작이 150도, 왼쪽 어깨의 능동 외전 동작이 140도, 왼쪽 어깨의 능동 내회전 동작이 55도, 손을 등 뒤로 올리는 동작에서 L2 위치에 도달할 수 있게 되었다. 켈리는 경추 굴곡근의 강화를 위해 가정운동 프로그램을 지시받았다. 그녀는 바로누운자세에서 경추의 굴곡 근육 강화 운동을 시행하였는데, 바닥에서 머리를 어느 정도 들어 올려 중립 자세로 유지하였다가 턱을 집어넣고(chin tuck) 5~10초간 유지함을 반복하고, 하루 한 번 10회 반복하는 방법으로 진행하였다. 운동 첫날에는 올바른 자세를 강조하였다. 켈리의 상완관절와관절의 관절가동술을 통해 켈리의 관절가동범위 증진과 통증 감소가 있었음을 근거로, 그녀는 또한 도수치료를 통해 향상되었던 동작을 유지하기 위해 상완관절와관절의 미측 활주에 대한 자가−활주(self-mobilizations)를 하는 방법을 교육받았다. 마지막으로 켈리는 상완관절와관절 후방 활주를 할 수 있도록 크로스바디 스트레칭(cross-body stretch)을 교육받았다.

추론 질문:

8. 당신의 치료를 위해 흉추에 도수교정을 시작한 근거는 무엇입니까? 이 치료가 증상에 영향을 미치지 않았다는 것에 놀라지 않았습니까?

추론 질문에 대한 답변:

흉추 도수교정의 시작은 목통증을 가진 사람들(Cleland 등, 2005, 2007, 2010; Dunning 등, 2012; Fernandez-de-las-Penas 등, 2009; Gonzalez-Iglesias 등, 2009)과 어깨에 증상이 있는 사람(Mintken 등, 2010; Strunce 등, 2009)들을 위해 경흉추 관절 밀치기 도수교정을 사용했다는 수많은 연구와 임상 경험을 통해서였다. 이 때문에, 흉추에 대한 도수교정이 켈리가 갖고 있는 목과 어깨 증상 모두를 해결할 수 있기를 기대했다. 켈리의 증상의 주요 원인이 경추에 있을 것이라는 가설이 너무 강력했기 때문에 흉추 도수교정이 효과가 없었던 것은 놀라운 일이었지만, 목에 통증이 있는 사람들을 위해 경추에 직접 치료를 한다는 연구 또한 많이 존재한다(Puentedura 등, 2011; Puentedura 등, 2012; Boyles 등, 2010). 그러므로 켈리는 관절가동성 제한을 일으키는 원인 부위에 직접적인 치료가 필요한 환자일 수 있었다. 또한 비록 켈리가 관절 도수교정에 동의했더라도, 그녀가 치료의 효과가 있을 것으로 기대하지 않았을 수 있었고, 관절 도수교정이 훌륭한 성공을 이끌 수 있다고 믿는 사람에게서 확실한 호전을 이끌어 낼 수 있다는 것이 밝혀졌음에도(Bishop 등, 2013), 이것이 치료중재 이후 그녀의 전반적인 증상에 아무런 변화를 일으키지 않음을 이끌었을 수 있었다. 켈리는 이 치료가 자신의 증상을 완화시킬 수 없다는 정반대의 기대를 갖고 있었을 수 있다.

추론 질문:

9. 지금까지 언급된 어깨의 전반적인 연관성과 관련하여 당신의 초기 가설에 상완관절와관절의 관절가동술에 대한 반응이 어떻게 영향을 미쳤는가?

추론 질문에 대한 답변:

켈리는 견봉하 충돌과 전층 회전근개 파열이 있을 수 있다는 것에 대해 많은 음성결과를 보였고, 내내 켈리의 어깨와 팔꿈치 증상은 경추와 연관성이 있다고 추론했었다. 켈리가 목과 어깨 증상에 대한 직접적인 흉추 도수교정에서 음성 반응을 보였지만, 상완관절와관절에 대한 국소적 직접 치료중재에서는 양성 반응을 보였기 때문에 켈리의 어깨 증상은 어깨병증에 의한 것처럼 보이거나 경추의 문제가 아닌 정확히 상완관절와관절의 문제로 인한 것일 수 있다는 데 대한 믿음으로 이어졌다. 목통증을 보이는 어깨 충돌에 대한 일부 증거가 있지만(Gorski와 Schwartz, 2003), 경추의 병증을 갖고 있는 환자가 또한 견봉하 충돌로 보이는 증상을 갖는 것이 가능할까?

그러나 여전히 켈리에게 갖는 전반적인 희망은 국소적 상호의존성 접근법 사용에 대한 강력한 근거에 기반한 다른 도수치료 기술을 통해 경추와 흉추를 관리하여 켈리의 어깨와 팔꿈치 증상을 없애는 것이다(Wainner 등, 2007).

두 번째 방문 Appointment 2 (2 Days Later)

켈리는 초기 검사/평가 이틀 후에 물리치료를 받으러 왔다. 켈리는 처음 방문했을 때 호전된 왼쪽 어깨의 관절가동범위가 유지되는 것을 느꼈지만 첫 치료 이후 약 2시간 동안만 통증이 완화됨을 느꼈다. 그녀는 여전히 문제가 있다고 판단한 모든 활동에서 하루 종일 검사/평가한 날과 비슷한 수준의 통증을 경험했다. 켈리는 가정운동 프로그램 중 '일과 중 하기 쉬운' 자가 관절가동술만 행하고, 목 깊은 굴곡근 강화 운동은 따라 하지 않았다고 고백했다. 상완관절와관절을 미측과 후방으로 활주하는 것이 켈리의 관절가동범위를 개선시키는 데 효과가 있는 것으로 보였기 때문에, 첫 방문 때보다 더 큰 각도의 굴곡과 외전 동작에 3 및 4 등급의 관절 활주를 여러 번 실시하였다. 두 번째 방문에서 치료를 시작할 때 기준으로 삼기 위한 관절가동범위 평가에서 켈리는 왼쪽 능동 굴곡 동작에서 155도, 왼쪽 능동 어깨 외전 동작에서 145도, 능동 내회전 동작에서 55도를 보였다. 그녀는 손을 등 뒤로 하는 동작에서 기능적으로 L2에 도달할 수 있었다. 상완관절와관절 관절가동술 후, 켈리는 왼쪽 능동 어깨 굴곡 동작에서 165도, 왼쪽 능동 어깨외전 동작에서 155 도, 능동 내회전 동작에서 60도를 보였다. 상완관절와관절의 자가 관절가동술에 대한 가정운동 프로그램의 재검사에서, 켈리는 운동을 정확하게 반복할 수 있었다. 켈리의 관절가동범위는 유지되었지만, 전반적인 증상의 원인이 이전 치료중재에서 완전히 개선되지 못했기 때문에 계속 통증이 있었던 것으로 여겨졌다. 그녀는 능동/수동 관절가동범위 감소와 관련된 관절가동성 평가에서 상완관절와관절의 뻣뻣함을 보였지만, 켈리가 상완관절와관절에 대한 도수치료에서 관절가동범위가 개선되었기 때문에 켈리가 갖고 있는 통증과 관련이 있는 것으로 보이지 않았다. 지난 치료 후에도 켈리의 통증이 어깨와 팔꿈치에 같은 수준으로 남아 있다는 것에 만족하지 못하고 치료를 경추와 흉추로 변경하였다. 처음에 켈리가 경추의 왼쪽 능동 측방굴곡 동작과 회전 동작 시 20도가 부족했다; 이 값은 치료의 두 번째 날에도 동일하게 유지되었으며, 켈리는 이러한 활동적인 움직임에서 왼쪽 견갑골 중간에 통증이 있음을 계속 지적했다. 제한된 측방굴곡과 회전 동작을 치료하기 위해, C4–C5 및 C5–C6를 목표로 엎드린 자세에서 등급 3 또는 4의 편측 후전방 활주를 실행하였다. 재평가에서, 켈리는 왼쪽 능동 측방굴곡 동작에서 10도만이 부족했지만 왼쪽 능동 회전 동작에서는 15도가 부족했다; 그녀가 치료실로 왔을 때 NPRS 4/10의 통증이었고, 지금은 2/10이지만 여전히 왼쪽 견갑골 중간 부위에 방사통이 있다. 편측 후전방 활주 후에 왼쪽 능동 어깨 관절가동범위를 재평가하였으며, 켈리는 같은 수준의 능동 관절가동범위를 보였지만 곧바로 통증이 NPRS 1/10로 줄었다고 하였다. 경추에 적용된 치료가 켈리의 목, 어깨, 팔꿈치 증상에 즉각적으로 긍정적 영향을 미쳤다는 사실이 명백했다. C4–5 그리고 C5–6과 어깨 및 팔꿈치 사이의 관계가 도수치료를 경추에 직접 가했을 때 증상에 영향을 준 것으로 보인다. 세션 치료시간이 얼마 남지 않은 관계로 켈리가 견딜 수 있다면, 앉은자세에서 심부 경부 굴곡근 강화 운동을 수행하도록 지도받았다. 켈리는 앉은자세로 운동을 하면 처음 설명받은 후 해온 것보다 더 자주 그 운동을 성공적으로 완수할 수 있을 것 같다는 데 동의하였다.

세 번째 방문 Appointment 3 (1 Week Later)

켈리는 휴가 때문에 치료가 1주나 늦었지만 그녀가 다시 방문했을 때 그녀는 가정운동 프로그램을 꾸준히 지켜왔고, 특히 상완관절와관절 자가 관절가동술이 도움이 되었다고 느꼈다. 능동 관절가동범위를 재평가하여, 켈리는 두 번째 치료에서 달성한 경추 측방굴곡 동작과 회전 동작 수준을 유지했다. 그러나 그녀는 운전하거나 책상에 너무 오래 앉아 있을 때 통증 수준은 NPRS 4/10 정도였다. 어깨 관절가동범위도 두 번째 방문했을 때의 수준을 유지하였다. 사실 켈리는 일하는 동안 그녀의 왼쪽 어깨에서 평균 3/10 수준의 통증이 있었다고 하였지만, 마지막 방문 이후 팔꿈치로 뻗치는 증상이 없어졌음을 느꼈다. 두 번째 치료에서 편측 후전방 활주가 성공적이었기 때문에 다시 치료에 이용하였다. 그러나 몇 차례 등급 3 또는 4 로 관절 활주를 적용한 후에도 켈리의 경추 관절가동범위나 통증에는 변화가 없었다. 켈리가 왼쪽 능동 회전 동작의 최대 관절가동범위가 부족했기 때문에 그녀는 횡방향 활주를 통해 효과가 있을 것이라고 추측되었다. 켈리는 엎드린 자세에서 약 45도 왼쪽 회전된 준비자세를 취하였다. 등급 3 또는 4로 횡방향 활주를 C4에서 T2까지 수행하였다. 켈리는 치료사가 엄지손가락에 압력을 가할 때 국소적 통증을 느꼈지만, 그녀는 관절가동술을 계속 진행하기를 원했고 가동술을 받는 동안 다른 증상은 없었다. 재평가에서 켈리는 왼쪽 능동 회전 동작이 5도 증가했고, 이제 경추의 완전한 능동 측방굴곡 동작을 할 수 있게 되었다. 주목할 점은 켈리가 능동 회전 동작과 측방굴곡 동작에서 단지 NPRS 1/10의 통증만 있었다는 것이다. 경흉추에 대한 치료중재 이후 어깨의 관절가동범위를 재평가하였는데, 이 치료 후 켈리의 관절가동범위는 어깨굴곡, 외전, 내회전 동작에서 단지 5도만 개선되었고, 손을 등 뒤로 올리는 동작에서 아래쪽 흉추에 닿는 수준이었지만 그녀는 이러한 활동적인 어깨 움직임 중 아무런 통증도 없었다고 했다. 켈리의 왼쪽 어깨의 관절가동범위를 증가시키기 위해, 등급 4의 후방과 하방 관절가동술을 켈리의 굴곡과 외전의 최대 지점에서 실시했다. 재평가에서, 켈리는 능동 굴곡 175도, 능동 외전 170도, 내회전에서 70도를 보였고, 손을 등 뒤로 올리기에서 아래쪽 흉추까지 닿을 수 있었다. 과부하 검사에서는 NPRS 1/10의 통증 수준이었다. 켈리가 도수치료 중재에 대해 점진적인 향상을 보였기 때문에, 모든 치료적 운동이 다음 세션까지 실시되었다.

추론 질문:

10. 어깨 관절가동범위와 통증이 경추 및 상완관절와관절 관절가동술 모두에 의해 변화된 것으로 보인다. 이것에 대해 설명할 수 있습니까?

추론 질문에 대한 답변:

전체 사례를 통해 이론화해 온 것을 토대로, 치료가 경추에 직접적으로 가해졌을 때 켈리는 경추와 어깨 모두의 통증과 관절가동범위와 관련하여 잘 반응하였다. 그리고 여전히 켈리는 왼쪽 상완관절와관절을 목표로 한 물리치료 과정에서 증상의 감소를 보였다. 켈리는 주관적 및 객관적 검사에서 파악되지 않은 근본적인 어깨 병증을 갖고 있을 가능성이 있다. 그러나 켈리의 포괄적인 검사는 그녀가 견뎌 온 가능성 있는 많은 어깨병증을 배제시켰다. 이것은 켈리가 국소적 상호의존 접근법에 잘 반응했을 가능성이 더 크다(Wainner 등, 2007). 경추와 흉추의 손상과 관련된 많은 연구가 어깨 문제에 특정 원인으로 기여했을 수 있고(Mintken 등, 2010; Sobel 등, 1996), 이 경우, 켈리의 어깨와 팔꿈치 문제가 경추와 흉추 부위의 관절가동범위 제한과 관련된 것이라고 생각된다.

임상추론 해설:

연구의 근거는 치료의 선택을 돕는 데 이용할 수 있는 반면, 치료의 진행은 철저한 결과 재평가에 의존한다. 이와 같은 사례에서 종종 볼 수 있듯이, 특히 하나 이상의 잠재적인 '증상의 원인'과 다양한 잠재적인 '기여요인'이 둘 이상인 경우 보통 말하는 치료의 진행이 굉장히 도전적일 수 있다. 손상 간의 상호관계(신경학적, 생역학적, 사회심리학적)는 하나의 손상을 치료하는 것이 다른 것에 변화를 일으킨다는 것을 뒷받침한다(앞에서 강조 언급한 '상호의존성 접근법'). 문제에 기여하는 잠재적인 구성요소들과 관련된 임상추론은 치료를 진행하는 데 체계적인 접근방법을 필요로 하고, 이것은 주요 통증 호소와 장애의 관계를 밝혀내는 포괄적인 재평가에 의해 이루어질 수 있다. 능동 움직임 재평가만으로는 잘못된 결과로 이어질 수 있고, 수동 움직임에서의 비슷한 개선도 필연적으로 반영되지는 않는다. 마찬가지로 능동 및 수동 움직임 손상에 대해 더 자세한 정보(예 증상 발현, 움직임의 질, 증상과 움직임의 저항 사이의 관계)를 얻을수록 변화를 감지할 수 있는 능력을 더 키울 수 있다. 손상에서의 변화와 기능에서의 변화는 동일해야 하지만, 자세한 평가는 효과적인 치료중재를 섣부르게 폐기할 위험성을 감소시킨다. 많은 환자 문제에는 환자의 증상과 장애를 설명하는 하나 이상의 요소가 있기 때문에, 일단 하나의 치료중재가 장애와 기능을 긍정적으로 변화시켰다면 첫 번째 중재로 적절하게 개선되지 않은 또 다른 잠재적 구성요소에 중재를 추가하는 것이 주로 가장 좋은 방법이다.

네 번째 방문 Appointment 4 (2 Days Later)

켈리의 네 번째 중재는 세 번째 방문 후 2일만이었으며, 그녀는 그녀의 일이 왼쪽 어깨에 단지 NPRS 1/10 수준의 통증을 일으켰으며 일하는 동안 팔꿈치로 뻗히는 증상은 없었다고 말했다. 실제로, 그녀는 현재 왼쪽 어깨로 인한 제한 없이 집에서 일상생활동작을 할 수 있었다고 하였고, 일주일 동안 팔꿈치 증상이 전혀 없었다고 했다. 그녀는 또한 아침에 일어나 보니 왼쪽으로 자고 있었다고 말했다. 마지막으로, 그녀는 달리기를 취미생활로 다시 시작하였고 아무런 증상도 발생되지 않았다. 능동 어깨 관절가동범위에서 어깨 굴곡은

180도, 외전은 175도였고, 손을 등 뒤로 올리는 동작에서는 기능적으로 흉추 아래까지 닿을 수 있었으며, 능동 내회전에 대한 관절각도기 측정값은 75도였다. 그녀는 이러한 움직임에서 아무런 고통도 없었다. 켈리의 능동 관절가동범위는 도수치료와 자가 관절가동술로 개선되고 있음이 명백했다. 켈리는 그녀의 경추 증상에 계속 약간 불만족스러워 했다. 그녀는 움직임은 개선되었고 전반적인 통증이 NPRS 4/10로부터 약간 개선되었지만, 어깨만큼은 아니었고, 그녀가 운전 중에 머리를 돌리거나 측방굴곡을 해야 하는 동작에서 그녀의 왼쪽 견갑골 중앙 부위에 2/10 등급의 뻗치는 통증이 계속 있었다. 이와 함께, 아침에 뻣뻣함도 완전히 없어지지 않았다. 그녀는 뻣뻣함이 더 빨리 완화되고 경추의 증상으로부터 더 편하게 책상에서 일을 할 수 있었다고 하였지만 여전히 전체적인 호전된 정도에 아쉬움이 있었다.

치료 과정 중 중간 경추와 흉추 상부의 편측 후전방 활주(unilateral posterior-anterior glides) 및 횡활주(transverse glides)를 실시했음에도 불구하고, 장기적 개선을 보이지는 못한 것으로 보인다. 켈리의 T2에서 굴곡된 경흉추 연접부 및 T3에서 T7까지 편평한 흉추였던 초기 자세를 기초로 5일째 치료의 목표 부위가 맞춰졌다. 치료 첫날 누운 자세로 경흉추의 연접부에 실시된 도수교정은 켈리의 증상을 호전시키지 못했었지만, 그녀의 어깨와 팔꿈치 증상이 잘 해결된 것처럼 보였기 때문에 현재 그것을 사용하여 긍정적 영향을 줄 것으로 가설을 세웠다. 누운 자세로 경흉추 연접부에 도수교정을 실시하였지만, 이번에는 치료사의 받침점과 경흉추 연접부에 최적의 접촉을 할 수 있도록 켈리에게 도수교정 중 브릿지 자세를 하도록 요구하였다. 켈리는 흉추가 평평했기 때문에, 등을 펴고 엎드린 자세에서 흉추의 상부(T2−T3) 및 중간(T4−T5) 흉추를 목표로 도수교정이 시행되었다[그림 22−2A, B]. 경흉추 연접부와 엎드려 신전한 자세의 흉추 도수교정 후, 켈리의 왼쪽 목 굴곡동작과 회전동작이 재평가되었다. 치료를 시작하기 전에 켈리는 고통스러웠지만, 완전한 측방굴곡 동작과 5도 부족한 회전동작을 했었다. 도수교정 후, 켈리는 측방굴곡과 회전 동작에서 NPRS 1/10의 통증 수준을 나타냈다. 또한 켈리의 능동 왼쪽 회전 동작은 도수치료 후 완전히 이루어졌다.

능동 움직임은 켈리의 회복에 있어 중요한 것으로 나타났고, 자가−관절가동술과 능동 근수축 강화 운동을 통해 켈리가 노력해 온 것이 그녀의 전반적인 상태를 개선하는 데 도움이 되었다. 그녀는 도수치료에서 좋은 결과를 얻었고, 이번에는 그녀가 어깨와 팔꿈치에 있는 증상에 대해 자가관리하도록 하였지만 경추 도수치료를 통해 그녀가 보아 왔던 호전양상들이 유지되지 않았다. 켈리는 두 개의 테니스 공을 함께 테이프로 붙여 놓고[그림 22−3], 바로누운자세에서 그녀의 척추 횡돌기를 테니스공 사이의 홈에 두고, 그녀가 5일째 치료에서 받은 흉추 도수교정을 따라서 재현하도록 능동 후방 활주를 하도록 지시받았다. 테니스공 위에서 등으로 후방 활주를 하는 동안, 그녀는 동시에 스스로 머리를 왼쪽으로 회전하라는 지시를 받았다. 이는 켈리가 그동안 방문하여 호전시킨 동작들을 유지할 뿐만 아니라 시간이 지나 물리치료실에 오지 않아도 스스로 참여하여 통증을 줄일 수 있기 위한 것이다.

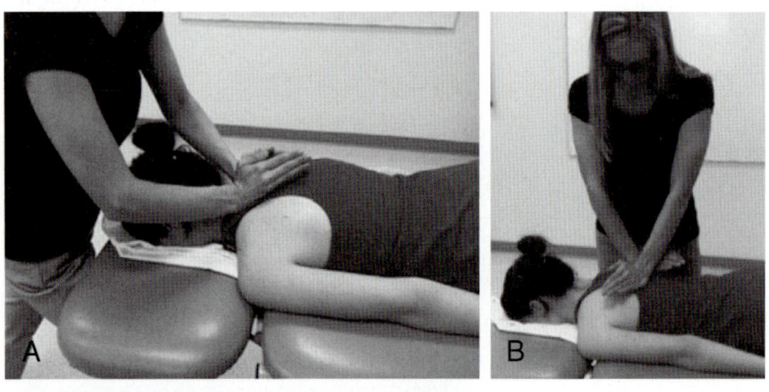

그림 22−2 엎드린 자세에서 상흉추부(T2−3)(A)와 중흉추부(T4−5)(B)에 대한 흉추 신전 도수교정 방법

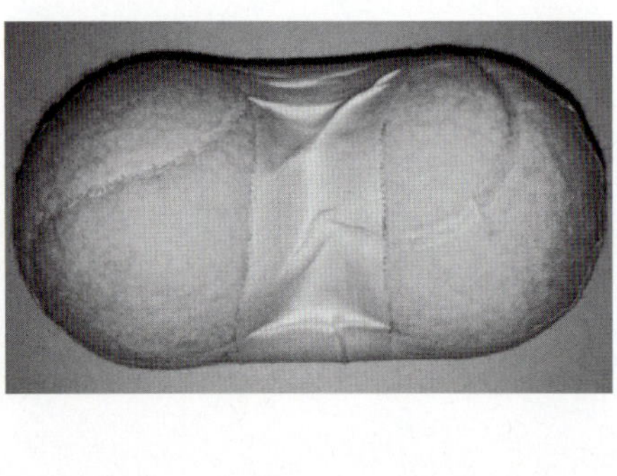

그림 22−3 후방 활주는 테이프로 묶은 두 개의 테니스 공 위에서 실시한다.

다섯 번째 방문 Appointment 5 (1 Week Later)

켈리는 일주일 후 물리치료실을 방문했고 그녀는 누운 자세에서 심부 경추 굴곡근 강화 운동을 잘 지켜서 하고 있고, 능동 움직임 운동도 잘 따라 하고 있다고 하였다. 그녀는 회복에 있어서 자신의 참여가 얼마나 중요한지에 대해 교육받았고, 그에 대해 동의하였다. 그녀는 심부 경추 굴곡근 강화와 능동 후방 활주를 하루에 적어도 한 번씩 실시하려고 한다고 하였다. 그녀는 그녀의 어깨와 팔꿈치 증상이 현재는 완전히 해결되었다고 말했다. 목의 뻣뻣함은 아침에 계속 남아 있고, 능동 측방굴곡 동작과 회전 동작을 필요로 하는 어떤 활동에서 현재는 NPRS 1/10의 통증이 있다고 하였으며, 계속 점진적인 호전을 보여 왔다. 왼쪽 측방굴곡동작과 회전 동작의 능동 관절가동범위는 현재 완전하지만 끝지점에서 1/10의 통증이 아직 남아 있었다. 경추 사분위 검사가 치료를 시작할 때 재평가되었고, 여전히 왼쪽 어깨뼈 중간 부위에 증상이 유발되었지만 통증은 1/10 수준에 그쳤다.

켈리가 단지 도수치료와 능동 움직임 운동뿐만 아니라 근력강화 운동을 하도록 한 것은 매우 중요했다. 치료 과정의 상당 부분은 왼쪽 어깨 외회전근, 양쪽 중승모근/능형근, 하승모근 그리고 전거근을 강화시키는 데 초점이 맞춰졌다. 켈리는 능동 왼쪽 어깨의 거상동작(굴곡과 외전)에서 잘못된 견갑-상완골 리듬(scapulohumeral rhythm)을 보였고, 그 편차는 중승모근, 대/소능형근, 전거근 약화와 관련되어 있었다(Ludewig과 Braman, 2011). 따라서 그녀의 어깨 증상에 기여할 수 있는 추후 비정상적인 움직임이 일어날 가능성을 줄이기 위해 집중 강화 운동이 개발되었다. 켈리는 5일차부터 2주 동안 부가적인 치료뿐만 아니라 가정운동 프로그램을 해야 하고, 추후 물리치료를 위해 다시 방문할 것을 이야기하였다. 켈리는 이 계획이 적절했고 도수치료가 아주 효과적이었던 것에 대해서는 동의하였지만, 그녀가 그동안 물리치료를 통해 호전된 것들에 대해 더 강화하고 유지시키기 위해 무언가를 더 해야 할 것 같았다.

여섯번 째 방문 Appointment 6 (2 Weeks Later)

켈리는 5회차 치료 후 2주 만에 물리치료를 받으러 왔다. 그녀는 자신의 가정운동 프로그램을 더 적극적으로 따라 하고 있고, 모든 운동을 따라할 수 있게 되었다고 말했다. 왼쪽 어깨와 팔꿈치 증상은 100% 개선된 상태로 유지되었으며, 아침에 목에서 느껴지던 뻣뻣함이 훨씬 줄었다고 말했다. 그녀는 능동적으로 오른쪽 회전이나 측방굴곡 동작이 가능했고, 그녀의 치료가 절반이 남은 현재 NPRS 1/10 수준의 통증밖에 없다고 하였다. 그리고 남은 치료 동안 그녀는 이러한 활동에서 통증이 없을 것이다.

또한 그녀는 증상의 발현 없이 하루 8시간 동안 일할 수 있었다. 그녀의 경추의 관절가동범위는 마지막 치료 이후 왼쪽 측방굴곡과 회전 동작에서 완전하게 유지되었다. 켈리는 자신의 가정운동 프로그램을 독자적으로 수행하였고, 물리치료를 받기 이전의 수준으로 기능이 돌아왔다고 느꼈다. 치료 종료 시점에서 그녀의 NDI 점수는 8%였고 UEFI 점수는 12/50이었다. 이 두 점수는 모두 결과 측정에 대한 MCID를 초과한 것이다(Cleland 등, 2008b; Stratford 등, 2001). 그녀는 추가적인 질문이 있을 때 치료실로 연락을 하도록 권고받았다.

결과 Outcome

켈리는 초기에 경추, 흉추, 어깨 및 팔꿈치를 포함하여 수많은 증상을 보였다. 철저한 평가에 기초하여, 켈리의 요추 및 흉추 손상이 현재 상태의 가장 가능성 큰 원인이며 역학적 목통증으로 인한 것이라는 가설을 세웠다. 비록 도수치료 중재가 켈리의 최종 치료 결과를 촉진했지만, 그녀는 자신에 대한 물리치료 중재의 참여가 장기적인 개선으로 이어질 수 있다는 것을 궁극적으로 알고 있었다. 능동 움직임 운동을 통해 따라 할 수 있었던 도수치료 중재의 조합을 통해, 켈리의 회복은 아주 원활했다.

참고문헌 References

Berglund, K.M., Persson, B.H., Denison, E., 2008. Prevalence of pain and dysfunction in the cervical and thoracic spine in persons with and without lateral elbow pain. Man. Ther. 13, 295–299.

Bishop, M.D., Mintken, P.E., Bialosky, J.E., Cleland, J.A., 2013. Patient expectations of benefit from interventions for neck pain and resulting influence on outcomes. Journal of Orthopaedic and Sports Physical Therapy 43, 457–465.

Boyles, R.E., Walker, M.J., Young, B.A., Strunce, J.B., Wainner, R.S., 2010. The addition of cervical thrust manipulations to a manual physical therapy approach in patients treated for mechanical neck pain: a secondary analysis. Journal of Orthopaedic and Sports Physical Therapy 40, 133–140.

Cleland, J.A., Childs, J.D., Fritz, J.M., Whitman, J.M., Eberhart, S.L., 2007. Development of a clinical prediction rule for guiding treatment of a subgroup of patients with neck pain: use of thoracic spine manipulation, exercise, and patient education. Phys. Ther. 87, 9–23.

Cleland, J.A., Childs, J.D., McRae, M., Palmer, J.A., Stowell, T., 2005. Immediate effects of thoracic manipulation in patients with neck pain: a randomized clinical trial. Man. Ther. 10, 127–135.

Cleland, J.A., Childs, J.D., Whitman, J.M., 2008a. Psychometric properties of the Neck Disability Index and Numeric Pain Rating Scale in patients with mechanical neck pain. Arch. Phys. Med. Rehabil. 89, 69–74.

Cleland, J.A., Fritz, J.M., Childs, J.D., 2008b. Psychometric properties of the Fear-Avoidance Beliefs Questionnaire and Tampa Scale of Kinesiophobia in patients with neck pain. Am. J. Phys. Med. Rehabil. 87, 109–117.

Cleland, J.A., Mintken, P.E., Carpenter, K., Fritz, J.M., Glynn, P., Whitman, J., et al., 2010. Examination of a clinical prediction rule to identify patients with neck pain likely to benefit from thoracic spine thrust manipulation and a general cervical range of motion exercise: multi-center randomized clinical trial. Phys. Ther. 90, 1239–1250.

Cook, C., Roman, M., Stewart, K.M., Leithe, L.G., Isaacs, R., 2009. Reliability and diagnostic accuracy of clinical special tests for myelopathy in patients seen for cervical dysfunction. Journal of Orthopaedic and Sports Physical Therapy 39, 172–178.

Dodson, C.C., Altchek, D.W., 2009. SLAP lesions: an update on recognition and treatment. Journal of Orthopaedic and Sports Physical Therapy 39, 71–80.

Dunning, J.R., Cleland, J.A., Waldrop, M.A., Arnot, C., Young, I., Turner, M., et al., 2012. Upper cervical and upper thoracic thrust manipulation versus nonthrust mobilization in patients with mechanical neck pain: a multicenter randomized clinical trial. Journal of Orthopaedic and Sports Physical Therapy 42, 5–18.

Fernandez-de-las-Penas, C., Cleland, J.A., Huijbregts, P., Palomeque-del-Cerro, L., Gonzalez-Iglesias, J., 2009. Repeated applications of thoracic spine thrust manipulation do not lead to tolerance in patients presenting with acute mechanical neck pain: a secondary analysis. Journal of Manual and Manipulative Therapy 17, 154–162.

Gonzalez-Iglesias, J., Fernandez-de-las-Penas, C., Cleland, J.A., Guiterrez-Vega, M.R., 2009. Thoracic spine manipulation for the management of patients with neck pain: a randomized clinical trial. Journal of Orthopaedic and Sports Physical Therapy 39, 20–27.

Gorski, J.M., Schwartz, L.H., 2003. Shoulder impingement presenting as neck pain. Journal of Bone and Joint Surgery 85_A, 635–638.

Hains, F., Waalen, J., Mior, S., 1989. Psychometric properties of the Neck Disability Index. J. Manipulative Physiol. Ther. 21, 75–80.

Harris, K.D., Heer, D.M., Roy, T.C., Santos, D.M., Whitman, J.M., Wainner, R.S., 2005. Reliability of a measurement of neck flexor muscle endurance. Phys. Ther. 85, 1349–1355.

Kerry, R., Taylor, A.J., 2009. Cervical arterial dysfunction: knowledge and reasoning for manual physical therapists. Journal of Orthopaedic and Sports Physical Therapy 39, 378–387.

Ludewig, P.M., Braman, J.P., 2011. Shoulder impingement: biomechanical considerations in rehabilitation. Man. Ther. 16, 33–39.

Mazzocca, A.D., Cote, M.P., Solovyova, O., Rizvi, S.H., Mostofi, A., Arciero, R.A., 2011. Traumatic shoulder instability involving anterior, inferior or posterior labral injury: a prospective clinical evaluation of arthroscopic repair of 270° labral tears. Am J Sports Med 39, 1687–1696.

Michener, L.A., Walsworth, M.K., Doukas, W.C., Murphy, K.P., 2009. Reliability and diagnostic accuracy of 5 physical examination tests and combination of tests for subacromial impingement. Arch. Phys. Med. Rehabil. 90, 1898–1903.

Mintken, P.E., 2008. Upper cervical ligament testing in a patient with os odontoideum presenting with headaches. Journal of Orthopaedic and Sports Physical Therapy 38, 465–475.

Mintken, P.E., Cleland, J.A., Carpenter, K.J., Bieniek, M.L., Keirns, M., Whitman, J.M., 2010. Some factors predict successful short-term outcomes in individuals with shoulder pain receiving cervicothoracic manipulation: a single-arm trial. Phys. Ther. 90, 26–42.

Nijs, J., Van Houdenhove, B., Oostendorp, R.A.B., 2010. Recognition of central sensitization in patients with musculoskeletal pain: application of pain neurophysiology in manual therapy practice. Man. Ther. 15, 135–141.

Park, H.B., Yokota, A., Gill, H.S., El Rassi, G., McFarland, E.G., 2005. Diagnostic accuracy of special tests for the different degrees of subacromial impingement syndrome. Journal of Bone and Joint Surgery 87_A, 1446–1455.

Puentedura, E.J., Cleland, J.A., Landers, M.R., Mintken, P., Louw, A., Fernandez-de-las-Penas, C., 2012. Development of a clinical prediction rule to identify patients with neck pain likely to benefit from thrust joint manipulation to the cervical spine. Journal of Orthopaedic and Sports Physical Therapy 42, 577–592.

Puentedura, E.J., Landers, M.R., Cleland, J.A., Mintken, P., Huijbregts, P., Fernandez-de-las-Penas, C., 2011. Thoracic spine thrust manipulation versus cervical spine thrust manipulation in patients with acute neck pain: a randomized clinical trial. Journal of Orthopaedic and Sports Physical Therapy 41, 208–220.

Riddle, D., Stratford, P., 1998. Use of generic versus region-specific functional status measures on patients with cervical spine disorders. Phys. Ther. 78, 951–963.

Rivett, D.A., Shirley, D., Magarey, M., Refshauge, K., 2006. Clinical Guidelines for Assessing Vertebrobasilar Insufficiency in the Management of Cervical Spine Disorders. Australian Physiotherapy Association, Camberwell, Australia.

Sizer, P.S., Brismée, J.M., Cook, C., 2007. Medical screening for red flags in the diagnosis and management of musculoskeletal spine pain. Pain Pract 7, 53–71.

Smart, K.M., Blake, C., Staines, A., Thacker, M., Doody, C., 2012a. Mechanisms-based classifications of musculoskeletal pain: Part 2 of 3: symptoms and signs of peripheral neuropathic pain in patients with low back (+leg) pain. Man. Ther. 17, 345–351.

Smart, K.M., Blake, C., Staines, A., Thacker, M., Doody, C., 2012b. Mechanisms-based classifications of musculoskeletal pain: Part 3 of 3: symptoms and signs of nociceptive pain in patients with low back (+ leg) pain. Man. Ther. 17, 352–357.

Sobel, J.S., Kremer, I., Winters, J.C., Arendzen, J.H., de Jong, B.M., 1996. The influence of the mobility in the cervicothoracic spine and the upper ribs (shoulder girdle) on the mobility of the scapulohumeral joint. J Manipulative Physiol Ther 19, 469–474.

Stratford, P.W., Binkley, J.M., Stratford, D.M., 2001. Development and initial validation of the Upper Extremity Functional Index. Physiotherapy Canada 53, 259–263.
Strunce, J.B., Walker, M.J., Boyles, R.E., Young, B.A., 2009. The immediate effects of thoracic spine and rib manipulation on subjects with primary complaints of shoulder pain. J Man Manip Ther 17, 230–236.
Waddell, G., Newton, M., Henderson, I., Somerville, D., Main, C.J., 1993. Fear-Avoidance Beliefs Questionnaire (FABQ) and the role of fear-avoidance beliefs in chronic low back pain and disability. Pain 52, 157–168.
Wainner, R.S., Fritz, J.M., Irrgang, J.J., Boninger, M.L., Delitto, A., Allison, S., 2003. Reliability and diagnostic accuracy of the clinical examination and patient self-report measures for cervical radiculopathy. Spine 28 (1), 52–62.
Wainner, R.S., Whitman, J.M., Cleland, J.A., Flynn, T.W., 2007. Regional interdependence: a musculoskeletal examination model whose time has come. J Orthop Sports Phys Ther 37, 658–660.

900km 떨어진 곳에 사는 만성 편타손상 환자의 관리

23

Managing a Chronic Whiplash Problem When the Patient Lives 900 Kilometres Away

Jochen Schomacher • Mark A. Jones / 류영욱

첫 번째 방문 First Appointment

현재 주호소와 병력 Current Complaints and Their History

사브리나(Sabrina)는 세 살 아들을 둔 29세 여성이다. 그녀는 근골격계 물리치료사로 아들이 태어난 뒤로 파트타임(주당 27시간)으로 일하고 있다. 그녀는 900km나 떨어진 곳에 살고 있었지만, 경추의 검사 및 치료에 대한 전문적인 코스를 듣기 위해 이곳에 방문하고 있었고, 그 코스를 가르치는 첫 번째 저자의 치료를 받을 기회가 있었다. 사브리나가 3일 동안만 머무를 예정이었기 때문에, 어떻게 하면 치료를 가장 잘할 수 있을지 의논한 뒤, 우리는 3일간 매일 약속을 잡았다.

사브리나의 주호소는 양측의 후두하(suboccipital) 통증(숫자등급척도[NRS] 3~4/10)으로, 뭔가가 꽉 잠그고 있는 것처럼 느껴진다고 표현하였다[그림 23-1]. 덧붙여, 사브리나는 그 후두하 통증과 관련된 목 부위에도 가끔 저강도의 두통(NRS 1~2/ 10)이 지속된다고 말하였다. 후두하 통증이 심해지면, 통증이 머리 뒤에서 머리 앞쪽과 눈 쪽으로 이동하면서 지속적으로 두통을 악화시켰다. 이렇게 악화가 진행되면, 대개 일주일에 한 번 정도, 일종의 '터널 비전(tunnel vision)'이 나타나며 시야가 제한되었다. 이런 극심한 증상이 나타나면 두통의 강도는 NRS 8~9/10에 이르렀고, 어지러움과 메스꺼움으로 인해 어두운 방에서 휴식을 취하고 다음날 아침, 진통제를 복용하고 적응되기를 갈망했다. 어지럼증은 그녀를 마치 술에 취한 듯이 비틀거리게 했지만, 다시 좋아졌다고 느낀 후에도 간간이 '360도 뒤틀려 있는 느낌'의 어지러움이 짧지만 강하게 나타났다.

이러한 모든 호소들은 후방 추돌로 인한 편타손상 후 12년 동안이나 나타났다. 사브리나는 수동 견인을 포함한 부드러운 도수치료와 통증이 발생하는 안정화 운동과 같은 물리치료를 다른 곳에서 받았다. 그녀는 모든 증상이 완화되기까지 9개월이나 걸린 것에 실망했다고 말했다. 불행하게도 첫 번째 사고 1년 후에 사브리나는 다시 두 번째 후방 편타손상을 입었고, 이로 인해 동일한 증상이 재발했다. 그녀는 이전에 받았던 물리치료를 재개했지만 예전만큼 신속하게 회복되지는 않았다. 그녀는 빨리 낫지 않는 데 좌절하고 더 이상의 치료를 포기했다. 그 이후, 사브리나는 증상이 "좋을 때나 나쁠 때"나 일주일에 한 번 정도는 아주 심한(NRS 8~9/10의 후두하 통증과 두통) 증상을 겪어야 했다. 약 11년 동안 여러 의사들(약물요법 포함)과 물리치료사의 도움은 실패로 돌아갔고, 그 증상들은 우리들의 첫 번째 약속에서도 여전히 지속되었다. 사브리나는 무감각이나 핀과 바늘로 찌르는 듯한 통증과 같은 신경학적 증상이나 기타 잠재적 경동맥 장애와 같은 증상들은 보고하지 않았다.

현재 증상의 양상 Behaviour of Current Symptoms

사브리나의 증상을 일으키는 특별한 운동은 없었다. 그녀의 후두하의 '잠기는 통증(locking pain)'이 간혹 머리를 조금만 움직이는 동안에도 발생했지만, 그 통증은 무거운 물건을 옮길 때처럼 고강도의 팔 움직임이나 오랫동안 움직이지 않고 앉아 있는 것과 연관되어 좀 더 일정하게 나타났다. 그 통증은 작업 강도에 의해 촉발되기도 하였다. 그 잠김 통증은 매일은 아니더라도 일주일에 여러 번 나타났고, 낮에는 심해졌다. 두통의 악화를 예측할 수는 없었지만, 종종 목의 통증이나 평범한 활동과 함께 나타났다. 대체적으로 그녀의 후두하 통증과 두통은 이전에 설명한 상황에 의해 쉽게 악화되었다. 피트니스 활동에 대한 질문을 하자, 그녀는 피트니스 센터에서 2시간 정도 운동을 할 정도로 운동을 좋아했으나, 모든 근력운동과 그룹 유산소운동이 그녀의 상태를 악화시켜서, 암벽등반을 포함한 그 운동들을 그만둘 수밖에 없었다고 했다. 그러나 그녀는 여전히 30분 정도로 천천히 뛰는 중증도의 조깅만을 하고 있는데, 증상이

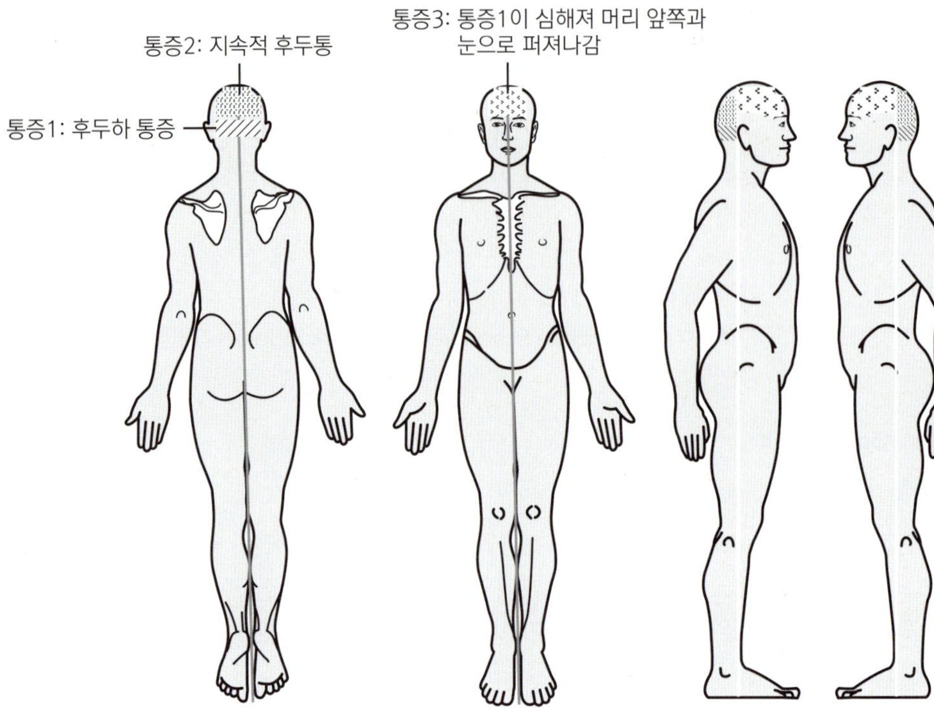

그림 23-1 사브리나가 가진 세 곳의 통증이 표현된 신체차트(Schomacher [2014]의 허락을 받아 게재)

악화되기 때문에 달리기를 심하게 하거나 오래할 수는 없다. 만약 짧은 거리를 중증도의 강도로 달리면 후두하 통증이 조금 완화되기도 한다. 최근 보수교육의 경추 집중 실습을 한 그날 밤에도 통증이 악화되었다. 그녀의 증상은 일반적으로 스트레스가 없는 휴일에는 눈에 띄지 않았다.

일반적 건강 General Health

그녀의 경부 통증과 두통과는 관련 없는 요통을 제외하고는, 사브리나는 동반질환이 없이 건강한 상태라고 이야기했다. 위험신호는 전혀 없었다.

환자의 관점 Patient Perspectives

사브리나는 현재의 증상과 자신의 상황을 최선으로 개선시킬 의지가 없는 것으로 보였다. 그녀는 물리치료사로서의 업무를 즐겼지만 일에서 스트레스를 느끼고 있었다. 그러나 그녀가 가지고 있는 증상과 함께 지내고 그것을 대체적으로 잘 대처하고 있다고 느낀다했다. 그러나 사브리나는 일과 개인 환경에 대해 의논하기를 다소 꺼렸고, 그래서 이 시점에서는 더 이상 이야기하지 않았다. 도움이 필요한 지금 이 시점에서 그녀의 목표는 자신의 증상을 가능한 한 많이 호전시키는 것이었다.

추론 질문:

1. 환자의 과거 병력에서 나온 이러한 초기 정보에 근거하여, (a) 주 통증 유형(통각수용성, 신경병증성, 유해가소성)과 (b) 만약 주 통증 유형이 통각수용성이라면 가능한 '증상의 근원'은 무엇인지 초기 가설과 관련하여 추론하십시오.

추론 질문에 대한 답변:

주요 통증 유형

신경병증성 통증을 암시하는 특징은 없었다(Tampin 2014). 그러나 사브리나의 증상은 만성화되었고, 그러한 통증과 장애가 지속되면서 통증 조절 시스템을 변화시켰다(Chimenti 등 2018). 처음으로 편타손상을 입은 후 9개월 동안의 느린 회복은 그녀가 받은 그 아팠던 운동과 부분적으로 관련이 있을지도 모른다. 반복적인 통증 유발은 통증 조절 시스템과 심지어 '통증 기억'의 민감성을 초래할 수 있다(Zusman, 2003). 자세와 움직임과 관련한 지속적인 증상 악화의 형태와 국부적인 후두하 통증은 현재 진행 중인 증상을 설명할 수 있는 통각수용성 요소의 가능성을 뒷받침해 주었다(Giamberardino, 2003).

사브리나는 자신의 증상으로 인해 삶에 낙담하였으며, 아무도 자신을 도울 수 없다고 믿었다(그러나 그녀는 이 상황에 만족하지 못했으며 따라서 우리의 도움을 구했다). 부적절한 감정과 인지가 통증 억제 기전을 약화시킬 수 있기 때문에 이 부정적인 태도는 그녀의 통증 조절에 나쁜 영향을 미칠 수 있었다(Nijs 등, 2009). 그녀의 이런 부정적인 태도로 인해 그녀는 이 문제를 논의하기를 원하지 않았으며 추가적인 질문도 받지 않았다.

증상의 가능한 원인들

추간판이나 척추후관절(zygapophyseal)과 같은 목통증(통각)의 특별한 구조적 원인들은 임상적으로 진단될 수 없다(Bogduk과 McGuirk, 2006). 나아가, 우리는 다른 척추구조물을 겨냥한 근골격계 치료기술을 가지고 있지 않았다(Zusman, 2013). 결과적으로, 근골격계 임상가로서 우리는 우선 자세와 움직임의 장애가 통각의 가능한 원인인지 찾아보아야 했다(Jones와 Rivett, 2004). 일단 자세/움직임 장애가 발견되면, 우리는 그의 영향이나 원인이 결합조직인지, 근육인지, 신경조직인지 구분하려고 노력했는데, 그것은 각 조직에 따라 치료법도 달라지기 때문이다(Kaltenborn, 2012).

역학적 관점에서 보자면, 사브리나의 이야기는 저가동성의 문제보다 과가동성 표현을 더 많이 나타냈다. 그녀가 움직임에 심각한 제한이 있었다면, 목 움직임의 끝범위에서 조직이 당겨져 기계적 수용기와 통증수용기를 자극하여 통증을 발생시킬 것이다. 이러한 패턴은 그녀가 보고한 증상의 양상과는 일치하지 않는다. 게다가 저가동성의 발달을 암시할 오랜 기간의 고정이나 쓰지 않음 혹은 경직성 척추염과 같은 질환 등 어떤 것도 사브리나의 병력에서 명확하게 나타나지 않았다. 사브리나가 가진 증상의 변화와 중등도 유산소 운동과 관련한 목의 통증 감소는 과가동성의 패턴과 좀 더 일치한다. 넓은 움직임 범위의 강한 움직임 혹은 눕거나 앉거나 섰을 때 오랫동안 움직이지 않는 것은 일반적으로 과가동성 증상을 악화시킨다(Niere와 Torney, 2004; Olson과 Joder, 2001). 이러한 추론이 사브리나의 병력과 일치하는 것처럼 보인다.

체계적인 신체검사는 사브리나의 증상이 목과 관련이 있는지, 만약 그렇다면 경추의 어느 부위 혹은 분절인지 알려줄 것이다. 주관적 검사로부터 얻은 정보가 목의 과가동성과 민감한 통증 조절 시스템의 전형적인 패턴을 지지하지만, 이 단계의 검사에서 그녀의 세 가지 주요 증상에 대한 잠재적 통각 원인에 대한 구체적인 가설은 고려치 않았다. 대신 경추 문제에 대한 체계적으로 구조화된 신체검사는 가장 관련성이 높은 조직(예 결합조직(관절), 근육, 신경)에 대한 특정 가설을 세우기 위해 포함되었다.

추론 질문:

2. 환자의 신체검사 및 초기 치료에 대한 주의사항이나 금기증에 관한 당신의 의견은 무엇입니까?

주관적 검사는 어떠한 중증 병리를 암시하는 위험신호 또는 의료적 중재가 필요한 신경계의 급성 및 심한 압박의 소견을 발견하지 못했다. 사브리나는 경동맥 기능장애(복시, 낙상, 구음장애, 연하장애; 무감각, 안구진탕)와 관련한 전형적인 5D와 3N 증상들 중에서 두 가지 증상(어지러움과 메스꺼움)만 보고했다. 그녀는 또한 아홉 번째 '전형적 증상'인 운동실조증(ataxia)은 인정하지 않았다(Kerry와 Taylor, 2006). 그러나 이 검사는 이러한 상태를 제외하기에 충분하지 않았다(Kerry와 Taylor, 2006). 사브리나의 어지러움, 메스꺼움 및 터널 비전 증상은 주의가 필요했고, 신체검사와 치료를 하는 동안 주의 깊게 관찰해야 했다. 도수교정, 관절가동술, 운동(Rushton 등, 2014)을 포함한 어떠한 정형외과적 도수치료를 하기 전에 더 세심한 검사를 신체검사 중에 시행할 필요가 있었다. 추가적으로, 증상의 심각한 민감성은 신체검사와 치료를 하는 동안 증상의 과도한 악화를 방지하기 위해 주의가 필요했다.

이 시점에서 심각한 병리학적 증거가 없으면 사브리나는 '통증 기억'을 포함하여 통증 조절 시스템의 민감화 가능성이 있는 '단순 역학적 기능 장애'(Waddell, 1998)로 보인다.

임상추론 해설:

제1장과 제2장에서 논의된 바와 같이, '통증 유형'에 대한 가설은 신체검사 결과의 해석, 관리의 결정 및 예후에 영향을 미치기 때문에 중요하다. 그러나 여기에서 강조되는 바와 같이, 유해가소성 유형의 특징이 존재할지라도(예 통증 조절 시스템 및 통증 기억의 민감성) 증상과 민감화에 기여하는 통각수용성 요소를 설명하지는 못한다. 신체검사는 초기 치료 및 재평가와 마찬가지로 보다 명확한 설명을 제공한다.

잠재적인 '증상의 근원'(즉, 관련된 특정 구조물/조직 그리고 병리)에 대한 임상적 추론은 통각수용적 그리고/혹은 신경병증적 주요 특징을 나타내며 손상에 초점을 맞춘 추론과 병행될 필요가 있다. 특별한 통각수용적 원인을 구분하기 위한 임상 검사의 타당도는 일반적으로 제한적이지만, 일반적인 임상적 패턴(즉, 부위, 양상 및 병력 그리고 이후의 신체 소견 포함)을 바탕으로 가설을 세울 수 있을 것이다. 우리는 대개 병리는 임상적 증상들과 특징적으로 관련이 없다는 것을 알고 있다(즉, 병리는 무증상일 수 있고; 병리는 다양한 임상 증상을 나타낼 수 있으며; 눈에 띄는 병리현상 없이도 증상이 나타날 수 있음). 따라서 손상에 초점을 맞춘 진단과 관리가 중요하다. 그러나 이러한 한계에도 불구하고 병리는 반드시 가설화되어야 하는데, 이는 잠재적으로 심각하고 해로운 병리적 상태가 안전성(예를 들어, 뇌동맥 불안정성에 대한 주관적 특징, 경동맥 기능 장애 또는 신경학적 문제)에 대한 암시를 주기 때문이다. 주관적 검사로부터 가설을 세울 수 있는 가능성 있는 '증상의 요인'과 '병리'는 치료가 필요한 관절, 근육, 연부조직, 신경, 혈관 손상과 관련한 더 심화된 가설을 세우기 위해 신체검사로부터 나온 자세, 가동성, 촉진, 근조절 및 근력 등의 증상적이거나 비증상적인 손상과 관련 지을 수 있다.

신체검사 Physical Examination

한 젊은 여성에 대한 관찰 결과 요추와 흉추의 전반적인 경미한 굴곡과 전형적인 머리전방자세가 이완된 앉은 자세에서 나타났다.

상부 경추 불안정성 및 경동맥 기능장애에 대한 선별검사는 특별한 문제를 발견하지 못했다(즉, C0–C1 및 C1–C2 분절 견인, 익상인대와 횡인대의 안정성 검사, 경동맥 기능장애를 위한 능동 유발 자세 검사).

상지의 근육 및 감각에 대한 신경학적 검사는 특이한 점이 없었다.

목의 능동 운동(특별한 증상 없음)은 증상을 유발하지 않았다.

- **굴곡**: 관절가동범위는 완전했지만, 뚝뚝 끊어지는 움직임(staccato movement)이 나타나는 질적인 손상이 있었다. 처음에는 두경굴곡이 나타났고 이어서 하부 경추의 갑작스럽고 빠른 굴곡이 마치 목을 포기한 것처럼 나타났다.
- **신전**: 하부 경추에 강조된 전만이 있는 완전 가동범위
- **측방굴곡**: 이상 없음
- **회전**: 왼쪽(80도)에 비해 오른쪽(70도)의 움직임이 적음

증상 악화를 피하기 위해 앉은 자세에서 일반적인 수동 회전 운동 평가(Schomacher, 2014)는 생략되었다.

흉부 움직임과 관련하여, 흉부 전체의 능동 및 수동 운동은 제한되었지만 통증은 없었다. 다른 모든 흉추의 움직임은 증상 없이 정상적인 가동범위를 보여주었다. 이전의 경부 능동 운동에서 흉추의 기여는 없었다.

사브리나의 증상(목 통증, 두통, 현기증, 메스꺼움 등)은 어떠한 척추의 능동 운동 검사에서도 발생하지 않았다. 사브리나는 경추와 흉추의 움직임을 악화시키는 특별한 상황에 대한 기억도 없었다. 따라서 관련된 부위나 분절을 구분하기 위한 증상 국소화 검사(Kaltenborn, 2012; Zahnd와 Pfund, 2005)는 하지 않았다.

특정 회전 보조 분절 운동은 다음과 같았다(Kaltenborn, 2012).

- C0–C1굴곡은 놀랍게도 제한이 없었다; 신전 또한 괜찮았다.
- 앉은자세와 바로누운자세에서 측방굴곡과 회전은 사브리나의 후두하 통증을 유발하는 C2–C3 우측 굴곡과 함께 C2–C3에서 C4–C5까지 오른쪽으로 제한되었다.
- 신전은 하부 경추(C5–C6)에서 현저하게 과이동성이 나타났지만 통증을 나타내지는 않았다.

활주성(Translatoric) 수동 운동 검사는 다음과 같았다(Kaltenborn, 2012).

- C0–C1에서의 견인은 왼쪽보다 오른쪽이 더 제한되었지만, 그 두 쪽 모두 다른 건강한 사람들에 비해 비정상적인 저운동성을 나타냈다.
- C1–C2에서의 견인은 좌우 모두 이상 없었다.
- 동작 분절의 '관절 놀이(joint play)'는 하부 경추에서 과운동성을 가지고 있었고, C5–C6(디스크면에 평행하게 앞쪽부터 뒤쪽까지 활주)에서 가장 두드러졌다.

[참고: 이 장의 모든 분절 레벨 표시는 경추 극돌기 촉진의 좋지 않은 타당도로 인하여 대략 ±1 수준임(Robinson 등, 2009)].

앉은자세에서 경추를 굴곡한 뒤 실시한 정중신경, 요골신경, 척골신경에 대한 신경역동학(neurodynamic) 검사는 음성이었다.

근육검사 Muscle Testing

- **두경부(craniocervical) 굴곡 검사**(Jull 등, 2008): 상부 경추의 끄떡임(nodding)이 안 되고 중심쪽 경추에서는 갑작스러운(jerky) 움직임이 발생하며 표층 굴곡근 과도하게 활성화되는 등 수행의 질이 나쁨
- **경부 굴곡 지구력 검사**(Grimer, 1994; Grimmer와 Trot, 1998): 바로 누워 치료대 위로 1cm 정도 머리를 들고 있을 때, 약 30초부터 근육이 떨렸고, 통증의 두려움으로 인해 52초 후 검사가 중단됨
- **등척성 신전근 활성화 및 근력 검사**: C3 아래와 비교할 때 C2–C3 수준에서 약화가 관찰되었는데, 이는 일반적인 경향과 반대임(척추후관절의 치료면과 평행한 전방–두부 방향에서의 척추궁에 대한 도수저항에 따른 주관적인 느낌) (Schomacher 등, 2012; Jull 등, 2008)

근육의 길이는 활동적인 움직임이 근육의 팽팽함을 나타내지 않았기 때문에 평가하지 않았다. 증상의 악화를 피하기 위해 이날의 검사는 더 이상 실시되지 않았다.

추론 질문:

3. 주관적 검사에서 주요한 '통증 유형' 및 가능한 '증상의 원인'에 대한 추론이 신체검사 결과에 의해 지지되는지 혹은 그렇지 않는지 토론하십시오.

추론 질문에 대한 답변:

[그림 23-2]는 고려된 문제의 범주와 사브리나의 긍정적인 결과의 개요를 보여준다. 그녀의 신체검사는 중부 및 상부 경추에 장애가 있음을 보여주는데, 이는 통각수용 시스템을 활성화시키거나/혹은 민감해진 통증 조절 시스템을 자극할 수 있다. 중요한 것은 사브리나의 경부 통증과 관련이 있는 C2–C3에서의 저가동성이었다. 이 부분에서는 C2의 오른쪽 관절의 활주가 후방–미측 방향으로 제한되어 보였을 가능성이 있으며, 관절낭 제한으로 인한 가능성도 있다. 또한, 이 분절에서의 근육 활성화는 아마도 통각/통증에 의한 억제로 인해 감소된 것으로 보였다(Lund 등, 1991; Arendt–Nielsen과 Graven–Nielsen, 2008; Arendt–Nielsen과 Falla, 2009).

사브리나는 두통과 관련된 증상을 특정 운동이나 자세에서 재현할 수 없었기 때문에 특정 증상 국소화 검사를 통해 경부의 선택된 부분으로 이들을 관련 짓는 것은 불가능했다. 따라서 이 단계에서 이러한 장애가 증상과 관련이 있는지의 여부는 불분명하다.

이론적으로 많은 구조물이 두통과 경부 통증을 유발할 수 있다.

- 특발성 경부 통증이 있는 환자(Bogduk과 Marsland, 1988)와 편타손상 후 목에 통증이 있는 경우(Lord 등, 1996), 국소마취를 통해 C2–C3의 후관절은 종종 두통을 동반한 경부 통증의 구조적 원인으로 확인된다.
- C2–C3분절에 의해 활성화된 두통은 종종 두통과 C0–C1 분절의 통증을 유발한다(Watson과 Drummond, 2012, 2014).
- C2–C3에서 C6–C7까지 추간판은 경추성 두통과 경부 통증을 유발할 수 있는데, 이는 추간판조영술을 통해 확인된다(Slipman 등, 2005).

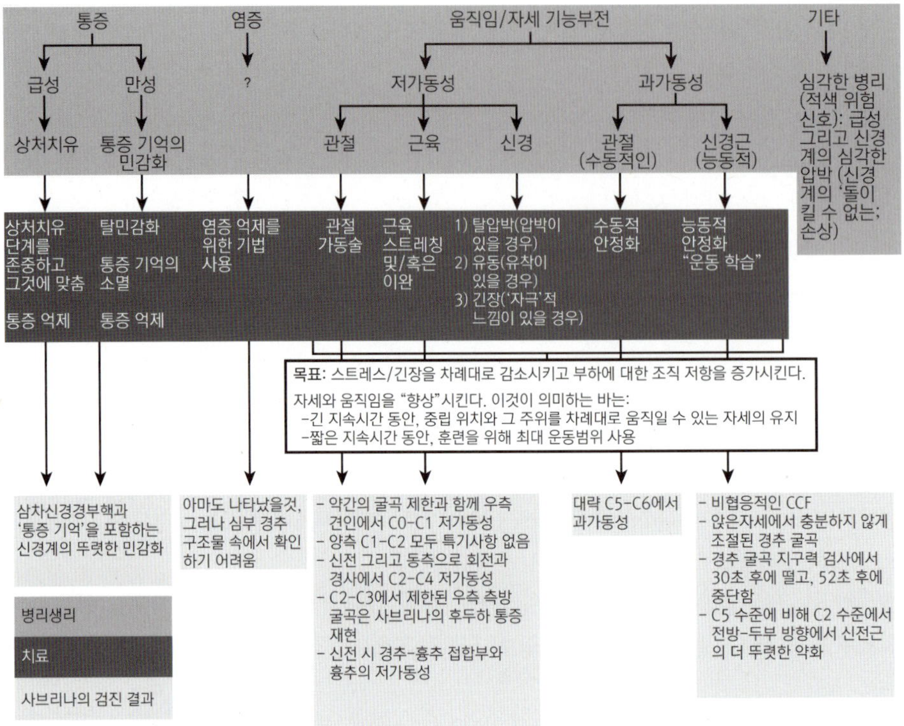

그림 23-2 사브리나의 검진 결과에 따른 근골격계 접근을 안내하는 문제 범주들의 개요. CCF, 두경부 굴곡; NS, 신경계; ROM, 가동범위

따라서, 이론적으로 그리고 검사 결과에 근거하여, C2–C3, C0–C1 및 C5–C6 분절들에서 기능부전의 가능성이 어느 정도 지지되었다.

우리는 편두통, 긴장성 두통, 경추성 두통 또는 다른 유형의 두통 사이를 감별진단하기 위해 검사를 하지 않았다. C0에서 C4로의 움직임 제한 및 두경부 굴곡(cranio-cervical flexion) 검사를 통한 운동 조절/근력 손상과 같은 장애 검사는 편두통으로부터 오는 경추성 두통과 긴장성 두통을 100% 감도와 94% 특이성으로 감별할 수 있다(Jull 등, 2007). 그러나 편두통과 긴장성 두통은 또한 경추의 도수치료에 의해 크게 영향을 받을 수 있는데, 이는 경추성 두통과 비슷하다(Watson, 2014). 결과적으로, 두통 유형 감별의 유효성에 의문을 가질 수 있다. 따라서 이전에 나열된 사브리나의 모든 신체적 장애는 근골격계 도수치료가 그녀의 증상에 효과적일 수 있음을 암시한다.

그러나 사브리나의 증상은 대부분의 신체검사에서 유발될 수 없기 때문에 단순한 통각수용성 통증 문제만 있는 것 같지는 않다. 따라서 유해가소성 통증에 대한 가설이 추가로 지지되며, 이러한 일반적인 손상으로부터의 구심성 활성이 사브리나가 겪은 중요 증상을 유발하는 이유를 설명할 수 있다. 이러한 민감화는 통증 조절 시스템에 영향을 미쳐 통증을 유발할 뿐만 아니라 신경식물계(neurovegetative system)를 통해 현기증, 메스꺼움 및 터널 비전의 느낌을 만들 수 있다. 사브리나가 가진 각각의 손상들이 기여하는 바는 도수치료의 체계적인 과정을 통해 좀 더 검진될 수 있다.

추론 질문:

4. 주관적 발견과 신체검사 결과를 바탕으로 사브리나의 증상과 장애의 발달 과정 그리고/혹은 유지에 대해 가능한 '기여요인'에 대한 가설을 세워보십시오.

추론 질문에 대한 답변:

통증과 장애의 유지에 기여하는 요인은 심리사회적, 환경적 그리고/또는 신체적 요인일 수 있다. 그러나 사브리나는 심리사회적 지위에 대해 이야기하기를 꺼렸으며 그녀의 이야기는 가정이나 직장의 작업환경과 같은 환경적 요소와는 명백한 관계가 없음을 보여 주었다. 사브리나의 증상은 그녀가 장시간 동안의 눕기, 앉기, 서기와 같은 특정 동작/자세적 요인에 의해 악화되는 것으로 보고되었기 때문에, 사브리나의 검사 결과에서 신체적 기능장애들은 건강한 사람과 비교하여 예외적이지 않음에도 불구하고, 머리의 자세와 능동적 또는 수동적 운동범위의 제한과 같은 신체적 요인이 통각수용성 통증 혹은 통증 조절 시스템의 민감성에 영향을 줄 수 있다. 그녀의 초기 물리치료사가 처방한 통증을 유발한 운동은 비록 부상을 입히지는 않았지만, 사브리나의 지속적인 통증 및 장애에 잠재적으로 기여하는 '통증 기억'을 비롯한 통증 조절 시스템의 민감성을 만들었거나 강화시키는 데 영향을미쳤을 수 있다. 따라서 지금 이 시점에서 그녀의 통증 유형이 이전에 나열된 신체적 손상 중에 하나 혹은 그 이상으로 인한 통각수용성이 주요인인지 혹은 이러한 손상(중에서)에 의한 유해가소성인지 확실하지 않다. 신체검사 중에 발견된 역학적 손상에 대한 시험적 치료는 통각수용성 통증 유형에 대해 관련성이 있는지 알려줄 수 있을 것이다. 만약 이러한 발견된 기능장애에 대한 시험적 치료가 효과적이지 않다면, 치료적 관리는 유해가소성 통증을 위한 시험적 치료(trial treatment)와 함께 진행되겠지만 이방법은 치료기간이 좀 더 길기 때문에 차선책으로 고려될 것이다.

임상추론 해설:

임상적 추론은 과학적으로 완벽히 입증할 수 없으므로 가설로 간주되는 것이 가장 좋다. 예를 들어, 환자 정보 해석은 주 통증 유형에 관한 유력한 판단이 잠재적 증상 원인에 관한 판단에 영향을 미친다는 점에서 너무나 복잡한 것이다. 제1장에서 논한 바와 같이, 유해가소성 통증은 조직의 손상/병리를 암시하는 증상의 국소적인 거짓 양성 유발을 일으킬 수 있다. 따라서 신체검사 결과를 해석하는 것은 환자의 전체적인 증상과 가설적인 통증 유형의 광범위한 틀 안에서 분석되어야 한다. 신체적 장애를 초기에 여기서 계획된 시험적 치료에 따라 관리되어야 하는지 혹은 통증 조절 시스템을 보다 광범위하게 다루는 다른 치료적 중재를 먼저 다루어야 하는지의 여부는 지속적인 토론과 논의를 통해 정해질 것이다. 그러나 추론적 관점에서, 우리가 느끼는 것은 임상가가 어떤 경로를 택하든지 통증 유형과 증상의 원인에 관한 판단을 가설로 간주하고, 환자의 활동 및 참여 제한 및 기능, 환자의 경험 및 주요 신체 기능장애에 대한 환자의 관점을 포함하여 모든 중재(수동적, 능동적, 교육적)의 영향을 주의 깊게 살펴봐야 한다는 점이다.

첫 번째 시험적 치료 First Trial Treatment

사브리나에게 초기 검사의 결과를 설명하고, 관리법을 제안하고 논의를 거쳐 합의에 이르렀다.

증상 유발과 함께 나타난 C2−C3의 저가동성은, 간헐적인 견인 등급 1~2 (즉, 첫 번째 저항 이전에 수행된) (Schomacher, 2009)는 좌우 C2−C3 후관절에 적용되었는데, 이는 측방굴곡이 처음에는 오로지 오른쪽으로만 제한되었는데 이제 왼쪽으로도 제한되었기 때문이다. 약 2분간 부드럽게 관절가동술을 한 후, 사브리나는 목 양쪽이 '피곤하다'는 느낌을 받았다. 잠시 휴식을 취한 뒤 가동술이 반복됐지만, 기진맥진한 느낌이 아까보다 더 일찍 다시 나타나 이를 중단했다.

재평가에 따르면, 능동 경추 굴곡 및 회전이 '보다 쉽고' 잘 수행되었다(뚝뚝 끊어지는 움직임이 적음). 사브리나의 검사 및 시험적 치료에 대한 반응을 평가하기 위해 이번 약속에서는 더 이상 치료를 하지 않았다. 그녀는 저녁에 누운 자세로 매번 20초간의 경추 굴곡 지구력 운동을 10회씩(검사하는 동안, 사브리나는 30초만에 떨기 시작했다)하도록 지시받았다. 덧붙여, 편안한 호흡과 부드러운 움직임에 초점을 맞춘 두경부 굴곡 운동을 하루에 여러 번 하도록 지시받았다. 사브리나는 연습하는 동안과 연습 후에 절대로 고통이 나타나서는 안 된다고 지시 받았다.

추론 질문:

5. 사브리나 사례의 맥락에서 '시험적 치료'를 당신은 어떻게 실시할 것인지 간략하게 설명하십시오.

추론 질문에 대한 답변:

[그림 23-1]에 표시된 사브리나의 증상 요약은 통증, 염증 및 움직임/자세 기능장애에 따라 분류되었다. 문제는 가장 효과적으

로 그녀의 증상과의 관련성을 확인하기 위해 먼저 어떠한 범주가 언급되어야 하는지 찾는 것이다. 역학적 장애에 대한 직접적인 치료는 비교적 신속한 효과를 낼 수 있는 잠재력을 가지지만, 점진적 운동 훈련의 형태로 통증 조절 시스템을 민감하게 하는 치료는 꽤 오래 걸릴 것이다(예 몇 주). 사브리나가 가진 증상의 민감성 때문에 역학적 치료는 부드럽고 천천히 진행되어야 했다. 흥미로운 사실은 C2 - C3에서 저가동성의 방향이 오른쪽에서 왼쪽으로 바뀐 것이다. 이는 관절낭의 단축과 같은 구조적 제한보다는 기능적 제한임을 더 많이 지적한다.

척추 후관절에 대한 견인은 경부 통증에 효과적인 기법이기 때문에 시험적 치료로 선택되었다(Schomacher, 2009).

두 번째 방문(다음날) Second Appointment (Next Day)

재검사 Re-Assessment

어제 초기 검사와 시험적 치료 후, 사브리나의 후두부하 통증이 조금 더 악화되었고, 목이 더 뻣뻣하고 움직임이 제한적이라고 느꼈다. 어지러움과 메스꺼움을 동반한 두통은 악화되지 않았다. 어제 도수치료 2시간 후에 그녀는 경부 굴곡 지구력 운동을 20초 실시 20초 휴식하며 10회 반복했다. 그녀가 머리를 20초 동안 고정하고 있는 동안, 그녀는 머리가 무거운 '바윗돌'처럼 느껴졌다고 했다. 이날 아침, 그녀의 후두하 통증은 그 전날 저녁에 악화된 것보다 덜하지만, 여전하다고 했다.

경부 능동 운동의 재검사는 굴곡을 제외하고는 변하지 않았다. 굴곡은 목의 오른쪽에 긴장을 유발하고 전형적인 '잠김 통증'을 재현했지만, 두통, 어지럼증 또는 시각 장애는 나타나지 않았다. C0−C1 분절의 활주성 수동 운동 재검사는 어제처럼 오른쪽보다 왼쪽에서 더 큰 저가동성을 나타냈다.

두 번째 시험적 치료 Second Trial Treatment

오른쪽 C0−C1의 도수치료는 3단계로 진행하였다.

1. 0.5Hz의 주기로 2분 동안 우측 C0−C1분절에 간헐적인 1~2 등급의 견인(즉, 첫 번째 저항 이전). 사브리나는 굴곡 운동과 회전 운동을 할 때, 후두하 통증과 두통이 완화된다고 하였다.
2. 추가적인 이완과 움직임을 보다 잘 느낄 수 있도록 지속된 3등급 견인(즉, 제 1 저항 이상)를 했지만, 1단계의 간헐적인 견인 직후에 비해 현저한 개선은 없었다.
3. 다시 간헐적 2등급 견인을 반복하자 1분 후에 사브리나가 '이제 충분합니다'라고 말하며 그만두었다.

즉각적인 재검사는 후두하 통증과 두통의 감소를 확인시켜 주었으며, 목은 더 편하고 기분 좋게 움직였다. 이후 도수치료는 더 시행되지 않았고, 그녀에게 집에서 할 수 있는 두 가지 운동을 해보게 하고, 교정해 준 후 동일하게 하라고 했다.

그 시간 이후 사브리나는 상부 경추에 대한 보수교육에 참석했는데, 증상이 점점 악화되었다. 그것이 그날 아침의 시험적 치료로 인해 나타난 반응인지, 아니면 경추 교육에 참석해 자신을 대상으로 과도한 움직임을 해서 생긴 반응인지는 분명치 않았다. 사브리나는 오후 늦게 이러한 증상의 악화에 대해 이야기했고, 추가적인 시험적 치료를 제안받았다.

세 번째 시험적 치료 Third Trial Treatment

재검사는 능동 경부 운동에 아무 변화가 없음이 관찰되었고, 오른쪽 C0−C1 관절의 견인도 여전히 저가동성을 보여주었다. 경동맥 장애 검사와 안전성 검사도 여전히 부정적이었다. 따라서 오른쪽 C0−C1의 활주성 도수견인이 수행되었다. 이 기법은 앉은 상태에서 작은 힘, 낮은 진폭, 높은 속도 및 가장 큰 관절 놀이가 가능한 중간 범위['실제 휴식 위치(actual resting position)' (Kaltenborn, 2008)라 명명됨]에서 적용되었다. 그 후, 두경부 굴곡에서 보조적 능동 운동은 2~3분 간의 간헐적 2등급 C0−C1 견인과 교대로 시행되었다.

재검사에서 사브리나는 쉴 때나 머리나 목을 움직일 때 모두 두통이 감소된 쾌적한 느낌을 받았다고 말했다.

추론 질문:

6. 당신은 자세/움직임 기능장애에 대한 시험적 치료가 사브리나의 상황에서 이러한 신체검사 결과와 국소조직 통증감각의 영향을 평가하는 데 사용될 수 있다는 것을 알게 되었다. 어떻게 시험적 치료와 그것과 관련된 재검사가 그러한 추론을 가져올 수 있었는지 토론해보십시오.

추론 질문에 대한 답변:

C2–C3의 초기 시험적 치료는 그날 저녁 사브리나의 목 잠김 통증을 악화시켰고, 그녀의 증상에서 잠재적으로 그 분절이 역학적 영향을 받고 있음을 보여주었다. 그것은 또한 그런 치료에 대한 상대적으로 높은 민감성을 나타냈다. 두통, 어지러움 및 메스꺼움에 대한 미미한 효과는 또한 그러한 증상들이 그 분절과 직접적으로 관련이 없다는 것을 암시했다.

C0–C1 분절의 시험적 도수교정은 후두하 통증과 두통을 즉각적으로 개선하였고, 목 움직임의 편안함과 긍정적인 신경식물성 징후(즉, 더 신선하고 활기찬 얼굴색)를 만들었다.

상부 경추 분절의 통각수용성 구심성 활동은 두통, 현기증 및 메스꺼움과 같은 증상을 유발할 수 있는 삼차신경경부핵(the trigemino-cervical nucleus)에 도달한다(Bogduk, 2004). 이러한 단기적 효과는 C0–C1 분절이 아마도 사브리나의 증상에 긍정적인 영향을 미칠 수 있는 치료적 영역임을 나타낸다. 그러나 그날 저녁과 다음날 치료에 대한 그녀의 반응은 어떠한 결정을 내리기 전에 검사될 필요가 있을 것이다.

임상추론 해설:

전통적인 도수치료는 검사로 인한 국부 통증과 관련된 상부 경추 분절의 저가동성을 그 분절의 조직이 통증(즉, 통각수용기)에 책임이 있다는 충분한 증거로써 아마 알아냈을 것이다. 비록 주 통증 유형이 통각수용성일 때 이러한 추론은 여전히 합리적이지만, 만약 특별히 저가동성이 크지 않고 가변적이라면, 유해가소성 통증의 가능성이 클수록 통증의 분절적 발현이 더 커진다는 것은 이질적인 역학적 민감성(allodynic mechanosensivity)을 나타내는 것이다. 이전에 언급했듯이, 만성 통증에 대한 도수치료(시험적 치료에서도 했듯이)와 비도수치료에 대한 비교는 통증 과학에 대한 이해가 커짐에 따라 불가피하고 중요하지만(제2장 참조), 여전히 서로 다른 통증 유형에 대해 서로 다른 중재의 효과를 충분히 파악할 수 있는 연구들이 부족하다. 모든 치료법은 중추신경계에 영향을 미칠 것이며, 이는 C0–C1분절이 그녀가 가진 통증의 원인이고 관절가동술이 필요하다는 주장과 대조적으로 'C0–C1분절이 사브리나의 증상에 긍정적인 영향을 줄 수 있는 영역을 제공할 수 있다'는 이전 해석에 반영된다. 만성 유해가소성 통증의 치료에서 통증 신경과학 교육과 인지에 초점을 맞춘 운동방법에 대한 근거가 많아지고 있음에도 불구하고(Louw 등, 2018; Moseley와 Butler, 2017; Nijs 등, 2014), 인지에 초점이 맞춰지고 적절한 교육과 활동 촉진전략이 결합된다면 도수치료 또한 증상의 감소에 추가적인 방법이 될 수도 있을 것이다.

세 번째 방문(그다음날) Third Appointment (Next Day)

세 번째 시험적 치료의 결과 Result of the Third Trial Treatment

사브리나는 전날 저녁 견인 도수교정 후에 그녀가 여전히 뒤통수 밑이 '나사가 꽉 조여진' 느낌을 받았음에도 불구하고, '관절 안의' 느낌이 좋았다고 말했다. 그 후 두통이 다시 찾아왔고, 그녀는 통증을 완화시키기 위해 자러 갔다. 그날 아침 목의 움직임을 제한하자 사브리나는 좋아짐을 느꼈으나 오후에 상부 경추를 움직이자 다시 그녀의 증상은 나빠졌다. 그런 이유로 사브리나는 목에 수동적 치료를 더 이상 하지 않지 않겠다고 했다.

이러한 증상의 악화원인에 대해 사브리나와 논의하였고, 우리는 함께 더 이상의 역학적 치료를 하지 않고, 대신 통증 조절 시스템의 민감성에 대한 치료를 시작하기로 결정했다.

추론 질문:

7. 시범적 치료와 재검사를 통해 이제는 통증 조절 시스템의 과민화로 치료를 변경해야 한다는 판단을 뒷받침하는 핵심적 추론을 간단하게 밝혀보십시오.

추론 질문에 대한 답변:

C0−C1분절의 견인 도수교정의 초기 긍정적 효과조차도 저녁 동안 반전되어 사브리나의 증상을 악화시켰다. 이처럼 경추의 역학적 기능장애에 대한 어떠한 치료법도 지속적인 개선을 보여주지 못했다. 사브리나가 실망하는 것이 납득될 정도였고, 나는 경추의 과가동성 혹은 흉추의 저가동성에 대한 역학적 치료를 시작하지 않았다. 왜냐하면 그것에 대한 치료는 과가동성에 대한 근육을 훈련시키고 굳은 흉추를 효과적으로 가동시키기 위해 몇 주 정도의 시간이 필요했기 때문이다(Schomacher, 1997; Kessler 등, 2005).

그러나 C0−C1의 치료에 대한 부정적인 반응은 사브리나의 증상이 그 분절의 영향을 받았을 수도 있다는 의혹을 확인시켜 주었다. 이는 임상적 경험(Kaltenborn, 2008)과 최근의 연구들(Watson과 Drummond, 2012, 2014)에 의해 뒷받침된다. 사브리나가 가지고 있는 C0−C1에서의 저가동성은 목통증과 두통이 없는 사람들에게서 흔히 볼 수 있을 만큼 특별한 것은 아니다. 그럼에도 불구하고, 그것은 '낙타의 등을 무너뜨리는 짚단(the straw that broke the camel's back)'으로 비유할 수 있었고, 따라서 사브리나의 목통증을 유발하는 중추신경계의 민감화를 초래했다. 특히 삼차신경경부핵의 민감성은 사브리나의 두통, 현기증 및 메스꺼움과 같은 신경식물적(neurovegetative) 증상을 유발할 수 있다. 심지어 졸도 및 근경련(tetany)조차도 상부 경추의 조심스러운 검사에 대한 신경식물적 반응만으로도 유발될 수 있다(Christe와 Balthazard, 2011; Schomacher, 2000).

인지적 및 감정적 요인 또한 중추신경계의 민감화에 기여할 수 있다(Zusman, 2010). 사브리나는 이러한 측면에서 자신의 생활에 대해 보다 자세한 언급은 하지 않았지만, 그녀는 자신이 그러한 것들에 대해 잘 대처해 왔으며 또한 지금까지의 약속들에서 그녀의 믿음과 감정에 대한 덜 형식적인 검진은 이것이 그녀의 경우에 중요하지 않다는 것을 암시했다. 사브리나의 통증 경험을 고려할 때 운동에 대한 어느 정도의 두려움이 이해될 수 있으며, 두경부 굴곡 검사에서의 좋지 않은 결과를 설명할 수 있다. 운동에 대한 두려움은 경부의 운동범위, 속도, 부드러움와 중증도의 상관관계가 있는 주관적인 척도이다(Sarig Bahat 등, 2014).

하부 경추 및 흉추에서 사브리나의 다른 손상로부터의 통증 감각은 단순히 중추신경계(또는 낙타 등의 다른 무게)의 민감성을 증가시키는 요인을 나타낼 수 있다. 신경계의 구심성 기능장애로 인한 통증과 통각수용기 및 다른 수용체의 자극으로 초래되는 통증을 구분하는 것은 각각의 치료법이 다르므로 중요하다(Jones와 O'Shaughnessy, 2014).

사브리나의 역학적 기능장애 치료는 결과적으로 2차적인 문제가 되었다. 통증 조절 시스템의 탈민감화 프로그램은 치료사의 지도와 동기부여와 함께 사브리나 스스로 수행해야 한다.

네 번째 시험적 치료 Fourth Trial Treatment

사브리나는 첫 번째 치료의 신체검사 결과를 바탕으로 가정운동 프로그램을 받았고, 통증 조절 및 신경식물계의 탈민감화를 목표로 천천히 진행하기로 했다[그림 23-3]–[그림 23-8]

1. **두경부 굴곡**(Cranio–cervical flexion, CCF): 근전도 검사(EMG; Falla 등, 2003, 2006)에서 볼 수 있듯이 깊은 두경굴곡근의 활성화 및 협응을 위한 운동[그림 23-3]. 사브리나는 협응의 향상을 위해 반복적으로 고개를 끄덕이는 운동을 수행했으며, 공기충전식 압력센서를 사용한 바이오피드백 치료기기가 제안되었지만 없어서 할 수 없었다(Falla 등, 2012).
2. **경추 굴곡**(Cervical flexion, CF): 경추 굴곡근 지구력 훈련을 위한 운동(Grimmer, 1994; Sterling 등, 2001, Piper, 2009). 근육에 대한 기능적 자기공명영상(fMRI) 연구에서 이 운동[그림 23-4]은 CCF 운동과 비교하여 경장근(longus colli)과 흉쇄유돌근(sternocleidomastoid)을 활성화시키며, 반면 CF와 CCF 운동을 할 때 두장근(longus capitis)의 활동은 동일하다(Cagnie 등, 2008).

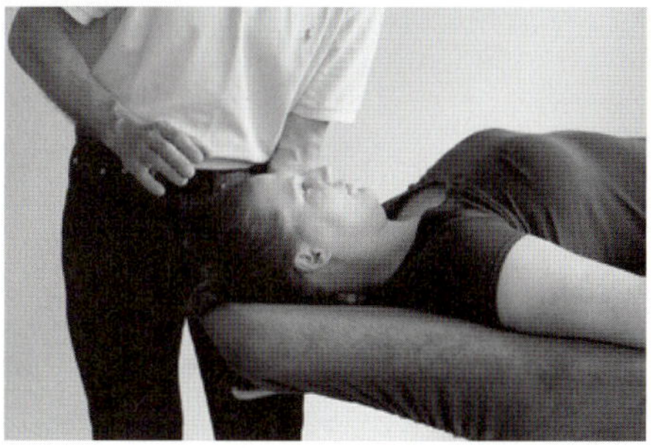

그림 23-3 두경부 굴곡 운동.
환자는 얼굴을 수평면에 놓은 상태에서 바로 눕고 목을 끄떡이는 움직임을 지시받는다. 상부 경추 아래의 압력센서는 시각 피드백을 제공한다(Jull 등, 2004; Sterling 등, 2001). 압력센서가 없다면, 사브리나의 경우처럼 치료사가 자신의 손가락을 상부 경추 아래에 넣고 움직임이 실제로 두경부에서 나타나는지 느낀다.

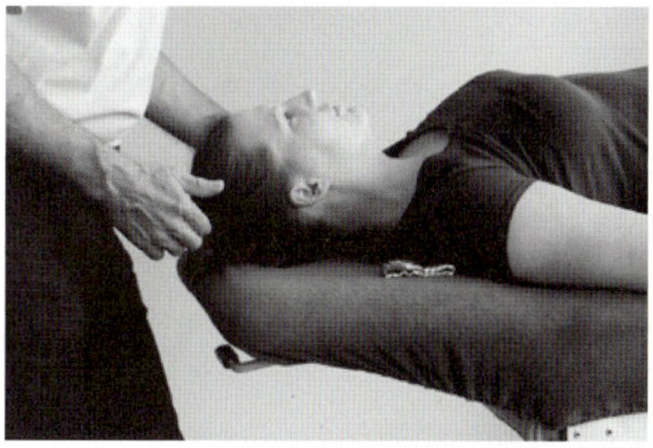

그림 23-4 경추 굴곡 지구력 운동.
환자는 얼굴을 수평면에 놓은 상태에서 바로 눕고 침대에서 약 1cm 정도 머리를 들게 한다. 환자에게 이 자세를 유지하도록 하고 치료사는 최대 유지시간을 측정한다(Grimmer, 1994; Piper, 2009). 최대 유지시간의 약 2/3 정도가 환자의 운동시간이 된다.

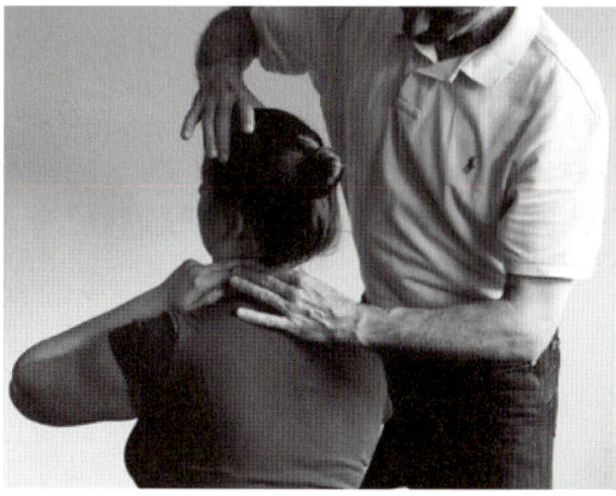

그림 23-5 C2/C3과 중부 경추에서 능동 자가 관절가동술.
치료사는 고정을 위해 한 손의 엄지와 검지를 C3 척추궁에 놓는다. 치료사는 다른 손으로 환자의 머리가 좌측 굴곡과 회전을 시키고(그러고 나서 우측으로) 머리를 신전시킨다. 움직임은 가능한 고정된 손위에서 나타나게 한다. 환자가 이 움직임을 느꼈다면, 치료사의 검지를 환자의 검지와 중지에 놓은 상태에서 환자 스스로 그 움직임을 반복한다.

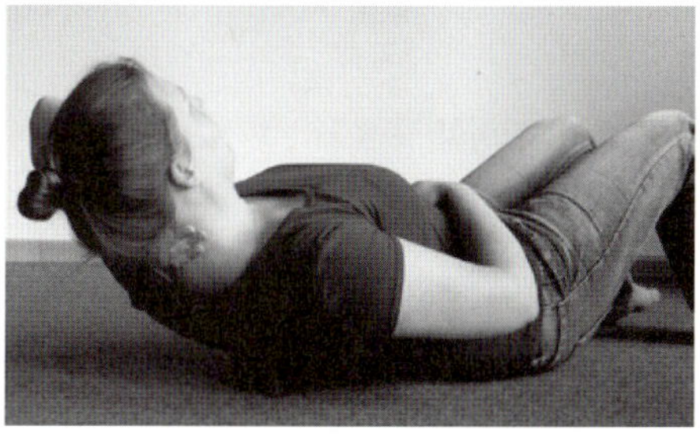

그림 23-6 흉추의 수동 자가 관절가동술.
환자는 흉추 아래에 있는 관절가동술 쐐기 위에 바로 누워 척추의 아래쪽이 웨지에 고정되게 한다. 환자에게 이 자세를 유지하게 하고, 목과 머리를 한 손으로 고정한다. 중력은 상체의 뒤로 작동하고 흉추는 쐐기의 모서리 방향으로 가동된다.

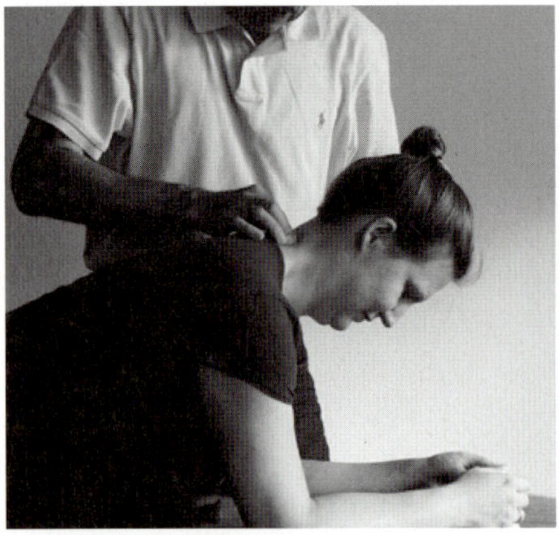

그림 23-7 경추-흉추 이음부의 강조된 신전.
환자는 테이블에 양쪽 앞팔로 받쳐 선다. 머리와 목과 몸통은 중립 위치를 유지한다. 머리는 최대로 낮춘 후에 경추 신전을 위해 들어 올린다. 환자는 자신의 시선을 팔꿈치 사이에 고정하고 신전이 하부 경추와 경추-흉추 이음부에서 일어나는지 확인한다. 치료사는 자신의 엄지와 검지 손가락을 하부 경추의 척추궁에 올려놓고 그 부위의 신전근이 활성화되는지 주의를 기울이고 환자가 움직일 때 정확하게 근육이 활성화되게 한다. (Schomacher 등, 2015).

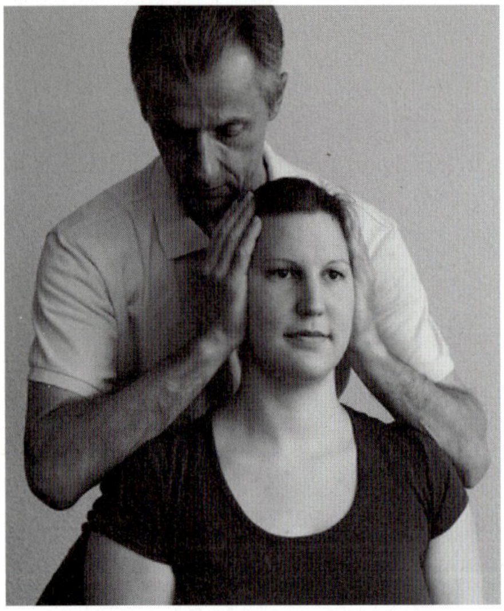

그림 23-8 경추의 자가 견인.
치료사는 자신의 손바닥을 환자의 귀 아래 후두부에 위치시키고 부드럽게 머리를 위쪽으로 들어올린다 (견인). 환자는 자가 운동을 하는 동안 이 느낌을 다시 만들어야 한다. 자가 운동을 위해 환자는 테이블 앞에 앉아서 자신의 양손을 치료사의 손에 올려놓는다. 그리고 치료사가 팔꿈치로 받치고 있는 동안 환자는 자신의 머리를 안정화시키고, 치료사는 환자가 경추의 견인을 느끼고 제한을 느끼는 지점까지 몸을 낮춘다.

3. 양쪽 중지로 미측 척추궁을 고정한 상태에서 중부 경추의 강조된 분절 움직임의 반복 그리고 동측 측방굴곡과 회전 및 신전을 머리 앞을 고정한 채 능동적 움직임 반복[그림 23-5]. 이 운동은 또한 양손을 사용하여 목의 양쪽을 고정한 채, 순수한 신전을 사용하여 수행할 수 있다.
4. 관절가동술 쐐기(wedge) 위에 바로 누워 있는 동안, 흉추 신전을 위한 자가 관절가동술[그림 23-6]
5. 바로 정면에 있는 테이블에 팔꿈치로 기대어 선 상태에서 하부 경추 신전근의 활성화[그림 23-7]. 이 운동을 하는 동안, 사브리나는 머리의 뒤쪽 움직임이 아닌 회전 신전 움직임을 수행하도록 주의를 기울여야 했다.
6. 테이블 앞에 앉아 경추의 일반적 자가 견인과 몸을 뒤로 기댄채 양손을 귀 아래에 두고 머리를 지탱함[그림 23-8]. 이 운동의 목적은 통증과 재발에 대비하여 사브리나의 자기효능감을 높이기 위해 통증을 완화하고 삶의 의욕을 증진하는 것이다.

사브리나에게 민감화를 설명하기 위해 꽃가루 알레르기의 비유를 들어 통증 교육이 시작되었다. 꽃가루 알레르기(hay fever) 환자는 너무 많은 꽃 속에 살고 있기 때문에 고생하지는 않지만 그의 시스템은 꽃가루에 민감하다. 꽃가루 알갱이 하나로도 알레르기 반응이 유발될 수도 있다. 마찬가지로 사브리나는 너무 많이 움직인다거나 잘못된 방식으로 움직이는 것 때문에 아프지는 않다. 그녀의 상태는 단지 운동 그 자체에 매우 민감하다(즉, '운동 알레르기 반응'). 꽃가루 알레르기 환자는 환경에서 알레르기 반응을 유발하는 모든 꽃가루 알갱이를 피할 수 없으며, 유사하게 사브리나는 움직이는 것을 피할 수 없다. 꽃가루 알레르기 환자에게는 두 가지 치료 선택지가 있다. 첫째, 환자는 항히스타민 제제로 증상을 억제할 수 있으며 둘째, 점차 증가하는 꽃가루에 노출시킴으로써 환자의 체내 감각을 없앨 수 있다. 사브리나도 비슷한 치료 선택지를 가지고 있다. 첫째, 진통제와 비슷한 약물을 사용하여 증상을 억제할 수 있다. 둘째로, 그녀는 증상의 역치 아래로 움직이고 통증이 없는 범위 내에서 언제나 움직임의 강도를 천천히 증가시킴으로써 시스템의 민감도를 줄일 수 있다. 두 가지 치료법 모두 장점이 있다. 강력한 약을 사용하여 증상을 신속하게 가라앉힐 수 있지만, 지속적이지는 않고 부작용이 있을 수 있으며 약물을 지속적으로 섭취해야 할 수도 있다. 반면 감도 저하는 부작용 없이 장기적인 효과가 있지만 치료는 보통 수개월, 때로는 수십 년이 걸릴 수도 있다.

사브리나는 이미 약물 치료를 통해 증상 억제의 첫 번째 옵션을 경험했지만, 지속적인 성공을 거두지 못했다. 그러나 통증이 없고 긴장 없이 반복되는 움직임을 사용한 탈민감화는 그녀에게 새로운 것이어서 시도하고 싶은 마음을 불러일으켰다. 또한 사브리나에게 꽃가루 알레르기 환자의 예를 들어 그의 코에 수술이 필요한 구조적인 병변은 없고 다만 민감해진 것일 뿐이라고 설명해 주었다. 이러한 비유를 들어, 사브리나의 목이 외과 의사가 해결할 수 있는 구조적인 문제는 보이지 않는다고 설명했다. 우리가 발견한 운동 기능장애조차도 건강한 사람들에게 흔했지만, 그것이 그녀의 증상을 설명해 주지는 못했다. 따라서 그녀의 목은 아마도 단순히 민감해진 것으로 보였다.

이해를 돕기 위해, 하루에 수 시간 동안 앉아 있는 동안 다리를 앞뒤로 휘두르는 움직임은 일반적으로 통증을 경감시키고 다양한 무릎 통증 상태에서 움직임을 개선할 수 있다는 것을 사브리나에게 설명해 주었다. 사브리나가 더 잘 이해할 수 있도록 하기 위해, 걷는 동안 경추의 작은 움직임이 발생하고 (예를 들어) 결과적으로 걷기가 목의 통증 치료에 추천될 수 있다는 것이다(Jull 등, 2008). 사브리나는 이 예를 이미 경험하고 있다고 말했다. 왜냐하면 두통이 너무 심했을 때, 완전히 어두운 방에서 잠을 자거나 혹은 오래 걷는 것의 두 가지의 방법밖에 없었기 때문이었다.

그녀의 가정운동 프로그램에 적용되는 다음의 원칙들은 사브리나와 논의되었으며 또한 손으로 써서 주었다:

1. 통증과 이외의 증상들을 무조건 피하십시오.
2. 운동 수행:
   - 증상이 나타날 때까지 각 운동을 한 번만 테스트하십시오.
   - 이 강도(반복 횟수, 지속 시간, 저항 등)의 약 60~70%로 하고, 이 수준에서 운동을 수행하십시오. 세트 사이에 충분한 휴식을 취하십시오, 증상을 자극하지 않고도 여러 번 같은 수준에서 운동을 반복할 수 있을 만큼 충분하시오.
   - 불필요한 통증 유발을 만들지 않기 위해 일주일에 한 번만 운동 강도 테스트를 하시오.

사브리나는 앞서 언급한 원칙들이 강조된 그림으로 가정운동 프로그램([그림 23-3]–[그림 23-8] 참조)을 받았다.

추론 질문:

8. 중추성 민감화(유해가소성 통증) 환자의 등급화된 활동과 운동의 촉진에 관한 연구 문헌은 활동들과 운동들이 그것에 대한 인식과 시간에 초점이 맞춰지길 제안한다. 사브리나가 가정운동 프로그램을 할 때 통증과 기타 증상들을 무조건 피하라고 조언한 이유를 밝혀 주십시오.

추론 질문에 대한 답변:

사브리나는 통증조절시스템의 민감성과 '통증 기억'의 개념을 사용하여 만성 통증에 대한 자세한 설명을 받았다. 매일 이런 증상들에 주의가 간다면 그러한 기억을 소멸시키는 것은 불가능하다(Trojan과 Diers, 2013).

시간-제한 운동(time-contingent exercise)이 운동에 대해 잘못 적응된 두려움을 보이는 많은 환자에게 중요함에도 불구하고, 이것은 조절된 활동과 운동을 가능한 한 즐겁게 하고자 하는 노력과 더불어 균형을 맞춰야 할 것이다. 뇌는 통증이 없을 때조차도 통증을 예상하여 통각 조절 상태를 취하고 있다(Nijs와 Ickmans, 2014). 운동을 통한 내인성 진통(endogenous analgesia)은 일부 만성 근골격 통증 상태에서 기능장애로 볼 수 있으며, Nijs 등(2012)은 운동을 통한 내인성 진통제의 활성화를 촉진할 수 있는 다양한 방법을 권장한다. 이러한 운동에는 통증을 동반할 수 있는 운동이 포함되지만, 초기 단계에서는 증상의 갑작스러운 증가에 대한 예방에 중점을 두어 운동을 개별적으로 조정해야 하며 운동은 재미 있고 부담감이 없어야 한다(Nijs 등, 2012; Fordyce 1984, Sternbach 1978, Nielson 등, 2013). 사브리나는 지금까지 통증에 대한 잘못 적응된 회피를 보이지 않았다. 오히려 이전에 받았던 운동 조언으로 인해 그녀는 통증을 느끼기 시작했다. 결과적으로 사브리나의 운동은 통증의 의미에 관한 교육적 토론을 통해 '인식 대상화(cognition targeted)'되었으며, 통증이 없도록 운동을 개별적으로 조절하라는 결정이 내려졌다.

임상추론 해설:

증거에 기반한 치료를 제시하는 제안적 지식(즉, 학술적으로 연구에 기반을 둔 '그것을 아는 것'에 대한 지식, 제1장을 참고)은 처방이 아니라 지침이 되도록 의도된 것이다. 결과적으로 통증 조절 시스템의 가설적 민감성을 가진 환자들을 위한 인식 대상화와 시간부수적으로 조절된 활동과 운동을 하라는 조언들은 예를 들어 사브리나의 사례와 같이, 환자의 개인적 특성에 맞춰져야 한다. 중요한 것은 치료가 시행되더라도, 진행상황에 따른 효과에 대한 재검사는 필요하며, 그리고 변화가 요구된다면 치료를 바꾸어야 한다. 후속적으로 치료적 개선을 이끌어낼 것이라 예상되는 특별한 중재(예를 들어, 신체적 장애나 민감성)에 대한 추론은 그 자체로 가설에 대한 인과적 메커니즘이 정확했다는 증거로서, 귀납적으로는 합리적이지만 연역적으로는 잘못된 형태의 '확정 편견'(제1장 참조)을 나타내는데, 그것은 중재가 가설화된 원인에만 영향을 미친다고 가정하기 때문이다. 실제로 직접적 조직 치료는 통증 조절 효과를 가져올 수도 있고, 통증 조절 전략은 조직 효과를 가지는 움직임과 활동 및 통증에 긍정적 영향을 줄 수 있다. 증상의 지속과 기능장애(disability)에 기여하는 통증 유형과 신체적 손상에 관한 가설들은 그것들이 체계적이고 합리적 관리를 도모하기 때문에 장려됨에도 불구하고, 실제로는 그러한 것들은 환자에게 적용하는 동안 여전히 단지 가설에 머무른다. 인식(예 이해), 감정(예 잘못 적응된 두려움), 행동(예 활동/기능, 대처방법, 전략과 삶의 참여)을 긍정적으로 변화시키고, 또한 통증을 해소하고 감소시키기 위해서 전반적 목표를 가지고, 연구적 제안은 실천되고 필요하다면 치료적 성공을 결정하고 관리적 재점검을 따르기 위해 정기적이고 철저하며 전체적인 결과 재검사에 의해 수정된다.

네 번째 방문(1주일 후) Fourth Appointment (1 Week Later)

재검사 Re-Assessment

사브리나는 기분이 나아졌다고 했다. 지난 주 동안 그녀의 두통 강도가 감소했다(NRS 8~9에서 5/10). 그녀는 이 접근법에 대해 자신감을 갖고 있으며 통각 민감도 감소를 위한 운동 프로그램을 계속하기를 원했다. 사브리나의 증상은 특별한 역학적 손상에 기반하지 않는 탈민감화 접근방법에 의해 감소된 것처럼 보였기 때문에 더 이상 신체적 재검사는 수행되지 않았다.

치료 – 지속된 가정운동 프로그램 Treatment – Prolonged Home Exercise Program

사브리나의 목표는 스포츠 활동을 재개하고 그 후 통증이 발생하지 않는 것이었으며, 이를 논의하는 데 시간을 사용했다. 그녀의 바램은 목통증 때문에 포기해야만 했던 암벽등반을 다시 하는 것이었다. 결국 이러한 장기적 목표를 달성하기 위해 첫 번째 설정과 이후 단기적 목표를 달성하는 개념이 논의되었으며, 그 첫 번째 초점은 탈민감화 프로그램이었다. 이 프로그램의 단기 목표는 그녀의 움직임 시스템(즉, 목과 팔)의 스트레스에 대한 저항을 단계적으로 증가시키는 것임에 동의했다. 사브리나가 각각의 운동을 하는 사진을 찍었고, 그녀의 운동 진행 상황을 기록할 수 있는 표를 설명서와 함께 주었다.

탈민감화 효과가 나타나는 데 걸리는 시간에 대해 논의하였는데, 이는 사브리나가 다음 4주 동안 치료에 참여할 수 없기 때문이었고, 그녀는 그 시간 동안 가정 프로그램을 충실히 따르기로 동의했다. 2~3주마다 이메일을 보내 자신의 진행 상황을 평가하고 필요에 따라 프로그램을 조정하기로 하였다.

사브리나는 운동이 힘든지/편안한지에 대한 느낌에 따라 자신의 운동 강도를 높이고 항상 운동으로 인한 통증이 없도록 하라는 지시를 받았다. 그녀는 처방된 운동이 쉬워질 때까지 처방된 운동 일정을 계속하라는 권고를 받았다. 그런 다음 그녀는 천천히 운동량을 늘려야 하는데, 예를 들어 다섯 번 더 반복을 더하거나 지속시간을 5초 더 늘리는 것이다. 그런 다음, 그녀는 이렇게 설정된 새로운 강도에 대해 다시 쉽다고 느낄 때까지 계속 이러한 점진적인 진행을 계속해야 한다. 그녀는 자신의 통증에 대해 2주에 한 번씩 특정 아침이나 그 전날의 통증을 2주 전의 증상의 심각성과 빈도와 비교해 재평가해 달라는 요청을 받았다. 고통과 민감성을 설명하는 진행 중인 논의의 일부로서 고통에 대한 지나친 예민함은 공통적이지만 도움이 되지 않는다는 것이 강조되었는데, 그것은 민감성에 더욱 기여를 하기 때문이다. 증상의 재발에 대해서도 논의를 하였는데, 증상의 민감성이 줄어드는 것은 연속적인 개선을 가진 선형적인 과정이 아니라, 기복이 있는 장기적 접근방식이며 이에 대한 개선은 몇 주 또는 몇 달 후에 알 수 있을 것이라는 관점에서 설명되었다.

표 23-1
사브리나의 가정운동 진행 상황과 성취 목록

운동	측정된 결과	첫 번째 약속 후 3일 후 검사 결과	60%	운동량	첫 번째 약속 후 2주 뒤 검사 결과	첫 번째 약속 후 6 뒤 검사 결과	첫 번째 약속 후 9주 뒤 검사 결과
두경부 굴곡 [그림 23-3]	협응 및 운동 횟수	83회의 조절된 움직임	50회의 조절된 움직임	저녁에 50회 반복 낮에 10회 반복으로 몇 번의 세트	저녁에 55회 반복 낮에 10회 반복으로 몇 번의 세트	저녁에 60회 반복 낮에 변함 없음	동일함
경추 굴곡 지구력 운동 [그림 23-4]	초	33초	20초	10회 반복 20초 유지 15초 휴식	10회 반복 20초 유지 10~15초 휴식	10회 반복 25초 유지 15초 휴식	10회 반복 2초 유지 15초 휴식
C2/C3과 중부 경추의 능동 자가 관절가동술 [그림 23-5]	협응과 가동범위의 통증 유무	50회	30회	측면 당 30회 반복 하루 2-3번 실시	측면당 35회 반복. 하루 2~3번 실시.	변화 없음	측면당 40회 반복 하루 2번 실시
흉추 수동 자가 관절가동술 [그림 23-6]	시간	이 운동을 하는 동안 통증이 없었으므로 일반적인 시간이 제안됨(예를 들어 하루 한 번 10~12분 정도)		각 흉추 분절당 1-2분 (예를 들어, 모든 분절 합쳐서 하루 25분 정도)	동일함	동일함	동일함
경추-흉추 이음부의 강조된 신전 [그림 23-7]	팔꿈치로 지탱한 움직임 횟수, 각 움직임은 2~3초간 지속	50회	30회	하루 한번 30회	동일함	하루 한번 35회	동일함
경추 자가 견인 [그림 23-8]	시간	사브리나의 주관적 웰빙이 목적이었기 때문에 검사하지 않음		낮 동안 가끔씩	동일함	동일함	동일함

노트: 조깅은 우리가 사브리나의 달리기 시간과 거리를 측정하지 않았기 때 문에 표에 나타내지 않았음. 조깅의 정도는 그녀의 삶의 건강함과 즐거움에 맞춰야 함.

첫 번째 이메일 접촉: 8일 후 First Email Contact: 8 Days Later

사브리나는 이메일을 통해 지난 한 주 동안 통증 약물을 먹어야 했던 두 가지 후두하 통증과 두통 공격(NRS 8/10)을 받았다고 했다. 그녀에게 다양한 요인과 자극이 통증 조절 시스템을 자극할 수 있기 때문에 이것을 '정상'으로 생각하도록 격려하였다. 이것이 민감성을 줄이는 시간이 오래 걸리는 이유 중 하나이다. 그녀의 운동 프로그램 준수는 긍정적이었으며, 인내와 동기부여를 유지하고 통증과 자극을 절대적으로 피하면서 규칙적으로 운동을 지속하도록 격려하였다.

이메일 접촉: 2주 후 Second Email Contact: 2 Weeks Later

사브리나는 이메일을 통해 그녀의 지난 2주간 좋았다고 했다. 그녀는 어지럼증과 메스꺼움이 나타나는 심한 두통이 없었고, 최근에는 직업 관련 스트레스가 많았지만 NRS 4~5/10의 강도가 가장 큰 통증이었다고 했다. 사브리나에게 일반적으로 작업량과 스트레스가 통증과 회복에 영향을 미칠 수 있다는 것을 다시 알려주었다. 그녀는 이를 잘 이해하고 있으며, 자신의 일과 스트레스에 잘 대처하고 있다고 말했다. 그녀는 자신의 운동량을 늘릴 계획이었으며 그에 대해서 격려하였다. 그리고 운동을 증가시기는 기준에 도달할 때까지 운동 진행 과정에 대해 항상 편안함을 느끼도록 하였다.

세 번째 이메일 접촉: 3주 후 Third Email Contact: 3 Weeks Later

사브리나는 운동을 잘 해내고 있었지만, 운동의 강도를 계획대로 늘리지는 못했다[표 23-1]. 그녀의 두통은 최대 NRS 6/10에 달했지만, 그것이 일상생활에 어려움을 주진 않았다. 그녀는 '경추의 단일 분절이 문제'인 것 같은 느낌을 받았지만, 그것이 뻣뻣해서인지 아니면 너무 스트레스를 받아서인지는 모르겠다고 하였다. 전반적으로 사브리나는 운동 프로그램을 계속 진행하며 더 잘 대처할 수 있다고 생각했다.

추론 질문:

9. 잠긴 느낌이나 터널 비전에 대한 언급 없이, 사브리나는 첫 번째 메일에서는 후두하 통증과 두통을 호소하였고 두 번째 메일에서는 두통은 있지만 어지럼증과 메스꺼움은 없다고 하였다. 당신은 사브리나에게 증상에 대해 과도한 주의를 주지 말라는 이전의 언급된 목표와 운동 프로그램의 진행에 관한 조언을 알려주기 위해 증상의 철저한 재검진을 어떻게 균형을 맞추겠습니까?

추론 질문에 대한 답변:

만성 경부 통증의 경우 재발의 이유가 일반적으로 특정 주변 장애의 치료가 필요한 특정 통각 입력이 아니기 때문에, 추정 원인을 찾는 것은 별 도움이 되지 않는다. 증상의 재발은 만성적인 통증을 치료할 때 피할 수 없을수도 있다(Nijs 등, 2012). 또한 사브리나는 각 증상에 대한 특별한 질문 없이 항상 증상에 대한 보고를 일관성 있게 했으며, 운동 및 활동 중이나 그 후에 편안함을 느껴야 한다고 격려함으로써 증상 재발의 위험을 최소화했다(Zusman, 2013). 이것은 또한 그녀의 피질 기능에 대한 '재교육'을 용이하게 해주었다(Wand와 O'Connell, 2008). 현재의 목표는 그녀가 운동 프로그램을 따르고 증상에만 주의를 기울이지 않도록 부여된 동기를 유지하는 것이었다. 이것이 어떻게 달성되는지는 환자마다 다르며, 사브리나는 개별 증상에 대해 너무 많은 세부 정보를 묻지 않는 것으로 시행되었다.

네 번째 메일 접촉: 4주 후 Fourth Email Contact: 4 Weeks Later

사브리나는 전반적으로 잘하고 있다고 보고했다. 그러나 그녀는 자신이 해야 할 만큼은 성실하지 못했다고 했다. 그녀는 적게 운동하고 운동량을 늘리지 않았다. 그녀는 이제 더 많은 '분절적 증상'과 잠김 통증을 느끼고 있다고 했으나, 높은 업무량에도 불구하고 어지럼증과 메스꺼움이 나타나는 심한 두통의 공격은 없었다고 했다. 두통은 여전히 발생했지만 심하지는 않았다. 사브리나는 진통제 사용을 현저하게 줄였고, 그녀는 이 점에 대해 매우 만족해 했다.

다섯 번째 이메일 접촉: 6주 후 Fifth Email Contact: 6 Weeks Later

사브리나는 여름 휴가 후에 자신의 일상적인 일을 재개했다. 그녀는 지금의 운동프로그램에 더 많은 노력을 기울일 동기부여가 되어 있었다. 그녀의 통증은 양적으로나 질적으로(덜 심하고 덜 귀찮게 함) 크게 감소했다. 그녀는 여전히 일상생활에서 스트레스를 느끼긴 하였지만 통증 강도가 NRS 5~6/10를 넘지 않게 일상생활과 일의 정도를 더 잘 조절하는 방법을 익히고 있으며, 며칠 또는 심지어 몇 주간 증상 없이 지낼 수도 있다고 보고하였다. 그녀는 또한 진통제를 최소한으로 줄일 수 있었기 때문에 매우 기뻐했다. 비록 사브리나가 운동량을 늘리지는 않았지만 그녀가 스트레스를 받기 시작했을 때 운동을 하는 것이 증상이 심해지는 것을 막아주는 데 효과적이었음을 느꼈다고 했다. 이러한 계획되지 않은 운동은 운동 프로그램에 포함되거나 측정되지 않고 필요에 따라 수행되었다. 그녀는 현재의 증상을 원래의 잠김 느낌이 감소한 후두하 통증으로 표현했으며 두통, 현기증 및 메스꺼움이 현저하게 감소했다고 말했다. 사브리나는 여전히 경부에 국부적 제한이 있다고 느꼈지만, 전반적으로 상황이 더 개선되어야 함에도 불구하고 호전되고 있다고 생각했다.

사브리나는 그녀의 노력에 대해 칭찬을 받았고, 반드시 진전이 있어야 하기 때문에 지속하도록 격려받았다. 운동이 즐거울 때, '해야 하기 때문에'라는 엄격한 프로그램보다는 삶의 건강함에 중점을 두면 통증 조절 시스템(Nielson 등, 2013; Sternbach , 1978)의 탈민감화에 더 효과적일 것이라고 그녀에게 상기시켰다. 이러한 설명은 운동량을 정하는 것은 꼭 지켜야 할 과학은 아니며 자신의 결정이 중요하다는 것을 강조하기 위해 덧붙여졌다. 운동량 조절에 대한 최선의 가이드는 통증 없이 삶의 건강함에 긍정적인 느낌을 주는 것이다. 다음주 회의는 재검사와 사브리나가 현재도 느끼고 있는 경추의 역학적 기능 장애의 가능한 치료에 대한 것으로 예정되었다.

네 번째 방문(1주 후) Fourth Appointment (1 Week Later)

(사브리나가 심화코스에 참여하기 위해 4일간 머물렀기 때문에 우리는 이 기간 동안 최소 3회의 약속을 잡는 데 동의했다)

사브리나는 행복하고 기분이 훨씬 좋아졌다. 그녀는 통증 공격을 덜 받았으며, 그녀의 통증은 진통제를 먹으면서도 NRS 8~9/10이었던 통증에서 4개월 만에 진통제 없이도 NRS 5~6/10으로 감소했다. 그녀는 현재 그녀의 주요 문제를 뻣뻣함과 상부 경추의 국소적 통증이라고 설명했다.

신체 재검사는 우측 C0−C1의 견인에서 저가동성을 나타내었고 좌측 C2−C3의 측방굴곡 및 회전에서 저가동성을 나타냈다. 이는 4개월 전의 첫 번째 검사 결과와 비슷하였다.

치료는 약 3~4분간 바로누운자세에서 3등급(즉, 첫 번째 저항 이후)의 C2−C3 좌측 척추 후관절 견인이 포함되었는데, 이는 즉각적으로 '좀 더 자유롭고' 부드러운 움직임과 함께 덜 뻣뻣한 느낌을 주었다. 그 다음 약 3~4분 동안 우측 C0−C1의 3등급 견인 치료를 받았다. 다시, 사브리나는 이후의 움직임이 더 좀 더 부드러워졌다. 각 치료를 한 뒤, 약 2분간의 짧은 기능성 마사지를 받았다. 사브리나는 가정운동 프로그램을 지속하고, 절대적으로 통증이 없는 운동범위 내에서 특히 굴곡(끄덕임)에서 상부 경추의 반복적인 움직임에 초점을 맞추도록 지시받았다.

추론 질문:

10. 당신은 통증 조절 시스템의 민감성이 사브리나의 만성 통증의 주원인이라고 판단하였는데, 분절에서 관절운동술을 다시 사용하는 논리는 무엇입니까?

추론 질문에 대한 답변:

만성 통증 환자는 통각수용성 활성이 중추신경계의 민감성을 유지하게 만드는 문제를 가지고 있을 수 있지만, 이는 일반적 의학적 연구에서는 확인되지 않는다(Giamberardino, 2003). 사브리나의 기능장애는 여전히 존재하며 신경계에 통증감각을 입력하며 민감성이 유지한다. 우리가 치료를 시작했을 때, 민감성은 이러한 기능장애를 치료하려는 어떠한 시도조차 막아버렸다. 그러나 지금은 민감성이 줄어들어 치료가 가능해 보였다. 물론, 위약 효과는 배제할 수 없으며 시도할 만한 가치가 있다(Benedetti 등, 2011).

다섯 번째 및 여섯 번째 방문(다음날) Appointments 5 and 6 (Next Day)

오늘 아침 사브리나는 기분이 별로 좋지 않았는데, 우측 후두부 바로 아래에 국소적 목통증과 머리를 우측으로 돌릴 때 뻣뻣함을 느꼈다고 했다. 그러나 어제는 치료를 마친 후부터 저녁 내내 괜찮았었다. 그녀는 오늘 아침의 악화를 어젯밤에 침대에서 기어다니던 3살짜리 아들과 관련이 있다고 하였다. 사브리나가 자는 동안 아기는 분명히 그녀의 머리를 밀쳤고 아주 가까이서 움직였기 때문에 그녀는 나쁜 자세로 잠을 자게 되었다. 그러나 통증은 국부적이었으며 퍼져나가지 않는 뻣뻣함과 두통, 오심 또는 현기증만 나타났다. 그날밤 아들의 움직임에 대한 사브리나의 이야기는 우리 몸이 받는 피할 수 없는 스트레스의 좋은 예로 논의되었다. 그녀는 이제 그녀가 이러한 사소한 난관에 대처할 수 있게 되었다고 느꼈고 재활과 회복에서 이러한 약간의 문제가 있을 수 있음을 이해하였으며, 나중에 돌이

켜볼 때 문제 없이 잘 호전되기를 바랐다.

빠른 도수평가를 통해 C0−C1분절의 견인에서의 움직임이 어제보다 증가한 것으로 나타났다. 사브리나는 어제 평가에서 했던 것처럼 그녀의 오른손 검지손가락으로 움직임을 느끼도록 지시받았다. 그녀는 치료사의 평가를 알지 못한 채 이동성이 증가한 것을 느꼈다고 했다.

게다가 우측 C2−C3 후관절에서 회전과 측방굴곡에 뻣뻣함이 있었지만, 어제는 그 분절이 왼쪽으로 제한되어 있었다. 우측 C2−C3 관절의 3등급 견인이 시도되었지만, 약 3분 후 사브리나는 '충분'하다고 하였고, 더 이상의 신체검사나 치료가 그날 아침 수행되지 않았다. 그녀가 마을에 머물러 있는 동안 그녀의 시간을 최적화하기 위해, 그날 오후에 두 번째 약속을 잡기로 합의했다.

오후에 사브리나가 돌아왔을 때, 그녀는 자신이 촉진하는 동안 압통이 더 증가하였고, 우회전과 측방굴곡은 통증과 제한이 있다고 말했다. 자기 촉진에 대한 압통 때문에, 그날 관절가동술을 더 이상 하지 않기로 결정했다. 사브리나는 그녀가 운동을 기분 좋게 하는 한 통증이 없는 운동범위 내에서 운동 프로그램의 반복된 움직임을 수행하도록 권유받았다. 다시 한 번, 아들과의 밤에 일어난 일에 대한 정상적인 반응으로 그녀의 악화된 증상을 관련하여 설명하고 안심시켰다.

일곱 번째 방문(이틀 후) Appointment 7 (2 Days Later)

오늘 사브리나가 일어났을 때, 그녀의 국부적 목 통증은 사라졌다. 그러나 어제(그녀의 아들 때문에 통증이 생긴지 이틀 후), 그녀는 아침에 아주 조금만 나아졌다고 느꼈고, 그 전날 느껴지던 국소적 상부 목통증은 여전하였다. 사브리나는 정오에 약 20분 정도 짧게 걸었는데, 이는 목통증을 현저히 감소시키고 목의 움직임을 부드럽게 향상시켰다. 이것은 그녀가 아기와 잘 때 발생한 나쁜 자세가 유지됨으로써 발생한 국소적 조직 손상의 가능성과 함께 논의되었다. 이것은 또한 이전에 논의된 민감성과 연관되어 있으며 그녀의 조직이 정상보다 훨씬 민감하다는 것과 이것이 조직 손상에 반영되지 못했음을 그녀는 알게 되었다. 한 번의 치료 후에 하루 이상 C0−C1분절의 뻣뻣함이 사라진 것으로 보아 단지 사소한 역학적인 기능장애를 가지고 있었음을 사브리나에게 상기시켰다. 또한, C2−C3에서의 측방굴곡의 뻣뻣함의 방향이 변한 것은 완전한 구조적 관절 제한이라기보다 오히려 관절 윤활 문제나 근육 긴장도의 문제와 같은, 그래서 그녀의 통증 조절 시스템의 잘못 적응된 민감화와 관련 지을 수 있는 기능적 변화를 반영하는 것으로 논의되었다. 그러한 민감성이 거의 확실한 요인이겠지만, 지난 12년 간 그녀의 심각하게 감소된 신체활동으로 인한 조직의 비사용 혹은 감소된 사용으로 말미암은 조직의 감소된 신체적 부하능력도 논의되었고 설명되었다(Torstensen , 2015).

사브리나는 또한 자신이 책을 다시 읽기 시작했다는 사실에 정말로 만족한다고 말했다. 독서는 항상 그녀에게 큰 즐거움이었지만, 12년 전 사고와 관련된 목의 문제로 인해, 지속적인 자세는 그녀의 증상을 악화시켰고 그녀는 독서를 그만둘 수 밖에 없었다.

다음, 사브리나에게 무엇이 '정상' 움직임인지 보여주기 위해 바로누운자세에서 목 굴곡의 완전한 운동범위를 실시하였다. 그녀는 그녀가 이 운동을 요구할까 봐 무서웠다고 말했고, 우리는 통증의 악화가 대체적으로 신경계 과민함의 반영이라는 것을 되새기며 그녀의 통증 악화에 대한 두려움에 대해 의논했다. 그녀의 운동 프로그램의 목적과 통증 조절 시스템의 탈민감화를 돕기 위해 운동의 강도를 점진적으로 늘려갈 필요성에 대해 다시 살펴보았다. 통증에 대한 좀 더 확실한 이해와 더불어 그녀에게 부하와 스트레스 능력을 증가시켜야 하는 중요성을 다시 강조하고, 이것을 기록하는 것은 그녀가 움직임에 대한 두려움(kinesiophobia)을 극복하는 것에 도움을 줄 것이다(Zusman, 2013).

이러한 논의를 통해 사브리나의 동기부여가 지속되게 자극하고 이해를 돕기 위해 다양한 예를 그녀에게 제공하였다. 사브리나는 모든 접근법에 대해 매우 수용적이었고, 그 누구도 이런 방식으로 무엇인가를 설명하거나 사용하지 않았다고 말했다. 환자는 자주 반복적인 설명과 확신이 필요하다(Main과 Watson, 1999).

사브리나는 더 열정적이고, 불안감이 줄었으며 심지어 친구들이 자신이 더 행복하게 보인다고 말했다고 말했다. 친구들의 느낌을 어떻게 생각하는지 묻자, 그녀는 '이러한 증상을 언제나 두려워한다면, 이렇게 행복해질 수 없기 때문에 그들이 느낀 바는 이해할 만하다' 라고 자연스럽게 대답했다.

어떠한 관절의 뻣뻣함도 관찰되지 않았기 때문에 관절가동술은 이번 약속에서 시행되지 않았다. 대신, 이전에 언급된 교육과 그리고 목근육 활성화와 안정화 운동에 중점을 두었다. 사브리나가 등척성으로 다양한 움직임 자극에 저항하도록 특별한 분절의 안정화 운동이 실시되었다. 그리고 척추 후관절의 치료면에 대해서 목을 신전하기 위해 견인, 압박, 활주가 바로누운자세와 앉은자세에서 실시되었다(Schomacher, 2013). 사브리나가 이러한 특별한 자극에 대항하는 것을 어려워했다. 4주 전과 비슷하게, 사브리나는 C2−C3 주변 분절에 힘을 주거나 안정화하는 것에 좀 더 어려움을 겪었고, 아주 빈번히 관찰되는 것과는 반대로 C5−C6은 비교적 덜 했다.

사브리나는 오늘 수행된 모든 운동에 잘 대응했다. 사브리나는 보수교육 과정 차 4일 간 머물렀으므로 아침 휴식시간에 잠시 만났고 코스가 끝난 후 다시 만났다. 그녀는 나쁜 반응은 없었다고 말했다. 이는 그녀의 통증 조절 시스템이 덜 민감해졌음을 나타내며, 그녀의 부하능력을 증가시키기 위해 지속된 운동의 가치와 중요성을 지지한다. 이러한 개념은 사브리나에게 자세히 설명되었으며, 조깅/달리기의 추가와 함께 기존에 약간 변화를 준 운동 프로그램을 잘 수행하도록 동기부여하였다. 모든 운동을 상대적으로 고통 없이 유지하고 그녀의 통증/증상을 유발하는 강도의 약 60%에서 새로운 운동을 시작한다는 원칙이 검토되었다. 이것은 특별히 그녀의 조깅 재개를 위해 중요했다. 사브리나에게 처음에 그녀가 탈진할 때까지 혹은 통증의 두려움이 나타날 때까지 얼마나 오래 혹은 많이 달릴 수 있는지 테스트해 보라고 제안하였다. 그런 후에 달리기는 그 강도의 약 60~70%로 하고, 휴식 동안에는 걷고, 다시 '에너지를 충전'했다고 느끼면 다시 달리기를 시작하여야 한다. 자신감이 생기면, 예를 들어 등산 같은 어떤 신체활동도 이 방법을 사용한다. 사브리나는 이 방법은 효과를 지속시킬 것이라고 확신하는 듯이 보였고, 계속 하겠다는 확실한 동기를 표현했다. 사브리나가 예후와 증상이 개선되는 데 얼마나 걸릴지에 대해 질문하였을 때, 현재까지의 진행률을 고려해 볼 때 증상이 거의 사라지거나 적어도 '통제 가능'하기 위해 이제부터 4개월 정도면 충분하다고 제안하였다.

마지막으로, 새로운 그녀의 운동 사진을 찍어 이전 시트를 업데이트했다. 그녀의 프로그램에 조깅만을 추가했지만 새 사진이 있는 운동 시트를 통해 사브리나가 운동 진행을 계속하는 데 도움이 되기를 기대했다. 메일 접촉을 계속하고 다음 약속을 5개월 안에 잡기로 동의했다.

추론 질문:

11. 여러 경우에서 사브리나는 그녀의 직업적 스트레스를 암시하였다. 그러나 당신은 그녀의 통증이 그녀의 스트레스와 어떠한 관계에 있는지 확인할 더 이상의 질문을 하지 않은 것처럼 보인다. 이것에 관한 당신의 추론을 토의해 보십시오.

추론 질문에 대한 답변:

사브리나는 처음에는 업무적 스트레스가 그녀의 증상을 촉발한다고 말하였다. 이에 대한 언급은 여러 번 제기되었으며, 이는 그녀에게 그녀의 삶에서 업무량이나 다른 종류의 스트레스가 통증 관리 및 회복에 영향을 미칠 수 있음을 상기시켜 주었다. 사브리나는 항상 자신도 이것을 알고 있으며, 일반적으로 이러한 문제들에 잘 대처하고 있다고 대답했다. 나의 느낌은 그녀가 더 이상 논의하고 싶지 않아 했으며, 그것에 대해 대처를 잘하고 감정적으로도 좋아 보였으므로, 이를 존중하고 더 이상 묻지 않기로 결정했다.

임상추론 해설:

심리사회적 요소는 고통과 장애의 발달과 유지에 관여하고 기여할 수 있다. 제1장에서, 임상적 판단의 이러한 중요한 영역이 가설 범주의 틀 내에서 '질병 경험에 대한 환자의 견해'로 논의되었다. 여기에는 다음과 같은 내용이 포함된다.

- 환자의 문제에 대한 이해(원인에 대한 속성, 통증 및 관련인지에 대한 믿음 포함)
- 자신의 삶에서 스트레스 요인에 대한 반응과 임상적 표현과의 관계
- 문제 및 스트레스 요인이 치료에 참여하기 위한 그들의 생각, 감정, 대처방법, 동기 및 자기효능에 미치는 영향
- 치료의 목표 및 기대치

제4장에서 논의했듯이 심리사회적 검진은 환자 면담 및 복합적이고 단일한 측정 질문들의 조화를 통하여 임상가의 정규 검사로 통합된다. 이 경우, 사브리나 자신의 경험에 대한 견해는 민감화와 움직임 두려움까지도 초점을 맞춘 '탈민감화' 운동에 관한 교육에서 다루어진다. 근골격계 임상가들은 반드시 숙련된 치료적 통증 신경과학에 대한 교육을 제공하고 운동과 활동의 재개를 촉진시켜야 한다. 그러나 심리사회적 선별검사를 통해 '주황색 위험신호' 혹은 임상적 우울증(제3장과 제4장 참조)과 같은 가능한 정신병리학을 인지하는 것이 중요하며, 환자의 삶에 뚜렷한 스트레스 요인은 평가와 업무범위 밖의 관리기술(예 관계 중심 스트레스)이 필요할 때 중요하다. 이런 종류의 검사는 우울증 또는 관계 문제의 진단이 아니라는 점에서 내장질환 검사와 유

사하다. 임상가의 범위를 벗어나는 환자의 문제와 관련된 측면을 확인하는 추론은 의뢰 의사와의 추가 협의 및/또는 적절한 자격을 갖춘 다른 건강전문가(예 심리학자, 카운슬러)에 대한 의뢰와 관련하여 환자와 논의가 필요하다. 이 경우 명백한 '주황색 위험신호'를 포함하여 사브리나의 심리사회적 상태에 대한 계속된 비공식적인 평가는 이것이 그녀의 임상적으로 나타난 문제에서 중요한 요소는 아니라는 것을 말한다.

여섯 번째 이메일 접촉(6주 후) Sixth Email Contact (6 Weeks Later)

사브리나는 마지막 회의가 끝나고 며칠 후에 업데이트된 가정운동 프로그램을 받았다. 지난 며칠간 두통이 있긴 했지만 전반적으로 그녀의 상태는 좋았고, 운동을 잘 하고 있었다. 그러나 그녀는 두통의 이유를 인지하고 산책과 저강도 운동으로 통증을 조절할 수 있었다고 느꼈다. 그녀는 증상을 완화하고 조절하기 위해 무엇을 해야 하는지를 아는 것은 매우 가치 있다고 말했다. 사브리나는 더 나아지기 위해 운동을 계속 해나갈 것을 격려받았다.

일곱 번째 이메일 접촉(두 달 후) Seventh Email Contact (2 Months Later)

사브리나는 '정말 좋아진' 느낌이라 말했다. 그녀는 '두통도 없이 시간을 즐겼'고, 가끔씩 두통이 생기긴 했으나 기본적으로 단지 그녀가 쉬기 위해 뭔가를 할 때 시간이 없을 때 외엔 약도 복용하지 않았다. 그녀는 더 이상 예전의 침상안정이나 어지러움, 메스꺼운 또는 터널 비전을 유발하는 심한 통증 공격도 없었다. 게다가 '잠김 느낌'마저 사라졌다. 그녀는 낮에 시간을 내어 운동을 했으며, 정확한 프로그램을 따르지도 않았으나 운동은 점점 더 편해졌다고 말했다. 덧붙여, 암벽등반은 아직 시작하지 못했으나 이제 달리기와 수영은 완전히 예전처럼 할 수 있다. 그녀는 달리기 시간을 점차 늘려가고 있으며 운동 중이나 후에 통증도 없다고 말했다. 그녀는 직장에서 아주 힘든 주간을 보냈어도 거의 통증이 없어서 너무 만족하고 있다고 하였다.

그녀가 가장 도움을 받았다고 생각하는 것이 무엇인지 물었을 때, 그녀는 '통증이 증가할 때 무엇을 해야 하는지 그리고 운동을 조심스럽게 증가시키는 방법에 대해 파악하고 새롭게 이해한 점'이라고 대답했다.

여덟 번째 이메일 접촉(첫 번째 방문 후 10개월) Eighth Email Contact (10 Months After First Appointment)

사브리나는 직장과 가정에서 스트레스를 계속 받고 있고 인플루엔자 감염으로 몸 상태가 지속적으로 좋지 않았다고 보고했으나, 그렇지 않았고 증상이 없었더라면 기분이 좋았을 것이라고 강조했다. 그녀는 재발한 것 같은 느낌을 몇 번 받았으나 운동을 하고 다시 좋아졌다고 말했다. 시간 부족으로 그녀는 자신의 스포츠를 집중적으로 하지 못했지만, 조금씩 달리기와 암벽등반을 할 때에도 어떤 문제도 없었다고 보고했다. 그녀는 그 결과에 행복해 했다.

에필로그 Epilog

첫 약속 이후 3년이 넘었지만 여전히 사브리나의 상태는 좋다. 그녀는 둘째 아이를 가졌고 그 작은 딸을 데리고 많이 다니는 동안 두통과 어지러움을 조금 느끼곤 했다. 그러나 그녀는 이러한 사소한 증상에 잘 대처를 하고 있다. 그녀는 기초적인 가정운동 프로그램을 지속하고 있으며, 시간이 모든 것을 회복시켜 주리라는 것을 확신한다.

참고문헌 References

Arendt-Nielsen, L., Falla, D., 2009. Motor control adjustments in musculoskeletal pain and the implications for pain recurrence. Pain 142, 171–172.

Arendt-Nielsen, L., Graven-Nielsen, T., 2008. Muscle pain: sensory implications and interaction with motor control. Clin. J. Pain 24, 291–298.

Benedetti, F., Carlino, E., Pollo, A., 2011. How placebo change the patient's brain. Neuropsychopharmacology 36, 339–354.

Bogduk, N., 2004. The neck and headaches. Neurol. Clin. 22, 151–171.

Bogduk, N., Marsland, A., 1988. The cervical zygapophysial joints as a source of neck pain. Spine 13, 610–617.

Bogduk, N., McGuirk, B., 2006. Management of Acute and Chronic Neck Pain, an Evidence-Based Approach. Elsevier, Edinburgh.

Cagnie, B., Dickx, N., Peeters, I., Tuytens, J., Achten, E., Cambier, D., et al., 2008. The use of functional MRI to evaluate cervical flexor activity during different cervical flexion exercises. J. Appl. Physiol. 104, 230–235.

Chimenti, R.L., Frey-Law, L.A., Sluka, K., 2018. A mechanism-based approach to physical therapist managament of pain. Phys. Ther. 98 (5), 302–314.

Christe, G., Balthazar, D.P., 2011. Episode of fainting and tetany after an evaluation technique of the upper cervical region: a case report. Man. Ther. 16, 94–96.

Falla, D., Jull, G., Dall'alba, P., Rainoldi, A., Merletti, R., 2003. An electromyographic analysis of the deep cervical flexor muscles in performance of craniocervical flexion. Phys. Ther. 83, 899–906.

Falla, D., Jull, G., O'Leary, S., Dall'alba, P., 2006. Further evaluation of an EMG technique for assessment of the deep cervical flexor muscles. J. Electromyogr. Kinesiol. 16, 621–628.

Falla, D., O'Leary, S., Farina, D., Jull, G., 2012. The change in deep cervical flexor activity after training is associated with the degree of pain reduction in patients with chronic neck pain. Clin. J. Pain 28, 628–634.

Fordyce, W.E., 1984. Behavioural science and chronic pain. Postgrad. Med. J. 60, 865–868.

Giamberardino, M.A., 2003. Von den eingeweiden her übertragene hyperalgesie. In: Van Den Berg, F. (Ed.), Angewandte Physiologie, 4 Schmerz Verstehen und Beeinflussen. Georg Thieme Verlag, Stuttgart - New York.

Grimmer, K.A., 1994. Measuring the endurance capacity of the cervical short flexor muscle group. Aust. J. Physiother. 40, 251–254.

Grimmer, K.A., Trott, P., 1998. The association between cervical excursion angles and cervical short flexor muscle endurance. Aust. J. Physiother. 44, 201–207.

Jones, L.E., O'Shaughnessy, D.F.P., 2014. The Pain and Movement Reasoning Model: introduction to a simple tool for integrated pain assessment. Man. Ther. 19, 270–276.

Jones, M.A., Rivett, D.A., 2004. clinical reasoning for Manual Therapists. Butterworth Heinemann, Edinburgh.

Jull, G., Amiri, M., Bullock-Saxton, J., Darnell, R., Lander, C., 2007. Cervical musculoskeletal impairment in frequent intermittent headache. Part 1: subjects with single headaches. Cephalalgia 27, 793–802.

Jull, G., Falla, D., Treleaven, J., Sterling, M., O'Leary, S., 2004. A therapeutic exercise approach for cervical disorders. In: Boyling, J.D., Jull, G. (Eds.), Grieve's Modern Manual Therapy: The Vertebral Column, third ed. Elsevier, Edinburgh.

Jull, G., Sterling, M., Falla, D., Treleaven, J., O'Leary, S., 2008. Whiplash, Headache, and Neck Pain: Research-Based Directions for Physical Therapies: Research-Based Directions for Physical Therapies. Churchill Livingstone (Elsevier), Edinburgh.

Kaltenborn, F.M., 2008. Manual Mobilization of the Joints, Volume III: Traction-Manipulation of the Extremities and Spine, Basic Thrust Techniques, Oslo, Norli.

Kaltenborn, F.M., 2012. Manual Mobilization of the Joints, Joint Examination and Basic Treatment, Volume II, The Spine, Oslo, Norli.

Kerry, R., Taylor, A.J., 2006. Cervical arterial dysfunction assessment and manual therapy. Man. Ther. 11, 243–253.

Kessler, T.J., Brunner, F., Künzer, S., Crippa, M., Kissling, R., 2005. Auswirkungen einer manuellen Mobilisation nach Maitland auf die Brustwirbelsäule. Rehabilitation 44, 361–366.

Lord, S., Barnsley, L., Wallis, B.J., Bogduk, N., 1996. Chronic cervical zygapophysial joint pain after whiplash. Spine 21, 1737–1745.

Louw, A., Puentedura, E., Schmidt, S., Zimney, K., 2018. Pain Neuroscience Education, vol. 2. OPTP, Minneapolis, MN.

Louw, A., Diener, I., Butler, D.S., Puentedura, E., 2011. The effect of neuroscience education on pain, disability, anxiety, and stress in chronic musculoskeletal pain. Arch. Phys. Med. Rehabil. 92, 2041–2056.

Lund, J.P., Donga, R., Widmer, C.G., Stohler, C.S., 1991. The pain-adaptation model: a discussion of the relationship between musculoskeletal pain and motor activity. Can. J. Physiol. Pharmacol. 49, 683–694.

Main, C.J., Watson, P.J., 1999. Psychological aspects of pain. Man. Ther. 4, 203–215.

Moseley, G.L., Butler, D.S., 2017. Explain Pain Supercharged. Noigroup Publications, Adelaide.

Nielson, W.R., Mensen, M.P., Karsdorp, P.A., Vlaeyen, J.W.S., 2013. Activity pacing in chronic pain: concepts, evidence, and future directions. Clin. J. Pain 29 (5), 461–468.

Niere, K.R., Torney, S.K., 2004. Clinicians' perceptions of minor cervical instability. Man. Ther. 9, 144–150.

Nijs, J., Ickmans, K., 2014. Chronic whiplash-associated disorders: to exercise or not? Lancet 384, 109–111.

Nijs, J., Kosek, E., Oosterwijck, J.V., Meeus, M., 2012. Dysfunctional endogenous analgesia during exercise in patients with chronic pain: to exercise or not to exercise? Pain Physician 15, ES205–ES213.

Nijs, J., Meeus, M., Cagnie, B., Roussel, N.A., Dolphens, M., Van Oosterwijck, J., et al., 2014. A modern neuroscience approach to chronic spinal pain: combining pain neuroscience education with cognition-targeted motor control training. Phys. Ther. 94, 730–738.

Nijs, J., Van Oosterwijck, J., De Hertogh, W., 2009. Rehabilitation of chronic whiplash: treatment of cervical dysfunctions or chronic pain syndrome? Clin. Rheumatol. 28, 243–251.

Olson, K.A., Joder, D., 2001. Diagnosis and treatment of cervical spine clinical instability. J. Orthop. Sports Phy. Ther. 31, 194–206.

Piper, A., 2009. Vergleich der Ausdauerleistungsfähigkeit der vorwiegend tiefen Flexoren der Halswirbelsäule (HWS) zwischen Gesunden und Probanden mit HWS-Schmerz. Manuelle Therapie 13.

Robinson, R., Robinson, H.S., Bjørke, G., Kvale, A., 2009. Reliability and validity of a palpation technique for identifying the spinous processes of C7 and L5. Man. Ther. 14, 409–414.

Rushton, A., Rivet, D., Carlesso, L., Flynn, T., Hing, W., Kerry, R., 2014. International framework for examination of the cervical region for potential of Cervical Arterial Dysfunction prior to Orthopaedic Manual Therapy intervention. Man. Ther. 19.

Sarig Bahat, H., Weiss, P.L.T., Sprecher, E., Krasovsky, A., Laufer, Y., 2014. Do neck kinematics correlate with pain intensity, neck disability or with fear of motion? Man. Ther. 19, 252–258.

Schomacher, J., 1997. Mobilisation der Brustwirbelsäule, Vergleichende Studie zur Wirkung der translatorischen und rotatorischen Mobilisation der BWS im OMT Kaltenborn-Evjenth-Konzept®. Manuelle Therapie 1, 3–9.
Schomacher, J., 2000. Falsch positiver Stabilitätstest der Ligamenta alaria. Manuelle Therapie 4, 127–132.
Schomacher, J., 2009. The effect of an analgesic mobilization technique when applied at symptomatic or asymptomatic levels of the cervical spine in subjects with neck pain: a randomized controlled trial. J. Man. Manip. Ther. 17, 101–108.
Schomacher, J., 2013. Therapievorschlag 2: spezifisch stabilisieren und kontrolliert bewegen. Manuelle Therapie 17, 19–24.
Schomacher, J., 2014. Orthopedic Manual Therapy, Assessment and Management. Thieme, Stuttgart, New York.
Schomacher, J., Erlenwein, J., Dieterich, A., Petzke, F., Falla, D., 2015. Can neck exercises enhance the activation of the semispinalis cervicis relative to the splenius capitis at specific spinal levels? Man. Ther. 20 (5), 694–702.
Schomacher, J., Learman, K., 2010. Symptom localization tests in the cervical spine: a descriptive study using imaging verification. J. Man. Manip. Ther. 18, 97–101.
Schomacher, J., Petzke, F., Falla, D., 2012. Localised resistance selectively activates the semispinalis cervicis muscle in patients with neck pain. Man. Ther. 17, 544–548.
Slipman, C.W., Plastaras, C., Patel, R., Isaac, Z., Chow, D., Garavan, C., et al., 2005. Provocative cervical discography symptom mapping. Spine J. 5, 381–388.
Sterling, M., Jull, G., Wright, A., 2001. Cervical mobilisation: concurrent effects on pain, sympathetic nervous system activity and motor activity. Man. Ther. 6, 72–81.
Sternbach, R.A., 1978. Treatment of the chronic pain patient. J. Human Stress 4 (3), 11–15.
Tampin, B., 2014. Neuropathischer schmerz. Physioscience 10 (4), 161–168.
Torstensen, T.A., 2015. The Mirror Book. How to Understand and Deal With Pain and Stress Lidingö. Holten Institute AB, Sweden.
Trojan, J., Diers, M., 2013. Update: physiologie und psychologie des schmerzes. Manuelle Therapie 17, 153–161.
Waddell, G., 1998. The Back Pain Revolution. Churchill Livingstone, Edinburgh.
Wand, B.M., O'Connell, N.E., 2008. Chronic non-specific low back pain – sub-groups or a single mechanism? BMC Musculoskelet. Disord. 9, 1–15.
Watson, D.H., 2014. Zervikogene kopfschmerzen: diagnosekriterien im "praxistest". Manuelle Therapie 18, 166–170.
Watson, D.H., Drummond, P.D., 2012. Head pain referral during examination of the neck in migraine and tension-type headache. Headache 52, 1226–1235.
Watson, D.H., Drummond, P.D., 2014. Cervical referral of head pain in migraineurs: effects on the nociceptive blink reflex. Headache 54, 1035–1045.
Zahnd, F., Pfund, R., 2005. Differentiation, Examination and Treatment of Movement Disorders in Manual Therapy. Elsevier - Butterworth-Heinemann Ltd., Oxford.
Zusman, M., 2003. Gewebespezifischer Schmerz. In: Van Den Berg, F. (Ed.), Angewandte Physiologie, 4 Schmerz Verstehen und Beeinflussen. Georg Thieme Verlag, Stuttgart, New York.
Zusman, M., 2010. Das biopsychosoziale Modell als Leitfaden für die Behandlung von muskuloskelettalen Schmerzen und Behinderungen durch bewegungsbasierte Therapie. Physioscience 6, 112–120.
Zusman, M., 2013. Belief reinforcement: one reason why costs for low back pain have not decreased. J. Multidiscip. Healthc. 6, 197–204.

프로 축구 경력을 상실한: 22세의 만성 요통 환자

24

A Professional Football Career Lost: Chronic Low Back Pain in a 22 Year Old

Peter O'Sullivan • Darren A. Rivett / 김영민

주관적 검사 Subjective Examination

잭(Jack)은 만성적인 허리 중심부 통증을 7년간의 진행성 장애 병력으로 가진 22세 남자이다. 잭의 증상은 그가 15살 때 힘든 축구 훈련을 받는 동안 점차적으로 시작되었다. 그는 물리치료사가 조언해 준 대로 중심 안정성 운동을 많이 함으로서 통증을 관리하려고 노력하였다. 그러나 6개월 후, 그가 16살이 되었을 때 훈련 중 그의 허리가 '경직'되어 경기장에서 실려 나가게 되는 통증의 '중대한' 사건을 경험하였다. 그는 통증이 10/10으로 '무서웠다'고 하였다. 그 당시 그는 엘리트 수준에서 뛰고 있었고, 프로 계약을 목표로 하고 있었다.

잭은 일반의사의 진찰을 받고 MRI 촬영을 통하여 '손상된 디스크와 돌출'이 발견되었다고 하였다. 그는 정형외과 의사에게 의뢰되었는데, 그는 MRI를 검토하고 그가 '70세의 허리'를 가지고 있다고 하였다. 그는 또한 잭에게 축구를 그만두어야 하며 '그의 복부를 통한 시술'을 해야 하는 척추융합술(spinal fusion)을 받을 필요가 있다고 하였다. 그는 이 수술이 미래에 그가 아이를 가지는 것을 가능하게 하고 '이 모든 무서운 일'을 막을 수 있다고 하였다. 16살의 어린아이로서 잭은 이것이 얼마나 그를 놀라게 하였으며, 미래에 대한 두려움을 가지게 되었는지 말하였다. 잭은 이 심한 통증 사건의 시기에는 어떠한 맥락의 삶 스트레스 요인도 부정하였다.

이 조언에 기초하여 잭은 축구를 그만두고 학교를 졸업한 후 육체적인 일을 시작하였다. 중대한 통증 사건 이래로 그는 '그의 허리에 다시는 같은 경우가 없었고-항상 긴장상태로 이완되지 않았다'고 하였다. 그 이 후 몇 년간 그의 허리통증이 서서히 더 심해지고 불능화되었다고 하였다. 첫 번째 상담 1년 전에 잭은 그가 경험했던 높은 수준의 통증 때문에 육체적 일을 그만두고 대신 사무적인 일을 구했다. 그러나 그의 통증은 앉은자세에서도 심해져서, 허리통증 때문에 3개월간 일을 하지 않고 있다고 하였다. 그는 현재 집에서 누워 있거나 나가서 걸으면서 시간을 보내고 있었다.

잭은 여러 가지 수동적 중재(가동술, 도수교정, 마사지 그리고 침)를 시도하였지만, 단지 단기간의 효과만 있을 뿐이라고 하였다. 그는 그의 여자친구가 뒤꿈치로 그의 허리를 밟는 것이 온찜질과 마사지를 받는 것과 같이 가장 도움이 된다고 하였다. 그는 자가관리 전략을 수행하지 않았다.

통증의 특징 Pain Characteristics

잭은 허리에 지속적인 긴장이 앉거나 선 자세와 같이 바로 세운 자세를 유지하면 증가한다고 하였다. 그는 허리에 깊고 쪼는 통증(gnawing pain)이 낮 동안 증가하며, 또한 심하고 날카로운 통증이 허리를 굽히거나 펼 때 또는 회전할 때 있다고 하였다. 숫자 통증 척도로 쪼는 통증은 9/10이고 날카로운 통증은 9/10이라고 하였다. 그는 허리의 '긴장'과 통증과는 양의 상관관계가 있다고 하였다. 이것은 하나가 증가되면 다른 것도 그렇다는 것이다. 잭은 어떠한 다리 통증이나 신경학적인 증상은 없다고 하였다[그림 24-1].

일차적인 악화요인 Primary Aggravating Factors

자세: 지속된 앉기, 서기, 눕기

활동: 부하 운반, 구부리기, 들기, 달리기, 침대에서 구르기

잭은 자신의 허리를 보호하기 위해 이러한 활동을 수행할 때 그의 체간 근육을 의식적으로 긴장시킨다고 자세히 이야기하였다. 그는 또한 통증 때문에 구부리거나 들어올리는 것을 피한다고 하였다.

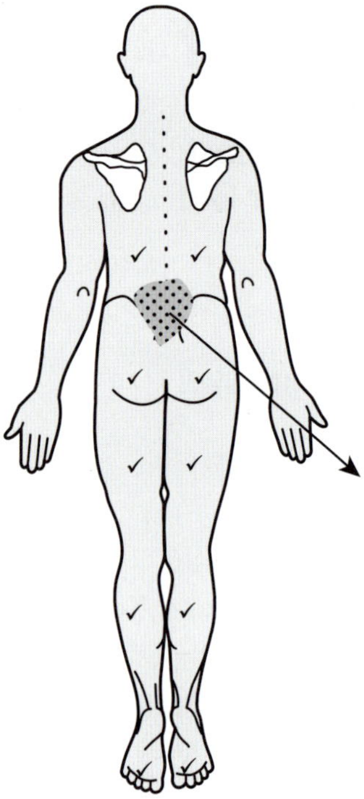

그림 24-1 잭의 증상을 보여주는 신체차트

완화요인 Easing Factors

잭은 그의 허리에 마사지나 열 적용 후에만 통증 감소가 있다고 하였다. 그는 또한 통증 감소를 위하여 허리에 반복적으로 자가 도수교정을 하였다. 그의 허리근육이 이완될 때 또한 통증을 덜 느꼈다.

수면 Sleep

잭은 그가 편안한 자세를 찾을 수 없어서 잠에서 매우 자주 깨며, 돌아누울 때 깬다고 하였다. 그는 아침에 허리가 뻣뻣하여, 침대에서 일어나거나 옷을 입으려고 움직이기가 어렵다고 하였다.

활동 수준 Activity Levels

잭은 매일 걷고 신체적 활동을 즐기지만 체육관에 가거나 달리기를 할 때마다 허리통증이 유발되어 활동을 멈춘다고 하였다. 이것이 그를 슬프게 하고 무기력하게 만들었다.

믿음 Beliefs

MRI에서 무엇을 알게 되었는지에 근거하여, 잭은 그의 허리가 손상되었고 이것을 바꿀 수 있는 희망이 거의 없다고 믿었다. 그는 추가적인 손상을 두려워하였고 통증은 손상의 신호라고 믿었다. 그는 자신의 허리가 '끊어지려(snap)' 한다고 느꼈다.

잭은 허리를 보호하기 위하여 계속해서 생각하였고, 육체적 일을 하거나 다시 축구를 할 수 없다고 믿었다고 하였다. 그는 앉아서 하는 일로 돌아가기를 희망하였으나 심한 장애에 처하게 되어 척추유합술이 필요하다는 데 놀랐다. 잭은 어떤 치료가 그에게 도움이 되고 증상의 변화를 위한 작은 기대를 할 수 있는지에 대한 통찰력이 없었다.

고통의 수준 Levels of Distress

잭은 종종 울적 해지고 또한 그의 상태에 대하여 높은 수준의 좌절감과 분노를 느낀다고 하였다. 그는 자신의 감정상태가 통증 수준에 영향을 미친다는 것을 부정하였고 이전에 그가 매우 명랑한 사람이었기 때문에 이들 요소들이 통증에 대한 반응이라고 매우 확신하였다.

극복전략 Coping Strategies

잭이 채택한 극복전략은 자극적인 활동을 피하는 것과 보호적 행태와 수동적 치료로서 걷기와는 거리가 먼, 능동 극복전략이 아닌 것이라고 하였다.

보호적 행태 Protective Behaviours

잭은 자신의 허리를 매우 보호하게 되었다. 그는 허리를 전만 자세로 취하고, 허리에 부하를 덜기 위하여 손을 사용하였으며 통증을 조절하기 위하여 모든 동작은 천천히 하였다. 그는 허리가 '끊어지는' 것이 두려웠기 때문에 통증의 원인이 되는 구부리거나 들어올리는 활동을 피하였다.

사회적 요소 Social Factors

잭은 그의 여자친구와 함께 살았고 통증 때문에 많은 사회활동을 하지 못하였다. 비록 그가 현재 일을 하지 않지만 통증을 더 낫게 조절할 수 있다면 직장으로 돌아가고 싶어 하였다. 그를 지원해 주는 가족과 친구들이 있었다.

전반적 건강과 동반질환 General Health and Comorbidities

다른 보고된 건강장애는 없었다. 그러나 잭은 통증과 수면 부족으로 지치고 피곤하였다. 요통과 관련된 믿음과 행태는 가족력이 있다는 증거가 있어서(O'Sullivan 등, 2008), 그의 가족력을 추적하였지만 잭은 요통의 가족력은 없다고 하였다.

약물 Medication

잭은 가바펜틴(신경병적 통증에 사용되는 항간질성 약물)과 강한 진통제와 같은 여러 가지 약을 사용해 보았다. 그러나 그는 피로하고 '뿌연(foggy)' 느낌과 같은 부작용을 싫어하기 때문에 그것들을 끊었다.

MRI 촬영 MRI Scans

MRI 촬영[그림 24-2]은 그가 16살이었을 때 하였고 그러고 나서 21살에 다시 하여 하부 요추에 여러 수준의 디스크로 나왔다. 디스크 팽윤(bulges)이 L4/L5 그리고 L5/S1에, 그리고 여러 수준에 디스크 균열과 스몰(Schmorl) 결절이 T12와 L1에 보였다. 신경 압박의 징후는 없었다.

목표 Goals

잭은 그의 통증을 조절하고, 일과 축구와 같은 가벼운 스포츠로 돌아가기를 원한다고 하였다. 그는 이것이 실현될지 또는 어떻게 이 목표들을 성취할지 알지 못하였다.

Örebro 스크린 질문서 Örebro Screening Questionnaire

Örebro 스크린 질문서는 132점으로 기록되었고 이것은 높은 만성 위험을 의미한다(Boersma등 Linton, 2005; WorkSafe Victoria, 2016).

특별히 주목할 것은 다음 질문에 높은 점수가 기록된 것이다:

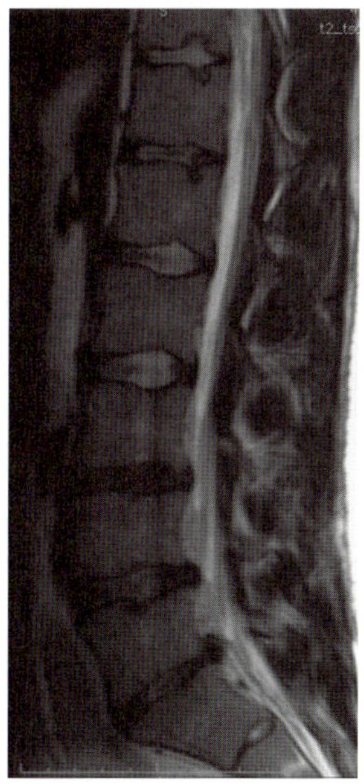

그림 24-2 요추의 자기공명영상(MRI)

1. 지난 3개월간 평균적으로 당신의 통증이 0~10 중 얼마나 나빴는가? (10/10)
2. 통증을 다루기 위하여 또는 극복하기 위하여, 당신이 한 모든 노력이 평일에 통증을 얼마나 감소시킬 수 있었는가? (나는 전혀 그것을 감소할 수 없다, 10/10)
3. 지난 주에 당신은 얼마나 긴장이나 불안을 느꼈는가? (내가 느낄 수 있는 한도의 긴장과 불안감을 느낌, 8/10)
4. 지난주에 우울감이 얼마나 당신을 괴롭혀 왔는가? (극도로, 7/10)
5. 당신의 관점에서 당신의 현재 통증이 지속될 위험이 얼마나 크다고 보는가? (높은 위험, 10/10)
6. 당신의 판단에 당신이 6개월 내에 일을 하게 될 기회가 얼마나 있다고 보는가? (기회가 없다, 1/10)
7. 통증 증가는 통증이 감소할 때까지 내가 하던 일을 멈추어야 하는 지표이다. (전적으로, 9/10)

추론 질문:

1. 당신이 고려하는 핵심 소견과 주관적 검사에 따른 즉각적인 관련 가설을 간단히 요약할 수 있습니까? 특별히 이 가설들을 검사하기 위하여 어떻게 계획할 것인지, 특히 당신이 가정하는 우세한 '통증 형태'와 관련하여 언급할 수 있습니까?

추론 질문에 대한 답변:

상담 끝에 잭이 큰 문제가 있다는 것이 매우 명백해졌다. 그는 높은 수준의 통증과 매우 심한 장애가 있고, 고통스럽고 두려워하며 통증을 경계하면서 자신의 통증을 관리하기 위한 능동적인 극복전략이 없는 젊은 남자였다. 그의 고통 수준은 그의 환경에 비례하는 것으로 나타났다. 그는 MRI에 근거한 정형외과 의사의 조언에 따라 요통이 척추손상 때문이라고 믿었고 이것의 변화에 거의 기대하지 않았다.

잭은 다ㅛㅣ의 통증이 구부리거나 비트는 활동에 의해 역학적으로 유발되며 비교적 지속된다고 하였다. 그는 이들 움직임에 상당히 방어적이고 보호적이었다. 그는 3개월간 일을 하지 않았고 일로 돌아갈 수 있다는 기대가 낮았다. 그는 과거에 그런 적이 없었고 어떤 시도에도 자포자기하였으므로 이번에는 물리치료가 도움이 될 수 있다는 것을 알지 못하였다.

그의 이야기에 한 가지 명백한 불일치가 있었다. 한편으로는 해가 된다는 두려움으로 그의 허리를 지속적으로 보호하였다고 하였고, 다른 한 편으로는 그에게 경감을 주는 유일한 것이 그의 근육을 이완하는 열과 마사지, 자가 도수교정이라고 하였다. 그러므로 신체검사에서 이 관련성을 조사하는 것이 중요하다고 여겨졌다. 최종적으로 상담에 기초하여 통증 조절의 부족과 높은 수준의 경계, 두려움, 고통, 그리고 무기력에 의한 통증 증폭으로 잭이 국소 척추 구조의 민감성 수준이 높은 것처럼 들렸다 (O'Sullivan 등, 2014; Rabey 등, 2016).

그러므로 신체검사의 목적은 다음과 같다.

1. 그의 증상이 어디에 위치하는지 정확하게 알아낸다.
2. 움직임에 대한 통증 반응과 촉진에 대한 조직 민감도의 수준을 알아낸다.
3. 그의 통증 유발 자세(앉기, 서기와 눕기)에서 관찰과 촉진으로 휴식 시 체간근육 긴장도의 수준과 신체 자세를 알아낸다.
4. 유발성 과제(구부리기, 들기, 구르기)를 하는 동안 이것과 관련한 그의 생각과 믿음 그리고 그의 운동 조절전략을 검사한다.
5. 잭의 근'긴장도' 와 그의 유발성 자세(앉기와 서기)와 두려운 움직임(부하 이동, 구부리기와 구르기)과 관련된 그의 보호적 행태와의 관계를 탐구한다. 이것은 그의 보호적 행태가 그의 통증에 자극적인지 판단하는 데 필수적이라고 본다.
6. 다음을 판단하기 위하여 일련의 자세적 그리고 운동 유도 행동 실험을 한다.
   - 그가 자신의 운동 패턴을 정상화할 수 있는가?
   - 그의 통증이 근긴장 수준에 의해 영향을 받는가?
   - 그의 통증이 그렇게 함으로써 수정될 수/조절될 수 있는가?
7. 잭이 그의 믿음, 행태, 그리고 통증 경험 간에 관계를 반영하도록 독려하기 위하여 이 유도된 행동 실험을 사용한다.

추론 질문:

2. 이런 어린 나이에 요통 발생으로 외적인 스트레스 인자가 명백하게 부족하게 주어진 상태에서 잭의 인생에 이러한 극적 영향을 받는다는 것이 놀라운 경우입니까?

추론 질문에 대한 답변:

아니다. 애석하게도, 의사와의 부정적 상호작용과 조절전략이 없고 따라서 장애를 가지고 괴로워하며 사람들을 떠나는 도발적인 행동이 비극적 믿음을 강화하는 잭과 같은 많은 사례가 있다. 실제로 장애로 몰고 간 건강체계의 이 개념은 주로 영상 결과의 오해 그리고 회피와 보호 행위의 강화 때문으로, 문헌에서 이전에도 보고되어 왔다(Lin 등, 2013).

만일 잭이 그의 통증에 '비위협적'인 것 대신 다른 임상 경로를 취했다면, 통증에 대한 근거에 기초한 이해를 제공하여, 능동적 통증 극복전략뿐 아니라 모든 것은 잭이 자신의 가치 있는 활동으로 돌아가려는 목적을 위해 불필요한 고통의 세월을 피할 수 있었을 것이다.

임상추론 해설:

임상가의 추론에 대한 두 가지 흥미로운 측면은 이 반응에서 뚜렷하다. 첫째로, 임상가는 이전에 많은 유사한 사례를 분명히 접했으며, 그 '패턴'이 전형적인 핵심 임상 소견을 압축한 것이라고 인식한다. 특히 환자가 근골격계 진단과 관리에 구조적으로 초점을 맞춘 생체의학적 접근법의 대부분을 차지하는 통증의 치명적인 믿음과 두려움에 기초한 이해를 채택하였음을 나타내는 것이다(제2장 참조). 환자가 허리 구조 보호를 원하고 그에 따라 전형적인 건강전문가의 조언에 따름으로써 역효과를 낳는 보호적 허리 자세와 회피성 동작은 이러한 부적응 사고의 자연적 결과이다. 그러나 여기에 임상가는 이전에 이런 패턴을 여러 번 보아 왔음에도 열린 마음을 유지함으로써, 통증은 허리근육을 이완하고(예 마사지, 열) 척추를 움직이기 위해 디자인된 중재(예 자가 도수교정, 보행)에 가장 잘 반응한다는 '명백한 불일치'를 알아냈다. 어떻게 이러한 '불일치'가 신체검사 목표에 대한 임상가의 결정에 영향을 미치는지는 명백하다.

이 답변에서 임상가의 추론 증거의 다른 흥미로운 측면은 환자의 면담에서부터 이어지는 7가지 목표의 목록으로 어떻게 환자 면담에서 만들어진 움직임 패턴에 관한 가설들이 신체검사를 통하여 검사될 것이라는 계획 과정을 보여주는지이다. 유도된 자가관리의 요소, 특히 역효과를 낳는 믿음과 잭의 보호적/방어적 자세와 움직임의 토대가 된 믿음과 이해의 '수정'은 그것들의 효과를 평가하고 추가적인 관리를 알리려고 계획되었다. 만일 환자로부터 기대되지 않은/비전형적인 반응이 일어난다면 수정되고 개별화된 유형일지라도 임상 시간의 신체검사와 관리 단계는 필수적으로 동시에 수행되도록 계획되었다.

신체검사 Physical Examination

면담 중에 잭은 자세를 매우 바르고 뻣뻣하게 유지하였고, 그의 주관절을 사용하여 부하를 의자의 등으로, 그리고 양손을 사용하여 부하를 의자의 바닥으로 이동 시킴으로써 그의 척추가 부하를 받지 않도록 시도하는 것으로 보였다. 그가 앉아있는 동안 그는 그의 통증 수준이 8/10이라고 하였다. 그가 의자에 있는 동안 그의 복벽과 등 근육의 휴식 시 긴장도를 판단하기 위하여 그의 옷을 통해 촉지를 수행하였다. 양쪽 근 부위는 휴식 시 매우 긴장되어 있었다. 그는 빠른 폐 정점 호흡 패턴(apical breathing pattern)(목표 3)을 가지고 있었다.

잭에게 앉은 자세에서 선 자세로 움직이라고 하였다. 그는 이에 따르기 위해 팔을 지지하고 호흡을 멈추고 자신의 척추를 신전함으로서 수행하였다. 움직임은 매우 천천히 수행되었고, 그는 움직임으로 통증이 있다고 하였다. 움직임에 대해 물었을 때, 그는 이것이 그가 정상적으로 의자에서 이동하는 방법이라고 인정하였다(목표 4와 5).

이 점에서 첫 번째 유도된 행동 실험(first guided behavioural experiment)이 행해졌다. 잭에게 앉아서 복근과 등근육을 이완할 수 있는지, 그러고 나서 의자로 털썩 앉을 수 있는지 물었다. 그후 그에게 느린 횡격막 호흡(복부호흡)에 집중하도록 요청하였다. 그는 이것을 하기가 어려우나 허리에 긴장이 덜한 것을 느낀다고 하였다(목표 5와 6).

두 번째 유도된 행동 실험은 앉은 자세에서 수행하였다. 잭에게 똑바른 위치에서 굴곡 쪽으로 그의 척추를 이완하고, 모든 것은 그의 손을 사용하지 않고, 앉은 자세에서 선 자세로 움직이면서 숨을 들이쉬는 동안 몸통을 앞으로 구부리고 발을 밀어 보라고 요청하였다. 이 과제는 먼저 시범을 보이고 나서, 이 움직임을 실제로 하기 전에 스스로 이것을 하는 것을 마음속에 그려보도록 하였다. 그는 이것을 세 번 반복하였고 그것이 '이상하게' 느껴지지만 움직임으로 통증이 덜했다고 하였다. 그가 평상시 어떻게 움직였고 통증과 그것의 관계에 대하여 그에게 말해줄 만한 것이 무엇인지 그에게 되돌아보라고 하였다.

잭은 항상 긴장으로 그의 허리를 유지하고 있는 것을 회상하였다. 그리고 이것이 그의 통증이 더 나빠지도록 만든 것이 보이기 시작하였다. 그는 또한 체간근육을 이완할 때 통증이 덜했다는 것을 또한 회상하였다. 그의 허리에 이 방법이 좋다고 이전의 물리치료사가 그에게 말하였기 때문에, 그에 따랐다고 하였다. 그가 16세 때 그는 그의 첫 번째 심한 '근경련'을 경험한 이후로 이 방법을 취해 왔고, 긴장한 복부와 바로 세운 자세를 유지해 왔다(목표 7).

선 자세에서, 근긴장과 조직 민감도의 수준을 판단하기 위하여 허리와 복부근육의 촉진을 수행하였다. 앉은자세부터 곧게선자세를 취함으로써, 잭은 다시 매우 긴장이 되고 요추 하부 극돌기와 척추 주위 근육 위에 단단한 촉진에 중등도 수준의 통각과민이 있다고 하였다(목표 1과 2). 그러고 나서 그에게 허리와 복벽을 촉진하라고 하였다. 그가 느끼는 것에 대하여 묻자마자 그는 단단하고 긴장을 느낀다고 하였다. 이것에 이어서, 그 다음에는 그의 주먹을 꽉 쥐고 이완하며 그의 전완 근육을 느껴보라고 하였다. 그러고 나서 그의 전완에서의 느낌을 반영하여 어떻게 그의 허리에서 이것과 유사하게 느낄 수 있으며 그의 체간근육들이 무엇을 하는지를 느끼도록 하였다(목표 7).

세 번째 유도된 행동 실험은 펜 떨어뜨리기 검사였다. 펜을 바닥에 떨어뜨리고 잭이 그것을 집어 올리게 하였다. 그가 처음에는 주저하다가 그의 왼손을 왼쪽 대퇴부 위에 두어 지지하고, 요추 하부를 전만으로 그의 허리를 바르게 유지하고 나서 펜을 집어 올리기 위하여 쪼그려 앉은 것에 주목하였다. 질문에 대하여, 그는 이 과제를 하는 중에 그의 호흡을 멈춘 것을 인정하였다(목표 3).

네 번째 유도된 행동 실험에서, 잭에게 무릎을 구부리지 않고 허리를 구부려서 펜을 집어 올린다면 어떨 것 같은지 물었고, 그는 허리를 다시 펼 수 없을 것 같다고 하였다. 그에게 그렇게 해보라고 다시 요청하였고, 그는 그의 척추를 전만 상태로 유지하면서 앞으로 구부렸으며, 그의 손가락 끝이 대퇴부 중간에 도달하는 지점에서 멈추고 허리 통증이 있다고 하였다. 이 과제의 두 번째 시도에서 그의 복벽을 동시에 촉지하였고 근 고정과 호흡 유지를 주시하였다. 잭이 이것을 그 스스로 느끼도록 하고 앞으로 구부리는 동안 복벽을 고정하는 것이 정상이 아니라는 것을 말해 주었다(목표 7). 그것은 주먹을 꽉 쥐고 움직이려고 시도하는 것과 같다. 그가 그의 주먹으로 이것을 하고 그가 어땠는지 느끼도록 하였다. 잭에게 바로 누우라고 하였다. 촉지에서 그의 복벽과 등 근육이 여전히 긴장되어 있고 그것을 이완하는 것이 어렵다는 것에 주목하였다.

다섯 번째 유도된 행동 실험에는 잭이 그의 오른쪽 고관절을 굴곡하도록 하였다. 그는 90도로 움직이고 나서 허리통증이 있다고 하였다. 이 방법 중에 그의 등과 복벽 둘 다 긴장되었다.

여섯 번째 유도된 행동 실험은 잭이 침대에 누워 뒤집기를 하도록 하였다. 그는 주관절을 침대에 받쳐서 버티는 것에 주목하였다. 그는 머리와 흉부를 고정하고 나서 골반을 통해 뒤집으며 통증이 있다고 하였다.

일곱 번째 유도된 행동 실험에는은 잭이 네발 무릎자세로 움직이고 나서 그의 무릎을 통하여 등을 굴곡하도록 하였다. 다시, 그는 고관절 90도 굴곡에서 또한 통증이 있다고 하며 멈추었다. 그가 그의 복근을 또한 긴장시키는 것이 확실하였다.

잭에게 그가 통증을 경험하면서 방금 시행했던 모든 기능적 과제에서 그의 신체반응을 되새겨보도록 요구하였다. 그는 바짝 긴장하고 숨을 멈추었던 것을 되새겨보았다. 이것이 도움이 된다고 생각하는지 물었을 때, 그는 확신할 수 없으나 움직이는 어떤 다른 방법도 알지 못함을 알게 되었다.

그에게 그의 통증 경험이 어떠한 어려움이 될지 볼 수 있도록 그의 몸통을 굴곡하는 동안 어떻게 그의 복벽과 등근육을 이완하는지 이제 배우도록 설명하였다. 이 방법은 안전하며 그의 통증 수준에 맞추어 이루어질 것이라고 잭에게 설명하였다. 잭은 그 다음에 일련의 유도된 행동 실험을 통하여 다시 받아들이게 되었다. 무릎을 세우고 바로누운자세에서 다시 시작하여, 그가 배운 횡격막 호흡(그의 복부로)과 그의 허리를 임상가의 손(그의 허리 아래에 있는)으로 이완하는 데 집중하라고 요청하였다. 그는 그 다음 고관절을 굴곡하고 손을 이용해 다리를 가슴 쪽으로 가져가도록 하고 그의 다른 손은 그의 복부에 놓고 호흡 패턴을 확인해 보라고 요구하였다.

그다음에는 네발 무릎자세로 움직이게 하였다. 여기서 그의 복벽 근육 긴장과 호흡을 감시하며 그의 뒤꿈치를 향하여 뒤로 고관절을 굴곡하도록 하였다. 잭은 자신이 복벽을 이완하고 호흡을 지속한다면 통증이 덜하다는 것을 깨달았다. 이어서 그에게 그의 몸통을 이완하고 호흡하면서 구르게 하였고 그는 또 통증이 덜하다고 하였다.

잭은 다음으로 침대 끝에 앉아서 척추 자세를 이완하고 앉아서, 복부로 호흡하고 긴장이 올라가지 않으면서 바닥을 향하여 구부리도록 하였다. 그는 당기는 '당기는 느낌'이 있으나 날카로운 통증은 없다고 하였다. 일단 이것을 다섯 번 반복하고, 그에게 손을 사용하거나 긴장 없이 일어서 보라고 하였고, 그는 통증을 느끼지 않고 일어났다.

마지막으로, 잭에게 허리와 복벽 근을 이완하고 구부려서 떨어진 펜을 집어 올려 보라고 하였다. 그에게 매번 긴장이 되면 멈추고 그렇게 하는 것에 성공할 때까지 과제를 반복하도록 하였다. 회기의 끝에 그는 긴장 없이 바닥의 펜을 집어 올렸고 통증이 전혀 없다고 하였다.

추론 질문:

3. 당신은 관절가동범위, 근력, 수동적 부수적 관절운동 등과 같은 개별적 검사요소를 더 전통적으로 평가하기보다는 얼마간의 '유도된 행동 실험'을 수행하였다. 당신이 주관적 검사로부터 주된 가설을 검사하고 또한 치료를 위한 방향을 제공하기 위해 필요한 정보를 얻기 위한 평가로 이 접근법을 선택하도록 유도했던 이 병력에서 특별한 소견은 무엇입니까?

추론 질문에 대한 답변:

통증이 지속적이고 장애가 될 때, 이것이 파국적 사고와 두려움, 보호적이고 회피적인 행동, 통증 등의 악순환과 연결되어 통증의 강도와 기능장애를 유발한다는 근거가 늘어나고 있다. 이 모든 요소는 면담으로 명백해졌다. 이 맥락에서 범위와 강도 등의 전통적 평가는 불필요해졌다(O'Sullivan 등, 2015; Vlaeyen 등, 2016).

이 사례에서 검사 과정은 잭의 통증 믿음과 그를 장애로 놓아 두었던 보호적 행동에 집중되었다. 이 행동적 학습과정을 사용하는 것은 그의 통증과 장애가 구조적 손상에 의해서라기보다는 두려움, 경계, 방어적 보호와 회피와 같은 변경할 수 있는 과정에 의해 주도되었다는 것을 그가 깨닫는 데 도움이 되었다. 그러므로 그에게 이것을 교훈적으로 말하기보다는 검사의 반사적 본질로 그가 직접 경험하도록 하였다. 그러므로 그의 믿음을 변화시키고, 두려움을 감소시키며 그가 숙달할 수 있는 통증 조절전략을 가지게 되는 것을 입증하였다. 그러므로 이 검사 접근법은 그의 보호적 버팀 행동이 실제적으로 도발적이고 부적응성이며, 또한 그가 그것들을 바꿀 수용력이 있으며 운동이 일부 통증에 대한 통제가 될 수 있다는 것을 잭에게 전달하였다.

추론 질문:

4. 당신의 임상추론 해석은 간결하게 말하면 무엇입니까? 특히, 6년간 그의 허리 통증이 어떻게 중재되고 유지되었습니까?

추론 질문에 대한 답변:

잭의 제시에 가장 하기 쉬운 해석은 그가 의사에게 들었던 것과 관련된 그가 70세의 척추를 가지고 있다는 믿음에 기반을 둔 높은 두려움의 수준과 관계된 통증 민감성과 장애의 악순환이 발달된 것이었다. 이것은 통증 과다 경계, 두려움, 고통, 보호적 근방호 그리고 회피 행동과 관련이 있다. 비록 그의 통증 특성이 부하 이동과 구부림 시 주로 역학적으로 유발되는 것이지만, 그의 자극에 대한 역치는 매우 낮고, 통증 증폭과 관련된 중추신경계 요소를 연상시키는 것이었다. 이 과제을 하는 중에 그의 운동 행동은 부적응(특히, 그는 그의 허리를 과다 전만 자세를 유지하였고, 굴곡하는 어떠한 시도도 그의 허리와 복벽 근육을 동시수축하게 만들었고, 이것이 통증을 초래하였다)이었고, 그것은 구부리는 것이 좋지 않다는 그의 믿음을 직접적으로 강화하였다. 시간이 경과하면서, 그는 활동성과 사회화, 그리고 업무의 기능적 수용능력을 점차 상실하게 되었다. 이것은 그를 우울하고 실망하고 분노하게 하였다.

이 양상은 아마도 중심 민감화 요소(두려움, 통증 경계, 불안과 고통) (O'Sullivan 등, 2014; Rabey 등, 2016)와 말초 유해수용기 과정(보호적 근 방호와 척추 부하와 연계된; Dankaerts 등, 2009; O'Sullivan 등, 2015)을 모두 포함하는 통증 민감화 과정의 하향식과 상향식 둘 다를 반영하였다. 비록 잭이 통증 자기효능감이 낮고 희망을 잃었지만 검사 중에(특히 유도된 행동 실험), 그는 높은 수준의 자기효능감과 적응성을 보여주었다. 이것은 통증에 대해 반응하는 방법과 자극적인 과제 중에 그의 통증에 대해 즉시 조절하는 운동을 변화시킴으로써 그가 움직이는 방법을 관리하고 적응하는 능력에 의해 분명해졌다. 이것은 잭에게 그의 구조적 '손상' 믿음과 상충되는 그의 통증 장애에 대한 강력한 새로운 통찰력을 제공하였으며, 그에게 자신감을 줌으로써 그의 통증 장애를 조절하는 자기효능감을 증진시켰다.

잭의 통증을 검사하면서 노출되었던 여러 가지 추측되는 기여요소의 요약을 [그림 24-3]에 제시하였다.

추론 질문:

5. 당신은 잭의 통증 특성이 주로 역학적으로 유발되며 여러 과제 중 그의 움직임 행태가 부적응적이라고 하였다. 이들 소견들은 당신이 신체검사를 시작하기 전에 품었던 임상추론과 일치합니까?

추론 질문에 대한 답변:

그렇다. 잭은 그의 통증을 유발하고 그가 피했던 동작에 대하여 분명히 알고 있었다. 이 동작들은 이학적 검사를 위한 체계로 설정되었다. 잭이 면담하는 동안 앉았을 때 스스로 긴장을 유지하고 자세를 바르게 하였으며 이완이 불가능하였다는 것 또한 명백하였다. 더구나 면담부터 그는 흔한 모순을 보고하였다. 그가 내내 긴장과 뻣뻣함을 느끼고 지속적으로 그의 중심 근육을 고정하지만 그는 열, 휴식과 마사지로 경감을 얻는다고 하였다. 이것은 그의 극복전략(그의 허리를 긴장하고 보호하는)에 반하여 그가 휴식과 운동을 포함한 치료로서 경감을 얻기 쉽다는 것을 강조하였다.

임상추론 해설:

임상가는 신체검사에서 신중한 환자 반영(reflective) 접근법을 채택하였다. 환자를 수동적으로 검사하고 임상가에게 무엇이 '잘못되었는지'를 말하는 것보다는 환자는 환자의 믿음과 이해(마음) 그리고 그의 근육 활동과 통증(신체) 사이의 관계의 '협력적 발견'의 과정에서 능동적 파트너를 대신하였다. 이 접근법은 환자가 기능적 운동을 하는 동안 통증의 수준에서의 차이를 즉각적으로 느낄 수 있기 때문에 잠재적으로 매우 강력하였다. 그가 어떻게 움직이는지에 대한 자신의 믿음을 변화시킴으로써 자신이 움직이는 방법을 변화시키도록 시도되었다.

그의 모습에서 능숙한 지도(유도된 행동 실험을 통한)에 따른 잭에게 생긴 통찰력은 그가 그의 허리 손상의 두려움에 의한 것이 아니고 그의 '중심(core)' 근육을 이완함으로써 그의 통증 수준을 조절할 수 있다는 것이다. 직접 경험은 강력한 교사이며, 그리고 반응 과정을 부드럽게 지도하는 자신감 있고 배려하는 임상가와 연결되었을 때, 자기효능감에 즉각적이고 엄청난 긍정적 변화를 일으킬 수 있다. 이런 이유로 신체검사와 관리 단계는 거의 균일하게 얽혀 있으며 연속적으로 연결되어 있다.

인식적 기능 치료(Cognitive Functional Therapy, CFT) 중재

Cognitive Functional Therapy (CFT) Intervention

그의 통증에 대한 이해 Making Sense of His Pain

잭에게 지금까지 시행했던 것에서 무엇을 배웠는지 재점검하도록 하였다. '나는 나의 모든 자세와 운동에서 긴장해 왔음을 알았고, 이것이 나를 해쳤다. 그러나 내가 이완하고 움직이면 그렇지 않다는 것을 배웠다.' 그 다음 그가 왜 이렇게 해왔는지 반성해 보라고 하였더니 그는 말하였다. '내가 겁을 냈고, 이렇게 하라는 조언을 들어 왔기 때문이었다.' 어떤 것이 더 나은 방법인지 물었을 때 그는 '새로운 방법'이라고 반응하였다.

이제 어떻게 그의 통증 장애가 전개되어 왔는지 잭에게 요약해 주었다.특히, 그의 통증 경험, 그의 척추 구조에 대한 부정적 충고, 그의 높은 수준의 두려움과 그의 보호적 행동이 어떻게 그를 통증, 회피 그리고 장애의 악순환으로 이끌었는지 말했다. 그에게 MRI에서의 변화는 허리 통증과 장애를 거의 예측할 수 없고, 임상에서 유사한 소견을 나타내는 운동선수들(그러나 높은 수준의 활동성이 있는)을 볼 수 있다고 알려주었다.

이에 대한 반응을 물었을 때 잭은 모든 것이 이해가 된다고 하였다. 이제 그는 이 과정을 어떻게 바꿀 수 있는지 말을 바꾸었다. 그는 그가 자신의 허리에 대해 생각하는 방법을 바꿀 필요가 있고, 이완하고 움직이는 것을 배우고 그의 삶을 되찾는 데 두려워하지 않는다고 반응하였다. 이것이 매우 타당하다는 것에 동의하였다.

검사 소견	통증 장애 대한 기여로 추정되는 규모
병리해부학적 요소	낮음 — 높음
통증 특징	역학적 — 비역학적
감각 특징 중등도 수준의 국소화된 통각과민 반복적 전방 굽힘으로 방향성 통증 유발	낮음 — 높음
심리적: 인지적 요소 (두려움, 경계, 회피 대처)	낮음 — 높음
심리적: 감정적 요소 (고통, 우울)	낮음 — 높음
사회적 요소 (일, 신체활동, 사회생활의 회피)	낮음 — 높음
생활방식 요소 (앉아서 일하는 행동, 대처전략으로 휴식)	낮음 — 높음
건강-관련 요소	낮음 — 높음
통증 관련 기능적 행동 요소 (능동 신전 패턴, 보호적 근 방호, 통증 행동)	낮음 — 높음

그림 24-3 통증 기여 임상추론 양식

통증 조절에 노출 Exposure With Pain Control

회기에서 행하였던 모든 운동 실험에 대한 다음과 같은 운동 시트를 잭에게 제공하였다: 바로누운자세에서 고관절 굴곡부터 시작한 후 네발 자세에서 고관절과 척추 굴곡을 시행하고 구르기, 이완하고 앉기, 그리고 앉은 자세에서 일어서기, 그리고 마지막으로 앞으로 구부리기.

호흡과 근긴장을 염두에 두면서 각 운동을 15~20회 반복하도록 처방하였다. 그 다음 모든 운동 수행을 관찰하였다.

잭에게 복벽 고정과 자가 도수교정을 멈추고 이것을 '복부호흡(belly-breathing)'과 이완으로 대치하라고 하였다. 그는 또한 앉을 때 강하게 긴장하고 앉는 대신 의자에 구부정하게 앉으라고 하였다. 추가로 하루 중 통증을 느낄 때 근긴장의 수준을 확인하고 복부호흡을 사용하여 이완함으로서 통증에 대하여 반응하라고 충고하였다.

생활방식 측면 Lifestyle Aspects

최종적으로 잭에게 걷기를 유지하도록 추천하였으나 걸을 때 반드시 복벽을 이완하라고 하였다. 잘 때에는 그가 잠을 방해한다고 하였던 보호적 방호의 사이클을 깨기 위하여 자러 가기 전에 침대에서 약간의 이완된 호흡과 구르기를 수행하도록 하였다.

회기 2 (1일 후) Session 2 (1 Day Later)

다음날 잭을 검토하였다. 그는 허리가 즉시 좋아져서 통증을 현저하게 덜 느꼈다고 하였다. 그는 추가하여 차에서 적은 통증으로 1시간을 앉아 있을 수 있었고 '그의 허리를 내내 이완하는 것'에 대하여 생각하였다고 하였다. 그는 운동으로 줄어든 통증을 경험하였고 통증이 수반될 때는 이완하고 호흡을 함으로서 그렇게 되었다고 하였다. 이 긍정적 반응은 잭이 이를 기대하지 않았으므로 그에게는 크나큰 놀라움이었다.

CFT 중재 CFT Intervention

통증에 대한 이해 Making Sense of Pain

이전 회기에 따른 요통에 대한 그의 생각에 대하여 잭에게 물었다. 잭은 그것이 '그의 마음을 부풀게(blown his mind)' 하였다고 말하였다. 그는 자신의 통증에 대하여 생각하고 그것을 통제하는 새로운 방법을 알게 되었다고 느꼈다. 그는 매우 흥분하였다. 그는 통증에 대한 신체반응이 긴장하고 호흡을 멈추고 있는 것을 계속하여 의식하고 있으나 이것을 극복할 수 있다고 자신하였다. 그는 요통 문제를 조절하고 자신의 삶을 되찾을 수 있다는 희망을 느꼈다.

조절에 노출 Exposure With Control

모든 그의 행태적 운동이 재검토되었고, 그는 이것들을 최소의 통증으로 할 수 있었다. 앉은자세에서 일어서기와 옷 벗기와 같은 그의 앉은자세와 습관적 움직임은 상당히 쉬워지고, 빠르고 덜 긴장되었다. 이것은 큰 변화였다. 이러한 새로운 움직임을 일상생활, 일 그리고 신체활동으로 통합하여 습관적으로 만드는 것의 중요성을 잭에게 강조하였다. 이제 그에게 제자리 달리기와 의자 들기를 하라고 하였다. 이 재평가에서부터빠르게 구부리기, 들어올리기, 비틀기 그리고 척추에 부하를 주기에 그의 자신감을 점차적으로 만들어낼 계획이었다.

생활방식 Lifestyle

전술한 계획과 연계하여 그를 일, 사회활동과 신체적 활동(축구)으로 돌아가는 가치 있는 목표를 향하여 점차적으로 진행해 나갈 계획을 보여주었다.

1년의 추적 1-Year Follow-up

1년 후 잭를 재검사하였다. 그는 클리닉에 마지막으로 왔던 이래로 매우 적은 통증만 있었고 충분히 활동적이었다고 하였다. 그는 가스를 넣고 급수를 하는 사업을 시작하였는데, 이는 땅 파기와 육체노동을 필요한 일이었다. 그는 정말로 그의 허리에 대하여 더 이상 생각하지 않았고 그것을 신뢰한다고 하였다. 그는 면담을 하는 해에 치료를 받지 않았다는 것을 보여주었다.

그가 왜 변화되었는지에 대한 그의 생각을 물었다. '나는 나의 허리가 조각났다고 생각하였는데, 당신이 이러한 변화(MRI상에)가 정상이고 이런 것들을 전에 운동선수들에서 보아 왔다고 말하였을 때 그것이 나에게 자신감을 주었습니다.' 추가적인 질문에서 그는 자신을 바꾸게 된 핵심은 다음과 같다고 하였다: '나의 사고방식의 변화', '내가 움직일 때 나는 손상되지 않는다는 것을 인식하기' 그리고 '이완하기와 움직이기, 그러나 사고방식은 대단한 것이다'

검사에서, 잭은 주저함이나 통증 없이 자유롭게 움직였다. 그의 사례는 종료되었다.

추론 질문:

6. 6년간의 요통 후에, 잭은 당신이 가르쳐 준 개념을 매우 빠르게 잡은 것 같다. 당신의 경험에서 이것이 전형적인가 아니면 대부분의 사람들이 CFT 적용을 이해하고 학습하는 데 더 오래 걸리는가?

추론 질문에 대한 답변:

잭은 매우 빠른 학습자였다. 이것은 그가 높은 수준의 자기효능감, 열린 사고방식, 적응적 학습능력, 조절되는 동기부여, 일에 대한 강한 욕구, 활동적이며, 병력상 정신건강 문제가 없는 것과 같은 많은 회복요소를 지니고 있었기 때문에 쉬웠다. 개인이 변화하는 능력에 영향을 주는 요소들은 다양하며 복잡하고 치료적 연합 자체뿐 아니라 모든 회복요소와 관련되기 쉽다. 잭의 믿음을 확립하는 것은 이 점에서 매우 중요하였다.

임상 경험은 대부분의 사람이 변화에 대한 대단한 능력이 있는 것을 나타냈다. 그러나 이것은 그들의 맥락과 관련된 사회적 스트레스 인자, 생의학적 믿음, 동반이환된 정신과 신체 건강상태 그리고 닫힌 사고방식과 같은 요소들에 의해 방해될 수 있다. 이들 사례에서 변화에 몇 개월이 걸렸으나 다른 사례에서는 전혀 나타나지 않을 수 있다. 슬프게도 우리는 '통증=손상' 그리고 통증이 있다면 중심 근육을 강화하고 척추 굴곡을 피할 필요가 있다는 것을 강조하는 통증과 건강관리체계에 대한 문화적 믿음이 있다. 그들이 그것에 대하여 심취해 있거나 그들에게 이것을 말해 준 사람들에 대한 믿음이 있다면 이러한 믿음을 변화시키는 것은 환자와 매우 대립될 수 있다.

추론 질문:

7. 이 사례로부터 독자가 유사한 임상 패턴 또는 양상을 인식하고 관리하는 것을 돕기 위하여 주된 학습 요점을 간단히 요약할 수 있습니까?

추론 질문에 대한 답변:

슬프게도, 잭과 같은 사례는 너무나 많다. 통증은 그것이 손상을 의미한다는 것을 강조함으로서 두려움을 생성하여, 보호적 방호와 회피 행동을 강화함으로서 공통적으로 고통과 장애를 확대시키는 결과를 초래하여 건강체계를 실패하는 사람들이 있다. 이 사례는 만성적 요통의 다차원적 성질과 통증과 장애를 보강하는 그것의 관리를 보여준다. 그것은 임상가가 일차적인 돌봄 환경에서 효과적으로 면담하고 통증 장애를 검사하는 확대된 기술을 소유할 필요성을 강조한다. 그것은 또한 그들의 허리를 신뢰할 수 있고, 그들이 가치가 있다고 여기는 일상의 활동에 참여할 수 있는 방법이 있다는 것을 환자에게 이해시키기 위하여 질문을 통하여 돌이켜 보도록 하고, 행동학습을 적용하므로서 얻을 수 있는 효과를 강조한다.

신경계의 근본적인 가소성과 적응성의 본질과 변화하는 사람들의 능력이 놀랍다. 잭의 사례가 이에 대한 전형적인 예시이다. 그리고 이것은 사람들이 건강체계에서 실패한 잭과 같은 사람들의 변화에 격려와 희망을 줄 수 있다. 근골격계 통증의 관리에서 CFT의 잠재적 역할은 잭의 사례에서도 입증되었다. 이 관리접근법은 복잡하지 않으나 치료하는 임상가로부터 사고방식의 변화를 요구한다. 이해의 변화는 다음과 같다. 통증을 두려워해서는 안 된다. 사람들이 자신의 통증을 이해하도록 돕고 변화에 대한 희망을 주는 것은 그 자체가 저절로 중재가 되며 행동학습은 사람들이 인생에서 소중하게 생각하는 것들을 되찾도록 돕는 강력한 방법이다. 그렇게 함으로써 우리는 우리의 지역사회에서 통증의 부담을 줄일 수 있다. 전체적으로 이 사례는 불능화 통증 장애를 위한 통합적이고 개별적인 관리 접근법을 적용하는 도수치료의 변화되는 역할을 강조한다.

임상추론 해설:

근골격계 통증을 가진 환자의 관리는 여러 해에 걸쳐 변화되어 왔으며 최근에는 환자의 통증과 장애 양상에서 신체적·환경적 요소와 나란히 사회심리학적인 요소의 영향에 대한 이해가 발전함으로써 전개되었다. 이 사례는 평가와 관리의 전통적이지 않은 방법을 사용한 임상추론을 입증하여, 이제 의미 있는 기능적 활동에서 환자의 믿음, 두려움, 그리고 행동(운동 패턴, 근긴장, 호흡 패턴)을 인지하고 표적으로 함으로써 탁월하고 빠른 결과를 성취한다. 명백하게, 유사한 환자 양상으로 상당한 임상 경험은 이 접근법과 관련된 추론을 뒷받침한다. 잭이 예상한 대로 반응하지 않았다면 그의 통증과 장애에 또한 잠재적으로 기여하는 관련된 신체 손상의 추가적인 평가가 실행되었을 것이다. 예를 들어, 만일 잭이 그의 체간 근육의 '이완'으로 정상적인 생리적 움직임을 나타내지 않았다면, 임상가는 추가적인 척추 움직임 검사를 계속했을 수 있다.

중요하게도, 이 사례가 도수치료에서 교육과 훈련은 CFT가 임상가에게 요구하는 급성장하는 다양한 능력을 갖추도록 충분히 넓어질 필요가 있음을 또한 강조한다. 역사적으로, 도수치료 교육 프로그램은 보통 병리적 또는 신체적 손상에 의해 주도되는 틀 내에서 기술적인 '직접 해보는(hands-on)' 기술에 상당한 시간을 집중하는 경향이 있었다. 그러나 이 프로그램들은 지난 10년가량 생체의학과 심리사회적인 요소 모두가 동등하게 고려된 생물심리사회적으로 집중된 것으로 진화되어 왔다.

도수치료 임상가는 또한 종종 전문적인 '접근법' 내에서 실습하는 경향이 있었으며, 이는 그들의 다양한 능력이 전문적으로 성장하고 확장되기 위한 그들의 능력을 더 제한한다. 빠른 환자 순환을 요구하는 바쁜 임상 환경 내에서, 이것은 두 가지 원치 않는 결과로 유도될 수 있다. 첫째, 학습의 기회를 제공할 사례를 반영할 시간이 전형적으로 적거나 없다. 둘째, 거의 모든 환자를 위하여 당신이 원래 훈련된 임상적인 관례를 채택하기 매우 쉬워진다. 이것은 주로 시간의 압박과 매일매일 꽉 찬 업무량을 통하여 임상가가 그들 자신의 속도를 낼 수 있도록 에너지 보존의 필요성에 의해 추진된다.

한 가지 '접근법'에 충실함으로서 제약되지 않고 대신 환자의 유일한 양상에 적합한 신체적, 정신사회적, 그리고 환경의 평가와 관리를 통합하는 비판적인 임상추론의 향상은 이 책을 통하여 촉진할 수 있다. 제31장에서 바쁜 임상에서 임상추론의 향상을 촉진하기 위하여 활용할 수 있는 전략을 제공한다.

잭의 이야기는 다음에서 볼 수 있다. https://www.youtube.com/watch?v=j4gmtpdwmrs.

참고문헌 References

Boersma, K., Linton, S.J., 2005. Screening to identify patients at risk: profiles of psychological risk factors for early intervention. Clin. J. Pain 21 (1), 38–43.

Dankaerts, W., O'Sullivan, P.B., Burnett, A.F., Straker, L.M., 2009. Discriminating healthy controls and two clinical sub-groups of non-specific chronic low back pain patients using trunk muscle activation and lumbo-sacral kinematics of postures and movements - a statistical classification model. Spine 34 (15), 1610–1618.

Lin, I., O'Sullivan, P., Coffin, J., Mak, D., Toussaint, S., Straker, L., 2013. Disabling chronic low back pain as an iatrogenic disorder: a qualitative study in Aboriginal Australians. BMJ Open 3 (4), e002654.

O'Sullivan, P., Caniero, J.P., O'Keeffe, M., Smith, A., Dankaerts, W., Fersum, K., et al., 2018. Cognitive functional therapy: an integrated behavioral approach for the targeted management of disabling low back pain. Phys. Ther. 98 (5), 408–423. https://academic.oup.com/ptj/article/98/5/408/4925487.

O'Sullivan, P., Straker, L., Smith, A., Perry, M., et al., 2008. Carer experience of back pain is associated with adolescent back pain experience even when controlling for other carer and family factors. Clin. J. Pain 42 (3), 226–231.

O'Sullivan, P., Waller, R., Gardner, J., Johnston, R., Payne, C., Shannon, A., et al., 2014. Sensory characteristics of chronic non-specific low back pain: a subgroup investigation. Man. Ther. 19 (4), 311–318.

Rabey, M., Smith, A., Slater, S., Beales, D., O'Sullivan, P., 2016. Differing psychologically-derived clusters in people with chronic low back pain are associated with different multidimensional profiles. Clin. J. Pain 32 (12), 1015–1027.

Vlaeyen, J.W.S., Crombez, G., Linton, J., 2016. The fear-avoidance model of pain. Pain 157 (8), 1588–1589.

WorkSafe Victoria (2016). Outcome measures. http://www.worksafe.vic.gov.au/health-professionals/treating-injured-workers/outcome-measures.

25 부적응성 중추성 민감화 통증 환자에 대한 현대 통증 신경과학의 적용

Applying Contemporary Pain Neuroscience for a Patient With Maladaptive Central Sensitization Pain

Jo Nijs • Margot De Kooning • Anneleen Malfliet • Mark A. Jones / 이용우

통증 신경과학의 배경 A Brief Background of Pain Neuroscience

전 세계적으로 광범위한 연구가 진행되어 왔음에도 불구하고, '설명되지 않는' 만성 통증은 치료사들에게 까다로운 문제로 남아 있으며 사회경제적인 문제로 부상하고 있다. 통증 신경과학은 진보해 왔으며, 전 세계의 근골격계 치료사들은 임상진료에 현대 통증 신경과학을 구현하기 위한 최전선에 위치하고 있다.

현대 통증 신경과학으로 인해 우리는 통증을 더 잘 이해하게 되었다. 초기 패러다임은 통각의 입력에 비례하는 통증이었다. 두 번째 패러다임은 Wall과 Melzak의 관문조절설(Wall과 Melzack, 1994)이었고, 가장 최근의 패러다임은 중추성 민감화(central sensitization, CS)이다. 말초성 민감화와 어느 정도까지의 중추성 민감화도 일반적으로 급성 통증과 함께 발생하지만 통상 염증기 후에 곧 감소된다. 따라서 여기에서 우리는 만성 통증에 있어서의 민감화를 '부적응성 중추성 민감화'로 개념화한다(이 책의 다른 부분에서는 통각수용 통증으로 언급된다). 간단하게 표현하기 위해서, 이 장 전체에 걸쳐 만성 통증의 '부적응성 중추성 민감화'를 CS 통증으로 줄여 사용한다. 이제는 중추신경계(CNS)의 민감화가 많은 만성 통증 환자에게 있어 중요한 특징이라는 사실이 확립되었는데, 이와 같은 만성 통증 환자의 범주에는 편타손상 환자(Van Oosterwijck 등, 2013b), 어깨충돌증후군 환자(Paul 등, 2012), 만성 요통 환자(Ashina 등, 2005; Perrotta 등, 2010), 골관절염 환자(Lluch Girbes 등, 2013), 섬유근통 환자(Price 등, 2002), 만성 피로증후군 환자(Nijs 등, 2012c), 류머티스 관절염 환자(Meeus 등, 2012), 슬개건염 환자(van Wilgen 등, 2011), 주관절 외측 상과염 환자(Coombes 등, 2012; Fernandez-Carnero 등, 2009)가 있다. 또한, 신경병증성 통증도 민감화의 특성을 띠거나 민감화에 수반될 수도 있으며, 말초성 및 중추성(단편적으로 관련된) 통증경로는 신경병증성 통증 환자에 있어서 과민반응의 원인이 될 수도 있다.

CS는 '통증 과민성을 유발하는 중추신경계 내의 신경신호 전달의 증폭'(Woolf, 2011) 또는 '단형성(unimodal) 또는 다형성(polymodal) 수용체로부터의 입력에 대한 중추신경 세포의 반응성 증대'(Meyer 등, 1995)로 정의되었다. 그와 같은 정의는 실험실의 연구에서 기인하지만, CS의 개념을 임상으로 옮겨야 한다는 인식이 증가하고 있는데, 이는 현재의 사례 보고에 의해 설명된다.

CS는 중추신경계에 관련되는 여러 기능장애를 망라하는데, 이 모두가 기계압력, 화학물질, 빛, 소리, 추위, 더위, 스트레스 및 전기자극(Nijs 등, 2010)과 같은 다양한 자극에 대한 반응을 증가시킨다. 그와 같은 CNS의 기능장애에는 뇌의 변화된 감각처리(Staud 등, 2008), 하행하는 항통각(anti-nociceptive) 메커니즘의 기능부전(Yarnitsky, 2010; Meeus 등, 2008), 통증 촉진경로의 활동 증가 및 2차 통증 또는 일시적인 가중(summation) 증가(Filatova 등, 2008; Raphael 등, 2009)가 있다. 또한, 통증(신경) 매트릭스는 CS 및 만성 통증에서 과민하게 반응하는데, 급성 통증 감각에 포함되는 것으로 알려진 영역[대뇌섬(insula), 전대상피질(anterior cingulate cortex)과 전전두엽 피질(prefrontal cortex)]뿐만 아니라 급성 통증 감각에 포함되지 않는 영역[다양한 뇌간 핵, 배외측 전두 피질(frontal cortex) 및 두정엽 관련 피질(parietal associated cortex)] (Seifert 와 Maihofner, 2009)에서 뇌 활동이 증가한다.

근골격계 진료는 현대 통증 신경과학을 통합적으로 이해하는 관점에서 먼 길을 걸어 왔다. 통증 신경생리학은 전통적으로 근골격계 진료의 초석 중 하나로서, 우리가 CS와 같은 신개념을 보다 쉽게 이해하도록 하였다. 치료사들은 여전히 CS 통증의 치료에 고심하고 있다. CS 통증 뒤에 숨겨진 메커니즘의 복잡성과 CS 통증에 대한 근거중심 치료가 부족함을 감안할 때 이것은 놀라운 일이 아니다. 여기에서는 근골격계 치료사가 만성(목) 통증 환자에게 현대의 통증 신경과학을 적용할 수 있는 방법을 설명할 것이다. 여기에서 서술된 추론의 대부분(정신적 외상에 의한)은 목의 통증에만 국한되기보다는 많은 만성 통증에 적용된다.

병력 History

안나(Anna)는 37세의 여성 환자로 8년 전에 교통사고 외상에 의한 목 부상을 입고 재활의학 전문의의 추천으로 진료를 받게 되었다. 그녀는 운전 중이었고 안전벨트를 착용하고 있었다. 교통사고 다음날, 그녀는 출근하였지만(대학의 전임강사) 집중하는 데 어려움을 느꼈고, 두통에 시달렸으며, 소리뿐만 아니라 밝은 불빛에도 과민반응을 보였다. 퇴근 후에 주치의의 진료를 받았는데, 주치의는 그녀의 경추 엑스레이에 관한 사항을 설명하며 병가를 처방하였다. 3개월 간의 병가 후에 그녀는 보험 시스템에 따라 직장으로 복귀하여야 했다. 업무를 재개할 수 없었기 때문에, 받을 수 있는 휴직을 사용하였다. 부상 후 2년이 되도록 업무에 복귀하지 못했다.

초기 영상검사 소견(경추 및 뇌에 대한 엑스레이와 핵자기공명(nuclear magnetic resonance, NMR) 영상)은 다소 제한적이었는데, C4-C5 후관절의 경미한 변성 및 C5-C6 추간판의 앞쪽 팽윤만이 확인되었다. 3년이 지난 후의 NMR 재평가에서 아무런 진행이 없는 비슷한 결과를 보였다. 우리들의 치료를 받기 수개월 전 세 번째 NMR 검사에서도 개선되지 않았음이 확인되었다.

자동차 사고 이후 처음으로 치료를 받으러 올 때까지, 안나는 팔까지 뻗어 나가는 어깨 및 목의 통증, 두통, 집중력 장애, 피로, 수면장애 및 밝은 빛과 소리에 대한 과민반응을 포함하여 극심한 만성 편타성 손상 관련 장애(whiplash-associated disorder, WAD)를 겪어 왔다. 안나는 어깨와 목과 팔의 통증을 '피로감과 멍함'이라고 묘사했다. 그녀는 가끔(양손을 포함하여) 양팔에 감각이 없는 것을 느꼈으며, 이러한 증상은 간헐적으로 나타났다. 안나는 냄새 및 더위와 추위에 대한 민감성과 같이 새로운 과민증상 징후는 없다고 하였다. 또한 신경 및 동맥의 증상에 대해 광범위한 사전 검사를 받았는데, 결과는 음성이었다. 안나는(목, 어깨, 팔의 통증 및 두통이 다양하게 유발됨으로 인해) 옷을 벗거나, 물건을 들어 올리거나, 장시간 서 있거나 걷거나, 아래위를 쳐다보거나, 가사일(특히 반복적으로 팔을 머리 위로 들어올리는 동작)을 하는 동안에 어려움을 겪었다. 스트레스에 잘 대처하고는 하였지만, 지난 2년 동안 매우 짜증을 내고, 불안해하고, 일상의 스트레스를 잘 극복해 내지 못하였다. 처음 약속을 할 당시, 안나는 정규직으로 일할 수 있었지만, 업무를 제외한 다른 활동을 할 수 있는 에너지가 거의 없었다. 친구들과의 교제를 포함한 사회활동 수준은 매우 낮았고, 특히, 그녀 자신이 원했던 것보다 훨씬 더 낮았다.

안나는 3살과 6살 된 사랑스러운 두 자녀를 두고 행복한 결혼생활을 하고 있다. 남편은 그녀의 치료문제에 매우 협조적이다. 그녀의 증상은 자동차 사고 이후로 시간이 지나면서 변화를 거듭해 왔다. 안나는 다른 건강상의 문제(합병증)가 없으며 다른 장기간의 질병으로 진단을 받은 적이 없다. 설명되지 않는 체중감소 또는 기타의 어떤 위험신호(red flag)도 없다. 부상 후 초기 단계에서 담당의사는 그녀에게 목보호대를 착용하고 필요할 때마다 계속 착용할 것을 권고하였다. 수차례에 걸쳐 물리치료를 받았는데, 결과가 엇갈리고 효과는 미미하였으며, 통증의 개선이 지속되지 않았다. 치료에는 운동치료, 마사지, 전기치료 및 온열치료가 포함되었다. 현재 그녀는 통증의 중증도에 따라 근육이완제와 진통제(아세트아미노펜)를 복용하고 있는데, 이 약품들은 어느 정도 통증을 완화해 주지만 이전보다는 효과가 떨어지는 것으로 나타난다.

설문지 Questionnaires

통증 파국화 척도(Pain Catastrophizing Scale)(Sullivan 등, 1995)는 50점 만점에 32점을 기록했는데, 이 점수는 통증 확대(pain magnification)의 하위척도(5/12)에서는 정상적인 수치이지만 무력감(helplessness)(15/24) 및 반추적(rumination) 사고(10/16)의 하위척도에서는 높은 수치를 보였다. 간략한 질환 자각 설문지에서 나타나는 바에 의하면, 안나는 근육의 긴장이 심해지고 너무 많은 일을 하여 장애가 지속되었다고 생각하였으며, 자신의 건강문제를 이해하지 못하였고, 자신의 통증이 오래 지속될 것으로 믿었으며, 자신의 건강문제에 대해 걱정이 많았고, 자신의 건강을 자가조절할 수 있는 치유법이나 방법을 발견하지 못했다. 결론적으로, 통증에 대한 경계와 인식에 관한 설문조사에서는(Roelofs 등, 2003) 명백하게 통증에 대한 과다경계를 나타냈다.

추론 질문:

1. 당신은 설문지의 선택 및 획득한 정보의 사용에 관해 언급하겠습니까? 또한, 안나를 더 심층적으로 관찰할 수 있도록 향후 진료예약 시에 다시 논의하기 위해 당신이 메모해 둔 설문지의 응답 및/또는 그녀의 면단/병력에서 나타난 사항으로서 '안나의

경험에 대한 관점'에 관련된 것들이 있었습니까?

추론 질문에 대한 답변:

우리가 사용할 수 있는 설문지는 너무도 많다. 그러한 설문지들은 치료사들을 위해 매우 유용한 정보를 제공하지만 환자들은 일반적으로 기입하기를 좋아하지 않으며, 해석하는 데 많은 시간이 소요된다. 따라서 설문지를 신중하게 선택하는 것이 중요하다. 치료사가 저지르는 전형적인 실수는 설문지를 사용하여 자신들이 직면하는 통증의 유형을 결정하려는 것이다. 진단용 신경병증성 통증 설문지를 기꺼이 사용하려고 하지 않는 한, 이와 같은 방법은 권유되지 않는다. 사실, 환자가 통각수용 통증, 신경병증 또는 CS 통증을 앓고 있는지 여부에 관계없이 부적응 통증 인지가 모든 환자에게 나타날 수 있다. 우리가 이와 같은 설문지를 진단 목적이 아니라, 치료의 목표를 식별하고 환자중심의 통증 신경과학 교육에 대한 정보를 알리기 위하여 사용한다는 것을 깨닫는 것이 중요하다. 통증 신경과학 교육은 부적응 통증 인지와 질병의 지각을 다루기 위해 항상 노력해야 한다(van Wilgen 등, 2014). 통증 파국화 사고 척도 및 통증에 대한 경계와 인식 설문은 종종 답을 채점하고 그 결과를 계산하여 명확한 결과를 산출하는 한편, 간략한 질병 지각 설문지는 주로 보다 더 심층적이고 철저한 검진이 필요한 환자의 지각을 식별해 낸다. 사실, 가족, 친구, 이웃 또는 심지어 다른 의료서비스 제공자로부터 이상한 질병을 지각하게 된 환자들로부터 놀라운 이야기를 듣는 경우가 종종 있으므로, 이것은 문진이 제공하는 즐거움이다.

그 후의 진료들을 통해 안나에 대한 관점을 계속적으로 평가하는 것과 관련하여, 우리는 운동 및 일상생활에 따라 (예상되는) 통증의 증가에 대한 지각뿐만 아니라, 치료기간 전체를 통틀어 통증의 중증도가 변화되는 것(즉, 통증의 변동성)에 관한 안나의 지각을 질문을 통하여 지속적으로 평가하였다.

임상추론 해설:

여기에서 진단 및 분류를 위해 환자의 정보를 얻는 것과 이해와 치료에 대한 정보를 알아내고 변화를 모니터링하기 위하여 환자의 정보를 얻는 것을 구분하는 것이 중요하다. 제1장에서 설명한 '가설 범주' 체계에서, 우리는 '병리'와 '장애' 사이의 추론에서 균형을 권장하였다. 이와 유사한 균형이 통증 유형을 분류하고 환자의 관점을 이해하는 것 사이에서도 필요하다. 두 균형은 치료와 진단에 직접적인 영향을 미치며, 따라서 두 가지 모두 중요하다. 그러나 이 해답에서 강조된 바와 같이 일반적으로 설문 자체만으로 통증 유형을 진단하여서는 안 된다. 설문의 1차적 가치는 환자의 관점에 관하여 그 설문이 나타내는 바가 무엇인가 하는 것이다. 간략한 질병지각 설문지에 대한 환자의 반응을 더 분석하는 것에 관하여 언급되는 요점에서 이 가치가 강조된다. 3명의 환자들이 동일한 질문지의 항목에 표시를 하고, 언급된 관점에 동일한 점수를 주거나 질병에 대한 지각을 동일하게 기술하지만, 그 이유는 매우 다를 수 있다. 설문지는 변화를 평가하기 위하여 재차 관리될 수 있지만, 이 정보가 환자들에게 치료를 알리는 데 있어서 가장 유용하려면, 치료사는 그러한 반응의 근거를 보다 잘 이해하기 위하여 명백한 부적응이거나/도움이 되지 않는 반응을 명확하게 구분할 필요가 있다.

임상추론을 알아내기 위한 평가는 결코 한 번의 예약진료만으로 완성되지는 않는다. 이것은 특별히 본 저자들이 지속적인 치료를 통하여 강조하는 환자 지각(즉, 심리사회적 상태)의 계속적 평가에 대한 경우이다.

임상 검사 Clinical Examination

그녀가 서고 앉을 때의 자세 조사에서 중요한 사항은 확인되지 않았다. 안나의 수동생리학적 및 부수적 경추 관절의 운동성은 정상적이었지만(증상을 유발하지 않는 모든 수준과 모든 방향의 전체 운동 범위), 앉은자세에서 능동적인 경추의 움직임에서는 굴곡이 잘 되지 않았고, 왼쪽과 오른쪽 방향으로 목을 신전하고 회전하는 것은 고통스럽고 제한적이었다. 그녀는 활발하게 움직일 때 목이 다칠까 봐 두렵다고 말했다. 그녀의 어깨관절 검사 결과는 이상이 없었고, 그녀의 호흡 패턴은 흉부 외곽과 복부의 공동 작용을 포함하여 정상적이었다. 안나는 두경부 굴곡 검사에서 양성 반응을 나타냈으며, 심경부(deep cervical) 신경근 조절장애를 보였고, 요구된 동작에서 명확하게 정상 수준을 벗어났다(Jull 등, 2008). 경부근육(승모근, 사각근 및 상부 경부근육)에 한정된 경부근육의 긴장도가 약간 증가되었지만 활동성 통증 유발점이 나타나지는 않았다. 만성 편타성 손상장애(WAD) 환자에 통상 발생하는 경우로서, 신경역동학 검사(이전의 상완 신경총 검사 또는 상지 긴장도 검사에 해당)는 다소 모호하였고 제한된 움직임 또는 모든 주요 상지신경(정중신경, 척골신경, 요골신경)과 일치하는 증상 유발에 대한 일관된 형태를 나타내지 않았다.

또한, 우리는 휴대용 아날로그 피셔 압통측정기(포스 다이얼 모델 FDK 40 Push Pull Force Gage, Wagner Instruments, 사서함 1217, 그리니치 CT 06836)를 사용하여 오른쪽 승모근의 돌출부위(T1의 가시 돌기와 견봉의 측부 사이의 중간), 안나의 오른손(제1중수골의 중간 지점) 및 오른쪽 종아리의 중간점에 해당하는 3곳에서 압력통각역치를 측정하였다. 각 위치에서 압력통증역치를 결정하기 위해 최초의 통증 시작을 보고할 때까지(안나가 '그만'이라고 말한 지점에서) 압력을 초당 1kg의 비율로 점차 증가시켰다.

다음으로, 뇌에서 조정된 내인성 진통효과의 기능을 측정하기 위하여, 안나의 왼쪽 팔(상완골 중간) 주위에서 혈관 폐색 가압대를 팽창시킴으로써 조건 반사적인 통증 조절을 고통스러운 강도로 유도하였다(Daenen 등, 2013b). 혈관 폐색 가압대는 '최초 통각'이 보고될 때까지 초당 20mmHg의 속도로 부풀렸다. 그 후에, 안나로 하여금 왼쪽 팔 주위의 가압대 팽창의 결과로 느껴지는 통증의 강도를 수치 통증 척도(0 = 통증 없음에서 10 = 가능한 최악의 통증까지)로 평가하도록 하였다. 다음으로, 왼팔의 통증 강도가 구두 통증 척도로 3/10으로 평가될 때까지 가압대 팽창을 증가 또는 감소시켰다. 그 후에 왼쪽 팔의 가압대 팽창 및 완화를 유지하는 동안 이전에 기술된 압력통각역치를 반복하였다. 이와 같은 조건반사적인 통증 조절 평가방법은 만성 편타성 손상장애 환자에서 손상된 내인성 진통을 보였으며(Daenen 등, 2013b) 임상에서 사용이 가능하다. 안나의 기초선 통증역치 측정 결과와 조건반사적 통증 조절 동안의 변화는 하지(가압대 팽창시간 동안 기초선에서 초당 6.8kg에서 7.2까지) 및 목(초당 2.0kg에서 2.6까지)에서 내인성 진통효과 기능장애를 나타냈지만, 손(초당 7.2kg에서 13.4까지)에서는 그와 같은 현상이 나타나지 않았다.

휴식 시에 통증 억제를 활성화시키는 자신의 능력에 반해서, 안나는 단기간에 낮은 강도로 등급이 매겨진 자전거 테스트(50와트의 고정 사이클링에서 시작하여 분당 25와트씩 증가하여 4분간)에 응하여 내인성 진통효과를 활성화시킬 수 있었다. 이것은 수동으로 측정한 오른손의 압력통각역치(운동 직후에 기초선에서 초당 8.25kg로부터 9.20까지) 및 오른쪽 하지(초당 6.8kg로부터 10.6까지)에서의 증가에 의해 나타났다. 오른손에서 압력통각역치의 미세한 증가는 중요한 변화로 해석되어서는 안 되지만, 오른쪽 하지에서 관찰된 압력통각역치 증가와 함께, 만성 통증 환자에게서 흔히 보이는 것처럼 압력통각역치가 감소되지 않았다는 사실(Nijs 등, 2012)은 다음 운동 중 내인성 진통효과의 생리적 활성화를 지지한다.

추론 질문:

2. 통증 신경과학에 관한 당신의 첫 배경에서, 당신은 부적응성 중추민감화(CS)에 대하여 설명하였고, '설명되지 않는(unexplained)' 만성 통증에 대한 CS의 기여를 논의하였다. 당신은 어떻게 신경병증성, 통각수용성 및 중추민감성 통증을 구별하며 두드러진 CS 통증 메커니즘을 지지 또는 반박하는 안나의 병력 및 진료검사로부터 핵심적인 특징을 강조하는지에 관한 논의를 해 줄 수 있습니까? 또한, 안나에게 본래부터 어느 정도의 연부조직 손상이 있었던 것으로 추정하는지, 만약 그렇다고 하면, 그녀의 병력에서 자신의 CS 및 만성 통증 진행을 설명할 수도 있는 개연성 높은 요소들을 식별할 수 있습니까?

추론 질문에 대한 답변:

모든 통증 호소는 사실상 통각수용성, 신경병증성 또는 CS일 수 있으며, 둘 이상의 결합도 가능하다(예 신경병증성 및 CS 통증). 우리는 안나의 병력에서 나온 정보와 그 이후의 검사를 통하여, 통각수용성, 신경병증성 및 CS 통증을 구별하였다. 그에 대하여, 신경병증성 통증을 진단하거나 제외하는 것은 종종 근골격계 치료의 첫 번째 단계이다. 비록 최근 신경병증성 통증을 분류하기 위한 지침이 발표되었지만(Treede 등, 2008; Haanpää M, 2010), 그 기준이 명시하는 사항은 신경계의 병변 또는 질병은 식별이 가능하며 또한 통증은 '신경 해부학적으로 개연성 있는' 분포에 국한된다는 것이다. 그러나 이러한 기준들은 광범위한 통증 및 신경계 민감화(즉, 민감화 통증) 환자들을 위한 '신경병증성 통증'이라는 용어의 사용을 불가능하게 한다.

우리는 안나의 통증이 신경병증성에 기인할 가능성을 검사하기 위하여 다음의 다섯 가지 질문을 사용하였다(Treede 등, 2008; Haanpää, 2010). 신경병증성 및 CS 통증 간의 감별진단을 위하여 감각기능장애 문제를 언급하는 것이 중요하다. 감각검사는 신경병증성 통증의 진단을 위해 가장 중요하다(Treede 등, 2008; Haanpää, 2010). 여기에는 간단한 도구(예 진동측정용 튜닝 포크, 접촉에 사용되는 부드러운 솔, 및 온도측정을 위한 차고/따뜻한 물체)로 감각신경섬유의 기능을 테스트하는 것이 포함되는데, 이러한 테스트는 전형적으로 자극과 인지된 감각 간의 관계를 측정한다(Haanpää, 2010). 여기에서 몇 가지 옵션이 발생하는데, 해당 옵션 모두가 다음과 같이 신경병증성 통증을 연상시킨다: 감각과민[1], 감각저하[2], 통각과민[3], 통각저하[4], 무해자극통증[5], 잔류감각 등. 신경병증성 통증에 감각 기능장애가 위치하는 것이 신경해부학적으로 논리적인 반면, CS 통증에는 그것이 비분절적으로 관련된 인체의 영역에 분포되어야 한다. CS 통증의 임상검사는 전형적으로 통각의 주요 원인과 분절적으로 관련되지 않은 위치에서 민감성이 증가하는 것을 나타낸다(Sterling 등, 2004; Nijs 등, 2010).

1. 중추 또는 말초 신경계에서 신경계의 병변 또는 질병의 병력이 있는가? 아니다, 이 경우에 해당하지 않는다. 외상적 사건으로 인하여 WAD 등급 I에서 III의 진단을 불가능하게 하는 신경계의 손상이 초래되지 않았다면(Spitzer 등, 1995), 이것은 그와 같은 환자들에게는 거의 적용되는 않는 경우이다. 안나에 대한 진단에서는 신경계의 비정상 또는 외상 후 신경계 손상(척추, 말초신경 또는 뇌는 해당되지 않음)을 나타내는 증거가 없었다.
2. 환자에게 종종 신경병증성 통증과 관련된 합병증(예 암, 뇌졸중, 당뇨병, 헤르페스 또는 신경 퇴행성 질환)이 있는가? 아니다, 안나에게는 그와 같은 합병증이 없다.
3. 통증의 분포가 신경해부학적으로 논리적인가? 아니다, 통증의 분포는 신경해부학적으로 비논리적이다. 안나에게는 두통을 수반한 목통증과 가끔 팔과 손으로 퍼져 나가는 양쪽 어깨의 통증이 있다.
4. 환자는 자신의 통증을 화끈거리거나, 쿡쿡 쑤시거나, 따끔따끔한 통증으로 묘사하는가? 아니다, 그 대신 안나는 피로하게 하고 모호한 것이라고 자신의 통증을 묘사하였다.
5. 감각 기능장애의 위치가 신경해부학적으로 논리적인가? 이 역시 아니다: 안나는 가끔 양쪽 팔에(양손을 포함하여) 감각이 없는 것을 느끼지만, 이러한 증상은 간헐적이다.

이 질문에 대한 대답에서 분명한 추론으로부터 명백해지는 사실은 안나에게는 신경병증성 통증이 없다는 것이다. 신경병증성 통증의 경우에는, 이러한 질문들에 대한 답변이 긍정적이어야 한다. 이 사실은 우리에게 다음 세 가지의 옵션을 남겨둔다: 통각수용성, CS 통증 또는 둘 다.

통각수용성과 CS 통증을 구별하기 위하여, 치료사들은 [그림 25-1]과 같은 알고리즘을 사용할 수 있다. 알고리즘은 세 가지 주요 특징적인 기준의 검사를 통하여 치료사에게 설명을 제공하는데, 각각의 기준은 안나의 경우와 관련하여 다음 항에서 설명된다. 기준은 최근 발표된 CS 통증 분류에 관한 국제 제안서에서 취한 것으로, 원래의 연구 논문의 다수 증거자료와 7개국 18명의 통증전문가의 전문적 의견을 토대로 한 것이다(Nijs, 2014). 비록 점점 더 많은 근골격계 치료사들이 임상에서 이러한 기준을 사용하도록 훈련받고 있지만, 해당 기준의 유용성 검사에 대한 연구는 현재 찾을 수 없다(그러나 현재 진행 중임).

기준 1: 손상 또는 병리의 본질과 범위에 비례하지 않는 통증 경험(Nijs, 2014)

이 첫 번째 기준은 필수사항이며 이것이 의미하는 바는 통증의 중증도와 보고되거나 인지되는 관련 장애(예 일상생활의 활동, 스트레스에 대한 제한과 과민증)가 부상 또는 병리(즉, 조직 손상 또는 구조적 장애)의 본질 및 정도와 균형을 이루지 않는다는 점이다. 이것은 통각수용성 통증과 상충되는데, 통각수용성 통증의 경우에는 통증의 중증도와 인지된 장애가 부상 또는 병리와 신체적 장애의 본질 및 정도와 균형을 이룬다.

첫 번째 기준의 심사를 위해, 우리는 먼저 안나가 보고한 통증 및 장애와 비교하여 그녀의 손상과 병리의 정도를 고려하였다. 통각수용성의 근원을 식별하기 위하여 몇 가지 영상기술을 사용하였지만, 초기 영상(경추 부분 및 뇌의 X선 및 NMR) 또는 부상 후 9년간의 추적영상(경추 부분 및 뇌의 NMR)도 양성이 아니었다. 증가된 근긴장은 중증도가 제한적이었고 경추근육(승모근, 사각근 및 상부 경추부 근육)에만 국한되었다. 또한, 임상검사로 만성 WAD 환자들에게 종종 나타나는 심부 경추 굴곡의 신경근 조절장애가 발견되었다(Elliott 등, 2010; Sterling 등, 2003b).

다음으로, 지배적인 통각수용이 안나의 통증 경험의 원인이 될 수 있는 가능성을 찾기 위해 우리는 부상, 병리 및 신체적 징후의

[1] 감각과민은 감각자극에 대한 민감성의 증가를 의미한다.
[2] 감각저하는 감각자극에 대한 민감성의 감소를 의미한다.
[3] 통각과민은 통각자극에 대한 민감성의 증가를 의미한다.
[4] 통각저하는 통각자극에 대한 민감성의 감소를 의미한다.
[5] 무해자극통증은 비통각성 자극에 반응하여 통증을 느끼는 것을 의미한다.

정도를 안나가 보고한 통증, 장애 및 일상생활의 활동에 대한 내성과 비교 검토하였다. 우리는 다음과 같이 자문하였다: 안나의 부상, 병리 및 신체징후의 증거는 통각 근원에서 예상되는 대로 그녀의 증상행위 패턴을 설명하기에 충분한가? 결론은 안나가 가지는 기능적 어려움은 통각수용성 통증의 가설을 지지하기에는 너무도 다양한 징후 유발의 패턴들과 결합되어 있다는 것이다. 제한된 근육긴장으로는 그녀의 증상과 다른 징후들의 복잡성을 설명할 수도 없고 그녀의 통증 경험을 설명할 수도 없다는 결론을 내렸다. 결국, 안나는 이전에 근막치료를 시도하였지만, 효과는 거의 없었다. 또한, 연구결과에 의하면, 만성 WAD 환자의 심부 경추 굴곡의 신경근육 조절 기능장애에 대한 임상적 중요성은 제한적이다(Daenen 등, 2013a). 따라서 증가된 경추근육 긴장에 대한 우리의 결론에 더하여, 심부 경추 굴곡근의 신경근육 조절 기능장애도 안나가 경험한 통증을 설명할 수 없다는 결정에 이르렀다. 이런 이유로, 그녀는 불균형적 통증으로 통증을 받았다고 추론되었다.

기준 2: 광범위한 통증 분포(Nijs, 2014)

이 기준의 심사를 위해, 환자가 스스로 보고한 통증 분산에 대한 철저한 평가 및 해석이 필요하다. 이 기준에 맞는 통증분산 패턴의 예들은 양측 통증/미러 통증(즉, 대칭적 통증 패턴), (해부학상의) 위치가 여러 가지인 통증, 비분할적으로(즉, 신경해부학적으로 비논리적으로) 분산된 큰 통증 부위, 넓게 퍼진 통증 및/또는 이질통증/(추정된) 1차적 통각의 분할영역 밖의 통각과민증이다(Nijs, 2014).

앞서 설명한 대로, 안나는 이 기준에 순응하는 통증 분포 패턴을 가지고 있었는데, 분산 통증 분포(즉, 비분할적 분포로 위치 및 큰 통증 부위가 여러 가지인 통증)의 증거를 보였다. 따라서 첫 2개의 기준이 충족되는데, 이는 그녀의 통증을 CS 통증으로 분류하기에 충분하다[그림 25-1]. 포괄성 측면에서, 기준 3의 심사도 설명된다.

기준 3: 근골격계와 무관한 감각의 과민성(Nijs, 2014)

CS는 일반화된 통증과민성보다 훨씬 많이 나타나는데, 말하자면 화학물질, 추위, 더위, 전기자극, 스트레스 및 감정과 같은 물리적 압력에 더하여 다양한 자극에 대한 반응 증가가 특징적이다. 따라서 새롭게 등장한 밝은 빛, 소리, 냄새 및 추위 또는 더위의 과민성에 대하여 CS 의심 환자에 질문을 하도록 권고된다. 이 경우에, 안나는 빛과 소리에 대한 과민성을 보고하였다. 기준 3의 심사는 중추 민감화 목록(Mayer 등, 2012)의 A파트를 사용하여 수행될 수 있는데, 이는 CS에 공통적인 증상을 평가하고, 총점은 0에서 100까지이며 권장 컷오프 점수는 40이다(Neblett 등, 2013). 우리가 안나를 평가하였을 때, 중추민감화와 관련된 사항을 찾을 수 없었다.

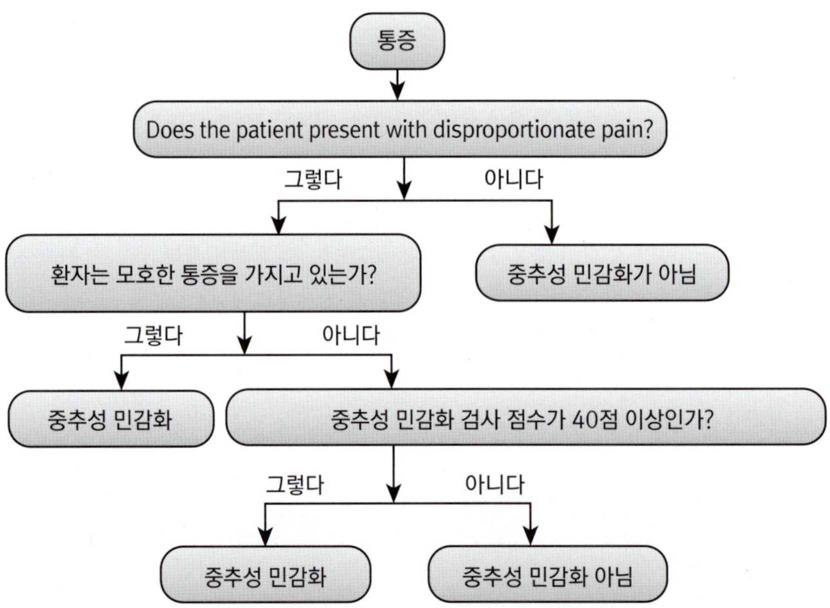

그림 25-1 통각 대 중추성 민감화 통증의 감별 진단을 위한 알고리즘(Nijs 등(2014)으로부터 수정됨)

종합하면, 안나는 자신의 통증을 CS 통증으로 분류하기 위한 3가지 기준을 모두 충족시켰다. 이것은 (해당되는) 통각 원인 제공(예를 들어, 그녀의 경추근육)이 없다는 것을 의미하지는 않는다. 그것이 의미하는 것은 단지 말초요인보다는 중추 기전이 그녀의 임상증상에서 두드러진다는 것이다. 안나의 징후와 증상이 CS에 의해 좌우된다는 사실은 놀라운 일이 아니다. 2개의 서로 다른 문헌고찰에서 보여주는 바와 같이, 외상성 목통증 환자(즉, 만성 WAD)에게는 일관된 CS 통증의 증거가 있다. 두 보고서의 결론은 CS가 만성 WAD의 치료에서 고려되어야 한다는 것이다. 임상검사 중 휴식 상태에서 그녀의 뇌에서 조정된 내인성 진통효과(조건부 통증조절)가 기능장애로 여겨진다는 사실은 CS 통증의 존재를 더욱 지지한다.

임상추론 해설:

진단의 '감별'은 전형적으로 환자의 통증 또는 신체징후의 원인이 되는 '병리' 또는 가능한 '증상의 근원'(예 통각)을 고려하는 것을 의미한다. 여기에서 본 저자들은 감별 진단의 개념을 통증 유형에 적용한다. '통증 유형'은 필수적인 '가설 범주'인데(제1장 및 제2장 참조), 이 범주는, 예를 들어 지배적인 CS 통증 가설이 거짓 양성일 수도 있는, 다시 말해서 국소조직의 '손상'이 아니라 CS로 인해 유발될 수도 있는 통각의 근원을 찾기 위해 일반적인 신체검사를 치료사가 판단하는 것을 조정할 때, 전통적인 구조/조직/병리의 구별과 함께 추론되어야 한다. 비록 이와 같은 답변에서 반영되는 추론이 환자의 정보가 드러나는 그대로 해석된다는 것을 지지한다고 할지라도, 첫 번째 약속 가설은 검사가 완료될 때까지 결론지어서는 안 된다. 판단은 유용한 최선의 증거에 기초하여 추론되는데, 병력/주관적 검사(예 증상 부위, 증상의 행태, 부상 및 병리의 본질 및 정도, 관련 합병증)과 임상/신체검사(예 신체적 장애, 감각 테스트)로부터 도출해 낸다. 다시 말해서, 가능하다면 추론 판단은 구체적인 평가 결과의 종합과 명확하게 연결되어야 한다.

치료 Treatment

초기 치료는 통증 신경과학 교육, 스트레스 치료, 단계별 활동 및 운동 치료에 중점을 두었다. 치료의 각 구성요소는 아래의 논의에서 상세히 설명한다.

추론 질문:

3. CS 통증 치료를 위해 우리가 가지고 있는 옵션들이 무엇이며, 또한 안나의 치료에 '상향식' 또는 '하향식' 중재 혹은 양쪽을 조합해서 적용해야 합니까? 안나를 위하여 당신이 사용한 중재의 선택 근거와 CS의 치료에 유용할 수도 있지만 안나에게는 적용되지 않을지도 모르는 것에 대한 논의하십시오.

추론 질문에 대한 답변:

다양한 치료 전략은 CS 통증에 관련된 것으로 알려진 병리생리학적 기전을 명확하게 대상으로 하는데, 다시 말하면 그 전략들은 – 최소한 이론적으로 – CNS를 탈민감화할 수 있는 능력을 보유하고 있다. 그와 같은 치료들은 약리학적 옵션, 뇌를 겨냥한 전기치료(즉, 경두개 자기 자극), 도수치료, 가상현실, 스트레스 치료/뉴로피드백 훈련, 경피신경전기 자극치료, 두개골 전기치료 자극, 통증 신경과학 교육, 운동 치료 및 인지행동 치료를 포함한다.

이러한 치료 옵션들의 대부분은, CS에 사용될 때 CNS 조절을 통하여 다시 말하면 말초적 통각수용(상향식 접근) 보다는 뇌(하향식 접근)를 목표로 함으로써, 효력을 나타낸다. CS가 만성통증 환자에게 두드러진 특징이라고 간주하는 경우, 이것은 합리적인 선택으로 보인다. 그러나 안나의 경우처럼, 만성통증 환자의 임상적 용태는 종종 뒤섞여 있는데, (이 경우에는 제한적인) 말초적 통각수용의 증거가 CS 증거와 혼합되어 있다. 이러한 환자들에 대하여, 성공적인 말초신경 자극치료가 CS를 감소시킬 (또는 심지어 해결할) 것인가 여부의 질문 또한 발생한다.

일반적으로 만성 WAD 환자에게 있어서, 경추 또는 그 주변 조직의 명확한 변화는 자기공명영상으로는 밝힐 수 없다. 이것은 안나의 경우에도 해당될 것이다. 여전히 후방 척추 간 관절(즉, 경추 후관절)는 편타성 손상에 따른 만성 통증 환자에게 말초 통각 활성의 근원일 수 있는데, 이러한 관점은 동물 연구 및 경추 후관절 부상의 검시 특성과 생체역학을 다룬 연구에 의해 뒷받침된다. 또한, 최근의 인체 연구 결과에 따르면, 일부 만성 WAD 환자들에게 있어서 경추 후관절은 CS(를 유지하는) 역할을 할 수 있다고 한다. 비대조군 관찰연구에서, 경추 고주파 신경절제술로 편타성 손상에 따른 만성 통증 환자의 CS를 조치 후 최대 3개월까지 약화시켰다. 여전히 이러한 결과는 경추 고주파 신경절제술에 반응하는 환자들에게 적용되지만, 상당수의 만성 WAD 환자들은 그와 같은 치료에 반응하지 않는다. 결론적으로 근골격계 치료사들이 명심해야 할 사항은 만성 WAD 환자의 국소 경추 통각(예 후방 척추간 관절 통각)의 가능성이다. 안나의 경추 관절 검사 결과를 고려해 볼 때, 계속 진행 중인 경추 관절 통각의 역할은 매우 제한적인 것으로 보인다.

이것이 우리에게 의미하는 것은 안나의 경추근육의 근긴장도를 줄이는 옵션이다. 근막통증 유발점과 관련된 통증은 골격근의 팽팽한 밴드에서 과민성 결절로부터 생기는 것으로 생각되며, 근육통각 수용체의 활성화와 관련된다. 지속되는 유해자극에 관하여, 근막통증 유발점이 CS 통증의 원인이 되거나 통증을 일으킬 수 있다. 실제로, 근막통증 유발점 주변이 정상 근육조직과 구별되는 이유는 낮은 pH 레벨(즉, 높은 산성도)과 물질 P, 칼시토닌 유전자 관련 펩타이드, 종양 괴사 인자 −α 및 인터루킨 1 베타 레벨의 증가로 인한 것인데, 이들 각각은 통증민감도를 증가시키는 역할을 한다. 과민성 근육 통각수용체는 보다 쉽게 활성화되며 가벼운 압력이나 근육 움직임과 같이 정상적으로 무해하거나 약한 자극에도 반응할 수 있다.

이런 이유로, 만약 존재한다면 통각수용성 통증 및 심지어 CS 통증의 치료를 위하여 근막통증 유발점을 타깃으로 삼는 것은 합리적으로 보인다. 최근의 무작위 통제 연구에 따르면, 일회의 유발점 건침 시술이 극심한 신체적 목통증 환자에게 널리 퍼져 있는 압력 민감성을 감소시킨다. 그러나 안나의 경우 경추 근긴장도가 제한적으로 증가하였으며 활동성의 유발점이 없었다.

경추 근긴장도의 증가와 관련된 추론과 유사하게, 안나의 치료를 그녀의 심부 경추 굴곡의 신경근 조절 개선에 중점을 두는 것을 고려할 수도 있다. 그러나 이것은 만성 WAD 환자에게 도움이 되는 유일한 치료 같지는 않다. 이런 이유로, 우리는 초기 치료 단계에서 그녀의 심부 경추 굴곡의 신경근 조절 유지에 중점을 두지 않기로 하였지만, 후에 그것을 운동치료에 대한 인지기반 접근법에 통합된 재활에 포함시켰다(이후의 논의 참조).

통용되는 문헌에서 도출된 결론은 선택된 만성 통증 환자들로부터 입수한 제한적인 증거에서 볼 때, CS 통증의 효과적인 치료를 위한 말초 통각수용을 제거하는 치료전략을 지지한다. 이런 이유로, 일반적으로 CS 통증치료에서 주목해야 할 점은 뇌를 타깃으로 하는 것이다(즉, 하향 전략). 이것은 또한 도수치료가 일반적으로 그녀의 건강상태를 거의 개선하지 못한 이전의 치료에 의해 뒷받침된다.

임상추론 해설:

안나는 CS통증을 지배적으로 표현한다는 가설이 제기되었는데, 이는 통증 신경과학 교육, 스트레스 치료, 단계별 활동 및 운동치료를 포함하는 하향식 치료 중재를 지지한다. 그러나, 이러한 해답은 말초 통각수용(예 척추 관절, 근육으로부터)이 CS와 공존하여, 그 결과로 일부 환자의 통증 표현에 기여할 수도 있다는 점을 강조한다. 이와 같은 잠재적 '증상의 근원'은 안나의 임상 결과에 의해 뒷받침되지 않는 것으로 간주, 평가 및 판단되었으며, 그 결과로 치료계획은 CS의 병리 생리학적 기전을 타깃으로 하지만 환자 개인의 표현에 맞게 치료계획이 조정되었다.

통증 신경과학 교육 Pain Neuroscience Education

초기 상담기간 동안, 안나는 질병에 대한 부적응적 확신과 통증 파국화 사고(과장적 사고보다는 반추적 사고 및 무력감)과 통증에 대한 과잉경계를 포함하는 통증 인식을 보였다. 그러한 것들은 운동 및 활동 중재를 시작하기 전에 다뤄져야 한다. 따라서 상당한 치료시간이 통증 신경과학 교육에 투입되었다.

CS의 존재는 조직손상 또는 통각이 제한적이거나 없는 경우에도 뇌가 통증 및 기타 '경고 사인'을 생성해 낸다는 것을 의미한다고 안나에게 설명하였다. 환자가 이것을 이해하는 것이 가장 중요한데, 이는 통증 신경과학에 관한 심층적인 환자교육에 의해 행해지며, 통증 신경과학 교육으로 알려진 전략이다.

추론 질문:

4. 일반적이며 명확하게 WAD 환자에 대한 통증 신경과학 교육의 효용에 관련된 연구의 증거에 관해 설명해 주십시오.

추론 질문에 대한 답변:

연구결과에서 반복적으로 나타난 바에 따르면, 통증 신경과학 교육은 그 자체가 긴장을 푸는 데 도움이 되는데, (이용 가능한 무작위 통제 연구의 메타분석 또는 체계적 검토를기반으로 하는) A급 증거는 CS 통증 환자의 통증에 대한 믿음을 바꾸고 건강상태를 개선하기 위해 통증 신경과학 교육을 지지한다(Louw 등, 2011). 비록 발표된 시도 중 그 어느 것도 만성 WAD 환자에 중점을 두지 않았지만, 긍정적인 결과들이 만성 WAD 환자를 대상으로 하는 통증 신경과학 교육의 비대조군 연구에서 보고되었다(Van Oosterwijck 등, 2011).

추론 질문:

5. 통증 신경과학 교육을 다루는 실무지침서가 있습니까? 또한 이 교육의 주된 목표와 그 잠재적 이점에 대해 간략하게 논의할 수 있습니까?

추론 질문에 대한 답변:

치료를 위한 통증 신경과학 교육에 대한 실무지침을 이용할 수 있다. 자세한 통증 신경과학 교육은 통증을 재개념화하고 국소조직 손상보다는 CNS 과민증이 현재 증상의 원인이 될 수 있다는 것을 환자에게 확신시키는 것이 필요하다. 이런 이유로, 치료를 위한 통증 신경과학 교육은 통증의 재개념화를 통하여 통증에 대한 믿음을 바꾸고 있다. 통증 파국화 사고, 불안, 과잉 경계 및 운동 공포증과 같은 통증에 대한 부적절한 믿음과 인지는 (중추신경계의 하강 궤적을 억제함으로써) 후각 척수 신경세포의 민감화를 초래하는 것으로 나타났다. 이와 같은 통증에 대한 부적응적 믿음과 인지를 바꿈으로써, 치료를 위한 통증 신경과학 교육은 CS의 핵심 특징, 이를테면 하강 통각 촉진, 과도한 통증 신경 매트릭스 및 내인성 진통효과 기능장애를 '치료할' 수 있을 것이다. 이러한 관념은 치료를 위한 통증 신경과학 교육이 치료 후 3개월 만에 섬유조직염 환자의 내인성 진통효과가 개선되는 결과를 낳았음을 보여주는 최근의 무작위 대조군 임상실험의 결과에 의해 뒷받침된다.

안나에게 통증 신경과학 교육을 제공한 방법 How We Provided Pain Neuroscience Education to 안나

우리는 안나에게 4주간 통증 신경과학 교육을 3회에 걸쳐 제공하였다. 그녀의 남편은 거의 모든 치료기간 동안 동행하였고, 안나의 대화를 가로채지 않고, 교육 내내 매우 협조적이었다. 우리가 매우 중요하다고 느낀 것은 안나와 그녀의 남편이 현대 통증 신경과학과 그것이 어떻게 계속 진행 중인 증상을 설명하는지를 이해할 수 있다는 점이었다. 통각, 하강 억제의 역할, 통증 매트릭스 및 급성 및 만성 통증기전(즉, 중추 민감화)과의 차이가 파워포인트 슬라이드(Pain in Motion에서 무료 사용 가능)와 집에서 읽을 수 있는 정보 전단지를 통해 설명되었다. 영어를 구사하는 환자는 'Explain Pain'의 내용들을 사용할 수 있다. 우리는 그녀의 임상검사 결과(즉, 그녀의 기능장애 내인성 진통효과 – CS 통증의 존재를 지지하는 조건부 통증조절)을 이용하여 그녀에게 자신의 통증기전이 더 이상 적절하게 작동하지 않는다는 것을 증명하였다.

안나는 제공되는 정보에 대하여 매우 허심탄회하였다. 그녀는 배우고 싶은 마음이 강했고 질문을 많이 하였는데, 특히 제2회와 제3회 통증 신경과학 교육과정에서(즉, 제공되는 정보를 곰곰이 생각하는 기회를 가진 후에 또한 정보 전단지를 여러 번 읽은 후에) 더욱 질문이 많았다. 이로 인하여 환자와 치료사 간의 대화가 촉진되었고 재난적 질병에 대한 믿음의 감소, 반추적 사고 및 통증에 대한 과잉경계에서 급속한 변화를 일으켰다. 그러나 통증 신경과학은 그 자체가 본질적으로 또한 저절로 그녀에게 자신의 통증 및/또는 관련 장애를 조절하고, 자신의 무력함이 잔존하는 이유를 설명하는 데 충분한 기술을 제공한 것은 아니다. 따라서 통증 신경과학 교육 직후에 스트레스 치료와 자기치료 활동이 시작되었다.

추론 질문:

6. 안나는 통증과 자신의 문제에 대한 개념을 명확하게 바꿨다. 안나의 경우에서 이 하나로는 충분하지 않다고 이야기했지만, 효과적인 통증 신경과학 교육을 위해 필수적인 요소라고 믿는 것이 무엇입니까?

추론 질문에 대한 답변:

A급 증거는 만성 근골격 통증환자에게 치료를 위한 통증 신경과학 교육의 사용을 지지한다. 3가지 요건은 효과적인 통증 신경과학 교육에 필수적이며(Sienoma 등에 근거) Pain in Motion의 허가를 얻어 복사하였다. 그러나 그것을 임상진료에서 사용할 경우, 모든 환자가 안나처럼 자신의 통증을 쉽게 재개념화하지는 않는다.

요건 1: 통증에 대한 현재의 지각에 만족하지 않는 환자만이 통증의 재개념화에 귀를 기울인다.

첫째 요건이 의미하는 것은 치료사는 통증 신경과학 교육을 시작하기 전에 환자의 통증 지각에 철저히 의문을 제기해야 한다는 것이다. 통증 인지에 대한 의학적, 과학적 타당성이 부족하더라도 환자는 자신의 인지에 종종 만족감을 느낀다. 그러한 경우 통증 메커니즘에 대해 단순히 강의하는 것보다 환자의 통증에 대한 다른 원인/근본적인 메커니즘을 생각할 수 있는지 여부를 질문해야 한다. 통증 신경과학 교육을 시작하기 전에 치료사는 환자가 자신의 현재 통증 지각에 대해 의문을 제기하는 상황으로 환자를 유도해야 한다. 다음 질문은 치료사가 이것을 달성하는 데 도움이 될 수 있다.

- '목에 여전히 통증이 있는 다른 이유를 생각해 볼 수 있을까요?'
- 지금까지 추측해 볼 때, 손상된 척추 하부 디스크를 '치료하는' 마법의 탄환은 그다지 성공적이지 않았다, 그렇지 않나요?'

요건 2. 모든 새로운 지각은 환자가 이해할 수 있어야 한다.

통증 신경과학 교육의 내용이 개별적으로(환자의 이해력 등에 따라) 조정된다면 문제가 되지 않는다. 여전히, 환자가 통증 신경과학 교육을 이해했는지 여부를 재평가하는 것은 필수적이다. 이것을 달성하기 위해, 신경생리학 통증검사(Moseley, 2003)를 사용하여 환자의 통증지각에 대해 (재)질문하거나, 환자로 하여금 통증이 생긴 이유를 설명하도록 하라.

요건 3: 새로운 지각은 타당하고 환자에게 유익하여야 한다.

통증 신경과학 교육의 내용이 과학적 문헌에 의해 강력히 뒷받침되더라도, 그 내용이 환자의 개인적인 상황/통증에 적용되어야 한다. 예를 들어, 만약 당신이 특별한 환자에 대하여 중추 민감화의 기저를 통증 신경과학 교육에 포함시킨다면, 당신은 이 환자가 중추 민감화에 의해 지배되는 임상적 모습을 가지고 있다는 것을 100% 확신하고 싶어진다. 그렇지 않은 경우, 환자는 설명에서 자기 자신의 상황을 인식하지 못해서 자신의 통증을 재개념화하지 않을 수 있다.

통증 신경과학 교육이 제공되는 방법에 대한 자세한 정보는 Nijs 등(2011b)에 나와 있다.

임상추론 해설:

근골격계 치료사가 수많은 치료 중재를 활용하지만, 사실상 모든 치료가 교육과 결합되어야 하기 때문에, 우리가 중요한 선생이라는 사실은 거의 틀림이 없다. 이것은 안나에 대한 치료와 여기서의 답변에서 매우 분명하다. 제1장에서 우리는 추론전략 '교수법에 관한 추론'을 '기획과 관련된 추론, 개별화되고 상황에 민감한 교수법의 실행 및 평가, 개념적 이해를 위한 교육(예 진단, 통증) 및 신체활동을 위한 교육(예 운동, 자세, 스포츠 기술 교정)을 포함'으로 정의하였다. 여기서 치료를 위한 통증 신경과학 교육의 목적은 안나로 하여금 자신의 통증을 재개념화하도록 돕는 것이었다. 환자가 통증(및 장애)에 대한 새로운 개념화를 구축하도록 도울 때, 우리는 피상적인 이해와는 대조적으로 개인적인 변화를 이끄는 심층학습을 효과적으로 촉진하려고 노력하고 있다. 여기에서 논의된 효과적인 통증 신경과학 교육의 세 가지 요건은 각각 심층학습을 최적화하는 데 기여한다. 심층학습 및 희망적으로 말하는 변화는, 학습자가 정보를 처리해야 할 때 촉진된다. 이것은 전략적으로 질문과 토론을 사용하며 마찬가지로 질문(즉, 정보의 프로세싱) 및 통증지각의 명백한 재평가의 기회를 제공하는 안나의 통증 신경과학 교육의 설명에서 명백한 근골격계 임상추론에서 좋은 대학교육의 근간이 된다. 교육이 타당하고 유익해야 한다는 요건은 환자중심 교육의 중요성을 강조한다. 이 대답에서 강조된 바와 같이, 통증교육을 위하여 확립된 우수한 자원이 있고, 이는 '교수법에 관한 추론' 전략과 일치하지만, 이러한 것들이 환자에게 의미를 부여하기 위해서는 환자의 병력 및 환경의 정황을 감안하여 전달될 필요가 있다.

스트레스 치료 Stress Management

안나를 포함하여 많은 만성 WAD 환자가 일상적인 스트레스 요인을 다루는 데 중대한 문제가 있다. 만성 WAD 환자의 단기(즉, 교감신경계) 및 장기 스트레스 반응 시스템(즉, 시상하부–뇌하수체–부신 축)을 포함하는 생리적 스트레스 반응 시스템의 기능장애를 감안할 때 이는 놀랄 일이 아니다(Radanov 등, 1991; Radanov 등, 1993; Sterling 등, 2003a; Sterling과 Kenardy, 2006; McLean, 2011; Gaab 등, 2005). 이런 이유로, 우리는 스트레스에 대처할 수 있는 안나의 능력개선을 최우선 치료목표로 정의했다.

안나는 우리 병원을 모두 15번 방문하였는데, 첫 번째는 평가를 위한 것이고 14번은 6개월에 걸친 물리치료/도수치료를 위한 것이었다. 14번의 세션 중에서, 일곱 번은 부분적으로 스트레스 치료 모듈을 시작하거나 추적하는 데 전용되었는데, 스트레스 대응 시스템들과 중추 통증 메커니즘 및 CS와의 상호작용에 관한 기본적 생물학을 설명하고, 안나에게 스트레스 치료기술을 가르치며(Nijs 등, 2011a) 그 기술들을 점진적으로 일상생활에 적용하도록 지도하는 것으로 세션들이 구성되었다.

단계적 활동 및 운동치료 Graded Activity and Exercise Therapy

통증 신경과학 교육은 안나에게 일상의 (신체)활동 및 운동치료에 대해 시간에 따른, 인지기반 접근법을 마련해 주었다. 통증 신경과학 교육은 안나의 초기 진료협의 과정에서 시작된 지속적인 과정이었으며 활동과 운동기반의 장기재활 간 동안 계속되었다. 이것은 그녀의 일상활동과 운동 중에 통증(의 의미)에 대하여 안나가 새롭게 이해한 내용을 적용하는 데 대해 토론할 시간을 필요로 하였다. 현대 통증 신경과학의 이해는 심층 학습을 의미하는 반면, 일상생활에서 통증 신경과학의 적용은 환자의 심오한 행동 변화를 의미한다. 이 행동 과정을 통해 환자를 안내하는 것은 근골격계 치료사의 업무이다. 이것은 사실 매우 흥미진진한 여행이며 매번 새로운 환자와 하는 또 다른 여행이다.

단계적 활동은 먼저 안나의 목표에 따라 그녀와 함께 활동을 선택하여 적용하였다. 초기 단계는 '기본' 2주 동안 자신의 성과를 모니터링한 결과에 근거하여 결정되었다. 우리는 그녀에게 다음 2주 동안 적어도 3번 이상 선택된 활동(예 걷기)을 수행하고 수행 가능한 시간을 모니터링하도록 요청했다. 우리는 그녀에게 (증상에 따라 활동수행에 접근하는 방법을 포기하고) '재미'있기만 하면 해당 활동들을 수행하도록 지시하였다. 안나는 2주 후에 돌아왔고 지난 2주 동안 4번을 걸었고 걷는 시간은 매우 다양하게 변하였다(10분, 7분, 27분 19분). 그녀의 기준치는 4회 시간의 평균(즉, 18분)으로 결정되었고, 우리는 그녀에게 얼마나 오랫동안 걷기를 원하는지 ('3시간 도보는 남편과 내가 자주 하던 것이었어요') 또한 언제 그 목표를 달성하기 원하는지를 ('3개월 이내') 표현하도록 요청하였다. 이 정보로 우리는 안나가 선호하는 시간 내에 이 목표를 달성하기 위해 자신의 등급 프로그램을 디자인하는 방법을 설명했다. 그녀는 3개월만에 자신의 걷기 시간을 18분에서 180분으로 늘려야 하는데, 이는 180−18 = 162분의 단계를 12주에 걸쳐 분산시키거나 매주 13.5분 또는 2주간 27분에 대한 등급을 매기는 것을 의미한다.

그녀의 일상활동에 대한 등급매기기에 더하여, 우리는 운동치료도 적용하였다. 그러나 그녀의 심부 경추 굴곡근 신경근육 조절훈련을 위한 특정 운동치료는 7회차 치료 세션(치료시작 후 2.5개월) 전에는 시작하지 않았다. 이것은 신경근육 조절훈련은 안나가 적응할 수 있는 통증 믿음을 채택하기 전에는 시작하지 않도록 하기 위한 것이다. 안나의 경추 신경근육 조절 개선을 위한 운동치료는, 다른 곳(Nijs 등, 2014b)에서 기술한 바와 같이, 인지기반 운동으로 제공되었다. 이것에 포함되는 사항들은 운동영상을 이용하여 새로운 운동들을 소개하고 시간 의존적인 진전을 이용하고 일상생활에 최대한으로 잘 접목시키기 위하여 상이한 환경 및 정황에서 갈수록 복잡해진 연습과 운동들을 융합하는 것이다(Nijs 등, 2014b).

'인지기반(cognition-targeted)'은 시간 의존적인 운동을 의미할 뿐만 아니라 운동 중 안나의 문제에 관한 자신의 인식을 다루는 것을 포함하는데, 이는 그녀의 통증 및 치료결과에 관한 운동효과에 관련하여 긍정적인 지각을 갖도록 하기 위한 것이다. 따라서 우리는 규칙적으로 안나와 마주 앉아서 예상되는 운동의 결과(예 통증의 증가, 척추손상의 심화)를 포함하여 각각의 운동에 관한 자신의 지각을 논의하는 한편, 운동과 관련하여 안나의 인지를 테스트하였다. 이러한 형태로 진행되는 의사소통은 실제적인 운동 중재 중 치료를 위한 통증 신경과학 교육의 준비단계 동안 배웠던 원리의 적용을 촉진한다(Nijs 등, 2014b).

완전히 목을 움직이는 것(예 걸으면서 위를 쳐다보는 것)과 같은 매우 두려운 활동에 대하여, 안나의 운동치료는 '위험이 없는 체험(exposure without danger)' 원칙을 적용하여 동작에 관련된 통증의 기억을 다루었다(Nijs 등, 2015). 다시 말해서, 운동에 관한 안나의 지각을 다룸으로써 안나가 가지는 두려움의 본질 및 그 두려움 뒤의 공포를 추론하여 예상되는 운동 위험(위협의 수준)을 축소시킴으로써, 운동의 안전성을 보장하고 운동의 성공적인 성취에 대한 확신을 제고하였다. 처음 운동을 하기 전에 우리가 어떻게 운동에 대한 안나의 지각을 논의하였는지 또한 어떻게 운동(운동의 후속조치)으로 그녀의 경험을 논의하였는지에 대한 예는 온라인에서 찾아볼 수 있으며(Nijs, 2014), 도수치료의 실행에서 운동치료를 사용하는 잔존 통증 기억에 관한 보다 자세한 정보는 다른 곳에서 구할 수 있다(Nijs 등, 2015).

추론 질문:

7. 인지 및 감정에 주목하여 산출된 단계별 활동과 운동치료가 희망적으로 안나로 하여금 자신의 활동 수준을 높이고 결과적으로 삶의 참여 수준을 높이는 데 도움이 되겠지만, CS에 영향을 줄 수 있는 단계별 활동 및 운동치료가 지니는 잠재력의 인지 행동적 적용을 뒷받침하는 신경생리학 이론에 대하여 논의하십시오.

추론 질문에 대한 답변:

다수의 연구는 부적응성 통증인지(통증 파국화 사고, 불안, 우울증 및 통증의 전조 증상)와 CS의 평가결과 간에 관련성을 보여주었다(Burgmer 등, 2011; Gracely 등, 2004; Sjors 등, 2011; Vase 등, 2011). 인지–감정 민감화를 다루기 위하여, 인지–행동 치료와 같은 중재들이 부적응성 통증 인지를 타깃으로 한다. 통증 신경과학 교육은 환자들로 하여금 통증을 극복하기 위한 인지–행동 전략의 적용 동기를 부여한다. 예를 들어, 우리는 안나에게 자신은 (제한된) 말초 통각수용을 조절하는 기회가 거의 없지만 하향식 기전에 대한 의지 통제권을 행사할 수 있다고 설명하였다. 실로, 우리는 안나의 인지적 및 감정적 통증반응에 대해 자가조절을 증가시키도록 돕기 위하여 그녀의 만성 목통증에 대해 (단계적 활동을 포함한) 인지–행동 치료를 적용하였다.

감소된 CNS 과잉민감성(Ang 등, 2010)과 만성통증환자의 인지–행동치료에 따른 전두엽 피질 체적의 증가(de Lange 등, 2008)에서 입증된 것과 같이, 이것은 뇌에서 조정된 하향식 통증 촉진 경로를 비활성화하기 위해서 행해졌다. 여전히, CS 통증 치료를 위한 인지–행동 치료의 실제 가치를 검사하기 위해 더 많은 연구가 필요하다.

인지감성 민감화에 대한 잠재적 효과에 더하여, 일반적으로 (단계적 신체활동 수준을 포함하는) 운동치료는 만성 통증 환자의 뇌에서 조정된 내인성 진통효과를 활성화시키는 능력이 있다(Nijs 등, 2012). 건강한 사람과 [만성 허리통증을 포함하는(Hoffman 등, 2005; Meeus 등, 2010b)] 일부 만성 통증, 어깨근육통(Lannersten 과 Kosek, 2010), 류머티스 관절염(Meeus 등, 2014) 환자에게 있어서, 운동은 운동유발 내인성 진통효과로 언급되는 하강 통증억제 작용을 활성화시킨다(Koltyn, 2000). 그러나 만성 WAD(Van Oosterwijck 등, 2012), 만성피로증후군(Van Oosterwijck 등, 2010) 및 섬유근육통(Lannersten 과 Kosek, 2010) 환자들을 포함하여, 일부 CS통증 환자들은 운동에 따른 내인성 진통효과를 활성화시킬 수 없다(Nijs등, 2012). 비록 안나가 만성 WAD 진단을 받았다 하더라도, 그녀는 단기, 저강도, 단계별 자전거 테스트(이 장 앞부분의 '신체검사' 참조)에 응하여 자신의 내인성 진통효과를 활성화시킬 수 있었는데, 이는 안나의 치료를 위해 우리가 사용한 신체활동 수준의 등급 및 운동치료에 부합하는 것이었다.

임상추론 해설:

평가 및 치료 추론 모두 이론적 근거가 있어야 하고 높은 수준의 증거에 의해 이상적으로 뒷받침되어야 할 필요가 있다. 물리치료 임상식별과 부적응 중추 민감화의 치료는 여전히 상대적으로 새로운 분야이며, 여기에서 주의를 준 대로, 추가 검증이 필요하다. 이미 안나의 경우에서 CS 통증 진단을 위한 이론과 연구로 지지되는 추론을 설명하였으므로, 안나의 내인성 진통효과 활성화 능력에 대한 혁신적 임상평가를 포함하여, CS에 영향을 주는 단계적 활동 및 운동치료의 인지–행동적 적용을 뒷받침하는 신경생물학 이론에 대한 보강 증거를 제언한다.

결과 및 결론 Outcome and Conclusions

비록 초기 세션은 진행이 느리고 다소 어려웠지만, 안나는 치료에 잘 반응하였다. 우리가 치료를 통하여 도중에 안나의 '재발에 대한 두려움'을 다루어야 할 정도로 그녀의 건강상태는 현저히 개선되었다. 치료를 통하여 안나의 목통증이 줄어들었고 치료를 마친 후 3년간 여전히 낮은 상태를 유지하고 있음에도 불구하고, 통증의 중증도 측면에서 가장 극적인 진전이 이루어지지 않았다. 그러나 기능적인 측면에서는, 가사활동을 하고 가족 및 친구와 여가시간을 즐기며 일을 즐기는 등 그녀의 능력은 상당히 향상되었다.

치료의 중대한 부분은 그녀의 통증에 대한 인식 및 믿음의 변화일 수도 있었다. 자신의 목에 아무런 문제가 없고 자신의 목을 사용하고 움직이는 것이 완벽하게 안전하다는 그녀의 이해가 없었더라면, 우리가 그녀의 활동 및 운동 수준을 채점하기는 불가능했을 것이다. 통증 신경과학 교육과 그 결과로 얻어지는 통증의 재개념화는 보다 능동적인 치료 분야를 위한 종착점이 아니라 출발점인데, 이에는 운동 및 활동 중재뿐만 아니라 스트레스 치료 모듈도 포함된다. 여전히 모든 환자가 이 유형의 치료에 매우 긍정적으로 반응하는 것은 아니다. 만성 WAD의 보수적 치료는 여전히 진행중인 미묘한 논쟁거리로 남아 있지만(Michaleff 등, 2014; Nijs와 Ickmans, 2014), 도수치료의 실행에서 현대 신경과학을 구현하는 덕분에 진전이 있어 왔다.

감사의 말

Anneleen Malfliet은 과학기술혁신기구(IWT) – 응용 생의학 연구 프로그램(TMB), 벨기에의 박사 연구원이다. Jo Nijs는 네덜란드의 소화성 림프계 치료(Decongestive Lymphatic Therapy)를 위하여 European College로부터 재정지원을 받는 직위에 있다.

참고문헌 References

Anderson, S.E., Boesch, C., Zimmermann, H., Busato, A., Hodler, J., Bingisser, R., et al., 2012. Are there cervical spine findings at MR imaging that are specific to acute symptomatic whiplash injury? A prospective controlled study with four experienced blinded readers. Radiology 262, 567–575.

Ang, D.C., Chakr, R., Mazzuca, S., France, C.R., Steiner, J., Stump, T., 2010. Cognitive-behavioral therapy attenuates nociceptive responding in patients with fibromyalgia: a pilot study. Arthritis Care Res (Hoboken) 62, 618–623.

Ashina, S., Bendtsen, L., Ashina, M., 2005. Pathophysiology of tension-type headache. Curr. Pain Headache Rep. 9, 415–422.

Bogduk, N., 2011. On cervical zygapophysial joint pain after whiplash. Spine 36, S194–S199.

Broadbent, E., Petrie, K.J., Main, J., Weinman, J., 2006. The brief illness perception questionnaire. J. Psychosom. Res. 60, 631–637.

Burgmer, M., Petzke, F., Giesecke, T., Gaubitz, M., Heuft, G., Pfleiderer, B., 2011. Cerebral activation and catastrophizing during pain anticipation in patients with fibromyalgia. Psychosom. Med. 73, 751–759.

Butler, D., Moseley, G.L., 2003. Explain pain. NOI Group Publishing, Adelaide.

Cagnie, B., Dewitte, V., Barbe, T., Timmermans, F., Delrue, N., Meeus, M., 2013. Physiologic effects of dry needling. Curr. Pain Headache Rep. 17, 348.

Coombes, B.K., Bisset, L., Vicenzino, B., 2012. Thermal hyperalgesia distinguishes those with severe pain and disability in unilateral lateral epicondylalgia. Clin. J. Pain 28, 595–601.

Curatolo, M., Bogduk, N., Ivancic, P.C., McLean, S.A., Siegmund, G.P., Winkelstein, B.A., 2011. The role of tissue damage in whiplash-associated disorders: discussion paper 1. Spine 36, S309–S315.

Daenen, L., Nijs, J., Raadsen, B., Roussel, N., Cras, P., Dankaerts, W., 2013a. Cervical motor dysfunction and its predictive value for long-term recovery in patients with acute whiplash-associated disorders: a systematic review. J. Rehabil. Med. 45, 113–122.

Daenen, L., Nijs, J., Roussel, N., Wouters, K., Van Loo, M., Cras, P., 2013b. Dysfunctional pain inhibition in patients with chronic whiplash-associated disorders: an experimental study. Clin. Rheumatol. 32, 23–31.

De Lange, F.P., Koers, A., Kalkman, J.S., Bleijenberg, G., Hagoort, P., Van Der Meer, J.W., et al., 2008. Increase in prefrontal cortical volume following cognitive behavioural therapy in patients with chronic fatigue syndrome. Brain 131, 2172–2180.

Dong, L., Quindlen, J.C., Lipschutz, D.E., Winkelstein, B.A., 2012. Whiplash-like facet joint loading initiates glutamatergic responses in the DRG and spinal cord associated with behavioral hypersensitivity. Brain Res. 1461, 51–63.

Elliott, J.M., O'Leary, S., Sterling, M., Hendrikz, J., Pedler, A., Jull, G., 2010. Magnetic resonance imaging findings of fatty infiltrate in the cervical flexors in chronic whiplash. Spine 35, 948–954.

Fernandez-Carnero, J., Fernandez-De-Las-Penas, C., De La Llave-Rincon, A.I., Ge, H.Y., Arendt-Nielsen, L., 2009. Widespread mechanical pain hypersensitivity as sign of central sensitization in unilateral epicondylalgia: a blinded, controlled study. Clin. J. Pain 25, 555–561.

Filatova, E., Latysheva, N., Kurenkov, A., 2008. Evidence of persistent central sensitization in chronic headaches: a multi-method study. J. Headache Pain 9, 295–300.

Gaab, J., Baumann, S., Budnoik, A., Gmunder, H., Hottinger, N., Ehlert, U., 2005. Reduced reactivity and enhanced negative feedback sensitivity of the hypothalamus-pituitary-adrenal axis in chronic whiplash-associated disorder. Pain 119, 219–224.

Gracely, R.H., Geisser, M.E., Giesecke, T., Grant, M.A., Petzke, F., Williams, D.A., et al., 2004. Pain catastrophizing and neural responses to pain among persons with fibromyalgia. Brain 127, 835–843.

Haanpää, M., Treede, R., 2010. Diagnosis and classification of neuropathic pain. Pain Clinical Updates XVII (7).
Hoffman, M.D., Shepanski, M.A., Mackenzie, S.P., Clifford, P.S., 2005. Experimentally induced pain perception is acutely reduced by aerobic exercise in people with chronic low back pain. J. Rehabil. Res. Dev. 42, 183–190.
Jull, G., Sterling, M., Kenardy, J., Beller, E., 2007. Does the presence of sensory hypersensitivity influence outcomes of physical rehabilitation for chronic whiplash? A preliminary RCT. Pain 129, 28–34.
Jull, G.A., O'Leary, S.P., Falla, D.L., 2008. Clinical assessment of the deep cervical flexor muscles: the craniocervical flexion test. J. Manipulative Physiol. Ther. 31, 525–533.
Koltyn, K.F., 2000. Analgesia following exercise: a review. Sports Med. 29, 85–98.
Lannersten, L., Kosek, E., 2010. Dysfunction of endogenous pain inhibition during exercise with painful muscles in patients with shoulder myalgia and fibromyalgia. Pain 151, 77–86.
Lluch Girbes, E., Nijs, J., Torres-Cueco, R., Lopez Cubas, C., 2013. Pain treatment for patients with osteoarthritis and central sensitization. Phys. Ther. 93, 842–851.
Louw, A., Diener, I., Butler, D.S., Puentedura, E.J., 2011. The effect of neuroscience education on pain, disability, anxiety, and stress in chronic musculoskeletal pain. Arch. Phys. Med. Rehabil. 92, 2041–2056.
Louw, A., Puentedura, E., Schmidt, S., Zimney, K., 2018. Pain Neuroscience Education, vol. 2. OPTP, Minneapolis, MN.
Mayer, T.G., Neblett, R., Cohen, H., Howard, K.J., Choi, Y.H., Williams, M.J., et al., 2012. The development and psychometric validation of the central sensitization inventory. Pain Pract. 12, 276–285.
McLean, S.A., 2011. The potential contribution of stress systems to the transition to chronic whiplash-associated disorders. Spine 36, S226–S232.
Meeus, M., Hermans, L., Ickmans, K., Struyf, F., Van Cauwenbergh, D., Bronckaerts, L., et al., 2014. Endogenous pain modulation in response to exercise in patients with rheumatoid arthritis, patients with chronic fatigue syndrome and comorbid fibromyalgia, and healthy controls: a double-blind randomized controlled trial. Pain Pract. 15 (2), 98–106.
Meeus, M., Nijs, J., Van De Wauwer, N., Toeback, L., Truijen, S., 2008. Diffuse noxious inhibitory control is delayed in chronic fatigue syndrome: an experimental study. Pain 139, 439–448.
Meeus, M., Nijs, J., Van Oosterwijck, J., Van Alsenoy, V., Truijen, S., 2010a. Pain physiology education improves pain beliefs in patients with chronic fatigue syndrome compared with pacing and self-management education: a double-blind randomized controlled trial. Arch. Phys. Med. Rehabil. 91, 1153–1159.
Meeus, M., Roussel, N.A., Truijen, S., Nijs, J., 2010b. Reduced pressure pain thresholds in response to exercise in chronic fatigue syndrome but not in chronic low back pain: an experimental study. J. Rehabil. Med. 42, 884–890.
Meeus, M., Vervisch, S., De Clerck, L.S., Moorkens, G., Hans, G., Nijs, J., 2012. Central sensitization in patients with rheumatoid arthritis: a systematic literature review. Semin. Arthritis Rheum. 41, 556–567.
Mejuto-Vazquez, M.J., Salom-Moreno, J., Ortega-Santiago, R., Truyols-Dominguez, S., Fernandez-De-Las-Penas, C., 2014. Short-term changes in neck pain, widespread pressure pain sensitivity, and cervical range of motion after the application of trigger point dry needling in patients with acute mechanical neck pain: a randomized clinical trial. J. Orthop. Sports Phys. Ther. 44 (4), 252–260.
Meyer, R.A., Campbell, I.T., Raja, S.N., 1995. Peripheral neural mechanisms of nociception. In: Wall, P.D., Melzack, R. (Eds.), Textbook of pain, third ed. Churchill Livingstone, Edinburgh.
Michaleff, Z.A., Maher, C.G., Lin, C.W., Rebbeck, T., Jull, G., Latimer, J., et al., 2014. Comprehensive physiotherapy exercise programme or advice for chronic whiplash (PROMISE): a pragmatic randomised controlled trial. Lancet 384, 133–141.
Moseley, G.L., 2003. Unraveling the barriers to reconceptualization of the problem in chronic pain: the actual and perceived ability of patients and health professionals to understand the neurophysiology. J. Pain 4, 184–189.
Moseley, G.L., 2004. Evidence for a direct relationship between cognitive and physical change during an education intervention in people with chronic low back pain. Eur. J. Pain 8, 39–45.
Moseley, G.L., Butler, D.S., 2017. Explain Pain Supercharged. The Clinician's Handbook. Noigroup publishing, Adelaide, Australia.
Neblett, R., Cohen, H., Choi, Y., Hartzell, M.M., Williams, M., Mayer, T.G., et al., 2013. The Central Sensitization Inventory (CSI): establishing clinically significant values for identifying central sensitivity syndromes in an outpatient chronic pain sample. J. Pain 14, 438–445.
Nijs, J., 2014. Retraining pain memories in chronic pain patients: the next generation of exercise therapy. Pain in Motion. Available at: http://www.paininmotion.be/EN/RetrainingPainMemoriesEnglish.html. (Accessed 8 November 2017).
Nijs, J., Ickmans, K., 2014. Chronic whiplash-associated disorders: to exercise or not? Lancet 384, 109–111.
Nijs, J., Kosek, E., Van Oosterwijck, J., Meeus, M., 2012. Dysfunctional endogenous analgesia during exercise in patients with chronic pain: to exercise or not to exercise? Pain Physician 15, ES205–ES213.
Nijs, J., Lluch Girbés, E., Lundberg, M., Malfliet, A., Sterling, M., 2015. Exercise therapy for chronic musculoskeletal pain: innovation by altering pain memories. Man. Ther. 20 (1), 216–220.
Nijs, J., Malfliet, A., Ickmans, K., Baert, I., Meeus, M., 2014a. Treatment of central sensitization in patients with 'unexplained' chronic pain: an update. Expert Opin. Pharmacother. 1–13.
Nijs, J., Meeus, M., Cagnie, B., Roussel, N.A., Dolphens, M., Van Oosterwijck, J., et al., 2014b. A modern neuroscience approach to chronic spinal pain: combining pain neuroscience education with cognition-targeted motor control training. Phys. Ther. 94, 730–738.
Nijs, J., Meeus, M., Van Oosterwijck, J., Ickmans, K., Moorkens, G., Hans, G., et al., 2012c. In the mind or in the brain? Scientific evidence for central sensitisation in chronic fatigue syndrome. Eur. J. Clin. Invest. 42, 203–212.
Nijs, J., Meeus, M., Van Oosterwijck, J., Roussel, N., De Kooning, M., Ickmans, K., et al., 2011a. Treatment of central sensitization in patients with 'unexplained' chronic pain: what options do we have? Expert Opin. Pharmacother. 12, 1087–1098.
Nijs, J., Paul Van Wilgen, C., Van Oosterwijck, J., Van Ittersum, M., Meeus, M., 2011b. How to explain central sensitization to patients with 'unexplained' chronic musculoskeletal pain: practice guidelines. Man. Ther. 16, 413–418.
Nijs, J., Torres-Cueco, R., van Wilgen, C.P., Girbes, E.L., Struyf, F., Roussel, N., et al., 2014a. Applying modern pain neuroscience in clinical practice: criteria for the classification of central sensitization pain. Pain Physician 17, 447–457.
Nijs, J., Van Houdenhove, B., 2009. From acute musculoskeletal pain to chronic widespread pain and fibromyalgia: application of pain neurophysiology in manual therapy practice. Man. Ther. 14 (1), 3–12.
Nijs, J., Van Houdenhove, B., Oostendorp, R.A., 2010. Recognition of central sensitization in patients with musculoskeletal pain: application of pain neurophysiology in manual therapy practice. Man. Ther. 15, 135–141.
Nijs, J., Van Oosterwijck, J., De Hertogh, W., 2009. Rehabilitation of chronic whiplash: treatment of cervical dysfunctions or chronic pain syndrome? Clin. Rheumatol. 28, 243–251.

Pain in Motion. 2016a. Pain neuroscience education: slides for supporting/illustrating your explanation (English version). Available at: http://www.paininmotion.be/EN/sem-PainPhysiologyEducationEnglish.pdf. (Accessed 8 November 2017).

Pain in Motion. 2016b. Information leaflet to read at home available in French and Italian. Available at http://www.paininmotion.be/education/tools-for-clinical-practice. (Accessed 8 November 2017).

Pain in Motion. 2016c. www.paininmotion.be. (Accessed 8 November 2017).

Paul, T.M., Soo Hoo, J., Chae, J., Wilson, R.D., 2012. Central hypersensitivity in patients with subacromial impingement syndrome. Arch. Phys. Med. Rehabil. 93, 2206–2209.

Perrotta, A., Serrao, M., Sandrini, G., Burstein, R., Sances, G., Rossi, P., et al., 2010. Sensitisation of spinal cord pain processing in medication overuse headache involves supraspinal pain control. Cephalalgia 30, 272–284.

Price, D.D., Staud, R., Robinson, M.E., Mauderli, A.P., Cannon, R., Vierck, C.J., 2002. Enhanced temporal summation of second pain and its central modulation in fibromyalgia patients. Pain 99, 49–59.

Radanov, B.P., Di Stefano, G., Schnidrig, A., Ballinari, P., 1991. Role of psychosocial stress in recovery from common whiplash [see comment]. Lancet 338, 712–715.

Radanov, B.P., Di Stefano, G., Schnidrig, A., Sturzenegger, M., 1993. Psychosocial stress, cognitive performance and disability after common whiplash. J. Psychosom. Res. 37, 1–10.

Raphael, K.G., Janal, M.N., Anathan, S., Cook, D.B., Staud, R., 2009. Temporal summation of heat pain in temporomandibular disorder patients. J. Orofac. Pain 23, 54–64.

Roelofs, J., Peters, M.L., McCracken, L., Vlaeyen, J.W., 2003. The pain vigilance and awareness questionnaire (PVAQ): further psychometric evaluation in fibromyalgia and other chronic pain syndromes. Pain 101, 299–306.

Roussel, N.A., Nijs, J., Meeus, M., Mylius, V., Fayt, C., Oostendorp, R., 2013. Central sensitization and altered central pain processing in chronic low back pain: fact or myth? Clin. J. Pain 29, 625–638.

Seifert, F., Maihofner, C., 2009. Central mechanisms of experimental and chronic neuropathic pain: findings from functional imaging studies. Cell. Mol. Life Sci. 66, 375–390.

Shah, J.P., Danoff, J.V., Desai, M.J., Parikh, S., Nakamura, L.Y., Phillips, T.M., et al., 2008. Biochemicals associated with pain and inflammation are elevated in sites near to and remote from active myofascial trigger points. Arch. Phys. Med. Rehabil. 89, 16–23.

Shah, J.P., Gilliams, E.A., 2008. Uncovering the biochemical milieu of myofascial trigger points using in vivo microdialysis: an application of muscle pain concepts to myofascial pain syndrome. J Bodyw Mov Ther 12, 371–384.

Siemonsma, P.C., Schroder, C.D., Dekker, J.H., Lettinga, A.T., 2008. The benefits of theory for clinical practice: cognitive treatment for chronic low back pain patients as an illustrative example. Disabil. Rehabil. 30, 1309–1317.

Siemonsma, P.C., Schroder, C.D., Roorda, L.D., Lettinga, A.T., 2010. Benefits of treatment theory in the design of explanatory trials: cognitive treatment of illness perception in chronic low back pain rehabilitation as an illustrative example. J. Rehabil. Med. 42, 111–116.

Siemonsma, P.C., Stuive, I., Roorda, L.D., Vollebregt, J.A., Walker, M.F., Lankhorst, G.J., et al., 2013. Cognitive treatment of illness perceptions in patients with chronic low back pain: a randomized controlled trial. Phys. Ther. 93, 435–448.

Sjors, A., Larsson, B., Persson, A.L., Gerdle, B., 2011. An increased response to experimental muscle pain is related to psychological status in women with chronic non-traumatic neck-shoulder pain. BMC Musculoskelet. Disord. 12, 230.

Smith, A.D., Jull, G., Schneider, G., Frizzell, B., Hooper, R.A., Sterling, M., 2013. A comparison of physical and psychological features of responders and non-responders to cervical facet blocks in chronic whiplash. BMC Musculoskelet. Disord. 14, 313.

Smith, A.D., Jull, G., Schneider, G., Frizzell, B., Hooper, R.A., Sterling, M., 2014. Cervical radiofrequency neurotomy reduces central hyperexcitability and improves neck movement in individuals with chronic whiplash. Pain Med. 15, 128–141.

Spitzer, W.O., Skovron, M.L., Salmi, L.R., Cassidy, J.D., Duranceau, J., Suissa, S., et al., 1995. Scientific monograph of the Quebec Task Force on Whiplash-Associated Disorders: redefining "whiplash" and its management. Spine 20, 1S–73S.

Staud, R., Craggs, J.G., Perlstein, W.M., Robinson, M.E., Price, D.D., 2008. Brain activity associated with slow temporal summation of C-fiber evoked pain in fibromyalgia patients and healthy controls. Eur. J. Pain 12, 1078–1089.

Sterling, M., Jull, G., Vicenzino, B., Kenardy, J., 2003a. Sensory hypersensitivity occurs soon after whiplash injury and is associated with poor recovery. Pain 104, 509–517.

Sterling, M., Jull, G., Vicenzino, B., Kenardy, J., 2004. Characterization of acute whiplash-associated disorders. Spine 29, 182–188.

Sterling, M., Jull, G., Vicenzino, B., Kenardy, J., Darnell, R., 2003b. Development of motor system dysfunction following whiplash injury. Pain 103, 65–73.

Sterling, M., Kenardy, J., 2006. The relationship between sensory and sympathetic nervous system changes and posttraumatic stress reaction following whiplash injury–a prospective study. J. Psychosom. Res. 60, 387–393.

Stone, A.M., Vicenzino, B., Lim, E.C., Sterling, M., 2013. Measures of central hyperexcitability in chronic whiplash associated disorder–a systematic review and meta-analysis. Man. Ther. 18, 111–117.

Sullivan, M.J.L., Bishop, S.R., Pivik, J., 1995. The pain catastrophizing scale: development and validation. Psychol Asses 7, 524–532.

Treede, R.D., Jensen, T.S., Campbell, J.N., Cruccu, G., Dostrovsky, J.O., Griffin, J.W., et al., 2008. Neuropathic pain: redefinition and a grading system for clinical and research purposes. Neurology 70, 1630–1635.

Van Oosterwijck, J., Meeus, M., Paul, L., De Schryver, M., Pascal, A., Lambrecht, L., et al., 2013a. Pain physiology education improves health status and endogenous pain inhibition in fibromyalgia: a double-blind randomized controlled trial. Clin. J. Pain 29 (10), 873–882.

Van Oosterwijck, J., Nijs, J., Meeus, M., Lefever, I., Huybrechts, L., Lambrecht, L., et al., 2010. Pain inhibition and postexertional malaise in myalgic encephalomyelitis/chronic fatigue syndrome: an experimental study. J. Intern. Med. 268, 265–278.

Van Oosterwijck, J., Nijs, J., Meeus, M., Paul, L., 2013b. Evidence for central sensitization in chronic whiplash: a systematic literature review. Eur. J. Pain 17, 299–312.

Van Oosterwijck, J., Nijs, J., Meeus, M., Truijen, S., Craps, J., Van De Keybus, N., et al., 2011. Pain neurophysiology education improves cognitions, pain thresholds and movement performance in people with chronic whiplash: a pilot study. J. Rehabil. Res. Dev. 48, 43–58.

Van Oosterwijck, J., Nijs, J., Meeus, M., Van Loo, M., Paul, L., 2012. Lack of endogenous pain inhibition during exercise in people with chronic whiplash associated disorders: an experimental study. J. Pain 13 (3), 242–254.

Van Wilgen, C.P., Konopka, K.H., Keizer, D., Zwerver, J., Dekker, R., 2011. Do patients with chronic patellar tendinopathy have an altered somatosensory profile? - A Quantitative Sensory Testing (QST) study. Scand. J. Med. Sci. Sports 23 (2), 149–155.

Van Wilgen, P., Beetsma, A., Neels, H., Roussel, N., Nijs, J., 2014. Physical therapists should integrate illness perceptions in their assessment in patients with chronic musculoskeletal pain; a qualitative analysis. Man. Ther. 19, 229–234.

Vase, L., Nikolajsen, L., Christensen, B., Egsgaard, L.L., Arendt-Nielsen, L., Svensson, P., et al., 2011. Cognitive-emotional sensitization contributes to wind-up-like pain in phantom limb pain patients. Pain 152, 157–162.
Wall, B., Melzack, R., 1994. Textbook of pain. Elsevier, London.
Woolf, C.J., 2011. Central sensitization: implications for the diagnosis and treatment of pain. Pain 152, S2–S15.
Yarnitsky, D., 2010. Conditioned pain modulation (the diffuse noxious inhibitory control-like effect): its relevance for acute and chronic pain states. Curr. Opin. Anaesthesiol. 23, 611–615.
Zusman, M., 2002. Forebrain-mediated sensitization of central pain pathways: 'non-specific' pain and a new image for MT. Man. Ther. 7, 80–88.

흉추통증을 가진 축구선수: 조합된 움직임 이론 접근법

26

Thoracic Spine Pain in a Soccer Player: A Combined Movement Theory Approach

Christopher McCarthy • Darren A. Rivett / 류영욱

이 사례 연구는 임상적 추론 접근을 뒷받침하기 위해 조합된 움직임 이론(Combined Movement Theory, CMT)의 원리를 사용한다. CMT는 수동적인 관절 움직임의 적용과 도수치료에 대한 Maitland 개념을 바탕으로 한 접근방식으로 Brian Edwards (1992)에 의해 개발된 '조합된 움직임' 개념이 발전한 것이다(Maitland, 1986).

현재 호소의 병력 History of Present Complaint

로한(Rohan)은 좌측 측면 공격수로 뛰는 21세의 세미프로 축구선수이다. 이 포지션의 선수는 접근하는 공의 움직임을 보면서 흉추와 경추를 오른쪽으로 돌린 상태로 상당한 양의 달리기를 해야 한다. 로한은 이번 검진 6개월 전에 1개월 이상 오른쪽 중부 흉추의 통증을 호소했다. 경기가 끝나고 보통 한 시간 정도 통증이 심했는데, 그는 그것을 5/10 (0/10은 통증이 없고, 10/10은 상상할 수 있는 가장 좋지 않은 통증) 정도의 수치로 표현했다. 그 외의 시간에는 낮은 정도의 통증(3/10)을 동반한 국소적 뻣뻣함을 느꼈다. 그에게서 어떠한 신경역동적인(neurodynamic) 민감성이나 요추부, 견갑부, 경추부의 기능장애의 소견이 없었다. 로한은 하루 2~3시간 정도 훈련을 하거나 축구를 했으며, 팀 물리치료사의 감독하에 무산소 및 유산소 운동을 하였다.

증상의 양상 Behaviour of Symptoms

로한은 30분 정도 서 있은 후 1시간 동안 등을 기대지 않고 앉아 있을 때 통증이 천천히 증가했다고 보고했다. 그는 축구경기 중에서 나타나는 것처럼 어떻게 그의 통증이 가슴을 신전하고 우측 회전하는 동안 발생하는지 보여주었다. 통증은 깊게 숨을 들이마시는 동안에는 변화되지 않았다. 온열을 적용하고 굴곡하고 좌측 회전 스트레칭을 하자 통증이 잠시 완화되었다. 특히 로한은 아픈 부위를 부드럽게 만질 때 국소적으로 그리고 중부 흉추 좌측과 우측을 가로질러서 이질 통증(allodynia)이 나타남을 최근 발견하였다.

이전 관리 Previous Management

이전에 로한은 팀 물리치료사로부터 국소 척추 관절가동술을 받았고, 그것은 단기간 동안 통증을 감소시켰지만 하루 후에 그 이전 수준으로 돌아가 버렸다. 치료는 중립 위치로 바로누운상태에서 T7/T8과 T8/T9 후관절의 단측 후전방(PA) 도수압박과 PA 고속 밀치기 도수교정이 포함되었다. 증상은 좋아지지 않았고 매 경기 후에 다시 원래대로 돌아가 버렸다. 그 때문에 로한은 자기공명영상(MRI)을 찍어 보았으나, 정상으로 나타났다. 4주간의 비스테로이드성 약물 처치를 받았지만 별로 도움이 되지 못했다.

일반적 건강 General Health

신경근병증(radiculopathy)이나 척수병증(myelopathy)에 대한 소견은 없었고, 척추암, 골절 또는 감염(특히 야간 통증, 야뇨, 체중 감소, 또는 체간이나 사지의 신경학적 문제의 병력)과 같은 위험신호를 나타내는 증상은 보고된 바 없었다. 염증성 질환을 암시하는 아침의 흉추 뻣뻣함은 없었다. 로한은 흉통의 과거 병력은 없었지만, 우측 앞쪽 무릎 통증에 대한 병력을 자세히 이야기했다. 그것을 위해 물리치료사는 "타이트한" 우측 중둔근과 대둔근, 고관절 외회전근, 그리고 대퇴근막장근을 위한 스트레칭 프로그램을 만들었다(현재

는 중단되었다).

로한은 그의 통증이 지속되는 이유에 대해 약간의 불안감이 있었지만, MRI 검사 결과가 음성으로 나와서 안심할 수 있었다. 그는 회복에 대한 명백한 심리사회적 장벽을 보이지 않았다.

추론 질문:

1. CMT 접근의 이론적 토대에 대해 설명하십시오. 간단히 말하자면 어떤 메커니즘을 통해 환자의 움직임 통증을 개선할 수 있습니까?

추론 질문에 대한 답변:

본질적으로 CMT는 수동적 혹은 능동적 관절가동술 치료를 위해 시작 위치에 대한 중요성을 강조하고, 치료의 진행 및 회귀의 일부로써 시작 위치의 변화를 포함하는 임상적 추론 과정을 내세운다(Edwards, 1999; McCarthy, 2010). 이 접근법은 일반적으로 '역학적 증상'으로 알려진 움직임 방향의 민감성과 기능 장애로써 '통각수용성 패턴'을 가진 환자에게 가장 효과적으로 나타난다. 특히 역학적 증상에는 움직임의 조합이 포함되는데, 여기에는 국소적인 관련통을 재현하는 움직임과 증상을 감소시키는 움직임의 반대 패턴이 포함된다. 대부분의 도수치료 접근법과 유사하게, 말초신경병증성이나 유해가소성과 같은 다른 통증 유형이 주요하다면 일반적으로 유용하지 않다(McCarthy, 2010).

CMT 접근법은 통증이 심한 환자들의 자세를 그들이 증상을 경험하는 위치와 반대되는 위치로 움직여 준다. 이 위치에서 수동적으로 적용되거나 또는 환자가 생성한 움직임의 사용은 통증 감소에 효과적이다. 이는 이론적으로는 하행성 통증 억제성 기전의(교감흥분성) 빠른 반응을 일으키는 구심성 역학수용기의 자극을 통해서이다. 이처럼, 통각수용성 통증의 인식은 이러한 방식으로 빠르게 감소될 수 있다. 그러나 이러한 접근법의 진통효과는 반복적인 자극에 환자가 익숙해짐으로써 반복되는 정체 상태에 놓이게 된다. 이러한 중요한 시점에서, 움직임의 자극적인 방향에 대해 단계적으로 노출된 치료과정이 필요하다. 이것은 치료를 통해 환자의 아프거나 민감한 움직임을 익숙하게 만들거나 탈민감화하는 시작 위치에 변화를 줌으로써 만들어진다. 이처럼 중요한 점은 CMT를 받는 환자는 민감한 움직임의 특정 방향에 대해 단계적으로 노출되는 과정을 거친다는 것이다.

반대로, 통증이 심하지 않은 경우 CMT에서 사용되는 시작 위치는 보다 정중선 또는 중립 위치가 아닌 운동범위의 끝을 향하는 경향이 있다. 이런 식으로 CMT는 이론적으로 높은 역치의 기계적 수용기(III/IV 유형)를 통한 구심성 신호를 유도함으로써 환자의 증상을 유발하는 것을 신중하게 목표로 삼는다. 이러한 수용기들은 상당한 긴장이 가해지지 않는 한 보통 잠잠하지만, 국소 염증에 의해 민감해지면 더 낮은 수준의 자극으로 발화할 수 있다(Pickar, 2002). 뇌간 동맥 주변의 회색 부위에 의해 조절되는 하행성 억제 통증 메커니즘은 깊은 압박과 강한 팽창으로 유발될 수 있는 역학적 구심성 자극에 특히 민감하다(Kaufman 등, 2002).

[그림 26-1]의 그림은 전통적인 CMT 치료 진행의 예를 보여준다. 이 다이어그램은 증상(주요 조합) 및 환자가 가장 민감한(주요 움직임) 움직임의 방향을 재현하는 움직임의 조합을 나타낸다. 상자의 외부 경계선은 민감한 움직임에 단계적으로 노출되도록 치료가 진행되는 방향이다. 상자 주위의 시계 반대방향으로 진행하면 환자가 덜 민감할 때(즉 심한 통증이 아닌 경우) 가장 민감한 움직임이 진행의 끝으로 가도록 안내한다. 따라서 CMT 접근법의 제1단계는 환자를 통증으로부터 멀어지게 위치시키고 하행성 억제 통증 메커니즘을 유도하도록 한다. 제2단계는 치료를 위해 시작 위치를 바꿈으로써 자극을 점진적으로 증가시켜 민감한 움직임에 익숙해지게 하는 것이다. 마지막으로, 제3단계는 관절가동술을 사용하여 손상된 움직임 범위의 동작을 활성화하고 손상의 원인이 될 수 있는 수동적 조직을 자극하고 늘린다. 가정 스트레칭 프로그램의 제공으로 지지되는 이러한 방법은 수주에 걸쳐 조직 재건을 계속 이어 나갈 것이다. 심한 임상적 증상이 없으면 평가와 치료는 주요 조합으로 간단히 할 수 있다.

추론 질문:

2. 로한의 증상의 원인, 문제의 지속, 그리고 이전 치료의 단기적 반응과 관련하여 당신의 초기 생각은 무엇이었습니까?

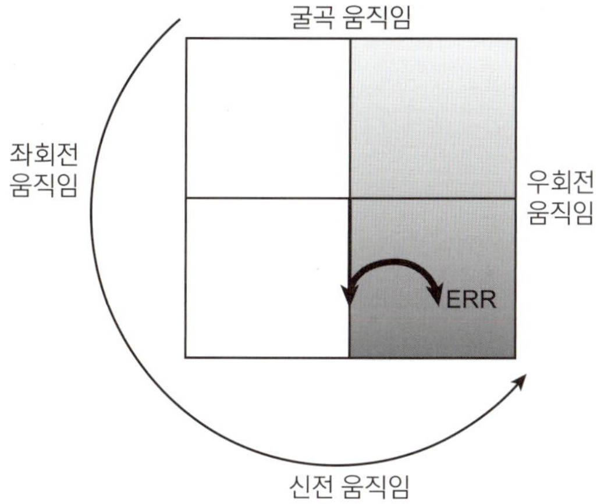

그림 26-1 환자의 방향 민감성을 나타낸 박스 다이어그램: 통증을 일으키는 능동적 움직임의 순서와 조합. 조합된 움직임 이론(CMT)에서 주요 움직임과 주요 조합, 그리고 치료의 특징적 과정이 나타난 능동 움직임 검사의 한 예를 보여준다. 회색 부분은 통증이 나타난 방향을 나타낸다. 오른쪽으로 휘어진 굵은 검은 화살표는 가장 아픈 움직임을 나타낸다. 우회전이 주요 움직임이며 가는 검은 화살표는 신전을 나타낸다. 이러한 화살표들은 주요 조합(가장 완벽하게 통증이 재현되는 위치)이 신전 후 우회전이라는 것을 나타낸다. 따라서 통증이 아주 심한 손상과 함께 치료는 굴곡/좌회전(즉, 박스의 반대쪽 사분면)에서 시작된다. 박스 주변의 큰 화살표로 나타낸 것처럼, 치료의 과정은 신전 후 우회전(즉, 통증이 있는 사분면 쪽으로)으로 움직임을 만들고, 통증 있는 그 움직임에 점진적으로 노출되게(익숙해지게) 하여, 마지막엔 가장 민감한 움직임까지 진행한다. ERR, 신전 우회전.

추론 질문에 대한 답변:

첫인상은 로한이 움직임에 대한 어떤 방향–특이적 민감성을 발달시켜 우측 중부 흉추 부위에 국소적인 통증을 유발한다는 것이었다. 특정 움직임이 증상을 고정적이며 반복되는 모습으로 변화시켰음이 분명했다. 민감한 움직임 패턴은 전형적으로 척추의 특정 조직에 긴장을 만드는 동작 패턴과 일치했고, 적용된 수동적인 움직임 치료의 방향과 위치에 기반한 정보를 잠재적으로 제공했다. 이전에, 국소적 수동 움직임은 민감한 부위에 적용되었는데, 이는 치료적 움직임과 운동의 적용에 관한 문헌상에 나타난 것처럼 통증이 잠시 감소했다가 다시 감소되었다(Koes 등, 1991; Martinez-Segura 등, 2012; 'Leary 등, 2007). 이러한 통증 감소의 반복에도 불구하고, 움직임의 방향 민감성은 완전히 감소하지 않았다. 이러한 사실은 움직임 손상이 여전히 남아 있으며, 정상 동작이 아직 재습득되지 못했거나 혹은 손상의 정도가 일시적이었음을 나타낸다. 또한 축구 경기의 기능적 요구가 민감성을 지속적으로 만들어 냈다는 것을 암시한다.

하행성 통증 억제를 일으키는 역학적 감각 구심성 자극을 제공하는 것 외에도, 민감한 방향으로의 잘 조절된 노출을 통한 국소적인 방법으로 치료적 움직임을 제공할 수 있다. 이전의 도수치료로부터 받은 인상은 척추의 중립 위치에서 시행된 본질적으로 동일한 치료기술이 치료 때마다 반복되고 있고, 특별히 민감한 방향으로의 움직임에 대한 조절된 노출이 없었다는 것이다. 조합된 움직임 이론은 신체검사와 관리에 이 접근법을 도입하기 위한 틀을 제공한다. 이것은 민감한 움직임 패턴의 생체역학적 분석이 통증 인지에 영향을 미치는 치료법을 위한 지침을 적게나마 제공할 것이다.

추론 질문:

3. 심리사회적 요소는 통증이 지속되고 기능이 손상받은 환자의 증상에서 자주 중요한 부분이다. 이 경우 심리사회적 고려사항에 대한 당신의 의견은 무엇입니까?

추론 질문에 대한 답변:

환자의 초기 면담 과정에서 로한의 심리사회적 맥락에 대한 신중한 고려가 이루어졌다. 운동선수가 과잉 경계에서 팀 정치에 이르기까지 경기 복귀를 향한 심리적 장벽을 갖는 것은 흔한 일이다(Clement 등, 2013). 그러나 이러한 사항들은 면담에서는 분명하게 나타나지 않았다. '예후'에 대한 불안감은 어느 정도 분명했지만, 환자는 MRI 검사 결과가 정상적으로 나온 이후로 이러한 불안감이 감소되었다고 느꼈다. 더욱이 로한의 견해는 그의 문제는 역학적 성격을 띤 것이기 때문에 역학적 패러다임으로부터 접근하는 것이 그가 잘 받아들일 수 있고 그의 기대에 부응할 것으로 여겨졌다.

추론 질문:

4. 묘사된 이질통증(allodynia)에 대한 당신의 생각과 이것이 나타난 이유는 무엇입니까? 도수치료는 어떤 이점을 줄 수 있습니까?

추론 질문에 대한 답변:

통증 뉴로매트릭스(neuromatrix)에 대한 지속적인 통각수용성 구심 자극은 공통적으로 신경전달물질 수준, 1차 및 2차 신경세포의 반응성, 억제 통증 메커니즘 및 통증 뉴로매트릭스와 면역체계 내의 처리 과정을 변화시킬 것이다(Iannetti와 Mouraux, 2010). 비록 이질통증 영역이 정중선으로부터 몇 센티미터 이상으로 확대되지 않았더라도, 그의 지속적인 증상의 지속기간은 이러한 생리적 적응이 일어나기에 충분했을 것이다.

도수치료가 척수 후각(Bialosky 등, 2009)의 시간적 합산[temporal summation; 또는 감기(wind-up)]의 정도를 감소시킬 수 있다는 것을 보여주는 몇 가지 증거가 있으므로 이질통증이나 통각과민[hyperpathia, 일반적으로 말초신경병증 및 유해가소성 상태의 특징으로 간주됨(Bialosky 등, 2009)]과 같은 만성적인 임상적 증상의 심화를 예방하는 역할을 할 수 있다. 그러나 이러한 특징들이 이미 존재하는 심한 만성 통증 상태에서의 지속적인 통증은 억제성 신경전달물질인 감마–아미노 부티르산(gamma-aminobutyric acid)의 수준을 낮추고 상대적으로 과도한 시상하부–뇌하수체–부신(hypothalamus-pituitary-adrenal; HPA) 축으로 이끈다(Pickar, 2002). HPA 축에 대한 도수치료의 영향은 압도적으로 교감신경 흥분성을 나타내며(Kovanur Sampath 등, 2015), 따라서 증폭된 시스템을 자극하여 역효과를 낳을 수 있으므로 도수치료를 할 때는 주의가 필요하다.

신체검사 계획 Planning the Physical Examination

환자 면담 후 신체검사를 수행하기 전에 고려해야 할 중요한 임상적 추론을 명확히 하기 위해 신체검사 계획서가 완성되었다[그림 26-2]. 이는 적절한 임상 데이터를 수집하고 가능한 치료법의 상대적 효과에 관한 가설을 검증하는 데 도움이 된다.

추론 질문:

5. 계획서 작성 후 당신의 주요 가설은 무엇입니까?

추론 질문에 대한 답변:

보고된 통증 유발 패턴은 움직임에 대한 방향 민감성을 나타낸다. 이는 동작 분절이 신전하고 동측 회전할 때 상위 척추의 동작 분절 손상을 암시한다. 이 정도의 방향 민감성은 역학–수용성 구심 정보에 대한 민감도를 나타내며, 통각수용성 구심성 정보가 유발될 때 경험하는 전형적인 것이다(Zusman, 1986). 이러한 움직임 조합에서 생성된 통증의 심각성은 환자가 받아들일 수 없는 위치로 치료할 만큼 심하지 않았다. 따라서 어떤 검사나 '간단한 치료' 혹은 전체 치료에서 필요한 신체검진에서의 시작 위치는 신전과 우회전의 조합으로 선택되어야 했다. 환자를 상자 다이어그램[그림 26-1]의 반대 사분면에 두어야 할 필요는 없다. 즉, 통증 사분면으로 진행시키기 전에 좀 더 '진통적(analgesic)' 치료(즉, 뇌가 지휘하는 억제적 통증 기전을 발현시키는 구심성 자극)를 제공하기 위해 계획은 통증 사분면에서 바로 시작되는 것이었다.

진단 및 치료 가설은 신체검사에서 먼저 확인되고 지지되어야 하며, 궁극적으로 치료는 환자의 병력 및 신체검사의 종합적인 결과에 바탕을 두어야 함을 기억하는 것이 중요하다. 가동성 테스트는 관련 동작 분절에서 제한적이거나 정상적 또는 증가된 움직임을 나타낼 수 있다. 그러나 제한이 발견되면 환자의 신전/우회전(E, RR; 상자 다이어그램의 통증 사분면)의 주요 조합에서 움직임 회복 및 통증 감소가 다음의 수동 움직임 중 하나 혹은 그 이상 달성될 것이다:

- 수동 부가적 활주(아래 수준에서 동측 PA 압박을 상부 척추의 미측 경사와 함께 사용)

1. Two main hypotheses for the nature of the condition

   A. *Mid-thoracic 'arthrogenic' impairment of ERR*

   B. *Mid-thoracic impairment of posterior rib rotation*

2. Weight these components?

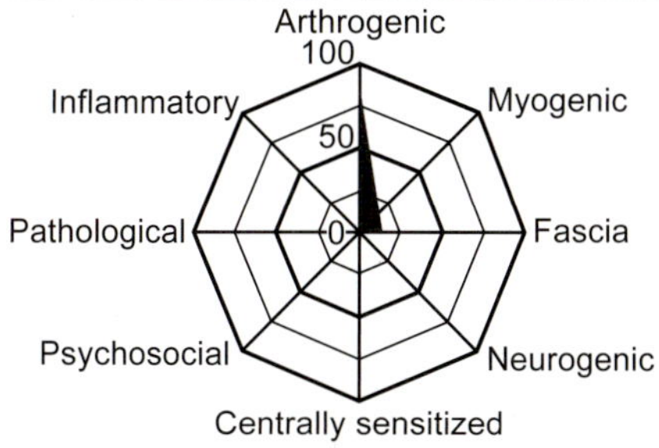

3. Severe? Yes ☐ No ■
4. Irritable? Yes ☐ No ■
5. Dominant pain mechanism?
   - Nociceptive ■
   - Peripheral neurogenic ☐
   - Central ☐
   - Affective ☐
6. Neurological exam today?
   - None required ■
   - Lower motor neurone, upper motor neurone, limbs ☐
   - Lower motor neurone, upper motor neurone, limbs and cranial ☐

---

7. To what point will you allow movement?
   - To onset of pain ☐
   - To maximum extent of impairment ■
8. Functional demonstration/retest marker?

   Mid-thoracic extension and right rotation

9. Starting position for passive assessment/treatment
   - In their prime combination (PC) ■
   - In opposite quadrant to the prime combination ☐
10. Treatments likely to reduce impairment

    A. *In ERR, right unilateral, caudal accessory glide of superior vertebrae*

    B. *In ERR, right rotation of superior vertebrae*

    C. *In ERR, right posterior rib rotation*

11. Likely treatments to be tested against each other this session?

    A versus B ■ A versus C ■ B versus C ■

12. Likely home programme and 'take-home messages'

    In ERR, lower thoracic spine fixed against back of chair – active RR

13. Comments

    Non-severe – expect rapid improvement with manual therapy

그림 26-2 신체검사를 하기 전에 중요 사항들을 명확하게 하기 위한 완성된 계획지. 2번 질문은 레이더 플롯으로 증상의 요소들의 상대적 가중치를 그림으로 표현한다.

• 수동 생리학적 회전
• 동측 늑골의 수동적 후방 회전(원위 늑골 들기-완전한 중부 흉추 회전을 얻기 위해 필요함)

계획은 이러한 세 가지 '효과적일 것 같은' 수동적 움직임을 환자의 주요 조합에서 검사나 간단한 치료를 한 다음 손상을 유의하게 가장 많이 감소시킨 움직임으로 치료하는 것이었다. 이러한 추론은 그 주요 조합의 방향으로의 움직임에 한계가 있었고, 좌측 날개 포지션으로 축구를 하면서 오른쪽 어깨 너머로 쳐다봐야 하는 기능적 요구가 흉추의 분절적 움직임이 제한된 로한에게 고통스러웠다는 가정에 근거를 두고 있었다. 결과적으로, 제한된 조직들은 반복적으로 짜증나고 아프게 자극되었고, 이는 아마 국소적인 염증과 관련이 있을 것이다.

CMT는 높은 역치를 가진 역학적 수용기가 자극되는 범위 내에서 조직(tissue)이 움직일 때 그 조직 저항성이 치료사에 의해 감지되는 자세에서 움직임을 유도한다는 논리이므로 CMT가 유익할 것이라는 가설을 세웠다. 이러한 '고용량(high-dose)' 자극은 교감신경을 흥분시키는데, 이는 뇌의 지휘로 억제성, 하행성 통증 기전을 유발한다. 이처럼 로한의 병력은 정상적인 HPA 축과 동작에 대한 방향 민감성을 암시하므로, CMT 접근적 관리는 그에게 적합한 것으로 나타났다.

임상추론 해설:

첫 번째 인상에서 '간단한 치료(mini-treatments)'의 계획된 사용은 일반적이지 않은 전략으로 보일 수 있다. 우리는 치료를 초기 환자 만남 이후의 선형적이고 순차적인 진행 과정의 마지막 단계라고 생각하는 경향이 있다. 이러한 특수한 경우에서와 같이, 특별한 도수치료 접근법/철학들을 사용한 전문용어나 라벨은 제쳐두고, 전문 임상가의 임상적 추론의 세심한 분리는 종종 환자를 만나는 것이 실제로 엄격하게 순차적일 필요가 없으며 그러한 초기 상담의 '전통적인' 단계-병력 청취 또는 면담 다음 신체적/객관적 검사 그리고 치료/관리의 결정-는 종종 추론 과정에서 필요하다면 다양한 정도로 서로 바뀔 수 있다. 즉, 전문 임상가는 다양한 가설 범주 속에서 어떠한 임상적 데이터가 그들의 의사결정 과정에 사용할지에 제한을 두지 않는다.

따라서 로한의 경우에 계획된 '간단한 치료'는 신체적 장애 및 관련 구조물/조직과 관련하여 임상가의 추론적 결정을 알려줄 뿐만 아니라 초기 효과를 가져다 줄 가능성이 크다는 것을 나타낸다(최소한 두 가지 대안과 비교해서). 간단한 치료에 대한 반응은 로한의 예후에 관한 임상가의 생각을 알리는 데에도 가치가 있을 것이다. 그래서 사실상 '간단한 치료' 전략은 잠재적으로 효율적인 메커니즘일 수 있는데, 이는 몇 가지 주요 임상적 결정을 내리는 데 관련성이 높은 정보 수집을 신속하게 최대화한다.

신체검사 Physical Examination

관찰 Observation

로한은 비만도가 낮았고 근육이 잘 발달했다. 그는 발을 외회전(오른쪽 > 왼쪽) 상태로 걷거나 서 있었다. 그의 골반 높이는 대칭적이었다. 그러나 심하지 않은 흉추측만이 오른쪽으로 뒤틀려 있고 오목하였다. 이것은 우측 척추 주변 근육이 부풀어 오른 듯이 보이게 했다. 그는 또한 요추 하부의 과장된 전만 자세를 보였지만, 과도한 흉추후만증은 없었다.

능동적 움직임 Active Movements

능동적 흉추 우회전(5/10)과 신전(4/10)을 하는 동안 로한의 통증이 재현되었다. 통증 유발을 위한 주요 움직임 조합은 신전/우회전(E, RR; [그림 26-1]의 예와 같이)으로 확정되었다. 양측 능동적 흉추 측방 굴곡, 굴곡 및 좌회전은 모두 단지 심하지 않은 '팽팽함(tightness)' (1/10)을 나타냈다. 중부 흉추에 국한된 능동적 움직임은 모든 운동면에서 동일하게 제한되었지만 이러한 움직임이 통증 사분면을 향할 때에만 통증이 나타났다. 신전/우회전으로 위치하는 동안 숨을 깊게 들이마신 것은 통증이나 운동범위를 변화시키지 못했으며, 이는 후방 늑골 회전이 손상의 중요한 구성요소가 아님을 나타낸다. 관찰된 척추측만증은 체간 굴곡으로 감소되며, 이는 구조적 측만이 아니라 자세적 측만임을 나타냈다.

상지 또는 목의 움직임과 함께 견갑골이나 체간 근육의 비정상적인 조절의 징후는 보이지 않았다. 우측 고관절 외회전근은 팽팽해져 있고, 이는 우측 고관절의 내회전을 감소되었다(좌측 고관절보다 25% 감소).

촉진과 수동 운동 검사 Palpation and Passive Movement Testing

엎드려 누운(중립으로) 자세에서 연부조직 촉진(palpation)을 통해 우측 중부 흉추의 척추 주변 근육 과긴장을 발견하였다. 이 근육들과 우측 T6−T8의 횡돌기와 늑골각은 좌측보다 좀 더 잘 촉진되었다.

환자의 신전/우회전의 주요 조합 위치에 있어서, 횡돌기와 늑골각에 적용된 미측 경사 수동 부가적 활주와 단측 PA 압박은 T7 아래 활주에서 움직임의 심각한 제한과 5/10의 통증을 다시 일으켰다. 약 1분간의 '간단한 치료'는 수동 부가적 움직임의 감지된 저항 감소와 관절가동술 시 통증 정도를 감소시켰다. 그러나 이 간단한 치료 후, 주요 조합 움직임을 다시 살펴보았더니 단지 10% 정도의 통증을 감소시켰고 주요 조합 움직임 범위는 변화가 없었다.

다음으로, T8 손상에 대한 T7의 수동 생리학적 회전을 통한 '간단한 치료'의 상대적 효과에 대한 검사가 수행되었다. 신전/우회전 위치에서, T8에 대한 T7의 우회전은 수동 운동범위의 아주 초기에서 통증(5/10)을 재현했다. 약 1분간의 관절가동술은 다시 통증을 단지 10%를 감소시켰고 주요 조합 움직임 범위에는 아무런 변화를 만들지 못하였다. 비슷하게, 우측 7번과 8번 늑골을 위에서 후방 회전시키는 간단한 치료도 통증이나 주요 조합 움직임을 10% 이상 변화시키지 못하였다.

다리 뻗어 들기(SLR) 및 슬럼프 검사는 증상을 재현하거나 정상적 가동성을 보여주지 못했다.

위치적 비대칭 Positional Asymmetry

T8에서의 T7의 위치적 우회전 비대칭을 검사하기 위해, 중간 범위의 굴곡/신전 위치에서 그리고 환자의 주요 조합(E, RR)에서 수동 생리학적 회전이 비교되었다. 우회전은 그 두 위치에서 똑같이 제한되는 것으로 나타났다(50%까지). 이것은 다소 놀라운 일이었는데, 일반적으로 신전과 우회전이 조합된 위치가 아닌 오히려 중립 위치에서 움직임을 시작할 때 더 큰 범위의 우회전이 기대되었기 때문이다. 흥미롭게도 수동적인 생리적 좌회전은 중립과 굴곡을 수행할 때 T7/T8에서 동일하게 제한되었다.

추론 질문:

6. T7/T8 분절의 '위치적 비대칭'이 로한의 증상에서 중요하다고 생각하는 이유는 무엇입니까? 이와 관련하여 그러한 관찰은 어떠한 임상적 의미가 있으며, 구체적으로 관리에 암시하는 바가 있습니까?

추론 질문에 대한 답변:

T8 (튀어나온 우측 T7/T8 횡돌기와 우측 늑골각)에 대한 T7의 우회전 비대칭의 출현, 제한된 수동 부가적 척추 간 움직임 그리고 심하게 제한된 수동 생리학적 우회전 움직임의 조합은 '정적인' 위치 비대칭이 환자의 손상에 대한 임상적 관련성이 있다고 생각할 필요가 있음을 나타냈다. 이러한 생각은 주의를 가지고 접근되어야 하는데, 분절의 대칭을 찾기 위한 수동적 촉진으로부터 측정 오류가 시험의 타당성에 의문을 제기할 정도로 나타날 수도 있기 때문이다(Najm 등, 2003). 수동적 동작과 통증 유발 검사도 또한 측정 오류의 수준을 가지고 있는데, 이는 검사자 간 측정이 단지 우연히 발생하는 것보다 좋은 것으로 나타났다(Seffinger 등, 2003; Stovall와 Kumar, 2010). 그러나 측정자 내 측정 오류 수준은 검사자 간 측정보다 낮은데(Degenhardt 등, 2010; Potter 등, 2006), 이러한 검사들의 조합은 아마 치료 결정을 내리는 데 좀 더 타당성 있는 틀을 제공할 수 있다.

T7이 실제로 T8과 관련하여 정적으로 우회전한 것처럼 보이고, 이는 이 위치에서의 수동적 움직임의 제한을 가지고 있다는 증거가 많기 때문에 임상적 추론의 변화가 필요했다. 고전적인 CMT 추론 과정은 동작 분절이 상대적으로 중립적인 위치에서 '쉬고 있음(resting)'을 가정하자면, 그것은 움직임으로부터 나타나는 통증과 관련된 손상된 동작을 발전시켜 왔다. 이러한 전형적인 시나리오에서, 손상된 동작 방향으로 수동적인 관절가동술에 따른 통증의 감소와 움직임의 개선을 기대하는 것은 타당해 보인다. 이 접근방식은 통증을 완화시키고, 특정한 움직임에 대한 민감성을 떨어트리며, 그러한 감각운동 시스템을 재교육하여 특정 움직임과 관련된 통증이 발생하지 않았던 기억들을 되살릴 수 있을 것이다(Flor, 2002). 그러나 로한의 경우 이러한 통상적인 CMT 접근법이 손상을 줄이지 않았기 때문에, 잠재적인 분절 위치 비대칭성을 개선할 수 있는 방법에 대한 추가적 검토가 현재 요구되었다.

따라서 치료를 위한 초기 계획은 폐기되었고, 새로운 일련의 가설들이 만들어졌다. 로한은 E, RR에서 통증을 겪고 있는 중이었다. 왜냐하면 축구 경기에서 E, RR가 요구되었을 때 T7/T8 동작 분절은 사실상 이미 E, RR의 마지막 범위에 있었기 때문이었다. 만약 그 분절이 E, RR을 제한하지 않고 대신 그 위치가 '고정(held)'되었다면, E, RR로의 발전된 관절가동술은 하행성 통증 억제 기전을 발생시켜서 일시적인 통증 완화를 제공할 것이었다. 그러나 그 분절이 쉬고 있는(resting) 상태에서 E, RR의 양이 감소할 가능성은 낮을 것이다.

따라서 초기 신체검사의 나머지 부분에서 시험할 새로운 가설은 만약 다음의 치료적 움직임이 굴곡/좌회전(F, LR)의 시작 위치에서 시행된다면 E, RR에서 '고정된' 동작 분절로 인한 관련된 통증이 빠르게 좋아질 것이라는 것이다.

- 상부 수준에 적용된 단측 PA 두부 방향 부속 활주, 그것의 비대칭 휴식(resting) 위치로부터 멀리 상부 수준을 '밀어냄'
- 상부 수준의 수동 생리학적 좌회전 움직임, 그것의 비대칭 휴식 위치로부터 멀리 상부 수준을 '밀어냄'
- 우측 제7 및 제8 늑골의 관절가동술이 하방에서 전방 회전으로 움직여졌고, 그것의 비대칭 휴식 위치로부터 멀리 상부 수준을 '당김'

새로운 '간단한 치료' (F, LR에 적용됨)를 사용하여 이러한 각 가설의 상대적 효과를 시험함으로써 효과의 순위를 정하였다. 우측 T7 횡돌기의 두부 방향 부속 활주는 주요 조합의 재검사에서 통증을 50% 감소시켰다. 그러나 생리적 척추 간 움직임과 늑골 회전 움직임은 각각 10%만 향상되었다. 다음 치료 세션에서 부속 활주 움직임 시험이 추가로 실시될 예정이었다.

가정 프로그램과 그 교훈 Home Programme and Take-Home Message

F, LR에서 T7의 단측 두부 방향 부속 활주 후 통증의 극단적 변화에 대한 이유를 포함한 임상적 결과의 설명은 치료와 비슷하게 계획된 가정 스트레칭 프로그램으로 로한에게 제공되었다[그림 26-3]. 그의 통증은 역학적 기능장애와 연관되어 있으며 간단한 가정 스트레칭으로 개선될 수 있음이 강조되었다. 로한이 조절의 당사자라는 것과 치료는 수동적이지 않다는 것을 확인해 줌으로써, 임상가는 그를 '가만히 두지' 말아야 한다는 교훈을 얻을 수 있었다. 로한에게 자신이 직접 할 수 있는 일을 보여주는 것만으로도 치료적 만남에 대한 그의 적극적인 참여를 이끌어 내는 데 도움이 되었다(Bronfort 등, 2014). 환자들은 즉각적인 보상을 경험하게 되면 규정된 행동 조언(예를 들어, 자세나 스트레칭)을 더 잘 실천할 수 있다(Navratilova과 Porreca, 2014). 따라서 로한에게 스트레칭을 하기 전에 그의

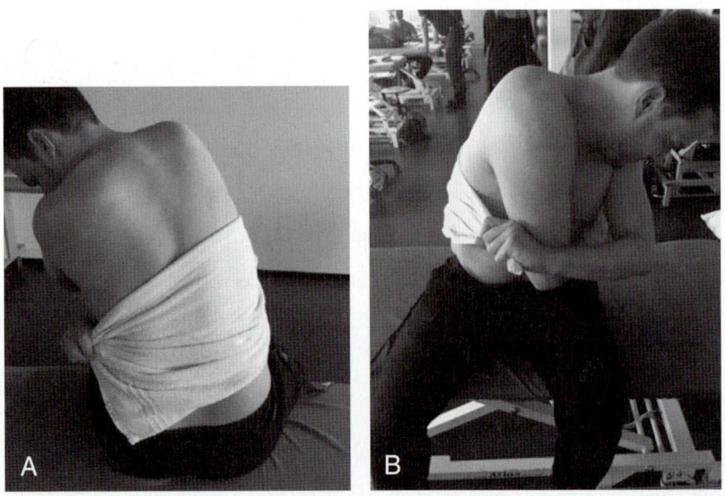

그림 26-3 T7/T8 굴곡/좌측 회전 가정 스트레칭. 앉아서 환자는 오른손으로 수건을 당기면서 능동적으로 굴곡과 좌회전을 한다. 이처럼 T7을 T8의 두부 쪽으로 움직이게 격려한다. 움직임은 천천히 그리고 통증이 없는 움직임 범위 내에서 수행된다. 그러나 환자는 스트레칭 감각을 반드시 느껴야 한다.

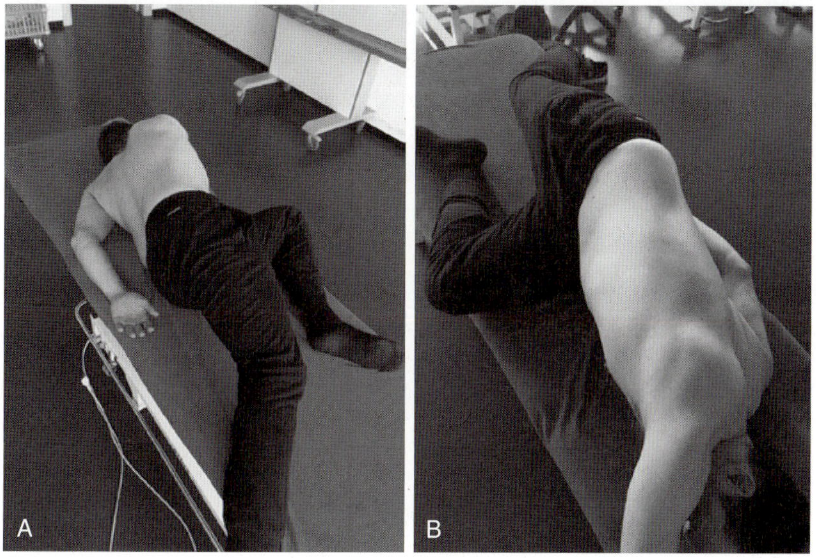

그림 26-4 가정(home) 등척성 수축 후 이완(PIR) 기법. 왼쪽으로 돌아누워 환자는 자신을 흉추 좌회전, 측방굴곡과 굴곡 상태로 위치시킨다. 그리고 오른쪽 견관절을 굴곡하고 오른쪽 고관절을 펴고 내전시킨다. 이 위치는 외측 근막, 요방형근, 광배근, 대퇴근막장근을 긴장시킨다.

주요 조합을 검사하는 것과 그러고 나서 다시 후스트레칭(post-stretching)을 하도록 격려하고 스트레칭 횟수와 강도까지 모두 그에게 자세히 알려주었다. 이를 통해 또한 즉각적으로 스트레칭에 대한 동기가 부여된다.

두 번째 세션(1주 후) Second Session (1 Week Later)

로한은 축구 경기(2/10) 이후에 느껴졌던 통증이 눈에 띄게 줄어들었으며 경기를 하는 동안에도 거의 통증이 없었다고 보고했다. 통증은 경기 종료 1시간 후에 나타났으나, 열 적용으로 크게 완화되었다. 가정 스트레칭 프로그램은 하루에 한 번씩 수행되었으며 각 스트레칭 세션마다 통증이 개선되었다.

신체 재검사 Physical Re-Examination

척추 주변 근육의 겉보기 크기의 감소와 서있는 동안 자세적 우회전의 정도가 감소했다.

능동적 흉추 조합 움직임 검사에서 이전 주에 비해 E, RR과 F, LR에서 통증은 감소하고 운동 범위는 더 커졌다(50%).

촉진 시 우측 중부 흉추 주변 근육들의 과긴장성이 감소되었지만, 그럼에도 좌측에 비해 여전히 과긴장 상태였다. 수동적 움직임이 T7/T8에서 증가한 반면, 부가적 움직임(상부 레벨의 단측 PA 두측 활주)을 적용한 F, LR에서의 '간단한 치료'와 그 후 수동 생리학적 움직임(T8에서 T7의 좌회전)은 주요 움직임 조합의 재검사를 통해 볼 때 통증은 단지 조금의 모호한 개선(20%)을 가져왔다. 척추 주변 근육의 과긴장성은 변함이 없었다.

손상된 운동이 개선되었지만 완전히 해결되지 않았기 때문에 증상이 지속되는 이유에 대한 대안 가설이 필요했다. 새로운 가설을 시험하기 위해 이 세션에서 E, RR에 의해 만들어진 통증의 영향을 알아보기 위해 '간단한 치료'가 다시 사용되었다. 간단한 치료는 다음과 같이 F, LR에 적용되었다:

- 상부 수준에 적용된 단측 두부 방향의 부가적 활주, 그것의 비대칭 휴식 위치로부터 멀리 상부 수준을 '밀어냄'
- 과긴장성을 감소시키기 위해 등척성 수축 후 이완(post-isometric relaxation, PIR)을 유발하는 분절적 신전근의 짧은 등척성 수축
- 과긴장성을 감소시키기 위해 PIR을 유발한는 다분절적 신전근(요방형근[QL], 광배근[LD])의 짧은 등척성 수축

표층 근육의 PIR (QL, LD)은 E, RR을 시행했을 때 통증을 완전히 경감시켰으며, 국소적 분절 치료는 통증을 10%만 감소시켰다. 로한은 집에서 할 수 있는 PIR 기법[그림 26-4]을 배웠고, 왜 치료가 효과가 있었는지에 대한 설명을 들었다. 덧붙여 우측 흉추 회전근의

과활동성(과긴장성)은 우측 고관절 내회전의 부족으로 인한 경기 중의 보상작용일 수 있기 때문에 내회전 PIR 운동도 로한에게 알려주었다. 그는 F, LR 스트레칭과 PIR 기법을 두 근육에 매일 그리고 경기 전후마다 수행하였다(Day와 Nitz, 2012, Smith와 Fryer, 2008).

결과 Outcome

로한은 현재 치료를 받지 않는다. 통증은 다시 발생하지 않았고, 팀 물리치료사는 이후 몇 달 동안 그가 운동범위를 유지하고 흉추 주변 근육들의 근긴장도를 균형 있게 유지할 수 있도록 도왔다. 경기 전에 로한은 워밍업 및 쿨다운 루틴의 일부분으로 흉추 굴곡, 흉추 좌회전 및 우측 고관절 내회전 운동들이 포함된 능동적 움직임 세션을 실시한다.

추론 질문:

7. 당신은 PIR 기법을 치료의 일부로 사용했는데, 이는 매우 효과적으로 나타났다. 이러한 효과를 낼 수 있었던 메커니즘에 대해 설명하십시오.

추론 질문에 대한 답변:

자가억제(autogenic inhibition) 또는 PIR이 근육을 늘리는 데 기여하는 기전은 불분명하다. 그러나 그 기법들은 슬괵근(hamstrings)의 길이와 척추 가동성을 증가시키는 것으로 보고되고 있다(Smith와 Fryer, 2008). 이론적으로 저항에 대해 수행된 자발적인 정적 수축은 근골격계의 단위를 늘려서 같은 근육 내에 장력 감지 역학 수용기(골지건기관)의 발화를 증가시킨다. 증폭된 골지건기관의 입력으로 인해 Ib 억제성 사이신경세포에서 억제가 증가되면 근육의 흥분성이 감소되어 추가적인 스트레칭이 촉진된다(Sharman 등, 2006). 그러나 이 척추 반사의 중대한 변화에 대한 증거는 매우 제한적이며, 지속시간이 매우 짧다(Sharman 등, 2006). 따라서 관찰된 개선이 상위 척추적으로(supra-spinally) 중재될 가능성이 더 높고 손상된 영역에서 근육 수축/이완에 대한 단계적 노출의 이점과 관련될 수 있다는 가설을 세울 수 있다. 즉, 이러한 기술은 일반적으로 최대 자발적 수축의 낮은 수준에서 수축을 사용하고 통증 없이 근육 수축 및 이완이 가능하여 위협적이지 않은 '위험 없음'(즉, 통증 없음)의 메시지를 환자에게 전달할 수 있다.

추론 질문:

8. 당신은 가정 프로그램은 로한에게 '통제권'을 부여했고, 즉 치료적 접근은 수동적일 수 없다고 말하였다. 전반적인 관리에서 당신이 말한 이 부분의 중요성을 볼 때, 그가 처방된 능동적인 치료를 받아들일 의지가 부족했다면 그 상황을 어떻게 대처했을지 생각해 본 적이 있습니까?

추론 질문에 대한 답변:

환자들은 임상가와 경험하게 될 상호작용에 대해 어느 정도 기대를 가지고 있다. 나의 경험으로 비추어볼 때, 환자들은 대개 그들이 겪은 통증의 원인, 치료 목표 달성을 위한 시간적 과정을 포함하는 치료계획에 대한 논의, 치료적 만남을 위한 동일한 의무 개발과 같은 설명을 들을 것이라는 기대가 있다. 이러한 기대에 부합하는 과정이 치료적 만남의 초기부터 시작된다면, 치료적 통제권과 치료계획 준수 사이의 불협화음이 공개적이고 협력적인 방식으로 해결될 수 있다. 근골격계 임상가로서 우리는 대개 환자들이 신체적 손상을 가지고 있는 기간 동안에 그들을 교육한다. 우리는 관리전략에 '신체적 교육(physical education)'을 포함시킬 수 있어야 하고, 많은 환자는 근골격계 임상가를 찾아갈 때 신체적인 중재의 어떤 형태를 경험할 것이라는 기대를 가지고 있다. 따라서 임상적 경험을 통해 볼 때 대부분의 환자는 움직임 손상이 신체적인 중재를 필요로 한다는 개념에 대해 좋은 반응을 보인다. 그들 대부분은 그들에게 적용된 수동적인 움직임이 통증 완화에 '지름길'을 제공하는 동안, 그러한 치료적 기술은 종종 기능적 재활 프로그램의 일부로서 환자 스스로 수행할 수 있다는 생각을 저항 없이 가질 수 있게 만든다.

추론 질문:

9. 되돌아 보았을 때 로한의 사례에서 얻은 주요한 배움은 무엇입니까?

추론 질문에 대한 답변:

환자는 고전적 역학적 장애 또는 '특정한 방향 민감성(specific direction sensitivity)'을 나타냈지만 이는 드문 경우가 아니다. 따라서 지배적인 통증 메커니즘(통각수용성)은 도수치료 기법(항통각수용성)에 반응할 가능성이 높았다. 흉추 신전과 동측 회전의 주요 운동 조합은 상부 척추 수준의 손상을 하부 수준에서 '뒤로 아래로' 움직이는 것으로 제안했는데, 전형적으로 이는 수동적으로 이 방향으로 움직여진 것에 반응할 것이다. 그러나 이것이 전형적으로 사실일 수도 있지만, 그럼에도 로한의 증상은 고전적인 CMT 추론의 적용이 필요했다.

정적인 선 자세의 관찰과 국부적 척추 주위 근육의 활동에 대한 촉진(palpation)뿐만 아니라 수동 부가적 및 수동 생리학적 분절 움직임에 대한 정보는 T7 / T8에 국부적인 위치 비대칭이 있음을 시사하는 증거를 축적했다. 특히, T7은 T8에서 우회전 마지막 위치에 있는 것으로 나타났다. 이 가설은 상부 분절을 그 위치로부터 멀어지게 하는 움직임과 비교하여 상부 분절을 우회전으로 움직이는 '간단한 치료'에 의해 검사되었다. 수동적으로 그 분절을 우측 회전으로부터 멀리 가동시키면 통증과 E, RR의 움직임 손상을 감소시켰다. 이 접근법의 이점이 정체되었을 때, 신전근과 우회전근에서 나타난 과긴장성을 PIR을 사용하여 감소시키는 것이 더 효과적인 치료법이 되었다.

마지막으로, 손상의 원인은 축구에서 기능적 활동을 하는 동안의 고관절과 흉추 간의 공유된 상대적인 회전의 정도를 바로 잡음으로써 해결되었다. 로한과의 상호작용을 통해 그는 자신이 가진 손상을 관리하는 데 통제권을 부여받았으므로 치료과정에서 능동적이어야 함을 확인시키는 데 중점을 두었다. 따라서 로한은 임상가가 '나를 고쳤다'고 단순하게 생각하기보다는 임상가의 지도를 받아서 자신의 문제가 고쳐졌다고 느껴졌을 것이다.

이 사례는 CMT와 같은 도수치료 접근법과 관련된 임상적 추론이 환자 개인의 임상 결과에 늘 반응할 필요가 있음을 명백히 보여주는 가장 직접적인 예시이다. CMT와 함께, 검사와 치료 과정에서 '간단한 치료'를 사용하여 각각의 가능한 가설들을 검사하는 것은 중요하고, 그것은 치료사가 가장 큰 차이를 만들 가능성이 있는 특정한 치료법을 사용하고 있는지 확인하는 데 도움을 준다.

임상추론 해설:

임상적 반응에 의해 가설이 뒷받침되지 않을 때 지속적으로 자신의 생각을 재평가하고 도전해야 하는 것은 성공적인 임상과 전문성의 연속된 발전에 아주 중요하다. 이 경우, 그 임상가는 특별히 '임상적 추론의 변경'(추론 질문 5번에 대한 대답)과 '환자 개인의 임상적 발견에 대한 반응'으로써 임상적 추론의 중요성을 생각해야 한다. 이러한 것들이 일어나기 위해서 몇 가지 사항이 요구된다. 첫째, 신체검사 및 관리 전반에 걸친 정기적이고 세심한 재평가는 다양한 범주에 걸쳐 가설의 정확성을 검사하는 데 필요한 본질적으로 실시간 정보를 임상가에게 제공한다. 둘째, 그것은 가령, 선호하는 가설에 너무 많이 초점을 맞출 때 드러날 수 있는 확증 편견(confirmation bias)이나 증상의 특징들을 너무 강조하여 특정 가설을 선호하거나 가설을 뒷받침하지 않는 특징들을 무시해 버리는, 그러한 일반적인 추론 오류들을 피하는 데 도움을 준다.

'적응적 전문지식(adaptive expertise)'(Cutler 등, 2017)의 요소는 기존의 접근법이 부적절한 것으로 판명되었을 때 이를 인식하고 조정하는 것이다. 임상적 추론 과정에서 드러난 새로운 정보들에 대해 반응하기 위해 임상가는 환자와의 만남 모든 단계에서 자신의 생각에 어느 정도 융통성을 유지하는 것이 중요하다. 편협하거나 편향된 추론을 하거나 경쟁 가설들에 대한 고려나 시험이 없다면 환자 관리가 효과적이지 못하게 되고 임상적 전문성 발전을 저해할 수 있다. 이러한 경우에 있어서, 임상가는 초기 도수치료 중재에서 나타난 예상치 못한 반응에 대해 민첩하게 대응하는 것이 옳다. 그것은 진단/손상에 대한 작업 가설(working hypothesis)을 시험하고 있지만, 추론의 변화나 '변경'이 필요하다면 그것을 통해 최적화된 치료 결과를 이끌어 낸다.

크리스토퍼 맥케이의 감사

저에게 조합된 움직임 이론을 가르쳐 주신 Brian Edwards 박사와 메이틀랜드 기법을 가르쳐 주신 Peter Terry씨에게 고마움을 전합니다.

참고문헌 References

Bialosky, J.E., Bishop, M.D., Price, D.D., Robinson, M.E., George, S.Z., 2009. The mechanisms of manual therapy in the treatment of musculoskeletal pain: a comprehensive model. Man. Ther. 14, 531–538.
Bronfort, G., Hondras, M.A., Schulz, C.A., Evans, R.L., Long, C.R., Grimm, R., 2014. Spinal manipulation and home exercise with advice for subacute and chronic back-related leg pain: a trial with adaptive allocation. Ann. Intern. Med. 161, 381–391.
Clement, D., Granquist, M.D., Arvinen-Barrow, M.M., 2013. Psychosocial aspects of athletic injuries as perceived by athletic trainers. J. Athl. Train. 48, 512–521.
Cutrer, W.B., Miller, B., Pusic, M., et al., 2017. Fostering the development of master adaptive learners: a conceptual model to guide skill acquisition in medical education. Acad. Med. 92, 70–75.
Day, J.M., Nitz, A.J., 2012. The effect of muscle energy techniques on disability and pain scores in individuals with low back pain. J. Sport Rehabil. 21, 194–198.
Degenhardt, B.F., Johnson, J.C., Snider, K.T., Snider, E.J., 2010. Maintenance and improvement of interobserver reliability of osteopathic palpatory tests over a 4-month period. J. Am. Osteopath. Assoc. 110, 579–586.
Edwards, B.C., 1992. Manual of Combined Movements, first ed. Churchill Livingstone, Edinburgh.
Edwards, B.C., 1999. Manual of Combined Movements: Their Use in the Examination and Treatment of Mechanical Vertebral Column Disorders. Churchill Livingstone, Perth.
Flor, H., 2002. Painful memories. Can we train chronic pain patients to 'forget' their pain? EMBO Rep. 3, 288–291.
Iannetti, G.D., Mouraux, A., 2010. From the neuromatrix to the pain matrix (and back). Exp. Brain Res. 205, 1–12.
Kaufman, M.P., Hayes, S.G., Adreani, C.M., Pickar, J.G., 2002. Discharge properties of group III and IV muscle afferents. Adv. Exp. Med. Biol. 508, 25–32.
Koes, B.W., Assendelft, W.J., van der Heijden, G.J., Bouter, L.M., Knipschild, P.G., 1991. Spinal manipulation and mobilisation for back and neck pain: a blinded review. BMJ 303, 1298–1303.
Kovanur Sampath, K., Mani, R., Cotter, J.D., Tumilty, S., 2015. Measureable changes in the neuro-endocrinal mechanism following spinal manipulation. Med. Hypotheses 85, 819–824.
Martinez-Segura, R., De-la-Llave-Rincon, A.I., Ortega-Santiago, R., Cleland, J.A., Fernandez-de-Las-Penas, C., 2012. Immediate changes in widespread pressure pain sensitivity, neck pain, and cervical range of motion after cervical or thoracic thrust manipulation in patients with bilateral chronic mechanical neck pain: a randomized clinical trial. J. Orthop. Sports Phys. Ther. 42, 806–814.
Maitland, G.D., 1986. Vertebral Manipulation, fifth ed. Churchill Livingstone, Sydney.
McCarthy, C.J., 2010. Combined Movement Theory: Rational Mobilization and Manipulation of the Vertebral Column. Elsevier Healthsciences, Oxford.
Najm, W.I., Seffinger, M.A., Mishra, S.I., Dickerson, V.M., Adams, A., Reinsch, S., et al., 2003. Content validity of manual spinal palpatory exams - A systematic review. BMC Complement. Altern. Med. 3, 1.
Navratilova, E., Porreca, F., 2014. Reward and motivation in pain and pain relief. Nat. Neurosci. 17, 1304–1312.
O'Leary, S., Falla, D., Hodges, P.W., Jull, G., Vicenzino, B., 2007. Specific therapeutic exercise of the neck induces immediate local hypoalgesia. J. Pain 8, 832–839.
Pickar, J.G., 2002. Neurophysiological effects of spinal manipulation. Spine J. 2, 357–371.
Potter, L., McCarthy, C., Oldham, J., 2006. Intraexaminer reliability of identifying a dysfunctional segment in the thoracic and lumbar spine. J. Manipulative Physiol. Ther. 29, 203–207.
Seffinger, M., Adams, A., Najm, W., Dickerson, V., Mishra, S., Reinsch, S., et al., 2003. Spinal palpatory diagnostic procedures utilized by practitioners of spinal manipulation: annotated bibliography of reliability studies. J. Can. Chiropr. Assoc. 47.
Sharman, M.J., Cresswell, A.G., Riek, S., 2006. Proprioceptive neuromuscular facilitation stretching: mechanisms and clinical implications. Sports Med. 36, 929–939.
Smith, M., Fryer, G., 2008. A comparison of two muscle energy techniques for increasing flexibility of the hamstring muscle group. J. Bodyw. Mov. Ther. 12, 312–317.
Stovall, B.A., Kumar, S., 2010. Reliability of bony anatomic landmark asymmetry assessment in the lumbopelvic region: application to osteopathic medical education. J. Am. Osteopath. Assoc. 110, 667–674.
Zusman, M., 1986. Spinal manipulative therapy: review of some proposed mechanisms, and a new hypothesis. Aust. J. Physiother. 32, 89–99

어깨통증과 견갑골 운동이상증을 가진 대학생의 분석에 생체역학 데이터 통합

27

Incorporating Biomechanical Data in the Analysis of a University Student With Shoulder Pain and Scapula Dyskinesis

Ricardo Matias • Mark A. Jones / 오재섭

주관적 검사 Subjective Examination

휴고(Hugo)는 전자공학과 학사과정의 23세 백인 학생이다. 그는 활동적으로 생활하며, 신장과 체중은 평균이다(체중: 80kg, 신장: 180cm). 휴고는 삼형제 중 막내로 학업 중인 현재 집에서 생활하고 있다. 그는 왼쪽 어깨에 통증이 있으며 의학적 진찰은 받지 않았다. 그의 통증은 1주일 전, 헬스장에서 근력강화 운동을 위하여 바벨 벤치프레스에서 70kg이 넘는 중량을 들어 올리는 동안 사고 없이 발생하였다(평소 60~64kg 중량 실시). 그는 어깨통증이 시작될 때 어떤 다른 선행요인을 확인할 수 없었다. 그는 오른손잡이이다.

처음에는, 휴고는 통증이 단지 벤치프레스를 하는 동안 일시적으로 나타났으며, 그가 업무나 일상생활을 하는 데 제한을 받지 않았기 때문에 신경 쓰지 않았다. 그러나 이러한 2회의 헬스장 운동으로 인한 일주일 간의 지속적인 통증과 집에서 팔을 위로 뻗는 동작 시 통증이 발생하기 시작하여 물리치료실을 찾아왔다.

신체차트에 나와 있듯이[그림 27-1], 휴고는 그의 왼쪽 어깨의 전·외측에 통증이 있다고 하였다. 저림, 핀이나 바늘로 찌르는 듯한 느낌, 혈관 관련 증상과 관절의 소리 또는 민감도(예 불안정한 느낌)를 비롯한 기타 잠재적인 증상에 대한 선별검사에서 음성이었다. 또한 다른 신체부위에서는 증상이 확인되지 않았다(예 척추와 다른 사지 관절). 초기 물리치료 약속을 정할 때, 그는 자신의 어깨통증을 구두 숫자 등급 척도(verbal numeric rating scale, VNRS)에서 휴식 시 0/10과 통증이 가장 심할 때 5/10 VNRS로 평가하였다.

휴고의 어깨통증은 팔을 위로 올리는 동작을 수행할 때 유발되었다. 90도 이하에서의 움직임과 손을 뒤로 하는 동작에서는 문제점이 나타나지 않았다. 통증은 팔을 위로 올리는 즉시 나타났으며 팔을 내리면 통증은 바로 사라졌다. 그는 한쪽으로 눕는 것을 포함하여 수면에는 문제가 없었으며, 아침 경직이나 하루 종일 계속되는 통증은 나타나지 않았다. 집에서나 그의 전자공학 수업 시 실험실 작업과 같은 일상생활에서 팔을 올렸을 때 통증이 느껴지기 시작하는 것을 제외하고는 초기 통증 발병 이후 통증 유발 부위나 패턴에 변화는 없었다.

휴고는 근력강화 훈련을 위해 정기적으로 주당 3회 90분 동안 전념할 정도로 운동에 열정을 보이는 학생이다. 그는 3학년 학부 공부에 전념하고 있으며 실험실 활동을 계속하며 75번째 백분위수 성적을 유지하기 위해서 공부하는 데 매우 의욕적이다. 휴고는 이전에 이전 어깨나 척추통증이 없는 등 근골격계 부상이나 문제가 없었다고 하였다.

그의 일반적인 건강상태는 매우 좋았으며 의학적 문제도 알고 있는 것은 없었다. 그는 운동 중 벤치프레스를 중단하는 것 이외에는 어깨 영상을 찍거나 관리를 하지는 않았다. 그는 통증을 위한 진통제를 요구하지 않았으며, 천식을 위함 심비코트(Symbicort)만 유일하게 복용 중이었다.

그의 문제에 대해서 그가 이해하는지에 대해 물었을 때, '전혀 모른다'고 응답하였지만 그는 벤치프레스를 수행 시 무게를 더할 때 어떠한 부담이 발생하였을 것이라고 가정하였다. 그는 자신의 문제에 대해서 과하게 걱정하거나 스트레스를 받지 않았지만, 운동을 다시 시작하고 학업 실험 활동을 저해하는 어깨통증에 대해 조금 걱정하고 있었다. 휴고의 목표는 단순이 통증 없이 완전한 활동을 다시 할 수 있는 것이었으며, 그는 운동과 조언을 따르고자 하였다. 또한 가능하다면 재활을 받는 동안 허용된 만큼 운동 프로그램을 계속하고 싶다고 하였다.

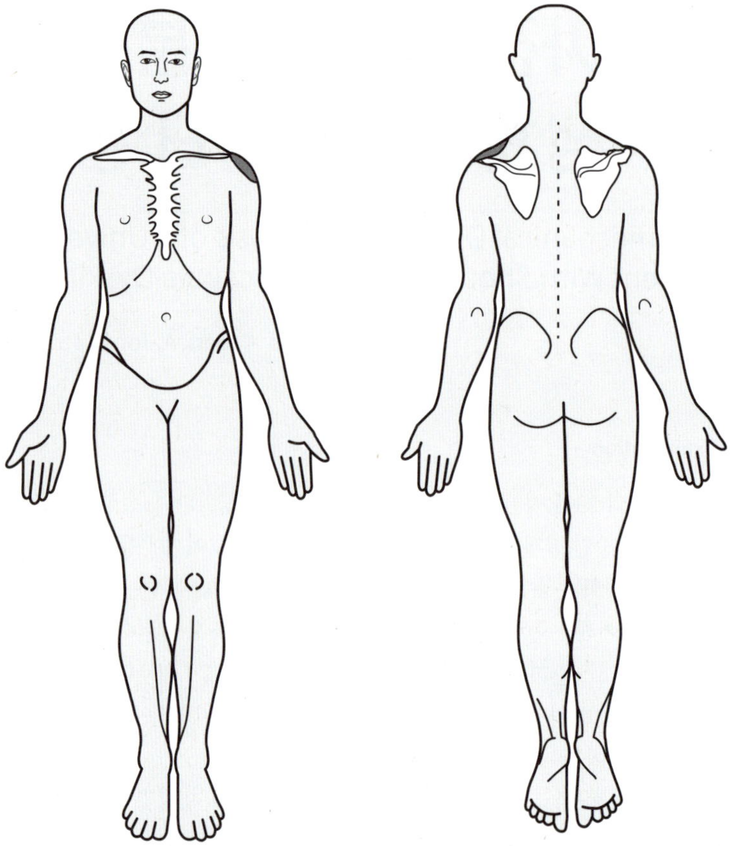

그림 27-1 휴고의 증상 부위를 보여주는 신체차트. 다른 신체 부위에는 어떠한 증상도 표시되어 있지 않다.

추론 질문:

1. 통증 유형(통각수용성, 신경병증성, 유해가소성), 가능한 '증상의 원인' 및 '병리'에 대한 가설과 추론의 근거에 포함되어 있는 잠재적인 '기여요인'에 대한 당신의 가설을 논의하십시오.

추론 질문에 대한 답변:

현재의 주관적인 검사에서 '신경병증성 통증'을 뒷받침하는 신경학적 증상이나 관련 병력은 없었으며 부적절한 인지의 증거나 정신이상을 유발할 수 있는 두려움이나 행동 등은 없었다.

휴고의 통증은 유해수용성 통증 유형이라는 가설을 뒷받침할 수 있도록 예상 가능한 통증이 일관되게 왼쪽 어깨의 전·외측 부위에 국한되게 나타난다(Smart 등, 2012).

잠재적으로 고려되는 통각의 원인으로 견봉하 조직(점액낭, 회전근개, 상완이두근 장두), 어깨관절낭과 인대, 관절와순, 견봉쇄골(ACJ)과 같은 국소 체성조직뿐만 아니라 비록 경추에 증상이 없고 건강상태가 좋다고 고려되지만 경추 체성 구조나, 내부장기에 의한 연관통 또한 고려할 수 있다. 특정 병리를 고려할 수 있는 큰 외상은 없다. 대신, 통증의 발병 기전은 그가 벤치프레스를 들 동안의 염좌와 관련된 조직의 통각수용기의 손상을 지지한다(예 견봉하 또는 관절내부 조직, 그러나 견봉쇄골 관절이나 관절낭의 손상 가능성은 낮다).

가장 유력한 손상의 기여요인은 부적절한 견갑골과 관절상완 조절과 벤치프레스 중 증가된 하중에 의한 것으로 보인다. 잘못된 벤치프레스 동작 수행 또한 손상 원인으로 가능하지만, 그의 오랜 시간의 헬스 경험을 고려했을 때 가능성은 낮다. 그는 또한 이전의 관절낭 이완(예 선천적인, 일반적인 과운동성)을 가지고 있을 수 있으며, 신체검사에서 선별할 예정이다.

임상추론 해설:

근골격계 임상의의 '통증 유형' 진단은 임상 증상의 주요 특징에 근거한 가설일 뿐이지만(제1, 2장 참고), 그럼에도 불구하고 신경병증성 통증 유형의 가능성이 클수록, 신체검사에서 환자의 반응을 해석하는 데 필요한 주의가 커지기 때문에, 증상을 자극하는 것이 아마도 국소조직 좌상 또는 병리학보다는 민감도 증가와 관련이 있기 때문에 그것을 전면적으로 고려하는 것이 중요한 가설이다. 제4장에서 논의하였듯이, 처음에는 환자 면담을 통해서 실시하며 만약 필요하다면 설문지를 이용하여 잠재적인 심리사회적 요인을 명확하게 조사하는 것이 중요하다.

유사하게, 병리학적인 진단은 어깨 임상 검사(면담, 신체검사)를 통해 검증할 수 없지만, 병리학의 가능성 및 성질 또는 이러한 경우 조직 통각 수용체는 환자병력과 임상발표를 기초로 가정될 수 있다. 잠재적인 '기여요인'에 대한 고려는 증상의 해결과 재발 방지 그리고 기여요인의 평가와 관리가 요구되기 때문에 발병의 메커니즘이 특히 중요하다.

신체사정 Physical Examination

신체검사는 움직임과 관련된 기능장애를 확인하고 임상 관리 결정을 지지할 수 있는 기여요소를 확인하기 위한 것이다. 3차원 운동학 및 근전도 분석과 함께 시각적 관찰 및 신체적 임상 테스트가 사용되었다. 흉부, 견갑골 및 상완골의 움짐임은 전자기식 피부 장착형 trackSTAR 센서(Ascension Technology, Burlington, Vermont)를 사용하여 (120Hz의 샘플 비율로) 수집되었다. 이것은 흉골병의 전방부, 상부 견봉의 평평한 면 그리고 상완골 외측면에 부착하였다. 움직임 데이터는 상지 관절 움직임에 대한 보고를 위한 국제 생체역학 협회의 권고에 따라 재구성하였으며(Wu 등, 2005), 휴고와 치료사 모두에게 볼 수 있는 3차원 이미지를 제공하였다. 모든 운동학적 데이터는 MotionMonitor 소프트웨어 (Innovative Sports Training, Chicago, Illinois)로 처리되었다.

전삼각근, 상·하부 승모근, 전거근의 섬유 방향과 일치되게 근복에 대하여 표전 해부학적 기준(Ekstrom 등, 2003)에 따라 배치된 표면 전극을 사용하여 근육 EMG 활동을(1000Hz의 샘플 비율) 기록하였다. 모든 근전도 검사 데이터는 a Physioplux system(PLUX Wireless Biosignals, Lisbon)을 이용하여 처리되었다. 혁신적인 스포츠 트레이닝과 PLUX 소프트웨어는 각각 'The MotionMonitor Toolbox' 및 'Dynamic Shoulder Stability' 어플리케이션을 사용하여 실시간 바이오피드백 정보를 제공하였다.

자세와 정렬(휴식 시 증상 없음) Posture and Alignment (No Symptoms at Rest)

서 있는 자세에서, 관찰 결과 휴고의 견갑대 근육의 비대칭은 나타나지 않다는 것을 입증하였다. 굴곡 0도의 휴식자세에서 양쪽 상완와관절은 발목의 외측 상과 바로 앞쪽의 지지대에서부터 가상의 수직선에서 상대적으로 앞쪽에 위치해 있었다. 관찰에 의하면 흉곽에 대하여 두 견갑골 위치를 비교하였을 때, 왼쪽 견갑골의 내측면과 하각이 흉곽에서 떨어져 있었으며, 증가된 내회전 또는 '익상' 운동이 상승이 나타났다.

어깨 손상이 있는 환자와 손상이 없는 환자(Lawrence 등, 2014)의 데이터에 의해 휴식 자세에서 3차원 방향값(내회전 45.3, 상방회전 9.3 그리고 전방경사 11.9)과 왼쪽 견갑골을 비교하였을 때, 휴고는 4.2도와 3,9도의 견갑골 내회전과 상방회전을 보였으며, 각각 손상이 없는 대상자의 평균값과 비교하였을 때 사소한 전방기울기의 차이가 있었다. 비록 손상이 있는 어깨와 손상이 없는 대상자의 3차원 견갑골 방향의 표준편차의 값과 중첩되기는 하지만, 휴고의 휴식 위치는 손상된 대상자의 평균값에 가까우며 휴식 시 왼쪽 견갑골 위치 손상에 대한 임상적 판단을 뒷받침한다.

능동 어깨 움직임 검사 Active Shoulder Movement Testing

- **굴곡** – 관절각도 끝 범위에서 통증이 발생하는 최대가동범위가 나타났다. 비정상 움직임이나 상완골두의 과도한 이동은 관찰되지 않았다. 견흉관절 움직임은 어깨손상이 없는 대상자의 평균값(Lawrence 등, 2014)과 비교하였을때, 견갑골 내회전, 견갑골 상방회전과 후방경사의 감소가 약간 나타났다.
- **외전** – 관절각도 끝 범위에서 통증이 발생하는 최대가동범위가 나타났다. 상완골두의 하방 이동의 감소가 나타났다. 외전 동안 예

상 움직임으로부터 편차가 발생한 것은 감소된 견갑골의 상방회전이다.

주석: 능동 어깨 굴곡과 외전 시 좌측 견갑골의 외회전과 후방경사(견갑골 보조 검사[Burkhart 등, 2000] 및 Shoulder Symptom Modification Procedure[Lewis, 2009]와 유사)에 대한 수동적 보조는 끝 범위에서 어깨통증을 감소시킨다.

- 신전 – 통증 없이 최대가동범위
- 내회전및 외회전 (0도의 거상과 90도의 외전) – 통증 없이 최대가동범위
- 수평굴곡 및 수평 신전(90도 외전) – 통증 없이 최대가동범위
- 손을 등 뒤로 – 통증 없이 최대가동범위

충돌 검사 Impingement Tests

- 하우킨스–케네디 충돌 검사(Hawkins–Kennedy Impingement Test) (Hawkins와 Kennedy, 1980) – 양성, 상완관절와관절 내회전과 90도 굴곡이 추가되자마자 통증 유발
- 니어 충돌 검사(Neer Impingement Test) (Neer와 Welsh, 1977) – 양성, 올림의 예상 관절 범위의 대략 3/4범위에서 통증 유발

주석: 하우킨스–케네디 충돌 검사와 니어 충돌 검사 시 외측 견갑골의 외회전 및 후방경사에 대한 도수적 보조는 휴고의 통증을 감소시켰다.

어깨 수동 움직임 검사 Shoulder Passive-Movement Testing

수동 운동 검사로 반복되는 모든 능동적 운동 검사는 운동범위가 정상 범위 이내인 범위에서는 수동 굴곡 및 외전을 제외하고 통증 없이 최대관절범위가 가능하나 끝 범위에서는 통증이 유발된다. 상완관절와관절, 견쇄관절 및 흉쇄관절에서의 수동 보조 움직임은 통증 유발 없이 정상적인 움직임과 끝느낌을 갖는 것으로 판단된다. 수동 상완관절와관절 안정화 검사(예 전방, 후방, 하방 및 전–하방) 및 관절와순 검사[예 능동압박 검사(O'Brien 등, 1998), 상완이두근 부하 II 검사(Bicep Load II Test; Kim 등, 2001) 및 크랭크(Crank) 검사(Lui 등, 1996), 변이 추가]는 음성으로, 각각 비정상적인 느슨함과 통증은 없었다.

어깨 촉진 Shoulder Palpation

상완골 상부 조직 또는 견봉, 견쇄관절, 오훼돌기하 공간 주위에서 압통 또는 조직 질감의 변화, 팽윤은 확인되지 않았다.

흉부 분절 움직임의 인식과 분리 Awareness and Dissociation of Thoracic Segmental Movement

벽에 기대어 서 있는 동안, 휴고는 흉추를 마치 그의 척수의 모든 척추를 구부리게 하고(굴곡) 뒤로 굴러 벽에 기대는 것처럼(신전) 척추를 굴곡하고 신전하는 것에 집중하도록 하였다. 비록 여러 번의 시도 끝에 동작을 성공할 수 있었으나, 휴고는 분절 움직임이 정상임에도 불구하고 흉부척추를 지속적으로 마치 블록인 것처럼 움직이면서 흉부의 운동 분리 및 인식의 부족함이 있음을 분명하게 보여주었다.

여전히 휴고는 벽에 기대어 서서 오른쪽과 왼쪽 어깨의 견봉의 후부경계면이 벽으로 두드러지게 떨어져 있는 것을 확인하였다. 이러한 공간을 줄이기 위하여 견갑골 위치를 수정하라고 요청하였을 때, 휴고는 소흉근 주변의 긴장을 증가시키는 느낌 없이 견갑대의 자세를 교정할 수 있었다.

능동 목 및 흉추 움직임 검사 Active Cervical and Thoracic Movement Testing

모든 능동 목과 흉추 움직임은 증상 유발 없이 모든 범위의 움직임이 가능하다.

동적 회전 안정성 검사 Dynamic Rotary Stability Test (Magarey와 Jones, 2003; Magarey와 Jones, 2003a)

부드러운 내회전 저항을 적용한 다음 시상면, 관상면과 견갑면에서 90도에서 완전한 거상까지 다양한 각도로 외회전을 수행한다.

동시에 치료사는 비정상적인 상완와 이동을 확인하기 위해서 전방 및 후방 상완관절와관절 라인뿐만 아니라 통증 유발, 약화, 관절의 딸깍 소리의 재발생 등을 평가하였다. 비정상적인 이동은 없었으며, 통증이나 관절 소리는 재발생되지 않았다. 외회전 강도는 왼쪽 면과 동일한 위치와 비교하였을 때 완전한 거상 방향으로 평가하였을 때 주관적으로 감소하였다(치료사와 환자의 판단에 따라). 견갑골 안정화[즉, '견갑골 후인/재위치 검사'(Burkhart 등, 2000)]를 반복하였을 때, 휴고의 외회전 '약화'는 유의하게 개선되었다.

근육 능동적 패턴(표면근전도[EMG]를 이용한 평가)

Muscle Activation Pattern (Assessed With Surface Electromyography [EMG])

상지 움직임 동안, 내재적 관절 모멘트로부터 변화의 결과를 위해서 견갑골의 준비하기 위해서 팔 움직임 이전에 견흉근육의 근 활성화가 발생한 것으로 예상된다. 이러한 활성화는 사지움직임으로부터 피드백으로 시작할 수 없기 때문에 일차 운동근(예 굴곡 동안 삼각근의 전방섬유)이 발생하기 전이나 직후(50 ms 미만)에서 발생하면 '피드포워드(feedforward)'라고 한다(Aruin과 Latash, 1995). 전삼각근의 시작과 관련하여 하부 승모근과 전거근의 시간적 동원 분석은 팔 외전 시 전거근의 피드백 패턴을 제외하고 능동 어깨 굴곡과 외전에서 두 근육의 활동은 피드포워드 패턴을 보여주고 있다.

도수근력 검사 Manual Muscle Testing (Kendall 등, 1993)

- 상부 승모근 5/5
- 하부 승모근 4+/5
- 4/5
- 전거근 4/5
- 어깨 굴곡(30도 및 90도 거상에서) 통증 유발 없이 4/5
- 어깨 외전(0도 거상에서) 통증 유발 없이 5/5; (90도 거상) 통증 유발 없이 4/5
- 어깨 내회전(0도 거상) 통증 유발 없이 5/5
- 어깨 외회전(0도 거상) 통증 유발 없이4+/5
- 리프트-오프(Lift-off) (Gerber와 Krushell, 1991), 벨리-프레스(belly-press)(Scheibel 등, 2005) 및 베어-허그(bear-hug) 검사(Barth 등, 2006) 모두 통증 유발 없이 5/5

기능장애에 대한 설문조사 Questionnaire Assessment of Disability

시간에 따른 신체기능과 증상을 평가하기 위하여 두 가지 자가관리 설문지가 사용되었다.

- 어깨, 팔 및 손의 기능 평가(DASH; Santos와 Gonçalves, 2006) – 장애/증상 점수 28.33/100; 직업 점수 0/100; 스포츠 점수 56.25/100
- 어깨통증과 장애지수(SPADI; Leal과 Cavalheiro, 2001) – 모든 점수 19.5/100

추론 질문:

2. '통증 유형', 잠재적인 '증상의 근원', '병리학' 및 '기여요인'에 관한 당신의 이전 가설과 관련하여 신체적인 발견에 대한 분석을 논의하십시오. 또한 이러한 발견을 바탕으로 관리를 위하여 당신의 계획을 강조하십시오.

추론 질문에 대한 답변:

신체검사 소견은 통증 유형이 통각수용성이 우세할 것이라는 이전 가설과 일치했다. 통증은 단지 몇몇 검사에서 유발되었으며, 이전에 설명한 대로 반복적이고 휴고 증상의 행동에 비례하였다. 주관적 또는 신체검사 중 일반적으로 발견되는 통각과 같이 광범위하게 퍼지는 압통은 없었으며, 과다각성이나 파국화를 암시하는 주관적 또는 신체적 검사 동안 언어적 또는 비언어적 행동은 없었다.

신체검사 소견으로는 특별한 병리는 없었다. 통증은 정상적인 움직임 범위와 촉진에 의한 통증 유발은 없었으며 저항 등척성 검사 또는 관절와순 검사에서 능동 및 수동 거상의 끝 범위에서만 통증이 유발되었다. 비록 통각수용의 원인을 임상적으로 확인할 수는 없지만, 그 검사는 활액낭염이나 반응성 건염과 같은 통각의 오훼돌기하 공간 원인을 뒷받침할 수 있다.

견갑골 근육 손상은[운동이상증(dyskinesis), 활성화와 근력의 타이밍] 휴고의 신체검사에서 가장 중요한 결과이다. 비록 이것은 '통증 억제'를 통한 어깨통증의 결과일 수 있지만, 또한 벤치프레스 동안 통증 발병이 그의 '염좌'을 발생시키는 잠재적 기여요인이 될 수 있다. 그럼에도 불구하고, 이러한 손상이 현재 휴고의 신체검사에서 최근의 통증과 약화(즉, 견갑골 보조와 함께 증가)에 기여한다는 것을 입증하였으며, 그렇기 때문에 이것이 중재에 초점이 될 것이다.

추론 질문:

3. 3차원적 운동학 분석은 근골격계 병원에서는 일반적이지 않습니다. 당신이 사용하는 시스템의 유효성과 시스템이 제공하는 임상적 가치에 대해 설명해 주십시오.

추론 질문에 대한 답변:

어깨 복합체의 연구는 이 분야에 관심 있는 모든 사람에게 큰 도전이다.임상가가 견갑골 움직임을 감지하고 분석하기 위해 간단한 시각적 관찰을 실시할 때 이러한 도전은 더욱 커진다. 전자기 시스템은 어깨 손상이 있거나 손상이 없는 대상자의 어깨 움직임 동안 3차원적 견갑골 운동학을 측정하기 위하여 광범위하게 사용되어 왔다(예 Haik 등, 2014; Ludewig와 Cook, 2000). 흉곽, 견갑 및 상완골 움직임을 추적하기 위해, 센서를 보통 복장뼈자루(흉골병)의 앞면, 상완골의 평평한 표면 및 상완골의 측면에 양면테이프로 부착한다. 피부장착센서는 견갑골 운동학 측정에 유효하다는 것이 입증되었으며(Karduna 등, 2001) 일내, 일간 평가 모두에서 신뢰할 수 있다(Haik 등, 2014). 휴고의 치료법 동안, 전자기 시스템은 실시간 운동 생체 피드백(real-time kinematic biofeedback)의 소스를 제공함으로써 신체검사와 관리 결정에 중요한 정보를 생성하면서 정확하고 안정적으로 견갑골 운동학을 재구성하는 데 사용되었다.

견갑골를 조절하고 안정시키는 데 있어서 개별 근육의 역할에 대한 연구는 주로 근육 근전도를 통해 측정된 근 활성화에 기초해 왔다. 근골격계 모델은 근육의 힘에 반응하여 견갑골의 내부 역학으로부터 근육 기능을 추론할 수 있는 기회를 제공한다. 견갑골 운동학을 정확하게 추적하기 위해 적용된 힘에 대응하여 견흉관절의 생리적 움직임을 재현할 수 있는 새로운 모델이 최근 발표되었으며 무료로 다운로드할 수 있다(Seth 등, 2016). 이 모델은 건강한 어깨 움직임과 기능장애 어깨 움직임에 관여하는 복잡한 골격과 근육역학의 상호작용을 드러낼 수 있는 큰 가능성을 보여준다.

비록 전자기계[광전자계통(optoelectronic systems) 및 관성측정장치(inertial measurement units)와 같은 다른 시스템과 함께]가 정확한 인체운동 재구성에 매우 큰 가치가 있지만, 시스템의 연산 모델링과 시뮬레이션은 운동역학에 관한 새로운 통찰력을 가져다 줄 것이다. 모션 캡쳐 시스템의 가격 인하, 현대 컴퓨터의 효율성 향상 및 OpenSim 프로젝트와 같은 자유롭게 이용 가능한 모델링 및 시뮬레이션 소프트웨어 플랫폼(Delp 등, 2007)으로, 인간 모션 분석과 임상 사례에서의 사용 사이의 차이를 줄일 수 있는 전례 없는 기회가 생겼다. 임상 정보와 생체역학 정보를 병합하는 보완적 접근방식은 치료사들이 휴고의 어깨 올림 움직임에 존재하는 견갑골 운동장애와 같은 운동 관련 장애를 가진 환자를 더 잘 이해하고 관리하는 데 도움이 될 것이다.

임상추론 해설:

추론 질문 2에 대한 대답은 주관적 검사를 통해 공식화된 가설들이 어떻게 고정되지 않는지를 보여준다. 오히려 그들은 환자와 그들의 문제에 대한 발전하는 합의를 구축하기 위해 검사의 결과에 대해 '테스트'된다. 자세 균형의 신체장애와 견갑골 운동이상증(scapular dyskinesis)은 증상이나 병리학 없이 존재할 수 있기 때문에 휴고의 견갑골 운동이상증 손상은 구체적으로 검사된다. 최근 그의 통증과 약화에 대한 기여와의 연관성이 입증된 후 그것은 치료의 초점이 되고, 후에 재평가하면 치료의 효과와 이러한 견갑골 근육 장애가 휴고의 증상과 활동 제한과 관련이 있다는 가설을 더욱 상세히 검사하게 될 것이다.

3차원 운동학적 분석의 포함은 견갑골 운동증이상증 손상을 객관적으로 설정하고 측정하는 인상적이고 흥미로운 방법이다. 근골격계 검사는 관찰과 느낌에 대한 임상의사 기술에 달려 있다. 의사소통 숙련도를 포함한 절차적 기술이 전문 임상의의 인정하는 속성일지라도, 많은 근골격계 검사 판단의 주관적 특성은 항상 유효성에 대한 제한요인이며 경험이 부족한 임상의사에 대한 도전이다. 제1장에서 강조하였듯이. 임상적 추론은 오직 그것의 기초가 되는 정보 정도로 이용하는 것이 좋다. 따라서 우리의 평가의 임상적 객관성과 타당성을 개선하기 위한 어떤 수단은 우리의 지각적 오류를 줄이고, 나아가서 우리의 임상추론을 더 잘 알려 주어야 한다.

관리 Management

휴고의 임상 프레젠테이션에 맞춘 국소적, 전신적 근육 기능(Comerford와 Mottram, 2001)의 통합을 촉진하는 한편, 운동 재학습, 순차적 인지, 연관성, 자율적 단계에 근거하여 견갑골 중심의 중재법을 기초로 하였다(Shumway-Cook와 Woolacott, 2001). 3차원 운동학과 EMG 시스템은 결과 평가와 실시간 바이오피드백 공급원으로써 모두 사용되었다. 모션 모니터 소프트웨어는 오일러 각도 시퀀스(Euler angle sequence)에 따라 유클리드(Euclidean) 3차원 공간에서 흉부에 대한 왼쪽 견갑골 움직임을 정확하게 재구성하는 3개의 전자기 센서로 휴고의 빠른 임상 설정을 가능하게 했다: 후인/전인, 외/내회전 및 전방/후방 경사. Physioplux 시스템은 운동치료 중 근육의 시작과 활동(최대 자발적 등축수축에 대해 표준화)을 기록하는 데 동시에 사용되었다. 소프트웨어 패키지 모두 모션 변수 및 특히 어떤 파라미터가 실시간으로 표시되는지 그래픽으로 모델링할 수 있다.

첫 번째 치료 방문 First-Appointment Treatment

휴고 관리 프로그램의 주된 목표는 그의 기능 수준을 회복하고 통증을 없애며 견갑골 신경근 조절과 근력을 회복하는 것이다. 견갑골 운동이상증 및 상완관절와관절 병리학(예 Kibler 등, 2013; Ludewig와 Reynolds, 2009)의 최근 연구 결과에 기초하여 관리는 주요 신체적 결과에 대한 설명과 치료에 대한 추천으로 시작하였다. 이 교육은 휴고의 움직임 관련 손상과 그의 움직임 손상에 관련이 있을 수 있는 생체역학 메커니즘과 일상활동에 대한 설명으로 시작되었다. 뼈대와 정상적인 견갑상완 움직임의 동적 영상['어깨 결정(shoulder decide)']을 이용하여 이해할 수 있도록 하였다. 이 과정에서 휴고에게 어깨 문제에 대한 자신의 생각과 아이디어를 공유하고 토론할 수 있도록 격려하였다. 그 후, 그의 위치를 위한 가장 적절한 관리는 새로운 증거와 개인적 경험을 바탕으로 윤곽이 그려졌으며, 신경근 활동과 운동 조절의 불균형을 줄이기 위한 운동치료를 강조하였다(예 Başkurt 등, 2011; Struyf 등, 2013). 치료 운동 재교육 운동과 실시간 EMG 및 3차원 운동 생체 피드를 병합할 수 있는 방법을 설명했듯이, 이러한 운동 기술이 휴고의 호기심과 동기를 촉발시킨 것은 분명했다.

휴고는 제안된 중재 계획에 열의가 있었다. 통증과 기능은 가장 첫 번째 목표로 설정되었다: 기능 부전의 유무를 구별하기 위해 정의된 VNRS 결정점은 0이었다. DASH 및 SPADI 설문지에 대해 각각 8~13점, 10.2점으로 보고된 최소 임상적으로 중요한 차이를 결과의 임상적 중요성을 판단하기 위하여 사용하였다(Roy 등, 2009). 그들의 결정점 포인트는 DASH의 경우 2.67/100, SPADI의 경우 3.66/100으로 설정되었다. 견갑골 정렬과 운동학 조절은 휴식 상태에서 견갑흉부각이 내회전 41.1도(±6.24), 상방 회전 5.4도(±3.12), 전방 경사 13.5도(±5.54) 이내에 있거나, 손상되지 않은 대상자의 상완흉곽의 각각 30도, 90도의 굴곡 및 외전 시 손상이 없는 대상자의 평균값으로 정의된다. '좋은(good)' 견갑골 신경근 조절은 휴고가 운동 재교육의 세 단계에 걸쳐 견갑골 중심의 운동을 올바르게 수행하는 동안 견갑골 안정화 활동(EMG로 측정된 피드포워드 패턴)을 통합할 수 있는 것으로 정의되었다. 각 단계에서, 3차원 견갑골 운동학적 값과 내성 오류를 정의하고 전자기 3차원 운동학적 시스템을 사용하여 모니터링했다. 이러한 목표를 달성하기 위해 매주 1시간씩의 세션을 실시하고, 가정기반 운동을 처방하였다.

목표 결과는 [표 27-1]에 요약되어 있다. 견갑골 인지 단계 운동은 견갑골 안정근(하부 승모근 및 전거근)의 상호활성을 통해 견갑흉곽 중립 영역의 인식과 동적 조절의 지시와 연습으로 시작되며, 상부승모근(또는 기타 견갑흉곽 및 관절상완근육)의 최소 참여가 이루어진다.

표 27-1

첫 번째 약속 시 평가된 1차 및 2차 결과와 스페셜 테스트 결과(1주)

	통증	기능			견갑골 정렬	견갑골 신경근 조절		견갑골 운동학		근력		스페셜 검사	
	Worst	*DASH Overall*	*DASH Sport*	*SPADI*	*Dif*	*피드백*	*피드포워드*	*외전 Dif*	*굴곡 Dif*	*견흉*	*상완관절와*	*호킨스*	*니어*
Week 1	5/10	28.3/100	56.2/100	19.5	3.2	SA	LT	3,5/3,7	4,9/4,7	4+/4	4/5/4+	+	+

- 운동 1: 견갑골 고유감각신경근촉진 대각선-견갑골 움직임 인식, 특히 하강과 후인 움직임은 외측 견갑골 고유감각신경근촉진 대각선을 사용함으로써 촉진되었다(Magarey와 Jones, 2003b). 이것은 휴고의 견갑골을 약간의 전인과 거상에서부터 후인과 하강까지 수동적으로 움직임을 만들면서 시작되며, 방향의 움직임과 촉각 신호에 대한 구두 피드백을 제공한다. 다음으로 휴고에게 함께 참여할 것을 요청하였고, 대각선 움직임은 다시 언어적, 촉각적 피드백으로 능동 보조 운동을 실시하였다. 그리고 나서 휴고에게 저강도 저항에 대항하여 대각선 운동을 수행하도록 요청하였고, 마지막으로 아무런 언어적 또는 촉각적 피드백 없이 독립적으로 운동을 수행하도록 했다. 내부 피드백 루프의 사용을 강화하기 위해 촉각 및 구두 정보 외에 생체피드백의 소스를 제공하지 않았다.
- 표면전극과 전자기 센서를 부착한 후, Mottram (1997)에 따라 앉은자세에서 견갑흉곽의 중립 영역을 결정하였으며, 그 값을 기록하였다.
- 운동 2 [그림 27-2]: 견갑골 엎드린 자세에서 V-slide 그의 체간을 따라 양팔을 지탱한 채 엎드린 후 양쪽 견갑골은 정의된 견갑흉곽 중립 영역으로 V모양(하강과 후인 움직임 결합)을 만든다. 근전도 시스템은 견갑흉곽우리의 중립 위치 운동 동안 상부승모근과 하부승모근의 활동에 대한 휴고의 인식을 용이하게 하기 위해서 사용되었다. 휴고는 Physioplux 태블릿을 바닥에 놓고 운동을 하는 동안 근육의 활동을 나타내는 태블릿 화면을(테이블 페이스 구멍에서) 볼 수 있었다[그림 27-3]. 이 프로그램은 상부승모근의 정상 활동이 15% 미만이고 하부승모근의 활동이 20% 이상일 때를 알려줄 수 있도록 설정되었다. 성공 점수는 세 세트에서 달성한 정확한 실행 반복횟수의 최대 수로 정의되었다(휴고는 8/10 달성).

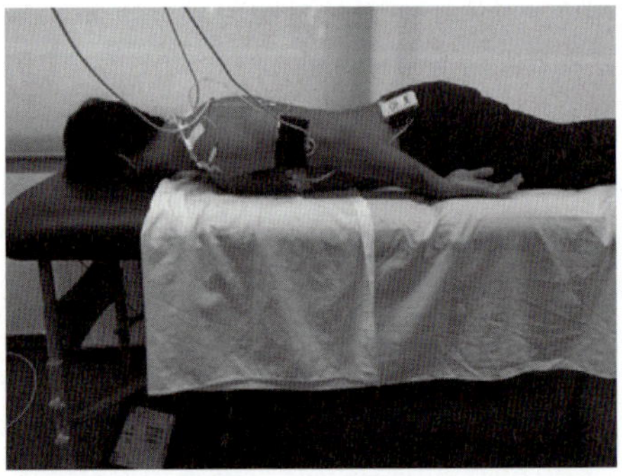

그림 27-2 운동 2, 엎드린 자세의 견갑골 V-slide, 견흉관절 중립 구역 운동 동안 상부와 하부 승모근 활동에 휴고 인식을 집중시키기 위한 Physioplex 인터페이스 사용

- 운동3: 견갑골 앉은자세에서 V-slide 양쪽 팔을 체간과 허벅지 위로 손을 얹은 채 앉은 자세에서 휴고에게 견갑골은 이전 운동과 동일한 'V' 형태로 활주하도록 요청하였다. 휴고의 목표 위치 인식을 용이하게 하기 위해, The MotionMonitor 바이오피드백 모듈을 사용하였다[그림 27-4]. 목표 위치에 도달하기 위해 휴고는 견갑골 내림과 후인 움직임의 V-slide 표시를 이용하여 실시간 견갑흉곽의 2차원 방향을 나타내는 노란색 십자가가 모니터 피드백 이미지의 정적 빨간색 사각형 안에 유지하도록 하였다. 그 사각의 중심이 견갑흉부 중립 영역의 값에 의해 정의되고, 허용오차의 크기에 대한 치수는 견갑골 전인/후인(횡좌표) 및 외/내회전(종좌표)값 모두에 대해 5도 정도로 설정된다. 사각 타깃에 도달하였을 때, 휴고에게 10초 동안 그 자세를 유지하도록 요청하였다. 휴고는 7/10을 달성하였다.

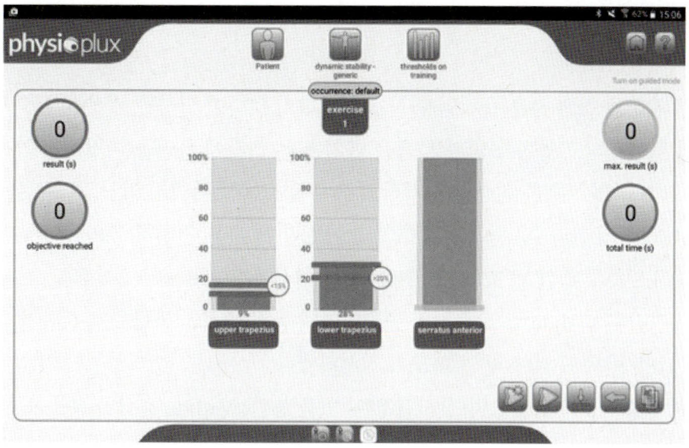

그림 27-3 휴고가 보는 것과 같으며, Physioplux 화면은 견갑골 V-slide 운동 중 상부 및 하부 승모근 활성화의 최적 수준을 달성하고 유지하는 것을 목표로 하여 바이오피드백을 제공한다. 이 프로그램은 상부승모근의 활동이 15% 미만이고 하부승모근의 활동이 20% 이상일 때 정상 활동임을 알려줄 수 있도록 설정되었다. 성공 점수는 3세트에서 달성 정확한 실행 반복횟수의 최대 수로 정의되었다(휴고는 8/10 획득). (Physioplux의 허가에 의해 사용됨)

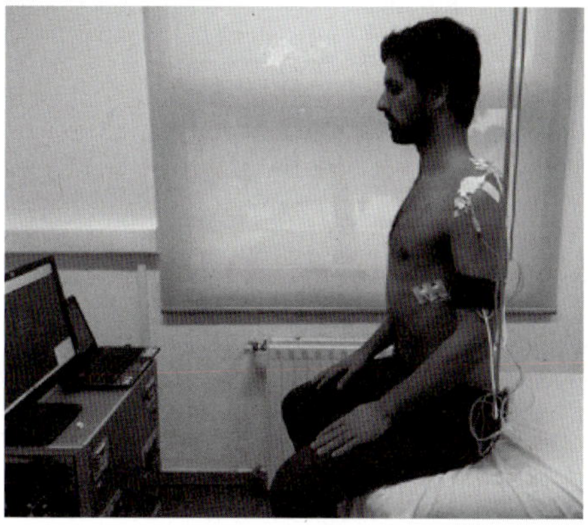

그림 27-4 The Motion Monitor kinematic 바이오피드백 모듈을 사용하여 표적 위치에 대한 휴고의 인식을 용이하게 하여 앉은자세에 견갑골 V-slide 운동

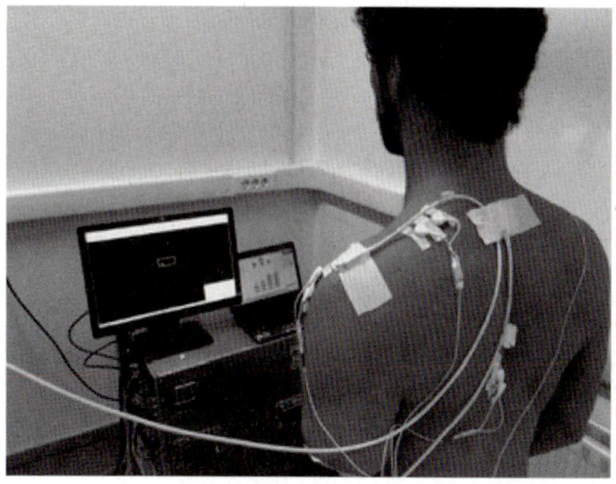

그림 27-5 휴고가 Motion Monitor kinematic 바이오피드백을 통해 견갑흉부 중립 영역에 대한 올바른 인식을 실천하고 상부승모근(정상 활동 15% 미만) 및 하부승모근(정상 활동 20% 이상) 근육 활성화를 수행하는 것을 보여주는 견갑골 V-side 운동을 화면으로 제시

- **운동 4**: 견갑흉부 중립 범위 운동 동안 조금 더 상부 및 하부 승모근의 활동성의 휴고의 인식을 촉진하기 위하여 Physioplux 시스템을 추가하였다[그림 27-5]. 이제 휴고에게 운동 3목표를 수행하지만 동시에 그의 상부승모근과 하부승모근 활동을 운동 2와 같은 수준으로 동원하고 유지하도록 요청하였다. 이것으로 휴고는 7/10의 성공점수를 획득하였다.

운동 2, 3 및 4는 각각 10초씩 10회 반복 3세트 수행하였으며, 반복 사이의 최소 휴식시간과 세트 간의 최대 휴식시간은 30초로 하였다.

첫날, 휴고의 견갑흉부 중립 영역의 동적 제어를 평가할 목적으로, 휴고가 시각적 바이오피드백 정보에 접근할 수 있도록 하지 않고 운동 4를 세션 종료 시까지 반복하였다. 근육 활동의 수준은 정확하게 달성되고 있었지만, 운동학적 행동에서는 그다지 효율적이지 않아 5/10의 성공 점수를 얻었다. 휴고가 견갑골 근육을 올바르게 동원한 것은 EMG에서 본인(휴고)의 근육을 올바르게 사용하고 있다고 나타내고 있지만 운동학에서는 근육 사용이 충분하지 않다고 나타내기 때문에 새로운 기술을 완전히 다시 익혔다기보다는 단기적인 근육 기억력 때문일 것으로 보인다. 휴고는 마지막 운동 동안 지각 운동의 등급을 '다소-힘듦'과 '힘듦'이라고 보고하였으며, 대부

분의 반복은 숨을 참으면서 수행하였다.

가정 중심 프로그램은 다음과 같다.

- 벽을 따라 롤 다운: 이 운동은 휴고가 그의 흉추 움직임 인식을 획득하기 위하여 실시할 예정이다. 그의 등을 벽에 기대어 선 자세에서 발은 골반 너비 및 벽에서 떨어트리고 양쪽 골반과 무릎은 마치 높은 의자에 올려놓은 것처럼 약간 구부린 자세를 취한다. 휴고는 턱을 가슴 위로 떨어뜨리고 머리의 무게를 허용하여 각각의 요추에 도달할 때까지 각각의 척추를 하나씩 벽에서 떨어진다는 느낌을 받으며 아래로 구부려 내려가게 한다. 두 팔은 느슨하게 늘어뜨린 채 그는 천천히 그의 흉추를 다시 벽 위로 굴려서 돌아가라는 지시를 받았다. 이 운동은 최소 하루에 한 번 3세트 × 10회 반복 실시하였다.
- 엎드린자세 및 앉은자세에서 견갑골 V-slide: 견갑흉부의 중립영역의 동적 조절의 통합을 촉진하기 위하여, 휴고에게 운동 2와 3을 최소 하루에 한 번, 3세트 × 10회 반복 × 10초 동안 하도록 지시하였다.
- 휴고에게 견갑대 자세에 특히 집중하도록 하였으며(장시간 앉아 있을 동안) V-slide 견갑골 운동을 사용하여 가능할 때마다 어깨자세를 교정하도록 하였다.
- 체육관 활동: 휴고에게 다음주 동안 상지 중재 없이 체육활동을 유산소 운동으로 제한해 달라고 요청하였다. 유산소 훈련을 위하여 체육관 활동을 제한하도록 요청하였다. 이것은 규칙성을 유지하기 위해 일주일에 세 번 운동할 수 있도록 하였다.

추론 질문:

4. 선택된 특정 운동에 대한 근거, 운동량 및 촉진하고자 했던 근육 활성화 패턴에 대한 뒷받침되는 이론적 근거를 논의하십시오. 또한, 개선된 신경근 조절을 촉진하기 위해 운동학 움직임 모니터와 바이오피드백으로 EMG를 사용하는 것의 효과에 대해 설명하십시오.

추론 질문에 대한 답변:

지난 몇 년 동안, 일부 연구는 어깨 기능장애를 가진 환자들의 근육 조절과 근력을 강화시키는 중재법에 집중하였으며 (예 Bae 등, 2011; Struyf 등, 2013; Worsley 등, 2013; doi: 0.1136/bjsports-2015-095460), 일반적으로 환자 평가 결과 개선은 더 나아졌지만 직접적인 측정을 통해 평가된 근육 활성화와 통제 결과는 일관성 낮게 나타났다. 견갑흉부근육의 활성화와 조절의 변화가 견갑골 운동이상증과 관련이 있다는 가정은 어깨 기능장애에 새로운 통찰력이 점진적으로 축적되면서 통합되고 있다(Kibler 등, 2013). 소근육과 대근육 기능의 통합을 촉진하기 위한 휴고의 재활은(Comerford와 Mottram, 2012) 운동 재학습의 인지적·연관적 및 자율적 단계 내에서 진행되었다(Shumway-Cook와 Woolacott, 2001). 매일 집에서 하는 운동으로 보완되는 운동량은 안정화 근육의 활성화 개시 시기를 회복하기 위한 치료 운동의 효과에 대한 최근의 체계적인 검토와 일치하는 것으로 보인다(Crow 등, 2011). 그러나 이것과 같은 연구의 근거는 단지 지침일 뿐이며, 휴고의 운동 각각에 대한 구체적인 운동량은 당시 그의 수행에 대한 평가에 기초하고 있다. 일반적으로 임상의는 운동 수행의 질과 운동 질이 악화되기 시작하거나 환자가 '조절 상실(lose control)' 하는 시점에서 부하 및 반복횟수에 대한 운동량을 판단하거나 그것을 기반으로 결정한다. 휴고의 경우 외부 피드백의 도움을 받아 결정하였다. 이 바이오피드백은 휴고의 계획–제어 프레임워크 최적화를 촉진하기 위해 이 두 세션에서 사용되었으며 특정 치료 운동 중 성능에 대한 지식을 기반으로 전자기 및 운동학적 바이오피드백을 통해 자신의 계획 및 고유 피드백 메커니즘을 자극하고 보완한다. 외부 바이오피드백을 사용할 수 없을 때 휴고가 가정에서 각 운동에서 정확성과 정밀성을 향상시키는 올바른 운동계획을 개발할 수 있도록 하기 위해 바이오피드백으로 먼저 연습을 실시하였다(Glover, 2004). 비록 근육 활성화 백분율은 추천된 연구들에 기초를 두었지만 실제 반복 운동량은 치료실 내의 평가에 기초했고 휴고의 패턴이 악화되기 전에 교정하도록 하였다.

임상추론 해설:

운동방법을 안내하는 이론적 근거는 근육의 힘 조절과 견갑골 운동이상증에 관한 현대의 연구 정보에 근거한 견해(Kibler 등, 2013), Comerford와 Mottram (2001)에 의해 촉진된 기능 안정 재교육, Shumway-Cook와 Woolacott (2001)의 운동 재학습

이론과 연구 등 다양한 정보를 바탕으로 한다. 비록 이론과 연구는 취해진 접근법과 추구한 근육 활성화의 구체적인 비율(즉, 상부승모근 활동이 15% 미만이고 하부승모근 20% 이상)에 대한 틀을 제공했지만, 반복의 운동량은 여전히 휴고의 실제 성과에 맞춰져 있다.

방문 2 (1주 후) Appointment 2 (1 Week Later)

재평가 Re-Assessment

휴고는 증상의 경미한 감소와 기능의 증가, 그의 일상생활의 향상이 분명하게 나타났다고 하였다.

근전도와 3차원 운동학 시스템의 도움을 받아 휴고의 운동 2와 3 수행을 재평가하였으며, 두 가지 모두에서 상부승모근의 정상 활동 15% 미만으로 하부승모근은 20% 이상으로 좋은 견갑운동학(scapula kinematic motion) 움직임을 수행하였으며, 두 운동 모두에서 8/10 운동 성공 점수를 얻었다. 휴고는 또한 운동 수행 시 필요한 집중도가 눈에 띄게 낮아지는 것을 느꼈으며, 지난 방문에 비해 자신의 지각 운동의 등급을 '보통'으로 판단하였다. 그는 집에서 얼마나 규칙적으로 운동을 하고 견갑대 자세에 신경을 쓰느지에 대한 질문에 하루에 한 번씩 정해진 운동량으로 운동을 하였지만 날이 갈수록 자세를 바로잡는 것을 잊어버렸다고 설명하였다. 벽에서의 롤 다운 운동에 대한 그의 수행 재평가에서 그는 이완된 호흡으로 흉추가 정확하게 분리되는 것을 확인하였다.

이러한 결과를 감안하여, 이번 주의 다음 목표를 결정하였다.

1. 견갑골 인지 단계 훈련을 계속하면서 저강도 운동에서 하부승모근과 전거근의 공동 활성화를 통해 중립 위치를 향한 다양한 자세 방향 및 자세에서의 움직임을 강조한다(이 위치 유지).
2. 팔 높이가 30도 이하의 어깨 다평면 운동 중 팔의 높이에서 하부승모근과 전거근 결합을 상부승모근을 점진적으로 통합하고 상완관절와관절 근육과 동시에 조정함으로써 연관 단계 훈련을 시작한다.

- **운동 1**: 팔꿈치 높이의 테이블에 양쪽 팔을 지지하고 팔뚝을 서로 평행하게 두고 앉은자세에서 휴고에게 이전 운동과 동일하게 견갑골을 'V' 모양으로 움직이며 전완부를 테이블 위에서 미끄러지듯이 뒤로 움직이는 동안 어깨를 전인하도록 요청하였다. 각각의 반복 사이에 휴고는 무작위로 자신의 견갑골을 움직인 다음 멈추라고 지시를 받은 후 새로운 자세에서 연습을 반복하여 여러 시작 자세에서 'V' 후인/하강 연습을 할 수 있게 하였다. Physioplux 근육의 수준은 다음과 같이 설정되었다: 표준화된 근작용은 상부승모근 10%, 하부승모근 15% 및 전거근 10%. 정확한 활동은 휴고가 그의 어깨를 전인하는 동안 낮은 수준의 상부승모근 활동 수준과 높은 수준의 하부승모근 및 전거근의 활동을 동원하여 그의 왼쪽 견갑골을 정의된 견갑흉부 중립 범위에서 움직일 수 있는 것으로 정의되었다. 휴고는 8/10의 성공 점수를 얻었고, 하부승모근 활동을 유지하는 데 현저한 어려움을 겪었다.
- **운동 2**: 벽 푸시업 플러스–운동 1 원칙은 푸시업 끝에 완전한 어깨 전인이 추가되는 표준 푸시업(push-up)에 적용되었고, 휴고는 팔을 벽에 대고 서로 평행하게 하여 서는 자세를 실시하였다. 그는 7/10의 성공 점수를 얻었다.
- **운동 3**: 견갑골 V-slide + 어깨 움직임(<30도)–서 있는 자세에서 휴고는 이전의 운동과 동일하게 두 개의 견갑골을 'V' 형태와 같이 미끄러지게 하고, 운동 1을 위해 설정된 근육의 활동 수준을 유지하면서 본인이 편안하게 느끼는 속도로 이마면, 견갑면, 시상면에서 팔을 최대 30도까지 연속적으로 들어 올리도록 했다. 이것은 상완골 올림 동작 수행 중 견갑골 세팅 단계 내에 있기 때문에(Dvir과 Berme, 1978), 3차원 운동학 바이오피드백 시스템에 대해 견갑골 좌표에 대해 5도의 좁은 허용오차를 설정하였다. 휴고는 이 운동 동안 인지된 노력을 '보통'에서 '가벼움'으로 등급을 매겼으며 9/10의 성공 점수로 끝났다.
- **운동 4**: 견갑골 V slide+ 어깨 등척성 수축–앉은자세에서 휴고는 견갑골 V-slide 움직임을 견갑흉부 중립 범위에 유지하도록 하였으며(5도의 운동학적 허 오차 및 운동 1에서 설명한 근전도 수준) 굴곡/신전, 외전/내전 및 내/외회전에 대한 저부하 수동 저항에 대해 그의 상완관절와관절 근육을 등척성으로 수축시킨다. 휴고는 '약간 힘듦'에서 '힘듦'으로 분류된 노력으로, 7/10의 성공 점수로 끝을 맺었다.

운동 1, 2 및 3은 각각 10회 반복 4세트씩 운동 4는 10초씩 10회 반복 4세트를 각각 실시하며, 각 반복 간의 최소 휴식시간, 세트 간 최대 휴식시간은 30초로 했다. 운동 4단계를 위하여, 휴고에게 만약 필요하다면 각 세트 간 휴식시간을 60초까지 늘리는 것을 허용하였다. 이 세션이 종료될 때, 휴고에게 외적의 운동학 및 EMG 피드백 없이 각 연습의 마지막 세트를 수행하도록 하였다. 가정중심 프로그램은 다음과 같았다:

- 편하게 서 있는 자세에서 롤 다운: 휴고에게 벽에서의 롤 다운을 하도록 하였으나 지금부터는 편하게 서 있는 자세에서 실시하도록 하였다. 그에게 그는 흉추 움직임 분리에 집중하고 요추를 동원하는 것을 피하도록 요청하였다. 운동분량은 하루에 한 번 이상, 3세트 × 10회 반복.
- 견갑골 V-slid + 어깨 저항 움직임(<30도)−안정화와 움직임 근육을 간단한 다평면 활동으로 통합하면서 견갑흉부 인식과 조절에 계속 도전할 수 있도록, 휴고에게 운동 3및 4를(등축성 저항을 위한 변 기대기) 하루에 최소 한번, 4세트 × 10회 반복 실시하도록 하였다.
- 반복적인 작업과 자세 유지 시 견갑대 정렬 교정이 중요성을 다시 강조였다. 휴고에 의해 컴퓨터와 상호작용하는 것은 그가 대부분의 시간을 보냈던 일상적인 활동에서 확인되었다. 휴고는 그의 재활에 인상 깊게 참여했고 동기부여가 되어 있었으며, 더 나아가 그에게 주기적으로 점검하라는 신호로 외부 바이오피드백 전략으로서 노트북 화면 밝기를 무작위로 변경하여, '짜증스러운(annoying)' 코드를 개발하려는 자신의 생각에서 증명되었으며 만약 필요하다면 그의 견갑대 자세를 교정하도록 하였다.
- **헬스장 활동**: 다음주를 위하여, 휴고에게 일주일에 세 번 정도 유산소 운동에서 하지의 근력 강화 운동으로 옮겨갈 것을 권유하였다. 하지 훈련 전용 3세션과 함께 휴고에게 휴고는 그의 어깨를 악화시킬 수 있는 기계에 무거운 무게판을 싣는 것 같은 것 레그 프레스(또는 다른)나 완전히 구부러진 슬관절 굴곡 위치 근처에서 상지를 사용하여 무의식적으로 추가적인 그립력과 '치팅(cheating)'을 일으킬 수 있는 누워서 하는 레그 컬 기계(lying leg curl machine)에서 과도한 무게의 사용하는 것과 같이 덜 명백하지만 여전히 집중적인 관절상완 부하 활동은 조심하라는 주의를 주었다. 그의 어깨에 더 직접적으로 부하를 주는 데드리프트나 스쿼트와 같은 다른 하체운동은 당분간 피하도록 하였다. 또한, 휴고는 자유 무게보다는 기계를 사용하도록 권장하여 운동수행 중에 추가적인 조절을 얻게 하고, 필요하면 자신의 증상으로 고생하면서 자유 무게를 조절하지 않고도 운동을 즉각적이고 안전하게 운동을 중단시킬 수 있다.

추론 질문:

5. EMG와 운동 생체피드백 사용은 앞에서 언급한 모터 학습 원칙과 어떻게 관련이 있습니까?

추론 질문에 대한 답변:

이 세션에서는 다면 운동 중 다양한 체위성 도전을 사용하면서 저부하 운동에서 하부승모근과 전거근의 상호활성을 보장하여, 지금까지 행해진 운동 기술을 바탕으로 인지 단계에 더욱 도전하고자 한다. 예를 들어, 운동 2는 상부승모근 활동을 최소화하는 반면 휴고의 견갑골 안정화 활동에 도전하도록 특별히 선택되었다. 휴고의 주된 어려움은 문헌에 기술된 바와 같이 전거근의 활동을 잃음으로써 발생하는 것으로 입증된 과도한 상부승모근 활동을 피하는 것이었다(Ludewig 등, 2004). 새로운 신경근육 기술이 서서히 습득된다는 것을 휴고의 결과에서 나타나며, 우리는 또한 30도 이하로 팔을 올리는 어깨 다평면 운동 동안 하부승모근 및 전거근을 상부승모근과 상호 활성화하여 점진적으로 통합함으로써 상완관절와관절 근육들과 동시에 조절함으로써 연관 단계 훈련을 시작하였다. 휴고는 견갑골 운동학을 조직화하고 동시에 상완관절와관절의 다평면적 힘을 발휘하는 데 분명한 어려움을 겪었다. 이는 휴고의 고부하 강도 훈련 이력이 그의 신경근육 제어의 효과를 우선적으로 높은 부하로 편중시켜 저부하 방향 안정성 문제를 제어하는 데 덜 효과적이기 때문일 것이다.

여러 저자가 기술 습득 및 모터(재학습)의 여러 모델을 제안해 왔다. 하나의 명하고 현재 고전적인 모델은 인지, 연관성 및 자율적 단계(Fitts와 Posner, 1967)로 표시된 세 가지 누적 및 순차적 단계를 중심으로 한다. 첫 번째 단계는 수행할 특정 활동이나 기술에 대한 인식과 그것을 어떻게 수행해야 하는지에 의해 특징지어진다. 두 번째 단계의 목표는 특정 패턴에 대한 다관절 움직임 개선과 통합하는 것이다. 자율 단계 중, 특정 활동이나 기술이 자동화될 것으로 예상된다. 이 마지막 단계에서, 낮은 수준의 인지 처리가 예상되며, 멀티태스킹과 환경에 대한 2차적인 주의가 허용된다. 모터 재교육의 첫 두 단계에서는 개선 또는 피드백의 외부 소스가 큰 가치가 있을 수 있다. 인지 단계에서, 외부 운동학적 피드백과 EMG 피드백 모두 휴고의 지식과 특정한 운동 기술을 어떻게 수행하는지 그리고 합의된 결과를 달성하는 데 성공률에 대한 인지도를 높이기 위해 사용되었다. 초기 연관 단계 운동에서, 또한 두 가지 바이오피드백 시스템을 사용하여 상완관절와관절 움직임 근육을 동원하는 동안 원하는 수준의 근육 활동으로 정확한 견갑골 위치에 있도록 할 수 있도록 도움이 되었다. 이러한 보완적이고 병합된 정보는 큰 가치가 있는 것으로 판명되었으며, 휴고의 감각 또는 내부 피드백 루프의 자체 생성 정보에 추가 정보를 제공하는 것뿐만 아니라 임상적으로 정보에 입각한 의사결정이 이루어져야 하는 치료사를 위한 성과 및 결과에 대한 지식의 정량화의 원천으로서도 추가 정보를 제공한다.

방문 3 (1주 후) Appointment 3 (1 Week Later)

재평가 Re-Assessment

처음 방문한 지 2주가 지난 후, 휴고의 기능 수준은 계속적으로 향상되었고, 오직 상완관절와관절의 굴곡과 외전 움직임의 끝에 추가적인 압박을 적용하였을 때 그의 증상이 악화되었다. 견갑골 신경근 조절은 EMG를 통해 처음으로 피드포워드 패턴으로 관찰되었으며, 도수근력검사에서 일반적인 근력 증가는 명백했다. 안정 위치 또는 굴곡 및 외전 중 두 견갑골 방향값도 또한 처음으로 손상되지 않은 게시된 값 내에서 관찰되었다(여전히 감소된 견갑골 상방 회전은 제외). 휴고는 그가 매일 두 번 집에서 정해진 훈련을 마쳤다고 보고하였다. 몇 시간 후, 그는 노트북의 밝기를 무작위로 바꾸는 데 필요한 코드를 성공적으로 발전하였고, 그의 견갑대를 계획대로 확인하고 수정하기 위해 규칙적으로 그 신호를 사용하고 있었다. 그의 견갑대 자세는 분명히 그의 두 상완관절와관절이 가상의 직선에 비해 덜 앞쪽 위치에 것은 처방된 운동법을 충실히 준수한 것으로부터 이득을 얻은 것이 명확하다.

다시, EMG와 운동 시스템 모두의 도움으로, 휴고의 견갑골 V-slide plus 어깨 저항 운동(<30도)의 가정 운동을 재평가하였다. 휴고는 지난주 방문 시 정해진 근육과 운동학적 변수를 이용하여 '가벼운'이라는 인식의 노력으로 9/10의 성공 점수를 얻었고, 이는 휴고의 주관적인 개선 보고서에 의해서 뒷받침된다.

이 세션은 지난주에 시작된 연관 단계 작업을 계속하는 것을 목표로 했다: 하부승모근과 전거근 상호활성을 상부승모근과 통합하고 팔 높이 30도 이상의 어깨 다평면 운동 관절상완 근육과 동시에 조정한다.

- **운동1**: 견갑골 V-slid plus 어깨 움직임(>30도)–휴고는 지난주 운동 3의 운동법을 사용하여 본인이 편안한 선택 속도로 팔을 이마면, 어깨면(견갑면) 및 시상면에서 90도로 올리도록 하였다. 휴고 이 연습의 첫 두 세트에서 그의 노력을 '중등도'와 마지막 두 세트에서 '쉬움'으로 평가했고, 그는 9/10의 성공 점수로 끝냈다.
- **운동 2**: 견갑골 V-slide + 어깨 저항 운동(>30도) [그림 27-6]–운동 1에, 우리는 팔의 90도 높이에서 휴고의 인지된 노력을 '중간'으로 증가시킬 수 있는 Thera-밴드를 사용하여 탄력적인 저항을 추가했다. 7/10의 성공 점수를 얻었다
- **운동 3**: 견갑골 V-slide + 어깨 등척성 운동–앉은 자세에서, 휴고는 그의 상완관절와관절 근육을 변화하는 낮은 부하의 도수 저항에 대항하여 굴곡/신전, 외전/내전 및 내/외회전 등척성 수축을 하면서, 견갑흉부 중립 구역을 유지하고(지난주의 운동 1에서 설명한 5도의 운동학적 허용 오차와 동등한 근전도 수준으로) V-slide 동작을 실시하도록 하였다. 휴고는 '중간'에서 '약간 어려움'으로 분류된 인지된 노력으로 8/10의 성공 점수로 끝을 맺었다.
- **운동 4**: 무릎 푸시업 + –표준 푸시업 자세에서, 양쪽 무릎을 땅에 대고, 휴고는 푸시업 마지막 단계에서 어깨를 완전히 후인하도록 하였다. 동작 수행 시

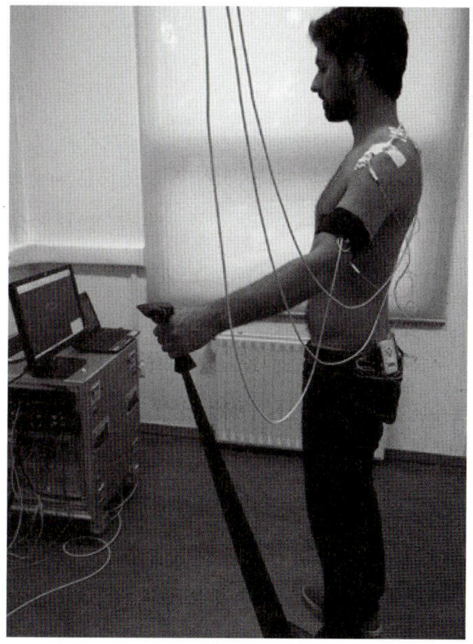

그림 27-6 견갑면에서 견갑골 V-slide + 어깨 저항 운동(>30도)

통증이 없어야 하며 지난주 벽 밀기+운동과 유사하게 스스로 선택한 편안한 속도로 수행하도록 한다. 8/10의 성공 점수는 '중간' 인식의 노력으로 끝을 맺었다.

- **운동 5**: 견갑골 V-slide + 동적 끌어안기 – 양쪽 무릎을 약간 구부리고, 발을 골반 너비만큼 벌리고 벽에 기대어 서서 팔꿈치를 구부리고, 팔은 60도 외전, 45도 내회전하는 동안, 휴고는 양측의 견갑골을 같은 'V' 형태로 미끄러져 움직이고, 두 손이 서로 닿을 때까지 팔을 수평으로 구부려 포옹하는 동작을 시뮬레이션하도록 하고, 천천히 원래 위치로 돌아가도록 하였다. 9/10의 성공 점수는 쉬움 또는 중간 인지된 노력으로 얻어졌다.

모든 운동은 지난주 운동량을 고려하여 실시되었다. 팔이 측면에 있을 때 견갑흉부 중립 범위에 대한 이전 계산은 초기 운동의 표적 견갑골 방향에 사용되었다. 단, 팔을 들어 올릴 때 이러한 계산은 대상 견갑골 방향에 사용할 수 없다. 이를 위해, 통계 회귀 모델(de Groot와 Brand, 2001)이 구현되었는데, 이 모델은 상완골 거상의 각, 거상의 면과 견갑대 시작 위치에 기초하여, 상완골 올림을 통해 견갑골이 있어야 할 위치(즉, 대상 견갑골 방향)를 판단하기 위한 '표준'(즉, 손상이 없는 개인에 대한) 참조(+/−5도 오차)를 생성한다. 휴고는 1세트와 3세트에서만 운동학적 외부 피드백에 접근할 수 있었고, 2세트와 4세트에 대한 피드백은 치료사가 휴고의 운동 성과를 모니터하고 그의 성공 점수에 접근할 수 있는 경우에만 이용할 수 있었다. 이것은 휴고 자신의 내부 피드백 메커니즘에 대한 바이오피드백 의존을 최소화하기 위해 행해졌다. 이 세션의 주된 목표는 연관 단계 훈련의 복잡성을 밀어내고, 우수한 견갑흉추 조절과 지각하는 힘듦의 비율을 줄여서 휴고의 벤치프레스 운동 역학에 가능한 한 가깝게 만드는 것이었다.

임상 훈련 후 재평가 결과, 휴고는 자신의 견갑골 운동학을 조절하고 동시에 관절상완 다평면의 힘을 발휘하는 데 있어 그의 최종적인 성공 점수와 인지된 힘듦 수준의 비율에서 뚜렷이 개선된 것으로 나타났다.

가정 중심 프로그램은 다음과 같았다.

- 견갑골 V-slid + 어깨 저항 움직임(>30도)과 동적 끌어안기 – 견갑골 안정화 활동을 다평면 저부하와 점진적으로 높은 부하로 통합하는 것을 계속 촉진하기 위해 휴고는 하루에 적어도 한 번 4세트 × 10 연습의 반복을 수행하도록 요청받았다.
- 견갑대 정렬 교정 – 휴고는 그가 확인하기 위해 개발한 노트북 밝기 신호를 계속 사용하라는 요청을 받았고, 그러고 나서 필요에 따라 그의 자세를 수정하도록 하였다. 이것으로 그는 자극 전에 오랫동안 잘못된 자세를 취했다고 느꼈는지, 아니면 스크린 자극의 혜택도 없이 주기적으로 견갑대 자세를 교정하고 있다고 느꼈는지 확인하도록 요청을 받았다.
- 헬스장 활동: 휴고에게 지속적으로 헬스장 활동을 하도록 격려하였다. 주 3회씩 유지하며 독점적이고 단조로운 하지 훈련을 피하기 위해 하지를 유산소 운동 사이에 두 가지로 나누기로 실시하게 했다. 휴고에게 무릎 푸시업 플러스, 주관절 푸시업 플러스 운동을 매트 코어 운동에 포함시키고, 그가 이전 헬스장 훈련의 일환으로 이미 하고 있던 복횡근과 복근 운동을 이러한 운동에 통합할 것을 촉구했다.

방문 4 (1주 후) Appointment 4 (1 Week Later)

재평가 Re-Assessment

네 번째 방문에서, 휴고는 매우 의욕적이고 그의 진전에 자신감을 가졌다. 그는 처음으로 지난 주 동안 아무런 증상도 보이지 않았다고 보고했다. 수동 및 능동 상완관절와관절의 굴곡과 외전범위에서 통증이 없었으며, 근력은 검사결과 5/5였다. SPADI와 DASH 점수는 계속해서 기능 개선되는 것을 확인했다. 지난주부터 휴고의 견갑골 신경근 조절은 피드포워드 패턴으로 유지되었고, 처음으로 굴곡 및 외전 시 모든 견갑흉부값이 예상값 안에서 관찰되었다. 통증 유발 검사인 Neer과 Hawkins-Kennedy 충돌 검사에서 음성 결과가 나왔다. 견갑골 V-slide + 동적 안기 운동 중 휴고의 수행을 재평가할 때 '매우 가벼움'으로 인식된 힘을 발휘하여 10/10의 성공 점수를 얻었다.

이러한 결과에 기초하여, 본 세션의 목표는 첫 두 단계의 모터 재학습에서 습득한 운동 기술로부터의 학습의 예상 이전과 함께, 기능 관련 움직임을 계속하는 것이었다. 이러한 목적을 위해, 그의 체육 활동은 (1) 안정화의 활성화를 유지하면서 점진적으로 훈련된 덜 복잡하고 달성 가능한 움직임으로 세분화되었고, (2) 헬스장 외의 활동 및 취미활동 중 견갑골 안정화의 활성화를 유지하도록 휴고는 도전을 계속하였다.

- **운동 1**: 동적 끌어안기–지난주 운동 5와 동일하다.
- **운동 2**: 표준 푸시업 플러스 및 덤벨 벤치프레스–휴고에게 표준 푸시업이나 덤벨 벤치프레스를 하도록 하였으며, 팔꿈치를 완전히 펼 때 어깨의 완전한 후인을 하도록 하였다.
- **운동 3**: 덤벨 숄더 프레스–양쪽 아령을 어깨 앞에 두고 업 라이트(upright) 앉은 자세에서 휴고는 팔꿈치가 거의 완전히 펴질 때까지 머리 위로 밀어 올린 다음 천천히 초기 자세로 돌아가라는 요청을 받았다.
- **운동 4**: 다평면 어깨 저항 움직임–이것은 지난 주 운동 2와 유사하게 수행하다가 팔을 120도까지 올린 상태에서 수행되는 것으로 추가되었다. 또한 저항 내 및 외측 어깨 회전 운동도 팔을 0도의 굴곡과 팔꿈치로 체간에 대고 수행되었다.

모든 운동은 지난주 운동량과 동일한 통계 모델을 사용하여 운동 중 표적의 방향을 예측했으며 허용오차는 5도였다. 이번 세션에서, 휴고는 오직 처음 10번만 반복해서 운동학적 바이오피드백에 접근할 수 있었다. 덤벨은 신경근 조절과 도전 조정을 통해 운동 복잡성을 증가시키는 경향이 있기 때문에 연습 2와 3에서 사용되었다. 무게를 추가함으로써, 운동 2와 3의 강도는 처음 두 세트의 경우 '가벼움'에서 '중간'으로, 마지막 두 세트는 '약간 어려움'에서 '어려움'으로 설정하여 상부승모근보다 하부승모근과 전거근의 효율적인 활동을 할 수 있도록 하였다(Andersen 등, 2012). 모든 중재법에서 성공적인 점수를 획득하였다. 이번 방문의 결과로부터 휴고는 모든 퇴원 기준을 효과적으로 달성하였다. VNRS를 사용한 통증 검사는 0/10, 전체 기능 점수에서 DASH의 경우 2.67/100보다 낮으며 SPADI의 경우 3.66/100보다 낮은 결과값이 나왔다. 기술된 물리치료 관리는 기능에서 임상적으로 유의미하게 증가하였고, DASH와 SPADI 설문지의 경우 각각 10.2점과 13점 이상 증가하였다. 견갑골 정렬과 신경근 조절 및 상완관절와 근력은 이제 정의된 예상값 범위 내에 있었다. '그가 원하는 만큼 운동하기'와 '평소 운동 연습하는 데 드는 시간' 때문에 스포츠 관련 점수만 '조금 어려움'으로 여전히 예상보다 높았다. 우리 둘 다 그가 자신 있게 정상적인 헬스장 루틴으로 복귀하는 것이 일주일 정도 걸릴 것이라는 데 동의했다.

가정 중심 프로그램은 다음과 같다.

- 휴고에게 그의 모든 상지 운동에 견갑골 V-slide 형태를 통합하고 운동 강도를 증가시키기 전에 신경근 조절에 집중하도록 장려하였다.
- 휴고에게 견갑대 자세 인식을 유지하고 오랜 시간 같은 자세로 있는 것을 피하도록 요청하였다.

두 가지 모두 어떠한 유형의 외부 바이오피드백 없이도 수행되어야 한다. 지금부터 3개월 후 후속 방문이 예정되어 있었다.

방문 5 (3달 후) Appointment 5 (3 Months Later)

휴고의 다섯 번째 약속에 대한 1차 및 2차 결과 그리고 특수 검사 결과는 [표 27–2]에 제시되어 있다.

5번의 약속에 걸쳐 측정한 30도 및 90도의 상완흉곽 거상에서 팔의 외전 및 굴곡 동작(task) 동안 비손상 피험자의 평균 정상값(Lawrence 등, 2014)과 비교했을 때 휴고의 견갑흉곽관절 움직임 차이는 [그림 27–7]에 제시되어 있다. 이 후속 방문에서 휴고는 약속 4 이후 아무런 증상도 없다고 보고하였다. 모든 어깨 생리적학적 움직에서 통증이 없고 근육의 힘이 5/5로 유지되었으며, 모든 특수 테스트는 음성이었다. 하부승모근과 전거근 시작, 온셋(onset) 활성화는 피드포워드 패턴이었고, 견갑흉곽 방향값은 게시된 값 내에서 유지되었다. 처음으로 SPADI와 DASH 점수는 0이었다. 휴고는 매주 3회씩 정기적으로 체육 훈련을 하고 있으며, 주로 앉아 있는 동안(즉, 수업 중에) 자신의 자세를 '의식적으로' 교정하고 있다고 보고했다. 다음 연습에서 휴고의 성과를 재평가할 때 10/10의 성공 점수를 얻었다: 엎드린 자세의 견갑골 V-slide, 앉은 자세의 견갑골 V-slide, 테이블 앞에 앉아 있는 견갑골 V-slide, 표준 푸시업 플러스, 벽 푸시업 플러스, 견갑골 V-slide 견갑운동 (<30도), 견갑골 V-slide 어깨 운동 (>30도), 견갑골 V-slide + 동적 안기. 모든 운동은 보고된 '매우 쉬운' 노력으로 실행되었다. [표 27–2]는 1, 2, 3, 4주 및 3개월 후속 조치에서 평가된 1차 및 2차 결과에 대한 개요를 제공한다.

표 27-2

1, 2, 3, 4주 및 3개월 후 후속 조치에서 평가된 1차, 2차 결과 및 스페셜 테스트 결과 개요

	통증	기능			견갑골 정렬	견갑골 신경근 조절		견갑골 운동학		근력		스페셜 테스트	
	Worst	*DASH Overall*	*DASH Sport*	*SPADI*	*Dif*	피드백	*피드포워드*	*외전 Dif*	*굴곡 Dif*	*견흉*	*상완관절와*	*호킨스*	*니어*
Week 1	5/10	28.3/100	56.2/100	19.5	3.2	SA	LT	3,5/3,7	4,9/4,7	4+/4	4/5/4+	+	+
Week 2	4/10	20/100	50/100	16.3	2.8	SA	LT	2,5/2,6	3,1/3,4	4+/4	4/5/4+	+	+
Week 3	3/10	15.8/100	43.7/100	5.9	2.2		LT/SA	1,1/1,4	1,4/1,4	5/4+	4+/5/4+	+*	+*
Week 4	0/10	2.5/100	12.5/100	2.7/100	1.6		LT/SA	1,1/1,3	0,9/1,3	5/5	5/5/5	–	–
Follow-up	0/10	0/100	0/100	0/100	1.9		LT/SA	1,2/1,3	0,8/1,0	5/5	5/5/5	–	–

*스페셜 검사는 관절가동범(ROM)의 끝 + 추가적인 압을 추가시 증상이 악화

DASH, 팔, 어깨, 손의 기능장애; Dif, 30도 및 90도 상완흉곽 올림에서 휴고의 견흉관절 값과 비손상 피험자의 정상(도)의 평균차이, LT, 하부 승모근; SA, 전거근; SPADI, 어깨통증 및 장애 지수.

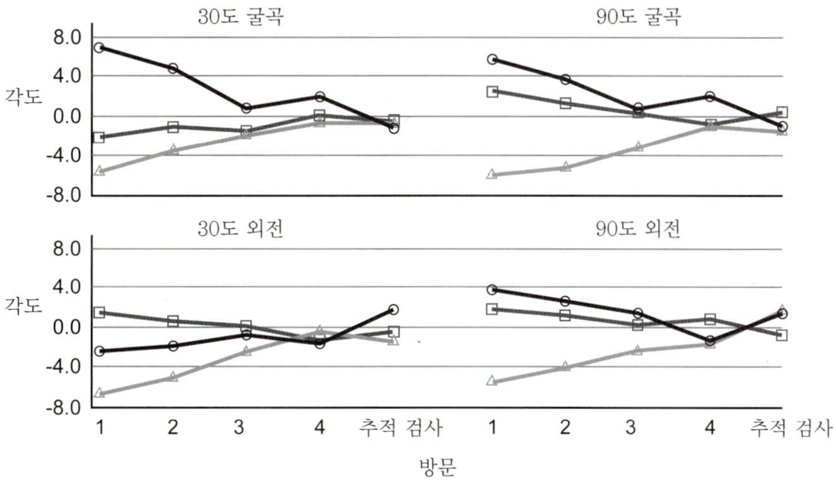

그림 27-7 5번의 약속에 걸쳐 측정한 상완흉곽 30도 및 90도 거상에서의 팔의 외전 및 굴곡 동작 동안 비손상 피험자의 규범값(Lawrence 등, 2014)과 비교했을 때 휴고의 견흉관절 움직임에서의 차이점을 그림에서 제시. 휴고는 처음에 첫 번째 약속에서 과도한 어깨 내회전(원형 선), 상방회전(삼각형 선) 감소, 후방경사(사각형 선)의 패턴을 보여주었고, 다섯 번의 약속에 걸쳐 이러한 운동이상증이 각각 상대적으로 정상화되었다.

추론 질문:

6. 휴고의 경과에 대한 당신의 평가와 현재 존재하는 다양한 통증, 신체적 손상, 신체 인식 및 동기 부여를 고려할 때 환자들이 일반적으로 요구하는 가변 시간에 대한 당신의 의견을 토론하십시오

추론 질문에 대한 답변:

[표 27-2]와 [그림 27-7]을 보면 휴고가 치료에 긍정적인 반응을 보였다는 결론을 내릴 수 있다. 근골격계 어깨통증에 대한 물리치료에 대한 최근 체계적인 고찰(Chester 등, 2013)에서 오직 두 가지 예측요인만이 물리치료 결과와 일관되게 연관성을 입증했다(즉, 통증, 환자 등급 기능 결과, 그 밖의 요인 중): 어깨통증 및 기준 기능 지속시간. 이러한 체계적인 검토와 휴고의 초기 평가 결과를 바탕으로, 나는 휴고가 물리치료에 긍정적인 반응을 보일 가능성이 있다고 예측하였으며 그 이유는 그가 전반적으로 낮은 기준 손상 점수로 인해 더 나은 기능적 결과와 관련이 있을 뿐만 아니라 더 나은 결과와 관련되는 짧은 증상 기간 때문에 가능했던 것이다. 나는 휴고의 규칙적인 스포츠 활동과 높은 동기부여로 인한 신체인식 수준이 움직임 시스템에 초점을 맞춘 이 중재방법의 성공에 결정적인 요인이라고 믿는다. 비록 나는 여전히 휴고의 근력 훈련 이력이 그가 저부하의 방향 안전성 도전에 저항하여 반응하도록 그의 신경근 조절을 빠르게 적응시키고 모델화하지 못했다고 생각하지만, 나는 그의 폭넓은 스포츠 관련 및 운동 이력이 그에게 주어진 운동 제어 학습 과제에 빠르게 적응할 수 있게 해준 신체 인식과 통제 수준을 갖게 했다고 확신한다.

임상추론 해설:

근골격계 어깨통증에 대한 물리치료에 대한 반응 예측과 관련하여 인용된 체계적 고찰(Chester 등, 2013)에서는 두 가지 일관된 예측요인만 확인되었다. 그러나 제1장에서 논의한 바와 같이, 개별 환자의 수준에서도 고려해야 하는 다른 예측 고려사항에는 환자의 문제와 정도, 회복을 촉진하거나 삶의 질을 향상시키기 위해 필요한 변화를 위한 능력과 의지(예 생활방식, 정신사회적 기여요인, 신체적 기여요인)가 광범위하게 포함된다. 다음과 같은 사항을 포함하여 주관적·신체적 검사 및 진행 중인 관리 전반에 걸쳐 개요를 이용할 수 있다.

- 환자의 관점 및 기대(변화에 대한 준비성, 동기 부여 및 자신감 포함)

- 외부 인센티브(예 업무 복귀) 및 의욕을 꺾는것(예 소송, 고용주 지원 부족)
- 활동/참여 제한범위
- 문제의 본질(류머티스 관절염과 같은 신체 장애와 발목 염좌와 같은 국소 인대)
- 병리 및 신체장애의 범위
- 사회적, 직업적, 경제적 지위
- 지배적 통증 유형 존재
- 조직 치유 단계
- 장애의 자극 감응성
- 병력의 기간 및 질병의 진행 정도
- 환자의 일반적인 건강, 나이 및 기존 장애

참고문헌 References

Andersen, C., Zebis, M., Saervoll, C., Sundstrup, E., Jakobsen, M., Sjøgaard, G., et al., 2012. Scapular muscle activity from selected strengthening exercises performed at low and high intensities. J. Strength Cond. Res. 26 (9), 2408–2416.

Aruin, A.S., Latash, M.L., 1995. Directional specificity of postural muscles in feed-forward postural reactions during fast voluntary arm movements. Exp. Brain Res. 103, 323–332.

Bae, Y.H., Lee, G.C., Shin, W.S., et al., 2011. Effect of motor control and strengthening exercises on pain, function, strength and the range of motion of patients with shoulder impingement syndrome. J. Phys. Ther. Sci. 23 (4), 687–692.

Barth, J.R.H., Burkhart, S.S., de Beer, J.F., 2006. 2004 The Bear-Hug test: a new and sensitive test for diagnosing a subscapularis tear. Arthroscopy 22 (10), 1076–1084.

Başkurt, Z., Başkurt, F., Gelecek, N., Özkan, M.H., 2011. The effectiveness of scapular stabilization exercise in the patients with subacromial impingement syndrome. J. Back Musculoskelet. Rehabil. 24, 173–179.

Burkhart, S.S., Morgan, C.D., Kibler, W.B., 2000. Shoulder injuries in overhead athletes. The 'dead arm' revisited. Clin. Sports Med. 19, 125–158.

Chester, R., Shepstone, L., Daniell, H., Sweeting, D., Lewis, J., Jerosch-Herold, C., 2013. Predicting response to physiotherapy treatment for musculoskeletal shoulder pain: a systematic review. BMC Musculoskelet. Disord. 14, 203.

Comerford, M.J., Mottram, S.L., 2001. Functional stability re-training: principles and strategies for managing mechanical dysfunction. Man. Ther. 6 (1), 3–14.

Comerford, M., Mottram, S., 2012. Kinetic Control: The Management of Uncontrolled Movement, first ed. Churchill Livingstone, Edinburgh.

Crow, J., Pizzari, T., Buttifani, D., 2011. Muscle onset can be improved by therapeutic exercise: a systematic review. Phys. Ther. Sport 12 (4), 199–209.

de Groot, J.H., Brand, R., 2001. A three-dimensional regression model of the shoulder rhythm. Clin. Biomech. 16 (9), 735–743.

Delp, S.L., Anderson, F.C., Arnold, A.S., Loan, P., Habib, A., John, C.T., et al., 2007. OpenSim: open-source software to create and analyze dynamic simulations of movement. IEEE Trans. Biomed. Eng. 54 (11), 1940–1950.

Dvir, Z., Berme, N., 1978. The shoulder complex in elevation of the arm: a mechanism approach. J. Biomech. 1, 219.

Ekstrom, R.A., Donatelli, R.A., Soderberg, G.L., 2003. Surface electromyographic analysis of exercises for the trapezius and serratus anterior muscles. J. Orthop. Sports Phys. Ther. 33 (5), 247–258.

Fitts, P.M., Posner, M.I., 1967. Human Performance. Brooks/Cole Pub. Co., Belmont, CA.

Gerber, C., Krushell, R.J., 1991. Isolated rupture of the tendon of the subscapularis muscle: clinical features in 16 cases. J. Bone Joint Surg. Br. 73B, 389–394.

Glover, S., 2004. Separate visual representations in the planning and control of action. Behav. Brain Sci. 27 (1), 3–78.

Haik, M.N., Alburquerque-Sendín, F., Camargo, P.R., 2014. Reliability and minimal detectable change of 3-dimensional scapular orientation in individuals with and without shoulder impingement. J. Orthop. Sports Phys. Ther. 44 (5), 341–349.

Hawkins, R.J., Kennedy, J.C., 1980. Impingement syndrome in athletes. Am. J. Sports Med. 8, 151–158.

Karduna, A.R., McClure, P.W., Michener, L.A., Sennett, B., 2001. Dynamic measurements of three-dimensional scapular kinematics: a validation study. J. Biomech. Eng. 123, 184–190.

Kendall, F., McCreary, E., Provance, P., 1993. Upper extremity and shoulder girdle strength tests. In: Kendall, F., McCreary, E., Provance, P. (Eds.), Muscles: Testing and Function, With Posture and Pain, fourth ed. Williams and Wilkins, Baltimore, Maryland, pp. 235–298.

Kibler, W.B., Ludewig, P.M., McClure, P.W., et al., 2013. Clinical implications of scapular dyskinesis in shoulder injury: the 2013 consensus statement from the 'scapular summit'. Br. J. Sports Med. 47, 877–885.

Kim, S.H., Ha, K.I., Ahn, J.H., Kim, S.H., Cho, H.J., 2001. Biceps Load Test II: a clinical test for SLAP lesions of the shoulder. Arthroscopy 17 (2), 160–164.

Lawrence, R.L., Braman, J.P., Laprade, R.F., Ludewig, P.M., 2014. Comparison of 3-dimensional shoulder complex kinematics in individuals with and without shoulder pain, part 1: sternoclavicular, acromioclavicular, and scapulothoracic joints. J. Orthop. Sports Phys. Ther. 44 (9), 636–645.

Leal, S., Cavalheiro, L., 2001. Constant Score and Shoulder Pain and Disability Index (SPADI) – Cultural and linguistic adaptation. [thesis]. Portugal: School of Technology and Healthcare of the Coimbra Polytechnic Institute.

Lewis, J.S., 2009. Rotator cuff tendinopathy/subacromial impingement syndrome: is it time for a new method of assessment? Br. J. Sports Med. 43, 259–264.

Ludewig, P.M., Cook, T.M., 2000. Alterations in shoulder kinematics and associated muscle activity in people with symptoms of shoulder impingement. Phys. Ther. 80, 276–291.

Ludewig, P.M., Hoff, M.S., Osowski, E.E., Meschke, S.A., Rundquist, P.J., 2004. Relative balance of serratus anterior and upper trapezius muscle activity during push-up exercises. Am. J. Sports Med. 32 (2), 484–493.

Ludewig, P.M., Reynolds, J.F., 2009. The association of scapular kinematics and glenohumeral joint pathologies. J. Orthop. Sports Phys. Ther. 39 (2), 90–104.

Lui, S.H., Henry, M.H., Nuccion, S.L., 1996. A prospective evaluation of a new physical examination in predicting glenoid labral tears. Am. J. Sports Med. 24 (6), 721–725.

MacDermid, J.C., Ghobrial, M., Quiron, K.B., et al., 2007. Validation of a new test that assesses functional performance of the upper extremity and neck (FIT-HaNASA) in patients with shoulder pathology. BMC Musculoskelet. Disord. 8, 42.

Magarey, M.E., Jones, M.A., 2003. Dynamic evaluation and early management of altered motor control around the shoulder complex. Man. Ther. 84, 195–206.

Magarey, M.E., Jones, M.A., 2003a. Specific evaluation of the function of force couples relevant for stabilization of the glenohumeral joint. Man. Ther. 8 (4), 247–253.

Magarey, M.E., Jones, M.A., 2003b. Dynamic evaluation and early management of altered motor control around the shoulder complex. Man. Ther. 8 (4), 195–206.

Mottram, S.L., 1997. Dynamic stability of the scapula. Man. Ther. 2, 123–131.

Neer, C.S., Welsh, R.P., 1977. The shoulder in sports. Orthop. Clin. North Am. 8, 583–591.

O'Brien, S.J., Pagnani, M.J., Fealy, S., McGlynn, S.R., Wilson, J.B., 1998. The active compression test: a new and effective test for diagnosing labral tears and acromioclavicular joint abnormality. Am. J. Sports Med. 26 (5), 610–614.

Roy, J.S., Moffet, H., McFadyen, B.J., et al., 2009. Impact of movement training on upper limb motor strategies in persons with shoulder impingement syndrome. Sports Med. Arthrosc. Rehabil. Ther. Technol. 1, 8.

Santos, J., Gonçalves, R., 2006. Cultural adaptation and validation of Portuguese version of the Disabilities of the Arm, Shoulder and Hand – DASH. [thesis]. Portugal: School of Technology and Healthcare of the Porto Polytechnic Institute.

Scheibel, M., Magosch, P., Pritsch, M., Lichtenberg, S., Habermeyer, P., 2005. The Belly-Off sign: a new clinical diagnostic sign for subscapularis lesions. Arthroscopy 21 (10), 1229–1235.

Seth, A., Matias, R., Veloso, A., Delp, S., 2016. A biomechanical model of the scapulothoracic joint to accurately capture scapula kinematics during shoulder movements. PLoS ONE 11 (1).

Shumway-Cook, A., Woolacott, J., 2001. Motor learning and recovery of function. In: Shumway-Cook, A., Woolacott, J. (Eds.), Motor Control: Theory and Practical Applications, second ed. Lippincott, Philadelphia.

Smart, K., Blake, C., Staines, A., Thacker, M., Doody, C., 2012. Mechanisms-based classifications of musculoskeletal pain: Part 3 of 3: symptoms and signs of nociceptive pain in patients with low back (+/-leg) pain. Man. Ther. 17, 352–357.

Struyf, F., Nijs, J., Mollekens, S., et al., 2013. Scapular-focused treatment in patients with shoulder impingement syndrome: a randomized clinical trial. Clin. Rheumatol. 32, 73–85.

Worsley, P., Warner, M., Mottram, S., Gadola, S., Veeger, H.E., Hermens, H., et al., 2013. Motor control retraining exercises for shoulder impingement: effects on function, muscle activation, and biomechanics in young adults. J. Shoulder Elbow Surg. 22 (4), 11–19.

Wu, G., van der Helm, F.C.T., Veeger, H.E.J.D., et al., 2005. ISB recommendation on definitions of joint coordinate systems of various joints for the reporting of human joint motion-Part II: shoulder, elbow, wrist and hand. J. Biomech. 38, 981–992.

28 오른쪽 다리 무감각이 있는 만성 요통을 지닌 농부의 급성 악화

Acute Exacerbation of Chronic Low Back Pain With Right-Leg Numbness in a Crop Farmer

Christopher R. Showalter • Darren A. Rivett • Mark A. Jones / 김영민

주관적 검사 Subjective Examination

밥(Bob)은 52세의 농부였다. 그는 만족스러운 결혼생활을 하고 있고, 10대인 두 자녀를 키우고 있다. 밥은 7,300m^2(1800ac)의 농장에서 하루에 보통 12~14시간 동안 일을 하였다. 여러 가지 장비와 기계를 사용하는데, 장비는 주로 앉아서 조작하게 되어 있다. 앉아 있다가 간간히 무거운 장비를 기계로부터 부착 또는 분리해야 하고 때때로 약 70kg(125lb) 정도의 무거운 무게를 들어올려야 한다. 그의 주로 오랜 시간 앉아서 생활하며, 어떠한 스포츠나 운동도 규칙적으로 하지 않았다.

밥은 우리 클리닉에 다니던 환자였던 그의 친구의 권유로 클리닉에 방문하게 되었는데, 그는 "나는 내 허리 문제에 대하여 어떤 일이 일어날 수 있는지 알기 위하여 이곳에 왔습니다"라고 말하면서 첫 번째 세션을 시작하게 되었다. 그는 그의 정규 카이로프락터가 통증에 도움이 되지 않았기 때문에 이번 상담이 아마도 별로 도움이 되지 않을 것이라고 생각된다고 말하였다. 밥은 두 번째 견해를 얻는 것도 해롭지 않을 것이라는 생각에 응하게 되었고 상담을 계속하는 데 동의하게 되었다. 그는 허리통증과 오른쪽 다리에 12주간 무감각이 있어 왔다고 설명하였다.

통증의 부위, 형태 및 본질 Area, Nature and Type of Pain

밥은 그의 통증이 하루 중 대부분 6/10 정도였으며, 밤에는 8/10로 증가한다고 하였다. 통증은 아침에 나빠졌다(8~9/10). 그는 깊고, 날카롭고, 에는 듯한 통증을 보고하였고, 오른쪽 허리에 팽팽한 당김이 있다고 하며 오른쪽 L4–5 사이를 가리켰다. 그는 또한 오른쪽 대퇴 앞쪽과 바깥쪽, 뒤쪽 종아리에 무감각뿐만 아니라 오른쪽 다리에 약화와 무력감(giving way)를 보고하였다[그림 28–1].

밥은 2일 전에 의사로부터 처방받은 750mg의 아세트아미노펜(비아편성 진통제)과 15mg의 옥시코돈(마약성 진통제), 그리고 5mg의 프레드니손(스테로이드성 소염제)을 오후 10시경에 복용하고 침대에서 쉬었다. 그는 보통 바로 누워서 자는 것을 선호하지만 최근 몇 개월은 왼쪽으로 누울 때만 편안하다는 것을 알게 되었다. 그는 보통 새벽 2시경에 8/10의 통증으로 잠에서 깨어 아세트아미노펜과 옥시코돈을 추가로 복용하였다. 밥은 다시 잠들기에 편안한 자세를 찾을 수 없었고, 그의 부인을 깨우지 않으려고 비스듬히 기대는 의자에서 잠을 청해 본다고 하였다. 그는 밤잠을 설치고 결국 아침 6시경에 8~9/10의 통증으로 깨는데, 등이 뻣뻣하고 녹이 슨 것처럼 느껴진다고 하였다. 통증이 더 심해짐에 따라 잠자기 전을 포함하여 계속해서 하루 중 3번 더 약을 복용하였다. 밥은 계속 일을 해야만 한다고 느끼는 것이 약의 양과 형태에 관련이 있다고 하였다. 그는 특히 옥시코돈에 중독된 것 같다고 하였다.

통증 행태 및 민감성 Pain Behavior and Irritability

밥은 요통이 아침에 깨면서 가장 심하다고 하였다(8~9/10). 그는 뜨거운 샤워와 투약을 곧바로 시작함으로써 아침 통증을 감소시킬 수 있다고 하였다. 요통은 하루 종일 달라지며, 전반적으로 6/10이지만 트랙터나 경운기에서 30분 이상 앉아 있거나, 15분 이상 서 있는 등 비활동적인 자세를 지속할 때 나빠졌다. 통증이 한번 증가되면 초기 수준으로 진정되는 데 약 1시간이 소요되는데, 지속적인 앉거나 선 자세를 중단하고 천천히 부드럽게 걸으면서 허리를 계속 움직여야 한다. 밥은 처방받은 대로 약을 복용하고 있으나 가끔 그의 통증이 심해질 때 하루 중 2~3번은 아세트아미노펜 750mg을 추가적으로 자가처방한다. 그는 계속 움직이며 그의 허리에 '윤활작용을 일으킴으로써' 더 좋아지게 할 필요가 있다고 느꼈다. 그의 통증 행태의 결과로서, 밥은 30분 이상 앉아 있지 않고, 15분 이상 서 있지

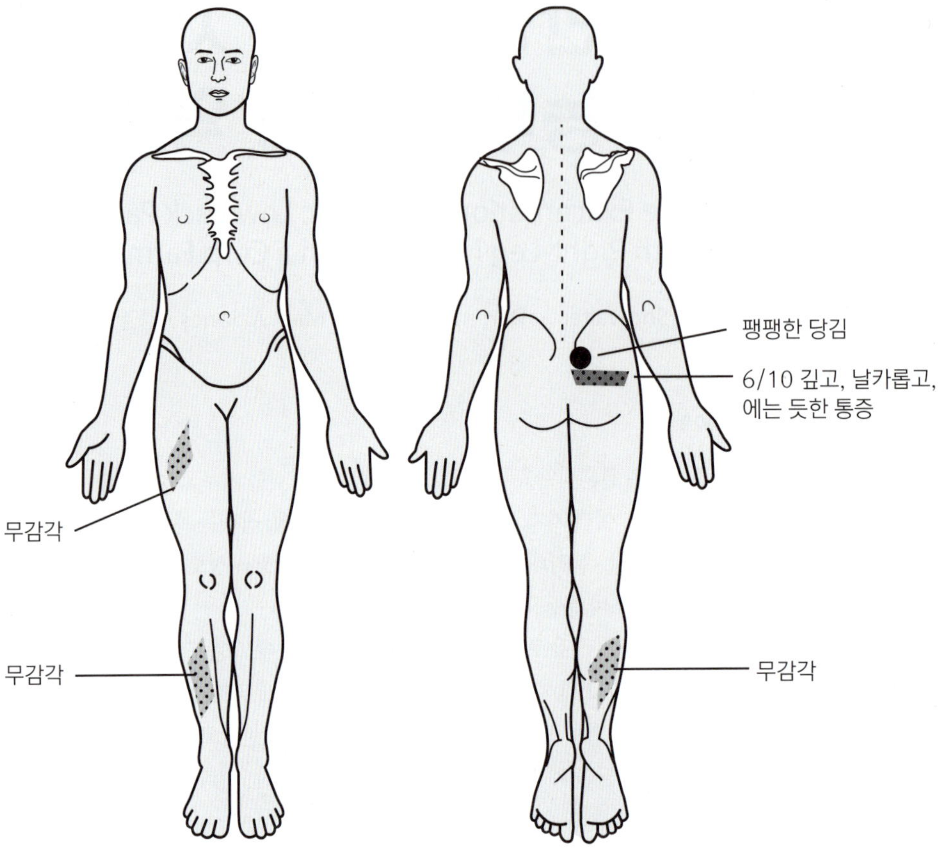

그림 28-1 증상을 나타내는 신체차트

않는 것으로 그의 근무일정을 수정하였다. 이러한 활동들은 약 2~3분 동안 짧은 거리를 천천히 걸으면 중단되었다. 이것은 그의 통증을 4/10로 완화시켰으나 지속시간은 짧았다. 이런 근무일정은 일의 생산성에 상당한 영향을 미쳤다.

추론 질문:

1. 이 초기단계 상담에서 당신의 생각을 요약할 수 있습니까? 특히 이런 경우 통증의 형태를 논할 수 있습니까?

추론 질문에 대한 답변:

밥의 경우에 장애(disorder)의 핵심 본질은 기능장애(disability)였다. 그의 문제는 그의 생활방식, 수면, 그리고 작업능력과 그의 가족 부양에 상당한 영향을 미쳤다. 이러한 문제는 그가 오른쪽 다리의 약화와 무력감(giving way)의 느낌으로 트럭이나 트랙터, 경운기에 오르내리는 데 불편함이 증가하였다고 보고한 것으로 명백해졌다. 밥은 상대적으로 단순한 과업에 상당한 힘이 드는 것 같았고, 그는 과업을 수행하면서 자신의 통증이 증가한다고 보고하였다. 이로 인해 약물의 추가적인 섭취가 필요해졌다.

밥이 보고한 통증의 종류는 유해수용기성 병리–역학적(뻣뻣함–우세) 형태와 유해수용기성 병리–염증성(통증–우세) 형태 모두를 가지고 있었다(Maitland, 2005a). 역학적 유해수용기성 통증은 전형적으로 움직임에 의한, 특히 범위의 끝을 향할 때의 통증의 특징이 있으며, 역학적 문제의 통증은 정상 범위를 제한한다. 역학적 통증과 운동의 범위는 종종 능동 및 수동 운동으로 향상되며, 일반적으로 하루 중 후반에 악화된다. 역학적 통증은 일반적으로 평상시의 제한을 넘어선 압박, 신장 또는 긴장된 조직에 의해 발생한다. 이로 인해 환자는 밤에 깨어날 수 있으며 보통 수면 자세를 바꾸면 빠르게 사라지므로 환자는 다시 수면으로 돌아가게 된다.

병리-염증성 유해수용기성 통증은 보통 운동의 초기에서 중간 범위에서의 통증의 특징이 있으며, 특별히 선호되는 방향 없이 일부 움직임으로 악화된다. 염증성 통증은 화학적으로 중재되거나, 중추적으로 유발되거나 둘 다일 수 있다. 염증성 통증은 보통 휴식이나 비활동 후에, 특히 잠을 잔 후 아침 일찍 악화된다. 염증성 통증은 밤에 환자를 깨우고, 수면 자세를 변화시키기 위하여 반복해서 시도함에도 불구하고 수면으로 돌아가기 어려울 수 있다.

밥은 이번에 염증성 통증이 두드러진 두 종류의 통증 특징을 나타내었다.

추론 질문:

2. 밥의 상태는 꽤 민감성을 나타낸다. 당신은 이에 관하여 당신의 추론 과정과 이에 따라 신체검사를 어떻게 수정할 계획인지 논해주십시오

추론 질문에 대한 답변:

Maitland (2005a)는 민감성의 개념을 움직임에 대한 세 가지 관련된 요소의 측면에서 환자의 반응으로 기술하였다: (1) 얼마나 많은 활동, 또는 어떤 활동이 얼마나 격렬하게 수행되었는가; (2) 얼마나 많은 증상 유발이 일어났는가; 그리고 (3) 증상이 초기 수준으로 회복되기 위한 시간. 민감성의 개념의 핵심 가치는 그것이 환자에 대한 이학적 검사와 이어지는 치료의 활력을 안내하는 것이다. 민감한 양상의 환자는 모든 움직임과 검사가 수행되지 않고, 움직임의 필수적인 요소만 검사되는 수정된 신체적 검사가 필요할 수 있다. 환자는 통증의 첫 번째 발생(P1)을 넘어서서 움직이지 않도록 적절한 지시를 받아야 한다. 마찬가지로, 치료사는 환자의 통증이 완전하게 재생되는 것을 기대하지 않도록 한다. 그렇게 되면 증상이 악화되어 통증이 초기 수준으로 가라앉는 데 시간이 걸리게 되고, 검사를 종료하게 될 수도 있고, 다른 검사 결과로 가려질 수 있다. 민감성 양상의 관리에서 치료는 한 판 중재(bouts of intervention)의 횟수 제한뿐 아니라 간단하게 수행하고, 통증 없이 가능한 움직임의 초기에서 중간 범위로 수정될 필요가 있다. 한 판 중재는 특정 중재를 적용하는 데 드는 시간의 양이다(예 30초). 그러므로 민감성 양상은 종종 짧은 한 판(20~30초)에 반응하며, 어떠한 주어진 치료 세션에서 제한된 한 판 횟수에 반응한다. 민감성 문제의 조기관리에서 큰 성과를 시도하려고 하면 증상의 악화와 이전 세션에서 획득한 통증, 가동범위, 그리고 기능에서 역행하는 결과가 초래될 수 있다. 유용한 발전적 해결방법은 그렇지 않다고 입증될 때까지 모든 문제는 민감성이라고 간주하는 것이다. 이 개념은 환자가 첫째 날에 과하게 검사되거나 치료되지 않도록 하는 데 도움이 된다. 진정한 민감성의 정도는 두 번째 치료 시 환자에게 다음과 같은 증상 반응에 대한 특정 질문을 하는 동안 더 확실해진다. (1) 치료 즉시, (2) 치료 몇 시간 후, (3) 잠자는 동안, (4) 아침 일찍, (5) 치료받으러 오는 중에. 이 정보는 진정한 민감성을 더 깊이 이해하도록 해 준다.

밥은 비교적 짧은 기간 앉거나 선 자세로 통증이 증가하였고, 증가된 수준으로 1시간 지속된다는 그의 보고를 바탕으로 그의 상태는 민감성이었다. 민감성의 개념은 중등도의 평가자 간 신뢰도(Barakatt 등, 2009a)를 나타내어 왔다. Roland-Morris 장애 설문지와 같은 현재 임상적으로 사용되는 요통 특징의 입증된 측정법이 민감성의 Maitland의 개념을 적절하게 잡아낼 수 있다고 여겨져 왔다(Barakatt 등, 2009b). 2012년 RCT (Cook 등, 2012a)에 의하면 초기 평가에서 민감성의 존재는 (1) 오스웨스트리 장애지수(Oswestry Disability Index), (2) 숫자 통증 등급 척도(numerical pain rating scale), (3) 보고된 회복률(reported rate of recovery) 그리고 (4) 전체적인 방문횟수에 있어서 부정적 예후의 표지자가 된다는 것을 발견하였다.

임상추론 해설:

제1장에서 설명한 대로, 근골격계 임상가가 평가하고 인지할 필요가 있는 3가지 형태의 통증은 유해수용기성 통증(염증이 있거나 없는), 신경병리학적 통증, 그리고 부적응의 중추신경계 민감화 또는 유해가소성 통증(nociplastic pain)이다(Gifford 등, 2006; IASP, 2017; Nijs 등, 2014; Wolf, 2011). 이곳에서 제공된 밥의 통증에 대한 서술은 유해수용기-우세 통증 형태와 일치한다.

민감성에 대한 분석은 신체검사와 치료에 대한 주의점와 금기증에 관한 가설범주 판단을 알린다. 제1장에서 설명한 대로, 이 답과 일치되는, 이 임상적 판단은 다음을 확인해 준다:

- 신체검사가 모두 수행되어야 할지 아닐지(추가적인 의학적 진찰/조사를 위해 즉각 의뢰하기와 대비하여) 그리고 만일 그렇다면 환자의 증상을 악화시킬 위험을 최소화하여 안전하게 수행될 수 있는 검사의 범위
- 특정 안전성 검사가 적용될 것인지 아닌지(즉 경부 동맥 장애 검사, 신경학적 검사, 혈압/심박수, 불안정성 검사, 등)
- 어떠한 치료가 착수되어야 할지 아닐지(추가적인 진찰/조사를 위해 의뢰하는 것에 대하여)
- 계획된 어떠한 신체적 중재의 적절한 양/강도

악화와 완화 요인 Aggravating and Easing Factors

밥은 앉기, 앞으로 구부리기와 서기를 포함한 그의 상태를 악화시키는 요소를 보고하였다. 그의 통증은 때때로 잠깐 동안 앉거나 걷는 동안 앞으로 구부림으로서 회복될 수 있었다. 비록 이 움직임이 그의 통증을 약간 감소시키더라도 효과는 오래 지속되지 않았다.

과거와 현재 병력 Past and Present History

밥은 약 18년 동안 매달 카이로프락틱 치료를 받아 왔다. 그는 일반적으로 한 달에 한 번 또는 허리가 어떻게 느껴지는가에 따라서 때때로 더 여러 번 카이로프락터를 방문하였다. 치료는 일상적으로 허리, 흉추, 그리고 경추 부위에 과압력 도수교정으로 구성되어 있었다. 그는 어떠한 치료 후 조치나 가정운동 프로그램을 지시받은 적이 없었다. 그는 카이로프락터가 약간의 통증을 감소시켜 주었고 이러한 효과는 2~3일 정도 지속된다고 느꼈으나 그는 왜 자신의 허리가 통증이 없었던 시점까지 좋아지지 않는 것인지 궁금해 하였다.

12주 전부터는 증가된 강도의 요통과 오른쪽 다리의 저림이 나타나기 시작하였다. 이러한 변화를 촉발시키는 증거는 없었다. 밥은 두 명의 다른 카이로프락터에게 주당 2~3번 8주 동안 카이로프락틱 치료를 청하였다. 밥은 물리치료로 의뢰되기 전 4주 동안은 이러한 카이로프락틱 치료를 중단하였는데, 통증을 견딜 수 없었고 무감각이 점점 나빠짐에 따라 2일 전에 그의 1차 진료의사를 만났다. 의사는 약을 처방해 주고 허리 MRI를 의뢰하였다.

약물과 특수 질문 Medication and Special Questions

밥은 요통으로 매일 4번(QID) 프레드니손(QID) 20mg과 아세트아미노펜(QID) 750mg, 그리고 옥시코돈(QID) 15mg을 복용하였다. 밥은 다른 약물복용이나, 건강문제 또는 위험신호가 없었다. 그는 어떠한 척수 압박이나 마미증후군도 부인하였다. 척수의 어떠한 형상화도 얻을 수 없었다.

영상 Imaging

MRI 촬영이 처방되었으나 비용이 수반되어 하지 않았다.

자가보고 설문지 Self-Report Questionnaires

밥은 치료 전에 기준치로 몇 가지 자가보고 서식을 작성하여 다음과 같은 결과가 나왔다.

- 숫자 통증 등급 척도(NPRS): 현재 통증 6/10; 아침에 나빠짐(8/10) (해석: 중등도 통증)
- 수정된 오스웨스트리 장애지수(Modified ODI): 56% (해석: 심한 장애)
- 공포 회피 반응 설문지(작업 세부항목)(FABQW): 24/42 (해석: 어느 정도의 두려움과 회피 믿음이 환자에게서 보임)

추론 질문:

3. 당신이 이 경우와 관련성을 고려할 만한 어떠한 심리사회적 쟁점이 있는가? 만일 그렇다면 전반적인 진단, 관리, 그리고 예후에 이것들이 얼마나 영향을 미칠 것인가?

추론 질문에 대한 답변:

밥은 극기심이 강한 농부의 전형이었다. 그는 자신의 일을 수행하는 데 최소의 불평을 하면서 통증을 견디려 하였다. 그는 통증을 회복하고 그의 생활을 되찾고 싶어 하였다. 그는 약물중독 가능성과 더 악화되는 요통으로 농사일과 그에 따른 가족의 경제적 안위를 우려하였다. 그의 상태에 영향을 미칠 수 있는 이차적인 이득이나 심리적 위험신호의 증거는 없었다. 초기 검사의 시작에서부터 극복하기 위한 장애물이 없었다. 밥은 여러 번의 카이로프락틱이 도움이 되지 않았기 때문에 물리치료 중재의 잠재적 가치에 대하여 회의적인 태도를 표현하고 있었다. 나는 두 체계가 다르며, 나의 목적은 그가 치료를 통하여 통증을 느끼지 않게 하는 것뿐 아니라 그가 일할 때 자신의 통증을 다룰 수 있도록 하는 전략임을 일찌감치 우리의 첫 번째 치료에서 고려할 요소로 삼았다. 그리고 가장 중요한 것은 분명한 전략과 그의 재활을 극대화하기 위해 수행할 수 있는 가정운동 그리고 잠재적으로 추가적인 악화와 추가적인 물리치료나 다른 치료에 대한 필요성을 최소화하는 것이었다.

극복해야 할 또 다른 장벽은 허리에 대한 전체적이거나 특정한 운동의 가치 또는 그의 척추에 대한 가정관리에 관한 조언이 부족한 채로 그에게 수행된 수동적으로 받는 것이 강조된 18년간의 치료 병력이었다.

밥의 치료에 중요한 요소는 그의 상태에 관한 그의 걱정에 두고, 그의 상태의 본질에 대하여 교육하고, 자가치료를 위한 전략을 채택하도록 능력을 주고 독려하며, 그의 수동적인 정신 자세의 본질적인 가치와 그의 상황을 개선하기 위한 자발성을 강조할 필요가 있었다.

추론 질문:

4. 당신은 주관적 검진에 따른 당신의 임상적 가설을 설명할 수 있습니까? 신체검사 계획의 수단으로서 당신이 사용할 어떠한 특정 체계가 있습니까?

추론 질문에 대한 답변:

'Maitland−Australian 개념'을 사용하는 많은 치료사는 8가지 임상적 가설범주(Jones과 Rivett, 2004)를 통하여 환자의 병력으로부터 주관적 자료를 걸러내어 가치가 있는 것을 찾는다. 이러한 중간의 진행 중인 단계는 적절한 임상적 자료의 반영과 신체검사를 적절하게 계획하기 위한 기회를 제공한다. 이 단계에서 확정되고, 수정되고, 부인되거나 또는 새롭게 형성되는 임상적 가설은 신체검사에서 검증된다. 이경우와 관련된 8가지 범주는 다음의 세부항목에서 제공된다.

1. 가능성과 제약(Capabilities and Restrictions)

가능성:

- 최대 30분 동안 기계를 운전할 수 있다.
- 증상이 증가된 시기를 인식하고, 작업을 중단하고 통증의 추가적인 증가를 막기 위하여 가볍게 걷는다.
- 매일의 대부분의 작업에 대한 일정을 수정할 수 있다.

제약:

- 30분 이상 기계를 운전할 수 없다.
- 수정된 작업일정으로 모든 일상의 업무를 완성하기에 시간이 더 오래 걸린다.
- 잠자리에서 밤새 잘 수가 없다.

이러한 가능성과 제약의 인지를 바탕으로 치료사와 환자가 협력적으로 재평가와 장단기 목표에 대한 현실적인 기준점을 설정할 수 있다. 또한 환자에게 의미 있는 전체적인 향상의 기능적 측정의 사용을 촉진한다.

2. 환자의 기대(Patient Perspectives)

Sacket는 '임상전문가가 최선의 도움이 되는 연구 증거, 그리고 환자의 가치를 통합'하는 근거에 기초한 의학, 또한 근거에 기초한 실행을 설명하였다(Sackett, 1998).

밥은 우호적이며 상당히 동기부여가 되어 있고, 예후 지표가 매우 좋았다. 물리치료의 역할과 잠재적 효과에 대한 회의론은 극복하기 위한 초기의 장벽이었다. 환자 교육과 치료사와 환자 간의 협력적인 관계를 발전시키는 것이 이 사례에서 중요한 초기 목표가 된다. 장애의 재활에 그의 능동적 참여를 자극하기 위하여 그리고 그의 상태에 관한 의사결정 과정에서 밥이 관여하도록 독려하는 것은 중요하다. 특히 그가 자가치료의 가치와 지속적이고 적절한 운동체계를 이해할 수 있도록 힘을 실어주기 위해 강조할 필요가 있었다.

3. 증상 생성(Symptom Production)의 기전
   - 허리에서 기인한 말초증상이 존재한다.
   - 그 당시 중심 증상은 분명하지 않았다.
   - 그 당시 자율신경 증상은 불분명하였다.
   - 그 당시 부정적 정서 증상이 있을 것 같지 않았다.

4. 증상의 근원

   역학적 그리고 염증성 통증 둘 다의 증거가 있었다. 가능성이 있는 근원 조직은 다음과 같았다: 허리 디스크, 신경근 충돌, 압박 그리고/또는 유착, 요추와 추간관절의 척추증과 골관절염, 신경역동학적 비정상, 근경직, 긴장, 약화와 기능적 척추 불안정(운동조절 장애)

5. 기여요인 또는 선행요인

   기여요인은 다음과 같다: 여러 가지 기계 사용의 인체공학적 설계, 특정 자세에서 쓰이는 시간적 프레임, 농장 업무의 본질(지속적 앉은 자세, 무거운 것 들기, 오랜 시간).

   선행요인은 다음과 같다: 좋지 않은 자세, 좌식 생활방식, 그리고 규칙적인 운동 부족

6. 물리치료 검사와 치료에 주의사항과 금기증

   밥은 민감성의 양상을 나타내고 있었다. 그러므로 초기 신체검사를 필수적인 요소만으로 제한하며, 활기를 제한하고 증상을 주의 깊게 감시하는 것이 중요하다.

   장애의 안정성은 지금은 알 수 없다. 밥의 상태에 대하여, 특히 초기 치료에 대한 그의 반응에 대하여 더 많은 정보를 확인할 때까지 신중하게 조심스럽게 접근하는 것이 적절하다. 전술한 바와 같이 민감도는 그렇지 않다는 것이 입증될 때까지 중대한 요소가 있는 것으로 가정한다.

7. 관리

   밥은 수년에 걸쳐 순간밀기 도수교정 치료를 많이 받아 왔다; 그러므로 인대, 관절낭, 그리고 다른 구조에서 의인성(iatrogenic)(중재로 인한) 척추분절 느슨함의 가능성을 고려하는 것이 합당하다. 지금은 순간밀기(thrust) 도수교정이 허용될 것 같지 않다. 환자는 어떠한 사전 충고나 허리 가동성, 통증 경감, 또는 분절 안정성과 신경근 조절을 위해 고안된 운동의 처방을 거부하였다. 밥은 주로 앉아서 일하는 작업, 일상적 운동의 부족 등 이미 설명한 여러 요인 때문에 그의 요추 안정성이 발휘되지 못하는 운동조절을 가지고 있었다.

8. 예후

   밥은 종합적으로 긍정적 예후 표식자의 특성을 나타내었다. 그는 유급의 자영업을 하고 있었고, 안정적이고 사랑스러운 관계가 있었으며, 전반적인 건강상태가 좋았고, 성격이 낙천적이었으며, 그가 즐기는 농장일과 생활이 좋아지기를 진심으로 원하였다.

   부정적 예후 표식자도 또한 있었다. 여기에는 특히 그의 상태의 심각성과 만성이 포함된다. 그것은 현실적으로 진행성이며 척추에서 기인된 말초 증상을 보였고, 56%의 ODI 점수와 24/42의 FABQW는 심한 장애를 나타낸다. 이미 진술한 바와 같이 민감성은 다수의 영역에 미치는 부정적 예후 표식자이다(Cook 등, 2012a).

추론 질문:

5. 당신의 주관적 검사는 당신의 신체검사를 계획하는 방법을 제공하였다. 당신의 신체검사의 목적과 어떻게 Maitland 접근법이 평가의 이 부분에서 이용되는지 더 명확하게 논할 수 있습니까?

추론 질문에 대한 답변:

Maitland 개념의 맥락 내에서 신체검사의 목적은 다음과 같다:

- 주관적 검사에서 발전된 임상적 가설을 확정, 거부 또는 수정한다.
- 신체검사를 하는 동안 새로운 가설을 발전시킨다
- 이어지는 재평가를 위한 기준점으로서 사용되는 움직임을 정한다.
- 환자의 '비교할 만한 징후(comparable sign, CS)'를 재현한다.
- 잠재적인 치료기법을 확인한다.

Geoffrey Maitland는 1971년에 비교할 만한 징후를 움직임으로 '환자의 통증을 재생하는 것'으로 처음 설명하였으며(Maitland, 1971), 그는 이것을 1991년에 '신체검사의 목적은 움직임으로 적절한(해부학적) 부위에서 비정상적인 반응이나, 장애에 적합할 때 증상이 재생되는 것'으로서 더 개선하였다(Maitland, 1991). CS는 도수치료에서 Maitland 접근법의 핵심 원리 중 하나이다. Maitland는 그의 저술에서 검사 움직임은 환자의 증상에 영향을 주기 위하여 수행할 수 있는 능동 생리적 운동, 수동 생리적 운동, 수동 부수 운동, 그리고 환자가 수행할 수 있는 어떠한 자발적인 움직임을 포함한다고 하였다. 그러므로 CSs는 검사와 이어지는 치료를 하는 동안 재생된 환자의 주 호소와 관련된 신체검사 소견이다. 이 소견들은 관찰된 운동의 비정상, 자세나 운동 조절 결손, 운동에 대한 비정상 반응, 정적 기형과 비정상 관절 평가 소견을 포함한다. CS는 환자의 일차적 불편 증상의 진술과 구두 보고에 의해 가장 흔히 수반된다. CS는 구성타당도를 가진 것으로 나타났다(Cook 등, 2015). CS의 개념은 임상적 의사결정 과정의 귀중한 요소이다. 두 번째 방문 후에 CS에서 세션 내와 세션 간 변화는 종료 시 통증과 ODI에서 긍정적 결과와 상당한 관련이 있다. 통증에서 2지점 변화(또는 향상)는 종료 시 ODI에서 50% 또는 더 큰 감소와 관련된다(Cook 등, 2012b).

임상추론 해설:

가설 범주 체계는 Jones (1987)에 의해 처음 제안되었고, 전문적인 논의를 통하여 지속적으로 발전되었다. 제1장에서 강조한 바와 같이 모든 임상가가 고려해야 하는 임상적 판단의 확정적인 목록을 규정하는 것이 필수적이거나 적절하다고 할 수 없다. 이것은 우리의 전문성의 발전에 중요한 독립성과 창의적인 사고를 억압할 뿐이다.

그러나 고려해야 하는 판단의 범주의 최소 목록은 임상추론을 학습하고 반영하는 데 유용하다. 왜냐하면 그것은 그들의 질문과 신체적 평가의 목적을 이해하기 위한 최초의 안내를 제공해 주고, 진단을 넘어선 추론의 폭을 넓혀주며, 해야 하는 결정과 관련되도록 임상 지식이 조직화(예 진단, 환자의 전망 이해, 치료적 중재의 결정, 라포/치료적 동맹 형성, 협력, 교육, 예후와 윤리적 딜레마 관리)될 수 있는 틀을 생성한다. 제1장에서 제공되고 설명된 가설 범주는 Jones와 Rivett (2004) 출판 이래로 약간 수정되었다. Maitland 개념에 대하여, 많은 중심원리가 그의 개념으로부터 발휘되는 당대의 임상추론 이론에 내포되어 있다(Jones, 2014 참조). Maitland는 그의 말로 '24시간 이상 환자의 증상과 살 수 있도록 한다'라며 항상 체계적이고 포괄적인 환자 검사를 주장하였다. 환자의 문제에 관한 모든 환자 정보, 그것이 환자의 생활에 미치는 영향, 그리고 환자의 검사에서 알아낸 신체적 관련 손상은 '특성에 적합하게 만들' 목적으로 분석되어야 한다. 환자 치료는 결코 레시피나 프로토콜이 아니어야 한다: 그보다는 특정 치료는 연구 지식, 임상 패턴, 유사한 양상에서 모든 중재의 체계적인 재평가가 성공적이었던 치료전략과 병합된 주관적(환자 면담), 그리고 신체적 소견의 철저한 분석에 기반을 두어야 한다. Maitland는 정보의 수집, 분석, 의사결정, 중재 그리고 재평가의 과정을 임상추론이라고 말하지는 않았지만, 그것은 당대의 임상추론 이론과 비슷한 명백하게 구조적이고 논리적인 접근이다. 당대의 EBP의 목적과 유사하게, 그의 '벽돌담(Brick Wall)' 이론은 일반적인 지침을 제공하는 연구와, 그러한 연구가 어떻게 적용되는지 결정짓는 환자의 독특한 양상, 그리고 최종적으로 특정 중재가 시도되는 연구와 경험에 기초한 증거 둘 다 고려할 것을 강조한다. 특히 그는 환자마다 나타날 수 있으며 증상이 없을 수도 있는 병리에 과도집중하는 것을 주의한다. Maitland는 아직도 실습하거나 가르칠 때 통증 본래의 관문조절이론과 도수치료를 포함하여 다른 치료 양식의 효과와 관련해서 더 많은 이해가 되고 있었고, 통증과학 이론은 지금보다 덜 발달되어 있었다. 마찬가지로, 근골격계 실습에서 심리사회적 요인에 의한 고통이 환자의 통증과 장애에 미칠 수 있는 영향을 더욱 높이 평가함으로서 심리사회적인 요인의 평가와 관리가 더 분명하고 더 짜임새 있게 발전되어 있었다. 그러나 Maitland로부터 다음과 같은 직접적인 인용문을 고려해 보면, '그 사람(환자)이 어떤가를 이해하는 개인적인 헌신(감정이입)'에 대한 언급은 사회심리적인 요소를 이해하는 중요성의 직접적인 사례로서, 우리가 지금

가르치는 것보다 더 명확한 평가전략으로 다른 개념으로 단순하게 표현되었다:

Maitland 개념은 원인과 결과 평가의 논리적이고 규칙적인 과정과 관련된 열린 마음 자세와 정신적 기민함과 정신도야를 요구한다. 주된 테마는 그 사람(환자)이 겪고 있는 것을 이해하기 위한 긍정적인 개인적인 헌신(감정이입)를 요구한다. 설명을 필요로 하는 '그 개념'의 중요문제들은 개인적인 헌신, 생각의 방식, 기법, 검사와 평가이다(Maitland, 1987, p.136)

신체검사 Physical Examination

관찰 Observation

밥은 반바지를 입은 상태에서 평가하였다. 발을 어깨너비로 벌리고 선 자세에서, 허리 전만이 감소되어 있고, 양쪽 척추 주변 근육의 감소가 관찰되었다. 선 자세에서 왼쪽으로 약간 기울어 있었다(오른쪽 통증과 반대편) 어깨 높이, 견갑골 위치, 팔의 위치, 둔부 주름, 오금 주름과 아킬레스건 정렬은 모두 정상범위(within normal limits, WNL)였다. 오른쪽 상지는 왼쪽보다 약간 더 근육 비대를 보였다(밥은 오른손잡이임). 양쪽 하지에서 근육 발달은 WNL이었다.

신경학적 검사 Neurological Examination

검사 전 휴식 시 통증은 6/10이었다. 검사는 베개를 베고 바로누운자세에서 시행하였다. 왼쪽 다리는 WNL이었다. 이환된(오른쪽) 체지에서 심부건 반사(DTRs)는 슬개건(L4의 관련 가능성을 나타내는)에서 1+이었고, 아킬레스(S1)에서는 WNL이었다. 눈을 감은 상태에서 감각 검사를 수행하였고 환자가 감각을 느낄 수 있으면 보고하도록 하였다. 감각상실은 다른 체지와 비교하여 정상 비율이었다. 가벼운 촉각은 면봉을 사용하여 검사하였고, 대퇴 전외측에 60% 감각, 경골 외측에 60% 감각, 아래 종아리에 80% 감각을 보여 결손이 발견되었다. 피절 패턴에서 이러한 결손은 각각 L4와 L5 신경근의 관련성을 시사한다. 운동기능을 검사하기 위하여 저항운동을 사용하였으며, 무릎의 저항 신전은 4/5로 L3와 L4의 연루됨을 보여주었다. 양쪽 체지에서 위축, 증가된 휴식 시 긴장도, 또는 병리학적 반사는 관찰되지 않았다. 바빈스키 징후와 간대성 경련(clonus)은 양쪽이 음성으로 상위 신경원 손상의 관련성이 배재되었다.

능동 생리적 운동 Active Physiological Movements

환자에게 검사 운동을 하는 동안 어떠한 느낌, 감각, 증상, 그리고 특히 허리통증을 경험하면 즉시 보고하도록 적절히 지시하였다. 어떠한 움직임도 통증의 최초 발생(P1)을 넘어서지 않도록 지시하였다. 휴식 시 통증은 6/10 이었다.

능동 생리적 운동을 검사하기 전에 선 자세에서 왼쪽 기울 변형의 오른쪽 활주 교정(glide correction)을 시도하였다. 활주 교정은 골반을 왼쪽으로 당기면서 어떠한 외측 굴곡을 피하면서 어깨를 오른쪽으로 부드럽게 미는 것이며, 증상 반응을 평가하였다.

굴곡/신전 중립에서 활주 교정은 즉각적으로 그의 요통을 6/10에서 7/10으로 증가시켰으며, 그의 척추 주변 근육에서 근경련(spasm)이 시작되었다. 약간 신전에서 활주 교정은 즉각적으로 근경련 증가와 함께 통증이 6/10에서부터 8/10으로 증가되었다. 약간 요추 굴곡에서 활주 교정은 그의 통증 수준에 영향을 미치지 않았고, 근경련이 되지 않았고 그는 좀 더 자유롭게, 부드럽게 움직였다. 기욺은 선 자세로 돌아오면서 약간 호전되었다[그림 28-2].

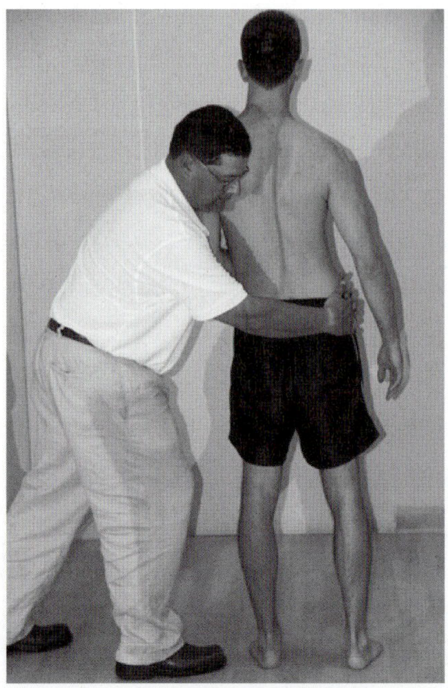

그림 28-2 좌측 외측 기욺 변형의 우측 측면 미끄럼 교정

선 자세에서 능동 생리적 요추 운동을 시행하였고 중대한 소견을 생성하였다. 요추 굴곡은 통증이 6/10에서 7/10로 증가되며 60% 비율로 제한되었다. 신전은 통증

이 8/10으로 증가되며 20% 범위로 제한되었고, 오른쪽 외측 굴곡은 심하게 제한되었고(<10% 범위) 통증이 9/10으로 빠르게 증가되었다. 왼쪽 외측 굴곡은 그의 통증에 영향을 미치지 않았으며, 밥은 오른쪽 옆구리/고관절 부위에 '강한 신장'을 느꼈다. 요추 회전은 치료대의 모서리에 양다리를 벌리고 앉아서 양발은 바닥에 편안하게 놓은 상태로 검사하였다. 요추의 오른쪽 회전은 50% 범위이고 7/10의 통증을 생성하였다. 왼쪽 회전은 80% 범위로 7/10의 통증을 생성하였다. '별표(Asterisk) 징후'는 치료사가 치료에 대한 환자의 반응을 판단하기 위하여 이어지는 방문에서 관찰할 가치가 있다고 느끼는 어떠한 중대한 움직임에 할당될 수 있다. 이 경우에 요추 굴곡, 신전 그리고 오른쪽 회전은 적절한 별표 징후라고 여겨졌다.

이전에 기술한 바와 같이 밥의 상태는 민감성인 것으로 판단되었다. 그러므로 증상은 운동 검사 전체에서 계속해서 세세하게 관찰되었다. 충분한 휴식(때때로 3분 이상)이 허용되었고, 필요에 따라 움직임과 검사 사이에 통증이 초기 수준으로 돌아오도록 허용하였다. 과압력이나 사분원 검사는 민감성에 따라 수행되지 않았다.

스텝 검사 Step Test

이 검사를 위하여 밥은 하지의 같은 부하가 양쪽에 가해지도록 발을 어깨너비로 벌리고 섰다. 비손상측 하지를 스텝(약 8인치 높이) 위에 올려 놓는다. 그리고 나서 밥은 정상쪽 고관절과 무릎은 약 60도 굴곡한 채 요추를 굴곡하면서 앞으로 구부리며 증상 반응을 메모하였다. 이 검사는 손상측 발을 스텝 위에 놓고 반복하였다. 이 검사의 근본적인 임상추론은 스텝 위의 발이 무릎과 고관절을 상대적인 굴곡에 위치하여 요추 굴곡이 일어날 때 좌골신경과 요천골신경총이 편 다리 쪽에 비하여 상당한 긴장 상태에 있지 않도록 한다.

이 검사의 결과에 대한 잠재적인 해석은 다음과 같다:

1. 편 다리와 함께 CS다리 통증의 재생이나 증가는 대퇴신경과 요추 운동 분절 체성 구조 둘 다 관련되었음을 나타낸다(예를 들어 요추 디스크).
2. 굴곡한 다리와 함께 CS 통증의 재생이나 증가는 일차적으로 요추 운동 분절 체성 구조가 관련되었음을 나타낸다(좌골신경과 신경총은 긴장하에 있지 않음).
3. 굴곡된 다리에서 다리 통증의 회복이나 감소는 일차적으로 좌골신경이 관련되었음을 나타내며, 요부 체성 구조는 잠재적으로 배재하고, 좌골신경의 경로에서 기계적 민감성이 관련되었음을 나타내며 그것의 요천 신경근을 증상의 잠재적 원인으로 본다.

밥은 선 자세에서 '스텝검사'를 수행하였고 이환된 다리의 고관절과 무릎을 약간 굴곡한 상태에서 깊고 날카로우며 애는 듯한 LBP과 단단하게 당기는 감각 둘 다 감소되는 것을 경험하였다.

이러한 결과는 요부 체성 원인을 배제하고 좌골신경 역학적 민감성이 연관되고 이 통증의 역학적 원인으로 구멍의 침범이나 신경근 유착의 가능성을 나타낸다. '스텝 검사'는 엄격한 평가와 확인을 받지 않았다. 이 검사는 해부학적 특징과 잠재적 병리학적 역학적 기전을 고려한 직관적 감각을 만든다.

수동적 생리학적 운동 Passive Physiological Movements

수동적 생리학적 검사는 근수축이나 중력의 영향이 없이 분절 간 운동에 대한 환자 반응의 평가를 허용한다. 요천추의 수동적 생리학적 운동은 환자의 양상과 편안한 위치, 그리고 검사할 특정 운동에 따라 바로누운자세, 엎드린자세 그리고 옆누움자세에서 수행할 수 있다. 밥에 수행된 수동적 생리학적 검사 운동은 의미 있는 능동적 생리학적 검사 결과를 바탕으로 선택되었으며, 모두 환자가 상대적으로 이완되는 자세인 옆누움자세(밥은 왼쪽으로 가장 편안하게 누웠다)에서 수행되었다. 옆누움자세는 또한 치료사가 수동적으로 요부 굴곡, 신전, 회전, 외측 회전 그리고 복합 운동을 할 때 환자의 체중 또는 체지를 들어올리거나 유지할 필요 없이 움직임을 평가할 수 있다. 요추의 수동적 생리학적 추간 운동(Passive physiological intervertebral movements, PPIVMs)은 과운동성을 식별하는 데 신전과 굴곡이 각각 0.98과 0.99의 매우 높은 특이성을 나타낸다(Abbott 등, 2005).

관련 결과는 다음과 같다:

- 굴곡 80% 범위와 5/10으로 통증 감소, 오른쪽 L4–L5 부위에 '당김'의 보고
- 신전 25% 범위, 통증 7/10으로 증가

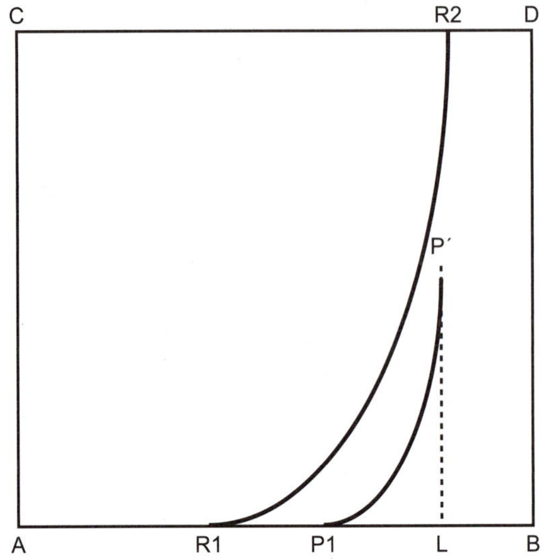

그림 28-3 최초의 우측 L4 편측 후전방 움직임 도표
A = 범위에서 당신이 시작하기로 선택한 지점(각 움직임 도표에서 정의해야 함)
B = 일반 인구에서 '정상적인' 움직임 범위의 끝
AC = 표시된 요소의 품질 또는 강도를 나타냄. 여기에서 A = 요소가 없음을 그리고 C = 검사자가 환자를 검사할 준비가 된 요소의 최대 질 또는 강도
For R = C에서의 R2 저항 = 움직임에 최대 저항
For P = C에서의 P2 통증 = 검사자가 유발하려고 하는 최대 통증
For S = C에서의 S2 경련 = 최대 경련
BD = 움직임 도표의 완성
L = 움직임의 제한
P1은 범위 중 통증이 발생한 지점
R1은 범위 중 움직임에 저항이 처음 느껴지는 지점
R2는 저항 때문에 더 이상 움직임이 가능하지 않은 지점
P'는 제한이 R2일 때 환자가 보고하는 통증의 크기
전체 범위 중 저항의 행태 - R1 - R2 선의 모양
전체 범위 중 통증의 행태 - P1 - P'선의 모양

- 외측 굴곡(오른쪽) 20% 범위, 통증 8/10으로 증가, 견고한 끝 느낌; 외측 굴곡(왼쪽) 60% 범위, 통증 4/10으로 감소, 탄성 끝 느낌과 L4−L5 부위에 '강한 신장' 보고
- 회전(오른쪽)은 70% 범위, 통증 4/10으로 감소와 단단한 끝 느낌, 특히 L4, L5그리고 S1 부위의 촉진에서
- 회전(왼쪽)은 85% 범위와 7/10의 통증

촉진과 수동적 부수적 추간운동 Palpation and Passive Accessory Intervertebral Movements (PAIVMs)

밥은 엎드린자세에서 검사하였다. 휴식 시 통증은 6/10이었고 땀이나 발적은 보이지 않았다. L2−S1 부위(오른쪽)가 주변부보다 약간 따뜻하였다. 척추 주변 근육의 감소와 휴식 시 긴장성 낮은−등급 근경련(spasm)을 보였다. 편측 후 전방(왼쪽) PAIVMs은 T12에서 S1까지 특별한 것이 없었다. 중심 후 전방(CPA)은 L3, L4 그리고 L5에서 상당한 과소운동성과 국소적으로 7/10으로 통증 증가를 나타냈다. 오른쪽 UPAs는 L3와 L4에서 가장 현저해서(가장 유의함), 뚜렷한 과소운동성이 초기 범위에서 나타났고 8/10의 허리 통증이 재생되었다. 둘다 비교할 만한 징후이다. 왼쪽이나 오른쪽으로 횡방향 PAIVMs은 특별한 것이 없었고 통증에도 영향이 없었다. L4에 오른쪽 UPA는 별표 징후로 간주되었다[그림 28-3].

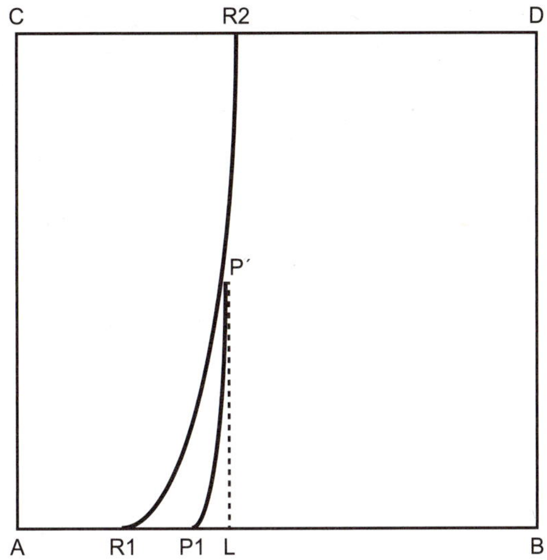

그림 28-4 최초의 우측 하지직거상 움직임 도표

신경역동학적 검사 Neurodynamic Testing

하지직거상(SLR)을 바로누운자세에서 시행하였다. 휴식 시 통증은 6/10이었다. 이환되지 않은 쪽 다리(왼쪽)는 자유롭게 움직였고, R1 (처음 저항 발생)은 고관절 약 50도 굴곡 지점이었다. R2 (최대 저항)는 약 100도에서 발견되었고, 후내측 슬괵근에 약간 당김이 보고되었으며, 요통에서의 변화는 보고되지 않았다. 발목 배측굴곡과 고관절 내측회전 또는 내전으로 인한 민감화로 긴장이 증가하였으나 증상에 영향은 없었다. 오른쪽 SLR에서는 약 30도 고관절 굴곡에서 R1이 발생하였고 즉각적으로 요통이 8/10로 재생되었다. 발목 배측굴곡으로 민감화는 즉각적으로 저항과 통증이 9/10로 증가하였다. 고관절 내측 회전과 내전은 고관절 30도 굴곡에서 견딜 수 없었으나 20도에서는 견딜 수 있었다. 그리고 둘 다 저항이 현저하게 증가하면서 통증이 8/10으로 증가하였다[그림 28-4].

이환되지 않은 다리의 SLR은 요통 증상에 영향을 미치지 않았다. '건강한 다리 들기(well leg raise)' 검사는 탈출된 수핵을 용인하는 것으로 알려져 있으며 민감도 범위가 0.23~0.43으로, 특이도가 0.88~1.00으로 보고되었고, 양성우도비(positive likelihood ratios, +LRs)가 1.91~14.3이고, 음성우도비(negative likelihood ratios; −LRs)가 0.59~0.86으로 보고되었다(Cook와 Hegedus, 2013). 이 검사의 부정적 소견은 밥의 통증에 디스크성 원인을 배재시키는 경향이 있다는 것이다.

왼쪽으로 누운 자세에서 수정된 슬럼프 검사를 시행하였다. 흉요부 굴곡은 도입된 첫 번째 요소였고 요통이 7/10으로 증가하였다. 경부 굴곡의 추가는 요통이 8/10로 증가하였다. 부드러운 SLR의 추가는 움직임의 첫 시작에서 약 10도의 고관절 굴곡으로 LBP이 9/10로 증가하였다. 추가적인 슬럼프 검사는 지속하지 않았다. 휴식 3분 내에 통증이 6/10으로 가라앉았다. 슬럼프 검사는 신경성 통증을 포함하는데 0.91의 민감도, 0.70의 특이도, 그리고 3.03의 +LR, 0.13의 –LR을 나타낸다(Urban과 MacNeill, 2015). 이 검사의 결과는 요부 신경근을 포함하여 체성감각계가 연루되었음을 보였다.

대퇴신경의 신경역동학적 검사(수동적 슬관절 굴곡)를 왼쪽으로 누운 자세에서 흉요추를 중립으로 하고 수행하였다. 고관절 중립 상태로 약 50도 슬관절 굴곡에서 대퇴 전방에 무감각이 재생되었다. 흉요추 굴곡 추가와 수반한 경부 굴곡 둘 다 대퇴 전방과 안쪽 무릎에 감각의 인지가 더 감소되었다.

기능적 불안정성 검사 Functional Instability Testing

바로누운자세, 엎드린자세 그리고 네발자세에서 횡복근과 요부 다열근 운동 조절을 평가하였다. 밥은 근육집단 둘 다에서 분리와 동시 수축을 시도하는 동안 매우 약한 운동 조절을 나타냈다. 수축에 분리된 시도를 하는 동안 양 근육집단은 빈약한 동원과 약한 수축을 나타냈다. 근동원은 촉진, 두드림, 시각화와 공동 수축의 적용을 통해 단지 미미한 수준으로 향상되었다.

추론 질문:

6. 신체검사에 따른 당신의 임상적 가설은 무엇입니까? 이 환자에 대한 당신의 예후를 논평할 수 있습니까?

추론 질문에 대한 답변:

밥의 임상적 양상은 중등도의 장애의 원인이 되는 것이 사실상 역학성과 염증성이 혼합된 민감성의 통증이 존재하는 것으로 제안된다. 그는 물리치료 중재의 잠재적 가치의 회의론과 그의 통증과 장애를 겪는 것에 체념하고 있고, 그가 난치성인 것으로 인지하고 있음으로써 성공적인 관리에 약간의 심리사회적인 장애가 있는 것으로 보였다. 밥은 또한 그의 이전의 척추 관리를 후속조치가 이어지는 운동요법이나 활동성이 남아 있도록 하는 조언 없이 순간밀기 도수교정의 적용에 집중하였다고 말하였다. 그러므로 그는 자신의 척추를 관리함에 있어 치료 세션 간에 척추 가동성과 운동 조절에 대한 입력과 독립적인 행위가 허용되지 않음으로써 그의 역할이 상당히 수동적인 것으로 뿌리 깊이 인지하게 되었다. 밥은 반사, 감각, 운동 기능, 그리고 SLR 제한의 변화, 그리고 신경가동성의 관련됨을 나타내는 슬럼프의 결과를 나타냄으로써 L4 신경근 근원(유착 그리고/또는 압박의 가능성)을 제안하는 말초신경병증 증상에 친숙한 임상 패턴을 나타내었다. 신경근 병리는 이전 4년간의 '좋지 않은 도수교정'에 따른 신경근 주변이나 L4−L5 신경공 안이나 가까이에 과도한 반흔조직 형성을 포함하는 국소 조직 손상과 이어지는 치유와 관련된 것으로 보인다.

정형도수물리치료 관리가 적응증이며 예후는 좋다. 밥에게 제공된 것은 그의 현재 장애와 미래의 악화를 최소화하기 위하여 관리할 수 있는 자가관리에 대한 능동적 책임을 지도록 그의 상태에 관하여 약속하고 교육하고 설득하는 것이다.

관리 Management

치료 1 (1일) Treatment 1 (Day 1)

이미 기술한 바와 같이 밥의 양상은 민감성인 듯하므로, 그렇지 않다는 것이 입증될 때까지는 이를 고려하여야 한다. 그러므로 초기 평가는 통증과 다른 증상에 대하여 밥으로부터의 지속적인 피드백을 받으며 주의 깊게 그리고 부드럽게 수행하였다. 그렇다 하더라도 평가 그 자체는 증상을 악화시킬 가능성이 있었다. 그러므로 첫 째날 최초 치료는 최소로 그리고 척추의 한 분절에 국소화하였다.

밥은 엎드린자세를 취하였고, 치료는 L4에 UPA 운동(가장 비교할 만한 PAIVM)을 지속하였다. L4에 등급 III UPA를 1분간 3번 시행하였다. 등급 III 진동 가동술은 큰 진폭으로 R1과 R2 사이 50%에서 일어나도록 하였다. 6/10이던 휴식 시 통증이 5/10으로 감소되었다.

별표 징후(asterisk signs)의 재평가는 다음과 같았다:

- 요추 굴곡은 약 75% 범위, 통증 5/10이었다(처음 60%이고 통증은 7/10).
- 신전은 약 20%로 변화되지 않았으나 신전으로 통증이 증가되지 않았다(처음은 8/10으로 증가함).
- 오른쪽 회전은 60% 범위이고 통증은 5/10으로 남아 있었다(처음은 50%이고 통증 7/10).
- 평가와 치료가 증상을 악화시킬 수 있다고 밥에게 조언하였다. 증상을 관찰하라고 하고 다음날 치료받으러 오도록 하였다. 치료 후 통증을 최소화하기 위하여 냉찜질을 요추에 20분간 적용하였다.

치료 2 (2일) Treatment 2 (Day 2)

치료 후의 증상 반응에 대하여 밥에게 물어보았다. 그는 요통이 5/10으로 약간 좋아졌고 치료 후 3시간 지속되었다고 하였다. 그는 자러 가며 평상시처럼 약을 복용하였고, 익숙한 밤사이 패턴 은그대로였고, 아침에는 통증이 8~9/10으로 나빠졌다고 하였다. 그는 아침에 통증 수준은 같았으나 그의 허리는 더 '자유로운 움직임'이 느껴졌다고 하였다. 휴식 시 통증 수준은 6/10이었다.

별표징후의 이학적 검사 소견은 다음과 같았다:

- 요부 굴곡은 약 75도 범위로 통증은 6/10이었다.
- 신전은 약 20도로 변화 없이 유지되었고 통증은 7/10으로 증가하였다(처음은 8/10).
- 오른쪽 회전은 60% 범위이고 통증은 5/10으로 남아 있었다(처음엔 50%이고 7/10).

치료는 L4에 등급 III+ UPA로 1분간 5회로 하였다. 등급 III+ 진동 가동술은 큰 진폭으로 R1과 R2 위치 사이 50~75%에서 일어났다. 휴식 시 통증은 6/10에서 4/10으로 감소하였다.

별표 징후의 재평가는 다음과 같았다:

- 요부 굴곡은 약 75% 범위이고 통증은 4/10이었다(7/10이었음).
- 신전은 약 20%로 변화 없이 남아 있었고 통증은 6/10이었다(7/10이었음).
- 오른쪽 회전은 60%이었고 통증은 5/10으로 남아 있었다.

오른쪽 요부 회전은 왼쪽 옆누움자세에서 하였다. 회전 운동은 PPIVM을 사용하여 회전을 L3/4수준에 집중하였다. 밥의 척추는 처음에 중립에서, 그리고 나서 위에서부터 L3 극돌기가 촉지될 때까지 어깨를 오른쪽으로 회전한 상태에서, 회전은 L4 극돌기에 대하여 더 회전되지 않을 때가지 완전하게 회전하였고, 이것은 가능한 L4/L5 회전이 끝난 것을 나타낸다. 대퇴는 골반의 운동을 통하여 하부 요추에서 굴곡이나 신전의 양을 조절하기 위하여 위치하는 동안 하퇴는 완전하게 편 상태로 유지하였다. 이것은 L3와 L4 사이 극돌기간 공간에서 간극의 촉진에 의해 결정되었다. 최초에 사용된 위치는 약간의 요추 굴곡이었다[그림 28-5].

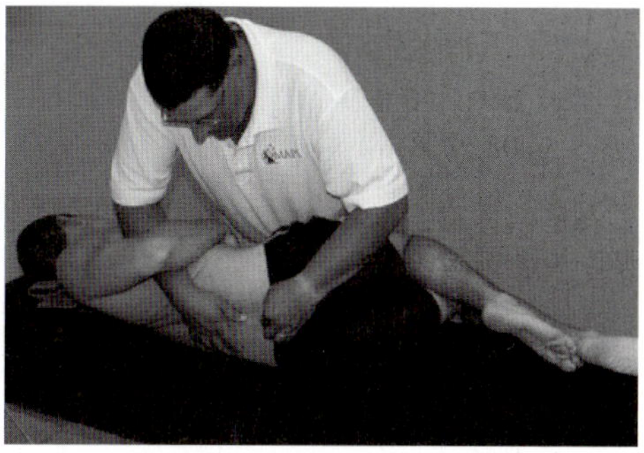

그림 28-5 약간의 요추 굴곡 자세에서 우측 회전

등급 III 오른쪽 회전은 2분간 2번 수행되었고 증상을 세세히 감시하였다. 첫 번째 수행의 첫 부분에서 요통이 약간 증가하였으나 가능한 회전 운동이 증가됨에 따라 빠르게 사라졌다.

별표 징후의 재평가는 다음과 같았다:

- 휴식 시 통증은 4/10(6/10에서부터).
- 굴곡은 75% 범위였고 4/10이었다(75%이고 4/10이었음).
- 신전은 20%였고 4/10 (20%에 4/10이었음).
- 오른쪽 회전은 70% 범위였고 4/10 (전에는 50% 범위에 5/10 통증).
- 오른쪽 SLR을 재평가하였고, 약 40도 고관절 굴곡에서 R1이 발생하였고(전에는 30도였음), 7/10의 요통이 즉각 재발하였다(전에는 8/10이었음). 발목 배측굴곡으로의 민감화는 즉시 저항과 통증이 8/10으로 증가하였다(전에는 9/10).

어떠한 치료 후 통증도 최소화하기 위하여 냉찜질을 요추에 20분간 적용하였다. 가정운동 프로그램을 시작하였다. 밥에게 고관절과 무릎을 약 60도 편안하게 굴곡하여 발바닥은 침대 위에 놓고 유지한 채, 침대에 바로 누워서 편안하게 휴식하라고 하였다. 그리고 나서 요추 회전이 전달되도록 부드럽게 그리고 천천히 그의 무릎을 좌우로 흔들어 주라고 하였다. 그는 특히 통증 없는 범위에서만 무릎을 흔들어 주고, 요통이 시작되는 지점(P1)을 피하라고 하였다. 밥은 이 운동을 매시간(가능하다면) 5분간, 그리고 자기 전에 즉시 수행하도록 하였다. 추가적으로 그가 정상적으로 했던 것처럼 밤중에 깨면 이 운동들을 부드럽게 시도하도록 하였다.

치료 3 (4일) Treatment 3 (Day 4)

밥은 클리닉으로 돌아왔고, 마지막 치료 후에 낮과 저녁에 그의 요통은 4/10으로 남아 있다고 하였다. 그는 또한 2시경에 평상시 통증으로 깨였지만 6/10 수준으로 감소하였고, 침대에 있으면서 허리 회전 가정운동을 사용함으로서 그는 통증을 감소시켜 잠을 잘 수 있었다. 오늘 아침, 잠에서 깰 때, 통증이 치료 전에 경험했던 평상시 8~9/10과 비교할 때 단지 6/10 수준인 것 것을 알고 놀랐다. 밥은 프레드니손과 옥시코돈을 중지하였으나 취침 전과 하루 중 필요에 따라 아세트아미노펜 750mg을 여전히 사용하고 있었다. 휴식 시 통증은 4/10이었다.

신체검사의 별표 징후 소견은 다음과 같았다:

- 요부 굴곡은 약 80%이고 통증은 5/10으로 남아 있었다.
- 신전은 35%로 향상되었고, 통증은 6/10으로 증가되었다.
- 오른쪽 회전은 70%이고 통증은 5/10이었다.
- L4 위에 UPA 촉진으로 통증은 6/10로 증가되고 나중에 저항이 있었고, 이것은 움직임도표에서 이전 위치의 오른쪽으로 더 나아가, 분절이 더 큰 가동 범위로 통증이 없는 저항으로 발전하였다.

인접부 확인 또는 '제외' Clearing or 'Ruling Out' Adjacent Areas

요통은 요추가 아닌 구조로부터 기인할 수 있다. 다른 관련부위로부터 유발된 잠재 증상은 밥의 장애의 민감성 성향이 수정된 임상검사가 적용되므로 3번째 치료 전에 평가될 수 없었고, 따라서 민감성이 결정되고 이어지는 이전 치료 세션에서 조절될 때까지 추가적인 검사가 불가능하였다.

고관절은 양측 고관절 사분위 검사(quadrant testing)를 과압박으로 수행하여 제외되었다(Maitland, 2005a). 양쪽 고관절은 굴곡 내전, 그리고 내회전에서 경미한 과소운동성이 있었으나 밥의 비교 징후를 생성하지는 않았다. 고관절 사분원 검사는 엄격하게 하지는 않았으나 문지름 검사(scour test)라고 하는 전체적인 사분원 검사의 한 가지 요소를 수행하였다. 문지름 검사는 임상가가 고관절의 굴곡과 내전을 유지하고 외회전에서부터 내회전까지 압박과 회전으로 쓸어보는 것을 포함한다. 이 검사는 민감도 0.62, 특이도 0.75, +LR 2.4, −LR 0.51로 보고되었다(Sutlive 등, 2008). 따라서 이것은 밥의 증상의 원인으로 고관절을 제외하기 위한 유용한 판별검사이다.

천장관절도 요추와 하지에 통증을 유발할 수 있다. 천장관절은 민감도 0.94, 특이도 0.78을 나타내는 Laslett 등(2005)에 의해 평가되는 4가지 한 무리의 검사를 사용하여 분명해졌다. 사용된 검사는 대퇴 순간밀치기, 신연, 천골 순간밀치기, 그리고 압박 검사이다. 모든 검사는 밥의 통증(CS)을 유발하는 데 음성이었으므로 증상의 원인으로 천장관절이 제외되었다.

넷째날 3번째 치료는 L4에 등급 IV+ UPA를 1분씩 5번 하였다. 등급 IV+ 진동 가동술은 작은 진폭으로 R1과 R2 사이 50~75% 지점에서 발생한다.

별표 징후의 재평가는 다음과 같았다:

- 휴식 시 통증이 5/10에서 2/10으로 감소하였다.
- 요부 굴곡은 약 80% 범위로 통증은 3/10(이전에 5/10)이었다.
- 신전은 40%로 통증은 3/10(35%와 6/10 이었음)이었다.
- 오른쪽 회전은 70% 범위였고 통증은 3/10(이전에는 6/10)이었다.

왼쪽으로 누운 자세에서 오른쪽 요추 회전을 반복하였다. 이전 치료에서 기술된 회전으로 수준을 맞추기 위하여 회전 운동은 PPIVMs을 사용하여 L3/4 수준에 집중하였다. 요부 굴곡의 양을 증가시키기 위하여 척추를 더 상대적인 굴곡으로 위치를 수정하였다. 왼쪽 측방굴곡은 침대와 요추 사이에 베개를 받쳐서 만들었다. 등급 IV+의 오른쪽 회전을 2분씩 3번 수행하였고, 증상을 면밀히 감시하였다.

별표 징후의 재평가는 다음과 같았다:

- 휴식 시 통증은 2/10(5/10에서부터)가 되었다; 오른쪽 회전은 90% 범위이고 통증은 2/10이었다(이전에 80%범위였고 통증은 5/10); 굴곡은 75% 범위이고 2/10(이전에는 70%이고 5/10)이었다.
- 오른쪽 SLR을 재평가 하였고 고관절 약 50도(이전에는 30도)에 R1이 발생하였고 즉각적으로 요통이 5/10(이전에는 8/10)으로 재발되었다. 족관절 배측굴곡으로 민감화는 즉각적으로 저항과 통증이 6/10(이전에는 9/10)으로 증가되었다. 고관절 내측 회전과 내전은 고관절 굴곡 50도(이전에 30도)에서 견뎠으나 30도까지 견뎠으며, 둘 다 통증이 5/10(이전에 9/10)으로 증가되고 저항이 약간 증가되었다(이전에는 저항이 현저하게 증가).

치료 후 어떠한 통증도 최소화하기 위하여 냉찜질을 다시 요추에 20분간 적용하였다. 밥에게 집에서 수행한 가정운동 프로그램을 보여주도록 하였고 정확하게 수행하는 것을 확인하였다. 밥은 부드러운 호흡과 허리 이완을 하고 교대로 무릎을 가슴으로 당기기를 각각 10번 수행하도록 하는 새로운 운동을 첨가하여 약간의 요부 굴곡을 유도하도록 운동을 수정하였다. 밥에게 교대로 무릎을 가슴으로 당기는 운동을 하고 나서 무릎을 흔드는 요부 회전 운동을 매시간 계속 하라고 하였다.

치료 4 (6일) Treatment 4 (Day 6)

밥은 클리닉에 방문했고, 지난번 치료 뒤와 저녁에 그의 요통이 2/10으로 남아 있었다고 하였다. 그는 또한 밤에 깨지 않고 밤새 잠을 잘 잤다고 하였다. 상담하는 아침에 깨었을 때 그의 통증은 2/10이었다. 휴식 시 통증은 2/10이었다.

별표 징후의 신체검사는 다음과 같았다:

- 요부 굴곡은 약 80% 범위이고 통증은 3/10이었다.
- 신전은 50%로 향상되었고 통증은 3/10으로 증가되었다.
- 오른쪽 회전은 80%이고 통증은 3/10이었다.
- L4에 UPA 촉지로 저항 후에 통증이 3/10으로 증가하였고, 이것은 운동 도표의 이전 위치의 오른쪽이며 이것은 그 분절이 더 큰 ROM을 통하여 통증이 없어진 것으로 저항으로 더 간 것이다.

치료는 L4에 등급 IV++ UPA를 1분씩 5회 시행하였다. 등급 IV++ 진동 가동술은 작은 진폭이고 범위의 R1과 R2 사이 75~100%에서 일어나는 것이다. 2/10의 휴식 시 통증은 0/10으로 감소되었다(사라짐).

별표 징후의 재평가는 다음과 같았다:

- 요부 굴곡은 약 80% 범위이고 통증은 2/10이었다(이전은 80%이고 3/10).
- 신전은 70%이고, 통증은 2/10이었다(이전에 50%이고 3/10).
- 오른쪽 회전은 90% 범위이고 통증은 2/10이었다(이전은 80%이고 3/10).

왼쪽으로 눕고 오른쪽 요부 회전을 반복하였다. 이전 치료에서 기술된 회전으로 수준을 맞추기 위하여 회전 운동은 PPIVMs을 사용하여 L3/4 수준에 집중하였다. 요부 굴곡의 양을 증가시키기 위하여 위치를 수정하였고, 이전에 기술한 것처럼 왼쪽 측방굴곡은 침대와 요추 사이에 베게를 받쳐서 만들었다. 추가로 오른쪽 다리는 침대에서 늘어뜨려서 바닥을 향하여 부드럽게 떨어지도록 하여 SLR 위치에서 외측 신경공에서 좌골신경의 긴장과 잠재적 움직임 또는 '치실질(flossing)'을 증가시켰다. 등급 IV++ 오른쪽 회전을 2분간 3회 수행하였고 증상을 면밀히 감시하였다[그림 28-6].

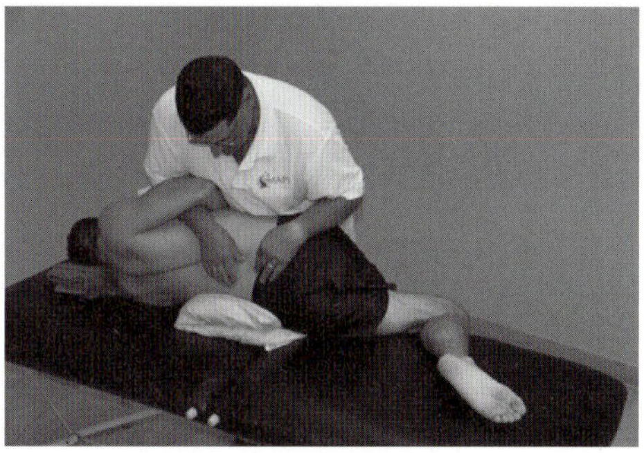

그림 28-6 요추 굴곡 및 좌측굴곡(외측굴곡) 상태에서 우측 요추 회전, 오른쪽 다리는 부분적 직거상 위치에서 테이블에 늘어뜨린 상태

별표징후의 재평가는 다음과 같았다:

- 휴식 시 통증은 1/10(2/10에서부터)이었다.
- 굴곡은 90% 범위였고 통증은 1/10이었다(이전에 80%이고 2/10).
- 신전은 70이고 통증은 2/10이었다.
- 오른쪽 회전은 90% 범위이고 통증은 1/10이었다(이전에 90% 범위이고 통증은 2/10).
- 오른쪽 SLR을 재평가하였고 고관절 굴곡 약 70도에서 R1이 발생하였고 1/10(이전에 2/10)의 요통이 즉각 재발되었다. 족관절 배측굴곡 민감화로 저항이 약간 증가되고 통증은 3/10이었다(이전에 6/10). 고관절 내측회전과 내전은 고관절 60도(이전에 50도)에서 견디었으며 둘 다 통증이 3/10(이전에 6/10)으로 약간 증가하였고 저항이 약간 증가하였다(이전에는 저항이 현저하게 증가).

이전에 기술되었던 회전 가동술을 위해 사용된 똑같은 수정된 왼쪽 눕기(오른쪽 회전) 자세(요부 굴곡과 왼쪽 측방굴곡을 포함한)에서 부드러운 '치실질'로 오른쪽 SLR을 수행하였다. 좌골신경을 통한 긴장을 주기 위하여 SLR은 고관절 70도 굴곡을 유지하고 등급 IV+의 수동적 배측굴곡 가동술을 1분간 3회 적용하였다.

별표 징후의 재평가는 다음과 같았다:

- 휴식 시 통증은 0/10(2/10에서부터)이었다.

- 굴곡은 90% 범위이고 통증은 0/10이었다(이전에는 80%이고 1/10).
- 신전은 75%이고 통증은 1/10 이었다(70%이고 2/10이었음).
- 오른쪽 회전은 95% 범위이고 통증은 1/10이었다(이전에 90%이고 2/10).

요부 다열근 조절을 먼저 선 자세에서, 그리고 엎드린자세, 이어서 네발자세(four-pint kneeling)에서 검사하였다. 휴식 경직은 없었고 밥은 다열근의 분리된 수축을 수행할 수 있었으나 5분 내에 쉽게 피로해졌다. 밥은 네발자세를 잘 견디었다. 가정 프로그램에 다음과 같은 다열근 첨가 운동을 추가하였다: 밥은 네발자세를 취하고 오른손과 왼쪽 다리를 동시에 펴서 그 자세를 3초간 유지하라고 하였다. 그는 3초 유지하는 동안 그의 골반과 허리를 완전하게 고정을 지키도록 집중하라고 하였다. 그는 그리고 나서 팔과 다리를 바꾸어 또 3초간 유지하도록 하였다. 그 동작과 유지를 수행하는 밥의 능력을 정확하게 점검하였다. 그는 팔과 다리의 떨림과 골반에 약간의 움직임을 나타내었다. 밥은 골반과 허리를 안정적으로 유지하는 데 집중하면서 이 운동을 한쪽에 5회씩 하루에 적어도 5번은 시행하라고 하였다. 밥에게 만일 이 운동을 하는 중에 또는 하고 나서 증상에 어떠한 증가가 있다면 새로운 운동을 중지하고 나에게 전화를 하라고 충고하였다.

요부 회전과 굴곡 가정운동 프로그램을 검토하였고 잘 견뎌내고 정확하게 수행한다는 것을 알았다. 신전 가동성을 증진하기 위하여 엎드리거나 선 자세에서 수행되는 요부 신전 운동을 프로그램에 추가하였다. 신전은 적어도 5회 수행하고, 증상이 발생할 때만 하루에 2~3번 수행하도록 처방하였다. 밥은 만일 그것들이 증상의 어떠한 증가의 원인이 된다며 새로운 운동을 중지하라고 하였다. 밥은 1주 안에 재방문하도록 일정을 조정하였다.

치료 5 (14일) Treatment 5 (Day 14)

밥은 클리닉으로 재방문하여 지난번 치료 이후와 저녁에 요통이 2/10가 남아 있었다고 하였다. 전 주에는 통증이 때때로 3/10으로 높아졌으나 무릎 흔들기와 무릎을 가슴으로 당기는 운동으로 통증을 조절할 수 있어서 기능을 지속할 수 있었다고 하였다. 그는 또한 지난 치료 이후로 밤새 깨지 않고 잠을 잤다고 하였다. 밥은 그의 다리 혼몽이 좋아졌고 그의 다리에 무력증('giving way')이 없는 것에 더 자신감을 가지게 되었다고 하였다. 상담 날 아침에는 깨었을 때 그의 통증이 1/10이었다. 밥은 아세트아미노펜을 끊고 이제는 약물에서 벗어났다. 치료 시작 시 통증은 1/10이었다.

밥은 치료 전에 얼마간의 자가보고 서식을 완성하였고 그 결과는 다음과 같았다:

- NPRS: 현재 통증 1/10, 저녁에 2/10으로 가장 나쁨(해석: 최소 통증)
- 수정된 ODI: 14% (해석: 최소 장애)
- FABQW: 4/42 (해석: 환자에 나타난 두려움 회피 믿음은 최소 등급)

신경학적인 검사는 바로누운자세에서 베개 없이 수행하였다. 다리는 WNL, 이환된(오른쪽) 체지 DTRs은 슬개골 1+ (이전에 1+ 였음)이고 아킬레스(S1)에서 WNL이었다. 감각 검사는 눈을 감고, 밥이 감각을 느낄 때 보고하도록 하였다. 감각 상실은 다른 쪽 체지와 비교하여 정상 비율로 보고되었다. 가벼운 촉각은 면봉을 사용하여 검사하였고, 앞 외측 대퇴가 90% 감각(이전에 60%)이고 경골 외측이 80% 감각(이전에 60%였음)이고, 아래 종아리는 정상 감각(이전에 80%였음)를 나타냈다. 운동기능을 검사하기 위하여 저항운동을 적용하였고 모든 운동이 WNL이었다(슬관절 저항 신전이 이전에 4/5였음). 위축, 증가된 휴식 긴장도, 또는 병적 반사가 양 체지에서 관찰되지 않았고 바빈스키 징후와 간대성 경련(clonus)은 양쪽에서 음성이었다(이전 검사로부터 변화 없음).

신체검사 별표 징후 소견은 다음과 같았다:

- 요부 굴곡은 약 90% 범위이고 통증은 1/10이었다.
- 신전은 90%로 향상되었고 통증은 2/10로 증가되었다.
- 오른쪽 회전은 90% 범위이고 통증은 1/10이었다.
- L4에 UPA는 90% 범위이고 통증은 1/10이었다.

치료는 L4에 등급 IV++ UPA를 1분씩 5회로 이루어졌다. 등급 IV++ 진동 가동술은 작은 진폭이고 범위의 R1과 R2 위치 사이 75~100%에서 발생한다. 1/10의 휴식 시 통증은 0/10으로 감소되었다(사라짐).

별표 징후의 재평가는 다음과 같았다:

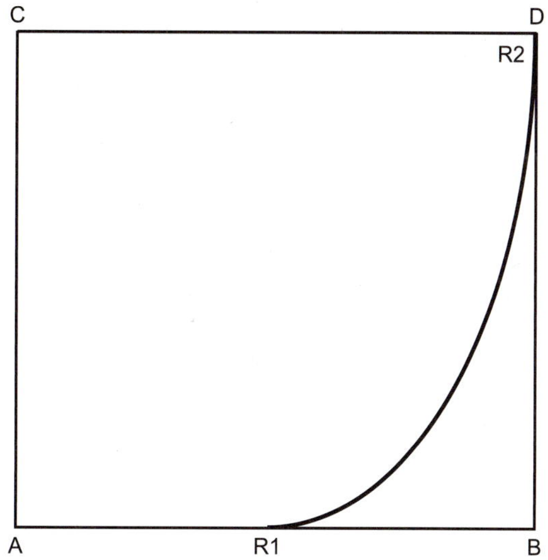

그림 28-7 우측 L4 편측 후전방 움직임 도해

- 요부 굴곡은 100% 범위이고 통증은 1/10이었다.
- 신전은 90%이고 통증은 1/10이었다.
- 오른쪽 회전은 95% 범위이고 통증은 1/10이었다[그림 28-7].

왼쪽으로 누운 자세에서 요부 오른쪽 회전을 반복하였다. 이전 치료가 굴곡, 측방굴곡, 그리고 오른쪽 다리를 SLR 위치에서 침대 밖에 늘어뜨린 것을 포함한 것과 같이 오른쪽 요부 회전을 왼쪽으로 누운 자세에서 반복하였다. 등급 IV++의 오른쪽 회전을 2분씩 3회 수행하였고 증상을 면밀히 감시하였다.

별표 징후의 재평가는 다음과 같았다:

- 요부 굴곡은 약 95%이고 통증은 0/10이었다.
- 신전은 95%로 향상되었고 통증은 1/10로 증가되었다.
- 오른쪽 회전은 95% 범위이고 통증은 0/10이었다.
- L4에 UPA는 100% 범위이고 통증은 0/10이었다.
- 오른쪽 SLR은 재평가되었고 고관절 굴곡의 약 90도에서 R1이 발생하고 요통이 1/10로 약간 재생되었다. 족관절 배측굴곡으로 민감화는 약간 증가된 저항과 통증이 1/10로 낮아졌다(이전에 3/10). 고관절 내회전과 내전은 고관절 90도 굴곡에서 견디었고(이전에는 60도였음), 둘 다 통증이 1/10로(이전에 3/10) 약간 증가하며 저항이 약간 증가(이전에는 저항의 현저한 증가)하였다.

회전 가동술에 사용된 것과 같은(이전에 기술한 것과 같이 그리고 초기의 치료에 따라 요부 굴곡과 왼쪽 측방굴곡을 포함한) 수정된 왼쪽 누운 자세에서 부드러운 치실질로 SLR을 수행하였다. SLR은 좌골신경을 통한 긴장과 움직임을 주기 위하여 1분씩 3회의 등급 IV+(R1, R2 범위의 50~75%에서 작은 진폭) 수동적 배측 굴곡 가동술을 적용하는 동안 고관절을 90도로 유지하였다. .

별표 징후의 재평가는 다음과 같았다:

- 휴식 시 통증은 0/10 이었다.
- 굴곡은 100% 범위이고 통증은 0/10이었다(이전에 95%이고 0/10 통증).
- 신전은 95%이고 통증은 0/10 이었다(이전에 95% 이고 1/10).
- 오른쪽 회전은 100% 범위이고 통증은 0/10 이었다(이전에 95% 범위이고 0/10 통증).
- SLR은 100도이고 요통이 없었고, 배측굴곡, 내전, 그리고 내회전 민감화로 대퇴 후면에 약간 당기는 감각이 있었다[그림 28-8].

요부 다열근 조절을 네발자세에서 재평가하였다. 밥은 흔들림이 없고 아주 약간의 골반 움직임으로 팔과 다리 위치를 교대로 수행할

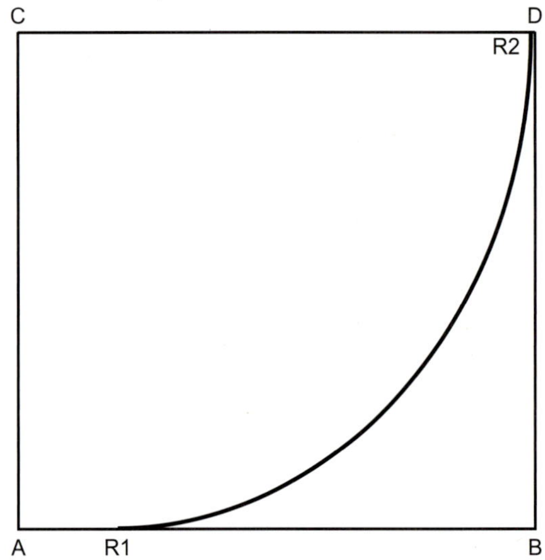

그림 28-8 최종 하지직거상 운동 도해

수 있었다. 밥은 유연성을 유지하기 위하여 그리고 통증을 조절하기 위하여 필요하다면 무릎을 가슴으로 굴곡과 무릎 회전 흔들기와 엎드리거나 선 자세에서 요부 신전을 하루 두 번(아침과 저녁)을 지속하라고 하였다. 밥에게 그의 척추가 적절하게 기능을 유지하고 통증이 없는 것뿐 아니라 더 중요한 것은 그의 증상의 재발을 잠재적으로 예방하기 위하여 척추의 섬세한 운동조절을 위한 네발 운동이 매우 중요하다는 것을 다시 충고하였다. 밥에게 추후 조언이 있을 때까지 이 운동을 매일 적어도 두 번 지속하라고 충고하였다. 밥은 규칙적인 운동요법을 시작하는 것을 고려하라고 권장하였다.

치료 6 (30일) Treatment 6 (Day 30)

밥은 클리닉에 방문하여 이전 2주 동안 대부분 통증이 없었다고 하였다. 지난 주에 그는 때때로 통증이 2/10로 높았으나 무릎 흔들기와 무릎 가슴으로 당기기 운동으로 통증을 조절할 수 있어 기능을 지속할 수 있었다고 하였다. 그는 또한 그가 정상적으로 수면을 지속할 수 있었다고 하였다. 밥은 치료 초기에 통증이 없었다.

밥은 치료 전에 다수의 자가보고 서식을 작성하였고 그 결과는 다음과 같았다:

- NPRS: 현재 통증 0/10, 가장 심한 통증 2/10 (해석: 최소 통증)
- 수정된 ODI: 0% (해석: 장애 없음)
- FABQW: 0/42 (해석: 환자에서 보여지는 두려움 회피 믿음 없음)

별표 징후 소견 신체검사는 다음과 같았다:

- 요부 굴곡 약 100% 범위이고 통증은 0/10이었다.
- 신전은 100% 범위이고 통증은 1/10이었다.
- 오른쪽 회전은 100% 범위이고 통증은 0/10이었다.
- L4에 UPA 100% 범위이고 통증이 없었다.

선 자세에서 능동적 생리적 검사를 수행하였고, 1/10 국소 통증이 있는 신전을 제외하고 부드러운 과압력의 적용을 포함한 모든 운동이 WNL이었다. T10부터 S1까지 CPAs, UPAs 그리고 횡방향 운동을 사용한 요추의 PAIM 평가를 수행하였다. 모두 통증이 없고 WNL 범위였다.

네발자세에서 요부 다열근 조절을 재평가하였다. 밥은 체지나 골반 흔들림 없이 팔과 다리 위치를 교대로 수행할 수 있었다. 이 운동은 미세조정된 척추분절 조절을 더 도전하기 위하여 알파벳 문자의 철자를 쓰는 것 또는 동심원을 만드는 것과 같은 팔과 다리의 동시

표 28-1

밥의 치료 과정 전체에 양상의 변화 요약

	초기	사후	Rx 2	사후	Rx 3	사후	Rx 4	사후	Rx 5	사후	Rx 6	사후	Rx 7	
	1일차	Rx	2일차	Rx	4일차	Rx	6일차	Rx	14일차	Rx	30일차	Rx	70일차	
통증(NPRS)	(0–10)													
휴식시	6		5		4		2		0		0		0	
최악	8		8		6		2		1		0		0	
ODI	56%						14%		0%		0%		0%	
FABQW	24						4		2		0		0	
별표징후	(%)													
APMs		Pain												
굴곡	60	7	75	6	80	5	80	2	90	1	100	0	100	0
신전	20	8	20	7	35	6	50	3	90	2	100	0	100	0
회전	50	7	60	5	70	5	80	3	90	1	100	0	100	0
PAIVMs	(%)													
L4 UPA		Pain												
범위	10	8	25	4	60	6	80	2	90	1	100	0	100	0
SLR	(%)													
범위	30	8	40	7	50	5	70	1	90	1	100	0	100	0
DF sens.		9		6		6		3		1		1		0
요부 운동 조절	약증		검사 안함		검사 안함		약증		중등도		중등도		탁월	

APLMs, 능동적 생리적 요부 움직임; *DF sens.*, 배측 굴곡 민감도; *FABQW*, 공포-회피 믿음 설문지(Work subset); *NPRS*,숫자 통증 비율 척도; *ODI*, Oswestry 장애지수; *PAIVMs*, 수동적 부수적 추간 움직임; *Rx*, 치료; *SLR*, 하지직거상; *UPA*, 편측 후전방.

적인 동요 운동을 포함하는 것으로 수정되었다. 밥은 매일 두 번씩 한쪽당 5초의 동요로 한쪽당 30회 반복 수행하도록 함으로서 운동의 강도를 증가시키도록 하였다. 밥에게 정상 기능을 유지하고 추가적인 악화를 예방하기 위한 운동의 중요성을 다시 일깨워 주었다. 요부 굴곡, 회전 그리고 신전 운동은 하루에 적어도 두 번 또는 통증완화를 위해 필요한 수준으로 유지하였다.

치료 7 (70일) Treatment 7 (Day 70)

밥은 이전 6주간 대부분 통증이 없었다고 하였다. 치료의 전 과정에서 밥의 양상 변화를 표로 만든 요약이 [표 28-1]에 제시되었다. 때때로 1/10의 순간적인 통증이 있었지만 수면은 정상이었고 약물 사용도 없고 통증도 없었다. 밥은 자가보고 설문지를 작성하였는데 (NPRS, 수정된 ODI 그리고 FABQW), 모든 것이 0점이었다.

선 자세에서 능동적 생리적 검사를 수행하였는데, 부드러운 과압력의 적용을 포함한 모든 운동이 WNL이었다. T10부터 S1까지 CPAs, UPAs 그리고 횡운동을 사용하여 수행된 요추의 PAIVM 평가를 수행하였다. 모두 통증이 없고 범위가 WNL이었다. DTRs, 감각 그리고 운동기능을 포함한 신경학적인 검사는 정상이었고 이환되지 않은 쪽과 유사하였다.

네발자세에서 요부 다열근 조절을 재평가하였다. 밥은 탁월한 조절과 어떠한 비정상적 운동이 없이 교대적인 팔과 다리 위치를 수행할 수 있었다. 밥에게 정상 기능을 유지하고 추가적인 악화를 예방하기 위한 운동의 중요성을 다시 조언하였다. 밥에게 규칙적인 일상으로 매일 두 번씩 운동을 지속하도록 제안하였다. 요부 굴곡, 회전 그리고 신전 운동을 하루에 두 번 또는 필요에 따라 통증 조절과 가동성을 위하여 계속 유지하라고 조언하였다. 밥은 치료를 종료하였고 만일 증상이 증가하거나 그의 운동 요법에 대한 추가적인 조언이 필요할 때 재방문하라고 하였다.

추론 질문:

7. 밥은 잘 회복되었지만, 치료 전에 자가보고 설문지에서 상당히 높은 점수가 나왔다. 당신은 여러 도구로 제안된 주어진 장애의 수준에 대한 그의 회복 기간과 규모에 놀랐습니까?

추론 질문에 대한 답변:

입증된 지표를 사용한 통증, 장애 그리고 두려움 회피 믿음의 적당히 높은 기초선 수준이라고 하더라도 밥의 회복 정도와 기간은 놀랍지 않다. 지표들은 주어진 시점에서 여러 가지 요소를 평가하기 위한 가치 있는 도구이다. 환자의 임상 상황 변화에 따라, 이전 측정 이래로 반복 지표 측정은 적절하게 변화한다. 임상적으로 적절한 가동요법 치료에 대한 CS의 반응에 집중한 최초의 치료에 따라 통증과 민감성이 상당히 감소한 사례는 꽤 흔하다. 몇 번 치료 내에 통증과 민감성은 조절되고 이어서 감소된다. 그러므로 밥은 통증 점수에서 전형적인 향상, 장애의 감소 그리고 공포 회피 반응에서의 관련된 변화를 나타냈다. 나중 치료 주기는 정상적인 통증 없는 동작으로의 회복과 더 큰 척추 분절 조절의 발달에 집중하였다. 지표로부터의 반복 측정은 밥의 향상된 통증, 기능, 그리고 운동의 두려움에 기초한 예측할 수 있는 향상을 나타냈다.

추론 질문:

8. 당신은 이 사례에서 회복에 대한 잠재적인 약간의 장벽을 식별하였습니까? 그의 상태에 대한 밥의 우려를 다룰 필요가 있는지, 그의 긍정적인 정신 태도의 가치를 강조하고 그에게 권한을 주는 것을 논하십시오.

추론 질문에 대한 답변:

밥은 얼마간의 잠재적인 부정적 그리고 긍정적 믿음과 태도를 나타냈다. 그것은 치료 중에 그의 재발 가능성을 최소화하기 위한 관리에 그를 능동적으로 참여시키기 위하여 각각 떨쳐버리고, 강화될 필요가 있다. 첫 번째 중요한 부정적 믿음은 초기 상담하는 중에 '물리치료는 아마 많은 도움이 되지 않을 것이며, 그의 정규 카이로프락터가 통증에 도움이 되지 않았다'라고 하는 밥의 청하지 않은 진술로 증거가 된다. 채용된 전략은 그의 회의론에 도전하지 않고 그에게 두 번째 견해를 제공하며 그에게 독립적으로 그의 통증을 최소화하고 작업에 기능적으로 남아 있기 위한 전략을 가르쳤다. 밥은 물리치료 돌봄의 가치를 스스로 결정하였다. 그의 잘못된 믿음은 그에게 제공된 최초의 치료로서 통증이 경감되고, 더 많은 시간 중단되지 않은 수면 그리고 일에서 더 큰 기능으로 시간이 지나면서 자연적으로 떨쳐버려졌다. 재활에서 두 번째 언급되지 않은 장벽은 그의 허리 치료를 위하여 찾아온 밥의 너무 긴 병력으로, 그의 상태는 밥으로부터의 능동적 참여가 적거나 없이 임상가에 의해 치료되었다. 일단 통증 경감과 향상된 기능이 초기 임상 세션에서 입증되고, 더 중요하게, 그의 특정 가정운동 프로그램에 의해 통증 경감과 가동성 유지가 증대되면, 밥은 그의 회복에 자가관리와 능동적 참여의 가치를 깨달을 수 있었다. 밥은 치료 의사결정과 진행에서의 협력자가 되었다. 이 방법으로 밥은 그의 상태와 미래의 행복에 더 큰 조절의 자율권을 가지게 되었다.

밥의 가장 큰 자산은 그의 긍정적 정신 태도와 통증 감소와 그의 가족을 위하여 해야 하는 일과 그의 기능의 향상에 대한 강한 동기였다. 밥은 또한 잠재적인 아편 중독의 이성적인 두려움을 나타냈다. 다행히 밥의 마약성 진통제와 스테로이드 처방은 그가 상당한 통증 경감과 향상된 기능을 경험하기 시작하던 기간 동안 만료되었다. 따라서 그는 그가 약물 처방 없이 그의 통증과 기능을 독립적으로 관리할 수 있다는 것을 인식하고 안도하였다. 밥은 그 일을 해내기 위해 최소의 불평으로 통증을 견디려고 하는 극기심이 강한 농부의 전형이었다. 채택된 전략은 밥의 실용적이고 높은 동기를 북돋아 주고, 물리치료 중재의 역할과 능동적 자가관리의 중요성을 그가 쉽게 이해할 수 있는 용어로 설명하는 것이었다. 밥은 그의 허리 느낌이 '녹슨(rusty)' 그리고 필요로 하는 것은 '그의 허리가 움직이게 하는(get his back moving)' 그리고 '윤활되는(lubricated)' 같은 특정 표현을 사용하였다. 이 같은 용어는 그의 회복 내내 그에게 그의 허리에 대하여 질문할 때 사용되었다. 척추 가동성과 운동 조절을 유지하기 위한 일상적 운동의 중요성을 밥에게 그의 허리에 '윤활하고 강하게(lubricated and strong)' 유지하라는 용어로 설명하였다.

추정된 병리적 과정 또한 밥이 쉽게 이해할 수 있는 역학적 용어로 설명되었다. 유착된 요부 신경근의 개념은 차량의 방화벽에 작은 구멍을 통과하여 크러치 기전을 활성화하는 크러치 케이블에 비유하여 설명하였다. 만일 크러치 케이블이 방화벽에 갇히면, 그 기전은 올바르게 작동하지 않는다. 따라서 치료의 목적은 크러치 케이블(신경근)이 자유롭게 움직이고 기능을 회복할 수 있도록 방화벽에 있는 구멍(외측 신경공)을 열어 준다는 말로 밥에게 설명하였다. 복잡한 의학용어를 사용한 너무 긴 병리 해부학적 논의는 밥에게 상태를 설명하고 그가 이해하도록 해서 협력적인 임상 의사결정 과정에 참여하도록 하기에는 효과적이지 못하다.

임상추론 해설:

추론 질문 7에 대한 대답의 명백함, 그리고 밥의 관리 도처에 있는 증거는 중대한 강조가 신체적 손상의 범위와 자가보고 장애 측정의 재평가에 있는 것이다. 예를 들어 밥에 사용된 설문지를 통한, 장애의 재평가가 신체 장애에서 모니터링되는 변화를 확인하기에 필수적이지만, 신체적 손상을 재평가할 때(예 움직임 도표의 변화) 주의를 기울임으로써 변화를 감지하고 치료 진행을 유도할 수 있었다. 관리는 연구와 이전의 경험에 의해 알려질 수 있으나 여전히 비판을 통해 그리고 재평가를 통해 시험해 볼 가설로 보인다.

환자 교육, 특히 회복에 도움이 되지 않고 재발의 최소화에 중요하다고 판단되는 태도와 믿음을 다루는 환자 교육은, 그들의 믿음의 근거와 그들이 누구인가(예 성격, 기질, 심지어 세계관)에 따라서 각 환자에 적합하게 맞출 필요가 있다. 즉, 제1장에서 논한 바와 같이, 개별화된 교육은 '교육에 대한 추론'을 필요로 한다: 개념적 이해를 위한 교육(예 의료와 근골격계 진단, 통증), 신체적 수행을 위한 교육(예 재활 운동, 자세 교정, 스포츠 기술 향상) 및 행동 변화를 위한 교육을 포함하여, 개별적이고 상황에 민감한 가르침의 계획, 실행, 평가와 관련된 추론. 극기심이 강한 농민인 밥을 더 잘 알게 되고, 치료를 설명할 때 그의 언어를 사용하며, 그의 역할을 강화하기 위한 성공적인 자가관리 사용을 병합하는 것은 환자-특수 추론에 의한 개별화되고 표적화된 가르침의 좋은 예이다.

참고문헌 References

Abbott, J.H., McCane, B., Herbison, P., Moginie, G., Chapple, C., Hogarty, T., 2005. Lumbar segmental instability: a criterion-related validity study of manual therapy assessment. BMC Musculoskelet. Disord. 6, 56. https://doi.org/10.1186/1471-2474-6-56.

Barakatt, E.T., Romano, P.S., Riddle, D.L., Beckett, L.A., 2009a. The reliability of Maitland's irritability judgments in patients with low back pain. J. Man. Manip. Ther. 17 (3), 135–140.

Barakatt, E.T., Romano, P.S., Riddle, D.L., Beckett, L.A., Kravitz, R., 2009b. An exploration of Maitland's concept of pain irritability in patients with low back pain. J. Man. Manip. Ther. 17 (4), 196–205.

Cook, C., Learman, K., Showalter, C., O'Halloran, B., 2015. The relationship between chief complaint and comparable sign in patients with spinal pain: an exploratory study. Man. Ther. 20 (3), 451–455. http://doi.org/10.1016/j.math.2014.11.007.

Cook, C.E., Hegedus, E.J., 2013. Orthopedic Physical Examination Tests: An Evidence Based Approach, second ed. Pearson, Boston, MA.

Cook, C.E., Learman, K.E., O'Halloran, B.J., Showalter, C.R., Kabbaz, V.J., Goode, A.P., et al., 2012a. Which prognostic factors for low back pain are generic predictors of outcome across a range of recovery domains? Phys. Ther. 93 (1), 32–40. http://doi.org/10.2522/ptj.20120216.

Cook, C.E., Showalter, C., Kabbaz, V., O'Halloran, B., 2012b. Can a within/between-session change in pain during reassessment predict outcome using a manual therapy intervention in patients with mechanical low back pain? Man. Ther. 17 (4), 325–329. http://doi.org/10.1016/j.math.2012.02.020.

Gifford, L., Thacker, M., Jones, M.A., 2006. Physiotherapy and pain. In: McMahon, S.B., Koltzenburg, M. (Eds.), Wall and Melzack's Textbook of Pain, fifth ed. Elsevier, Philadelphia, pp. 603–617.

IASP Taxonomy, 2017. IASP Publications, Washington, D.C., viewed December 2017, http://www.iasp-pain.org/Taxonomy.

Jones, M.A., 1987. The clinical reasoning process in manipulative therapy. In: Dalziel, B.A., Snowsill, J.C. (Eds.), Proceedings of the Fifth Biennial Conference of the Manipulative Therapists Association of Australia. Melbourne, VIC, Australia, pp. 62–69.

Jones, M.A., 2014. Clinical reasoning: from the Maitland Concept and beyond. In: Hengeveld, E., Banks, K. (Eds.), Maitland's Vertebral Manipulation, Management of Neuromusculoskeletal Disorders – Volume One, eighth ed. Churchill Livingstone/Elsevier, Edinburgh, pp. 14–82.

Jones, M.A., Rivett, D.A., 2004. Clinical Reasoning for Manual Therapists. Butterworth Heinemann, Edinburgh.

Laslett, M., Aprill, C.N., McDonald, B., Young, S.B., 2005. Diagnosis of sacroiliac joint pain: validity of individual provocation tests and composites of tests. Man. Ther. 10 (3), 207–218. https://doi.org/10.1016/j.math.2005.01.003.

Maitland, G.D., 1971. Examination of the lumbar spine. Aust. J. Physiother. 17 (1), 5–11. http://doi.org/10.1016/S0004-9514(14)61102-8.

Maitland, G.D., 1987. The Maitland concept: assessment, examination, and treatment by passive movement. In: Twomey, L.T., Taylor, J.R. (Eds.), Clinics in Physical Therapy. Physical Therapy for the Low Back. Churchill Livingstone, New York, pp. 135–155.

Maitland, G.D., 1991. Peripheral Manipulation, third ed. Elsevier, Butterworth Heinemann, Edinburgh.

Maitland, G.D., 2005a. Peripheral Manipulation, fourth ed. Elsevier, Edinburgh.

Maitland, G.D., 2005b. Vertebral Manipulation, seventh ed. Elsevier, Edinburgh.

Nijs, J., van Wilgen, C.P., Lluch Girbés, E., et al., 2014. Applying modern pain neuroscience in clinical practice: criteria for the classification of central sensitization pain. Pain Physician 17, 447–457.

Sackett, D.L., 1998. Evidence-based medicine. Spine 23 (10), 1085–1086.

Sutlive, T.G., Lopez, H.P., Schnitker, D.E., Yawn, S.E., Halle, R.J., Mansfield, L.T., et al., 2008. Development of a clinical prediction rule for diagnosing hip osteoarthritis in individuals with unilateral hip pain. J. Orthop. Sports Phys. Ther. 38 (9), 542–550. https://doi.org/10.2519/jospt.2008.2753.

Urban, L.M., MacNeil, B.J., 2015. Diagnostic accuracy of the slump test for identifying neuropathic pain in the lower limb. J. Orthop. Sports Phys. Ther. 45 (8), 596–603. http://doi.org/10.2519/jospt.2015.5414.

Wolf, C.J., 2011. Central sensitization: implication for diagnosis and treatment of pain. Pain 152, 2–15.

29

요추미세현미경디스크절제술 대신 선택한 물리치료: 기능적 움직임 체계 접근법

Physical Therapy Chosen Over Lumbar Microdiscectomy: A Functional Movement Systems Approach

Kyle A. Matsel • Kyle Kiesel • Gray Cook • Mark A. Jones / 신원섭

주관적 검사 Subjective Examination

척(Chuck)은 28세 남성으로, 최근 병원에서 요통 진단을 받았다. 척은 8주 전 자동차 후방추돌사고(motor vehicle accident, MVA)로 허리를 다쳤다고 했다. 자동차 후방추돌사고의 결과, 허리 부위의 통증과 함께 하지로 내려가는 증상을 호소하였는데, 주로 허리 중앙부위에서 천골, 왼쪽 엉덩이를 거쳐, 왼쪽 다리의 뒷부분을 지나, 발가락이 포함된 발등과 발바닥 모두에 증상이 나타났다[그림 29-1]. 그에게 무감각, 저리는 느낌, 말미나 척수와 관련된 증상, 오른쪽 다리나 상부 몸통의 위험신호는 보이지 않았다.

사고 직후 척은 지역병원으로 이송되었는데, 초기 응급실 방사선 촬영에서 골절에 대해 음성 판정을 받았고, 신경외과 의사에게 의뢰되었다. 자기공명영상(MRI)에서는 L4/L5와 L5/S1에서 2단계 허리 디스크 탈출이 나타났다. 척은 그 당시 그의 통증 및 관련 업무 활

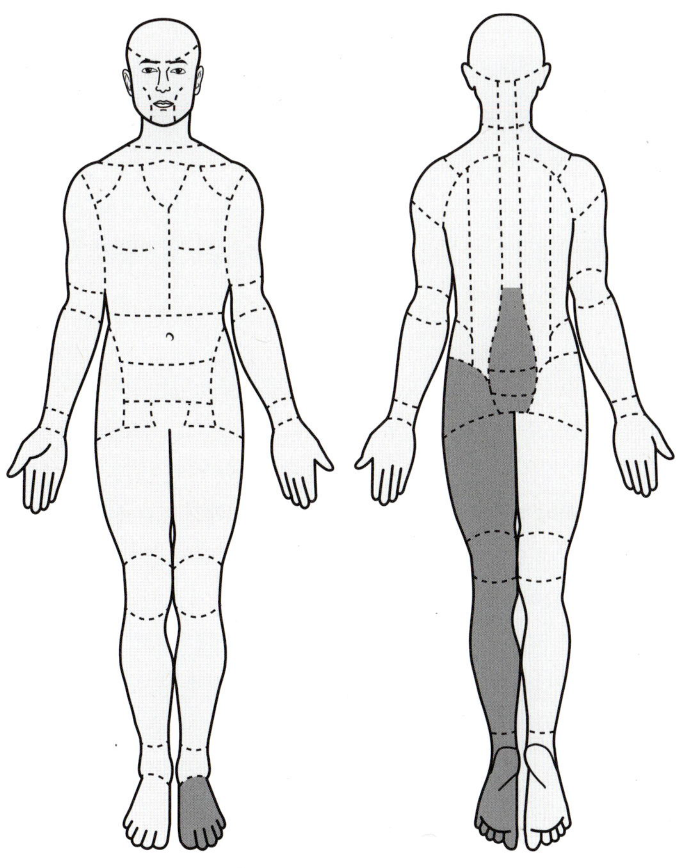

그림 29-1 척의 증상범위를 보여주는 신체차트

동 제한의 원인으로 여겨지는 탈출된 디스크를 치료하기 위해 물리치료를 받거나 수술적 고려에 대한 선택이 주어졌다.

척은 전문적인 기계공이며 하루 종일 콘크리트 위에 서서 일한다. 담당의사는 일에 대해 업무를 제한하거나 변경하도록 제안하지는 않았다. 척은 부품을 들어올리고, 자동차 작업을 하기 위해 쪼그리고 앉기도 하고, 장기간 서서 일하기도 했다. 척은 현재 피트니스 프로그램에 참여하지 않았지만, 이전에 역도를 했었고, 향후에 다시 역도를 할 수 있기를 원했다. 그의 업무의 특성을 고려할 때, 척은 요추 미세현미경디스크절제술을 하기 전에 물리치료를 시도하기로 결정했다. 척은 그의 문제에 대한 이해, 관리에 관한 그의 확신, 삶에서의 스트레스 요인 및 대처방법에 관한 잠재적인 심리사회적 문제[예 노랑 위험신호(심리적 위험신호)]에 대한 질문을 검진했을 때 모두 자신의 경우에는 문제가 되지 않는다고 하였다.

초기 검사에서 척은 시각적 상사 척도(VAS) 5/10 수준의 통증을 보고했지만, 근무 종료 시 통증이 최악의 경우 8/10에 이를 수 있다고 말했다. 그는 과거의 유의한 병력이나 이전의 정형외과 수술은 경험하지 않았다. 척의 통증은 오래 서서 걸을수록 증가했고, 허리를 앞으로 구부려 앉고 기지개를 켜면 줄어드는 것처럼 보였다. 다른 척추 움직임(예 비틀림)과 하지 운동(예 엉덩이, 무릎)은 문제가 되지 않았다. 그는 밤새 잠을 자는 데 큰 어려움이 없다고 보고했으며 그가 선호하는 수면 자세는 무릎을 가슴 쪽으로 끌어올린 채 옆으로 누운 자세라고 말했다.

추론 질문:

1. 이 단계에서 '통증 유형'(통각수용성, 신경병증성, 유해가소성)에 관한 당신의 가설은 무엇입니까?

추론 질문에 대한 답변:

이때 척의 현재 증상의 움직임적 특성과 노랑 위험신호(yellow flags)(심리적 위험신호)가 없음을 바탕으로 통각수용성 우세 패턴과 일치하는 것으로 나타났다. 증상은 상대적으로 요추와 왼쪽 하지의 뒷부분에 국한되었으며, 일반적으로 유해가소성 통증과 연관된 광범위한 영역의 증상이나 통증 발생패턴은 나타나지 않았다(Smart 등, 2012a, 2012c). 반면, 대퇴부 후방 통증부위 및 다발성 추간판 탈출증의 영역은 잠재적으로 말초 신경병증성 통증 문제(Smart 등, 2012b; Treede 등, 2008)와 일치하며, 감별진단에 도움이 되는 신경학적 검사가 중요하다. 그러나 그의 통증 패턴에 발과 발가락의 전체 발바닥 표면이 포함된 것은 단일 신경 뿌리의 손상과는 이례적이며 말초 신경 손상을 포함 할 수 있다.

추론 질문:

2. 이 단계에서 척의 증상에 대한 잠재적인 '증상의 근원(sources)'(통각)과 '병리학'에 관한 가설을 세웠는가? 그리고 임상 검진에서 확인된 신체검사 및 치료에 대한 주의사항이 있었는가?

추론 질문에 대한 답변:

MRI를 통해 다발성 추간판 탈출증을 확인했고 하지로 내려가는 방사통이 있는 증상있기 때문에, 우리는 척이 허리골반의 신전 자세나 동작으로 통증이 경감될 것으로 기대할 수 있었다. 그러나 이와는 대조적으로 척은 굴곡과 관련된 움직임과 자세에서 통증이 완화되는 것으로 보고했다. 이것은 통증 유발 추간판성 병변에 대한 전형적인 증상이 아니기 때문에, 추간판 탈출증이 무증상일 수도 있다는 가설을 세우는 것이 타당하다. 증상의 영역 내에서 신체적 또는 신경계의 모든 구조가 통각의 원인이 될 수 있을 것이다. 그러나 척의 증상 유발이 허리골반의 신전 자세나 동작(예 기립 및 걷기)과 관련되어 있고 그의 증상이 굴곡 활동(예 앉고 앞으로 구부림)으로 완화되었으며 허리 또는 무릎 운동이 영향을 받지 않았기 때문에, 통각의 원인이 요추 하부 및/또는 천장 관절 내에 위치한다고 가설을 세우는 것도 타당하다. 신경학적 증상(예 무감각, 저리는 느낌, 약화)이 명백하게 나타나지 않았다는 것은 신경근 압박이 확실하지 않음을 의미하므로 신경근 그리고/또는 말초신경의 손상에 대한 가능성은 남아 있다.

통각의 잠재적 원인은 신체검사에서 더 평가하겠지만, 탈출된 디스크가 통증 발생원인이 아니며 다른 병리학적 이론이 명백하지 않다는 가정하에 추론의 초점은 통증을 유발하는 운동 패턴의 문제로 생각할 수 있다. 즉, MVA는 요추 및 가능하게는 신경조직으로부터의 초기 통증 문제에 대한 원인일 가능성이 높다. 통증에 대한 반응으로 CNS는 내측 코어 근육의 운동 조절(개시 시간)을 변화시킬 것이다(Hodges 등, 2013) 내부 코어 근육(다열근, 복횡근, 골반저근, 횡격막)의 활성화가 지연될 경우, 더 큰 힘을 내는 근육에 대해 더 많은 전반적인 반응이 일어날 것이다. 이것은 '고역치 전략(high-threshold strategy)'(Cholewicki 등,

2002)이라고 하는데, 척추기립근, 복직근과 외복사근의 전반적인 협력 수축을 수반하며, 이는 더 이상의 손상으로부터 아픈 부위를 보호한다고 생각된다. 고역치 전략은 높은 부하를 받는 상황에 이상적이지만, 부하가 낮은 상황에서는 필요하지 않다. 척추기립근과 복직근의 협력 수축으로 인해 척추를 통해 발생하는 압박력은 통각 및 척의 증상을 발생하고 유지시킬 수 있다. 신체검사 또한 움직임과 조절의 기능장애 및 어떤 기능장애의 원인이 구체적으로 무엇인지를 확인하기 위해 시행될 것이다.

취해야 할 예방조치로는, 탈출된 디스크가 만성적이고 무증상일 수는 있지만 디스크 압력을 높이고 디스크 또는 주변 구조물의 자극을 유발할 수 있는 운동은 피할 필요가 있다. 예를 들어, 하지에 증상의 말초화를 일으키는 허리 굴곡 시 회전 동작이 결합되는 운동은 디스크 치료방법으로 적용되지 않을 것이다.

임상추론 해설:

근골격계 물리치료사는 여러 가지 수준에서 그리고 여러 가지 의사결정 범주(가설 범주)에 걸쳐 판단할 수 있어야 한다. 우세한 통각수용성 또는 신경병증에 대한 '증상의 근원'(통각)와 병리학에 대한 추론과 유해가소성 통증에 대한 부정적인 결과와 함께 증상 범위, 양상 및 병력의 임상 패턴에 근거한 통증 유형에 관한 가설이 적절하다. 병리학상의 방사선 증거에도 불구하고 디스크 유발 '근원'에 대한 사례가 있다. 신경병증 및 다른 조직 근원의 가능성은 신체검사에서 추가적인 검사를 위한 계획과 함께 열려 있으며, 임상적 근거는 척의 증상과 장애를 유지하는 '움직임 패턴 기능장애'의 형태로 잠재적 '기여요인'을 포함하도록 확장되었다. 이 부분에 대한 임상적 추론은 제1장에서 설명한 바와 같이 근골격계 임상의사가 '증상의 근원', '병리학' 및 '장애' 사이에서 착수해야 한다는 균형 잡힌 추론을 반영한다.

또 다른 수준의 추론에서는 병리학(즉, 디스크 탈출)과 증상의 양상(즉,말초화)에 대해 '신체검진 및 치료에 대한 주의사항'을 확인한다.

신체검사 Physical Examination

자세 Posture

- 경도의 요추부 전만 자세

신경학적 검사 Neurological Examination

- 가벼운 촉각에 대한 정상 감각
- 정상 근육분절(myotome)
- 슬개 반사(L3) 및 아킬레스건(S1) 반사 정상

선별적 기능움직임 검사 Selective Functional Movement Assessment (SFMA)

평가 결과는 '기능 및 무통증', '기능 및 통증', '기능장애 및 무통증', '기능장애 및 통증'의 SFMA 분류에 따라 보고되며, 기능적 움직임 체계(Functional Movement Systems)로부터 허가를 받아 게시하였다([App. 29-1]; Cook, 2010).

- 경추 굴곡 = 양쪽 모두 기능적이며 무통증
- 경추 신전 = 양쪽 모두 기능적이며 무통증
- 경추 회전 = 양쪽 모두 기능적이며 무통증
- 상지 패턴1 = 양쪽 모두 기능적이며 무통증
- 상지 패턴2 = 양쪽 모두 기능적이며 무통증
- 다분절 굴곡 = 기능장애(제한된 가동범위)가 있고 무통증
- 다분절 신전 = 기능장애(제한된 가동범위)가 있고 통증(요추부)

- 다분절 회전 = 양쪽 기능장애(제한된 가동범위)가 있고 무통증
- 한다리 서기 = 양쪽 기능장애(허리-골반의 시작 위치 유지 못함과 과도한 노력)가 있고 무통증
- 오버헤드 딥 스쿼트 = 기능장애(상지 굴곡 기능상실 및 고관절 평행 상실)가 있고 무통증
- SFMA 점수[App. 29-2] = 56%의 기능장애

다분절 굴곡 '하위검사' [App. 29-3] (Cook,2010):

- 한쪽으로 서서(오른쪽에 무게를 지지) 앞으로 굴곡 = 양쪽 기능장애(발가락 닿기 못함)가 있고 무통증
- 다리를 뻗고 앉아 발가락 닿기 = 기능장애(발가락을 만질 수 없음)가 있고 무통증
- 능동적인 SLR 검사 = 양쪽 기능장애(제한된 가동성-35도)가 있고 무통증
- 수동적인 SLR 검사 = 양쪽 기능장애(제한된 가동성-40도)가 있고 다리 통증의 재발현이 없이 무통증 = 양쪽 후방 사슬 조직 신장성 기능장애) (Cook, 2010):
- 누운 자세 무릎 가슴 당기기 검사 = 기능적(완전한 고관절 굴곡)이고 무통증
- 무릎 꿇고 엎드린 자세에서(아이 자세) 허리 굴곡 검사 = 기능장애(비균일한 척추 곡선으로 제한된 관절 움직임)가 있고, 무통증 = 허리 굴곡 가동성 장애

국소적 생체역학적 평가:

- 양쪽 L4/L5에서 허리 다열근의 수축 경향
- 왼쪽 허리 척추 기립근이 오른쪽보다 더 크게 만져짐
- 요추의 중앙 후방에서 전방 활주검사에서 저가동성 분절이 없음(즉, '허리 굴곡 관절 가동성 장애'의 증거가 없음)

다분절 신전 하위검사[App. 29-4A-C] (Cook, 2010):

- FABER 검사 = 양쪽 음성(기능적이고 무통증)
- 수정된 '토마스 검사'

  대퇴직근 단축 양성-기능장애(제한됨)가 있고 양쪽에 무통증- 90도 미만의 수동적인 무릎 굴곡이 나타나고 완전한 고관절 신전 가동범위를 달성할 수 없다는 것은 '양측 전방 사슬 조직의 신장성 기능장애' (Cook, 2010)

  대퇴근막장근 및 장요근 조직 양쪽 제한에 음성
- 엎드린 프레스 업 자세 = 기능장애가 있고 통증(요통 증가 및 왼쪽 다리 통증)
- 고관절이 굴곡된 광배근 길이 검사 = 기능장애(완전한 어깨 굴곡을 달성할 수 없음)가 있고 무통증
- 고관절 신전 시 광배근 길이 검사 = 기능장애(어깨관절 굴곡 ROM이 변화되지 않음)가 있고 무통증

다분절 회전 '하위검사' [App. 29-5A-D] (Cook, 2010):

- 앉아서 회전 검사 = 기능장애(제한된 능동 관절가동범위-오른쪽 및 왼쪽 35°)가 있고 양쪽에 무통증
- 고정된 허리 외회전 한쪽 신전/회전 검사 = 기능장애(제한된 능동 관절가동범위-오른쪽 및 왼쪽 35도)가 있고 양쪽에 무통증
- 고정된 허리 내회전 한쪽 신전/회전 검사 = 기능장애(제한된 능동 관절가동범위-오른쪽 및 왼쪽35도; 제한된 수동 관절가동범위-왼쪽 및 오른쪽 40도)가 있고 양쪽에 통증이 없다 = '양쪽 흉추부 가동성 기능장애' (Cook,2010)
- 앉아서 오른쪽 고관절 내회전 관절가동범위 검사(고관절 90° 굴곡과 함께)

  능동 = 20도; 수동 = 35도(무통증 '운동 조절 기능장애'; Cook,2010))
- 앉아서 왼쪽 고관절 내회전 관절가동범위 검사(고관절 90도 굴곡과 함께)

  능동 = 30도; 수동 = 40도(기능적이고 무통증)
- 앉아서 양쪽 고관절 신전 관절가동범위 검사(고관절 90도 굴곡과 함께)

  능동 = 40도; 수동 = 50도(기능적이고 무통증)
- 엎드려 양쪽 고관절 내회전 관절가동범위 검사(고관절 0도 신전과 함께)

  능동 = 30도; 수동 = 40도(기능적이고 무통증)
- 엎드려 오른쪽 고관절 외회전 관절가동범위 검사(고관절 0도 신전과 함께)

이름: 날짜: 총점:

경추 굴곡 ☐ 통증

☐ 턱이 흉골에 닿지 않는다.

☐ 과도한 노력을 하거나/또는 운동조절이 부족하다.

경추 신전 ☐ 통증

☐ 10도 이내의 평행이 안된다.

☐ 과도한 노력을 하거나/또는 운동조절이 부족하다.

경추 회전 ☐ 우측 통증 ☐ 좌측통증

☐ 우 ☐ 좌 코가 쇄골 중앙에 평행하지 않다.

☐ 우 ☐ 좌 과도한 노력을 하거나/또는 과도한 비대칭 또는 운동조절이 부족하다.

상지 패턴1 – MRE ☐ 우측 통증 ☐ 좌측통증

☐ 우 ☐ 좌 견갑골의 하각을 닿지않는다

☐ 우 ☐ 좌 과도한 노력을 하거나/또는 과도한 비대칭 또는 운동조절이 부족하다.

상지 패턴2 – LRE ☐ 우측 통증 ☐ 좌측통증

☐ 우 ☐ 좌 견갑골의 견갑극을 닿지않는다.

☐ 우 ☐ 좌 과도한 노력을 하거나/또는 과도한 비대칭 또는 운동조절이 부족하다.

다분절 굴곡 ☐ 통증

☐ 발끝을 닿지 않는다.

☐ 천추각이 70도 이하이다.

☐ 불균등한 척추 굴곡이 있다.

☐ 후방 무게이동이 일어나지 않는다.

☐ 과도한 노력을 하거나/또는 과도한 비대칭 또는 운동조절이 부족하다.

다분절 신전 ☐ 통증

☐ 상지는 170도에 도달하지 못하거나 유지할 수 없다.

☐ ASIS가 발끝을 지나지 않는다.

☐ 견갑골의 견갑극이 뒷꿈치를 지나지 않는다.

☐ 불균등한 척추 굴곡이 있다.

☐ 과도한 노력을 하거나/또는 운동조절이 부족하다.

다분절 회전 ☐ 우측 통증 ☐ 좌측통증

☐ 우 ☐ 좌 골반은 <50 회전한다.

☐ 우 ☐ 좌 어깨는 <50 회전한다.

☐ 우 ☐ 좌 척추/골반이 벗어난다.

☐ 우 ☐ 좌 과도한 무릎 굴곡이 있다.

☐ 우 ☐ 좌 과도한 노력을 하거나/또는 과도한 비대칭 또는 운동조절이 부족하다.

한다리 서기 ☐ 우측 통증 ☐ 좌측통증

☐ 우 ☐ 좌 눈을 뜨고 <10초 유지한다.

☐ 우 ☐ 좌 눈을 감고 <10초 유지한다.

☐ 우 ☐ 좌 키가 줄어든다.

☐ 우 ☐ 좌 과도한 노력을 하거나/또는 과도한 비대칭 또는 운동조절이 부족하다.

오버헤드 딥 스쿼트 ☐ 통증

☐ 상지의 시작 자세를 잃는다.

☐ 경골 및 흉부는 평행하지 않다.

☐ 허벅지가 수평보다 내려가지 않는다.

☐ 시상면 정렬을 잃는다. 우________ 좌________

☐ 과도한 노력을 하거나/또는 과도한 비대칭 또는 운동조절이 부족하다.

App. 29-1 선택적인 기능적 움직임 평가(SFMA). 움직임 기능장애를 원발성 가동성 문제 또는 원발성 안정성/운동 조절 문제로 진단하는 데 사용되는 평가도구*(기능적 움직임 체계[Functional Movement Systems]로부터 허가를 받아 게시함)*

Key:

ASIS = 전상장골극

LRF = 외회전 굴곡

MRE = 중간회전 신전

UE = 상지(기능적 움직임 시스템으로부터 허용된 유형과 재현)

선택적인 기능적 움직임 평가 (Selective Functional Movement Assessment)

SFMA 점수		FN	FP	DP	DN
능동 경추 굴곡					
능동 경추 신전					
경추 회전	L				
	R				
상지 패턴 1 (MRE)	L				
	R				
상지 패턴 2 (LRF)	L				
	R				
다분절 굴곡					
다분절 신전					
다분절 회전	L				
	R				
한다리 서기	L				
	R				
오버헤드 딥 스쿼트					

App. 29-2 선택적인 기능적 움직임 평가(SFMA)의 7가지 상위검사에 대한 체크리스트와 점수표. 점수: 목록에 총 50개의 체크리스트가 있음. 기능장애가 있으면 체크 표시함. 체크된 수를 합하고 50으로 나눈 다음 100을 곱하면 기능장애에 대한 퍼센티지(%)가 계산됨*(기능적 움직임 체계[Functional Movement Systems]로부터 허가를 받아 게시함)*

Key:

DN = 기능장애가 있고 통증은 없음

DP = 기능장애가 있고 통증이 있음

FN = 기능적이고 통증은 없음

FP = 기능적이고 통증은 있음

LRF = 외회전 굴곡

MRE = 중간회전 신전

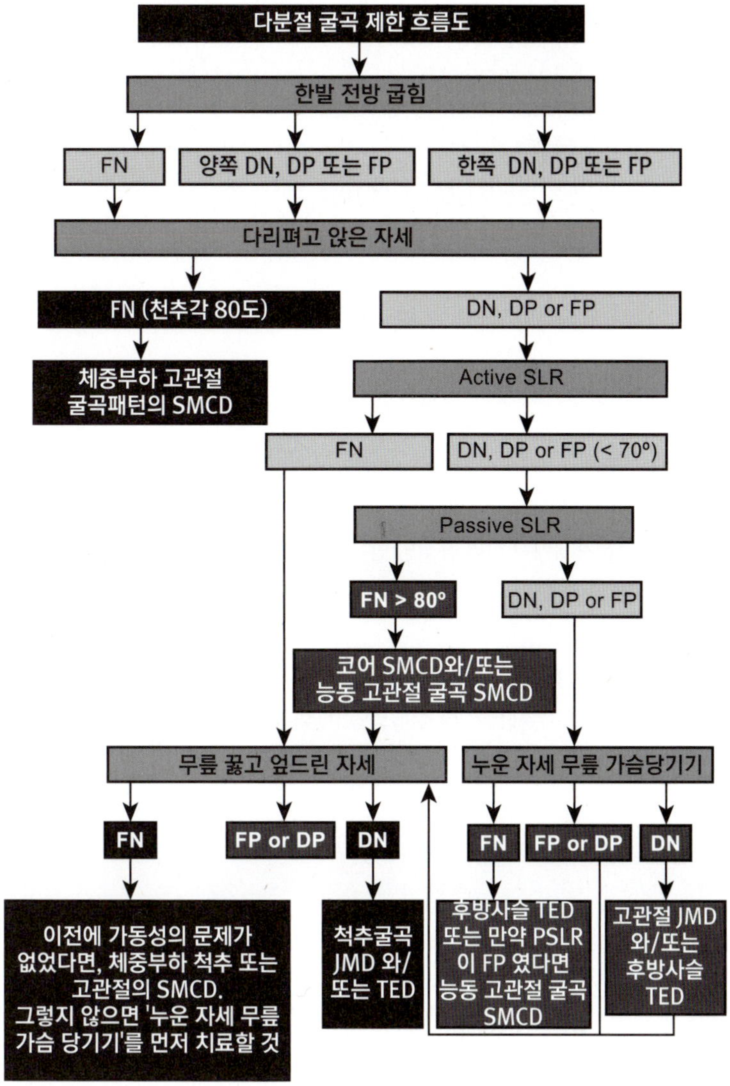

App. 29-3 복수-분절 굴곡 하위검사 흐름도에서는 전체적인 움직임 패턴에서 국소적 요소로 줄여가는 흐름을 보여준다.
(기능적 움직임 체계[Functional Movement Systems]로부터 허가를 받아 게시함)
Key:
DN = 기능장애가 있고 통증은 없음
DP = 기능장애가 있고 통증이 있음
FN = 기능적이고 통증은 없음
FP = 기능적이고 통증은 있음
JMD = 관절 가동성 기능장애
SLR = 다리 뻗어 올리기
SMCD = 안정성 운동조절 기능장애
TED = 조직 신장성 기능장애

능동 = 40도; 수동 = 50도(기능적이고 무통증)

- 엎드려 왼쪽 고관절 외회전 관절가동범위 검사(고관절 0도 신전과 함께)
  능동 = 35도; 수동 = 50도 (통증이 없고 '운동 조절 기능장애'; Cook, 2010))
- 앉아서 경골 내/외회전 검사:
  능동 내회전 = 양쪽 20도 (기능적이고 무통증)
  능동 외회전 = 양쪽 20도 (기능적이고 무통증)

한다리 서기 '하위검사' ([App. 29-6]의 발목 순서도) (Cook, 2010):

- 뒷꿈치로 걷기 = 기능적이고 무통증
- 발가락로 걷기 = 기능적이고 무통증

구르기 평기:

- 상지 및 하지로 엎드린자세에서 바로누운자세로 구르기 = 기능장애(분절조절 부족)가 있고 양쪽에 무통증 = '기본 굴곡 패턴 운동 조절 기능장애' (Cook, 2010)
- 상지 및 하지로 엎드린자세에서 바로누운자세로 구르기 = 기능장애(양쪽 허리에 통증)

특수 검사:

- 서 있거나 엎드려 누운 자세/바로누운자세에서 허리 움직임 반복 검사:
  - 서 있는 자세와 엎드려 누운 자세 모두에서 수행되는 허리 신전에 대한 반복적인 움직임 검사는 요통을 증가시키고 중심화 없이 왼쪽 하지의 통증을 유발했다.
  - 서 있는 상태에서 허리 굴곡에 대한 반복적인 움직임 검사는 10회 반복 후 발에서 무릎까지 통증 강도 감소 및 중심화를 초래했다. 서 있는 자세에서 반복된 10회 반복 두 세트가 더 수행되었고, 왼쪽 고관절에 통증이 발생되었다.
- 천장관절 유발 검사:
  신연 = 음성
  압박 = 음성
  대퇴골 밀치기 = 음성
  천골 밀치기 = 음성
  겐슬랜(Gaenslen's) = 음성

문제 목록 요약:

- 양쪽 상-후방 사슬의 조직 신장성 기능장애
- 양쪽 흉추의 가동성 기능장애
- 허리 굴곡에 대한 조직 신장성 기능장애
- 양쪽 앞 사슬 조직 신장성 기능장애
- 고관절 굴곡 시 오른쪽 고관절 내회전 운동조절 기능장애
- 고관절 신전 시 왼쪽 고관절 외회전 운동조절 기능장애
- 기본 굴곡 패턴 운동조절 기능장애

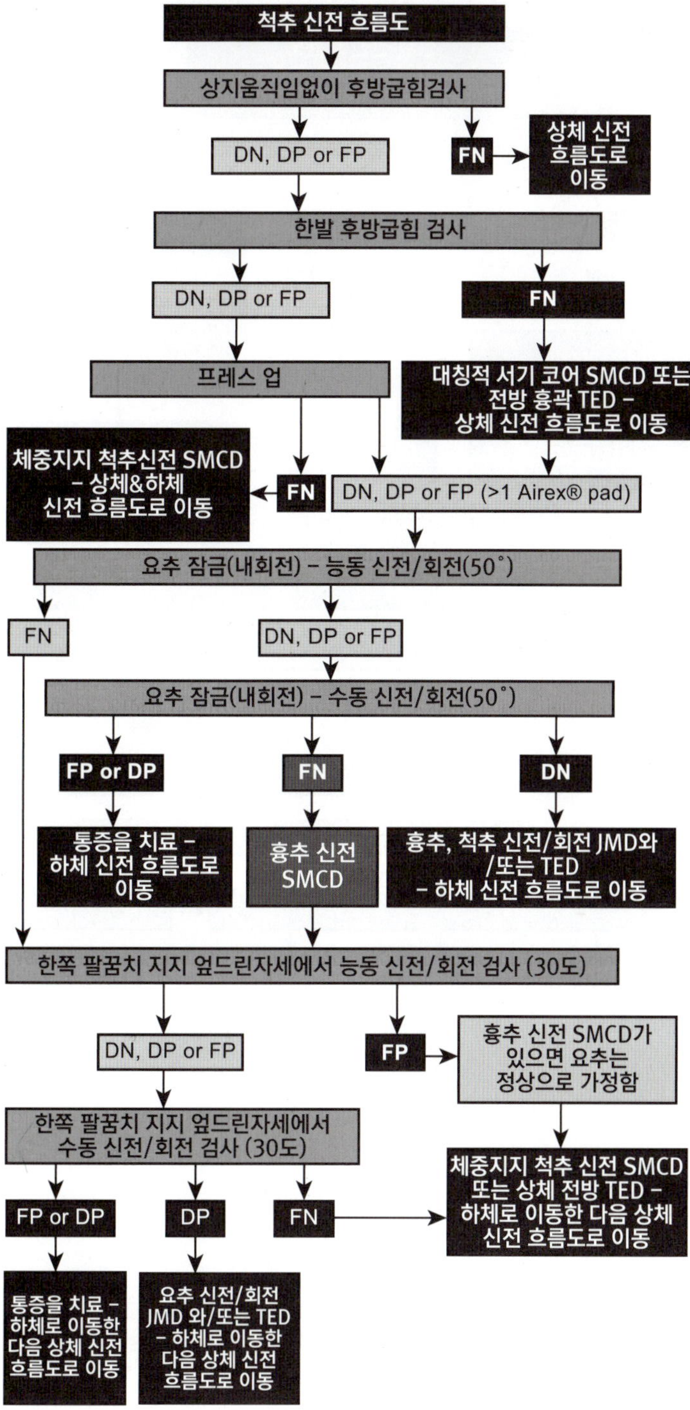

App. 29-4A 척추 신전 흐름도
다분절 신전 '하위검사' 흐름도: 전체적인 움직임 패턴에서 국소적 요소로 줄여가는 흐름을 보여준다.
Key:
DN = 기능장애가 있고 통증은 없음
DP = 기능장애가 있고 통증은 있음
FN = 기능적이고 통증은 없음
FP = 기능적이고 통증은 있음
JMD = 관절 가동성 기능장애
SMCD = 안정성 운동조절 기능장애
TED = 조직 신장성 기능장애

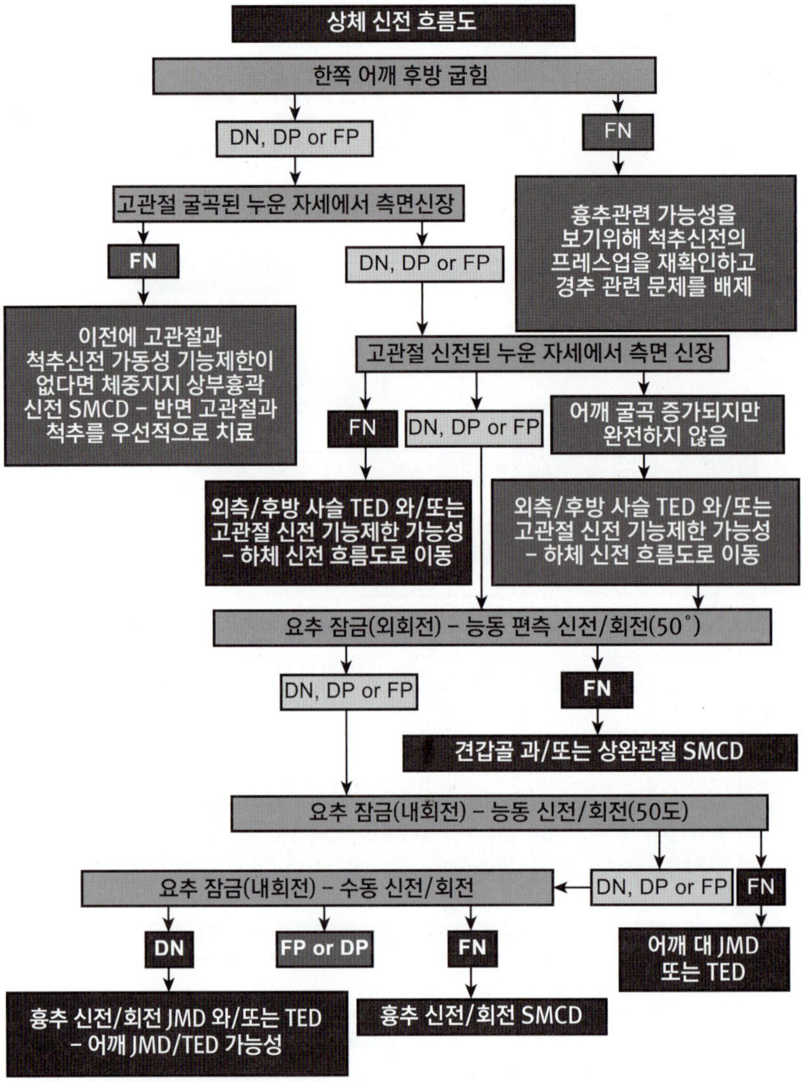

App. 29-4B 상체 신전 흐름도

Key:

DN = 기능장애가 있고 통증은 없음
DP = 기능장애가 있고 통증은 있음
FN = 기능적이고 통증은 없음
FP = 기능적이고 통증은 있음
JMD = 관절 가동성 기능장애
SMCD = 안정성 운동조절 기능장애
TED = 조직 신장성 기능장애

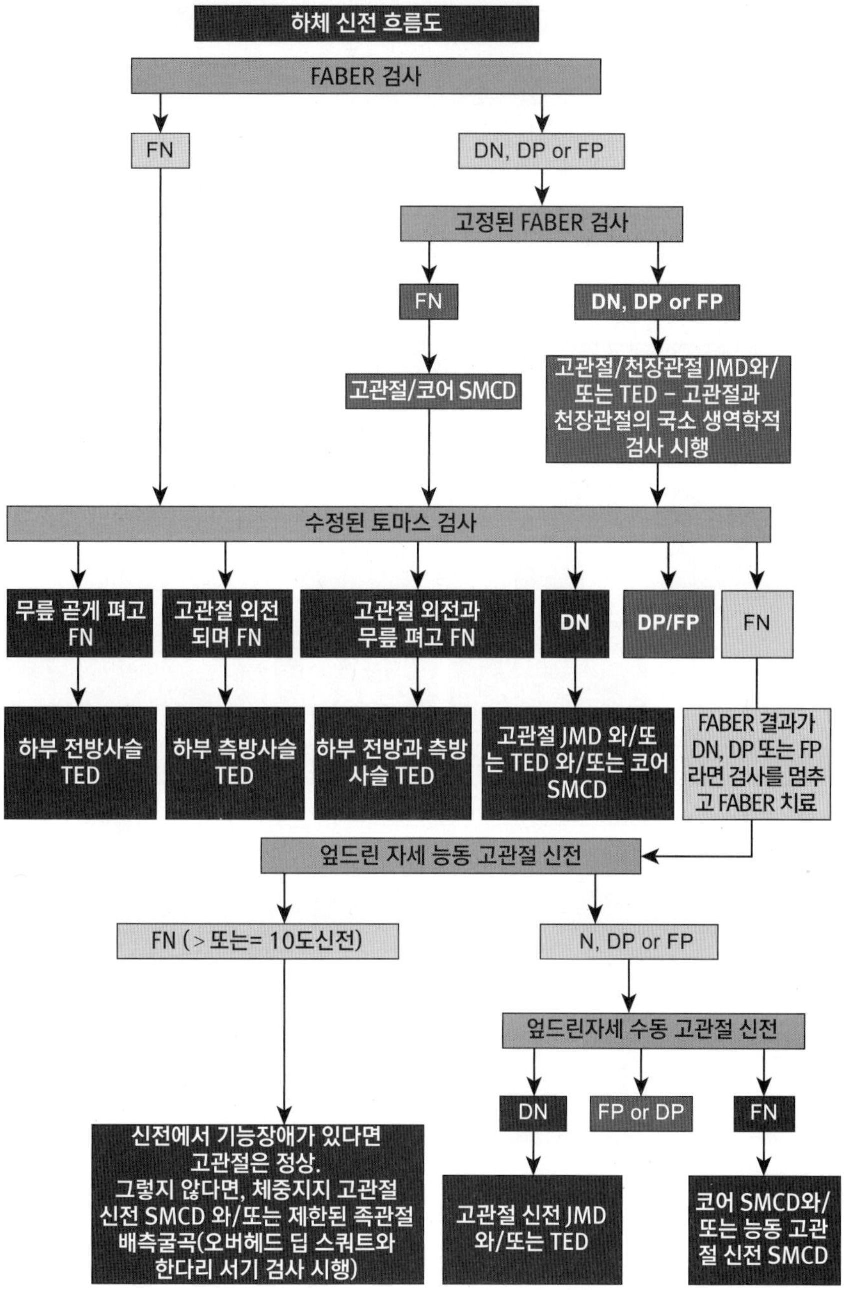

App. 29-4C 하체 신전 흐름도

Key:

DN = 기능장애가 있고 통증은 없음
DP = 기능장애가 있고 통증은 있음
FABER = 굴곡/벌림/바깥 회전
FN = 기능적이고 통증은 없음
FP = 기능적이고 통증은 있음
JMD = 관절 가동성 기능장애
SMCD = 안정성 운동 조절 기능장애
TED = 조직 신장성 기능 장애

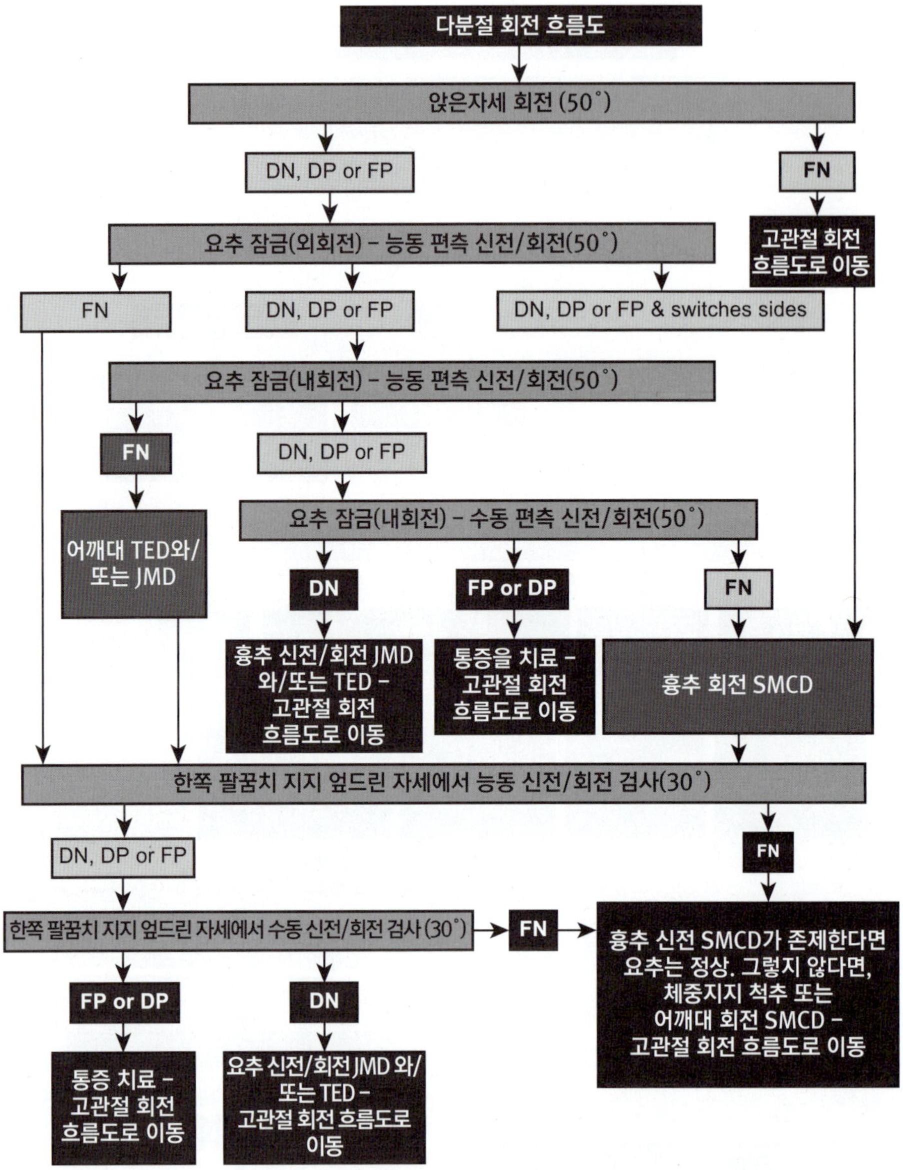

App. 29-5A 척추: 제한된 다분절 회전 흐름도
다분절 회전 '하위검사' 흐름도(척추, 고관절 내회전, 고관절 외회전, 경골 회전)는 전체적인 움직임패턴에서 국소적 요소로 줄여가는 흐름을 보여준다.
(기능적 움직임 체계[Functional Movement Systems]로부터 허가를 받아 게시함)

Key:

DN = 기능장애가 있고 통증은 없음
DP = 기능장애가 있고 통증은 있음
FN = 기능적이고 통증은 없음
FP = 기능적이고 통증은 있음
JMD = 관절 가동성 기능장애
SMCD = 안정성 운동조절 기능장애
TED = 조직 신장성 기능장애

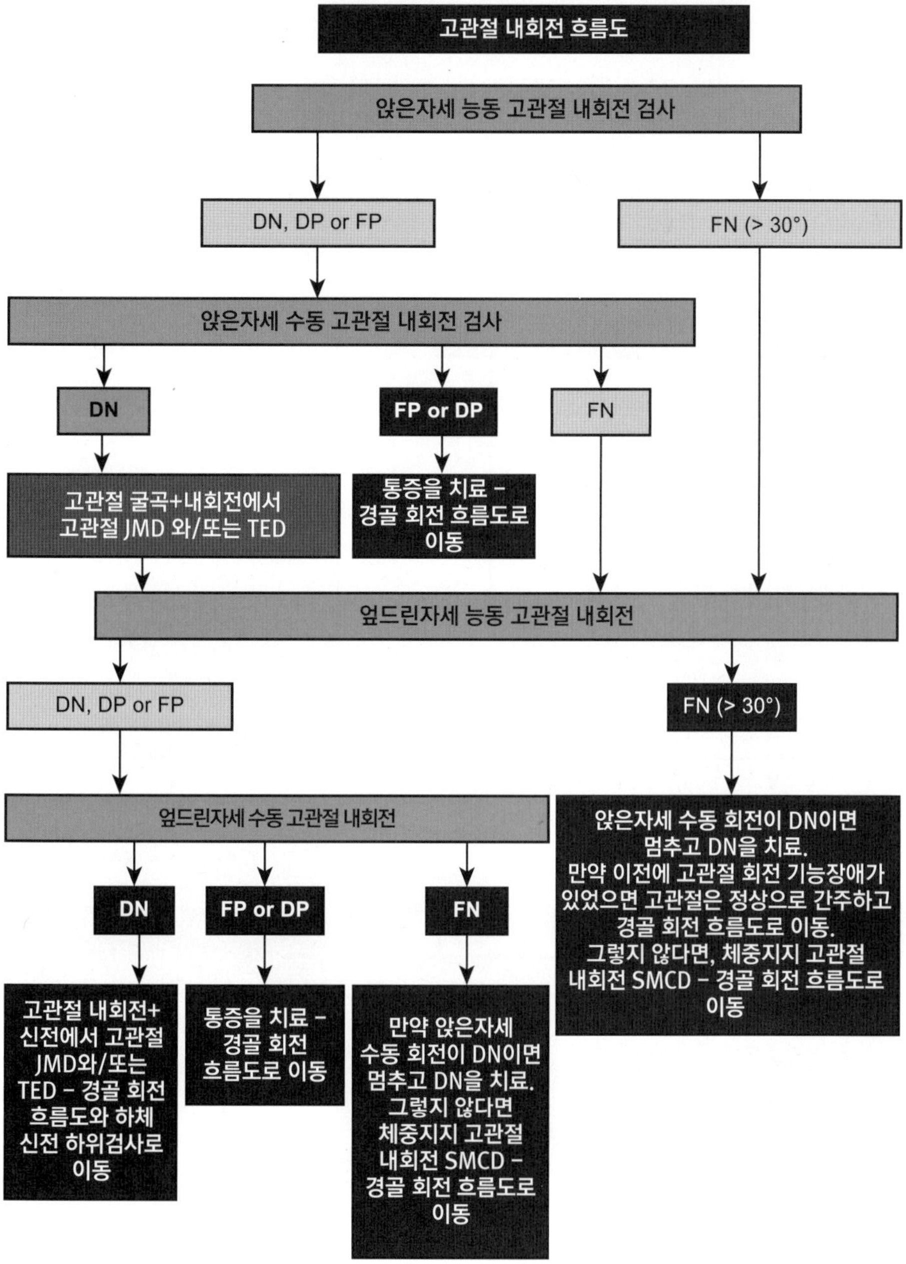

App. 29-5B 고관절 내회전 흐름도

Key:

DN = 기능장애가 있고 통증은 없음

DP = 기능장애가 있고 통증은 있음

FN = 기능적이고 통증은 없음

FP = 기능적이고 통증은 있음

JMD = 관절 가동성 기동장애

SMCD = 안정성 운동조절 기능장애

TED = 조직 신장성 기능장애

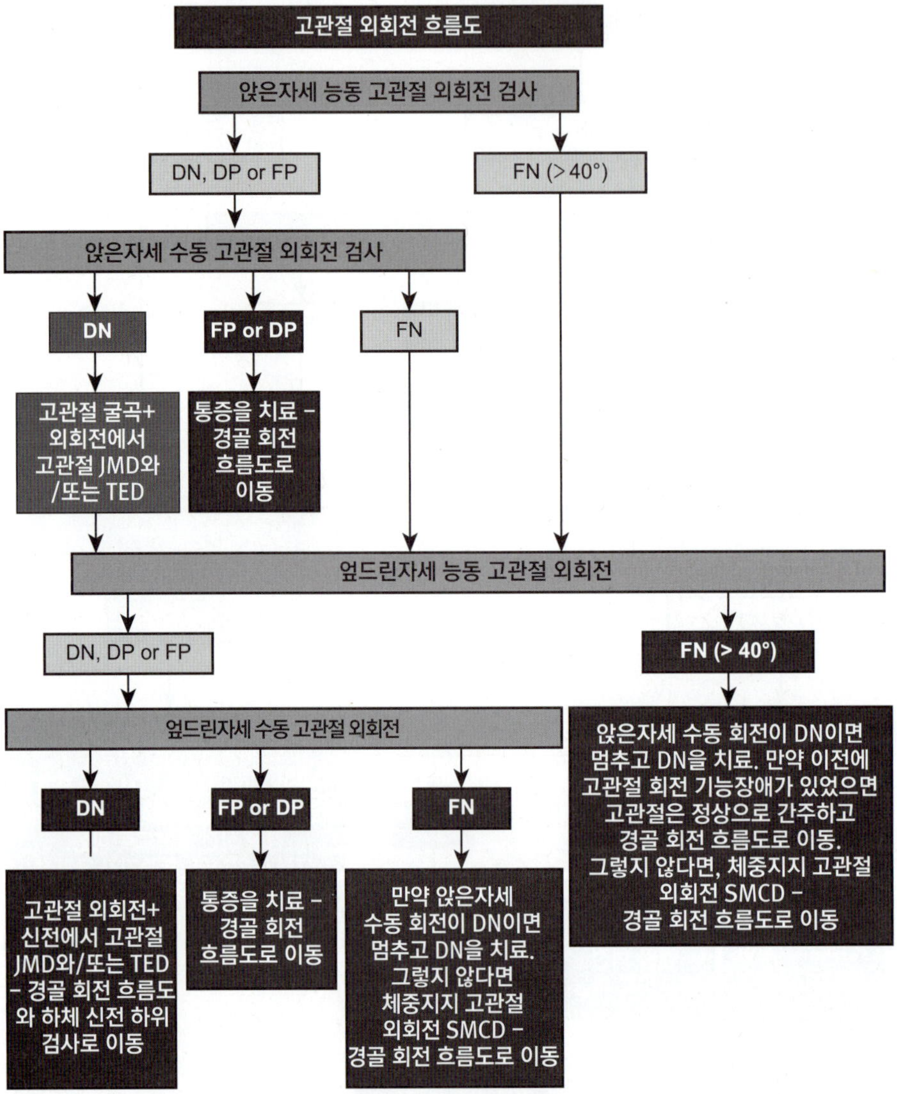

App. 29-5C 고관절 외회전 흐름도

Key:
DN = 기능장애가 있고 통증은 없음
DP = 기능장애가 있고 통증은 있음
FN = 기능적이고 통증은 없음
FP = 기능적이고 통증은 있음
JMD = 관절가동성 기능장애
SMCD = 안정성 운동조절 기능장애
TED = 조직 신장성 기능장애

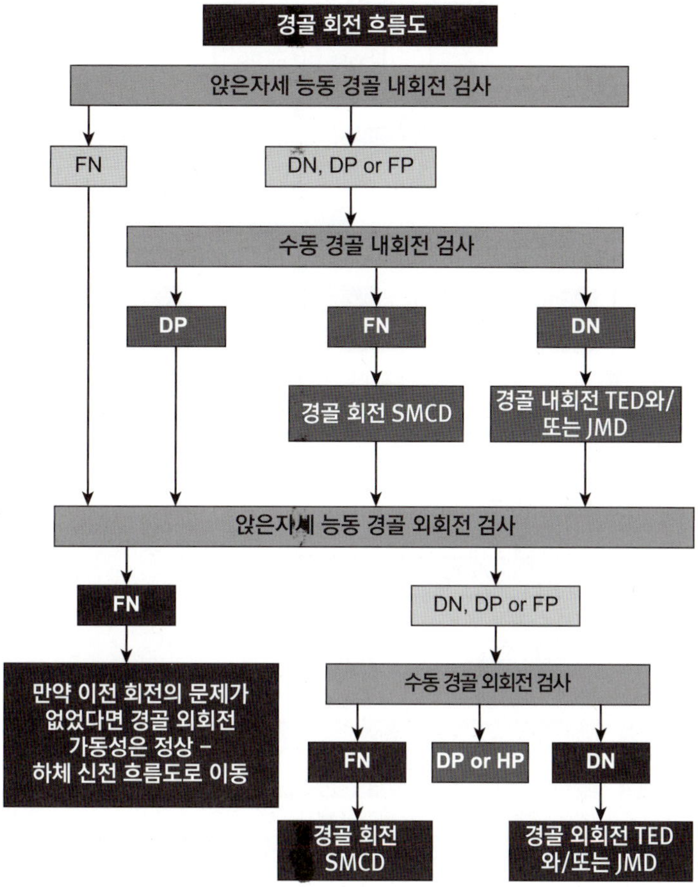

App. 29-5D 경골 회전 흐름도

Key:

DN = 기능장애가 있고 통증은 없음
DP = 기능장애가 있고 통증은 있음
FN = 기능적이고 통증은 없음
FP = 기능적이고 통증은 있음
JMD = 관절 가동성 기능장애
SMCD = 안정성 운동조절 기능장애
TED = 조직 신장성 기능장애

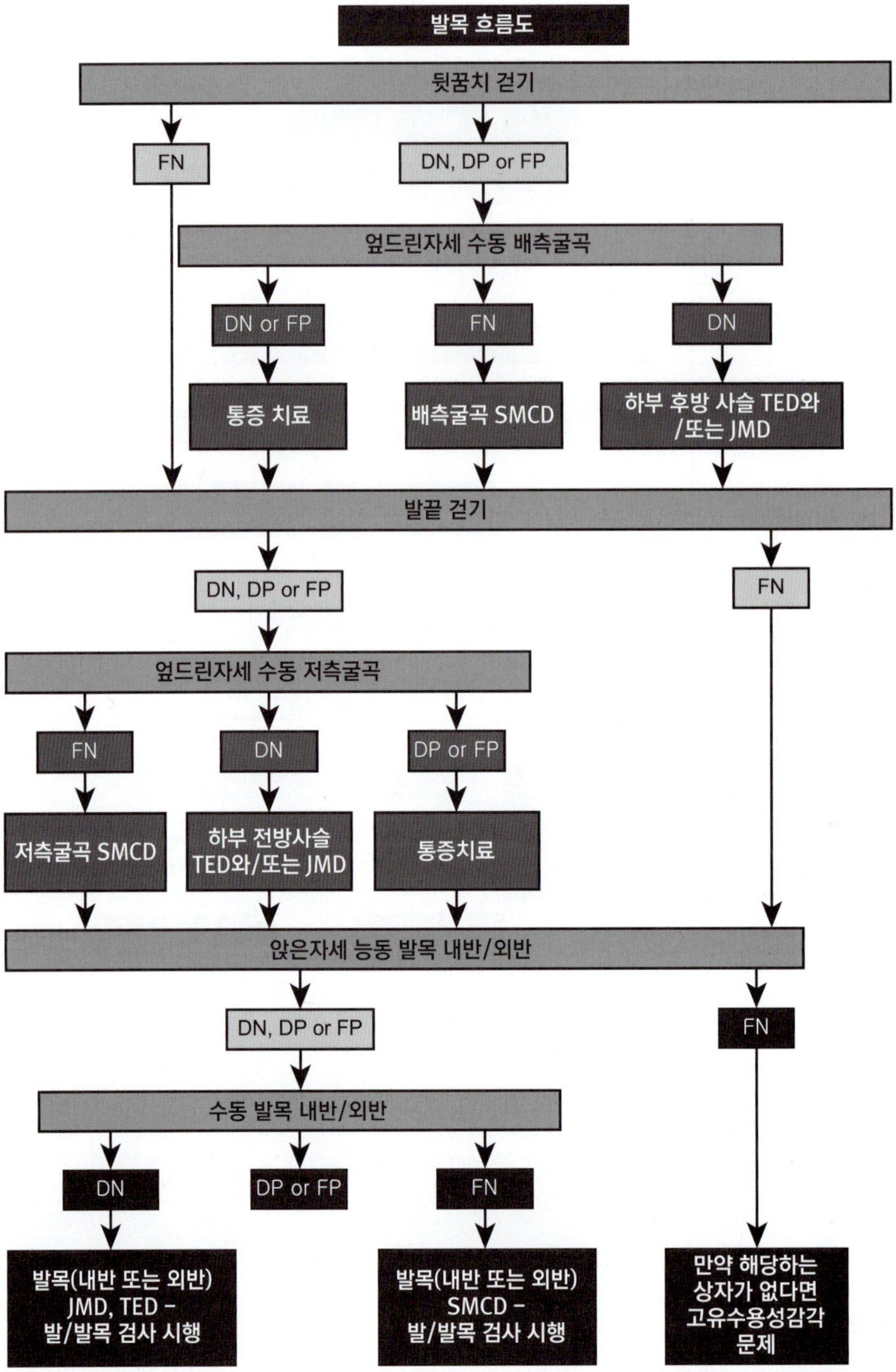

App. 29-6 한다리 서기 '하위검사' 발목 흐름도에서는 전체적인 움직임패턴에서 국소적 요소로 줄여가는 흐름을 보여준다. *(기능적 움직임 체계[Functional Movement Systems]로부터 허가를 받아 게시함)*

Key:

DN = 기능장애가 있고 통증은 없음
DP = 기능장애가 있고 통증은 있음
FN = 기능적이고 통증은 없음
FP = 기능적이고 통증은 있음
JMD = 관절 가동성 기능장애
SMCD = 안정성 운동조절 기능장애
TED = 조직 신장성 기능장애

추론 질문:

3. 척의 평가결과에 대한 당신의 추론을 강조하면서, 당신의 선택과 신체검진 평가의 순서를 뒷받침하는 일반적인 이론적 근거에 대해 토론하시오.

추론 질문에 대한 답변:

주관적·객관적 평가의 결과를 통해 왼쪽 하지에 대한 통증 강도 증가와 말초화로 알 수 있는 것처럼 척은 허리 신전을 견디지 못하였다. 반대로 허리 굴곡을 잘 견뎌냈고 반복적인 굴곡 동작으로 중심화 효과를 경험했다.

McKenzie가 주장한 반복된 허리 굴곡 모델에 따라(Long 등, 2004), SFMA 상위검사 결과도 다분절 굴곡 패턴이 가장 기능장애가 없고 통증이 없는 패턴이 나타났다. 허리 굴곡을 촉진하여 하지 증상을 중심화하고 굴곡 운동 패턴의 기능적 재조절을 시작하기 위해 하위검사를 수행하였다.

척이 다분절 굴곡 패턴을 완성할 수 없었던 이유를 판단하기 위해, 움직임의 양측 체중 부하가 한쪽의 체중 부하 작업으로 바꾼 새로운 조건하에서 움직임을 평가하였다. 이 검사는 전방굴곡 동작이 반복되는 동안 환자가 한쪽 발꿈치를 들어 반대쪽에 거의 100% 체중을 가하도록 수행한다. 이 검사 동안 패턴이 기능적으로 된다면, 비대칭이 존재하거나 고관절 및 척추에 체중 부하 운동 조절 기능장애가 있음을 나타낸다. 이는 척이 왼쪽 뒤꿈치를 올린 채(예 오른쪽에 체중 부하) 다분절 굴곡에서 발가락 닿기 동작을 완료할 수 없다는 것을 입증한 것과 같은 경우였다.

다음 단계는 체중 부하 요건을 줄여 기능장애 움직임을 더욱 세분화하는 것이다. 이 검사는 움직임을 완료하기 위한 가동성이 존재하는지 여부 및 안정성/운동 조절이 이루어지지 않는지 여부를 결정하기 위해 하지 체중 부하(즉, 앉아서 뻗기 타입의 움직임)의 요구 없이 전방 굴곡 동작을 함으로써 수행되었다. 척이 최소한 80도의 천골각, 시상면에서 균일한 척추 곡선, 발가락 닿기의 세 가지 요건을 충족시키면서 움직임을 완료할 수 있었다면, 하지의 무게를 지탱하는 요구를 제거하면 패턴 완성이 가능했기 때문에 체중을 지탱하는 고관절 운동 조절 기능장애에 대한 진단을 내릴 수 있었을 것이다. 그러나 '다분절 비체중부하 굴곡' 운동(즉, 앉아서 팔 뻗기)에 대해 발가락 닿기 동작을 완료할 수 없었다.

아직도 진단을 내릴 수 없었기 때문에 다음 단계는 패턴의 각 부분을 검사하여 기능장애가 어디에 있는지 알아보는 것이었다. 우리의 기준(Cook, 2010)에 따라 다분절 굴곡 패턴을 완성하기 위해 척은 SLR (무릎과 발목이 중립에 있는 상태에서 고관절 굴곡), 충분한 고관절 가동성 및 충분한 척추 굴곡 가동성을 시행해야 한다. 척의 다분절 굴곡 기능장애의 '부위'를 확인하기 위한 첫 번째 검사는 능동적인 SLR 검사였다. 검사는 반대쪽 고관절의 굴곡이나 외회전과 같은 잠재적 대상작용 전략을 조절하면서 수행된다. 능동 검사에 필요한 70도에 도달하지 못하면, 수동적으로 검사를 수행한다. 수동적인 움직임은 80도를 기준으로 한다. 수동적인 SLR이 80도 미만이고, 고관절에 적절한 굴곡이 보이는 경우, 수동적인 SLR이 대칭이었지만 양방향으로 40도로 측정된 척의 경우와 마찬가지로 '후방 사슬 조직 신장성 기능장애'에 대한 가동성 중심의 진단을 내릴 수 있다.

기능장애 다분절 굴곡 패턴에 대한 진단과정을 완료하기 위한 그 다음 단계는 척추 굴곡 가동성을 확인하는 것이었다. 이것은 무릎 꿇고 엎드린자세(prone rock) 검사를 통해 이루어졌는데, 엉덩이를 발뒤꿈치로 가게 하고 가슴을 허벅지에 갖다 대도록 자세를 취하였다. 임상의는 시상면에 '균일한 척추 커브'가 존재하는지 여부뿐만 아니라 척추 굴곡 가동성을 평가한다. 이 검사는 적절한 척추 굴곡이 존재하는지 여부와 움직임이 과운동성 분절에서 두드러지지 않고 척추 전체적으로 적절하게 굴곡되는지 판단해야 한다. 척의 경우 그는 허리의 척추 가동성이 감소하여 '요추 굴곡 조직 신장성 기능장애'라는 움직임 기능장애를 진단 하였다. 요추가 적절한 굴곡 가동성을 나타내지는 않았지만 척추의 후방-전방 활주가 정상적인 것으로 간주되어 '연부조직 제한'으로 진단하였다.

추론 질문:

4. 척의 결과에서 강조된 바와 같이, 기능, 움직임 및 조절의 장애는 증상이 있거나 증상이 없을 수 있다. 척의 통증과 장애에 대한 신체적 '기여요인'에 대한 당신의 추론을 논의하시오.

추론 질문에 대한 답변:

SFMA 상위검사를 통해 확인된 바와 같이, 척은 기능장애와 통증 문제를 동시에 가지고 있었다. 다분절 허리굴곡에서 상당히 움직임이 제한적이었지만 증상을 유발하지는 않았다. 척의 움직임 제한과 증상 양상은 다분절 신전 패턴에 해당하지 않았다. 직접적인 통증 패턴을 고려해서 다분절 신전 패턴을 고려할 수 있지만, 척의 기능을 회복하고 증상을 완화하기 위한 우리의 선택은 다분절 굴곡 패턴을 목표로 하는 것이 될 것이다. 이것은 통증이 예측 불가능한 방법으로 운동 조절을 변화시킬 수 있다는 개념 때문이다(Hodges와 Tucker, 2011). 따라서 교정 운동은 통증을 유발할 수도 있고, 유발하지 않을 수도 있다. 굴곡 패턴을 먼저 교정함으로써 교정전략에서 통증을 유발할 가능성은 훨씬 줄어든다.

다분절 굴곡 패턴의 기능장애에 대해 패턴을 제한하는 기여요인은 후방 사슬 근육(슬괵근, 둔근)의 조직 신장성 제한과 척이 요추 부위를 구부리지 못하는 점이었다. 이러한 운동장애는 CNS로 전달되는 구심성 정보의 전달에 문제가 있다고 생각할 수 있다. 길이와 근긴장도에 의한 후방 사슬 근육의 신장성 제한은 가동성 문제뿐만 아니라 척추의 움직임 조절능력도 변화시킨다. 예를 들어, 만약 운동 조절이 지연된다면 뇌는 다른 인접한 근육을 동원해 안정화 근육으로 작용시키거나, 보호 반응으로서 움직임의 범위를 제한하는 것으로 보인다. 이러한 반응은 본질적으로 보호적이지만 정상으로 회복되어야 하는 보상적인 변형된 움직임 패턴이다.

다분절 신전 동작에 통증이 있었지만 더 나은 반사 운동 조절을 위한 기회를 가지고, 쉽게 개선할 수 있는 가동성 한계를 판별하기 위해 패턴을 세분화하였다. 하위검사를 통해 척의 신전 패턴 제한은 흉추의 가동성 감소와 고관절 신전 ROM 제한에 의한 것임이 확인되었다. 요추 위-아래 관절(흉추와 고관절)이 신전될 수 없으므로, 정해진 가동범위를 달성하기 위해 요추에 훨씬 더 큰 부담을 준다. 정상적인 상태에서 요추는 안정적인 관절 복합체지만 척의 경우, 지금은 지나치게 움직여야 하는 상황이어서 과도한 전단력이 생겨 통증을 초래했다. 통증은 운동 조절을 더욱 변화시킬 수 있고, 이웃 관절은 보상하기 위해 더 많은 가동성을 상실할 수 있으며, 이를 통해 악순환은 계속될 수 있다.

임상추론 해설:

신체검사 평가와 관련된 설명 추론은 증상 유발뿐만 아니라 운동 조절과 움직임 장애에 모두 관련된 기능 및 장애 중심의 진단 이론을 반영한다. 기능적 다분절 평가([App. 29-2] 참조)로 시작하여, 기능장애 패턴은 기능장애의 조절 및 움직임 원인을 확인하도록 설계된 다양한 '하위검사' 평가를 통해 더욱 차별화된다(예 다분절 굴곡 기능장애를 일으키는 하지 '후방 사슬 조직 신장성'과 요추 '후방 연부조직 제한'; 다분절 신전 기능장애에 기여하는 흉추와 고관절 가동성 감소, '양측 전방 사슬 조직'에 기인하는 고관절 신전 기능장애에 기인함). 또한 완료된 신체검사 평가에서 분명한 것은 잠재적인 '증상의 근원'(즉, 통증)과 '장애'에 관한 이전의 가설을 추가로 '검사'하는 것이었고, 신경학적 검사, 가동성을 위한 요추 전후방 척추 사이 부수적 움직임 평가 및 증상 유발, 후방 허리근육 촉진, 선택적 고관절 및 슬관절 평가, 천장관절 자극 검사를 시행하였다. 주관적 검사를 통해 공식화된 가설들은 신체검진에서 검사할 필요가 있기 때문에 중요하다. 우세한 것으로 보이는 기능장애만을 평가하고, 다른 잠재적 손상과 증상의 원인을 분석하고 '반증'하지 않는 것은 확인 편견과 같은 추론의 오류를 초래할 수 있다. 근골격계 치료사는 평가에 대해 다양한 접근법을 채택하지만, 여기서 명확히 알 수 있듯이 체계적이고 철저한 평가를 통해 손상의 일반적이지만 독특한 측면이 치료와 재평가 과정에서 밝혀지게 된다.

치료(첫 번째 방문) Treatment (First Appointment)

치료는 척의 가정운동 참여의 중요성을 포함하여 검진 결과의 설명과 치료에 대한 권고로 시작되었다. 추간판탈출증과 관련하여 척은 자신의 증상이 디스크로 인한 전형적인 통증 양상과 일치하지 않는다고 설명을 들었다. 검사 결과는 척추와 고관절의 수많은 가동성 결손이 그의 요추에 증가된 스트레스를 주고 있는 것으로 나타났다. 또한, 허리근육의 근경련 증가는 더 이상의 부상을 예방하기 위한 보호 반응으로 작용했을 가능성이 높다. 직장에서 오래 서 있는 것이 척의 통증을 증가시켰기 때문에, 그는 허리 스트레스를 풀기 위해 20~30분마다 앉으라는 조언을 받았다. 이렇게 하면 그의 다리 아래 증상들을 줄여줄

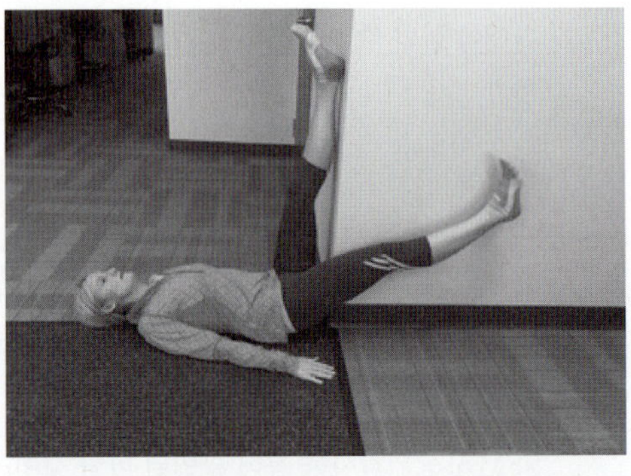
그림 29-2 출입구에서 정적 뒤넙다리근 스트레칭

것이고, 그가 일과가 끝날 때까지 많이 아프지 않게 될 것이다. 게다가 척은 더 생산적인 휴식을 취하기 위해 밤에 엎드려 자는 것을 피하라고 지도받았다. 그 후 세 가지 신체적 중재가 시작되었다.

1. 바로누운자세에서 피스톨 그립(pistol-grip)으로 중간 흉추부의 도수교정(Karas와 Olson Hunt, 2014)
   - 요추 잠금(외회전)–수동 편측 신전/회전 검사의 재검사: 흉추 가동성은 양쪽으로 40도에서 50도 정도 개선되었다고 육안으로 판단되어 SFMA 분류에서 '기능적이고 무통증'이 되었다.
2. 좌우 슬괵근의 양쪽 수축–이완 PNF 스트레칭(가정운동 지시사항 포함: 정적 슬괵근 스트레칭; [그림 29-2])
   - 재평가된 수동적인 SLR 검사: 관절가동범위는 양쪽으로 40도에서 60도로 개선되어 후방 사슬 조직의 신장성이 향상되었지만, '기능장애가 있고 무통증'으로 남아 있었다.
3. 상지와 하지를 바로누운자세에서 네발기기 자세[그림 29-3]로 횡격막 호흡운동을 진행했다.
   - 이러한 운동 후, 상지와 하지의 바로누운자세에서 엎드리는(supine-to-prone) 굴곡 굴림 패턴은 여전히 장애가 남아 있었고(여전히 동작의 과도한 노력이 감지됨으로 인해) 통증은 없었다. 그러나 패턴은 훨씬 개선되었다.

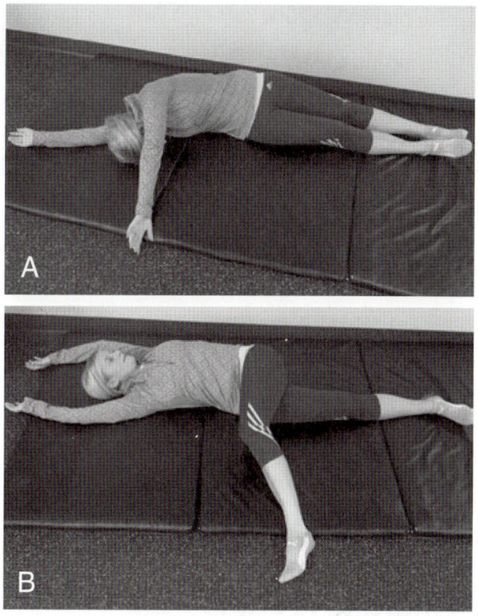

그림 29-3 (A) 상지 supine-to-prone 구르기 운동
(B) 하지 supine-to-prone 구르기 운동

추론 질문:

5. 당신이 선택한 치료와 손상에 대한 이론적 근거에 대해 논의하시오.

추론 질문에 대한 답변:

치료에 대한 근거는 평가과정에서 나타났다. 문제 목록에서 나온 움직임 중심의 진단이 우선시되었고, 각각의 문제를 해결하기 위한 가장 적절한 치료가 수행되었다. 처음에는 척추와 후방 사슬 신장성(즉, 슬괵근)의 적절한 가동성을 회복하는 데 중점을 두었다. 가동성을 회복하면 잠재적으로 CNS에 의한 구심성 정보의 처리가 개선될 수 있다. 하위검사를 통해 확인된 바와 같이, 척은 흉추의 관절가동범위 제한이 있었으며 저가동성 척추의 보상작용으로 인해 요추의 운동조절에 문제가 있었다. 따라서 짧은 진폭의 빠른 도수치료를 통해 흉추 가동성을 회복하는 것이 요추 운동 조절을 향상시키는 주요 우선순위였다.

객관적인 검사를 통해 확인된 척의 증상은 굴곡동작으로 개선되었으며, 이를 바탕으로 초기 계획에는 다분절 굴곡 패턴의 회복이 포함되었다. 다분절 굴곡 하위검사에서 양쪽으로 제한된 수동적 SLR로 인한 후방 사슬 조직 신장 제한을 보였다. 수축–이완 PNF 슬괵근 스트레칭은 수동적 SLR에 즉각적인 변화를 주었으며, 이러한 개선은 슬괵근의 긴장도 변화와 관련이 있다고 추측할 수 있다. 슬괵근의 지나친 긴장도는 통증과 코어 근육의 운동 조절 문제로 인해 자연적으로 보호될 가능성이 있었다. 후방 사슬 근긴장도를 줄임으로 가동성을 얻기 위하여 집에서 할 수 있는 슬괵근의 스트레칭 방법을 가르쳐 주었다.

흉추와 후방 사슬의 가동성 개선 다음 단계는 운동조절에 대한 재구성을 시작하는 것이었다. 척의 호흡 패턴은 바로누운자세로 평가되었고 기능장애적인 흉식호흡 패턴이 나타났다. 코어 근육의 운동 조절에 기여해야 하는 가로막 호흡 패턴을 더 많이 활용하기 위해 신호에 따라, 호흡 패턴은 신경 발달 자세를 통해 순차적으로 진행되었다. 첫 번째 바로누운자세, 엎드려 누운 자세, 네발기기 자세, 높은 무릎 꿇은 자세(tall kneeling), 마지막으로 한쪽 무릎 서기에서 시행되었다.

척의 운동 조절 기능장애를 평가하기 위해 상체와 하체를 이용한 롤링 패턴을 평가했다. 롤링은 신경 발달과정에서 초기에 학습된 가장 근본적인 움직임 패턴 중 하나이다. 롤링 동작의 수행불가는 매우 기본적인 운동 조절의 문제를 나타낸다(Hoogenboom 등, 2009). 우리는 굴곡에 기초한 패턴을 보다 용이하게 하기 위해 supine-to-prone 롤링을, 반대로 신전에 기반하는 prone-to-supine 롤링을 시작했다. 신전 움직임에서 통증이 발생하였고 척의 증상을 증가시켰기 때문에 그것들은 평가되지 않았다.

임상추론 해설:

첫 번째 예약 진료의 시작은 척이 담당의사가 제공한 병리학적 진단의 중요한 문제를 다루는 환자 교육 및 평가에서 발견된 주요 신체적 장애에 대한 설명뿐 아니라 그의 지속적인 증상에 기여했을 가능성 대한 설명으로 시작한다. 척은 자신의 진단에 대해 도움이 되지 않는 생각이나 두려움 등 노랑 위험신호(심리적 위험신호)를 가지고 있지 않다고 판단되었지만, 여러 건강전문가로부터 상반된 정보가 환자의 혼란과 스트레스에 영향을 줄 수 있으므로, 의학 진단을 통합하여 설명을 제공하는 것이 중요하다.

첫 번째 진료에 사용된 세 가지 신체적 치료중재는 재평가되었다. 결과 재평가의 목적과 범위는 연구되지 않은 치료영역에 해당하며 치료 접근법과 임상의에 따라 상당히 다를 수 있다. 추론적인 관점에서, 중요한 것은 핵심적인 장애들을 비판적으로 재평가하여 목표 장애뿐만 아니라 장애 사이의 관계를 확립하기 위해, 다른 중재의 영향을 모니터링하여 치료 진행을 유도하는 것이다.

두 번째 방문 (1주 후) Appointment 2 (1 Week Later)

주관적으로 척은 더 이상 하지 증상을 보고하지 않았고, 이제 그의 통증은 허리 부위에만 국한되어 있었다. 오랫동안 서 있고, 걷는 일은 허리 통증을 증가시켰으며, 이는 근무가 끝나갈 수록 더욱 악화되었다.

신체검사, 다음 사항이 관찰되었다:

- 다분절 굴곡 패턴은 여전히 기능장애가 있었고, 통증은 없었다. 그러나 움직임 패턴의 양과 질은 50% 정도 향상되었다.
- 수동 SLR이 40도에서 60도로 양쪽으로 개선되었다.
- 다분절 신전 패턴은 기능장애와 통증이 남아 있었고, 허리통증 유발에 대한 변화는 없었으나 다리 통증에 대한 문제는 없었다. 신전 가동성은 변화되지 않았다.

두 번째 치료 세션은 후방 사슬 신장성을 향상시키기 위해 PNF 수축–이완 기법으로 슬괵근 근육을 계속 신장시켰다. 신장되는 정적 슬괵근 스트레칭의 재검토와 후방 사슬 신장성 향상을 위한 보강전략으로 가정운동을 계속 진행하였다.

L4/L5 분절의 허리 다열근의 발통점에 적용한 침치료는 허리 굴곡에서 명백한 국소조직의 신장 문제를 해결하기 위해 수행되었다.

재평가의 결과는 다음과 같다.

- 허리 다열근의 촉진에 대한 국소적 압통은 침술 이후에 감소하였다.
- Prone rock (무릎 꿇고 엎드린자세) 허리 굴곡 검사는 (아직 기능장애가 있고 무통증에도 불구하고) 보다 균일한 허리 척추 곡선으로 개선되었다.
- 다분절 신전은 통증 감소와 함께 신전 가동성의 50%가 증가되었다(여전히 기능장애와 통증이 있음).

척은 기능적인 상체와 하체 롤링 패턴을 보여주었다. 기본 굴곡 운동 조절(향상된 롤링 패턴에 따라)에 대한 개선은 이제 더 높은 체중 부하 발달 자세에서 진행될 수 있도록 고려되었다. 롤링 패턴은 엉덩이가 체중을 지지하고 요추 굴곡을 강조하면서 코어 안정성/운동 조절을 패턴화 하기 위해 '네발기기 마운틴 클라이머(quadruped mountain climbers)' [그림 29-4]로 진행되었다. 피트니스 목적의 운동에서 마운틴 클라이머는 지구력을 향상시키기 위해 일반적으로 빠르게 수행된다. 척은 교정전략으로 전체 운동 내내 허리 굴곡 상태를 유지하기 위해 천천히 마운틴 클라이머 운동을 하라는 지시를 받았다. 각 다리에서 20회 반복했다.

횡격막 호흡을 이용한 한쪽 무릎 서기 정적 안정성도 마지막 세션에 비해 훨씬 개선되었다. 정적인 안정성은 '한쪽 무릎 서기 회전' [그림 29-5]을 처방하여 고관절 내회전과 외회전 운동 조절을 시행함과 동시에 흉추 가동성에 도전하도록 함으로써 보다 역동적인 안정성으로 진행되었다. 척은 직립 자세를 유지하고 앞 무릎이 밖으로 벗어나지 않도록 해야 했다. 각 방향으로 20회씩 반복했다. 척은 하루에 두 번 가정운동 프로그램(문틀을 이용한 정적인 슬괵근 스트레칭, 마운틴 클라이머, 한쪽 무릎 서기 회전)을 시행하였다.

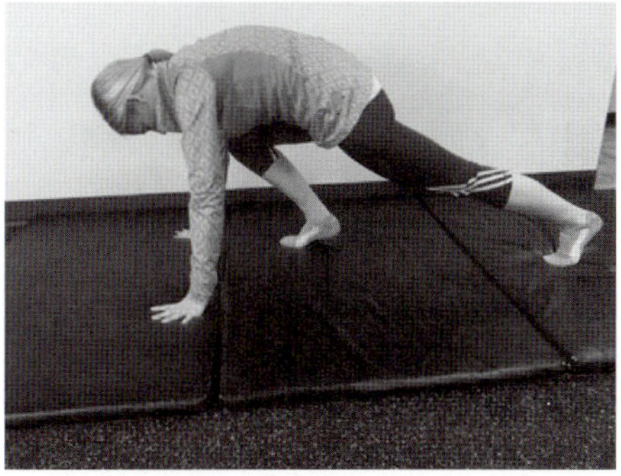

그림 29-4 허리 굴곡은 강조하면서도 엉덩이는 무게를 지탱하는 코어 안정성/운동 조절을 강조하는 '네발기기 마운틴 클라이머' 운동. 푸시업 위치에서 시작한다. 몸을 일직선으로 유지하면서 한쪽 무릎을 가슴까지 끌어올려 발을 내려놓은 다음 다시 출발위치로 돌아온다. 다리 번갈아서 실시

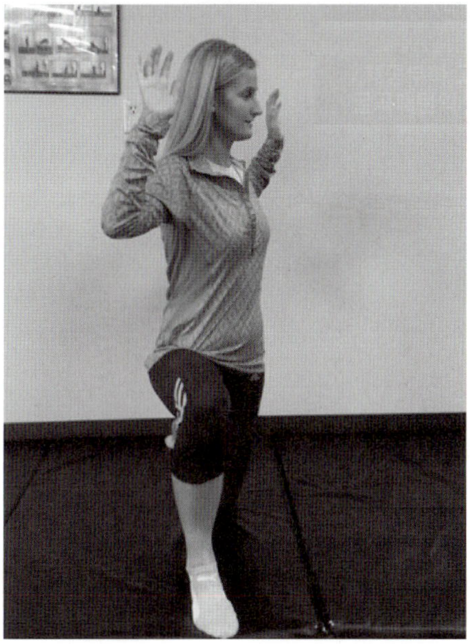

그림 29-5 고관절 내회전과 외회전 운동 조절에 도전하는 동시에 흉추 가동성에 도전하는 '한쪽 무릎 꿇고 회전' 운동. 엉덩이를 앞으로 내밀고 어깨를 뒤로 하여 무릎을 반쯤 꿇은 자세로 유지한다. 두 팔을 머리 위로 들고 한쪽 옆으로 회전하고, 다른 한쪽은 키를 유지하며 엉덩이를 앞으로 유지한다.

세 번째 방문(1 주후) Appointment 3 (1 Week Later)

주관적으로 척의 허리통증은 가장 심한 경우 VAS에서 5/10에서 2/10으로 감소했다. 서서 걸을 때의 통증은 많이 감소했지만, 하루 일과가 끝날 무렵의 통증은 계속 심한 상태였다.

신체 재평가 결과, 다음과 같은 사실이 밝혀졌다:

- 다분절 굴곡–기능적이고 무통증
- 능동적인 SLR 검사–양쪽이 70도로 개선됨. '기능적이고 무통증'
- 다분절 신전–기능장애(제한된 관절가동범위)가 있고 무통증
  - 토마스 검사–양쪽 기능장애가 있고(제한된 대퇴직근 길이) 무통증, '제한된 전방 사슬 조직의 신장성'을 나타냄
  - 수동적인 잠긴 허리 내회전, 한쪽 척추 신전/회전 검사–여전히 양쪽 모두 기능적이고 무통증, 완전한 흉추 가동성을 나타냄
  - 양쪽 허리 척추기립근의 촉진 시 압통은 없음
  - L4/L5 허리 다열근 위 촉진 시 약한 정도의 압통 있음
- 다분절 회전–기능장애(제한된 흉추 및 고관절 제한)가 있고 무통증. 그러나, 현재 50% 정도 패턴이 개선됨

치료 Treatment

세 번째 방문 치료는 요추 굴곡의 조직 신장성 문제 해결을 위한 요추 다열근 발통점에 침술치료(ROM 가동성과 교정운동에서 신경근골격계 시스템을 변화시킬 수 있는 재설정을 위한)를 시행하였다. 무릎 꿇고 엎드린 자세(prone rock) 요추 굴곡은 침술치료 후 재평가하였다. 이제는 요추 굴곡에서 기능적이고 통증이 없었고, 시상면에서 균일한 척추 곡선을 보여주었다. 척은 더 이상 L4/L5에서 요추 다열근에 대한 압통을 호소하지 않았다.

'Brettzel' 스트레칭[그림 29-6]은 흉추 가동성 및 고관절 굴곡근 정적 스트레칭을 위해 제공되었다. Brettzel 스트레칭을 하기 위해 환자는 허벅지를 고정하기 위해 고관절 굴곡 90도로 구부린 상태에서 옆으로 누워 시작한다. 환자는 반대편 다리의 발목을 잡고 고관절을 수동적으로 편다. 마지막으로 환자는 흉추를 회전시켜, 견갑골을 지면에 평평하게 유지하도록 시도 한다.

다분절 신전은 이제 통증이 없어졌기 때문에 네발기기 대각선 운동에서의 지시를 통해 신전을 통합하기 위해 안정성/운동 조절 구성이 진행되었다[그림 29-7]. 네발기기 마운틴 클라이머 및 한쪽 무릎 서기 회전 운동은 각각 탄성 튜브와 한쪽 무릎 꿇고 촙스 운동으로 진행되었다([그림 29-8], [그림 29-9]).

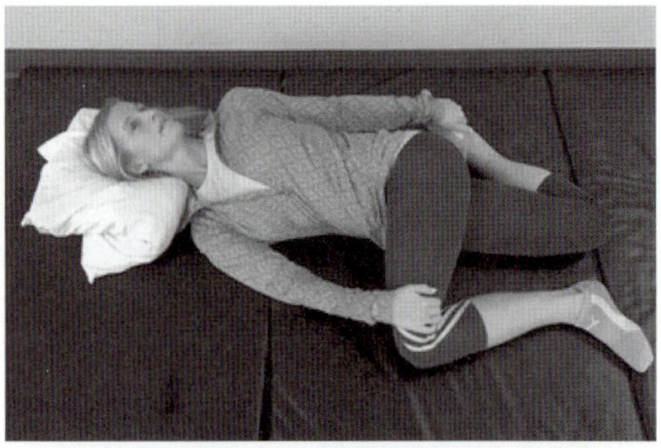

그림 29-6 'Brettzel 스트레칭' 운동은 흉추 가동성과 고관절 굴곡근 정적 스트레칭을 위한 운동이다. 목을 중립 자세로 받치고 옆으로 눕는다. 무릎을 가슴 쪽으로 몸 가까이 끌어당긴다. 허벅지와 무릎 사이의 각도는 90도 미만이어야 한다. 다른 다리로 다시 돌아와 허벅지를 가능한 한 몸 뒤로 가져온다. 그리고 발목을 잡아서 가능한 한 뒤로 무릎을 굽힌다. 두 다리가 잠길 때까지 진행하지 않는다. 다음 단계는 어깨와 머리를 돌려 천장을 향해 등을 땅에 대고 눕는다. 일단 이 위치에 있으면 근육이 이완되면서 신장을 증가시키기 위해 깊은 횡격막 호흡을 사용한다.

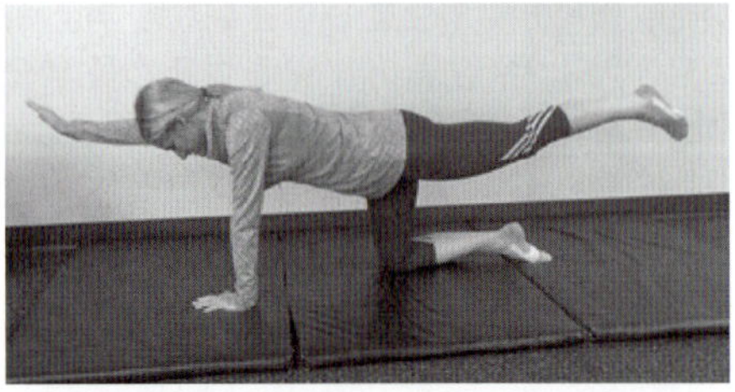

그림 29-7 '네발기기 대각선 운동'. 네 발의 자세로 엉덩이 아래에서 어깨와 무릎 바로 아래에 손을 댄다. 균형을 유지하면서 왼쪽 팔과 오른쪽 다리를 동시에 일직선으로 뻗는다. 반대쪽에서도 반복한다.

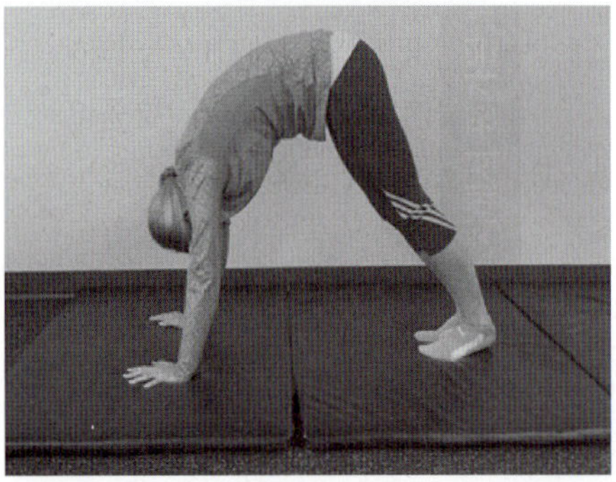

그림 29-8 '푸시업 워크아웃(Push-up walkout)' 운동. 푸시업 워크아웃은 발을 어깨 너비로 벌린 상태에서 시작한다. 손이 바닥에 닿도록 구부리고, 필요하면 무릎을 굽힌다. 그리고 가능한 한 손을 밖으로 내밀어, 등을 안정적으로 유지하고 과신장하지 않도록 한다. 손을 발 쪽으로 다시 걸어 서 있는 위치로 돌아간다.

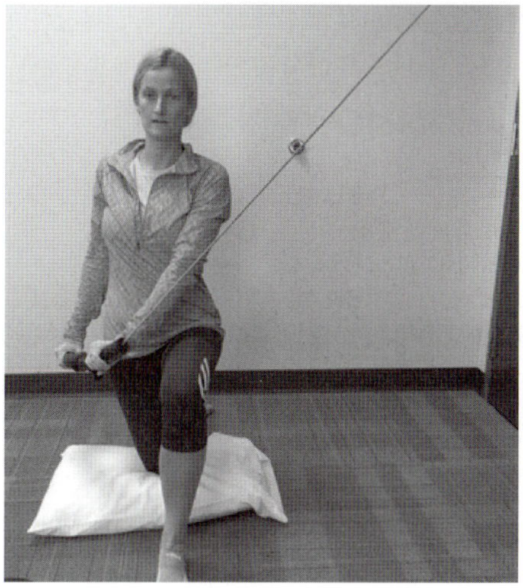

그림 29-9 '한쪽 무릎 꿇고 촙스(Half-kneeling chops)' 운동. 반쯤 무릎을 꿇고 벽에 가장 가까운 다리를 올려놓고 시작한다. 발끝, 무릎, 발목이 모두 90도가 되어야 한다. 무릎을 꿇고 밴드 쪽으로 비스듬히 위로 올라간다. 가슴을 가로 질러 밴드를 당기고 균형을 유지하면서 몸을 똑바로 세운 상태로 약간 회전시킨다.

네 번째 방문 (1주 후) Fourth Appointment (1 Week Later)

주관적으로 척은 더 이상 허리나 다리에 통증이 없다고 했다. 오래 서 있거나 걷는 것은 이제 통증이 없고 정상으로 느껴졌다. 신체 재평가 결과는 다음과 같았다:

- 다분절 굴곡–기능적이고 무통증
- 다분절 신전–기능적이고 무통증
- 다분절 회전–기능장애(흉추 및 고관절 회전 관절가동범위 제한)가 있고 무통증, 그러나 양쪽으로 75% 정도 패턴이 개선됨
- 한 다리 서기 패턴(Single leg stance pattern) –양쪽 모두 기능적이고 무통증
- 오버해드 딥 스쿼트 패턴(Overhead deep squat pattern)–기능장애(어깨관절 굴곡 결여)가 있고 무통증. 척의 고관절은 이제 시상면의 편차가 없이 평행하게 되어, 전체적으로 약 50%의 패턴이 개선됨

척은 현재 증상이 없어졌고, SFMA [App. 29-2]로 측정된 그의 기능장애는 초기 평가 때 56%의 기능장애에서 4주 후 20%로 개선되었다. 척은 이제 무증상이 됐고 SFMA에서 좋은 진전을 보여주었기 때문에, 다음 단계의 움직임 중심 과제가 수행되었다: FMS (Functional Movement Screen) [표 29–1]. FMS는 비대칭성과 주요 움직임 제한을 확인하기 위해 사용된다(Kiesel 등, 2014) FMS의 신뢰성은 잘 알려져 있다(Frohm 등, 2012; Gribble 등, 2013; Minick 등, 2010; Teyhen 등, 2012). FMS (3번 반복측정하여 최고점을 점수)는 통증이 있으면 0점, 패턴을 수행할 수 없거나 비대칭적 동작으로 수행하면 1점이다. 척은 일반적으로 허용되는 수준의 보상 전략으로 각각의 움직임 패턴을 수행할 수 있었다.

치료를 위해 척의 안정성 운동 조절 운동은 8kg 케틀벨 한 다리 데드리프팅과 완전한 Turkish getup 운동([그림 29-10], [그림

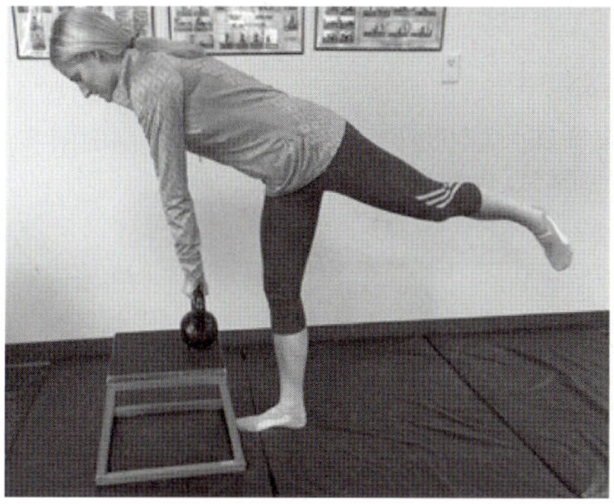

그림 29-10 8kg 캐틀벨 들고 한 다리 데드리프트

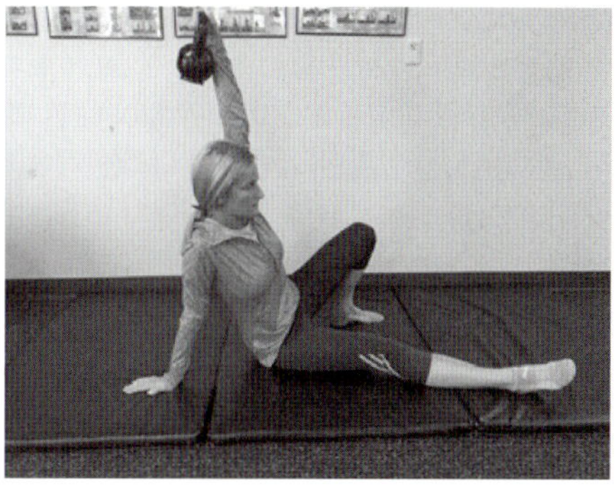

그림 29-11 완전한 터키식 기상 운동

29-11])으로 업그레이드되었다. 'Turkish getup'은 코어 안정화와 전체적인 근력을 높이는 전신운동이다. 이 운동은 매우 복잡하며 체중을 머리 위로 유지하려면 어깨 안정성, 고관절과 볼기근의 힘을 유지하여 몸을 바닥에서 들어 올려 엄청난 강도를 유지해야 하는 상체 근력이 필요하다. 척은 지시에 따라 이 가정운동 프로그램을 계속 진행할 예정이었고 물리치료에서 퇴원했다.

표 29-1

최근 해결된 문제의 재발 또는 추가적인 문제로 발전할 수 있는 잠재적 유험요소들을 찾아내기 위한 기능적인 움직임 검사(FMS)

패턴	점수
오버헤드 딥 스쿼트(Overhead deep squat)	2
허들 스텝(Hurdle step)	2
인라인 런지(Inline lunge)	2
어깨관절 가동성(Shoulder mobility)	2
능동 SLR (Active straight leg raise)	2
체간 안정성 푸시업(Trunk stability push-up)	3
회전 안정성(Rotary stability)	2

척의 종합 점수 =15/21
0 = 움직임 시에 통증
1 = 움직임 패턴을 수행할 수 없음
2 = 대상작용이 있는 움직임 패턴
3 = 대상작용 없이 움직임 패턴 수행

점수는 세 번의 시험 중 가장 높은 점수로 한다.
FMS 패턴 설명

- 오버헤드 딥 스쿼트 – 발은 어깨너비로 벌리고 발끝은 앞을 향하게 한 자세로 막대를 머리 위에 위치시킨다. 막대를 머리 위에 유지하고 발끝을 앞으로 한 자세로 최대한 쪼그려 앉는다.
- 허들 스텝 – FMS 막대를 사용하여 정강뼈 거친면의 상단 중심에서 발까지 환자의 정강뼈 높이를 측정한다. 측정된 정강뼈 높이에 맞게 허들 높이를 조정한다. 대상자는 발을 모으고 발끝이 받침대에 닿도록 선 자세로 막대를 어깨에 걸치고 허들의 뒤 중앙에 선다. 대상자는 척추를 바로 세워 키를 유지하며 한발로 허들을 넘어서 뒷꿈치가 바닥에 닿도록 한다. 그런 다음 다시 시작자세로 돌아오고 반대쪽 다리를 평가한다.
- 인라인 런지 – 대상자의 정강뼈 높이는 FMS 막대를 사용하여 정강뼈 거친면의 상단 중심에서 바닥까지 측정한다. 막대는 머리, 흉추, 엉치뼈과 접촉하여 환자의 등 뒤에 위치한다. 앞으로 나간 발의 반대쪽 손은 경추부위에서 막대를 잡는다. 다른 한 손은 요추에 있는 막대를 움켜쥔다. 대상자는 뒤쪽다리의 무릎을 구부려 앞발 뒤꿈치 뒤에 있는 보드를 찍고 척추의 수직을 유지하며 원래 위치로 돌아간다.
- 어깨관절 가동성 – FMS 막대로 먼쪽 손목 주름부터 가장 긴 손가락 끝까지의 거리를 측정하여 대상자의 손길이를 파악해야 한다. 대상자는 엄지를 감싸고 주먹을 쥐고 두발을 모아서 선다. 한 주먹은 목 뒤에 닿게 하고 동시에 다른 주먹은 등쪽으로 닿게 한다. 주먹을 쥔 상태를 유지해야 하며 부드러운 동작으로 시행한다. 두 주먹 사이의 거리를 측정한다. 그 후 반대쪽을 측정한다.
- 능동적인 SLR 검사 – 대상자는 위를 보고 누워서 손을 몸옆에 두고 손바닥을 위를 향하게 한다. 무릎은 붙이고 두 발은 중립위치에 둔다. ASIS와 무릎의 관절선 사이의 점을 찾아 FMS 막대를 이 위치에서 지면에 수직으로 위치시킨다. 검사측 다리를 위로 올리는 동안 무릎과 발목 위치를 유지한다. 반대쪽 다리는 계속 지면에 닿아 있도록 한다. 그후 반대쪽도 측정한다.
- 체간 안정성 푸시업 검사 – 팔을 뻗은 상태에서 엎드려 누운 자세로 시작한다. 손 자세와 관련해서 남자와 여자는 시작점이 다르다. 남자는 턱 높이에서 엄지손가락으로 시작하는 반면 여자는 어깨 높이에서 엄지손가락으로 시작한다. 대상자는 이 위치에서 몸통을 한번에 들어올리도록 푸시업을 시행한다.
- 회전 안정성 – 대상자는 FMS 보드를 무릎 사이에 두고 네발기기 자세에서 시작한다. 대상자는 고관절을 신전하고 같은쪽 어깨를 굴곡한 다음, 보드 위에서 팔꿈치와 무릎이 닿도록 가져온다. 이 동작을 양쪽 번갈이 시행한다. 이 동작을 수행하지 못한다면, 신전하는 고관절의 반대쪽 어깨를 굴곡하여 대각선 패턴으로 시행한다.

총점 = 21

추론 질문:

6. 당신은 척이나, 근골격계 위험요소를 찾기 위한 일반적인 방법으로 증상이 없는 대상자를 위한 운동처방과 예후에 대한 당신의 가설을 설명할 때 FMS를 어떻게 사용합니까?

추론 질문에 대한 답변:

척은 무증상이었고, SFMA 상위검사 움직임 패턴으로 인해 통증이 유발하지 않았다([App. 29-2] 참조). 따라서 더 높은 수준의 운동 조절 검사가 필요했다. 이를 위해 FMS ([표 29-1] 참조)를 활용했다. FMS는 현재 통증이 없고 근골격계 질환이 없는 사람들을 위해 사용된다. 재활기간에는 대부분의 환자는 통증이 있는 상태로 치료를 받지만, 퇴원 후에는 대부분 통증은 해결된다. 따라서 퇴원하기 직전에 증상이 완화되면 FMS를 시행하기 좋은 시기이다.

비대칭 및 운동 조절 기능장애는 향후에 부상의 위험을 증가시키는 요인이 된다(Butler 등, 2013; Garrison 등, 2015; Reer 등, 2013; Plisky 등, 2006; Teyhen 등, 2015). 움직임 패턴을 잘 수행하지 못하거나 비대칭적인 동작으로 FMS에서 점수가 좋지 않으면 향후 부상 위험이 증가된다(Kiesel 등, 2014; O'Conner 등, 2011). 척의 FMS 검사 결과 허용 가능한 보상 수준 이상의 움직임 특성에 대한 통증, 비대칭 또는 제한은 발견되지 않았다. 관련 신체 움직임 제한이 없음을 증명했기 때문에 척은 좋은 예후를 가지고 있으며, 체중 지지 및 다른 신체활동으로 회복할 수 있을 것이다.

FMS 결과는 건강상태로 돌아갈 때 운동처방에 대한 지침을 제공할 수 있다. 예를 들어 척이 이전에 기능장애가 있는 다분절 굴곡 패턴을 더 분석해 보니 '제한된 후방 사슬 신장성' 때문이었다. 이를 위해, 무게 부하를 준 한발 데드리프팅 패턴을 처방하면 안정성을 더욱 촉진시키는 닫힌 사슬 자세에서 고관절 굴곡과 신전 가동성을 사용하여 움직임이 통합적으로 향상할 것이다. 마찬가지로, FMS 검사에서 확인된 각각의 기능장애도 반드시 분석하여 기능장애의 원인을 결정해야 한다. 가동성 및/또는 운동 조절에 대한 운동 처방은 확인된 특정 원인에 맞게 조정한다.

임상추론 해설:

건강한 개인에 대한 부상 예방뿐만 아니라 증상 및 장애 재발을 최소화하려면 심리적, 사회적, 환경적, 신체적 위험요소를 잘 이해해야 한다. 일반적으로 말해서, 환자의 재발이나 악화에 대한 예후는 환자의 문제 본질과 정도, 그리고 필요한 변화를 할 수 있는 환자의 능력과 의지에 따라 결정된다(즉, 생활방식, 정신사회 및 신체적 기여요인을 다루기 위해). 철저한 평가, 임상적 추론, 환자를 가르치고, 동기를 부여하고, 힘을 부여하는 데 있어 모두 성공에 필수적이다.

사사

특별히 이번 사례의 모든 운동사진 모델을 해주신 Franny Enzler 박사님(PT, DPT, SCS, CSCS)께 감사드립니다.

참고문헌 References

Butler, R.J., Contreras, M., Burton, L., Plisky, P.J., Kiesel, K.B., 2013. Modifiable risk factors predict injuries in firefighter during training academies. Work 46 (1), 11–17.

Cholewicki, J., Greene, H.S., Polzhofer, G.K., Galloway, M.T., Shah, R.A., Radebold, A., 2002. Neuromuscular function in athletes following recovery from a recent acute low back injury. J. Orthop. Sports Phys. Ther. 32 (11), 568–575.

Cook, E., 2010. Movement. On Target Publishing, Aptos, CA.

Frohm, A., Heijne, A., Kowalski, J., Svensson, P., Myklebust, G., 2012. A nine-test screening battery for athletes: a reliability study. Scand. J. Med. Sci. Sports 22 (3), 306–315.

Garrison, M., Westrick, R., Johnson, M.R., Benenson, J., 2015. Association between the functional movement screen and injury development in college athletes. Int. J. Sports Phys. Ther. 10 (1), 21–28.

Gribble, P.A., Brigle, J., Pietrosimone, B.G., Pfile, K.R., Webster, K.A., 2013. Intrarater reliability of the functional movement screen. J. Strength Cond. Res. 27 (4), 978–981.

Hodges, P.W., Coppieters, M.W., MacDonald, D., Cholewicki, J., 2013. New insight into motor adaptation to pain revealed by a combination of modelling and empirical approaches. Eur. J. Pain 17, 1138–1146.

Hodges, P.W., Tucker, K., 2011. Moving differently in pain: a new theory to explain the adaptation to pain. Pain 152 (3 Suppl.), S90–S98.

Hoogenboom, B., Voight, M.L., Cook, E., Gill, L., 2009. Using rolling to develop neuromuscular control and coordination of the core and extremities of athletes. Int. J. Sports Phys. Ther. 4 (2), 70–82.

Karas, S., Olson Hunt, M.J., 2014. A randomized clinical trial to compare the immediate effects of seated thoracic Manipulation and targeted supine thoracic Manipulation on cervical spine flexion range of motion and pain. J. Man. Manip. Ther. 22 (2), 108–114.

Kiesel, K.B., Butler, R.J., Plisky, P.J., 2014. Prediction of injury by limited and asymmetrical fundamental movement patterns in American football players. J. Sport Rehabil. 23 (2), 88–94.

Lehr, M.E., Plisky, P.J., Butler, R.J., Fink, M.L., Kiesel, K.B., Underwood, F.B., 2013. Field-expedient screening and injury risk algorithm categories as predictors of noncontact lower extremity injury. Scand. J. Med. Sci. Sports 23 (4), 225–232.

Long, A., Donelson, R., Fung, T., 2004. Does it matter which exercise? A randomized trial of exercise for low back pain. Spine 29 (23), 2593–2602.

Minick, K.I., Kiesel, K.B., Burton, L., Taylor, A., Plisky, P., Butler, R.J., 2010. Interrater reliability of the functional movement screen. J. Strength Cond. Res. 24 (2), 479–486.

O'Connor, F.G., Deuster, P.A., Davis, J., Pappas, C.G., Knapik, J.J., 2011. Functional movement screening: predicting injuries in officer candidates. Med. Sci. Sports Exerc.

Plisky, P.J., Rauh, M.J., Kaminski, T.W., Underwood, F.B., 2006. Star excursion balance test as a predictor of lower extremity injury in high school basketball players. J. Orthop. Sports Phys. Ther. 36 (12), 911–919.

Smart, K.M., Blake, C., Staines, A., Thacker, M., Doody, C., 2012a. Mechanisms-based classifications of musculoskeletal pain: part 1 of 3: symptoms and signs of central sensitisation in patients with low back (+/-leg) pain. Man. Ther. 17, 336–344.

Smart, K.M., Blake, C., Staines, A., Thacker, M., Doody, C., 2012b. Mechanisms-based classifications of musculoskeletal pain: part 2 of 3: symptoms and signs of peripheral neuropathic pain in patients with low back (+/-leg) pain. Man. Ther. 17, 345–351.

Smart, K.M., Blake, C., Staines, A., Thacker, M., Doody, C., 2012c. Mechanisms-based classifications of musculoskeletal pain: part 3 of 3: symptoms and signs of nociceptive pain in patients with low back (+/-leg) pain. Man. Ther. 17, 352–357.

Teyhen, D.S., Plisky, P.J., Kiesel, K.B., Butler, R.J., Goffar, S.L., Rohn, D., 2015. Factors associated with predicting time-loss injuries in active duty soldiers. APTA Combined Sections Meeting. Indianapolis, IN.

Teyhen, D.S., Shaffer, S.W., Lorenson, C.L., 등, 2012. The functional movement screen: a reliability study. J. Orthop. Sports Phys. Ther. 42 (6), 530–540.

Treede, R.D., Jensen, T.S., Campbell, J.N., Cruccu, G., Dostrovsky, J.O., Griffin, J.W., 등, 2008. Neuropathic pain: redefinition and a grading system for clinical and research purposes. Neurology 70, 1630–1635.

왼쪽 '만성 좌골신경통'의 30년 병력

30

A 30-Year History of Left-Sided 'Chronic Sciatica'

Christopher R. Showalter • Darren A. Rivett • Mark A. Jones / 이완희

53세 남성 제프(Geoff)는 20대 중반부터 겪었던 만성 왼쪽 다리 불편과 무감각에 대한 평가를 위해 방문하였다. 그는 환자의 표현에 의해 고민하게 되었다고 고백했던 물리치료 동료에 의해 의뢰되었다. 제프는 자영업 건설업자로 일하면서 여가시간에 자전거 타기를 즐기며 철인 3종 경기에 참가하기도 하였다.

주관적 검사 Subjective Examination

검사 결과 제프는 매우 군살이 없고 건강했으며(그는 여전히 매일 15~80km 정도 자전거를 탔다) 비록 굽히고, 들기 또는 운반과 관련된 작업과 관련하여 지난 10~15년 동안 간헐적으로 경미한 요통을 겪었지만 아무런 합병증을 보고하지 않았다. 그는 18개월 전에 행해진 최근 '심장부정맥에 대한 심장절제술'을 보고했음에도 불구하고, 어떤 약물도 복용하지 않았고 과거의 유의미한 병력과 가족력이 없었다.

현재 주증상에 대한 병력 History of Present Complaint

제프는 왼쪽 다리 증상의 시작은 30년 전이라고 다시 설명하였고, 자전거를 탈 때 나타나는 왼쪽 다리 불편함, 약함, 무감각함의 감정을 떠올렸다(당시 그는 사이클 선수였다). 그는 발병 당시 증상과 관련된 요통이 전혀 없었다. 제프는 자신의 직업의 수동적 성격과 관련이 있는 30~40대 이후에 발병한 허리 증상을 떠올렸다. 자전거 타기는 여전히 그의 왼쪽 다리 증상을 자극했다. 통증, 약함, 무감각은 사지에 대한 일반적인 피로감과 함께 이제는 분포 면에서 특이하지 않은 것으로 보고되었다([그림 30-1] 참조). 그는 엉덩이와 뒷부분에서 증상이 시작되다가 허벅지로 '예기치 않게 영향을 미치게 되어' 결국 전 다리와 발에 영향을 미친다고 설명하였다. 그 무감각은 발에서 가장 두드러졌다.

제프는 의사와 상담하면서 '좌골 신경통'에 대한 진단을 받았다. 그 후 그는 물리치료사에게 의뢰되었는데, 그는 이 진단에 동의하였고, 초기 관리는 광범위한 기계 및 도수치료 기법을 수반하여 시행되었다. 이러한 것들은 척추 교정 도수치료부터 다양한 규정된 운동까지를 포함한다. 물리치료로 큰 효과가 없어서, 제프는 정골의학자와 카이로프락틱 의사를 포함한 다른 도수치료사를 방문하였다. 그럼에도 불구하고 그의 상태는 전혀 변하지 않았다.

증상 시작 20년 후, 제프는 '만성 통증'이라는 꼬리표로 분류되었다. 그는 통증 관리, 상담, 인지행동 치료, 그리고 다른 통증 치료의 다양한 조합의 과정을 거쳤다. 설명된 중재나 관리전략 중 어느 것도 성공적이었음이 입증되지 않았다.

최근 자기공명영상(MRI)에서 L4/L5/S1에서 디스크 돌출이 확인되었으며, 이와 동일한 수준에서 신경조직에 경미한 영향을 주었다. 그 후 제프는 지난 12개월 동안 척추 주사를 맞았는데, 이것은 그의 상태에 거의 또는 전혀 영향을 주지 않았다. 전반적으로, 그는 자신의 상태가 개선되지 않는다고 생각했고 그게 아니라면 더 악화되거나 아무것도 할 수 없다고 생각하였다. "나는 모든 것을 시도해 봤지만 아무 소용이 없다. 그리고 나는 그것이 꾸준히 악화되고 있다고 생각한다". 심리사회적 관점에서 제프는 안정적인 관계를 유지하고 있으며 근본적인 심리적 문제가 없다고 보고했고, 규칙적인 운동을 하면서 '대응하는 것'을 배웠고, 그의 상태에 대해 단호한 태도를 취했다. 그러나 그는 그의 상태와 '동갑내기 친구'와 같은 수준으로 자전거를 탈 수 없는 능력으로 인해 좌절감을 감추지 못했다고 보

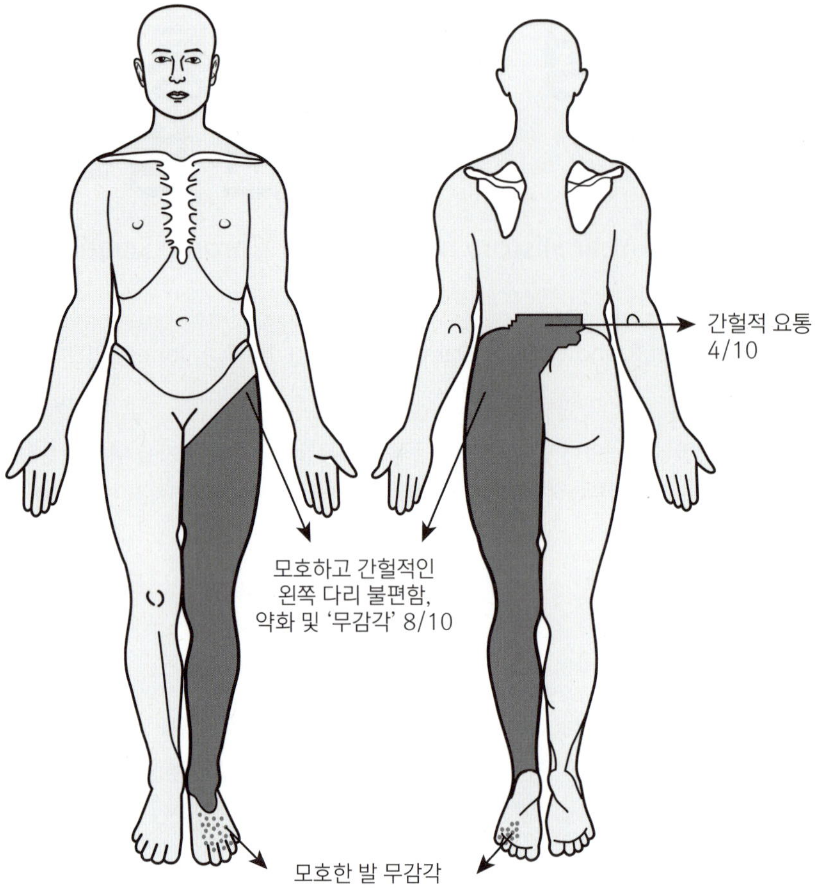

그림 30-1 제프의 신체차트

고했고, 특히 좌절감을 '산 속에 남겨져 있다'고 표현하였다. 그는 자신이 왜 아직도 고통스러운지에 대한 일부 설명을 표시하였고, '뭔가 잘못되었다'는 의견을 유지하였다. 그는 이것이 그가 계속해서 답을 찾고, 진행 중인 협의에 대해 개인적으로 지불하는 이유라고 설명하였다.

추론 질문:

1. 이 상담 단계에서 제프의 표현에 대한 당신의 초기 인상을 제공해 주십시오. 특히 이전의 모든 중재에 대한 그의 반응 부족에 대해 어떻게 생각하였습니까?

추론 질문에 대한 답변:

이때 제프 표현의 핵심 요소는 길고 길어진 병력, 증상에 대한 묘사(예: 피로, 약함), 초기 및 현재 제시된 증상의 운동에 의해 유발된 성질(사이클링에 의해 유도됨)및 어떠한 유형의 중재에도 응답하지 않는 것이다. 이 분야의 이전 연구에 기초해 이 단계에서 패턴 인식은 통증 및 기타 다리 증상의 혈관 원인을 암시한다(Taylor와 George, 2001; Peach 등, 2012). 특히 운동에 의해 유발되는 요소가 표현의 특징인 경우 이전의 치료/간섭에 대한 대응 실패는 그러한 사례의 공통적인 특징이며, 실제로 혈관 평가를 고려해야 하는 이유이다. 제프의 심근경색도 잠재적으로 관련된 위험요소였지만, 이것은 그렇게 보이지 않았다.

넓은 관점에서 볼 때, 체내 또는 신경근 구조에서 원위부 참조가 있는 결합성 만성 합병성 요통 장애의 가능성이 있었다. 그러나 이 가설은 이전 임상의들의 검사에 의해 뒷받침되지 않았다.

임상추론 해설:

실습자들은 환자와의 만남 초기에 가설을 세우고 이 대답에서 패턴 인식, 즉 일종의 신속 또는 귀납적 사고(시스템 1; 제1장 참조)가 자동적으로 적용되었다는 것은 명백하다. 이 반응에서 더욱 예시되는 바와 같이 패턴 인식은 유사한 표현과 제한적이지만 핵심적인 임상 단서의 인식에 대한 이전의 임상 경험(직접적이고 개인적인 경험 및 다른 실무자들로부터 수집된 경험 모두)에 크게 의존한다. 이 경우, 장기화된 역사, 묘사된 증상의 유형, 수많은 이전 신경근골격계 중재에 대한 반응성의 결여, 그리고 가장 중요한 것은 지속적인 운동–증상 관계가 패턴을 형성하는 그러한 중요한 임상적 특징의 예들이다.

증상 패턴 Symptom Pattern

제프는 사이클링을 위해 맥박 감시기를 사용하였으며 심장박동수와 관련된 증상의 정확한 발생을 예측할 수 있었다고 설명하였다. 그의 증상은 처음에는 분당 135회 정도(bpm)에서 왼쪽 고관절에서 발병할 것이다; 만약 그가 언덕을 오르거나 평평한 지형을 더 열심히 자전거를 타면서 그의 심장박동을 증가시킨다면, 그 증상은 다리 쪽으로 더 진행될 될 것이고, 이것은 결과적으로 약하거나 피로감을 느끼게 될 것이다. 그는 그것을 마치 '한쪽 다리로 자전거를 타면서' '다리가 죽어간다'는 듯이 표현하였다. 운동 중 경험한 그의 요통과 다리 증상 사이에는 아무런 관계가 없었다.

시각적 상사척도(VAS)에서, 제프는 자신의 불편함이 10점 만점에 0점에서 8점 사이였지만 심박수와 관련된 노력의 수정을 통해 조절할 수 있다고 밝혔다. 제프의 설명대로 그는 135bpm 바로 밑까지 '쉬워지기'만 하면 되었고, 모든 증상이 사라지게 되었다. 실제로 그는 눈에 띄는 증상의 시작 없이 몇 시간 동안 135bpm 이하를 탈 수 있었다. 그는 타는 것 후/노력 후 잔여 증상을 부인하였다. 이제는 손수레를 밀거나 계단을 오르는 등 노력 관련 활동에서도 정상적이거나 일상적인 증상이 나타나고 있었다. 이것은 작년에 제프에게만 알려졌었다.

우리 병원을 방문했을 때 제프가 어떤 기대를 했는지를 물었을 때, 그는 다른 의견을 찾고 있다고 하였다. 그의 견해에 따르면, 통증은 분명히 운동으로 시작되었다(환자 자신의 말로 '첫날부터, 나는 내가 운동을 해야만 통증이 온다고 설명하였다'). 이 단계에서 전체적인 인상은 제프가 스트레스나 두려움을 느끼고 회피 행동을 보여주기보다는 자신의 상태에 대해 상당히 단순하게 좌절하고 좀 더 활동적이 되고 싶은 진정한 욕망을 가지고 있는 매우 극기심이 강한 '코퍼(coper)'라는 것이었다.

추론 질문:

2. 제프의 증상에 대한 이러한 추가 정보가 '통증 양상', '통각 및 관련 병리학의 근원', '문제의 개발과 유지에 기여하는 요인'과 같이 이전에 접했던 가설 중 하나를 수정하도록 했는가?

추론 질문에 대한 답변:

30년 증상 이후, 제프는 '만성 통증' 범주에 속하게 된 것이 분명하였고, 그의 증상은 부적응성 중추민감성(Nijs 등, 2015) 또는 통각의 비정상적 인식의 고통요소를 가졌을 가능성이 매우 높았는데, 이것은 통증 과학에 관한 현대적 사고에 적합할 것이다. 그러나 허혈성 유도된 통각 표현을 뒷받침하는 핵심요인은 운동 중 그의 증상의 재현성이 매우 뚜렷하게 나타나는 패턴이었는데, 이 패턴은 18세 때부터 시작되어 오늘날까지 남아 있었다. 또한 젊은 발병 연령은 척추협착증의 감별진단은 가능하지 않았을 것이라고 제안하였다.

게다가 일부 스포츠 참가자, 가장 일반적인 사이클리스트들은 동맥의 '꼬임(kinking)'과 내부섬유증(endofibrosis)이라고 불리는 상태와 관련이 있다고 가정하여 일방적이거나 양쪽의 동맥 흐름 한계를 겪을 수 있다는 것은 잘 알려져 있다(Peach 등, 2012). 5년 및 15년 지연 진단을 받은 유사 환자에 대한 이전 임상 경험은 중추민감성 가설을 수용하는 데 있어 신중함이 발휘되도록 이끌었다. 혈관 조직이 국소적 통각/병리학적 또는 국소 허혈의 기전을 통해 고통의 근원이 될 수 있다는 것은 잘 알려져 있다. 이 경우의 증상의 패턴은 후자를 시사했고, 추가 조사가 필요하다는 것을 나타냈다. 또한, 제프는 신경근골격계 질환에 대한 다수의 통증 관리 중재에 반응하지 않았으며, 이는 혈관 허혈성 가설을 조사할 필요성을 더욱 뒷받침하였다.

임상추론 해설:

이 답변에서, 두 범주의 가설을 동시에 고려한 진단적 추론은 명백하다(통각의 비정상적 인식–'통증 양상'; 혈관 허혈 또는 국소적 병리학–'통각과 관련 병리학의 근원'). 병리와 관련된 가설은 가능한 악순환을 식별하는 데 특히 중요하다. 특히, 빨강 위험 신호, 즉 보다 심각한 병리학적, 전신적 또는 내인성 병리/질병의 존재를 나타낼 수 있는 징후와 증상은 제프에 대해 여기서 제안된 바와 같이 추가 협의/조사를 위한 참조의 고려를 이끌어내야 한다.

신체검사 Physical Examination

검사 결과, 제프는 뚜렷한 기형이나 다리 길이 불일치가 없었고, 피상적인 근골격계 검사는 아무런 증상 도발 없이 완전히 정상적인 신경학적 검사로 전체 척추 운동범위를 보여주었다. 이러한 검사는 다른 시스템을 검사하기 위해 이동하기 전에 척추 신체 및 신경성 조직을 스캔하거나 확인하는 것이 중요하다고 생각되었기 때문에 수행되었다. 이 시점에서 더 이상의 근골격계 검사는 수행되지 않았다. 대신, 검사시간을 혈관계통 검사에 할당하기로 결정했다.

혈관 검사 Vascular Examination

관찰, 촉진, 안정 시 혈압 Observation, Palpation and Resting Blood Pressure

온도는 정상이었고 모세혈관 충만(refill)은 정상이었으며 하퇴부에는 허혈의 징후가 없었다(예: 색이나 피부 변화). 안정 상태에서 맥박(대퇴, 슬와, 발배부, 경골 후부)은 모두 존재했고, 양쪽 팔다리는 정상이었다. 발목–팔의 압력지수(ankle-brachial pressure index, ABPI)는 다음 검사를 거쳤다. ABPI는 발목에 있는 수축기 혈압을 중추 수축기 혈압의 가장 높은 값에 비교하여 대혈관 말초동맥 질환을 식별하는 비침습성 혈관 선별 검사로, 중추 수축기 혈압의 최선의 추정치라고 할 수 있다. 이 검사는 휴식 혈관 건강의 기준 측정과 제시된 증상 둘 다로 표시되었다(Kim 등, 2012).

바로누운상태에서 15분간 휴식을 취한 후 반복적이고 평균적인 호흡 수축기 혈압값은 [표 30–1]과 [표 30–2]에 나타나 있다. 왼쪽 휴식 ABPI는 1.05 (정상), 오른쪽 휴식 ABPI는 1.09 (정상)이었다. 값 > 1.2 또는 < 1.0은 비정상적인 것으로 간주되며, 값이 낮을수록 동맥질환의 규모가 커진다.

표 30–1

좌측 휴식 시 수축기 혈압 평가(mmHg)

왼쪽	1	2	3	평균값
발목	145	143	142	143
팔	137	132	140	136

표 30–2

우측 휴식 시 수축기 혈압 평가(mmHg)

오른쪽	1	2	3	평균값
발목	141	145	143	142
팔	133	127	130	130

운동검사 Exercise Test

운동으로 인한 제프 증상의 성격에 기초하여 운동검사를 실시하였다. 이것을 실시하기 전에 충분한 설명을 하고, 서면동의를 얻었다. 이 검사는 왼쪽-다리/왼쪽-발 증상을 완전히 재현하기 위한 점진적 에르고미터 사이클 검사로 구성되었다. 이것은 166bpm에서 7분 20초에 도달하였다. 왼쪽 평균 안정 팔 수축기 혈압값(136 mmHg)이 가장 높았기 때문에 운동 검사의 기준으로 사용되었다. 처음에는 허벅지에 영향을 미치는 제프의 하퇴부 증상, 그 다음에는 사지 전체가 보고된 135bpm에 도달한 지점에서 약 5분 동안 사이클 검사 초기에 재현되었다. 그는 고통과 무감각, 나약함과 죽음의 감정이 모두 평소의 경험과 일치할 때까지 이 속도로 사이클링을 계속하라는 요청을 받았다. 그리고 나서 그는 다시 소파로 돌아왔고, 더 많은 혈압 수치가 측정되었다. 왼쪽의 ABPI는 0.35로, 오른쪽은 운동 후 1분 후 0.79로 계산하였다. 그의 증상은 반듯이 누운 채로 10분 동안 휴식을 취한 후에 사라졌다.

운동 후 수축기압 측정치는 [표 30-3] 및 [표 30-4]에 자세히 설명되어 있다.

표 30-3
좌측 운동 후 수축기 혈압 평가(mmHg)

왼쪽	1분	2분	3분	4분	5분
발목	70	0	0	106	94
팔	202	165	161	164	153
ABPI	0.35	—	—	0.64	0.61

ABPI, 발목-팔 압력 지수

표 30-4
우측 운동 후 수축기 혈압 평가(mmHg)

오른쪽	1분	2분	3분	4분	5분
발목	160	168	166	166	164
팔	202	165	161	164	153
ABPI	0.79	1.02	1.03	1.01	1.07

ABPI, 발목-팔 압력 지수

추론 질문:

3. 많은 치료사가 신경역동학적 검사나 척추관절의 수동적 부수적 움직임 검사와 같은 추가적인 신경근골격계 검사를 수행했을 것이다. 신경근골격 검사를 왜 그렇게 일찍 그만두었는가?

추론 질문에 대한 답변:

이 시점에 신경근골격 검사가 중단되는 데는 세 가지 이유가 있었다. 첫째, 신경근골격계는 이제 패턴 인식을 바탕으로 한 혈관계의 2차 가설이었다. 둘째로, 이 초기 협의에서의 시간은 혈관계통의 완전한 신경골격 검사와 평가(운동 검사 포함) 모두를 허용하지 않았다. 마지막으로, 물리치료사는 자신의 신경근골격계 평가에 대한 상세한 기록을 제공했는데, 이 기록은 이전의 두 요점과 제프의 장기 이력을 고려할 때, 대신 남은 상담시간이 이전에 조사되지 않은 퍼즐의 그 부분(즉 혈관)에 집중되어야 한다고 제안하였다.

기억하라, 그 환자는 특별히 다른 의견을 요구했었다. 만약 더 많은 시간의 여유가 있었다면, 더 많은 신경근골격계 검사가 실제로 수행되었을 것이지만 혈관 평가가 끝난 후에야 실시되었다. 수기 치료사가 제시된 증상에 따라 검사의 순서와 우선순위를 수정할 수 있어야 한다(Rushton 등, 2014). 그것이 이 사례의 근거였다.

추론 질문:

4. 혈관 검사에서 수집된 자료는 어떻게 해석하였는가?

추론 질문에 대한 답변:

환자와 그의 아내(또한 참석한)는 혈관 평가 전에 검사에서 아무것도 찾을 수 없다는 이야기를 들었다. 주로 지금쯤 그의 증상이 중추민감성의 지배적인 요소를 가지고 있을 가능성이 매우 큰 것에 기초한다(Nijs 등, 2015). 그러나 연습 결과는 제프가 왼쪽 하퇴부의 운동으로 인한 혈관 흐름 제한에 시달리고 있다는 분명한 객관적 징후를 보여주었다.

구체적으로, 그 표현은 증상 분포와 긴 회복시간(10분)을 바탕으로 한 일반적인 장골동맥의 상당한 협착을 암시하였다. 이 의견은 현재 0.66으로 설정된 운동 후 하지 흐름 제한에 대한 ABPI 차단점에 의해 알려졌고(Peach 등, 2012), 제프의 ABPI는 왼쪽 하지에 대해 0.35이었다. 사실 이 판독치는 우리가 이 용량에서 수 년 동안 경험한 운동 후 ABPI 값 중 가장 낮은 값이었다. 제프의 이력 및 혈관 평가는 교정하기 위해 광범위하고 긴 수술을 필요로 하는 진보된 병변을 암시하였다 그러나 30년 동안 증상이 나타났지만, 이 단계에서는 그의 증상의 어떤 비율이 혈관계통에 기인할 수 있는지, 혹은 중추 민감화가 현재 지배적인 특징인지 알 수 없었다.

임상추론 해설:

이 답변에서는 두 가지 유형의 추론 우선순위가 제시되었다. 첫째, 협력적 추론, 즉 협의 목표와 우선순위(제2의견에 대한 욕망)의 설정에서 치료적 동맹으로서의 제프 (그리고 그의 아내)와 임상의의 공동 의사결정, 그리고 검사 결과의 해석과 그에 따라 혈관 평가에서 기대되는 것에 대한 해석이다.

둘째, 임상의는 생각 없이 단순히 정보를 얻는 것이 아니다. 실제로 주관적 검사가 끝날 때쯤 임상의사는 이 첫 번째 임용에서 우선순위를 정하는 데 어떤 신체검사 절차가 가장 중요한지에 대한 판단을 가능하게 하는 복수의 가설 범주에 대한 의견(가정)을 가지고 있다. 신체적 검사는 주관적 검사에서 공식화된 가설에만 국한되지 않지만, 기존의 가설들은 여전히 신체검사를 논리적으로 알려주고 첫 번째 상담에서 어떤 시험이 가장 중요한지를 우선시한다. 이 경우 신체검사에서 관련 시스템(예 신경근골격)을 선별했지만, 모든 사용 가능한 신체적 검사가 제프에 필요하다고 간주되지는 않았으며, 명확한 근거(추론 없이 경직된 루틴을 따르는 것과는 반대)가 명백하다.

관리 Management

앞서 보고된 조사 결과와 악화되는 그의 상태를 근거로, 제프는 혈관팀에 의한 완전한 진단 조사의 후보자로 간주되었다. 협의 결과들을 그에게 설명했고, 그는 그의 일반의사에게 그 결과들에 대한 보고서와 함께 그의 지방정부의 보건서비스에서 혈관 팀을 볼 것을 권고하는 것으로 다시 언급되었다. 제프는 계속해서 운동/스트레스 검사를 포함하여 일련의 혈관 검사를 했는데, 이것이 우리 클리닉의 결과를 확인했다. 자기공명 동맥조영도(magnetic resonance arteriogram, MRA) [그림 30-2]은 그의 공통/외장골동맥(common/external iliac artery)의 광범위한 협착을 보여주었다. 그는 내막절제술과 정맥 이식술로 5시간 동안 수술을 받았다. 외과의들은 MRA 스캔이 제안했던 것보다 더 광범위한 병리학(내부 섬유증의 좁아짐)을 발견했다.

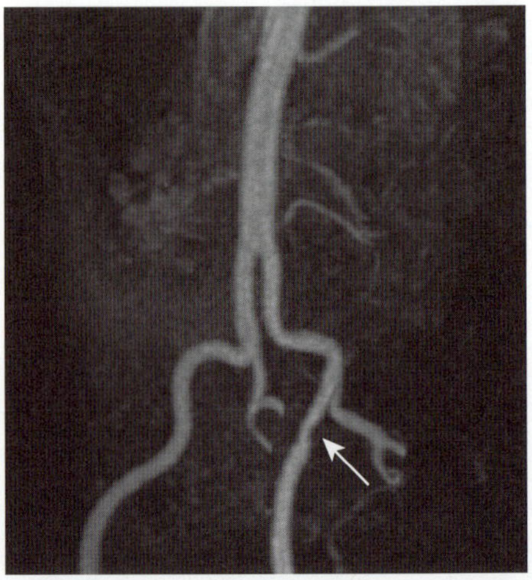

그림 30-2 자기공명동맥조영도(MRA)는 왼쪽 외장골동맥의 좁아진(화살표) 섬유성의 미묘한 끝을 보여준다.

결과 Outcome

수술 후 1년 동안 제프는 다리 증상을 완전히 해결하고 달리기, 사이클링으로 돌아왔다고 보고했다. 그는 여전히 매일의 활동과 일을 하는 동안 이따금씩 미세한 요통을 겪었다.

추론 질문:

5. 제프는 수십 년의 불편함을 견뎌냈고, 여러 건강전문가에 의해 오진되었고, 심리적인 중재가 필요한 '만성 통증 환자'로 표시되었다. 곰곰이 생각해 보면, 제프의 표현에서 그가 대신 혈관 이상을 겪었다는 사실을 이들 실무자들에게 경고했어야 할 단서는 무엇이었습니까?

추론 질문에 대한 답변:

곰곰이 생각해 보면, 내게 중요한 요소는 일련의 의사들과 다른 임상의들이 제프의 표현 30년 동안 일련의 의사들에 의해 제시된 증상의 연습에 의해 유발된 특성이 지속적으로 간과되어 왔다는 것이다. 이 경우는 혈관 흐름 문제가 어느 연령에서나 신체의 모든 부위에 영향을 미칠 수 있다는 것을 임상의가 인지할 필요가 있다는 것을 강조한다. 게다가 혈관 지식과 기본적인 혈관 검사를 수행할 수 있는 능력은 모든 유능한 신경 골격술 시술자들의 무기고의 핵심 도구들이다. 사지 '피로', '취약함', 사지 '죽어간다'와 같은 주요 환자 증상 설명자와 함께 증상을 나타내는 운동 유도 성질은 일상적인 신경근골격 검사보다 혈관 평가를 우선시하기 위한 표시이다. 항상 그렇듯이, 기억해야 할 메시지는 환자의 말을 경청하고 그러한 경우에 연루될 수 있는 모든 신체 시스템을 고려하라는 것이다.

추론 질문:

6. 잠재적 혈관 손상을 위한 주관적 검사에서 임상의사가 특별히 귀담아 들어야 할 사항 및 아마도 명시적으로 선별해야 할 사항에 대한 당신의 권고는 무엇입니까?

추론 질문에 대한 답변:

이 사례는 처음부터 환자의 말을 경청하고 환자의 설명에 따라 관련될 수 있는 시스템을 고려해야 할 필요성을 분명히 보여준다. 하퇴(또는 상완)에 '피로', '피로함', '취약함'과 같은 설명자를 포함하는 운동으로 인한 증상에 대한 불만들은 임상의사가 그들의 임상적 추론에서 혈관 시스템을 고려할 것을 요구한다. 성격, 분포 및 완화 전략에 대한 명확한 질문은 임상의사를 안내할 수 있다([표 30-5]는 시술자가 등과 다리 통증의 혈관 원인을 인식하는 데 도움이 될 수 있다). 일반적으로, 스포츠 참가자들은 증상이 시작되고 완화되는 특정한 심박수를 연관시킬 수 있을 것이다. 이것은 혈관 시스템을 증상의 원천으로 간주하고 적절한 조사를 수행하거나 참조하도록 임상의사에게 경고해야 한다. 혈관 위험 프로필이 없는 젊고 건강한 운동선수가 혈관 기원의 통증을 호소할 수 있다는 것을 아는 것이 필수적이다.

제프의 경우는 이것이 얼마나 오랫동안 간과될 수 있는지를 보여준다.

임상추론 해설:

환자와 그의 이야기를 주의 깊게 듣고 편견 없는 임상추론을 실행함으로써, 임상의는 많은 다른 시술자들이 실패한 곳에서 성공을 거두었다. 임상 패턴의 동화와 추론에서 일반적인 오류의 회피로 이어지는 유사한 이전 혈관 사례에 대한 반사의 조합은 임상의사가 제프를 적절한 결과로 이끄는 데 도움이 되었다. 특히 '만성 좌골신경통'의 30년 병력을 감안할 때, 만약 임상의사가 이전 정보의 '주요' 영향(예 MRI 결과에서 제공된 진단) 또는 '보수주의 또는 고착성(conservatism or stickiness)'의 관련 오류를 피하지 않았다면 매우 이해할 수 있었을 것이고 좌골신경통의 일반적인 진단은 이후의 비지지적 정보 앞에서 수정되지 않았을 것이다(제1장 참조). 모든 신체 시스템을 세심하게 고려함으로써, 다른 시술자들이 착지했을 것 같은 그러한 잦은 함정은 교묘하게 옆으로 비켜섰다.

혈관체계는 때때로 도수치료사들이 충분히 고려하지 않고 있으며, 이 경우는 혈관 평가 기술의 중요성과 클리닉에서의 혈관 표현에 대한 열린 마음을 유지하는 데 도움이 된다.

표 30–5

요통과 다리통증의 혈관성 원인

상태	국소증상	행동	임상 징후	신체위치의 영향	핵심조사	환자 프로필
복부 대동맥류	조용하거나 낮은 등복부/ 사타구니 통증	조용하거나 쉴 때 고통 기계적 패턴으로 나타날 수 있음	촉진 청진기	기계적 패턴이 있을 수 있음	이중혈관조영술 ABPI	60세 + 남자〉 여자 고혈압 흡연자
대동맥 협착증	양쪽 엉덩이, 허벅지, 종아리, 발 통증/피로/마비증, 운동장애	운동으로 인한 증상(예: 걷기, 경사, 계단) 휴식에 의해 편안함	운동 후 원위부 맥박 감소, 기절	–	이중혈관조영술 ABPI	노년기, 동맥경화증의 위험인자
대동맥관절	양쪽 엉덩이, 허벅지, 종아리, 발 통증/피로/마비증, 운동장애	운동으로 인한 증상(예: 걷기, 경사, 계단) 휴식에 의해 편안함	운동 후 원위부 맥박 감소	–	이중혈관조영술 ABPI	선천성, 어느 연령대에나 발견될 수 있으며, 어린 스포츠 참가자들에게 영향을 미치는 것으로 알려져 있다(희귀함)
일반적인 장골동맥 협착증	한쪽 또는 양쪽 엉덩이, 허벅지, 종아리, 발 통증/ 피로증/마비증, 운동	운동으로 인한 증상(예: 걷기, 경사, 계단) 고강도 연습/스포츠 중 나타날 수 있음 휴식에 의해 편안함	운동 후 원위부 맥박 감소	고관절/체간 굴곡 + 운동은 증상을 악화시킬 수 있음	이중 혈관조영술	노년기, 동맥경화증의 위험인자 고강도의 운동을 하는 젊고 건강한 운동선수들
내장골동맥 협착증	허리아래/고관절/엉덩이/ 둔근 부위	운동으로 인한 증상(예: 걷기, 경사, 계단) 휴식에 의해 편안함 발기부전(남성)	원위부맥박 정상	–	음경–뇌색인(남성) 이중 혈관조영술	노년기, 동맥경화증의 위험인자
외장골동맥 내막염	한쪽 또는 양쪽 허벅지, 종아리, 발 통증/피로/ 마비 및 운동장애	고강도 스포츠/활동 시 운동 유발 증상	운동 후 원위부 맥박 감소	고관절/체간 굴곡 + 운동은 증상을 악화시킬 수 있음	이중혈관조영술 CT	고강도의 운동을 하는 젊고 건강한 운동선수들 혈관 위험요소 없음
오금 동맥 얽힘 증후군	한쪽 또는 양쪽 종아리, 발 통증/피로/마비 및 운동장애	고강도 스포츠/활동 시 운동 유발 증상	운동 후 원위부 맥박 감소	부하된 발목 족저굴곡/ 족배굴곡이 증상/ 맥박에 영향을 줄 수 있음	이중혈관조영술 CT	노년기, 동맥경화증의 위험인자 고강도의 운동을 하는 젊고 건강한 운동선수들
구획증후군(종아리)	양방향 종아리 통증/균열/ 긴장성(사례의 ±95%)	고강도 스포츠/활동 시 운동 유발 증상	팽창된 타이트한 종아리 운동 후 정상 맥박	–	구내 압력 측정	어느 나이든 스포츠/운동에서 흔히 볼 수 있는 것

ABPI, 발목–팔 압력 지수; CT, 컴퓨터 단층촬영; MRA, 자기공명동맥조영도; U/S, 초음파

참고문헌 References

Kim, E.S., Wattanakit, K., Gornik, H.L., 2012. Using the ankle-brachial index to diagnose peripheral artery disease and assess cardiovascular risk. Cleve. Clin. J. Med. 79 (9), 651–661. doi:10.3949/ccjm.79a.11154. Review. PubMed PMID: 22949346.

Nijs, J., Apeldoorn, A., Hallegraeff, H., Clark, J., Smeets, R., Malfliet, A., et al., 2015. Low back pain: guidelines for the clinical classification of predominant neuropathic, nociceptive, or central sensitization pain. Pain Physician 18 (3), E333–E346. Review. PubMed PMID: 26000680.

Peach, G., Schep, G., Palfreeman, R., Beard, J.D., Thompson, M.M., Hinchliffe, R.J., 2012. Endofibrosis and kinking of the iliac arteries in athletes: a systematic review. Eur. J. Vasc. Endovasc. Surg. 43 (2), 208–217. doi:10.1016/j.ejvs.2011.11.019.

Rushton, A., Rivett, D., Carlesso, L., Flynn, T., Hing, W., Kerry, R., 2014. International framework for examination of the cervical region for potential of Cervical Arterial Dysfunction prior to Orthopaedic Manual Therapy intervention. Man. Ther. 19 (3), 222–228. doi:10.1016/j.math.2013.11.005. [Epub 2013 Nov 23]; PubMed PMID: 24378471.

Taylor, A.J., George, K.P., 2001. Exercise induced leg pain in young athletes misdiagnosed as pain of musculoskeletal origin. Man. Ther. 6 (1), 48–52. PubMed PMID:11243909.

SECTION 3

임상추론의 학습과 촉진

임상추론 발달을 촉진하기 위한 전략

31

Strategies to Facilitate Clinical Reasoning Development

Nicole Christensen • Mark A. Jones • Darren A. Rivett / 이상빈

서론 Introduction

임상추론에 대하여, 임상가 및 교육자 사이에 일반적으로 나타나는 것은 그들은 보기만 하면 그것을 알며 하지 않아도 그것을 안다는 것이다! 이에 대하여 우리의 도전은 적절하지 않은 임상추론이 발견되었을 때 임상추론의 실행에 대한 개선을 어떻게 촉진할 것인가에 달려 있다. 이 장의 목표는 임상추론의 학습뿐만 아니라 임상추론으로부터의 학습을 촉진하는 데 이러한 모든 것이 포함되어야 함을 알리는 것이다.

임상 교육자들은, 처음 치료에 입문하는 학습자부터 특별한 치료를 위한 고급 과정에 참여하는 멘토링 전문 임상 학습자에 이르기까지, 모든 공식 전문가 교육 수준에서 임상추론 능력의 발달을 촉진시키기 위해 참여한다. 자신의 치료 능력을 향상시키고 지속적인 성장을 위해 노력하는 개인 근골격계 물리치료사 또한 독립적으로 또는 다양한 커뮤니티의 동료와 함께, 현장에서 일하는 동안 임상추론 능력의 발달을 촉진하기 위해 비공식적 기회에 참여한다.

임상 학습자들의 임상추론 능력을 발전시키는 것은, 현재 그들의 환자는 물론이고 미래의 치료에서 만나게 될 모든 환자를 위해 단기 및 장기적 효과가 있다. 임상추론 능력의 발전은 임상추론의 질을 향상시키기 때문에 오늘 치료한 환자에게 적용한 의사결정에 영향을 미칠 뿐 아니라 이러한 경험으로부터 학습된 치료사로서의 능력을 향상시키며, 또한 미래의 환자에 대한 임상 의사결정과 임상추론을 위한 새로운 지식에도 적용될 것이다. 사실, 임상추론 자체와 임상추론의 경험으로부터 학습된 능력들은 상호의존적 학습 결과로서, 한 가지를 향상시키면 다른 것에서 더 큰 성취를 얻을 수 있는 잠재력을 더 크게 향상시키는 것이다. 이 장에서 우리는 임상추론의 최신 이해(제1장에서 설명되었음)와 이와 관련된 교육 이론을 바탕으로 제안된 촉진방법을 기초로 하였다.

임상추론의 묘사 Describing Clinical Reasoning

전문가의 임상추론과 치료에 대한 연구–기초 모델에 대한 내용이 제1장에 요약되어 있으며(Christensen 등, 2011), 그것은 다음과 같다:

- 임상추론은 환자에게 발생한 문제를 서로 이해하기 위해 그리고 문제의 원인과 치료에 대한 계획을 세우기 위해 공동 의견 교환을 통한 개개인의 상호작용을 포함한다(Edwards 등, 2004b; Edwards와 Jones, 2007; Jones, 2014).
- 임상추론은 환자 중심이며 건강관리를 위한 생체정신사회학적 접근(biopsychosocial approach)의 맥락 내에 있다(Edwards 등, 2004a; Jensen 등, 2000; Jones, 2014).
- 임상추론은 연역적(deductive), 귀납적(inductive) 그리고 귀추적(abductive) 추론을 포함한다(Edwards 등, 2004a; Edwards와 Jones, 2007; Jones, 2014; 단원 1).
- 임상추론은 복잡성을 가지고 있으며, 직선이 아닌, 근본적으로 순환하는 것으로 특징되며, 환자 관리를 위한 여러 과정을 통하여 진화한다(Edwards와 Jones, 2007; Jones, 2014; Stephenson, 2004).
- 임상추론은 치료 경험에서 실제로 반영된 학습과정과 임상 전문가의 발전과정에서 중심 역할을 수행한다(Edwards와 Jones, 2007; Higgs와 Jones, 2008; Jones, 2014).

이 뿐만 아니라 초보자의 연구-기초적 묘사를 비롯하여 훈련이 덜 된 근골격계 치료사의 임상추론 또한 문헌에 제시되어 있다. 예를 들면, 물리치료에서 초보자의 임상추론은 상호 협조가 결여된 치료사 중심이며, 초기에 환자가 표현하는 신체적 양상에만 초점을 좁게 맞추려고 하고 환자의 이해에 대한 시각도 부족한 것이 특징이다(Jensen 등, 1990, 1992; Resnik와 Jensen, 2003).

이제 치료를 시작하는 초보자들의 첫 2년은 환자의 양상과 묘사를 포함하여, 보다 개인화된 임상추론을 끌어내는 특징이 있으며, 표준화되고 객관화된 자료를 주로 사용하는 의사결정 방식을 통해 점차 발전하는 것으로 알려졌다(Black 등, 2010; Hayward 등, 2013). 최고의 숙련가들의 훈련 첫 해에 대한 연구에서 그들의 초기 임상추론이 묘사되었는데, 그것은 가설-연역(hypothetico-deductive)과 초기 패턴 인식과정 모두를 포함하여, 외우기(체크리스트 중심)와 더욱 활발한 추론으로 진행되는 프로토콜 과정으로 묘사되며, 학술적 범위에서 사례 위주의 의사결정 학습을 통하여 추론이 촉진될 경우에 훈련을 마치게 된다고 하였다(Gilliland, 2014).

이러한 초보 임상추론에 대한 묘사는, 임상추론의 이해를 통해 직업에 입문하게 되는 초보 학생은 연역적 및 직선적 과정을 거치게 된다고 한 Christensen 등(2008a, 2008b, Christensen, 2009)의 연구를 뒷받침한다. 초보자의 임상추론은 또한 상호 협조의 역할에 대한 인식이 부족하며 그들의 추론 경험으로부터 학습 수단으로 여겨질 수 있는 비판적 자기-반영(self-reflection)을 잘 활용하지 못하는 것으로 나타났다(Christensen 등, 2008b). 이러한 연구는 이 장의 초반에 제시되었던 숙련된 임상추론가의 묘사와 대조적이다.

임상추론과 전환 학습 Clinical Reasoning and Transformative Learning

임상추론 경험에 대해 비판적으로 자신을 반영하는 것은 과거의 임상적 만남과 미래의 만남을 통해 치료사들이 전문가로서의 지식을 쌓음으로서 학습하게 하는 교통수단으로 표현된다(Brookfield, 1986; Edwards와 Jones, 2007; Higgs와 Jones, 2008; Jensen 등, 2000; Stephenson, 1998). 전환학습이론(Transformative learning theory) (Cranton, 2006; Mezirow, 2009)은 임상추론 학습의 촉진을 위한 교육 전략을 설립하는데 도움을 주는 재건학습이론(reconstructivist learning theory)의 특별한 한 부분이다. 전환학습은 미래 활동을 이끌기 위한 새로운 혹은 개정된 해석의 구성에 대하여 이해하는 과정이다. 이 학습은 학습자의 이해력을 극대화함으로서 학습자를 전환시키며, 그 결과 지식은 더욱 '포괄적이고, 안목을 갖게 되며, 사색적이고, 열리게 되며 그리고 감정적으로 변화한다'(Mezirow, 2009, p.22). 전환학습을 위한 자극으로서, 임상추론의 경험에 대해 비판적 반영을 이용해야 하는 우리의 초점과 특별히 관련된 것은 다음의 표현이다: '성인은 이성을 위해 스스로 학습한다-판단을 하기 위한 이성을 재평가하고 발전시키기 위해-다른 사람의 판단 및 느낌, 신념, 가치에 동화되기보다는'(Mezirow, 2009 p.23). 이러한 학습형태는 치료를 시작할 때 다른 사람의 지식과 판단에 크게 의존하는 경향이 있는 초보 치료사뿐만 아니라 불충분한 비판 수용과 추론으로 치료를 하는 데 인지적으로 게으른 버릇에 가끔 빠지는, 많은 경험을 가진 치료사에게도 비판적이다. 임상치료에 있어서 전문가는 임상 경험으로부터의 학습에 훌륭한 결과를 보일 수 있다. 임상추론에 대한 비판적 자기-반영을 촉진하는 것은 임상 지식과 그 지식의 기초가 되는, 잠재적으로는 입증되지 않은 가정을 도전적으로 생산해 낸다. 근거의 틀을 성장시키고 전환을 가능케 하는 이러한 형태의 도전에는 불충분할 수 있는 최근 임상 경험에 대한 검사와 적용을 통해 이론적 연구에서 그리고 경험에서 파생된 지식이 포함된다.

학습결과로서의 역량 Capability as a Learning Outcome

전문가의 임상추론의 주요 특징 및 전문가와 초보자의 임상추론 간에 관찰되는 차이에 대한 이해를 통해 알려진, Christensen과 동료들(2008a, 2009, 2011; Christensen과 Nordstrom, 2013; Christensen과 Jensen, 2019)은 전문가의 숙련된 임상추론에서 밝혀진 경험적 학습 기술 그리고 핵심 중심 역량을 발전시키는 데 초점을 맞춘 임상추론의 학습 및 교육 촉진 접근법을 제안하였다. 즉, 임상 경험의 비판적 반영과정은 전문가의 발전을 위해 필요하며, 지식 기반 치료의 발전에 관한 개념을 뒷받침한다는 것을 명백하게 제시하였다(Edwards와 Jones, 2007; Higgs와 Jones, 2008; Jensen 등, 2000, 2019). 초보자가 단지 '배움'만을 통해 전문가가 될 수는 없겠지만 임상추론 역량의 개념은 초보자에서 전문가 치료에 이르기까지 순차적으로 촉진될 수 있다는 생각에 근거를 두고 있다(Christensen 등, 2008a; Christensen, 2009; Christensen과 Jensen, 2019). 이러한 역량은 임상 경험의 집약을 통해 전문가로의 발전에 공헌하는 것으로 생각된다[그림 31-1].

이러한 경우에 있어 역량의 개념은 고등교육의 문헌에 근거를 두고 있는데(Stephenson, 1998), '역량(capability)'이라는 용어는 '오

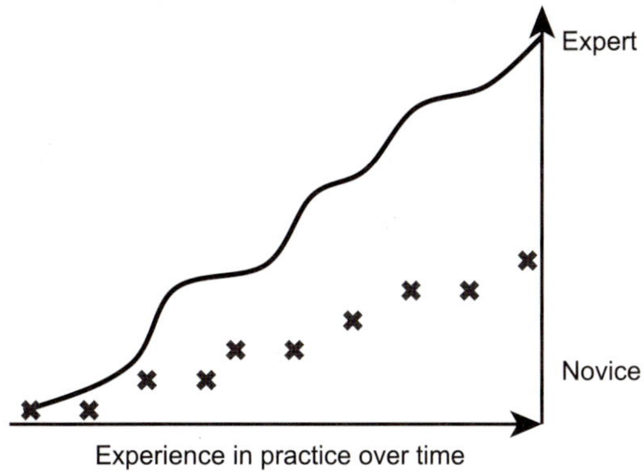

그림 31-1 전문가의 발전을 가속화시키는 임상추론 능력의 제안된 역할. 실선은 초보 임상가의 임상추론 사고에 대한 향상된 능력과 전문적 학습 기술의 발달 궤도를 나타낸다. X선들은 능력이 낮은 초보 임상가의 발달을 나타낸다.

늘날 알려진 맥락뿐만 아니라 미래의 알려지지 않은 맥락에서의 업무 그리고 다른사람들과 효과적으로 상호작용할 수 있는 정당화된 자신감과 능력'으로 정의된다. 역량은 다음과 같은 특징을 통해 관찰된다.

- 자신감, 효과적 의사결정 및 치료에서의 협동 작용
- 의사결정을 위한 원칙의 개발에 대한 자신감
- 다른 사람들과 효과적으로 일할 수 있다는 자신감
- 익숙하지 않은 환경에서 활동할 수 있으며 경험을 통해 학습할 수 있다는 자신감

협력자 및 의사결정자로서 자신의 효율에 대한 자신감의 향상에 더하여, 역량은 또한 임상 치료에서의 반영 학습을 통해 의도적으로 발전된 지식에 대한 동기부여로 특징지어진다(Doncaster와 Lester, 2002). 역량에 대한 이러한 개념과 설명은 전환 학습자의 특징과 호환되는 것으로 보일 수 있다.

임상추론 역량 Clinical Reasoning Capability

교육 관련 문헌에서 역량에 대하여 보다 일반적인 이해를 바탕으로, Christensen과 동료들(2008b, 2009)은 임상추론 역량을 통합과 생각의 효율적 적용 그리고 임상 경험을 통해 협동적으로 이루어진 학습, 그로부터의 이해를 통한 학습 기술로 표현했다. 그들은 임상추론 역량의 모델로서, 근골격계를 포함한 물리치료 전문가의 임상추론에 내재된 사고 및 학습 기술에 대한 묘사 그리고 직접적으로 관련된 상호의존적 사고 및 실험적 학습 기술에 대한 네 가지 주요 영역을 제안했다. 임상추론가 및 실험적 학습자 모두에게 우수성을 향상시키는 데 연계될 수 있도록 제안된 기술들은 **반영적 사고**(reflective thinking), **비판적 사고**(critical thinking), **복합적 사고**(complexity thinking) 및 **변증적 사고**(dialectical Thinking)이다(Christensen 등, 2008a, 2008b; Christensen, 2009; Christensen과 Jensen, 2019). 이전에는 알려지지 않았던, 치료와 관련된 맥락들이 알려짐으로서 항상 진화하는 것으로 표현되는 역량에 관한 문헌과 관련하여(Doncaster와 Lester, 2002; Stephenson, 1998), 제안된 임상추론 역량 기술들은 임상추론의 우수성을 향상시키는 데 중요한 사고와 학습의 모든 양상에 대한 포괄적 혹은 정의적 목록를 말하기 위한 의도로 만들어진 것이 아니라; 모든 치료 맥락에 구축되고 맞춰질 수 있는 본질적, 기초적 양상이 포함된 것이다.

반영적 사고 Reflective Thinking

반영적 사고는 개인 및 상황 등 모든 관련 요소(예 임상가, 환자, 임상적 설정, 사용 가능한 자원, 시간적 제한 등)의 영향에 대한 평가를 포함하여, 그것들을 이해해야 하는 상황에 대해 생각하는 것을 말한다. 반영은 경험의 해석을 가능하게 한다; 반영의 한 부분으로서, 생각하는 사람은 상황의 '이유'를 알게 되는데, 이는 믿음을 정당화하기 위해 사용된 가정이 정확했는지 밝혀내기 위해 주관적 및 객관적으로 맥락을 재검토함으로서 진행된다(Mezirow, 2000). 반영적 사고를 통해 치료사의 지식의 타당성이 의심될 때, 지식이 개정되거

나 확장되기에 앞서 임상추론 경험으로부터의 학습이 촉진된다. Schön (1987)은 궁극적으로 향상되는 치료 경험의 질과 그것을 이해하기 위해 다양한 활동에 반영이 필수적이라고 하였다: 활동에 대한 반영, 활동을 위한 반영 및 활동에서의 반영이 그것이다. 임상추론을 적용한 경우, 임상적 활동 후에 그 활동에 대한 반영이 이루어져야 하며 무슨 일이 일어나는지 이해하기 위한 경험도 인지될 수 있다. 활동에 대한 반영은 지난 경험들을 되돌려 생각함으로서 미래와의 조우를 위해 계획을 세우는 과정이다. 이것은 지난 것들을 떠올리는 동안 임상추론가들이 이용할 수 있는 지식의 타당성에 대한 반영을 포함하며, 존재하는 지식에서의 어떤 차이를 채우기 위해 활동적으로 찾고 확인하는 것이며, 기대되는 미래의 일들과 지난 경험 간의 연결고리를 만드는 것이다.

활동에 대한 반영은 경험을 하는 중간 과정에서 일어나며, 상황에 대해 최대로 이해하면서 임상추론을 수정하기 위해 이루어진다. 현재의 의사결정을 수정하기 위한 활동에 대해 성공적으로 반영하기 위해, 치료사는 맥락적으로 관련된 지식을 쉽게 접목시킬 수 있어야 한다. 이것은 또한 메타인지(metacognition) (Higgs 등, 2008; Marcum, 2012; Schön, 1987)－활동하는 동안 본인 자신의 생각을 모니터링하고 본인을 깨닫는－와 관련되어 있으며 임상 경험으로부터의 학습 촉진을 위해 필수적인 것으로 제1장에 묘사되었다. Wainwright와 동료들(2010)은 초보자와 경험 많은 치료사들이 임상과 관련된 서로 다른 시간에 어떻게 반영을 사용하는지 설명하였다. 그들의 연구 결과, 초보자는 일반적으로 활동의 반영을 적게 사용하며, 만일 사용되더라도 주로 환자의 행위에만 초점을 맞춘다고 하였다. 경험이 더 많은 치료사들은 활동에서의 반영을 더 자주 사용하며 환자의 행위뿐만 아니라 그들 자신의 추론에 대해 자가－모니터링하는 데에도 초점이 맞춰져 있다.

이러한 결과는 임상추론으로부터의 학습을 촉진시키는 데 필수적인 활동의 추론에 대한 평가와 반영의 중요성 그리고 임상추론을 통해 발전하는 전문가를 강조한다. 오늘의 복합적인 치료 환경의 맥락에서 Jensen (2011)은 전문적인 가르치는 자와 학습자의 의사소통에 대한 이러한 중요성을 강조했다.

… 문맥을 이해하고, 위험할 수 있는 가치를 구별하며, 비판적인 상황에서 다른 사람들이 보는 의미를 이해하는 것이 반영적 능력이다. 이러한 반영적 능력은 사고, 메타인지 기술, 그리고 자가－조절 및 자기－감시 능력에 대한 학생들의 사고에 더욱 비판적 자기 반성을 위한 행동을 반영함으로서 가장 잘 학습된다(pp.1679－1680).

비판적 사고 Critical Thinking

제1장에서 또한 설명되었던 비판적 사고는 반영적 사고와 직접적으로 연결되어 있으며 정보를 능동적으로 개념화하고, 종합화하며, 분석하고 평가하는 과정에서의 지적 훈련을 포함하고 있다. 이 정보는 관찰, 경험, 상호작용, 추론 및 반영을 통해 수집되거나 발생될 수 있으며, 행동을 위한 지침 역할을 한다(Paul, 1992; Paulconstraints 등의 Elder, 2006). 이러한 맥락에서, 비판적 사고는 잘못된 가정을 생각하고 명확하게 할 목적으로 그 사고 자체에 대해 생각하는 방식으로 구상되며 , 사고에 대한 그리고 사고에서 나오는 학습을 증진하는 기술이다. 이 방법에 있어서, 반영적 사고와 비슷하게, 비판적 사고 또한 메타인지와 연결되어 있다. 건강관리에 대한 맥락에서 비판적 사고능력의 표준화된 측정에 대한 최근 연구가 있는데, 건강 과학 추론 검사(the Health Science Reasoning Test, HSRT)는 임상 전문 물리치료사와 비교하여 초보자의 비판적 사고능력에 대한 유의한 차이를 설명할 수 있다(Huhn 등, 2011). 이러한 연구 결과는 보다 기술적이고 경험많은 치료사들의 비판적 사고 기술이 더욱 정교하다는 의견을 뒷받침하며, 이는 전문 치료사들의 보다 수준 높은 임상추론 기술을 관찰하는 것과 병행한다. 이것은 또한 숙련된 임상추론의 기본 요소이기 때문에, 비판적 사고는 임상추론 역량의 핵심 요소라는 명제를 뒷받침한다. Huhn와 동료들(2011)은 비판적 사고는 임상추론 기술의 발전을 뒷받침하는 하나의 방법으로, 초보자를 발전시킬 수 있으며 분명히 발전되어야만 하는 기술이라고 하였다. 명쾌한 교육과 비판적 사고 기술의 평가는 또한 교육자들의 전문 그룹에 의해 최근에 발표된 연구 합의서에 언급된 바, 모든 건강 전문 직업을 가진 사람들을 위한 기본적 교육과정의 요소로 인식되어 왔다(Huang 등, 2014).

Hawkins와 동료들(2010)은 모든 사고에 존재하는 상호의존적 구조들과 관련된 임상추론의 요소들을 요약했는데, 다음과 같다:

우리는 생각할 때마다, 영향과 결과를 이끄는 가정에 기초한 관점 내에서 목적을 생각한다. 우리는 질문에 대답하고, 문제를 풀고, 이슈를 해결하기 위해 경험과 데이터, 사실 및 경험을 분석하기 위한 개념, 아이디어 및 이론을 사용한다(p.5).

임상추론 역량의 맥락에서, 비판적 사고는 특정 환자의 임상적 상태에 대한 검사와 관리 모두에 적용되며 환자의 임상 정보를 분석하고 합성하며, 그와 관여된 추론 또는 어떤 사람이 갖고 있는 생각의 비판적 평가에도 적용된다(Christensen 등, 2008b; Christensen,

2009). 비판적 사고는 또한 주어진 맥락에서 치료사의 임상추론에 불리하게 영향을 미칠 수도 있는, 지식에서의 차이 또는 맹점을 가볍게 할 수 있다. 어떤 편견, 정확하지 않은 가정, 불충분한 지식 및 잘못된 무의식적 분석 패턴에 대한 가능성을 탐구하는데 있어서 비판적 사고는 임상추론의 역량 입증 개념에 중요한 역할을 하고 있다.

복합적 사고 Complexity Thinking

복합적 사고는 주어진 상황에 영향을 미치는 많은 요소와 역할자 간의 작업에서 그 시스템에 동적 상호의존이 존재한다는 것을 인정하는 데 기반을 둔 사고방식이다(Plsek와 Greenhalgh, 2001; Davis 등, 2000). 그러므로 복합적 사고는 주어진 임상적 상황에 영향을 미치는 모든 관련된 내적(인간 내) 및 외적(인간이 기능하는 모든 맥락) 요소의 상대적 무게를 인식하고 고려하는 것에 관련되어 있다(Christensen 등, 2008b; Christensen과 Nordstrom, 2013; Stephenson, 2004). 숙련된 임상추론은 상호간에 동의된 관리계획을 끌어내야 하는 특정 임상 상황에서 모든 영향(생물학적 및 심리사회적 모두)을 적절하게 해결하고 보여주는 능력으로 특징된다(Edwards 등, 2004a).

임상추론의 역량은 또한 임상 경험에서의 학습 기술과 동기부여에 의해 특징되는 것으로 생각된다(Christensen 등, 2008b; Christensen, 2009). 학습의 복합적인 과학적 관점과 일치하여, 임상 경험만으로는 학습을 발생시키는 원인으로 충분하지 않으며; 오히려 경험은 다른 사람들과의 상호작용을 통하여 발생하는 학습의 기회 또는 방아쇠로 보인다(Davis와 Sumara, 2006). 그러므로 복합적 사고는 또한 환자와 공동의 관계를 만들어가는 영향 및 중요성을 인식하고 고려해야 하는 치료사의 능력을 향상시키는 주요 요소이다. 협력은 의사결정이 이루어짐을 통하여 복합적, 상호작용적 사회 시스템으로 개념화될 경우, 임상추론의 본질적 구성요소가 된다(Christensen 등, 2008b; Christensen, 2009). 임상추론에서 참여자 간의 이러한 협력 상호작용은 임상추론 능력의 특징으로 생각될 수 있다(Christensen 등, 2008b; Christensen, 2009).

환자 상태의 신체적 또는 생물학적 양상 및 복잡한 인간의 건강과 분리될 수 없는, 상호의존적 요소들과 관련된 심리사회학적 및 행동학적 양상에 대한 이해는 건강 관리를 위한 생체심리사회학적 접근에서의 임상추론과 일치하므로 복합적 사고가 분명히 요구된다. 이러한 방식에서, 복합적 사고는 또한 전문가의 추론 과정에서 관찰된 변증법적 추론 접근법(제1장 참조)과 일치한다(Edwards와 Jones, 2007). 흥미롭게도, 학습자가 특정한 상황(이 경우, 오늘날 건강관리 환경에서 협동적 임상추론)에 내재된 복합성으로 인해 발생되는 과제에 대해 인식하도록 도와주는 것은 전환적 학습을 위한 방아쇠 자체가 될 수 있다고 제안되었다(Alhadeff–Jones, 2012).

복합적 사고는 또한 경험으로부터의 지속적인 학습에 필수적이다. 실제로, 사고의 복합적 방식은 추론과 관련된 관점을 포괄하는 전환적 학습의 잠재적 근원이다. 즉, '인간의 실수와 불확실성을 포함하는 학습 방법… 어떤 활동의 근거에 따른 개인적 및 집단적 경험 모두에서 얻어진' 것이 전환적 학습이라는 것이다(Alhadeff–Jones, 2012, p. 190). 이러한 방식에서, 복합적 사고는 다시 협동적 임상추론 및 관련된 모든 것을 위해 나타날 수 있는 학습과 밀접하게 연결된다.

변증적 사고 Dialectical Thinking

Edwards와 Jones (2007)에 의해 묘사된, 전문가의 임상추론은 각 임상추론 전략 내의 연역적 사고와 귀납적 사고 간 추론의 유동성이 특징이다(Edwards 등, 2004a). 제1장에 묘사된 바와 같이, 전문 물리치료사들은 유체에서 서로 대조하는 생물학적 및 정신사회학적 극 사이에서 그들의 추론에 대해 변증적으로 움직임을 보여 왔다(Edwards 등, 2004a). 이러한 사고 능력은 임상가들이 임상추론에 대한 생체정신사회학적 접근법과 일치하여, 환자 및 환자가 가진 문제의 임상적 상황에 대한 전체적 이해를 발전시키는 데 필수적인 것으로 제안되고 있다(Edwards와 Jones, 2007). 변증적 사고의 발전을 통해 임상가들은, 환자의 상황에 의해 영향을 받거나 환자의 상황에 영향을 미치는 모든 상황에 대해 더욱 복합적이고 맥락적인 이해를 성취할 수 있다. 변증적 사고와 복합적 사고의 상호의존에 대한 인식은 또한 임상추론의 능력을 향상시키는 열쇠이며, 그 능력은 공동적 및 생산적 작업 관계를 성취하기 위한 다른 사람들과의 작업의 효과를 포함한다(Doncaster와 Lester, 2002; Stephenson, 1998). 판단의 다른 카테고리(예를 들면, 제1장에서 언급된 '가설 카테고리')를 위해 결과에 관한 정보를 동시에 지각하고 분석하는 능력과 하나의 초점(신체적/생물학적)으로부터 다른 것(심리사회적)까지의 추론을 변증적으로 바꾸는 능력 또한 고급 추론 능력이며 이것은 연습과 도움을 통해 발달될 수 있다.

더 쉽게 학습하기 Making Learning More Likely

우리는 어떻게 전문가의 임상추론과 다른 초보자의 임상추론 방식에 대한 이해를 활용할 수 있으며 모든 전문 교육환경에서 근골격계 치료를 학습하는 사람들의 임상추론 발전을 더욱 촉진시키기 위해 임상추론 능력과 전환학습의 개념을 활용할 수 있을까? 복잡하고, 추상적인 치료 현장에서, 임상추론의 학습 촉진과 교육은 학교 교실과 임상에서의 교육 모두에서 도전적이다.

Taylor (2009)에 의해 요약된, 교육자가 틀로 삼아야 할 교육을 위한 전환학습방법의 중심요소로는 개인 경험의 증진; 다른 사람들과의 비판적 성찰 대화에 참여; 전체적이고 맥락적 인식; 그리고 진정한 실천 맥락에서의 학습 등이 있다. 이러한 요소들은 교육적 체계에 들어갈 때 상호의존적인 것으로 설명되며 그래서 다음 절에서 설명될 제안된 교육 전략 내에서 통합된다.

보이지 않는 것 시각화하기: 공통 정의, 언어 및 모델의 사용
Making Visible the Invisible: Use of Common Definitions, Language와 Models

교실에서의 학업 및 모든 교육 수준의 임상 교육환경 모두에서, 숙련된 임상추론의 토대가 되는 사고 및 학습 기술의 발전을 돕는 가장 첫 번째의 가장 중요한 발걸음은 보이지 않는 것을 학습자에게 보이도록 하는 것이다. 이것은 학습자들의 커뮤니티에서 임상추론에 대한 맥락적 자각을 증진시키는 형식으로 보일 수 있다. 물리치료 직업군은 Wenger (1998)가 묘사한 실행 커뮤니티의 한 예로 보일 수 있다. Wenger (1998)는 구체적인 '형태'를 인위적으로 보이지 않는 추상적인 개념과 경험(임상추론과 같은)에 붙여주는 것을 설명하였는데, 그는 커뮤니티란 새로운 종류의 이해(예 학습)를 촉진하기 위한 특별한 방법이며 경험에 관심을 집중하기 위해 구성원들의 경험을 형성하는 방식이라고 묘사하였다. 참여하는 사람들의 행동(예 검사 및 치료 동안의 환자-치료사 상호작용)은 개인들 간에서 또는 개인 안에서 일어나는 모든 추론을 의미하는 하나의 관점을 외부 관찰자(예 임상 감독자 또는 전문 분야의 동료들)에게 제공한다. 그러므로 임상추론은 상호간에 이해되는 방식으로 가시화되어야 하고, 추론 발전과 진행을 위한 대화와 토론이 가능하며, 비판적 자기-반영이 증진되어야 하고 실험적 학습이 촉진되어 전문가적 실행이 일어날 수 있도록 해야 한다. 사실, 여기에서 제안된 모든 전략은 학습자들과 도움을 주는 자들이 토론하고, 서로 비판하면서 상호 이해를 발전하게 하는 체제 및 공통 언어를 통해 임상추론을 촉진시키기 위한 기본적 주제 위에 만들어진 것이며, 그것이 임상추론 능력의 발달을 증진시킨다.

모든 임상추론의 양상을 시각화할 수 있는 임상추론의 모델과 체계 그리고 정의를 받아들이고 이해하는 것은 이러한 전략에 필수적이다. 임상추론의 변증적 모델(Edwards와 Jones, 2007)과 연계된 임상추론 전략 모델(Edwards 등, 2004)은 많은 연구에서 제시된 것들이며 근골격계 의사들을 포함하여, 전문 물리치료사의 임상추론에 대한 연구에 기반을 두고 있다. '가설 카테고리' 체계는 더욱 이론적이며 그 사용에 대한 연구 근거도 있다(Rivett와 Higgs, 1997; Miller, 2009). 이들 각각은 제1장에 자세하게 설명되어 있다. 판단의 카테고리와 추론에 대한 관점을 변증적으로 하기 위한 학습자의 능력을 발달시키는 동안 그들의 상호작용과 임상 판단에 대한 서로 다른 카테고리(예 추론 카테고리)와 서로 다른 관점(예 임상추론 전략)을 학습자가 이해하게 되면서, 학습자의 임상추론 능력은 더욱 쉽게 그리고 명쾌하게 촉진된다. 복합적 이해와 복합적 사고의 발달은 환자 사례들 간의 상호의존적 관계, 가설의 설정 또는 판단의 가치 및 기초에 주의를 집중하여 추론과 판단에 대한 다양한 관점을 토론함으로서 촉진된다. 분석 및 토론을 통해 환자의 통증 및 장애 경험, 예상 및 목표를 포함한 환자 생활의 다양한 맥락에서 타당성과 검사의 가중치 그리고 재평가 결과를 이야기할 때 복합성은 진가를 드러낸다. 임상추론의 일반적 이해에 접근하기 위한 학습자와 교육자의 능력은 임상추론으로부터의 그리고 임상추론의 학습 촉진에 필요한 것이며, 이것은 임상추론에 대한 비판적 반영과 그들의 추론에 대한 인식을 보조하고, 추론 실행의 평가를 가능하게 한다.

교과과정 체계로 임상추론 사용하기 Using Clinical Reasoning as a Curricular Framework

임상추론의 모델이 학습자와 교육자들이 인식할 수 있으며 추론에 대한 다양한 초점(예 임상추론 전략)으로서 그리고 임상 판단의 카테고리(예 가설 카테고리) 안에서 '가시적인' 체계로 받아들여지면, 임상추론 실행을 비평하기 위해 직업-특정화된 과학 기술의 교육 및 학습은 더 큰 학습 맥락으로서 임상추론 안에 자리잡게 되고 내장될 수 있다(Christensen, 2009; Christensen과 Nordstrom, 2013). 임상추론은 그러면 학습 과학 기술의 더 큰 우산 아래 간헐적으로 작용하는 보조적 임상추론이라기 보다는 직업-특정 과학적 이해를 더하여 기초적 맥락이 된다. 이러한 형태의 교육과정 구조는 대부분의 초기-수준 혹은 전문 교육적 교육과정에서는 일반적으로 찾아볼 수 없다. 대신 이들 교육과정은 과학적 기술의 개발을 위해 구성된다.

교육과정 체계를 구성하기 위해 임상추론을 사용하는 예는 학습의 관점이 행동 제한 및 손상을 특정하게 나열하는 중재에 있는 상황이다. 이러한 과학적 기술 내용은 절차적 추론 전략/다양한 환자 상태를 정리하기 위한 방법의 가장 큰 맥락으로 볼 수 있다. 또 다른 예는, 상해 예방 또는 서술적 추론전략 내에서 환자의 건강에 대한 효과적 교육 내용의 귀납적 사고에 초점을 둔 교과과정이다. 이러한 경우 초점은 건강 행동 변화를 위한 환자의 자세와 현재 상황에 대한 환자의 관점을 이해하는 데 있으며, 또한 이러한 이해가 환자 각각의 관점에 따라 상해 예방 및 건강에 있어서 환자의 교육에 어떻게 영향을 미치는가에 있다. 이러한 형태의 교과과정 조직은 학생들이 근골격계 치료를 '하는(do)' 방법에 대해 무엇을 알고 있는가와 임상추론과 '실행'이 이루어지는 실험적 학습 과정 간의 명백한 연결 구축을 보다 쉽게 촉진한다(Christensen과 Nordstrom, 2013).

가설-귀납적 추론 및 확실한 패턴 발달의 반영을 촉진하기

Facilitating Reflection on Hypothetico-Deductive Reasoning와 Authentic Pattern Development

가설 카테고리 체계는 제1장에서 광범위하게 다루었다. 이러한 체계는 다양한 환자(자료화된 환자에서 클리닉의 진짜 환자까지)에 대해 추론을 하는 동안의 검사와 가설 형성의 깊이 그리고 학습자들의 충분한 능력을 발전시키는 데 도움을 주기 위해 학술 강의 및 임상 교육 모두에서 이용될 수 있다. 이들 가설 카테고리들은 근골격계 물리치료 분야에서 사용되었으며, 학습 도구로 디자인되었고 임상추론 형식으로 통합되고 있다. 이들은 부록 1&2에서 온라인으로 이용할 수 있다. 이들 형식의 종류들은 제1장에서 설명된 바와 같이, 학습자의 '느린', 분석적 사고와 추론을 가시화하고 찾아내기 위한 도구로서 성공적으로 이용되고 있다. 임상추론 형식의 긴 버전은 특히 주요 관점(환자 병력의 끝부분/ 주관적 검사, 신체검사의 마지막 부분)에서의 각 가설 카테고리에 대한 넓은 범위에서 학습자의 사고를 증진시키며, 실행자의 추론을 진화시킨다. 완성된 임상추론의 긴 형식은 학습자의 추론에 접근을 가능케 하며, 그래서 학습자와 그의 감독자 모두에게 보이지 않는 것을 보이게 한다. 역량이 입증되면, 학습자는 긴 형식의 선택된 부분을 완성하도록 요청받을 수 있으며, 가설 카테고리에 더욱 간결하게 초점을 맞춘 짧은 형태로 바꿀 수 있다. 이들 형식의 다양성은 입문 단계 교육의 임상추론 교육자들뿐만 아니라 전문 프로그램에도 국제적으로 사용되어 왔으며, 수십년 간 근골격계 실습 및 도수치료 이외의 임상영역에 적용되어 왔다.

임상추론 양식을 통한 작업과 치료를 통해 환자의 진행 상황에 대한 반영은 또한 미래 실습을 위한 진정한 임상 패턴 인식에 대해 명백하고 의식적인 발전을 촉진시키기 위한 연습으로 확대될 수 있다. 진정한 임상 패턴은 학습자 자신의 임상 경험으로부터 얻어 온 패턴을 의미하며, 이러한 패턴에 의해 경험적이고 잠재적으로 변형의 학습을 위한 가능성을 촉진하게 된다. 치료과정을 완성한 후, 학습자는 환자 면담, 검사 및 측정에서의 주요 소견을 다시 반영할 수 있으며, 학습자의 실습지식 기반을 통해 진정한 경험에서 나온 임상 패턴에서 학습된 것들을 정리하기 위해 다양한 가설 카테고리와 관련된 중재전략에 대해 반응할 수 있다. 목표는 신체적 징후와 증상의 요소들이 포함된 건전한 임상추론 내에 깔린 패턴의 건설을 촉진하는 것이며, 여기에 더하여 환자의 상태 및 진행 상태와 관련된, 환자 증상의 요소들과 함께 다양한 정신사회적 요소도 포함한다. 적절한 검증 없이 무비판적으로 수용되거나 채택된 패턴 인식의 극단적 형식의, '빠른' 생각은 의학에서 추론 실수의 가장 일반적 형태이다(Croskerry, 2009). 학습자에 의해 세워진 임상 패턴의 질에 대한 비판적 반영은, 학습자가 미래의 직감력에 비판적으로 검증된 새로운 지식을 통합함으로서 패턴 인식의 질과 정확성을 잠재적으로 촉진한다.

초점화된 질문을 통해 비판적 자가-반영 촉진하기

Facilitating Critical Self-Reflection Through Focused Questioning

임상추론 경험에 대한 비판적 자가–반영의 촉진은 대화와 질문이 포함된다. 질문에 의해 학습자가 외부 청중 및 그들 자신의 생각에 대해 분명하게 만들어지며 그에 대한 생각을 촉진함으로서 그들 자신을 위해 '추상(figure things out)'할 수 있는 역동성을 확립하는 데 효과적인 것으로 여겨진다(Cranton, 2006). 그 목적은 학습자들로 하여금 추론을 하고 잘 하도록 이끌며, 그들이 아는 것을 깨닫게 도와주는 것이며 미래의 학습과 향상된 실행을 위한 노력에 초점을 맞출 수 있도록 지식이나 추론 기술에 있어서의 차이를 스스로 식별하게 하는 것이다. Cranton은 '우리의 습관적 예상–지난 동안 일어났던 것에 기초해서 무엇이 일어날 지 예상하는 것–은 경험의 산물이며, 그러한 예상은 전환적 학습과정 동안 질문을 통해 불러 일으켜진다'라고 하였다(2006 p.8). 교육자들이 학습자를 '가르치기' 또는 '말해 주기'보다는 건설적 대화를 자극하기 위해 전략적 질문으로 학습자를 사로잡음으로서, 그들의 추론을 위해 부적절한 것으로 인식된 문제적 지식을 수정하며 새로운 이해를 하게 할 수 있다. Cranton (2009)은 또한 '그들의 실행을 통해 전환적 학습을 촉진시키려는 교육자들만이 오직 환경을 설정할 수 있으며, 참가자의 생각 습관을 변화시키려는 잠재력을 가진 행동을 생산해낼 수 있고 비판적 자기-반영에 전념할 수 있다'라고 하였다(pp.183-184). 다시 말해서, 학습 경험의 결과는 교육자에 의해 보장되거나 지시되지 않는다; 목표는 임상추론가로서 학습자에게 권한을 부여하는 전환적 학습을 이끌 수 있는 과정을 육성하고 지원하는 것이다.

자신의 임상추론 경험으로부터 학습을 촉진할 수 있는 초점화된 질문에 학습자가 대응하는 방법의 한 예가 이전 섹션에서 설명되었다; 임상추론 양식과 같은 학습도구들은 학습자들이 가설을 적절하게 발생시키고, 검사 및 입증하고 부인하는 능력의 부족 또는 어떤 강점을 갖는 능력을 명쾌하게 하는 데 도움을 준다(이러한 경우, 가설 카테고리 틀에 의해 가이드된다). 비판적 자기-반영은 강점을 가지고 있는 부분, 개선이 필요한 부분에 대한 멘토의 질문에 의해 촉진되며 임상추론 양식과 같은 학습도구에 의해 표면화된 지식 차이는 의도적이고, 체계화된 자기-반영의 형태로부터 비판적으로 반영되는 학습을 더욱 촉진한다.

비판적 자기-반영을 촉진하기 위한 질문의 형태를 구성하도록 제시되어 왔던 또 다른 체계는 원래 Mezirow (1991)에 의해 제안된 것이며 Cranton (2006)에 의해 더욱 발전되었다. Cranton이 제안한 체계는 내용 반영(문제의 설명 또는 내용의 비판적 검사), 과정 반영(사용되었던 문제 해결 전략의 비판적 검사) 그리고 전제 반영(사고 또는 행동을 이끌어내는 추정의 가치에 대한 질문)을 증진하기 위한 질문들을 포함한다. 이 일반적 체계는 임상추론에 대한 비판적 자기-반영을 촉진하는 데 사용되고 적용되어 왔다(Christensen 등, 2011) 이러한 적용은 에드워드와 동료들(2004; Edwards와 Jones, 2007)에 의해 개발된 변증적, 공통적, 생정신사회학적 지향의 추론 모델과 일치하는 임상추론의 요소에 의도적으로 학습자에 초점을 맞춘다.

표 31-1

비판적 자기-반영을 촉진하기 위한 질문 틀

초점에 대한 질문 영역	보강 질문
1. 환자의 문제가 무엇인지에 대해 어떤 결론이 도출되었으며 어떤 방식으로 이끌려 나오게 되었는가?	• 환자의 설명에 기인한 원인 및 영향 관계는 무엇인가?(초점은 모든 연역적/진단적 추론의 결과이다). • 환자의 문제에 대한 환자 자신들의 관점에 대하여 당신의 견해는 무엇인가? 당신의 일과 관계는?(초점은 귀납적/ 묘사적 추론의 결과이다).
2. 어떻게 이러한 결론들에 도달하게 되었는가?	• 당신이 발견한 원인 및 영향 관계를 어떻게 경험적으로 입증(예 가설 검증)하겠는가?(초점은 연역의 질과 시스템 2 사고를 평가하는 것이다) • 당신이 환자의 이야기와 관점을 이해하는지 아닌지 어떻게 결정할 수 있는가?(초점은 귀납적 사고의 질과 환자에 대한 학습자의 분석에서 합의된 검증의 성취를 통한 질의 인증에 있다) • 당신은 임상추론의 실수에 관여되어 있지 않다고 확신할 수 있는가?(비판적 반영에 도움이 되는 도구로서 일반적 임상추론 실수에 대한 더 많은 토의가 본문에 제공되었다)
3. 당신은 패턴 인식 혹은 직관을 사용한 적이 있는가?(이 질문은 시스템 1 사고에 대한 비판적 자기-반영을 탐구하는 것이다)	• 당신은 당신의 생각을 이끄는 가설을 세웠는가? • 이러한 문제들이 일반적으로 나타내는 양식에 대한 당신의 가정은 무엇인가? • 당신의 가정이 유효한지 어떻게 아는가? • 당신의 어떤 가정이 당신의 추론을 절충했다고 생각하는가?
4. 당신이 학습한 것은 무엇입니까?	• 당신의 임상추론에 대하여 학습한 것은 무엇인가? • 당신이 세운 가정에 대해 인식과 질문을 통하여 학습한 것은 무엇인가? • 당신은 이러한 경험에 기초한 것에 대해 당신의 관점을 수정할 것인가? • 당신이 획득한 지식은 미래에 당신을 위해 어떻게 중요하게 사용될 것인가? 다음에는 다르게 생각하거나 다르게 행동할 것인가?

임상가로서 임상추론의 각각의 양상에 대한 반영적 질문하기에 대한 더 강렬하고 자세한 초점은 임상적 만남(사람 또는 임상추론 양식과 같은 반영 도구를 통해)의 단계를 통해 이동하며, 이러한 체계의 초점은 만남의 마지막에 도출된 결론에서 뒤로 움직인다. 이들 반영적 질문들은 임상추론가들이 그들의 결론을 지지하는 임상추론의 질과 정확성 그리고 임상 결정 모두를 비판적으로 평가하며 그들의 반영과 실험적 학습 사이의 명확한 연결을 촉진한다. 이것은 더욱 자세히 초점화된 반영적 질문하기에서 그들의 추론의 질에 대해 폭넓은 관점에 초점을 맞춘 질문하기로 옮겨지며 그 결과(예 꺼내진 결론)는 임상 학습자들이 그들의 추론에 대해 보다 자세하고 포괄적인 비판적 검사에 숙달되도록 만든다.

이러한 비판적 자가-반영 체계(Christensen 등, 2011)는 [표 31-1]에 보여진 대로, 네 가지의 다른 그러나 초점이 관련된 영역에서 그들의 질문을 촉진자들을 도울 수 있도록 간단하게 이끌어 낼 수 있다.

질문의 네 번째는 학습자들을 위한 새로운 이해를 명백하게 하는 데 초점이 맞춰져 있으며, 높은 수준의 임상추론과 지식에 대한 학습이 포함될 수 있다. 비판적 자가-반영을 통한 학습은 학습자의 성취뿐만 아니라 미래에 환자를 만나게 됨에 새로운 학습 목표의 초점이 될 수 있는 지식 혹은 추론 기술에서의 어떤 차이에 대한 자가-인식을 가능하게 한다.

Hawkins와 동료들(2010)은 그들이 '건전한 임상추론에 본질적인 보편적 지적 표준'이라고 부르는 것에 초점을 맞춘 질문에 대해 언급했다. 이 체계는 경험으로부터 더 큰 그림을 그리는 것보다는 자세하게 생각하는 것에 초점을 맞춘 것으로 보일 수 있으나 사실상 비판적 사고와 비판적 자가-반영의 증진을 통하여 다양한 경로를 제공한다. 이것은 [표 31-2]에 요약된 바와 같이, 네 영역과 관련된 학습자의 임상적 사고의 특징에 대한 질문을 포함한다(Hawkins 등, 2010).

제시된 질문 도구와 체계에 대한 각각의 예는 또한 임상추론 실행을 평가하기 위해 도움이 된다. 이러한 체계들은 학습자의 임상추론이 평가될 때 강함과 약함의 영역에 초점을 맞추고 방향을 정할 수 있으며, 필요한 성장의 영역을 다루기 위해 집중된 학습 목표의 발전과 미래의 대화를 이끌 수 있다.

가정의 질문을 촉진하기 Facilitating the Questioning of Assumptions

임상추론에 대한 비판적 자가-반영을 효과적으로 촉진시키는 가장 도전적 부분 중 하나는 가정의 질문하기이다. 학습자들은 때로는, 어떤 정도에서 그들의 임상추론에 영향을 미치는 편견이나 가정을 의식하지 못하며, 그들의 생각과 추론으로 문제를 스스로 식별하

표 31-2

임상적 사고의 특성에 대한 성찰 촉진

임상적 사고의 특성	성찰 촉진을 위한 질문의 예
사고의 명확성, 정확성, 정밀성, 관련성 및 깊이: • 추론이 문제의 복잡성에 적절하게 주소를 두고 있는지 아닌지 고려	_____ 에 의한 것은 어떤 의미가 있는가? 당신이 옳은지 아닌지를 어떻게 확인할 수 있는가? _____ 에 대한 당신의 생각에 대해 더 특별하게 할 수 있는가? 당신은 환자 상태의 특별한 양상이 가장 큰 그림과 관련이 있는지 설명할 수 있는가?
사고의 폭: • 또 다른 관점이 필요한지 아닌지 고려	당신의 결론에 도달하기 전에 왜 환자가 이러한 방식을 보이는지 설명하기 위한 다른 방법을 생각했는가? 그렇지 않다면, 지금 생각해 볼 수 있는가?
사고의 논리와 의미: • 초점을 맞추는 가장 중요한 양상의 결정	이러한 환자와 만나는 동안 모든 것을 돌이켜 생각해보면서, 무엇이 가장 중요했는가? 왜 그러한가?
사고의 공정성: • 잠재적 편견에 대한 자기-반영 또는 추론에 영향을 미치고 있는 기득권	당신은 이러한 상황에서 당신의 객관성을 유지할 수 있다고 느끼는가? 당신은 그 순간에 자동적인 가정 혹은 편견에 의해 영향을 받았을 가능성이 있는가?

도록 학습자들을 자극하는 촉진자의 시도에 큰 도전을 받는다. Brookfield (2012)는 개개인의 사고에 영향을 미치는 잠재적 가정을 위한 중립적 질문 기술 및 자가-평가 모두에서 발달하는 학습자의 기술을 위해 특별히 목적화된 학습 행동을 제공했다. 그 행동은 비판적 대화 규범[Critical Conversation Protocol (Brookfield, 2012. pp.120−127)]이라고 부른다. 이러한 형태의 행동은 다양한 또래의 학습자들이 있는 학습공간 또는 임상 교육공간과 같은 환자 관리의 외적 설정을 위해 고안되었다. 작은 그룹에서 학습자의 작업(그룹 당 최소 3명의 학습자), 그리고 각 구성원은 행동의 각 단계에서 특정한 기능을 채워야 하는 역할을 가지고 있다. 그 역할은 스토리텔러, 탐정 그리고 심판이다. 각자의 역할에 대한 전체적 행동 및 특정 행동의 요약이 [표 31−3]에 포함되어 있다.

당신 자신의 가정을 검사하는 것은 어렵다. Brookfield (2008, p.68)는 '우리는 어떤 점에서 우리의 경험을 어떻게 보는지 결정하는

표 31−3

비판적 대화 프로토콜 행위(Brookfield로부터 허가, 적용됨 [2012, pp.120−127])

단계	행위 및 각 팀 멤버 역할의 정의
1	• 스토리텔러는 그의 경험에 대해 이야기 한다; 그를 좌절시키고 당황하게 하고 불안하게 했기 때문에 화자가 기억하고 있는 어떤 것(예 중대한 사건) • 탐정과 심판은 주의 깊게 듣는다.
2	• 탐정은 그 사건에 대해 묻는다. 그들의 목적은 가능하면 다양한 관점에서 그 사고를 이해하는 것이며(예 스토리텔러의 관점에서, 환자의 관점에서, 다른 건강관리팀 멤버의 관점에서, 참여한 간병인의 관점에서) 스토리텔러가 계속 붙들고 있다고 생각하는 어떤 가정을 벗겨내는 것이다. • 탐정은 오직 요청된 정보에 대한 질문만을 묻게 한다(예 '좀 더 자세히 이야기 해줄래요?', '왜 그렇게 결정했는지 설명해 줄래요?'). 그들은 명시적이거나 암묵적으로 판단을 내리고 의견을 제시하거나 조언을 제공하는 질문은 피해야 한다(예 '왜 그렇게 생각하나요?', '그렇게 생각하지 않나요?', '그렇게 했어야 하는데…'). • 스토리텔러는 왜 탐정이 관련된 모든 사람들에게 타당성이 분명하도록 하기 위한 특별한 질문을 했는지 물어볼 수 있다. • 심판은 질문과 대답의 교환을 상호 질의와 호기심의 정신으로 일관하도록 한다(예 심판은 질문, 억양, 몸짓 등과 같이 스토리텔러에게 방어를 일으키는 탐정의 방식에 집중한다).
3	• 탐정은 그 사건에 대한 스토리텔러의 묘사와 그들이 질문했던 것에 대한 반응에 있어서 그들이 들은 것을 믿는다는 가정의 보고서를 작성한다. • 탐정의 보고서는 중립적이어야 하며, 판단을 내리지 않아야 한다. • 어떠한 조언도 주어지지 않아야 한다. 목적은 스토리텔러가 생각할 수 있는 가능성을 제기하기 위한 것이다.
4	• 탐정은 스토리텔러에 의해 묘사된 사건에 대해 대체 가능한 분석을 해야 한다. 이러한 대체 방안은 타당해야만 하며 스토리텔러에 의해 묘사된 그것보다 사건에 대해 다른 관점을 대변한다. • 목적은 다른 사람의 관점에서 볼 때 학습 이벤트가 어떻게 보였을지 탐정이 추측하기 위한 것이다. • 다시, 어떤 조언도 주어지지 않는다. • 스토리텔러는 대체적 설명이 주어지는 것에 대해 의심하게 되는 더 많은 정보를 주도록 허락된다. 스토리텔러는 또한 탐정에게 왜 그들이 이러한 대체적 관점에 도달하게 되었는지 이유를 제공하거나 자세히 말해 달라고 요청할 수 있다.
5	• 탐정은 이제 그들이 가지고 있는 조언을 해줄 수 있다. • 스토리텔러와 탐정은 각각 그들이 대화에서 학습한 것들을 제공한다: 어떤 가정을 그들이 놓쳤는지 깨닫고 더 많은 것을 탐구할 필요가 있는지; 어떻게 대화를 반영하는 것이 그들의 향후 행동에 영향을 미칠 것인가? • 심판은 스토리텔러와 형사의 의사소통 방식에 대해 전체적인 요약과 피드백을 주어야 하며 그들 서로간의 상호행동의 효과에 대한 그의 의견을 주어야 한다. • 심판은 또한 참여자가 탁월하게 잘하거나 잘못한 부분의 평가를 제공하며 그 이야기에 대한 관점 또는 자신의 견해를 주어야 한다.

지각적 틀 안에 갇힌 죄수들이다'라고 강조했다. 추론을 위한 기본을 조사하고 각자의 추론을 들어주는 두 번째 사람(이러한 행동을 통하여 혹은 감독자 및 동료와 반영적 토론을 통하여)을 갖는 것은 개인에게 종종 인식되지 않는 가정과 내포된 지각을 외부로 꺼내 놓는 데 도움이 된다. 개인이 그(그녀)가 운영하는 가정을 인식하고 그 가정이 충분히 단단한지 아닌지를 탐색하도록 도와주는 것에 더하여, 이러한 형태의 훈련은 또한 골치아픈 임상적 딜레마에 대한 더 넓은 혹은 다른 관점을 제공하기 위해 도움을 준다.

수평적이고 창의적인 사고를 촉진하기 Facilitating Lateral와 Creative Thinking

임상추론의 학습을 촉진함에 있어, 가설 카테고리와 같은 일반적 틀의 사용과 임상추론의 일반적 모델을 지지하는 위험성 중 하나는 이러한 틀이 교육자 및 학습자 모두에 의해 잠재적으로 채택될 수 있다는 것이다. 이와 같은 현상은 우리의 집합적 지식과 임상추론의 이해에 의해 지시되는 체계의 적응과 진화의 건전한 과정을 불가능하게 한다. 그러므로 친숙하거나 친숙하지 못한 환경 모두에서 임상추론에 대한 학습자의 능력을 촉진하는 중요한 양상은 창의적이고 수평적 사고 기술의 촉진이다. 이러한 형태의 사고는 모든 존재하는 대안들이 효과적이지 못할 때 문제 해결을 위한 새로운 대안을 찾기 위해 필요하다. Jensen (2011)은 '만일 우리가 전문적인 교육이 지식과 기술을 적용하여 실행하는 데 간단한 학습이 아닐 뿐만 아니라 종종 불확실한 상태에서 판단을 내려야 한다는 가정에 동의한다면, 그러면 우리는 창의성과 혁신을 촉진하기 위해 학습에 대한 우리의 접근법을 확장시켜야만 한다'라고 언급했다(p.1679).

교육자들은 그들이 이전에 성공적으로 시도한 다른 사람들을 보지 못해서 일을 시도하는 데 자신감이 결여된 초보자들을 종종 관찰한다. 어떤 실행 상황에 처해짐을 통하여 추론하는 이들의 자신감을 고취시키며 학습자들을 성공적으로 도와주기 위해, 우리는 그들이 이전에 생각하지 못했던 아이디어들을 발생시키고 이러한 아이디어들을 검사하고, 시도와 실수를 통해 그들의 가치와 실행 가능성을 평가함으로서 나아지게 될 것이라고 제안한다.

창의적 사고를 촉진하는 접근법들은 특별한 전략을 통하여 새로운 아이디어를 도출함에 있어 기술을 학습하고 향상시키는 것이 가능하다는 전제에 근거를 두고 있다(De Bono, 2015; James와 Brookfield, 2014). 창의성을 위한 De Bono의 접근법은 그가 언급한 '수평적 사고'를 통해서이다(De Bono, 2015). 수평적 사고는 새로운 것을 창조하기 위해 낡은 사고의 패턴을 의도적으로 재건하는 과정으로 정의되어 있다. 이것은 논리적, 순차적, 직선적 사고로 묘사되는 수직적 사고와는 다르다. 수직적 사고가 임상 패턴을 귀납적으로 인식하는 데 필수적이고 가설-근거 질문하기와 신체평가(예 다른 진단)를 통해 연역적으로 입증하는 데 필수적이라 할 지라도, 수평적 사고는 또한 새로운 통찰력의 발생과 개인적 실행을 가능케 하는 발견 그리고 그들의 지식과 실행을 앞서 나가게 하는 광범위한 직업에 중요하다. 수평적 사고의 몇 가지 전략이 다음에 소개되어 있다(De Bono, 2015):

- 발견된 문제에 대한 접근법을 정할 때, 모든 가능성을 탐구하고 인식하기 위해 가능한 많은 대체방안을 발생시킨다. 그것이 적절하다면, 확인된 대체 방안의 탐구를 고려하고 초기 접근을 실시하며 결과를 비교한다.
- 관련이 없다고 여겨지는 정보를 너무 빨리 묵살하지 않는다(예 인터뷰에서 가까스로 응하는 것 같은 환자). 왜냐하면 적절하다고 고려되지 않는 정보(환자가 중요하다고 생각하는 것)를 생각하는 것은 기존 패턴을 확장하고 재설정을 촉진할 수 있기 때문이다.
- 문제에 대한 일반적 접근 또는 우세하다고 생각되는 것을 자각하며, 현재 받아들여진 접근 방식 하에서의 추측에 도전하기 위해 '옳지 않는' 혹은 '불충분한' 해결로 여겨지는 다른 아이디어들을 의도적으로 탐구한다. 만일 당신이 생각하는 방식을 처음에 인식하지 못한다면 당신의 생각에 진정한 '수평적' 사고가 이루어지는 것은 힘들다.

학생들이 그들의 현재 사고방식 및 과정(예 환자 정보의 분석, 진단 및 관리의 결정)의 인식을 돕고 그들이 더 넓은 생각을 할 수 있도록, 그리고 그들에게 논리적이며 명백하다고 여겨지는 것을 벗어나도록 돕는 수평적 사고를 가르치도록 한다(De Bono, 2015). 이러한 대체 접근방식은 학습자들이 임상 문제 해결을 위해 비슷한 또는 보다 효과적인 접근방식에 대한 인식을 높일 수 있는 새로운 관점을 인식하도록 촉진한다. 수평적 사고 접근법은 다양한 정도의 학술적 및 임상 교육 맥락 모두에서 교육적 활동으로 통합될 수 있다. 학습자의 임상추론이 논리적이고 안전하다면, 수평적 사고는 가능하면 언제나 진정한 실행 환경에서 권장된다. 만일 우리가 연구 근거에 의해 입증된 혹은 '알려진' 영역 내에서만 오직 논리적 사고와 실행을 한다면, 우리는 실행에 대한 혁명과 혁신에 중요한 사고의 다양성과 창의성에 제한을 받게 될 것이다. 오늘날의 주어진 자원 한계와 많은 실행의 환경에서 효능에 대한 초점, 진정한 실행 환경에서의 진짜의 수평적 사고를 촉진하기 위한 기회가 제한되어 있다면, 실제의 환자들을 통해서 보다는 역할-수행을 통해서 또는 오직 대화를 통해서만 수평적 사고 전략의 탐구가 가능할 것이다..

James와 Brookfield (2014)는 창의적 사고을 증진할 수 있고 분리된 주제들 간의 연결을 가능케하며, 새롭고 창의적인 접근법의 발달을 잠재적으로 이끄는 또 다른 활동을 제안했다. 이것은 6단계 분리 활동(the Six Degrees of Separation activity)이라고 하며, 각 참가자가 배우인 케빈 베이컨과 6단계 혹은 그 이하로 모든 영화 관계를 연결하려는 잘 알려진 인기있는 게임에서 적용되었다(James와 Brookfield, 2014, pp.198−199). 이 버전에서, 또래의 학습자 그룹들이 마치 오른쪽 중족지절관절(metatarsophalangeal joint)의 움직임 손상과 왼쪽 상승모근(upper trapezius)의 과긴장처럼 그들의 이론과 실제의 연관되지 않은 양상(액면 그대로)으로 보이는 둘 사이를 연결하려는 가능한 방식(6단계 혹은 이하)을 구성하는 데 도전하면서 협력적 창의성이 촉진된다. 그룹의 멤버들은 같이 브레인스톰을 하고 또한 연결을 발전시키기 위한 독립적 연구에 착수할 수 있다; 그룹은 가장 좋은 방식에 투표를 한다. 이러한 활동의 결과들은 학습자들이 그들 자신의 새로운 관점을 제공하는 데 다양한 관점에 대한 인식과 그들 자신과는 다른 통찰력, 그들 자신의 능력(자신감)을 증진시키는 것으로 여겨지며 그룹이 한 멤버의 개인적 공헌보다 더 우수한, 새로운 접근법을 어떻게 공동으로 개발할 수 있는지에 대한 증진을 포함한다−이것은 복합 체계의 특징이며, 최적의 결과를 성취하기 위한 복합적 사고가 필요하다. 이 활동과 환자의 문제를 위해 입증되지 않은 이론적 설명을 이끄는 학생/감독자 토론은 제1장에서 언급된 '귀추법(abductive reasoning)'의 좋은 예이다. 귀추법이 중요하다 할지라도, 학생들은 환자 결과의 향상이 이론적 설명을 입증하는 자체는 아니라는 것에 주의해야 한다.

자가-반영을 촉진하기 위한 임상추론 실수의 지식을 사용하기

Using Knowledge of Clinical Reasoning Errors to Facilitate Self-Reflection

문헌에서 표현되는 추론에서의 실수의 지식은 임상추론의 질에 대한 비판적 자가−반영을 촉진하는 데 사용될 수 있는 또 다른 체계를 제공할 수 있다. 사실상, 학습자의 특별한 임상추론은 그들이 알고 있는 실수에 대한 발생 정도를 스캔하거나 감사할 수 있다. 이러한 감사는 학습자들 자신에 의해 또는 촉진적 질문과 대화를 이끌기 위해 통찰력을 사용할 수 있는 학습 촉진자에 의해 이루어질 수 있다. 이러한 방식으로, 실수들은 향후 개선이 필요한 임상추론을 식별하고 이름을 붙이는 또 다른 부분의 진단체계가 될 수 있다.

사고 및 추론에서의 다양한 형태의 실수에 대한 많은 설명들이 있으며, 제1장은 다양한 자원으로부터의 실수에 대해 요약되어 있다. 또 다른 도움이 될만한 것은 진단에 있어서 다음의 임상추론의 실수들을 요약한 Scott (2009)에 의한 내용이다.

- 쉽게 이용할 수 있는 체험에 끌리기: 또 다른 경우의 표면적 유사함에 의거한 진단의 적용(제1장에서 '기억의 편견'과 관련)
- 성숙하지 못한 체험적 정박(anchoring)효과: 새롭거나 갈등이 있는 정보와 관련 없는, 첫 느낌에 고정(제1장에서 '보수성(conservatism) 혹은 점착성(stickiness)'과 관련)
- 성숙하지 못한 추론의 폐쇄: 적당한 생각으로 도전의식 없는 진단의 적용(제1장에서 '점화 영향(priming influence)'과 관련; 이 장에서 확정 성향에 대한 묘사를 확인할 것)

관리와 관련된 추론에서의 일반적 실수는 다음과 같다(Scott, 2009):

- 틀 효과(Framing effect): 의사결정 시 위험성이 있는지, 긍정적 혹은 부정적인지 위험을 추구하는지 피하는지 경향에 따라 비교적인 위험의 인식에 의해 영향받기
- 권한 성향(Commission bias): 결정을 반박하는 어떤 근거와 상관 없이 결정하기
- 외삽 실수(Extrapolation error): 다른 비슷하지 않은 상황에서 성공적으로 적용되었던 바, 상황 또는 개개인의 옵션을 적용함에 있어 부적절하게 선택하기

부가적인 임상추론 성향의 실수 두 가지가 또한 설명되었는데, 이것은 학습자들이 확인 편견(Klein, 2005)과 결과 편견(Sacchi와 Cherubini, 2004)에 있어서 추정에 대한 질문을 촉진시키는 데 꽤 도움이 된다. 확인 편견(confirmation bias)은 미리 세워 놓은 예상에 맞춘 정보들만 주시하고 기억하고 찾으려는 경향이다(예 우호적인 가설 또는 임상 패턴). 확인 편견의 예는 치료사가 어깨 통증의 증상과 징후를 보이는 환자를 견봉하 충돌(subacromial impingement)으로 의심하는 경우, 단지 견봉하 충돌을 위한 검사만 실행하는 것이다. 이에 대한 양성 반응을 찾는데, 치료사는 어깨 연관 증상의 또 다른 잠재적 원인으로 경추 부위의 검사를 포함시키지 않았다. 이 방법에서, 견봉하 충돌과 관련된 현상을 반박하거나 부인하는 정보들은 고려되지 않을 수 있고(경쟁 가설들은 검사되지 않음) 가치가 인정되지 않거나 완전히 무시될 수 있다. 치료사는 환자가 한 부위에만 문제가 있다거나 또는 계통 이상의 문제는 아니라거나 어깨 부위가 문제를 일으키는 원인이 다른 부위가 될 수는 없다고 결코 생각하지 않아야 한다.

결과 편견(outcome bias)은 중재의 선택을 결정하는 임상추론의 정확도나 질을 나타내는 결과에 너무 과신하는 경향을 말한다. 이것

을 입증하기 위한 어떤 비판적 분석 없이, 치료사들이 의사결정 과정의 난이도 수준에 따른 여러 상황에서 추론의 질에 가치들을 놓는 경향이 있다. 이것은 관련된 임상추론의 질이 높아서 가능한 결론을 이끌어 내는 비교적 예후가 좋은 간단한 경우에서보다, 특히 모든 예후들이 관련된 임상추론의 질이 낮아 좋지 못한 결론을 이끄는 복잡한 경우에 관련이 있다. 예를 들면, 치료사는 이전 달 동안 컨디션이 꾸준히 향상되어 온 환자와 상담을 할 수 있다. 그 환자는 지난 4주 동안 주당 10% 향상되었었다고 하였다. 첫 치료 후 다음 방문에서도 그 환자는 10% 향상되었다고 하였다. 만일 환자가 첫 방문에서 제공된 치료 또는 권고가 그 향상에 전적으로 영향을 미쳤다고 한다면 향상의 비율은 첫 방문 이전과 정확하게 같기 때문에 그 치료사는 결과 편견의 죄가 있을 수 있다.

이 책에서 대부분의 임상추론 실수에 대한 토론이 연역적 임상추론에서의 인지적 실수에 초점이 맞춰져 있지만, 또한 이야기식으로 정의된(귀납적) 임상추론에서의 실수를 인정하고 걸러내는 것은 중요하다(Jones, 2014). 이것은 다음의 내용들을 포함한다:

- 너무 피상적인 평가 또는 정신사회적 요소의 선별이 없음
- 불충분한 평가를 통한 판결 :
  - 환자가 자발적으로 개인적 문제를 제기하지 않으므로, 임상가는 문제가 존재하지 않는다고 가정한다.
  - 환자는 개인적 문제(직장/가정에서의 스트레스)를 이야기 하는데, 임상가는 병력 및 임상적 상태와의 관계를 확인하거나 생각하지 않는다.
  - 임상가는 환자가 문제에 대처하고 있거나 대처하는 방식을 확인하지 않는다.
  - 임상가는 환자의 이해/신념, 증상, 예상 및 미래의 전망에 대한 문제의 효과를 연구하지 않는데, 이것은 종종 표면적 판단을 하게 한다.
- 임상가는 정신사회적 요소들과 관련하여 미성숙한 판단을 한다(예 첫 약속 이후).
- 임상가는 신체와 정신 사이에는 상호작용이 있다고 인식하기 보다는 모든 문제를 생물학적 문제 혹은 정신사회적 문제로 본다.
- 임상가는 진단적 추론 판단과 같은 서술적 추론 판단에 접근한다-예를 들면:
  - 임상가는 '부적응'으로 판단된 행동(예 스트레스, 분노, 기도, 통증 행동의 표현) 또는 신념을 가능하게 하는 표준의 규범적 해석(예 움직임의 범위)이 있다고 가정한다.

임상추론의 촉진에서 숙련된 임상 멘토링의 역할

The Role of Skilled Clinical Mentoring in the Facilitation of Clinical Reasoning

초보자와 경험 많은 물리치료사의 연구에서 Wainwright와 동료들(2011)은 멘토십이란 시간이 지남에 따라 의사결정 능력의 전문적 향상에 영향을 미친 두 그룹 모두에게 일반적인 몇 가지 요소 중 하나라고 표현했다. 이전에 논의된 임상추론으로부터, 임상추론의 학습을 촉진시키는 전략의 대부분은 임상적 환경에서 또는 학습자가 개개인적으로 조언을 받는 상황에 직접적으로 해당한다. 덜 숙련된 임상 멘토들은 가설의 연역적 검사를 포함, 진단적 또는 절차적 추론과 관련된 문제에 주로 초점을 맞추는 경향이 있으며, 기술적 기술의 실행에 대한 권고를 제공하려는 경향이 있고, 종종 임상추론에 대해 더욱 특별하게 그들의 멘티와 대화할 시간이 부족하다. 임상 멘토들은 때로는 임상추론의 촉진 혹은 멘토링의 실행에 대한 훈련이나 어떤 특별한 지식 없이, 그들의 임상 능력에 의거하여 혹은 그들이 멘토링하는 프로그램을 완성한 것에 의거하여 멘토가 되려고 한다. 멘토링의 능력 및 지식, 기술은 그 자체로 실행의 형태를 구성한다; 그러므로 임상가들이 그렇듯이, 멘토는 또한 초보자부터 전문가의 숙달된 능력에 이르기까지의 모든 것을 포괄한다. 학습자의 임상추론 향상을 위한 최적의 촉진은 연역적 및 귀납적 추론을 포함한 모든 임상추론 전략 전반에 걸쳐 비판적 자가-반영의 의도적 촉진으로 이전에 설명된 질문과 대화의 사용을 통해 반영의 적절한 깊이와 넓이를 증진시키는 데 달려 있다(Christensen 등, 2011). 멘토는 역할에 대한 특별한 훈련 없이 이것을 성취하기 위한 능력에서 상당히 다양함을 보인다.

임상추론의 촉진에 있어 숙련된 임상 멘토링의 역할에 대해 논의하는 것은 멘토링 관계 그 자체의 상태에 대한 중요한 고찰이다. 멘토링 관계에 대한 설명은 성인학습이론, 자가-주도 학습 이론 및 연구에 의해 영향을 받으며 시간이 지남에 따라 진화해 왔다(Zachary, 2012). 멘토링에 대한 현대적 묘사는 멘토가 모든 답을 가진 전문가라기보다는 학습을 위한 자극과 자원으로 멘토가 작용하는 곳에서 상호간의, 촉진된 학습 관계를 묘사한다. 그러므로 한 가지 훌륭한 멘토링의 양상은 학습문화를 확립하는 것이며 그것은 누군가 알지 못하고 있을 때가 모든 답을 갖고 있는 것보다 전문가의 발전을 촉진하기 위해 그리고 롤 모델을 위해 보다 중요하다는 것이다; 유사하

게, 멘티는 그들 자신의 실행에 대한 학습을 최고로 촉진하기 위해 지식과 기술에서의 그들의 차이를 편하게 드러내야만 한다.

Brookfield (2008)는 모든 종류의 교육자와 학습자들이 경험하는 일반적이고, 아직은 개인적으로 가지고 있는 두려움 경험을 묘사했다: '사기꾼'으로 밝혀질 것에 대한 두려움–이러한 맥락에서, 충분히 알고 있지 못하고 충분히 숙련된 임상가가 되지 못하기 때문에 Brookfield (2008)는 이러한 '사칭'에 대한 이러한 두려움을 최소화하기 위한 해결책을 제안했는데 여기에는 투명해지고 지식 또는 기술에서 인식된 결함을 인정하는 것–사실상, 지식에서의 차이를 자가–인식하고 그것을 해결하기 위한 사전 조치를 함으로서 다른 사람들에게 발견되는 두려움을 중화시키는 것이 포함된다(Jones, 2014).

멘토들은 Taylor와 Jarecke (2009)가 '비판적 겸손(critical humility)' (p.287)의 형태로 묘사한 것들을 모델로 삼는다. 멘토와 멘티들은, 그들의 지식이 부분적이고 진화하고 있다는 발견에 개방적이며, 아직 그들이 전념하고 확신하는 지식에 머물러 있어서 그 지식을 실행에 있어 실제로 활용한다(Taylor와 Jarecke, 2009). 이 장의 맥락에 있어, 멘토링 관계의 발전에 대한 관점은 임상추론 능력 발전의 촉진과 일치한다.

대화는 이전에 이 장에서 잠재적으로 변환적 학습을 촉진하는 주요 매체로 소개되었다(Cranton, 2006; Mezirow, 2009; Taylor, 2009). 특히 진정한 멘토링 관계가 발전될 수 있는 임상 학습 설정과 관련 있는 것은 '분석적인, 요점–반대요점(point–counterpoint) 대화, 그러나 상관관계와 신용의 의사소통을 강조하는 대화'가 아니라 대화의 역할에 대한 이해이다(Taylor, 2009, p.9). 실제로 변환적 학습은 학습자가 취약성을 드러내고, 다른 사람들과 마찬가지로 그들 자신에 대한 가정과 매우 핵심적 신념을 비판적으로 검사하도록, 촉진자들과 일하는 것을 필요로 한다(Mezirow, 2009; Taylor, 2009). 이러한 방식으로 멘토링 관계 내에서 대화에 참여하는 것은 학습자의 임상추론 실행(그들의 행동의 다른 양상)에 대한 분석적 대화를 갖는 것 이상의 관점이어야만 한다. 오히려, 전환적 학습은 학습자가 자신감의 파괴와는 반대로, 학습자로 하여금 지식을 구축해 나가는 방향으로 이끌어 낼 목적으로 촉진자가 질문하고 그 도전에 학습자가 자신감을 갖는 상호간 신뢰의 맥락 내에서 촉진될 때 가장 좋아진다(Brookfield, 1986; Cranton, 2006; Zachary, 2012). 이러한 형식의 상호 학습관계 내에서, 촉진자가 학습자의 '의미의 가장자리(edge of meaning)'를 인식할 의도로 일하고 있다는 것을 알게 될 때 학습자는 불편함을 경험할 수 있다(Berger, 2004, p.338); 이것은 학습자가 그들의 한계를 확장시키기 위해 이해의 한계를 받아들여야 새로운 지식이 등장한다는 것이다. 의학에서, 최근의 체계적 연구에서는 멘토링 관계가 정서적 안전, 지원, 학습자–중심, 상호 존중 및 정보성에 의해 특징될 때, 관찰된 결과, 학습자의 행동은 독립적이고 보다 깊이 반영하고, 추정하며 학습을 합성하려는 것으로 발표되었다(Davis와 Nakamura, 2010).

진정한 임상교육 환경은 멘티가 멘토와 체크인하고 멘토가 멘티의 생각을 촉진하기 위해 상호작용 하는 데는 단지 몇 분만 있어도 된다는 것이다. 의학 교육자들은 임상 상담 동안 학습자가 종종 사례의 세부사항을 먼저 제시하여 상담에 적어도 절반 이상의 시간을 이용한다는 것을 관찰해 왔다(Neher와 Stevens, 2003). 그러면 멘토는 일반적으로 사례에 대한 좀 더 특별한 세부사항을 요청하며 관리 계획을 수립하도록 학습자를 이끌기 위해 나머지 시간을 이용한다. Neher와 Stevens (2003)는 이러한 상황에서 빠른 임상 상담 대화를 최대한 활용하기 위해 멘토링의 모델을 개발하였다. 이것은 간결하게 디자인되었고, 각 단계의 권고된 순서는 임상 문제의 연구를 통해 추론에 대한 학습자의 소유력을 발전시킬 의도로 만들어졌다. 이러한 방식으로, 멘토가 학습자의 지식 기반에서의 차이를 인식하고 어떤 순간에 환자 관리의 적절한 제공을 위해 필요하다고 여겨지는 조언과 가르침을 최소화할 수 있도록 한다(Neher와 Stevens, 2003). 다섯 가지 세부기술 모델(The Five Microskills Model)은 실행을 하는 중간에 멘티와 함께 사례를 신속하게 논의해야 할 때 멘토가 실행할 수 있는 다섯 가지 작업 또는 기술에 초점을 맞춘 것이다.

1. 먼저 그(그녀)가 생각하는 것이 환자의 문제와 함께 발생한 것인지에 대해 학습자로부터 약속을 받으시오(멘토가 문제를 해결할 수 있도록 사례를 요약하는 대신)
2. 근본적인 추론을 탐색하시오(예 모든 관련된 추론 전략과 가설 카테고리를 고려하시오).
3. 일반적인 개념, 원칙 및 사례를 이해하기 위해 적절한 특정 지식을 가르치고/연구하시오(필요한 경우 혹은 그 시점에서 환자를 돌보는데 중요한 지식의 차이가 드러난 경우).
4. 학습자가 잘 한 것에 대해 긍정적인 피드백을 주시오.
5. 실수를 바로 잡아주시오(환자의 이익을 위하여, 그 순간에 필요한).

환자와 만남을 완료한 후 소급하여 설명하는 것은 학습자가 행동에 있어 본인 '소유의' 임상추론을 얼마나 잘 했는지 비판적으로 돌아보는 기회를 제공할 수 있으며 그러면 대화는 보다 더 깊은 비판적 자기–반영으로 옮겨갈 수 있다. 이러한 형태의 모델은 학습자의 임상추론을 '진단'하는데 멘토에게 도움이 될 수 있으며 또한 환자가 적절하게 관리되고 있다고 확신하는데 도움이 될 수 있다. 이것은 또한 학습자가 행동에서의 자신의 추론에 대한 반영을 촉진하는데, 이것은 우리가 이전에 초보자와 더욱 경험 많은 임상가 간의 주요한 차이를 만드는 요소로서 강조한 기술이다(Wainwright 등, 2010).

임상추론 발전을 위한 기회를 확대하는 기술의 사용
Using Technology to Enhance Opportunities for Clinical Reasoning Development

다양한 형태의 기술이 임상추론 발전의 촉진과 실험학습 기술의 발전을 위한 강력한 도구로 떠오르고 있다. 환자 배우를 이용한 표준화된 모의 임상 상황과 고성능 마네킨은 전문가 입문교육 및 임상가들을 위한 지속적 전문교육에 점점 더 일반화될 것이다(예 Motola 등, 2013). 모의 경험으로부터의 학습을 극대화하는 열쇠는 학습하고 있는 촉진자와 같이 학습받는 사람들과의 경험을 서로 복명하며 정리하는 것이다(예 Simon 등, 2010). 가상의 임상 훈련에 대한 연구에 사용되는 전문 내용들이 다양할지라도, 모의교육의 복명과 관련된 주요한 원칙은 이전에 이 장에서 임상추론 및 의사결정에 대한 비판적 자기-반영의 촉진에 있어 숙련된 멘토링의 주요 특징으로 제안되었던 내용과 일치한다. 물리치료사들의 전문가 입문교육에 있어 모의교육의 경험은 진정한 임상 치료를 위해 학생들이 임상 준비를 하는 데 효과적인 것으로 보인다(Blackstock 등, 2014; Watson 등, 2012). 모의 임상추론 경험의 장점 중 하나는, 촉진자는 진짜 환자를 관리하는 상황에서 사실적으로 성취되는 것보다 종종 더 심층적 방식으로 행동에 대한 반영과 메타인지 사고를 촉진하기 위해 학습자들과 대화하는 '행동'을 유예할 수 있다는 것이다. 그 결과는 모의 임상이 완료된 후 즉시, 경험된 임상 시나리오의 맥락에 완전히 맞춰져 있는 자발적 학습기회를 활용하는 더욱 빈번하고 더욱 탄탄한 기회가 될 수 있다.

학술과 관련된 환경에서 임상추론을 촉진시키는 기술의 다른 방식은 가상의 온라인 동기(virtual online synchronous) (예 실시간 학교 및 학생 대화를 할 수 있는 온라인 비디오 채팅) 또는 비동기 학습공간(asynchronous learning spaces) (예 실시간은 아니지만 참가자가 서면과 답변을 게시하고 대화에 참여하는 토론 게시판 및 위키 활동)을 위한 기회를 제공하는 이러닝을 활용하는 것이다. 예를 들면, Snodgrass (2011)는 그룹 환자 사례 발표의 공동 작업에 초점을 맞춘 위키 활동이 항목의 발표를 위한 수업시간의 사용에 능률적이며 또한 추론의 발전 자체는 물론이고 지식의 개선과 공동 발표를 촉진하는 데도 능률적인 방식이라는 것을 제안했다. 협동과 더불어, 위키의 협조된 그룹 생성이 촉진되고, 비판적 사고 또한 학생들이 서로 피드백을 주면서 동료들에게 세밀함을 제공함으로서 마지막 위키 생산물을 향상시키기 위한 노력을 통해 촉진된다.

독자적 자기-주도 학습을 위한 특별한 전략
Specific Strategies for Independent Self-Directed Learning

우리가 제안한 임상추론 발전을 최고로 촉진하는 많은 전략이 학습자나 학습 촉진자 모두에게 필요한 것처럼 보이지만, 학습자들은 그들 자신의 비판적 자기-반영을 촉진하기 위해 이러한 많은 동일한 전략을 사용할 수 있다. 우리 자신 이외의 다른 이들과 연계하는 것은 우리가 임상추론가로서 가질 수 있는 어떤 맹점이나 잘못된 가정에 노출되는 결과를 가져올 수 있다; 그러나 또한 독립적으로 자신의 추론을 성장시키는 방법도 있다:

- 임상가들이 그들 실행의 기술적 양상과 관련된 새로운 연구 근거와 이론을 최신 상태로 유지해야 하는 것처럼, 독자적 읽기, 학습 및 컨퍼런스 발표 또는 다른 지속적인 전문적 교육에 참가 등을 통해 임상추론의 영역에서 새로운 연구 및 문헌을 최신 상태로 유지하는 것이 중요하다.
- 선택된 실행 경험에 대한 비판적 자기-반영을 위해 규칙적인, 헌신적인 시간을 정하는 것은 임상추론의 성장을 위해 중요하다. 개인은 앞에서 제안된 바 있는 같은 체계 안에서 자기-질문하기에 관여할 수 있으며, 약점과 잠재적 미래 학습의 영역을 구분하기 위해 그들의 추론에 대한 모든 양상에 대해 자신에게 질문할 수 있다.
- 일정 기간 동안 비판적 자기-반영을 글로 기록하고 이후 시간이 지나 언급된 어떤 패턴에 대해 반영하고 복습하는 것은 자신의 임상추론에 대한 관점을 발전시키는 또 다른 방법이다. 글쓰기는 반영적 경험을 잠재적으로 강화시키는 것으로 생각된다. 왜냐하면

그것은 자신이 갖고 있는 생각 외에 다른 생각 패턴을 기록할 수 있고 원한다면 다른 사람들과 나눌 수 있기 때문이다(Taylor, 2009). 강함과 약함의 영역은 글로 썼을때 더욱 쉽게 구분되며 시간이 지난 후에 반영된다.

- 논문 출판, 텍스트, 대면적 지속적 교육 코스 또는 녹화된 온라인 비디오 '마스터 클래스' 형식의 전문가 추론의 강연 등에서 활용할 수 있는 사례 탐구로 체계적 자기-학습의 과정을 촉진하기 위한 자료들이 증가하고 있다. 이들 자료들의 대부분에는 임상추론과 의사결정에 대한 비판적 논의가 포함되어 있다(동시적 대면 과정의 경우 동기식 또는 사전 녹화된 온라인 자료인 경우 비동기식). 임상가들은 최신 연구 근거 또는 그들 자신의 임상 지식에서의 잠재적 맹점이나 차이를 노출하기 위해 사례 발표의 일부로 제시된 것과 비교하여 그들의 추론에 비판적 반영을 할 수 있다.
- 이 책의 사례(제6~30장)를 읽는 독자들은 임상추론을 연습할 수 있으며, 또한 저자의 답변을 비판적으로 생각함으로서 그리고 사례 연구에서 제공된 추론 질문(Reasoning Questions)에 대해 읽고 답을 해봄으로서 그들 자신의 추론에 대한 비판적 반영을 할 수 있다. 이것은 그들 자신의 추론에 비교하여 추론 답변에서의 차이와 유사성을 확인함으로서 더 비판적 반영(그들 자신의 추론과 다른 사람의 추론)을 자극해야 한다.

결론 Conclusion

이 장에서 우리는 전문적 발전의 모든 수준에서 임상추론의 학습을 촉진하기 위해 우리의 제안된 전략을 수립할 목적으로 임상추론의 결론과 교육적 연구 근거 및 이론을 제시했다. 우리는 또한 독자들이 부가적 좋은 기반 전략을 개발하는 데 영감을 얻고 촉진되기를 희망한다. 이러한 방식으로 우리는 우리의 실행 공동체 안에서 임상추론 발전의 진화에 공헌할 수 있다. 극복해야 할 도전과 독특한 이야기로 새로운 개인과 상호활동하기 위한 기회와 새로운 경험을 위한 감사는 우리 중 많은 사람이 근골격계 실행에 들어가도록 영감을 준 것의 일부이다. 오늘날 복잡한 실습 환경의 중심에서 지속적인 학습과 발달을 위해 우리 자신의 기회를 증진하고 즐기기 위한 우리의 능력은 어떻게 우리가 우리 자신, 우리의 직업 그리고 번영하기 위해 봉사하는 사람들을 돕는 데 가장 잘 공헌할 수 있는가 하는 것이다.

참고문헌 References

Alhadeff-Jones, M., 2012. Transformative learning and the challenges of complexity. In: Taylor, E.W., Cranton, P., Associates (Eds.), The Handbook of Transformative Learning: Theory, Research, and Practice. Jossey-Bass Wiley, San Francisco, CA, pp. 178–194.

Berger, J.C., 2004. Dancing on the threshold of meaning: recognizing and understanding the growing edge. JTED 2, 336–351.

Black, L., Jensen, G.M., Mostrom, E., Perkins, J., Ritzline, P.D., Hayward, L., et al., 2010. The first year of practice: an investigation of the professional learning and development of promising novice physical therapists. Phys. Ther. 90, 1758–1773.

Blackstock, F.C., Watson, K.M., Morris, N.R., Jones, A., Wright, A., McMeeken, J.M., et al., 2014. Simulation can contribute a part of cardiorespiratory physiotherapy clinical education: two randomized trials. Simul. Healthc. 8 (1), 32–42.

Brookfield, S.D., 1986. Understanding and Facilitating Adult Learning: A Comprehensive Analysis of Principles and Effective Practices. Jossey-Bass, San Francisco, CA.

Brookfield, S.D., 2008. Clinical reasoning and generic thinking skills. In: Higgs, J., Jones, M., Loftus, S., Christensen, N. (Eds.), Clinical Reasoning in the Health Professions, third ed. Butterworth Heinemann Elsevier, London, pp. 65–75.

Brookfield, S.D., 2012. Teaching Critical Thinking: Tools and Techniques to Help Students Question Their Assumptions. Jossey-Bass Wiley, San Francisco, CA.

Christensen, N., 2009. Development of clinical reasoning capability in student physical therapists. Doctor of Philosophy Thesis. Adelaide, South Australia: University of South Australia. Available at: http://trove.nla.gov.au/work/36257790.

Christensen, N., Jensen, G., 2019. Developing clinical reasoning capability. In: Higgs, J., Jensen, G., Loftus, S., Christensen, N. (Eds.), Clinical Reasoning in the Health Professions, fourth ed. Elsevier, Edinburgh, pp. 427–433.

Christensen, N., Jones, M., Edwards, I., 2011. Clinical reasoning and evidence-based practice. Home Study Course 21.2.1: Current Concepts of Orthopaedic Physical Therapy, 3rd ed. La Crosse, WI: Orthopaedic Section, APTA, Inc.

Christensen, N., Jones, M., Edwards, I., Higgs, J., 2008a. Helping physiotherapy students develop clinical reasoning capability. In: Higgs, J., Jones, M., Loftus, S., Christensen, N. (Eds.), Clinical Reasoning in the Health Professions, third ed. Butterworth Heinemann Elsevier, London, pp. 389–396.

Christensen, N., Jones, M., Higgs, J., Edwards, I., 2008b. Dimensions of clinical reasoning capability. In: Higgs, J., Jones, M., Loftus, S., Christensen, N. (Eds.), Clinical Reasoning in the Health Professions, third ed. Butterworth Heinemann Elsevier, London, pp. 101–110.

Christensen, N., Nordstrom, T., 2013. Facilitating the teaching and learning of clinical reasoning. In: Jensen, G.M., Mostrom, E. (Eds.), Handbook of Teaching and Learning for Physical Therapists, third ed. Butterworth-Heinemann Elsevier, St. Louis, MO, pp. 183–199.

Cranton, P., 2006. Understanding and Promoting Transformative Learning: a Guide for Educators of Adults, second ed. Jossey-Bass Wiley, San Francisco, CA.

Cranton, P., 2009. From tradesperson to teacher: a transformative transition. In: Mezirow, J., Taylor, E.W., Associates (Eds.), Transformative Learning in Practice: Insights from Community, Workplace, and Higher Education. Jossey-Bass Wiley, San Francisco, CA, pp. 182–190.

Croskerry, P., 2009. Clinical cognition and diagnostic error: applications of a dual process model of reasoning. Adv. Health Sci. Educ. Theory Pract 14, 27–35.

Davis, B., Sumara, D., 2006. Complexity and Education: Inquiries Into Learning, Teaching, and Research. Lawrence Erlbaum Associates, Mahwah, NJ.

Davis, B., Sumara, D., Luch-Kapler, R., 2000. Engaging Minds: Learning and Teaching in a Complex World. Lawrence Erlbaum Associates, Mahwah, NJ.

Davis, O.C., Nakamura, J., 2010. A proposed model for an optimal mentoring environment for medical residents: a literature review. Acad. Med. 85 (6), 1060–1066.

De Bono, E., 2015. Lateral Thinking: Creativity Step by Step (Perennial Library). Harper Colophon, New York.

Doncaster, K., Lester, S., 2002. Capability and its development: experiences from a work-based doctorate. Stud High Educ 27, 91–101.

Edwards, I., Jones, M., 2007. Clinical reasoning and expert practice. In: Jensen, G., Gwyer, J., Hack, L., Shepard, K. (Eds.), Expertise in Physical Therapy Practice, second ed. Saunders Elsevier, St. Louis, MO, pp. 192–213.

Edwards, I., Jones, M., Carr, J., Braunack-Mayer, A., Jensen, G.M., 2004a. Clinical reasoning strategies in physical therapy. Phys. Ther. 84, 312–330.

Edwards, I., Jones, M., Higgs, J., Trede, F., Jensen, G., 2004b. What is collaborative reasoning? Adv. Physiother. 6, 70–83.

Gilliland, S., 2014. Clinical reasoning in first- and third-year physical therapist students. J. Phys. Ther. Educ. 28 (2), 64–80.

Hawkins, D., Elder, L., Paul, R., 2010. The Thinker's Guide to Clinical Reasoning. Foundation for Critical Thinking, Tomales, CA.

Hayward, L.M., Black, L.L., Mostrom, E., Jensen, G.M., Ritzline, P.D., Perkins, J., 2013. The first two years of practice: a longitudinal perspective on the learning and professional development of promising novice physical therapists. Phys. Ther. 93, 369–383.

Higgs, J., Fish, D., Rothwell, R., 2008. Knowledge generation and clinical reasoning in practice. In: Higgs, J., Jones, M., Loftus, S., Christensen, N. (Eds.), Clinical Reasoning in the Health Professions, third ed. Butterworth Heinemann Elsevier, London, pp. 163–172.

Higgs, J., Jones, M., 2008. Clinical reasoning and multiple problem spaces. In: Higgs, J., Jones, M., Loftus, S., Christensen, N. (Eds.), Clinical Reasoning in the Health Professions, third ed. Butterworth Heinemann Elsevier, London, pp. 3–17.

Huang, G.C., Newman, L.R., Schwartzstein, R.M., 2014. Critical thinking in health professions education: summary and consensus statements of the Millennium Conference 2011. Teach. Learn. Med. 26 (1), 95–102.

Huhn, K., Black, K., Jensen, G.M., Deutsch, J.E., 2011. Construct validity of the Health Science Reasoning Test. J. Allied Health 40 (4), 181–186.

James, A., Brookfield, S.D., 2014. Engaging Imagination: Helping Students Become Creative and Reflective Thinkers. Jossey-Bass Wiley, San Francisco, CA.

Jensen, G.M., 2011. Learning: what matters most. Phys. Ther. 91, 1674–1689.

Jensen, G.M., Gwyer, J., Shepard, K.F., 2000. Expert practice in physical therapy. Phys. Ther. 80, 28–43.

Jensen, G., Resnick, L., Haddad, A., 2019. Expertise and clinical reasoning. In: Higgs, J., Jensen, G., Loftus, S., Christensen, N. (Eds.), Clinical Reasoning in the Health Professions, fourth ed. Elsevier, Edinburgh, pp. 67–76.

Jensen, G.M., Shepard, K.F., Gwyer, J., Hack, L.M., 1992. Attribute dimensions that distinguish master and novice physical therapy clinicians in orthopedic settings. Phys. Ther. 72, 711–722.

Jensen, G.M., Shepard, K.F., Hack, L.M., 1990. The novice versus the experienced clinician: insights into the work of the physical therapist. Phys. Ther. 70, 314–323.

Jones, M., 2014. Clinical reasoning: from the Maitland concept and beyond. In: Hengeveld, E., Banks, K. (Eds.), Vertebral Manipulation: Management of Musculoskeletal Disorders, vol. 1, eighth ed. Churchill Livingstone, Edinburgh, pp. 14–82.

Klein, J., 2005. Five pitfalls in decisions about diagnosis and prescribing. Br. Med. J. 330, 781–784.

Marcum, J.A., 2012. An integrated model of clinical reasoning: dual-processing theory of cognition and metacognition. J. Eval. Clin. Pract. 18, 954–961.

Mezirow, J., 1991. Transformative Dimensions of Adult Learning. Jossey Bass Publishers, San Francisco, CA.

Mezirow, J., 2000. Learning to think like an adult: core concepts of transformation theory. In: Mezirow, J. (Ed.), Learning as Transformation: Critical Perspectives on a Theory in Progress. Jossey-Bass, San Francisco, CA, pp. 3–33.

Mezirow, J., 2009. Transformative learning theory. In: Mezirow, J., Taylor, E.W., Associates (Eds.), Transformative Learning in Practice: Insights from Community, Workplace, and Higher Education. Jossey-Bass Wiley, San Francisco, CA, pp. 18–31.

Miller, P., 2009. Pattern recognition is a clinical reasoning strategy in musculoskeletal physiotherapy. Master's thesis, The University of Newcastle, Australia.

Motola, I., Devine, L.A., Chung, H.S., Sullivan, J.E., Issenberg, S.B., 2013. Simulation in healthcare education: a best evidence practical guide. AMEE Guide No. 82. Med. Teach. 35 (10), e1511–e1530.

Neher, J.O., Stevens, N.G., 2003. The one-minute preceptor: shaping the teaching conversation. Fam. Med. 35 (6), 391–393.

Paul, R., 1992. Critical Thinking: What Every Person Needs to Survive in a Rapidly Changing World, second ed., revised. Foundation for Critical Thinking, Santa Rosa, CA.

Paul, R., Elder, L., 2006. The Miniature Guide to Critical Thinking: Concepts and Tools, fourth ed. The Foundation for Critical Thinking: Santa Rosa, CA.

Plsek, P.E., Greenhalgh, T., 2001. Complexity science: the challenge of complexity in health care. Br. Med. J. 323, 625–628.

Resnik, L., Jensen, G.M., 2003. Using clinical outcomes to explore the theory of expert practice in physical therapy. Phys. Ther. 83, 1090–1106.

Rivett, D.A., Higgs, J., 1997. Hypothesis generation in the clinical reasoning behavior of manual therapists. J. Phys. Ther. Educ. 11 (1), 40–45.

Sacchi, S., Cherubini, P., 2004. The effect of outcome information on doctors' evaluations of their own diagnostic decisions. Med. Educ. 38, 1028–1034.

Schön, D., 1987. Educating the Reflective Practitioner. Jossey-Bass Inc. Publishers, San Francisco, CA.

Scott, I., 2009. Errors in clinical reasoning: causes and remedial strategies. Br. Med. J. 339, 22–25.

Simon, R., Raemer, D.B., Rudolph, J.W., 2010. Debriefing Assessment for Simulation in Healthcare (DASH)© Rater's Handbook. Center for Medical Simulation, Boston, MA. Available at: https://harvardmedsim.org/_media/DASH.handbook.2010.Final.Rev.2.pdf. 2010. English, French, German, Japanese.

Snodgrass, S., 2011. Wiki activities in blended learning for health professional students: Enhancing critical thinking and clinical reasoning skills. AJET 27 (4), 563–580.

Stephenson, J., 1998. The concept of capability and its importance in higher education. In: Stephenson, J., Yorke, M. (Eds.), Capability and Quality in Higher Education. Kogan Page, London, pp. 1–13.

Stephenson, R., 2004. Using a complexity model of human behaviour to help interprofessional clinical reasoning. Int. J. Ther. Rehabil. 11, 168–175.

Taylor, E.W., 2009. Fostering transformative learning. In: Mezirow, J., Taylor, E.W., Associates (Eds.), Transformative Learning in Practice: Insights from Community, Workplace, and Higher Education. Jossey-Bass Wiley, San Francisco, CA, pp. 3–17.

Taylor, E.W., Jarecke, J., 2009. Looking forward by looking back: Reflections on the practice of transformative learning. In: Mezirow, J., Taylor, E.W., Associates (Eds.), Transformative Learning in Practice: Insights from Community, Workplace, and Higher Education. Jossey-Bass Wiley, San Francisco, CA, pp. 275–289.

Wainwright, S.F., Shepard, K.F., Harman, L.B., Stephens, J., 2010. Novice and experienced physical therapist clinicians: a comparison of how reflection is used to inform the clinical decision-making process. Phys. Ther. 90 (1), 75–88.

Wainwright, S.F., Shepard, K.F., Harman, L.B., Stephens, J., 2011. Factors that influence the clinical decision making of novice and experienced physical therapists. Phys. Ther. 91 (1), 87–101.

Watson, K.A., Wright, A.B., Morris, N.C., McMeeken, J.D., Rivett, D.A., Blackstock, F.F., et al., 2012. Can simulation replace part of clinical time? Two parallel randomised controlled trials. Med. Educ. 6 (7), 657–667.

Wenger, E., 1998. Communities of Practice: Learning, Meaning, and Identity. Cambridge University Press, Cambridge UK.

Zachary, L.J., 2012. The Mentor's Guide: Facilitating Effective Learning Relationships, second ed. Jossey Bass Wiley, San Francisco, CA.

부록

임상적 추론 기록양식

Clinical Reasoning Reflection Form

1

이완희

남 호주대학 보건과학 대학에서 출간한 본 영향 평가지는 주관적 검사, 신체검사 및 치료 첫날의 완료에 대한 영향을 기록하는 데 사용할 수 있다 .

학생 ____________ 날짜 ____________ 환자 이름 ____________

지각/분석 Perceptions/Analysis

주관적 검사의 완료 On Completion of the Subjective Examination (S/E)

1. 활동과 참여 능력 및 제한

능력 ____________

____

제한 ____________

____

2. 경험에 대한 환자의 관점(심리사회적인)

문제에 대한 환자의 이해는 무엇인가? 통증에 대한 환자의 이해는 무엇인가? 이해/신념, 스트레스 또는 대처 능력과 같은 요인들이 환자의 임상적 표현에 영향을 미치는가? 환자가 치료에 열심히 참여하려고 동기가 유발된 것처럼 보이는가, 혹은 단지 수동적 치료만 추구하는가? 치료와 회복에 대한 환자의 기대는 무엇인가? 환자의 목표는 무엇인가? 환자의 기대와 목표가 실현 가능하고 도움이 될 것 같은가? 어떤 사회적 방해요인이 있는가?

____

____

____

3. 통증 유형

두드러진 통증의 유형(염증 유무 간에 통각, 신경근통, 순응적이지 않는 중추신경계 민감화 증가/비협조적인)와 근거 지지를 확인하시오.

____

____

____

4. 증상의 원인 및 관련된 병리학

잠재적 증상의 원인(구조적/조직 등)을 확인하시오. 어떤 병리학적 진행이 환자의 통증(염증, 감염, 허혈 등)에 기여하는가? 구조적 부담이나 병리학이 환자의 통증에 기여하는가?

5. 기여요인

주관적 검사(심리사회적, 인체공학적/환경적, 건강)에서 확인된 잠재적 기여요인을기술하시오.

6. 주의점과 금기증

이학적 검사 또는 치료에 주의점과 금기증을 시사하는 특징을 기술하시오.

7. 첫째 날 우선순위

첫째 날 신체검사를 위한 우선순위를 명시하시오.

지각/분석 Perceptions/Analysis

신체적 검사의 완료 On Completion of the Physical Examination (P/E)

8. 신체적 손상과 관련된 구조/손상된 조직
   환자의 활동 및 참여 제한과 관련 있는 주요한 신체적 손상을 기술하시오. 어떠한 구조적/조직 요인이 그러한 손상에 기여하는가?

9. 기여요인
   환자의 상태에 잠재적으로 기여하는 어떤 신체적 요인(예 자세, 움직임, 운동 형태, 인식/조절/근력, 건강함)이 있는가?

10. 통증 유형
    주관적 검사에서 가설된 지배적 통증 유형을 지지하거나 지지하지 않는 신체검사에서의 결과를 구체화하시오.

11. 증상 및 병리학의 근원
    신체검사에서 지지된 잠재적 조직 근원과 병리를 구체화하시오.

12. 총괄적 관리와 구체적 치료
    이 단계에서 총괄적 관리를 구체화하고 정당화하며 첫째 날 구체적 치료를 언급하시오.

13. 평가, 재평가, 결과 측정

환자의 장애 경험과 결과 추적에 대한 당신의 이해를 돕기 위하여 이 환자를 위한 적당한 평가도구를 확인하시오. 추적 관찰을 위해 당신이 계획한 핵심 주관적 검사와 이학적 검사 재평가를 확인하시오.

14. 설명/교육

환자에게 했던 설명의 요점을 강조하시오.

지각/분석 Perceptions/Analysis

첫날 치료의 완료 On Completion of the Day 1 Treatment

15. 재평가

오늘의 치료를 재평가한 이후 당신의 생각을 기술하시오.

16. 추후 평가계획

당신이 하고자 하는 추후 평가(주관적 검사 또는 신체적 검사)를 기술하시오.

17. 치료 경과와 자가관리

오늘 치료 경과를 위한 즉각적인 계획은 무엇인가?

어떤 자가관리를 제안할 계획이며, 언제 그렇게 할 것인가?

18. 예후

문제를 해결하는 데 얼마나 시간이 소요될 것이라고 생각하는지 나타내고 주관적 검사, 신체검사 및 치료 첫날 반응에서 얻은 긍정적이거나 부정적인 예후인자들을 기록하시오.

긍정적 예후인자

____

____

____

부정적 예후인자

____

____

____

임상추론 반영 워크시트 2

Clinical Reasoning Reflection Worksheet

김선엽

사우스 오스트레일리아 대학교(University of South Australia)에 보건과학대학(School of Health Sciences)에서 제시한 이 임상추론 워크시트는 임상가의 사고 과정을 적절히 기록하기 위해 사용할 수 있다.

학생 ______________________ 날짜 ______________________ 환자 이름 ______________________

이 양식과 함께 제시한 환자의 개인정보를 제거한 신체차트 검사표 사본을 확인하시오.

주관적 검사를 기초로 한 임상추론 Clinical Reasoning Based on the Subjective Examination

1. 활동 능력/제한점

   환자가 수행하는 활동에서 가지고 있는 중요한 능력과 제한점을 확인하시오.

   - 할 수 있는 능력 ______________________
   - 제한점 ______________________

2. 참여 능력/제한점(PARTICIPATION CAPABILITY/RESTRICTION)

   일상생활 속에서 환자가 참여하고 있는 핵심적인 능력과 제한점을 확인하시오(작업, 가족, 스포츠, 레저활동).

   - 할 수 있는 능력 ______________________
   - 제한점 ______________________

3. 환자의 경험에 대한 환자의 관점(심리사회적)

   3.1 문제점에 대한 환자의 이해 정도에 대해 당신은 어떻게 평가하는가? 특히 문제점에 대한 자신의 신념과 미래에 할 수 있는 것들에 대한 환자의 부정적인 평가에 대해 잘 생각해 봐야 한다. 환자의 이해와 부정적인 평가가 환자의 회복에 잠재적 장애물이 될 수 있는가?

   ____

   ____

   ____

3.2 문제점에 대한 환자의 감정 (긍정적 또는 부정적)의 평가방법은 무엇인가? 그것은 환자의 삶에 영향을 미친다면 현재 어떻게 관리하고 있는가? 표현되는 어떤 부정적 감정들이 환자의 회복에 잠재적 장벽이 될 수 있는가?

3.3 환자는 (통증, 스트레스, 도움이 되지 않는 생각/감정에 대한) **분명한 대처전략**(coping strategies)을 가지고 있는가? 만약 그렇다면 그것들은 잘 적응하였는지 아니면 부적응한 것으로 보이는가? 환자가 **어떤 회피 행동**(avoidance behaviours, 활동 또는 참여)을 보인가? 그렇다면 이것이 환자의 장애나 잠재적인 부적응으로 확실하게 나타나는가?

3.4 당신의 관리 과정에서 (1) 신체적 운동과 (2) 자기 관리에 대한 환자의 태도가 어떤 영향을 미치는가?

3.5 환자에 대해 표현하는 환자의 이야기로부터 하나의 경험을 찾아내고, 그 경험이 환자에게 무엇을 의미하는지에 대해 평가하시오.

3.6 물리치료에 대한 환자의 기대에 관한 당신의 평가는 무엇인가? 당신은 그것들이 적절하다고 생각하는지 또는 부적응에 대한 이해와 감정을 반영할 수 있는지에 이들을 당신의 관리과정에서 더 다루어야 할 필요가 있는지에 대해 특별한 조언을 하시오.

문제점(들), 환자의 일반적인 건강 관리 그리고 당신의 특정 물리치료 관리와 관련된 환자의 목표는 무엇인가? 환자의 목표에 대한 당신의 평가는 무엇인가(예: 적절한지 만약 그렇지 않다면, 그 이유는)?

4. 통증 유형(PAIN TYPE)

4.1 유해성, 신경병증성 그리고 부적응성 중추신경계 민감화에 대한 임상적 패턴을 뒷받침할 만한 주관적인 검사의 결과들을 확인하시오.

유해수용성 증상 (Nociceptive Symptoms)	신경병증성 증상 (Neuropathic Symptoms)	부적응성 중추신경계 민감화(유해가소성) (Maladaptive Central Nervous System Sensitisation (nociplastic))

4.2 첨부된 원형 차트에서 가정한 통증 유형별 비율을 확인하시오:

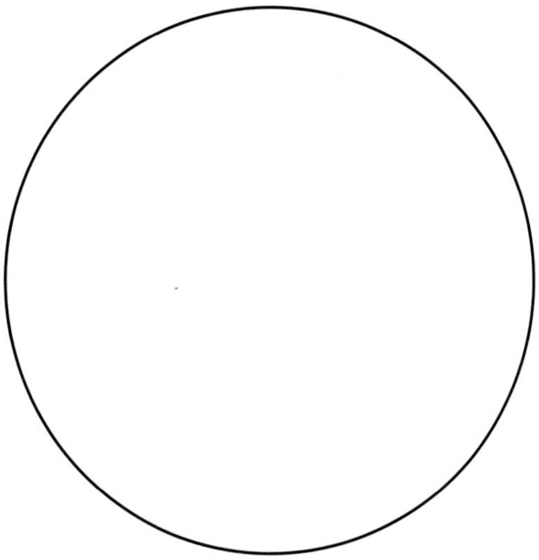

5. 증상의 근원(SOURCES OF SYMPTOMS)

5.1 유해수용성-지배성(nociceptive-dominant) 통증 유형으로 가정된다면, 통증의 각 영역/구성요소에 대해 가능한 모든 유해수용성 원인을 가능성의 순서대로 나열하시오. 통증 이외의 증상이 있다면, 유사하게 각 증상 유형에 대한 가능한 원인을 열거하시오.

근원	증상 1:	증상 2:	증상 3:	증상 4:
체성 국소부위 (Somatic local)				
체성 전이성 (Somatic referred)				
신경병증성 (Neuropathic)				
혈관성(Vascular)				
내장성(Visceral)				

5.2 병리학(Pathology)

환자의 증상이 특별한 과정(예 퇴행성? 허혈성? 과다-변형성? 염증성?)과 관련이 있는지 설명하시오.

___

___

___

특정한 병리의 임상적 양상이 있다면 설명하시오.

___

___

___

명백한 조직 손상이 있다면, 염증/치유 과정의 어느 단계까지 진행되었는지 손상 정도를 판단하시오.
(예 급성 염증 단계, 0-72 시간; 증식 단계, 72시간-6주; 재형성기 및 성숙 단계, 6 주에서 몇 달)?

___

___

___

6. 기여요인(CONTRIBUTING FACTORS)

6.1 주관적인 검사를 바탕으로 환자의 증상, 활동 및 참여 제한의 발전이나 유지와 관련해 가정된 요인들이 있는가?

____

____

____

- 환자의 활동 수준/피트니스, 작업과 생활양식, 스포츠, 의료와 신경-근골격계 병력(예 생체역학적, 근육 길이/힘/조절, 관절가동성, 신경가동성, 자세 등)에 대한 지식을 기초로 한 가설화된 신체적 요인:

____

____

- 환경/인간공학적 요인(작업장 환경 등):

____

____

- 심리사회적 요인(예 환자의 관점/회복/문제점에 대한 이해 그리고 회복/관리상에 요구사항, 문제점과 그에 대한 관리, 건강에 대한 신념과 행동, 사회적 환경에 대한 감정):

____

____

- 건강-관련 요인(예 증상과 증상의 진행에 영향을 미치는 건강-관련 문제) :

____

____

7. 행동과 증상들

7.1 아래의 각 항에 대한 당신의 해석을 적으시오:

- 심각성(Severity): ______________________________

(증상 1) 낮음 높음

- 심각성: ______________________________

(증상 2) 낮음 높음

- 민감성(Irritability): ______________________________

(증상 1) 민감하지 않음(Non-irritable) 매우 민감함(Very irritable)

- 민감성: ______________________________

(증상 2) 민감하지 않음 매우 민감함

민감성의 예를 기입하시오.

____
____
____

7.2 환자의 활동/참여 제한 그리고/또는 증상 간에 서로 어떤 관계가 있는가?(이 질문은 두 가지 이상의 활동이나 참여 제한 그리고/또는 두 가지 이상의 증상이 있는 경우에만 관련이 있다)

- **행동**(Behavioural): 현재의 활동과 참여 제한이 있는 패턴에는 굴곡과 신전, 부하, 자세나 관련된 스트레스와 같은 공통된 주제가 있는가?

____
____

- **행동**: 그러한 행동들과 관련된 각기 다른 증상들이 있는가(예: 악화나 완화 요인들에 함께 나타나는 반응)? 만약 그렇다면, 어떤 방식으로 나타나는가?

____
____

- **병력**(Historical): 증상과 활동/참여 제한들은 과거 병력적으로 서로 관련이 있는가? 그렇다면 어떤 방식으로 관련되어 있는가?

____
____

7.3 유해수용성 구성요소에 대한 기계적 그리고/또는 염증성 특징의 기여에 대한 당신의 해석을 제시하시오:

- 염증성: ____

0 10

- 기계적: ____

0 10

- 당신의 결정을 뒷받침하는 요소들을 열거하시오.

염증성	기계적

8. 증상에 대한 병력

8.1 다음 각각에 대한 병력(현재 및 과거)에 대한 당신의 해석을 제시하시오:

- 발병의 근원(Nature of the onset) (예 그것이 특별한 과정, 병리학 또는 임상적 증후군과 일치하는가? 그리고 그것이 지배적인 통증 유형을 암시하는가?)

____

____

____

- 신체적 손상의 크기와 관련된 조직의 손상/변화의 정도에 대한 가설이 있는가? (예 경증 또는 중증의 증거를 뒷받침하며, 또한 말초에 유발되었나 중심부에서 전달되는 과정 중 어느 것이 더 적합한가?)

____

____

____

- 신체검사의 의미는 무엇인가? (특별히 첫날에 신체검사의 우선 순위는 어떻게 변하는가?)

____

____

____

- 발병 이후 나타나는 진행 단계(progression)는 무엇인가?
(좋음, 나쁨, 같음, 변동성(variability)/안정성(stability))

____

____

____

- 환자의 증상의 양상은 과거 병력에서의 증상과 일치하는가? (당신의 대답을 서술하시오)

____

____

____

9. 신체검사와 관리 시 건강 고려사항과 주의사항 그리고 금기사항

9.1 당신의 신체검사와 관리과정에서 잠재적 또는 명백한 주의사항/금기사항을 나타내는 "의학적 분별 설문지(Medical Screening Questionnaire)" (또는 당신의 약식 초기 분별 검진)에 대한 환자의 답변상에 특정한 내용이 있는가? 구체적으로 제시하시오.

____

____

____

당신의 주관적인 검사 질문에서 신체검사나 관리상 주의를 필요로 하는[예 높은 민감성/염증 상태, 급속하게 악화됨, 점진적으로 증가되는 신경학적 증상, 설문지에서 확인되지 않은 위험신호(red-flag) 증상, 잠재적 경추동맥 기능장애, 척수 또는 마미(cauda equine)의 압박/허혈, 체중 감소, 약물복용, 조사(investigations) 등] 특정한 내용이 있는가? 상세히 제시하시오.

____

____

____

9.2 만약 9.1에서 제시한 주의사항이 확인되면 어떤 조치가 취해졌는지 확인하시오(예 의학적 의뢰, 불안정성 검사, 경추동맥 검사 등의 특정 안전성 검사 실시).

____

____

____

9.3 환자의 전반적인 건강 상태나 신체적 건강 수준이 건강 검진 또는 체력 검사의 필요한 상태라고 여겨지는가? 예/아니오.

- 만약 그렇다면, 어떤 건강 검진 설문지들을 사용할 것을 고려하고 있는가?

  ____

  ____

- 어떤 심혈관 건강 검사가 적절한가?

  ____

  ____

- 어떤 특정 휘트니스 분별 검사가 적절한가?

  ____

  ____

- 이 검사가 첫째 날에 우선 시행하는게 좋은가? 이에 대한 답을 하시오. 예/아니오

  ____

  ____

9.4 다음의 제목 아래 내용 중 어느 부분이 당신의 신체검사를 제한하고 있는가?

- 관련된 설명에 동그라미 표시를 하시오.

국소 증상 (각 요소별 고려할 것)	전이 증상 (각 요소별 고려할 것)	감각이상 (Dysesthesias)	CAD 관련 증상	내장이나 기타 계통 관련 증상
	P1의 부족	발생(Production)의 부족		
증상 발생시점/ 휴식(resting) 증상의 증가	증상 발생시점/ 휴식 증상의 증가	증상 발생시점/ 휴식 증상의 증가	증상 발생시점/ 휴식 증상의 증가	증상 발생시점/ 휴식 증상의 증가
부분적 재발생 (partial reproduction)	부분적 재발생	부분적 재발생		부분적 재발생
전체적 재발생 (Total reproduction)	전체적 재발생	전체적 재발생		전체적 재발생

9.5 어떤 건강상 이유나, 위험신호 또는 주의사항–관련 사유들이 당신의 검사(이전에 언급한 당신의 증상 유발 결정 요소들과 별개로)를 방해하고 있는가?

질문 9.1과 9.3에 대한 당신의 답변을 고려하여 결정하시오.

- 관련된 설명에 동그라미 표시를 하시오.

능동적 검사	수동적 검사
· 능동적 움직임의 범위 제한 · 능동 제한(active limit) · 능동 제한 + 과압력(overpressure) · 추가적 검사	· 수동적 움직임에 R1의 제한 · 중등도 저항(moderate resistance)하에 수동적 움직임 · 완전한 과압력하에 수동적 움직임

- 환자의 양상(예 4.2에 파이형 도표)에서 부적응성 중추성 민감화(유해가소성) 통증 유형이 지배적이라고 가정할 경우, 당신의 신체검사에서 이러한 증상들에 대해 어떻게 대처할 것인지 설명하시오.

____
____
____

- 만약 당신의 가설이 부적응성 중추성 민감화(유해가소성 통증 유형)라면, 첫째 날에 당신의 우선순위는 무엇인가?

____
____
____

9.6 신경학적 검사가 필요한가? 예/아니오

- 만약 그렇다면 어떤 신경학적 구조가 여기에 포함되어야 하는지[예 신경근, 말초신경, 척수, 마미(cauda equine), 뇌신경] 표시하시오.

- 이 검사는 첫째 날에 우선 순위인가? 당신의 답을 쓰시오. 예/아니오

9.7 만약 관련성이 있다면, 비교할만한 증상(들)을 쉽게/어렵게 찾을 것이라 기대하는가? (예 환자의 증상이 쉽게 유발되어 병원에 갔을 때 쉽게 재현될 가능성이 높은가?)

- 당신의 답을 쓰시오. 쉽다/어렵다

9.8 적절한 어떤 치료 기법이나 치료 접근방법에 대한 주관적 검사의 단서(있는 경우)는 무엇인가? (예 통증을 완화시키는 특정한 움직임이나 자세가 가동술 기법의 기초로 만들어질 수 있으며, 자세적 증상은 지구력 프로그램의 필요성을 나타낼 수 있고, 만성 통증의 적응증은 당신의 관리 과정에 교육적 편견의 필요성을 나타낼 수 있다)

- 당신의 답을 쓰시오. 예/아니오

10. 신체검사를 위한 당신의 계획을 작성하시오.

- 별표 (*)를 사용하여 1일째에 포함될 절차들을 표시하시오.

기능적 검사:	
기능적 평가:	
자세:	
건강-관련 검사: • CV 검사 • 근력/지구력	
능동적 운동:	
수동 운동: • 생리학적 • 부수적	
저항 검사:	
신경학적 검사:	
신경역동학:	
연부조직:	
운동 조절:	
기타:	

지각, 해석 및 의의 Perceptions, Interpretations and Implications

신체검사와 첫 치료 후 Following the Physical Examination and First Treatment

11. 신체검사 시 관리/재검사가 필요할 수 있는 중요한 신체 장애를 식별하시오(자세, 운동 패턴 손상, 운동 조절 장애, 연부조직/관절/근육/신경가동성/민감도, 체력 수준, 근력/힘/지구력).

1.	
2.	
3.	
4.	
5.	
6.	
7.	
8.	
9.	
10.	
11.	
	1일째에 완료되지 못한 평가 목록을 나열하시오:

12. 환자의 증상에 대한 근원과 병리학적 기전

12.1 5번 항목에 나와 있는 증상들의 목록과 각 실제 구성요소에 장애가 발생할 가능성이 있는 번호를 순서대로 나열하십시오. 그 다음 각 구조에 대한 신체검사로부터 지지되거나 지지되지 않는 근거를 찾아낸다.

요소	손상받을 가능성이 있는 구조물	근거를 지지하는 신체검사	신체검사 부정적 근거
예 좌측 목 중앙부 통증	• C2-C5의 좌측 PIV 관절	• 판(laminae) 위의 연부조직에 비후 • C2-C5 • C2-C5의 압통 • 능동 LF와 좌측 회전의 가동범위 제한	• C2/ C3에 PPIVMs LF와 좌측 회전의 제한-C5/C6 정상 가동범위

12.2 다음과 같은 통증 유형과 조직 기전에 대한 신체검사를 지지하거나 부정하는 근거들을 나열하시오.

	지지되는 근거	지지되지 않는 근거
통증 유형: • 유해수용성 • 신경병증성 • 부적응성 중추신경계 민감화(유해가소성)		
운동과 기타 입력: • 운동 • 자율신경계 기능장애의 징후 • 신체검사를 하는 동안 나타날 가능성이 있는 부적응성 인지 그리고/또는 감정 단서		
조직-치유 기전	**지지하는 근거**	**부정적 근거**
만약 조직에 확실한(크거나 또는 미세한) 조직 손상(예 근육/건/인대/등)이 조직의 거치게 되는 치유 과정을 이해하고, 신체검사를 통해 치유 단계를 지원하는 특징을 식별한다:		
급성 염증기		
증식기		
재형성기/성숙기		

12.3 신체검사(P/E) 결과가 조직의 건강상태(과정, 특정 병리학, 임상적 증후군)에 대해 무엇을 제안하는가? 그리고 주관적 검사(S/E) 결과는 이전의 조직 건강 상태에 대한 가설과 부합되는가?

- 당신의 답을 제시하시오. 예/아니오

____

____

____

____

12.4 당신이 실시한 전체 S/E와 P/E 평가와 분석 결과를 바탕으로, 좋거나 좋지 않은 예후 지표(예 통증 유형과 조직 기전, 환자의 관점, 염증 대 기계적 증상, 과민도의 정도, 발병과 진행의 근원, 이전 중재의 효과, 의학적 검사 소견, 신체적 손상의 정도와 가능한 기여요인) 목록을 작성하시오:

긍정적 요인	부정적 요인

12.5 당신이 평가한 긍정적 그리고 부정적인 예후지표들을 바탕으로 당신은 자신/물리치료사가 환자를 도울 수 있다고 생각하는지 여부를 제시하고, 가능한 한 구체적으로(예 일, 주, 개월) 얼마나 많은 시간 또는 치료 횟수가 필요할지 제시하시오.

- 도움이 되는가?

___

- 얼마의 시간이 필요한가?

___

- 예상되는 개선될 백분율은?

___

지속적인 관리에 대한 지각과 해석의 의의

Implications of Perceptions and Interpretations for Ongoing Management

13. 관리(MANAGEMENT)

13.1 당신의 신체검사 소견에 대해 관리상에 주의가 필요하다고 생각되는 무언가 있다면 설명하시오.
예/아니오

___
___
___

13.2 신체검사의 소견에 대한 당신의 해석이 치료 시 예상되는 강조점을 변경시킨다면 설명하시오.
예/아니오

___
___
___

13.3 당신의 첫째 날 관리(설명/조언, 운동, 수동적 가동술, 일반적인 운동, 추가 조사를 위한 의뢰 등) 내용은 무엇인가?

___
___
___

- 왜 이것을 다른 선택지보다 먼저 선택했는가?

___
___
___

- 만약 수동적 치료가 사용하였다면, 당신의 주 치료 기법(들)은 무엇인가? (기법, 수행된 자세, 등급, 적용량을 표시하시오.)

____

____

____

- 어떤 신체검사 소견이 당신의 선택을 뒷받침하는가? (가장 비교될 만큼 긍정적인 수동적 운동의 징후(가장 긍정적인 수동적 움직임)를 움직임 도표에 답하시오.)

____

____

____

움직임 도표
(MOVEMENT DIAGRAM)

13.4 역동적 관리(dynamic management)가 사용된 경우 당신의 주요 초점/출발점은 무엇인가? (운동, 수행하는 자세/교육, 적용량을 의미합니다.)

____

____

13.5 교육이 당신의 출발점이라면, 무엇이 주요 초점인가? (목표로 하는 핵심 메시지를 의미합니다.)

____

____

13.6 당신의 첫 번째날 중재의 효과는 무엇인가?

- 주관적 반응은:

____

____

- 신체적 반응은:

앞으로 24시간 동안 환자의 반응에 대해 당신은 어떻게 예상하는가?

13.7 이 환자의 관리상에 계획과 정당성은 무엇인가?

- 전체적인 관리 계획(예: 주의가 필요로 하는 임상적 양상들의 일반적 구성요소)
- 치료의 유형
- 치료 시 우선순위
- 기본적인 양상 이외의 관심을 가져야 할 구성요소
- 진행 속도 등

13.8 당신의 관리 과정에서 환자의 전신적 운동/심혈관계의 건강에 우선적으로 관심을 두는지 설명하시오.
예/아니오

- 그렇다면 당신의 전반적인 관리에 어떻게 이것을 포함시킬 계획을 하고 있는가?

13.9 당신은 다른 건강관리제공자(health provider)에게 의뢰할 필요성을 생각하고 있는가? (예 의사, 정형외과 의사, 신경과/신경외과 의사, 혈관외과 의사, 내분비학자, 심리학자/정신의학 의사, 마취과 의사, 영양사, Feldenkrais 전문가, 필라테스 전문가, 체육 강사 등)

- 설명하시오.

14. 통증 기전, 근원, 기여요인 그리고 예후에 대한 고민

세 번째 방문 이후(After Third Visit)

14.1 당신의 환자와 환자에 대한 문제점들에 대한 이해가 첫 번째 세션 이후에 당신의 해석을 어떻게 달라지게 하였는가?

- 첫 번째 세션 이후에 환자의 문제와 관리에 대한 환자의 인식은 어떻게 바뀌었는가?

- 환자의 욕구를 충족시켰는가?

14.2 반성할 부분으로, 혹시 처음 단서를 놓친 것이 있는지, 잘못 해석한 것이 있는지 또는 과하게 작거나 과도하게 잘못 해석한 경우는 무엇인가?

- 다음에 다르게 해야 할 것은 무엇인가?

- 당신의 관리계획에 명시된 대로 모든 구성요소를 다루었거나 계획한 일정대로 치료를 진행할 수 있었는지 설명하시오. 예/아니오

- 만약 그렇지 않다면, 계획한 대로 치료를 진행하는 데 방해가 된 장애물은 무엇인가?

6번째 방문 이후(After Sixth Visit)

14.3 당신의 환자와 환자에 대한 문제점들에 대한 이해가 세 번째 세션 이후에 당신의 해석을 어떻게 달라지게 하였는가?

- 세 번째 세션 이후에 환자의 문제와 관리에 대한 환자의 인식은 어떻게 바뀌었는가?

- 환자의 기대치를 충족시켰는가?

14.4 반성할 부분으로, 혹시 처음 단서를 놓친 것이 있는지, 잘못 해석한 것이 있는지 또는 과하게 작거나 과도하게 잘못 해석한 경우는 무엇인가?

- 다음에 다르게 해야 할 것은 무엇인가?

- 당신의 관리 계획에 명시된대로 모든 구성요소를 다루었거나 계획한 일정대로 치료를 진행할 수 있었는지 설명하시오. 예/아니오

- 만약 그렇지 않다면, 계획한 대로 치료를 진행하는 데 방해가 된 장애물은 무엇인가?

14.5 결과가 100% (즉, '치유됨')에 미치지 못할 경우, 어떤 시점에서 관리를 중단하겠는가? 그리고 그 이유는 무엇인가?

퇴원 후(After Discharge)

14.6 당신의 환자와 환자에 대한 문제점들에 대한 이해가 여섯 번째 세션 이후에 당신의 해석을 어떻게 달라지게 하였는가?

- 6차 세션 이후 환자의 문제점과 관리에 대한 환자의 인식이 어떻게 달라졌는가?

- 환자 자신의 문제점 관리에 있어 자기효능감, 자기관리에 대한 책임감에 대한 환자의 개념과 건강한 생활습관의 중요성에 대한 환자의 인식에 대해 얼마나 많이 설명할 수 있었는가?

14.7 뒤에 알게 된 환자의 증상에 대한 주요 근원과 병리학적 기전은 무엇인가?

- 환자의 근본적인 건강/피트니스 관련 문제들은 무엇이었는가?

- 환자의 문제에 모든 구성요소를 다루는 것이 얼마나 성공적이었는지 설명하시오.

14.8 앞으로 이러한 양상을 인식하는 데 도움이 될만한 주요 주관적 그리고 신체적 특징(예 임상적 패턴)들을 확인해 주십시오.

주관절	신체적

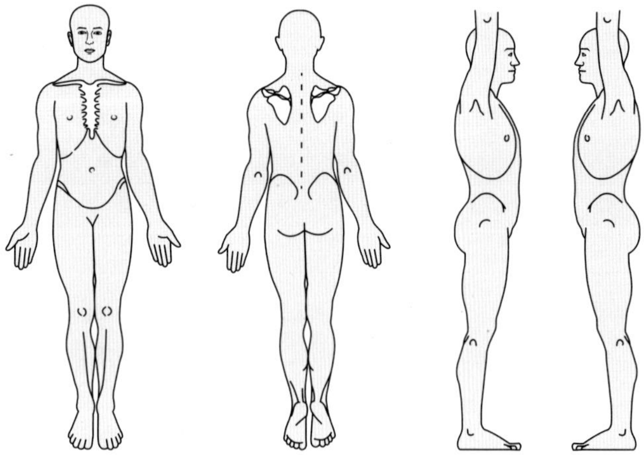

찾아보기

ㅇ

d

E

F

G

H

I

J, K, L

M

N

O

P

Q, R

S

T

U

V, W, Y